Journal of **C**LINICAL **R** EHABILITATION BOOKS

# リハビリテーション における評価

## Ver.3

上月正博
正門由久　編
吉永勝訓

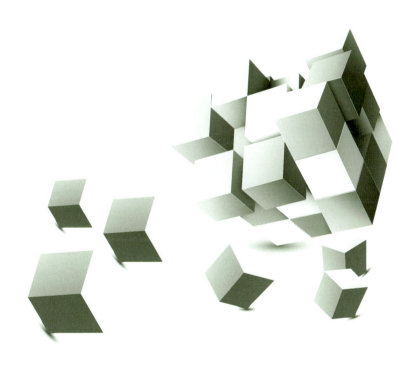

医歯薬出版株式会社

This book was originally published in Japanese
under the title of :

RIHABIRITĒSHON-NI OKERU HYOUKA BĀJON SURĪ

(Evaluation in Rehabilitation Ver.3)

Editors :
KOHZUKI, MASAHIRO
    Professor and Chairman,
    Department of Internal Medicine and Rehabilitation Science,
    Tohoku University Graduate School of Medicine

MASAKADO, YOSHIHISA
    Professor and Chairman,
    Department of Rehabilitation Medicine,
    Tokai University School of Medicine

YOSHINAGA, KATSUNORI
    President,
    Chiba Rehabilitation Center

© 2016   1st ed.

ISHIYAKU PUBLISHERS, INC.
    7-10, Honkomagome 1 chome, Bunkyo-ku,
    Tokyo 113-8612, Japan

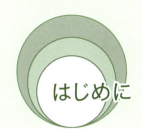

## はじめに

　1996年に発行されたJOURNAL OF CLINICAL REHABILITATION (CR)別冊『リハビリテーションにおける評価』，さらに，2000年に改訂されたCR別冊『リハビリテーションにおける評価 Ver.2』は，幸い臨床現場や教育現場で広く利用され，多くの支持を得て増刷を重ねてきた．本書はその最新改訂版を装いも新たに書籍として発行したものである．

　Ver.2が刊行されてから16年が経過した．この間のリハ医学・医療とそれをとりまく社会は大きく変容した．わが国は世界にも類をみない超高齢社会となり，多疾患患者が激増し，障害が複雑化・重複化した．リハのニーズが大きく拡大するとともに，リハの取り組み方にも変革を迫られるようになってきた．

　リハにおけるエビデンスの構築のために，リハプログラムの効果検証が厳密に求められるようになり，精度，再現性，感度の高い評価法が必要になってきた．さらに，関節可動域測定や日常生活動作評価法だけでなく，より広範な領域での疾患や障害に有用な評価法が必要になり，多くの評価法の開発と標準化が進んだ．Barthel Index (BI)やFunctional Independence Measure (FIM)を金科玉条としていた時代からは隔世の感がある．毎年新たな評価法が登場する一方で，使われなくなったものも生じてきた．まさに評価法の選別・淘汰の時代に入ったわけであり，前版の内容や用語にもやや古さがみられるようになってきた．

　このような背景のもと，内容を見直し，前版の優れた特長を生かしつつ，新しいリハ評価に関する知見を取り入れて全面改訂を行った．改訂の基本方針は，①リハ医のみならず，リハスタッフにも使いやすい書籍にする，②実用性の高い一般化された評価法の特徴を比較しながら紹介する，③臨床で遭遇することの多い障害，疾患の評価法の実際に力点を置く，④図表の多用や簡潔な表記を尽くし一目で理解できるようにする，⑤リハ評価の基礎的内容も含み，学生が教科書としても卒後の臨床書としても使える書籍にする，の5点とした．

　編者らの意図に快く賛同してくださった各分野で実績豊富な執筆者各位に深く感謝するとともに，企画・編集で何かと手を煩わせた医歯薬出版株式会社の関係諸氏にも感謝する．

　本書は企画から2年の歳月をかけてまとめあげた自信作である．読者対象はリハ科医師やリハにかかわる他科医師，理学療法士，作業療法士，言語聴覚士，臨床心理士，義肢装具士，薬剤師，看護師，保健師，臨床工学技士，ケアマネージャー，社会福祉士，介護福祉士，その他多くのリハ関連職であり，臨床現場や養成校でのリハ評価における座右の書，国家試験や専門医試験にも役立つ必読書となるものと確信している．

　本書が，職種を超えた共通言語としての評価法の理解を深めて，質・量ともに優れたリハの普及に貢献することを期待する．

2016年4月

編者を代表して　上月正博

# リハビリテーションにおける評価 Ver.3
## もくじ

### I章　基本・症状編

1. リハビリテーションにおける評価とは ………………………………… 江藤文夫　2
2. 意識障害 ……………………………………………………………… 古口徳雄　11
3. 運動障害 ……………………………………………………………… 菊地尚久　18
4. 関節可動域測定・徒手筋力検査 ……………………………………… 浅野由美　24
5. フィットネス ………………………………………………………… 上月正博　34
6. 感覚障害 ……………………………………………………………… 鴨下　博　45
7. 知能 ……………………………………………………… 石原哲郎　森　悦朗　52
8. 成長・発達 …………………………………………………………… 栗原まな　62
9. 言語障害 ………………………………………………… 小林健太郎　安保雅博　71
10. 注意障害 ……………………………………………………………… 原　寛美　79
11. 半側空間無視と関連症状 ……………………………………………… 石合純夫　84
12. 記憶障害 ……………………………………………………………… 海老原覚　92
13. 遂行機能障害 …………………………………………… 江口洋子　三村　將　98
14. 失行・失認 …………………………………………………………… 鈴木匡子　103
15. 心理―うつ・不安 …………………………………………………… 先崎　章　109
16. 摂食嚥下障害 …………………………………………… 西村　立　藤島一郎　116
17. 排尿・排便障害 ……………………………………………………… 原　行弘　124
18. 疼痛 ……………………………………………………… 西川順治　岡島康友　132
19. 皮膚障害（褥瘡・リンパ浮腫） ………………………… 川上途行　里宇明元　139
20. 基本動作・バランス ………………………………………………… 大高洋平　145
21. ADL・IADL …………………………………………… 徳永　誠　園田　茂　154
22. 参加制約（社会的不利） ……………………………………………… 高岡　徹　162
23. QOL …………………………………………………………………… 高橋秀寿　167

## II章　疾患編

1. 脳卒中 ……………………………………………………………… 正門由久　176
2. 頭部外傷 …………………………………………………………… 渡邉 修　196
3. 脊髄損傷 ………………………………………………… 八谷カナン　田中宏太佳　206
4. 認知症 ……………………………………………………………… 下村辰雄　213
5. パーキンソン病 …………………………………………………… 中馬孝容　227
6. 脊髄小脳変性症・多発性硬化症 …………………………… 松尾雄一郎　生駒一憲　233
7. 筋萎縮性側索硬化症 ……………………………………………… 小森哲夫　242
8. ニューロパチー，ギラン・バレー症候群 等 …………………… 豊倉 穣　249
9. ポリオ後症候群 …………………………………………………… 蜂須賀研二　263
10. 筋ジストロフィー ………………………………………………… 花山耕三　269
11. 外傷性・絞扼性末梢神経障害 …………………………………… 児玉三彦　276
12. 脳性麻痺・重症心身障害 ………………………………………… 北原 佶　284
13. 二分脊椎 …………………………………………………………… 芳賀信彦　298
14. 脊椎・脊髄疾患 …………………………………………………… 加藤真介　303
15. 腰痛症・腰椎椎間板ヘルニア・腰部脊柱管狭窄症 ……… 橋本光宏　吉永勝訓　309
16. 肩および肩甲帯疾患 ……………………………………………… 大串 幹　317
17. 股関節疾患 ………………………………………………………… 帖佐悦男　325
18. 膝関節疾患 ………………………………………………………… 小林龍生　332
19. 骨粗鬆症・骨折 …………………………………………… 松本浩実　萩野 浩　342
20. 切断 ………………………………………………………………… 陳 隆明　352
21. 関節リウマチ・膠原病 …………………………………………… 水落和也　356
22. 呼吸器疾患 ………………………………………………………… 宮﨑博子　366
23. 心疾患 ……………………………………………………………… 牧田 茂　373
24. 糖尿病・メタボリックシンドローム …………………………… 原田 卓　381
25. 末梢循環障害 ……………………………………………… 石川まゆ子　安 隆則　390
26. 肝疾患・腎疾患 …………………………………………………… 伊藤 修　395
27. がん ………………………………………………………………… 辻 哲也　402
28. 熱傷 ………………………………………………………… 原 元彦　栢森良二　412
29. サルコペニア ……………………………………………………… 若林秀隆　425

付録 ─ 診断書記入のポイント　正門由久　吉永勝訓　鈴木文歌
- ● 身体障害者診断書・意見書 ……………………………………………………… 432
- ● 精神障害者保健福祉手帳用診断書 ……………………………………………… 442
- ● 介護保険における主治医意見書 ………………………………………………… 444
- ● 労働者災害補償保険診断書 ……………………………………………………… 448
- ● 障害年金診断書 …………………………………………………………………… 450
- ● 自動車損害賠償責任保険後遺障害診断書 ……………………………………… 452

索引　454

〈執筆者一覧〉

● 編集

| | | |
|---|---|---|
| 上月 正博 (こうづき まさひろ) | 山形県立保健医療大学／東北大学 |
| 正門 由久 (まさかど よしひさ) | 東海大学専門診療学系リハビリテーション科学 |
| 吉永 勝訓 (よしなが かつのり) | 元 千葉県千葉リハビリテーションセンター |

● 執筆（五十音順）

| | | | | |
|---|---|---|---|---|
| 浅野 由美 (あさの ゆみ) | 千葉県千葉リハビリテーションセンターリハビリテーション科 | 田中宏太佳 (たなかひろたか) | 中部労災病院リハビリテーション科 |
| 安保 雅博 (あぼ まさひろ) | 東京慈恵会医科大学リハビリテーション医学講座 | 中馬 孝容 (ちゅうま たかよう) | 滋賀県立総合病院リハビリテーション科 |
| 生駒 一憲 (いこま かつのり) | 北海道大学病院リハビリテーション科 | 帖佐 悦男 (ちょうさ えつお) | 宮崎大学整形外科 |
| 石合 純夫 (いしあい すみお) | 札幌医科大学リハビリテーション医学講座 | 陳 隆明 (ちん たかあき) | 兵庫県立総合リハビリテーションセンター |
| 石川まゆ子 (いしかわ まゆこ) | 獨協医科大学日光医療センター心臓血管内科 | 辻 哲也 (つじ てつや) | 慶應義塾大学医学部リハビリテーション医学教室 |
| 石原 哲郎 (いしはら てつろう) | 脳と心の石原クリニック | 徳永 誠 (とくなが まこと) | 熊本機能病院総合リハビリテーション部神経内科 |
| 伊藤 修 (いとう おさむ) | 東北医科薬科大学医学部リハビリテーション学 | 豊倉 穣 (とよくら みのる) | 東海大学医学部付属大磯病院リハビリテーション科 |
| 江口 洋子 (えぐち ようこ) | 慶應義塾大学精神・神経科学教室 | 西川 順治 (にしかわ じゅんじ) | 杏林大学リハビリテーション医学 |
| 江藤 文夫 (えとう ふみお) | 元 国立障害者リハビリテーションセンター | 西村 立 (にしむら りつ) | 総合病院聖隷浜松病院リハビリテーション科 |
| 海老原 覚 (えびはら さとる) | 東北大学大学院医学系研究科内部障害学分野 | 芳賀 信彦 (はが のぶひこ) | 国立障害者リハビリテーションセンター自立支援局 |
| 大串 幹 (おおぐし みき) | 兵庫県立リハビリテーション中央病院リハビリテーション科 | 萩野 浩 (はぎの ひろし) | 鳥取大学保健学科／医学部附属病院リハビリテーション部 |
| 大高 洋平 (おおたか ようへい) | 藤田医科大学医学部リハビリテーション医学Ⅰ講座 | 橋本 光宏 (はしもと みつひろ) | 千葉労災病院整形外科 |
| 岡島 康友 (おかじま やすとも) | 杏林大学リハビリテーション医学 | 蜂須賀研二 (はちすか けんじ) | 労働者健康安全機構九州労災病院門司メディカルセンター |
| 加藤 真介 (かとう しんすけ) | 徳島赤十字ひのみね総合療育センター | 花山 耕三 (はなやま こうぞう) | 川崎医科大学リハビリテーション医学教室 |
| 鴨下 博 (かもした ひろし) | 田無病院リハビリテーション科 | 原田 卓 (はらだ たく) | 東北労災病院リハビリテーション科 |
| 栢森 良二 (かやもり りょうじ) | 帝京平成大学健康メディカル学部理学療法科 | 原 寛美 (はら ひろよし) | みぶの里クリニックニューロリハビリテーションセンター開設準備室 |
| 川上 途行 (かわかみ みちゆき) | 慶應義塾大学医学部リハビリテーション医学教室 | 原 元彦 (はら もとひこ) | 帝京大学医学部附属溝口病院リハビリテーション科 |
| 菊地 尚久 (きくち なおひさ) | 千葉県千葉リハビリテーションセンター | 原 行弘 (はら ゆきひろ) | 日本医科大学大学院医学研究科リハビリテーション学分野 |
| 北原 佶 (きたはら ただし) | 鳥取県立総合療育センター | 藤島 一郎 (ふじしま いちろう) | 浜松市リハビリテーション病院 |
| 栗原 まな (くりはら まな) | 神奈川県総合リハビリテーションセンター小児科 | 牧田 茂 (まきた しげる) | 埼玉医科大学国際医療センター心臓リハビリテーション科 |
| 上月 正博 (こうづき まさひろ) | 編集に同じ | 正門 由久 (まさかど よしひさ) | 編集に同じ |
| 古口 徳雄 (こぐち よりお) | 千葉県救急医療センター神経系治療科・リハビリテーション科 | 松尾雄一郎 (まつお ゆういちろう) | 北海道大学病院リハビリテーション科 |
| 児玉 三彦 (こだま みつひこ) | 東海大学専門診療学系リハビリテーション科学 | 松本 浩実 (まつもと ひろみ) | 川崎医療福祉大学リハビリテーション学部理学療法学科 |
| 小林健太郎 (こばやし けんたろう) | 東京慈恵会医科大学リハビリテーション医学講座 | 水落 和也 (みずおち かずや) | 川崎協同病院リハビリテーション科 |
| 小林 龍生 (こばやし たつお) | 防衛医科大学校病院リハビリテーション部 | 三村 將 (みむら まさる) | 慶應義塾大学精神・神経科学教室 |
| 小森 哲夫 (こもり てつお) | 国際医療福祉大学小田原保健医療学部 | 宮﨑 博子 (みやざき ひろこ) | 京都桂病院リハビリテーションセンターリハビリテーション科 |
| 下村 辰雄 (しもむら たつお) | 秋田県立リハビリテーション精神医療センターリハビリテーション科 | 森 悦朗 (もり えつろう) | 東北大学大学院医学系研究科高次機能障害学分野 |
| 鈴木 匡子 (すずき きょうこ) | 東北大学大学院医学系研究科高次機能障害学 | 安 隆則 (やす たかのり) | 獨協医科大学日光医療センター心臓血管内科 |
| 鈴木 文歌 (すずき ふみか) | 仙台リハビリテーション病院 | 八谷カナン (やつや かなん) | 中部労災病院リハビリテーション科 |
| 先崎 章 (せんざき あきら) | 東京福祉大学社会福祉学部 | 吉永 勝訓 (よしなが かつのり) | 編集に同じ |
| 園田 茂 (そのだ しげる) | 藤田保健衛生大学七栗記念病院 | 里宇 明元 (りう めいげん) | 慶應義塾大学医学部リハビリテーション医学教室 |
| 高岡 徹 (たかおか とおる) | 横浜市総合リハビリテーションセンターリハビリテーション科 | 若林 秀隆 (わかばやし ひでたか) | 東京女子医科大学病院リハビリテーション科 |
| 高橋 秀寿 (たかはし ひでとし) | 埼玉医科大学国際医療センター運動・呼吸器リハビリテーション科 | 渡邉 修 (わたなべ しゅう) | 東京慈恵会医科大学附属第三病院リハビリテーション科 |

# I章 基本・症状編

# 1. リハビリテーションにおける評価とは

リハビリテーション（以下，リハ）は評価に始まり評価に終わるといわれるほど，評価は重要な診療行為である．

科学技術の発展に伴う社会構造や疾病構造の変化に伴い，19世紀末になると医療が取り扱う重要な対象として，ライフ（life）という言葉の意味する「生命」とならんで「生活」が意識されるようになった．20世紀半ばには，病気の重症度を身体活動や社会参加における制約の程度により分類する方法が生まれ，臨床医学のツールとして普及した．「悪性腫瘍は縮小消滅し，患者は死亡した」といった化学療法開発の過程で課題が意識され，1940年代に治療効果を判定する目的で考案された**カルノフスキー・パフォーマンス・スタートゥス（Karnofsky Performance Status；KPS）**はその代表的評価法である．同じ頃に医療の新しい領域として確立されたリハではADL（activities of daily living，日常生活活動）という言葉が生まれ，汎用されるようになった．

リハの発展とともに，疾患と障害の関係についても考察されるようになった．病気，すなわち疾患に由来する諸症状は多くの場合，一元的に理解し説明することが可能である．しかし，疾患に由来する障害の諸側面は，必ずしも一元的に説明できないことが多い．リハ医療の目標が，疾患に罹病したり事故で受傷したりして派生したADLの遂行や社会参加活動での制約を解消することに置かれた場合，生活者としてのヒトの家族や地域の環境，態度や接し方等についても把握し対処する必要がある．

リハ医療はこれらの多面的領域の評価に基づき，治療（トリートメント，処遇）が計画され，成否が判定される．必要に応じて反復再評価を行い，新たな評価法を加えるべき場面に出合うことも多い．

## 評価とは

リハの過程を模式化すると図1のように表すことができる．初診時に患者と面接し，診察と検査を実施して，問題とニーズを明確にする．必要に応じて家族とも面接を行い，情報を補足する．この段階で，病気の診断と障害の評価が行われる．

障害は古典的には，疾病や外傷を起点として，機能形態障害，さらに社会的不利を生じるといった因果関係で一元的に解釈される．しかし，ライフの意味に含まれる生活の回復の視点から見直すと，障害は環境因子により修飾され，個人的な個別要因にも影響される．

生活を制約する因子を明確にする作業では，問題の意味づけ（解釈）と大きさの計測が行われる．これらの情報に基づき，患者の障害を解決あるいは調整する方法を選択し，計画を作成する．

次いで，計画に即して治療に取り組む．当初の計画では，目標と治療期間の設定がなされる．設定期間に合わせて，再度，問題の計測を行い，治療の効果を計測する．その結果についての評価では，治療介入の方法の適切さや，治療過程で気づかれたり，新たに発生したりした問題の検討を含めて，解釈が加えられる．

リハの過程では，さまざまな評価が繰り返し実施されるが，その意味は一様ではない．評価に関連した英語についてみると，evaluation，assessment，appraisal/estimation（見積もり）

# I章 基本・症状編

## 1. リハビリテーションにおける評価とは

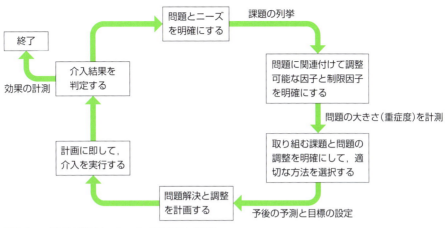

■図1　リハビリテーションの過程と評価

等が使用される．評価の意味ではアセスメント（assessment）が広く使用され，査定，評価というニュアンスで，事前評価，過程評価（プロセス妥当性），総括評価（効果判定）等に分類される．しかし，リハの取り組みのように教育的作業を含む場面では，能力評価や成績評価等でエバリュエーション（evaluation）が用いられる．ここでは，セラピストや教師の指導方法を反省，あるいは解釈する作業を含めて使用される傾向がある．すなわち，一定期間での患者の回復や改善の達成度は，治療や指導方法の適切さを解釈する目的での計測の意味を持つ場合が多い．したがって，医療者側のPDCA（plan, do, check, act）全体のニュアンスで，エバリュエーションが使用されることが多い．単に患者の状態を計測表記する際にはアセスメントがよく用いられる．ここで英語について考察したのは，リハにおける評価が多面的な意味を有することを理解するためで，英語においても厳密に使い分けられているものではない．

次に，計測についても考えておく必要がある．計測は，標準あるいは基準に対する観察の尺度を用いての定量であり，評価では計測の解釈過程が含まれる．計測を実施する際には，なぜ計測を行うのかといった計測法を使用する理由について考慮する必要がある．計測を行う主な理由は，疾患や障害の診断と重症度の記載，予後の予測，成果の証明と確立等である．

計測の1つとして，ある特徴的な徴候を検出するために検査が行われる．この検査では，実際には存在するにもかかわらず検出されない場合（偽陰性；false negative）と，存在しないにもかかわらず検出される場合（偽陽性；false positive）があり，検査法の感受性と特異性に留意する必要がある．また，検査における患者の実行能力は総体としての能力を反映するので，その検査法が疾患や障害の本態と密接に関連する能力を判別している妥当性にも留意する必要がある．妥当性は，内容の妥当性，基準に関連した妥当性，検査項目の構成概念に関する妥当性，識別の妥当性等に分けられる．こうした検査，計測法の要件は，疾患や障害を検出する診断のためだけでなく，改善の可能性や予後を予測するためにも，重症度やリハの成果を計測するためにも考慮される必要がある．

### データの種類

計測されたデータはおよそ4つのレベルに分類される．すなわち，名義的データ（名義尺度），順序的データ（順序尺度），間隔的データ（間隔尺度），比例的データ（比例尺度）である．

#### 1）名義計測データ

名義計測は計測と称するものの，多くの場合言葉通りの計測ではなく，観察対象項目のカテゴリー分類を行う．患者の性別に関する男女分類や，医学的診断による分類等がある．名義デ

ータには特別な順位づけはなく，2つ以上の複数カテゴリーが重なっている場合もある．カテゴリー表記には数字だけでなく，文字等その他の符号も用いる．後述するICFモデルでの数字はコード分類システムの意味でしかない．名義計測では数値の解析はできず，グループ分けして各グループに属する対象の数を数えることのみ可能であるが，その対象については順位づけ可能な場合もある．

### 2）順序計測データ

順序データは，ある種の順位づけを示し，ある数値が他よりも良好か不良であることを示唆する．リハで使用される計測では順序データが多い．患者の歩行障害を重度，中等度，軽度，障害なし等に分類して数値を当てはめるような場合である．多数の項目について，それぞれ可または不可（可否）に数値を当て，合計点で表示する場合も同様である．例えば，ADLに属する10ないし20の項目について，「できる，できない」あるいは「している，介助により行っている，していない」等に分類し，数値を当てはめるような場合である．

順序データの絶対比較は困難である．5点と6点の差が，10点と11点の差と同じく「1」であっても，必ずしも同じ意味づけとは限らない．また，5/20は10/20に比べて2倍，不良というわけでもない．順序データの統計解析では，ノンパラメトリカル手法が用いられる．

### 3）間隔計測データ

間隔尺度のデータは連続数値で表示され，平均値等のパラメトリカル統計解析が可能である．リハにおいて扱うデータには確実な間隔尺度データはほとんどない．各項目に等間隔の重みづけをもたせることが困難な場面が多い．しかし，異なるカテゴリーであっても，各項目に適切な重みづけを付加して，等間隔の連続数として取り扱うことを可能とする統計手法が開発され，広く用いられるようになった．世界疾病負担（Global Burden of Disease；GBD）研究における障害調整年数（disability adjusted life years；DALY）等がある．

### 4）比例計測データ

比例尺度の比率データはリハで一般的に使用されるものである．活動の計測で，10秒間に何m歩くことができるか，60秒間に何本のペグを挿すことができるか等，ストップウォッチを利用して計測するものや，握力計で握力を筋力として表示するもの等である．比例尺度には絶対0があるが，前述の間隔尺度ではデータ間に比例関係はないので，絶対0はない．

## 障害の概念と分類

評価は計測に基づき，計測では対象の特質を明確にして計測法を選択する必要がある．リハで対象とする障害について考えると，医療の歴史においては比較的新しい概念であることに気づかれる．

### 1）疾病分類から障害分類へ

ヨーロッパで職業としての医師の団体が確立された17世紀になると，疾患のカテゴリー分類の均質性が問題となった．取り扱う対象としての疾患の概念が意識され，科学革命に合わせて病因論的取り組みが普及した．すなわち，疾患の原因を解明して，その原因に基づき諸症状を説明し，治療法を開発する取り組みが盛んになると，地域や国による病名の不一致が問題となった．さらに，病因論的アプローチが確立され，医学と医療技術が急速に展開した19世紀になって，病名に関する共通言語の必要性が認識され，ヨーロッパ諸国において病名の標準化に関する国際会議がもたれるようになった．その結果，1855年の第2回国際統計会議において疾病の解剖学的部位または身体システムによる分類と合わせて，第2水準として病態生理学的過程に従うFarrらの分類が採用された．その後，この分類法は何回か改訂され，国際統計協会によって死亡診断書上の死因の統計処理のために策定された国際死因分類（第1回国際死因分類修正会議，1900年），すなわち**国際疾病分類（International Classification of Diseases；ICD）**に反映された[1]．

17世紀の死亡診断書では83項目に集約され

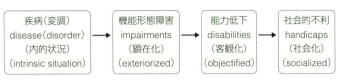

■ 図2 WHOによる初期の障害分類モデル（1980年）
〔厚生省大臣官房統計情報部：WHO国際障害分類試案（仮訳），厚生省大臣官房統計情報部，1984を元に作成〕
この医学モデルによる分類は，1975年10月のICD第9回修正のための国際会議で，試験的使用で公刊するよう勧告され，その後の討議を経て，1980年に，WHOが試用目的で出版したICIDHに反映された．

た病名が，ICD-9（1975年）では1,000項目以上になっていた．第二次世界大戦後の国際社会で，ICDの策定作業を引き継ぎ，所轄してきたWHO（World Health Organization，世界保健機関）は21世紀に向けて，ICD-9の承認時にFarrら以来の分類体系の抜本的見直し作業を開始することとした．その結果として，「疾病と健康関連問題に関する国際統計分類 第10版」（通称ICD-10）として改訂版が刊行されたのは1992年のことである．

一方，保健医療の目的が生命（ライフ）の延長だけでなく，生活（ライフ）の質を維持あるいは高めることが19世紀末頃より認識され，病因論的に疾患に由来するインペアメント（impairment）やハンディキャップ（handicap）の別が議論されてきた．そこで，ICD-9が承認された1975年に，WHOは疾患の分類作業とは別に，疾患に由来する障害の分類作業を開始した．そこで提示され合意された障害のモデルは，図2のような因果的連鎖に基づくものである．

この作業の結果，WHOは1980年に障害の分類試案として**国際障害分類（International Classification of Impairments, Disabilities, and Handicaps；ICIDH）**を刊行した．しかし，この作業段階から，障害の成因として社会構造を重視する立場から，病因論に基づく障害分類，すなわち医学モデルへの批判が目立つようになった．

WHOではICD-10の刊行に伴い，ICIDHの改定を目指してICIDH-2の策定作業を開始した．ここでは，医療者だけでなく福祉関係者や当事者としての障害者を交え，より広く国際社会からの協力者を求め，策定された分類試案は国際的なフィールド・スタディで検証され，医学モデルと社会モデルのいずれにも偏しない中立的な分類体系として確立された．その結果，2001年に**国際生活機能分類（International Classification of Functioning, Disability and Health；ICF）**として刊行された[2]．さらに，小児と若年者を対象とした類似の分類法がICF-CYとして2007年に刊行された[3]．

### 2）ICFの概要

ICFは生活機能と障害について記述し，情報を整理するための枠組みであり，健康と障害に関する定義や計測のための共通言語と概念的基盤を提供するものである．ICFは障害の理解と計測を促進し，医療だけでなく，さまざまな領域で活用されるようになっている．ICFでは障害の成因として環境因子を強調していることが特徴であり，インペアメント（impairment），ディスアビリティ（disability），ハンディキャップ（handicap）に対応した身体機能と構造（機能形態障害），活動（日常活動の制限），参加（社会参加の制約）の因果関係は双方向性に示されている．さらに個人的因子を絡めて，多次元的，相互干渉的な概念図が提示されている（図3）．

身体機能と構造は身体レベルでの機能であり，その障害はインペアメントに該当する．活動は個人レベルでの機能であり，活動の制限として体験される．人生や生活のすべての領域での参加あるいは関与は社会人としての機能であり，参加の制約として体験される．これらの体験に影響するのが環境因子であり，阻害要因としてだけでなく促進要因として作用することもある．

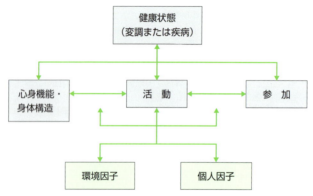

■ 図3 ICF（国際生活機能分類）モデル

ICFは，健康の状態と環境因子と個人因子とがダイナミックに干渉し合うものとして生活機能のレベルを概念化し，それを，障害に関する社会モデルと医学モデルの統合に基づく障害の生物心理社会モデルと称している．生活機能と障害に関する主な構成項目については以下のように定義されている．

- 身体機能（身体心理機能＝心身機能）：身体系の生理学的機能で，心理学的機能を含む．
- 身体構造：臓器，四肢とその部分等身体の解剖学的成分．
- インペアメント：身体機能と構造における著しい変異や喪失等の問題．
- 活動：個人による課題や活動の実行．
- 参加：生活場面でのかかわり．
- 活動の制限：個人が活動を実行する際の困難．
- 参加の制約：個人が生活場面で体験することのある問題．
- 環境因子：ヒトが生活し，人生を営む物理的，社会的，態度等の環境．これらはヒトの生活機能に関して阻害要因であり，促進要因でもある．
- 生活機能：身体の機能，身体の構造，活動，参加に関する包括的用語．これは，さまざまな健康状態と個人的状況要因（環境および個人的）との間の相互作用に関して肯定的あるいは中立的側面を示している．
- ディスアビリティ（障害）：インペアメント，活動の制限，参加の制約に関する包括的用語．これは，さまざまな健康状態と個人的状況要因（環境および個人的）との間の相互作用に関して否定的側面を示している．

これらの各成分には，階層的に配置された構成領域（ドメイン）が含まれ，それぞれ関連する生理学的機能，解剖学的構造，活動，課題実行，生活の領域，外的影響が組み合わされる．したがって，ICFは表に示すように，ドメインごとに個別の章が分けられている．これによりリハで必要とされる評価の領域と項目がほとんど網羅されている．

### 3）ICFと計測

ICFは枠組みと分類の体系であるが，これにより個別の生活機能を計測したりアセスメントしたりするツールの基盤とすることができる．広範囲に及ぶ枠組みは，アセスメントに関連の深い生活機能や障害の側面を選択する際に役立つように構成されている．

質的評点システムは，ドメインまたはカテゴリーにおいて生活機能あるいは障害の程度を記録するために使用されるコードであり，環境因子については促進要因か阻害要因か，その程度の記録に役立てることができる．

この質的評点システムはインペアメント，活動の制限，参加の制約に関連した問題の程度を記録するために利用され，0：問題なし，1：軽度の問題，2：中等度の問題，3：重度の問題，4：全面的問題（完全な問題），8：特定不

■ 表　ICFの構成領域と第1レベルまでの分類

| 〈身体心理機能〉 | 〈活動と参加〉 |
|---|---|
| 第1章　精神機能 | 第1章　学習と知識の応用 |
| 第2章　知覚機能と痛み | 第2章　一般的な課題と要求 |
| 第3章　音声と発話機能 | 第3章　コミュニケーション |
| 第4章　心血管系・血液系・免疫系・呼吸器系の機能 | 第4章　運動・移動 |
| 第5章　消化器系・代謝系・内分泌系の機能 | 第5章　セルフケア |
| 第6章　尿器・性・生殖の機能 | 第6章　家庭生活 |
| 第7章　神経筋骨格と運動に関する機能 | 第7章　対人関係 |
| 第8章　皮膚および関連する構造の機能 | 第8章　主要な生活領域 |
| 〈身体構造〉 | 第9章　コミュニティライフ・社会生活・市民生活 |
| 第1章　神経系の構造 | 〈環境因子〉 |
| 第2章　目・耳および関連部位の構造 | 第1章　生産品と用具 |
| 第3章　音声と発話に関する構造 | 第2章　自然環境と人間がもたらした環境変化 |
| 第4章　心血管系・免疫系・呼吸器系の構造 | 第3章　支援と関係 |
| 第5章　消化器系・代謝系・内分泌系に関連した構造 | 第4章　態度 |
| 第6章　尿路性器系および生殖系に関連した構造 | 第5章　サービス・制度・政策 |
| 第7章　運動に関連した構造 | |
| 第8章　皮膚および関連部位の構造 | |

(WHO, 2001)[2]

明(詳細不明), 9：適応外(非該当), に分類される. 環境因子の評点システムは, 阻害要因(障壁)に関して, 0：障壁なし, 1：軽度の障壁, 2：中等度の障壁, 3：重度の障壁, 4：全面的な障壁, 8：障壁に関して特定不明, 9：適応外に分類される. 促進要因については, +0：促進要因なし, +1：軽度の促進要因, +2：中等度の促進要因, +3：重要な促進要因, +4：全面的な促進要因, +8：促進要因に関して特定不明, +9：適応外, のように分類される.

活動と参加のドメインでは, 評点システムの実使用において「実行」と「能力」の2つの視点を採用することができる. この2つの視点での評点は, その人の活動と参加に対して環境がどの程度影響しているか, 環境変化によりその人の生活機能をどの程度改善させられるか, といった示唆を得るために役立てることができる.「能力」はある個人が標準化された環境でできることに関する視点であり,「実行」はその人の現在の(普段の)環境で実際に行っていることに関する視点である. すなわち,「能力」は「できる活動」であり, 活動制限の程度を示すもので, 普通に期待される能力あるいは健康状態が侵される以前の能力に対比して判断される.「実行」は「している活動」であるが, 主として参加の制約の程度を示すもので, 現在行っていることや行いたいと願っていることで実体験する困難を計測する. したがって, 能力と実行の解離(ギャップ)は現実と配慮された環境の差を反映し, 実行を改善させるために個人の環境に対して何を為すべきかを計画する指針として役立てることができる.

### 4) ICFチェックリスト

ICFは, あらゆる種類の疾患や健康状態に対応して, 人の生活機能と障害と健康について記述するための包括的で普遍的に受け入れられた枠組みを提供するものとして開発されたことから, 本質的に極めて膨大で網羅的であり, 医療や福祉の日常実地場面や診療において使用するには非常に煩雑である. そこで, ICFを医療や福祉の臨床場面で役立たせたいというニーズに配慮してWHOではICFチェックリストを提示している. また, 1988年に精神障害を有する患者の社会適応と行動での障害を評価するために開発され, **WHODAS (Disability Assessment Schedule)** として使用ガイド付きで策定されたものを, ICIDHの改定作業に合わせてICFの概念に適合させて, **WHODAS II**が作成

された．しかし，これらは特定の場面設定でのみ使用され，普及するには至っていない．

症例の記録の際 ICF に基づく情報を要約して用いることができるようにするため，「**ICF チェックリスト―臨床家向け様式**」が，個人の生活機能と障害に関する情報を導き出し記録する臨床的なツールとして策定された．チェックリストの評点システムは前述のとおりだが，個々に具体的説明が付加されているので実用的であり，ICF 概念の理解にも有用である．

例えば，セルフケアに関する「能力」での質問例として，①現在のあなたの健康状態で，補助具や介助なしで自分の身体を洗うのに，どの程度の困難がありますか，②このことについて，同年齢の誰か，あるいは健康状態が侵される以前の自分と比べていかがですか，等．「実行」での質問例として，①ご自宅において，自分の身体を実際に洗うことについての問題はどの程度ですか，②ご自宅でのやり方や特別に調整された道具を使って実行する方法によって，この問題は悪化していますか，改善していますか，③補助具や介助なしに身体を洗う力そのものは，現在の状況で実際に行っていることと比べて，大きいですか，小さいですか，等．注意すべきは，この質問の答えで何かをしていないということは，必ずしも本人がそれをしないことを選択したわけではないことである．

### 5) ICF コアセット

ICF は生活機能と障害と健康状態について記述する枠組みとして国際的合意を得られたが，臨床現場での実使用に関して，ICF チェックリストも限定的な適応にとどまる．そこで，**疾患別のコアセット**の開発が発想された．WHO の障害とリハに関する複数の指定研究協力センターを中心に，国際的な大学や研究所が共同して，代表的疾患について ICF に即した疾患と状態に特異的なコアセットが開発されてきた．

既に，子どもと若年者の脳性麻痺，慢性的神経病態，脳卒中，多発性硬化症，脊髄損傷，虚血性心疾患，外傷性脳損傷，慢性閉塞性肺疾患，糖尿病，関節リウマチ，骨関節炎，うつ病，乳がん，頭頸部がん，睡眠障害，聴力障害，老年病等，多くの疾患や病態に対するコアセットが実用化され，その多くではそれぞれ包括版と短縮版が準備されている．

例えば，脳卒中のコアセット短縮版では次のように取り上げられ，合計 18 項目より成る．

心身機能：b110 意識機能，b114 見当識機能，b140 注意機能，b144 記憶機能，b167 言語に関する精神機能，b730 筋力の機能．

身体構造：s110 脳の構造，s730 上肢の構造．

活動と参加：d310 話し言葉の理解，d330 話すこと，d450 歩行，d510 自分の身体を洗うこと，d530 排泄，d540 更衣，d550 食べること．

環境因子：e310 家族，e355 保健の専門職，e580 保健サービス・制度・政策．

包括版ではそれぞれ，41 項目，5 項目，51 項目，33 項目の合計 130 項目となっている．

また，一般的に共通して利用されるべきものとして，一般 (generic) セットと障害 (disability) セットが作成されている．さらに，職業リハに関しても包括版と短縮版が開発されている．臨床実践のためのマニュアルが 2012 年に刊行され[4]，日本語版についても日本リハビリテーション医学会の作業により 2015 年に刊行された．

## 環境因子の計測手法

### 1) 環境因子とは

ICF は，障害を生み出すことに関して環境因子を強調している．このことが新しい分類と以前の機能形態障害，能力障害，および社会的不利の国際分類 (ICIDH) との大きな違いである．ICF では，機能の異なるレベルを持つ人々が生活し行動しなければならない世界を記述するために環境因子の分類を含めている．これらの要因は参加制約において，ときに促進要因でもあり，阻害要因にもなり得る．環境因子に含まれるものは建物環境だけでなく，工業製品や技術，自然環境とつくられた環境，支援と相互関係，人々の態度，コミュニティでのサービスや社会体制や政策，等が含まれる．

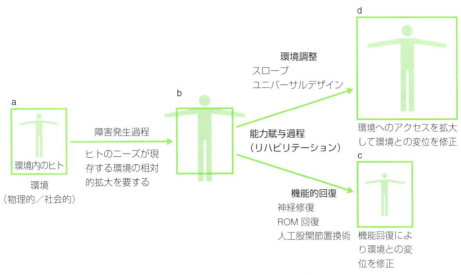

■ 図4　環境と障害の過程（The Enabling-Disabling Process）

(Brandt et al, 1997)[6]

## 2) 環境計測の目的

環境計測の目的としては，第1に機会均等化が挙げられる．その取り組みでは，それぞれの文化背景での参加に関して，均等な機会よりも乏しい機会のリスク（危険）があると思われる人を識別するために適用されてきた．しかし，差別や不利益のリスクにある人を識別することは機会均等化への解決策の一部でしかない．環境の本質は多面的であり，すなわち環境は参加の促進因子として作用することもあり得ることから，リスクに環境を加減して平等な参加を達成するという式（リスク±環境＝平等参加）が導入される．したがって，環境計測の目的は参加を支援したり，あるいは妨げたりする促進因子または阻害因子（バリア）を識別することである．

## 3) 環境と障害の関係

環境のレベルは，社会レベルと個人レベルに分けられる．社会レベルは，避難所，食物，保護，交通輸送等をすべての人々に提供するための，コミュニティでのさまざまなシステムの構造と組織を反映する．個人レベルは，個人が接触する大規模な環境の側面を反映する．環境と障害との関連は，生活機能に困難をもつ人が自分の家庭やコミュニティで活動しようとするとき，環境が障害を生み出す重要な要因となり得ることである．

参加については，すべての活動が実行される背景としての環境は，物理的，組織的，および態度の問題であり，参加（あるいは非参加）は，個人と環境間での相互作用の結果である．特別な活動にかかわろうとする個人の選択により影響されるだけでなく，環境の本態（存在するバリアや促進因子）によっても影響される．

障害の構造において環境の影響を強調した初期の文献として米国科学アカデミーの医学研究所（Institute of Medicine；IOM）のモデルが挙げられる．**IOMモデル**は1991年に提唱され[5]，1997年に修正され[6]，障害を個人（ヒト）と環境の相互作用によるものとしてとらえている．障害の移行要因として，「生物学（biology）」，「環境（environment）（物理的，社会的，心理的）」，および「生活様式と行動（lifestyle and behavior）」の三者を挙げ，「障害のない状態（no disabling condition）」，「疾病状態（pathology）」，「機能障害（impairment）」「生活機能制限（functional limitation）」の四者を双方向性の過程として配列し，それぞれに移行要因が関与する．ヒト／環境の相互作用に基づく障害のモデルは図4のように表された．環境へのアクセスは四角形で示され，物理的空間と社会構造（家族，

コミュニティ，社会)を表す．総合環境へのヒトのアクセスと統合の程度が「四角内のヒト」に象徴され，aの状態は障害のないヒトで，社会的機会(雇用，教育親子関係，リーダーシップの役割，等)と物理的空間(住宅，職場，交通機関等)への完全なアクセスが可能で，社会に統合されている．障害のあるヒトのニーズは現存環境を超えて，四角に収まらず変位を示し(b)，リハ(enabling process)による生活機能回復〔神経修復，関節可動域(range of motion；ROM)改善，人工股関節置換術等〕(c)，あるいは環境調整(スロープ，ユニバーサルデザイン等)(d)により，この変位が修正される．生活機能回復と環境調整は相互に排他的という意味ではなく，最も効果的なリハでは両者を含める必要がある．

最近の約20年間に，障害のある人々のアセスメントのために環境の背景に関連したさまざまな分類が生まれ，建築物の構造，天候の状態，交通機関の様式，他者の態度等を含めて，障害のある人々の妨げになったり支援となったりする多数の概念的カテゴリーが区別されるようになった[7]．その中では，環境評価のために開発されてきた代表的なツールは社会参加に関する一部の側面のみに特化したものが多い．

例えば，建物環境は計測しやすい領域と考えられてきたようで，しばしば高齢者集団の状況を検証するために使用される．しかし，建物環境は参加の可能性に関する非常に広範な領域をカバーする1つに過ぎない．また，直近の環境は自宅であり，職場環境であり，公園や広場，病院や診療所，介護サービスの事務所といったさまざまな公共スペースにも建物環境が含まれる．したがって，計測法の開発においては，アプローチのレベル(個人的，社会的)が決定されるべきであり，参加活動の範囲に関連した環境を含み，参加領域内の環境要素にも対応されるべきである．しかし，こうした非常に詳細で完全な環境のコンテキストを包含することは臨床現場では現実的ではなく，計測の焦点をいずれに置くかは慎重に考慮する必要がある．

## おわりに

リハは医学と医療技術の進歩を背景に20世紀に確立された新しい専門領域であり，現在も発展過程にある．そこでは治療を計画するためにも，治療の効果を明らかにするためにも適切な評価の実施が大切である．治療の対象が，疾患だけでなく生活と社会活動での困難であり，その解決には医療のみでは不足する場合も多い．そのためには医学モデルを越えたモデル(beyond the medical model)が模索されるべきである．生活機能と障害と健康状態について記述する枠組みとしてICFが国際的にも普及してきたが，ここで新たに提唱された要因としての環境についても評価を必要とする．

本書ではリハ医療におけるさまざまな評価の項目と手順について詳述されているので，本項ではリハにおける環境の概念を理解するために米国IOMのモデルを紹介した．

(江藤文夫)

文献

1) Last JM : Public Health and Human Ecology, Appleton & Lange, East Norwalk, 1987, pp38-43.
2) World Health Organization (WHO) : International Classification of Functioning, Disability and Health (ICF), WHO, Geneva, 2001.
3) WHO : International Classification of Functioning, Disability and Health : Children and Youth Version (ICF-CY), WHO, Geneva, 2007.
4) Bickenbach J et al (eds) : ICF CORE SETS, Manual for Clinical Practice, Hogrefe, Göttingen, 2012.
5) Pope AM, Tarlow AR : Disability in America, Toward the National Agenda for Prevention. National Academy Press, Washington DC, 1991.
6) Brandt EN, Pope AM : Enabling America : Assessing the Role of Rehabilitation Science and Engineering. National Academy Press, Washington DC, 1997.
7) Gray DB et al : A subjective measure of the environmental facilitators and barriers to participation for people with mobility limitations. *Disabil Rehabil* 30 : 434-457, 2008.

# I章 基本・症状編

# 2. 意識障害

## 障害の全体像

「意識とは」あるいは「意識清明とは」に対する明瞭な説明は困難であるが，多少哲学的な意味合いも含め，「自分自身と周囲の事柄を明確に認識できる精神状態」という定義がある[1]．これを平易に表すと，「きちんと目覚め，自分自身や周囲のことがわかっている状態」と理解でき，「覚醒あるいは目覚め（または，意識混濁）」という縦軸と，「正しい認知（または，意識変容）という横軸としてとらえることが可能で，これらは「量と質の関係」に似ている（図）．

意識障害の評価には，現病歴，既往歴，家族歴等，病歴の聴取は不可欠であるが，特に意識障害の発症様式，意識の"混濁"と"変容"の時間経過，つまり一過性なのか，繰り返すのか，持続的なのか，悪化しているのか改善しているのかを聴取し，どの時期の患者を診察しているのかを認識しておく必要がある．いうまでもなく，意識障害に伴う神経局在症状，バイタルサイン，検体検査，画像検査は意識障害の病態診断には不可欠な情報である．

意識障害の病態および原因疾患は多岐にわたるため，本項では意識障害の「何を診て」「どう表現するか」を中心に記載する．

意識障害の評価尺度としてのJapan Coma Scale（JCS），Glasgow Coma Scale（GCS）を亜急性期あるいは慢性期の評価として用いることは必ずしも適当ではないが，急性期からリハ介入するのが常識となっている現在においては，これらの評価スケールに習熟しておくべきである．

評価スケール開発以前から意識の混濁と変容

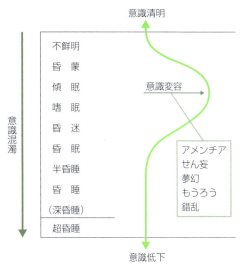

■ 図　意識障害の模式図
意識障害には，意識混濁という縦軸と意識変容という横軸が存在する．意識変容は，軽度〜中等度の意識混濁に伴う．
（平山, 2006, 文献1を改変）

を表現するために多数の用語が使用されており，これらを理路整然と整理し身に付けておく必要がある．

## 障害の評価

### 1）意識障害の病態[1]

意識が正常（清明）に保たれるには，①脳幹網様体（reticular formation）が各種感覚により刺激され，②これが上行性投射系〔上行性網様体賦活系（ascending reticular activating system），上行性投射線維（ascending projecting fiber），視床非特異核（non specific thalamic nuclei），広汎性視床-皮質投射系（diffuse thalamo-cortical projections）〕を介して大脳皮質を活性化することによって，覚醒状態を保ち，③大脳皮質の活動によって自己ならびに周囲を

認知し，④対象に向けて注意を集中することが必要である．上記の神経機構の障害により，意識障害が生じることになり，具体的には意識障害をきたす病変部位は以下のように理解できる．

### (1) 脳幹病変

脳幹網様体あるいは上行性投射系の機能障害をもたらすときに意識障害をきたす．直接侵襲する病変として，脳幹被蓋に及ぶ脳幹梗塞，脳幹出血等があり，脳幹網様体の圧迫病変として小脳出血や小脳梗塞の占拠性病変，浮腫性病変がある．上行性投射系を侵す圧迫病変としては，大脳半球の血腫，腫瘍，浮腫による中心性ヘルニア，海馬鉤ヘルニア等により脳幹上部が強く圧迫，偏位する場合である．

### (2) 両側大脳半球病変

脳幹網様体に限らず，両側大脳半球も広汎に障害され意識障害をきたす．この場合，病変が広汎で特定の部位に原因を求めがたい．

① 脳代謝，中毒性病変：一酸化炭素中毒，低血糖，尿毒症，等．
② 脳浮腫性病変：脳内出血，代謝障害，等．
③ 脳圧迫性病変：血腫，腫瘍，等．
④ 脳外傷性病変：び漫性脳損傷，脳振盪，脳挫傷，等．
⑤ 広汎機能性病変：てんかん，等．

## 2) 観察の主なポイント

病変部位および範囲を示唆する神経局在症候をとらえることが重要であるが，意識障害をきたしている場合，被検者の協力が得られることは少なく，以下のような兆候を参考にする．

### (1) 血圧・脈拍

頭蓋内圧亢進があれば基本的には血圧は上昇し，徐脈となる．一方，出血性ショック等では血圧は低下し頻拍となる．

### (2) 呼吸

意識障害をきたすとしばしばいびき様呼吸を呈するが，これは下顎挙上等で気道確保することで改善し，病変を特定するものではない．脳幹障害による呼吸パターンの異常として以下に留意する．

① チェーンストークス(cheyne-stokes)呼吸（交代性無呼吸）：1回換気量が次第に増加し，次いで減少する呼吸が繰り返される状態で，間脳から中脳上部の障害で生じる．
② 中枢性過呼吸：規則正しい過呼吸で25～30回／分以上になり，1回換気量も通常の1.5倍程にもなる．中脳下部から橋上部の障害で生じる．
③ Kussmaul呼吸：内科疾患が原因で生じる深く速い呼吸であり，代謝性アシドーシスが原因である．
④ 失調性呼吸(biot呼吸)：全く不規則な呼吸で，延髄の障害で生じる．

### (3) 瞳孔

① 瞳孔不同

脳ヘルニアにより中脳が圧迫されるようになると，動眼神経あるいは動眼神経核の圧迫により散瞳する．しかし，特にび漫性脳損傷を生じるような回旋性の外力が加わった場合には，中脳あるいは動眼神経の直接損傷による瞳孔不同の原因となる．この場合，通常，眼球運動障害，眼瞼下垂を伴う．また，ホルネル(Horner)症候群では視床から頸髄までの交感神経の一側の障害で縮瞳と眼裂狭小を生じ，瞳孔不同の原因となる．縮瞳側の発汗低下を伴うのが特徴である．

② 両側の散瞳

意識障害を伴い両側散瞳する場合には局在症候として特異的なものはなく，結果として中脳が圧迫されるような広範囲病変で生じる．また，ボツリヌス中毒，破傷風，脳炎，代謝性脳症，バルビタール中毒，麻薬中毒等でも両側性の散瞳を伴う意識障害を呈する．

③ 両側の縮瞳

橋出血等脳幹から大脳基底核の重篤な病変で生じる．他の原因では，サリン中毒，有機リン中毒，バルビタール中毒等で生じる．

### (4) 眼位・眼球運動

① 両眼共同偏倚

偏倚側の大脳病変を示す．頭部が同じ側に回

旋することもある．一般に持続的ではなく，急性期〜亜急性期の一時的なものである．慢性期の患者で生じた場合には，新規病変またはてんかん発作を疑う．ただし，てんかん発作時あるいはその直後は偏倚側と反対側の病変を示す．

②両側内下方位

　視床，中脳病変で生じる．

③眼球浮き運動（ocular bobbing）

　両眼が急速に下方に偏位し，ゆっくり正常に戻る動きで，脳幹（特に橋）の障害時にみられる．

### (5) 姿勢・麻痺

#### ①交代性片麻痺

　脳幹部にある場合，病変と反対側へ分布する上位運動ニューロンである錐体路と，同側へ分布する下位運動ニューロンである脳神経とが同時に障害されることがある．このような場合は病変と同側の脳神経麻痺と反対側の片麻痺を示し，交代性片麻痺といわれる．代表的なものとして，中脳の病変によるウェーバー症候群（Weber's syndrome）（病変側の動眼神経麻痺と反対側の顔面を含む半身麻痺）や橋下部の病変によるミヤール＝ギュブレル症候群（Millard-Gubler's syndrome）（病変側の顔面神経麻痺と反対側の顔面を含まない半身麻痺）がある．

#### ②除皮質姿勢（肢位）（decorticate posture）

　大脳の広汎な障害による，内包から大脳脚にかけての皮質脊髄路の障害を示す．Wernicke-Mann肢位である．頸部付近に刺激を加えたときに，上肢では肩が内転し，肘，手首が屈曲し，両下肢は股関節で内転，膝関節で伸展し，足関節は底屈をする．

#### ③除脳姿勢（肢位）（decerebrate posture）

　延髄より上位の脳幹，中脳〜橋の両側性障害による．四肢は伸展し，両上肢は肘で伸展，前腕は回内，手関節は軽度屈曲し，両下肢は除皮質肢位同様に伸展位をとる．除脳硬直があるとき，頭部を左や右に向けると，向けた側の上下肢は伸展し，反対側の上下肢は屈曲する（強直性頸反射；tonic neck reflex）．

■ 表1　Glasgow Coma Scale

| 観察項目 | | 評点 |
|---|---|---|
| 開眼（E）eye opening | 自発的 | E 4 |
| | 言葉により | 3 |
| | 痛み刺激により | 2 |
| | 全くみられない | 1 |
| 言葉による最良の応答（V）best verbal response | 見当識あり | V 5 |
| | 混乱がある | 4 |
| | 不適切である | 3 |
| | 理解できない | 2 |
| | 全く言葉がない | 1 |
| 運動による最良の応答（M）best motor response | 命令に従う | M 6 |
| | 痛み刺激の部位に手を持ってくる | 5 |
| | 逃避する（屈曲する） | 4 |
| | 異常屈曲する | 3 |
| | 四肢を伸展する | 2 |
| | 全く反応しない | 1 |

開眼（E），最良の言語応答（V），最良の運動応答（M）により13段階で評価する．それぞれの観察項目を個別に記録する．

(Teasdale et al, 1974)[2]

### 3）意識障害の尺度

　意識障害のスケールとして一般的に使用される **Glasgow Coma Scale（GCS）**および **Japan Coma Scale（JCS）** による評価について述べる．前者は Teasdale ら[2]によって，後者は太田ら[4]によって，ともに1974年に開発されている．その目的は，X線，CT等が十分に普及する以前，頭部外傷やクモ膜下出血，脳内出血等による脳ヘルニアに対する減圧手術の適応決定のための評価，特に経時的評価である．両者とも脳ヘルニアの兆候および進行具合をベッドサイドにおける観察でとらえることを目的にしているが，評価に対する考え方の違いがあるため，それぞれの長所，短所を十分に理解したうえで使用する．両者とも昏睡のスケールであり，軽度〜中等度の意識混濁患者の表現が十分ではない．これらのスケールにおける観察ポイントは共通しており，「開眼」，「動作」，「発語」である．

### (1) Glasgow Coma Scale（GCS）[2]（表1）

　「開眼（eye opening：E）」を1〜4の4段階，「発語（best verbal response：V）」を1〜5の5段階，

「動作(best motor response：M)」を 1～6 の 6 段階でそれぞれを独立して評価，表記するのが特徴である．合計は 3～15 点の 13 段階で表現し，最重症が 3 点，意識清明が 15 点である(p199 参照)．

①開眼 (E)：観察のポイント

・「自発開眼」，「呼びかけで開眼」，「痛み刺激で開眼」，「開眼せず」の 4 段階で評価する．

・眼瞼浮腫，多発神経炎，両側動眼神経麻痺等で開眼ができない状態では，"C"(＝eye closed)をあてる[3]．

②発語 (V)：観察のポイント

・言語による最良の応答をもって評価する．「4 点」の混乱がある状態とは，応答自体は適切だが内容が間違っている状態である．例えば，「日付」の質問に対し，答えの「日付が違っている」状態である．

・「3 点」の不適切な応答とは，言語としては成り立っているが会話として成立しない状態である．例えば，「日付」の質問に対し「痛い」等と応答する．

・一般的には，挿管あるいは気管切開されている場合には"T"(＝tube, intubated)と記載し，点数での評価が必要となる場合は"1"を当てる[3]．

③動作 (M)：観察のポイント

・運動による最良の反応をもって評価する．口頭あるいは模倣による命令に従える場合に，最良の評価である「6 点」となる．

・痛み刺激に対し Wernicke-Mann 肢位，除皮質姿勢となる上肢の異常屈曲を示すのが「3 点」である．「4 点」に相当する屈曲は異常肢位を取らない．

(2) Japan Coma Scale (JCS)[4] (表 2)

JCS では意識混濁の程度から，まず 3 群(1 桁，2 桁，3 桁)に分け，さらにそれぞれを 3 段階に分けていくことから 3-3-9 度方式ともよばれる．全く意識清明である場合には"0"を当てるため，全 10 段階の評価となる．

①Ⅰ(1 桁で表現)

自発的に覚醒している状態である．会話内容(言語)でさらに"1・2・3"に分ける．

②Ⅱ(2 桁で表現)

刺激すると覚醒するが，刺激を止めると眠り込んでしまう状態である．どのような刺激で覚醒するかによって，"10・20・30"に分ける．ただし，何らかの理由で開眼できない場合には，会話内容あるいは従命の可否により当てる．

③Ⅲ(3 桁で表現)

刺激をしても覚醒しない状態である．痛み刺激に対する四肢の反応により，"100・200・300"と分ける．

■表 2　Japan Coma Scale

| Ⅰ．刺激しないでも覚醒している状態(1 桁で表現) (delirium, confusion, senselessness)　1：だいたい意識清明だが，今ひとつはっきりしない　2：見当識障害がある　3：自分の名前，生年月日が言えない | 言葉による刺激 |
|---|---|
| Ⅱ．刺激すると覚醒する状態―刺激をやめると眠り込む(2 桁で表現) (stupor, lethargy, hypersomnia, somnolense, drowsiness)　10：普通の呼びかけで容易に開眼する　　　*(合目的な運動もするし言葉も出るが間違いが多い)　20：大きな声または体を揺さぶることにより開眼する　　　*(簡単な命令に応ずる)　30：痛み刺激を加えつつ呼びかけをするとかろうじて開眼する | |
| Ⅲ．刺激をしても覚醒しない状態(3 桁で表現) (deep coma, coma, semicoma)　100：痛み刺激に対し，払いのけるような動作をする　200：痛み刺激で少し手足を動かしたり，顔をしかめる　300：痛み刺激に反応しない | 痛みによる刺激 |

*：顔面外傷，開頭術後の両眼瞼浮腫など何らかの理由で開眼できない場合．
付加記号
　R：Restless(不穏状態)
　I：Incontinence(尿便失禁)
　A：覚醒しているが反応がない場合
　　Apallic state(失外套症候群), Akinetic mutism(無動性無言)

覚醒度により 3 段階に分け，それぞれを言語・運動により 3 段階に分ける．意識清明を含め 10 段階で評価する．3-3-9 度方式ともいう．

(太田・他, 1974)[4]

④不穏を伴う場合"R"，失禁を伴う場合"I"，無動無言症や失外套症候群の場合"A"を付記する．

### (3) GCSとJCSの比較

GCSでは，各要素を個別に評価し，合計点数で表すため，気管挿管中の患者や顔面外傷のため開眼できない患者では評価不能になってしまう．一方，E，V，Mの各要素について個別の観察を記載できるため，神経学的診察に習熟していないコメディカルスタッフがあるがままに観察し記録，報告でき，GCSに習熟していれば後からかなり正確な判断を下せる．

GCSにおけるE・V・Mの組み合わせは120通りあるが，脳ヘルニアで生じる組み合わせは限られるため，習熟すればE4 V1 M5なら失語症，E4 V1 M1なら心因反応によるものと想像できる．

JCSでは，評価の際に検者が意識障害の程度を判断してその結果を表現するため，10段階のどこかには入れ込むことができる．一方，検者による判断のブレが生じる危険性があり，いったん点数が付いてしまうとJCSに十分習熟していても後からの修正は困難である．

### 4) 意識混濁を軸とした分類[1,5]

意識障害のスケールに習熟することはもちろんだが，昏蒙，昏迷等意識障害を表す用語の正確な知識を持っていることも重要である．

意識混濁を軽いものから重いものへ順次並べた**平山による分類**を述べる．

①（意識）不鮮明（confusion）

最も軽い意識混濁である．（急性）錯乱状態〔(acute) confusional state〕とは全く異なることに注意が必要である．

②昏蒙（benumbness）

軽い意識混濁で，外界からの刺激に反応し，問いに対して答えられるが，注意力が低下し，周囲に無関心で，自発性低下がみられる．

③傾眠（somnolence）

刺激を加えずに放置すれば，ウトウトと眠り，意識が低下する病的な状態である．「Drowsiness」は健常な傾眠と病的な傾眠との区別なく用いられるため，意識障害に関しては「somnolence」を用いる．

④嗜眠（lethargy）

意識の低下傾向が強く，放置すると直ちに眠り込む．外界から十分に刺激すると覚醒する．覚醒した状態では動作も可能で，物を食べることもできるが，動作は適切でない．

⑤昏迷（stupor）

意識低下傾向がさらに強く，外界からの強い刺激に短時間は覚醒し，動きがみられるが，目的動作か無目的動作かはわからない．

⑥昏眠（sopor）

強い刺激で瞬間的に覚醒し得る状態で，無目的な運動がみられる．

⑦半昏睡（semicoma）

外界からの強い刺激に対する運動反応はあるが，覚醒しない．

⑧昏睡（coma）

完全に意識は消失し，外界からの強い刺激に対する運動反応もみられない．尿便失禁し，腱反射，皮膚反射，対光反射も認められない．

⑨深昏睡（coma carus）

植物機能（自律神経機能）を失った，回復することが困難な昏睡．

⑩超昏睡〔coma depasse (F)〕

人工的に植物機能（呼吸，循環，体温）が維持されている昏睡状態で，脳死状態に相当する．超昏睡に関してはあまり一般的ではないと思われ，通常，深昏睡に続く一連の状態としてとらえられるかもしれない．しかし，脳死状態は医療技術の進歩がもたらした特殊な病態であり，意識障害の中で別枠にしておくべきである．

### 5) 意識変容を軸とした分類[1,5]

意識混濁には多かれ少なかれ意識変容を伴うが，意識混濁が強くなってくるとむしろ意識変容は目立たなくなり，消失する．したがって，意識変容は意識混濁を軸にした分類の比較的軽症〜中等症の意識障害時に出現し，その意識混濁の強弱あるいは睡眠との関連等により変動する．

① アメンチア (amentia)

　軽い意識混濁状態に思考の乱れや不統一，外界の認識困難があり，自分自身がよくわからず，周囲の事情を不可解に思う状態である．

② せん妄 (delirium)

　意識混濁に精神的，身体的興奮が加わった状態である．アメンチアより意識混濁が強く，精神的興奮による幻覚，錯覚，不安，妄想が現れ，身体的興奮による体動，徘徊もみられる．

③ 夢幻状態 (dreamy state, oneiroid state, oneirism)

　生き生きと夢を見ているような自動的な精神活動状態にあり，現実と幻覚の区別がつかず，その間の記憶はないことが多い．器質病変による意識障害以外にも，非定型精神病，てんかん発作，薬物中毒等でも生じる．

④ もうろう状態 (twilight state)

　正常な意識状態の間に，突然軽い意識混濁をきたし，それに伴って周囲とほとんど関係のない無目的な行動を起こし，ある特定のことしか関心を示さない状態が起こる．一見行動はまとまっていて，かなり正常に近い場合もあるが，錯覚的，夢幻的で，その間の記憶がない．てんかん，ヒステリー，統合失調症等で生じる．

⑤ (急性) 錯乱状態〔(acute) confusional state〕

　意識が混濁して知的な行為や対象を認知することが困難で，周囲に対して無関心な，精神活動が低下した状態である．注意集中力が減退，散乱し，記憶，記名が強く障害される．そのため，現在と過去，現実と想像を混同し，見当識が失われてしまう．これらのため，簡単なことを何度も聞き返し，周囲の物を誤認，混同し，無気力的で，まとまった行動も困難になる．急性に起きることが多い．

## 6) リハビリテーションに重要な特殊な病態

### (1) 通過症候群 (transitional syndrome, transit syndrome)[6,7]

　Wieck (1956年) が Durchgangs-syndrom と名付けて提唱した，「意識混濁のない，回復可能な外因性精神病像」である．急性期の意識障害の時期が過ぎた回復過程の時期に発現する，情動型 (抑うつ状態，不安状態，躁状態)，健忘型，幻覚型，妄想型，自発性欠如型があり，単独またはいくつかが組み合わさって現れる．急性期の意識変容との区別は困難である．

### (2) 閉じ込め症候群 (locked-in syndrome)

　眼球運動以外，脳底動脈閉塞，橋出血等橋底部の広範な障害かつ被蓋毛様体が保たれた状態で生じる．四肢麻痺，顔面，口は麻痺し，かつ意識が保たれた状態である．眼球運動 (特に上下運動) は保たれる．意識障害はないが昏睡状態と誤ることがあり，患者と接する場合に不用意な言動には特に注意しなければならない．

### (3) 無動性無言症 (無動無言症) (akinetic mutism)

　痛み等により四肢の逃避反応等は認められるが，自発運動はない．開眼し，物を注視したり，追視することはある．口に入れた物を咀嚼嚥下することは可能である．会話はなく応答もないのが普通で，ささやくような単語レベルの発語があることもある．脳幹網様体と視床の間または視床そのものの損傷により，大脳皮質と脳幹網様体の機能連絡が遮断された間脳型と，両側帯状回損傷による前頭葉型がある．特に後者では失外套症候群との共通点が多い．

### (4) 失外套症候群 (apallic syndrom)

　大脳皮質が，その下部構造 (大脳基底部や脳幹) と機能的に遮断された状態である．患者は開眼し，覚醒していても視線は合わず注視することなく，外界からの刺激に反応はなく，会話応答もない．咀嚼嚥下反射は保たれ，原始反射 (吸い付き反射，把握反射等) がみられる．前述のように無言無動症との間には共通点が多いが，前頭葉型無言無動症と失外套症候群を比較すると，前頭葉型無動無言症では覚醒度が低く過眠傾向にある．

### (5) 遷延性植物状態，植物症 (persistent vegetative state)

　**日本脳神経外科学会による定義 (1972年)** を示す．

　useful life (日常生活) を送っていた人が脳損傷を受けた後で以下に述べる6項目を満たすよ

うな状態に陥り，ほとんど改善がみられないまま満3カ月以上経過したものである．

①自力移動が不可能である．
②自力摂食が不可能である．
③便尿失禁がある．
④声を出しても意味のある発語が全く不可能である．
⑤「目を開け」「手を握れ」等の簡単な命令にはかろうじて応じることもあるが，それ以上の意思疎通は不可能である．
⑥眼球はかろうじて物を追っても認識はできない．

（古口徳雄）

### 文献

1) 平山惠造：神経症候学Ⅰ，第2版，文光堂，2006, pp1-43.
2) Teasdale G, Jennett B：Assessment of coma and impaired consciousness. A practical scale. *Lancet* 2 (7872)：81-84, 1974.
3) Teasdale G：Acute impairment of brain function-1. Assessing 'conscious level'. *Nurs Times* 71 (24)：914-917, 1975.
4) 太田富雄・他：意識障害の新しい分類法試案. *Neurol Surg* 2：623-627, 1974.
5) 日本神経学会用語委員会編：神経学用語集，第3版，文光堂，2008, p14.
6) 原田憲一：「継往開来」操作的診断の中で見失われがちな，大切な疾病概念や症状の再評価シリーズ 通過症候群. 精神医 53(5)：503-505, 2011.
7) 太田富雄：脳神経外科学Ⅰ，第9版，金芳堂，2004, pp169-195.

# I章 基本・症状編

# 3. 運動障害

運動障害とは運動をつかさどる中枢神経から末梢神経、筋に至るどこかの神経・筋組織で損傷が起きることによる障害である。運動障害は大きく、錐体路系の障害により片側の上下肢が麻痺する片麻痺、脊髄の障害により生じる四肢麻痺や両下肢麻痺、上位運動ニューロン障害により生じる痙縮、小脳、錐体外路等の障害により生じる協調運動障害、バランス障害に代表される中枢性運動障害と、末梢神経、神経筋移行部、筋の障害により弛緩性麻痺を示す末梢性運動障害に分けられる。中枢性運動障害を生じる疾患には脳卒中や脳外傷、パーキンソン病、脊髄損傷等があり、それぞれの疾患に適した評価が用いられている。また末梢性運動障害には筋力、関節可動域の評価が重要である。ここでは運動障害の分類と評価に関して概説する。

## 運動障害の評価とICF

国際生活機能分類(International Classification of Functioning, Disability and Health；ICF)は、2001年のWHO総会において改訂された、人間と環境との相互作用を基本的な枠組みとして、人の健康状態を系統的に分類するモデルである。大きく「生活機能と障害」と「背景因子」の2分野からなり、生活機能は「心身機能・身体構造(body functions & structures)」「活動(activity)」「参加(participation)」の3要素で、背景因子は「環境因子」と「個人因子」の2要素で構成される(p5, 154参照)[1]。したがって、運動障害の評価においてもこの3要素に分けて考えるべきといえる。

現在リハ医学の分野で広く用いられている障害の各レベルにおける代表的な評価法を

■ 表1 ICFの各要素と代表的な評価法

| 要素 | 評価法 |
|---|---|
| 心身機能・身体構造 | 関節可動域測定、徒手筋力テスト、腱反射、巧緻性評価、痙縮評価、失調評価等 |
| 活動 | ADL(日常生活動作)評価、歩行分析等 |
| 参加 | 職業能力評価、地域活動レベル評価等 |

示す(表1)。「心身機能・身体構造」の評価は従来の診断学に属するもので、整形外科、神経内科等他の診療科でも広く用いられている評価法と同様である。これに対してADL評価や歩行分析等の「活動」の評価は、リハ医学に特徴的なものであり、さらに「参加」の評価となると、医学的な評価のみならず、社会的な評価の要素を含むものとなる。運動障害の評価は、個人因子の側面からとらえると、その多くは「心身機能・身体構造」の評価に含まれるが、運動を総合的にみた場合には、「活動」の評価ということになり、実際に評価する際にはこれらの両方にまたがって評価する必要がある。

## それぞれの運動障害とその評価

### 1) 随意運動

随意運動は自分の意志に基づいて行われる運動と定義される。随意運動を行うためにはまず運動の意欲を起こし(脳幹網様体と大脳辺縁系が担当する)、これに沿って運動指令のプログラムが組まれ(大脳皮質連合野、大脳基底核、小脳等が担当する)、さらにこれに従ってそれぞれの筋へ運動の指令が送られる。これに沿って実際の働きを行うのが大脳皮質の運動野と、そこから運動の指令を筋まで送る運動神経系である。運動神経系のうち主な働きをするのは錐

## I章 基本・症状編

### 3. 運動障害

■ 表2 不随意運動の分類と評価

|  | 頻度 | 持続時間(s) | 部位 |
|---|---|---|---|
| 筋線維束性収縮 | 1回/1～30秒 | 0.03以下 | 四肢・体幹 |
| 振戦 | 4～6 Hz | 0.05～0.1 | 四肢・体幹 |
| ミオクローヌス | 1回/1～30秒 | 0.5以下 | 四肢・体幹 |
| バリズム | 0.5～2 Hz | 0.2～1.5 | 四肢近位片側 |
| 舞踏運動 | 0.4～1.5 Hz | 0.1～1.0 | 顔面・四肢遠位 |
| ジスキネジア | 多様 | 多様 | 四肢・体幹 |
| アテトーゼ | 0.1～0.3 | 1.0～3.0 | 四肢遠位 |
| ジストニア | 連続性 | 3.0以上 | 顔面・四肢・体幹 |

体路であるが，随意運動を精密に行ううえで錐体外路の働きは不可欠である．また運動の持続には，筋，関節，皮膚等の感覚器から運動の状況を刻々と大脳皮質に情報として知らせるフィードバックの仕組みも重要である．随意運動に先立ってヒトの脳波にはゆっくりとした陰性波である運動準備電位がみられる[2]．運動野の錐体細胞の活動はこの運動準備電位に反応してみられるので，運動準備電位はニューロンに発生する随意的な命令といえる．随意運動能力の向上は乳幼児の運動発達・スポーツにおける技能向上等からわかるように，運動学習の効果として獲得されるものである．随意運動は運動プログラムとよばれる，中枢神経からの指令によりコントロールされており，随意運動の評価は反応時間（外部からの刺激に対する反応として，運動を開始するまでの時間）を用いて行われることが多い．

#### 2) 不随意運動

不随意運動は，運動の出現する部位により大きく3種類に分類され，さらに運動の性質によりいくつかに細分される[3]．まず筋束のレベルに生じる不随意運動があり，これは筋線維束性収縮等が該当する．次に個々の筋および少数の筋群により生じる不随意運動があり，そのうち律動的なものが手指振戦やミオトニアで，非律動的なものがミオクローヌス，半側顔面攣縮，チック等である．最後に四肢や体幹レベルの動作によるものがあり，このうち紋切り型の運動の繰り返しからなるものに頭頸部の振戦，ミオトニア，チック，バリズム，痙性斜頸があり，

不規則な運動が連続するものとしてミオクローヌス，舞踏運動，ジスキネジア，アテトーゼ，ジストニア，さらに特定の動作に際して生じるものとして書痙等がある（表2）．

不随意運動の評価に際しては，まず不随意運動を誘発する状況が何であるか（安静時，姿勢時，運動時，ストレス時等），どのようなパターンであるか（部位，振幅，頻度，速度，相互の関連性，規則性の有無等）を評価する．評価には，ビデオ撮影が有効であることが多い．また表面筋電図，針筋電図による記録，脳・脊髄MRI，誘発電位，脳波検査等が評価に必要となる．また加速度計を用いた分析，運動軌跡の分析等の手法が用いられている．

#### 3) 巧緻運動障害

巧緻運動障害は中枢神経や末梢神経による障害，前項の不随意運動のために生じることが多い．中枢神経では錐体路，錐体外路，小脳系のいずれの障害であっても巧緻運動障害をきたす．例えば痙性片麻痺では手指の巧緻運動障害は側脳室体部放線冠前方―内包後脚前方，大脳弓内側の病巣で強い．パーキンソン病では不随意運動や筋固縮等が手指の動作に影響する．脊髄小脳変性症では測定異常（dysmetria），反復拮抗運動不能（dysdiadochokinesis），協働収縮不能（asynergy），運動分解（decomposition of movement）等が協調運動を障害し，その動作を拙劣にする．しびれ等の手指の感覚障害はその微細な運動を阻害する．

巧緻運動障害の代表的な評価として**簡易上肢機能検査**（**Simple Test for Evaluating Hand**

■表3 病的反射

| 反射 | 病巣 | 手技 |
|---|---|---|
| 吸引反射 | 前頭葉または両側大脳 | 口を軽く開き，上唇から口角のあたりをこする．口がとがれば陽性． |
| 口とがらし反射 | 両側錐体路 | 上唇の中央を指先等で軽く叩く．唇が突出し，とがり口となれば陽性． |
| Hoffmann 反射 | 錐体路 | 手関節軽度背屈位で中指の爪を掌側にはじく．母指が内転屈曲すれば陽性． |
| Tromner 反射 | 錐体路 | 手関節軽度背屈位で中指先端を背側にはじく．母指が内転屈曲すれば陽性． |
| Wartenberg 徴候 | 錐体路 | 回外位で手関節をおさえ，患者と検者の2〜5指を曲げて引っかけ，引き合う．母指が内転屈曲すれば陽性． |
| 把握反射 | 対側前頭葉 | 手掌をこする際に握ろうとする動作があれば陽性． |
| Babinski 反射 | 錐体路 | 足底の外縁近くをこする．母趾が背屈すれば陽性． |
| Chaddock 反射 | 錐体路 | 足外果の下を後ろから前にこする．母趾が背屈すると陽性． |

Function：STEF）（p 186 参照），**10 秒テスト**等が挙げられる．STEF は上肢の動作能力，特に動きの速さを客観的に評価する目的で開発されたもので，机上での物品移動に要する時間を測定することで上肢動作を客観的に評価する検査法である．この評価は被検者の上肢の動きの速さにどの程度の制限があり，健常者のデータと比較してどの程度であるかを判定することができる．10種類のサブテストから構成されており，10段階の得点プロフィールに従って1〜10点を与え，左右別に合計点を算出する．最高点は100点である[4]．10秒テストは，10秒間でグー・パーを繰り返し，その回数が20回以下であった場合，巧緻運動障害ありと診断する[5]．

### 4）失調

失調は筋力低下や麻痺はないが，筋群相互間のバランスや協調運動の障害により，随意運動が円滑性を欠く状態である．脊髄，小脳，前庭神経，大脳等の障害によって生じる．失調は体幹ではバランス障害，下肢では歩行障害として観察され，上肢では振戦等の不随意運動の結果としてみられる．

協調運動障害に対する総合評価として，世界神経学会の特別委員会が提唱した ICARS（International Cooperative Ataxia Rating Scale）がある[6]．ICARS は姿勢および歩行障害，運動機能，構音障害，眼球運動障害の計19項目で評価し，無症状は0点で，最重症は100点である．

**運動失調症下肢体幹機能ステージ分類**は下肢体幹機能に対する運動失調症の評価である[7]．この評価は小児の運動発達に基づいて作成された運動年齢テストに基づいて，失調症の重症度分類を行い，リハによりどのように改善し，あるいは疾患の進行に伴い，どのように運動機能が障害されていくかを検討したうえでステージ化したものである．

### 5）反射

反射はリハ医学において非常に広い範囲にわたり重要な検査である．錐体路障害の徴候として日常臨床で大切な腱反射や病的反射（表3）をはじめ，体が傾いたときに重心を移動してバランスを取る姿勢反射やさらにバランスが崩れて耐えきれない際に足を踏み出して転倒を防ぐ立ち直り反射等，その扱う範囲は多岐に及んでいる[8]．

### 6）痙縮

痙縮は上位運動ニューロン症候群による陽性徴候のひとつであり，腱反射亢進を伴った緊張性伸張反射の速度依存性増加を特徴としている[9]．痙縮により，クローヌスや筋のスパズム，姿勢異常，病的共同運動，筋の同時収縮，筋の過剰な筋活動が出現し，さらに筋の短縮，関節可動域制限を生じ，これに伴い疼痛，歩行障害，ADL障害，QOL障害の原因となる．痙縮を評価する指標として代表的なものは **Modified Ashworth Scale（MAS）**（表4）である．1964年に Ashworth によって「Ashworth Scale」として最初に報告された痙縮の臨床評価法（四肢

■ 表4　Modified Ashworth Scale

| 0 | 筋緊張の亢進がない. |
|---|---|
| 1 | 軽度の筋緊張亢進があり、患肢を屈伸させたとき、引っかかりとその消失、または可動域の最後にわずかな抵抗がある. |
| 1+ | 軽度の筋緊張亢進があり、可動域の1/2以下の範囲で引っかかりとそれに続く軽度の抵抗がある. |
| 2 | 筋緊張がより明らかに増加し、ほぼ全可動域を通して認められるが、患肢を容易に屈伸できる. |
| 3 | 筋緊張の著しい亢進で他動運動は困難. |
| 4 | 他動では動かない. |

の関節の他動運動の抵抗量を5段階にグレード化したもの)を，その後，Bohannonらによって6段階に修正したものである[10]．本法は徒手的に関節の他動運動の抵抗量を段階付けする．

### 7) 固縮

錐体外路系の障害により生じる筋緊張亢進症状であり，緊張性伸張反射の亢進である．上肢では手関節から現れることが多く，肘関節，肩関節と近位に進展する．四肢を伸展・屈曲しようとすると強度のつっぱり・こわばり等の抵抗が生じ，あらゆる運動に対して筋が同一の持続的な抵抗を示す．受動運動に対する抵抗は極めて強く，これを鉛管様固縮(lead-pipe phenomenon)とよぶ．パーキンソン病では関節の伸縮に断続的な強い抵抗がみられ，抵抗が歯車を回転させるようにガクン，ガクンと感じるので，これを歯車様固縮(cogwheel rigidity)とよぶ．固縮が生じている場合には，腱反射が減弱していることが多い．

### 8) 姿勢

パーキンソン病で特徴的な姿勢は，肘および膝関節を軽度屈曲し，首は前方に突き出してやや下がり，背中を軽く丸めた前傾前屈姿勢(stooped posture，円背)である．また高度の姿勢異常を呈する症例では，体幹の高度前屈姿勢(camptocormia，腰曲がり)，側屈姿勢(scoliosis，側弯)，頭部の高度前屈(antecollis，首下がり)等を生じる[11]．これらの姿勢異常は他の体軸症状と同様にしばしば治療抵抗性であり，患者のADLを大きく損なうことが多い．

姿勢の評価に関しては，写真撮影を中心とした映像による解析が以前は主流であったが，最近はビデオテープやX線等を用いた方法が考案されている．明暗の縞模様により側弯症等をチェックする**モアレ法**も広く利用されている．さらに姿勢保持やバランスに関しては表面筋電図が有効な手段である．

### 9) 歩行

運動障害によりさまざまな歩行の障害をきたす．筋や末梢神経障害による歩行障害では，脊髄前角細胞を含めてそれより末梢の神経や筋機能の障害により筋力低下が生じ，関節の運動や固定作用等の障害を生じ，特徴的な異常歩行を呈する(表5)．多くの場合，異常歩行は歩行速度を上げると著明に現れる．大殿筋歩行は大殿筋の筋力低下や麻痺により股関節伸展の機能障害が生じる．片側の大殿筋の機能障害を伴う歩行では，患側の踵接地時に頭部・体幹を後方へ反らすように伸展して骨盤を前方へ移動させる．両側の障害では，歩行中常に頭部・体幹が後方に伸展し，坂道を登る斜路では異常歩行が著明に出現する．

中殿筋歩行は中殿筋の筋力低下や麻痺により股関節外転の機能障害が生じ，患側での片脚立位時に骨盤の水平位を保つことができず，健側の骨盤が下がるTrendelenburg徴候が現れる．両側の障害では，立脚側に頭部・体幹を傾けることで常に左右に振るよちよち歩行(waddling gait)あるいはアヒル歩行(duck gait)が現れる．これは筋ジストロフィーに典型的である．

弛緩性歩行は患側遊脚期に骨盤を引き上げ，体幹を健側に傾けて麻痺側下肢を持ち上げる．

■表5 異常歩行とその特徴

| 異常歩行 | 原因 | 所見 |
|---|---|---|
| 大殿筋歩行 | 末梢性 | 患側の踵接地時に頭部・体幹を後方へ反らすように伸展して骨盤を前方へ移動. |
| 中殿筋歩行 | 末梢性 | 患側での片脚立位時に健側の骨盤が下がる Trendelenburg 徴候が現れる. |
| アヒル歩行 | 末梢性 | 立脚側に頭部・体幹を傾けることで常に左右に振る歩行. |
| 弛緩性歩行 | 主に末梢性 | 患側遊脚期に骨盤を引き上げ,体幹を健側に傾けて麻痺側下肢を持ち上げる.患側下肢は外転・分回し歩行を認め,足関節が下垂して鶏状歩行となり,足尖部接地が生じる.また立脚中期では膝折れを防ぐため反張膝となる. |
| 痙性歩行 | 中枢性 | 股関節伸展,膝関節伸展,足関節底屈となる.下腿三頭筋の痙縮や足関節背屈筋の麻痺が強い場合には,立脚初期で足尖部から接地する尖足歩行,足尖部外側から接地する内反尖足となる. |
| パーキンソン病歩行 | 中枢性 | 前屈姿勢で,歩幅は短くかつ変化する.下肢の振り出しが少ない小刻み歩行,すくみ足,加速歩行,前方突進現象が生じる. |
| 失調歩行 | 中枢性 | 遊脚期に下肢を高く挙上してトゥクリアランスを確保するため,立脚初期の接地時に踵・足趾の足底を床に打ち付ける踵打ち歩行を認める. |

患側下肢は外転・分回し歩行を認め,足関節が下垂して鶏状歩行となり,足尖部接地が生じる.また立脚中期では膝折れを防ぐため反張膝となる.

痙性歩行では,股関節伸展,膝関節伸展,足関節底屈となる(Wernicke-Mann 肢位).下腿三頭筋の痙縮や足関節背屈筋の麻痺が強い場合には,立脚初期で足尖部から接地する尖足歩行,足尖部外側から接地する内反尖足が多い.歩行中に膝関節の過伸展を続けることで反張膝になりやすい.

パーキンソン病歩行では,歩行中に特徴的な前屈姿勢となり,歩幅は短くかつ変化する.足部は足底を床面に擦るようなすり足歩行で踵接地し,足趾離地で反動が少ないため下肢の振り出しが少ない小刻み歩行となる.歩行開始では,静止立位から第1歩が踏み出しにくい状態や,下肢の屈筋と伸筋が同時収縮して両下肢が床に張り付いているようになり,下肢が振り出せなくなるすくみ足が生じる.前屈姿勢で歩き出すと,徐々に歩行速度が増加する加速歩行の出現,静止するように命じても止まることができない前方突進現象,さらに進路変更が困難となる障害も起きる.上肢は肩をすぼめた内転・内旋位,肘関節軽度屈曲位を呈し,腕の振りが乏しい[12].

失調歩行では,遊脚期に下肢を高く挙上してトゥクリアランスを確保するため,立脚初期の接地時には踵・足趾の足底を床に打ち付ける踵打ち歩行がみられる.

歩行分析については,リハ医学のみならず,基礎および臨床医学の大きなテーマとなっており,工学系を含めてさまざまな観点からアプローチがされている[13].

(菊地尚久)

文献

1) World Health Organization (WHO) : International Classification of Functioning, Disability and Health (ICF). WHO, Geneva, 2001.
2) 池田昭夫・他:運動準備電位による運動皮質の機能検索. 臨床脳波 45:377-383, 2003.
3) 上山秀嗣:ミオクローヌスの定義と分類. 治療 96:1598-1601, 2014.
4) 金成建太郎・他:リハにおけるアウトカム評価尺度 簡易上肢機能検査(STEF), 脳卒中上肢機能検査(MFT). 臨床リハ 15:470-474, 2006.
5) 佐藤 紀:高齢頸髄症患者の上肢機能障害. MED REHABIL 181:19-25, 2015.
6) Saute JA et al : Ataxia rating scales—psychometric profiles, natural history and their application in clinical trials. *Cerebellum* 11:488-504, 2012.
7) 立野勝彦, 洲崎俊男:運動失調による体幹・下肢の機能ステージの標準化の試み. 総合リハ 16:223-226, 1988.
8) 滋賀健介:運動系 筋力低下・麻痺 反射も含めて. *Medicina* 51:1242-1247, 2014.
9) Mayer NH : Clinicphysiologic concepts of spasticity and motor dysfunction in adults with an upper motorneuron lesion. *Muscle Nerve* 6:S1-S13, 1977.

10) Bohannon RW, Smith MB：Interrater reliability of a modified Ashworth scale of muscle spasticity. *Phys Ther* **67**：206-207, 1987.
11) Rivest J et al：Dystonia in Parkinson's disease, multiple system atrophy, and progressive supranuclear palsy. *Neurology* **40**：1571-1578, 1990.
12) 大畑光司：神経疾患・筋疾患（多発性硬化症，筋ジストロフィー症，Parkinson病）による異常歩行．関節外科 **30**：222-227，2011．
13) 山本澄子：最新の活動計測　活動を測る　歩くを測る　歩行分析の臨床応用．*Jpn J Rehabil Med* **52**：42-46, 2015．

Ⅰ章　基本・症状編

# 4. 関節可動域測定・徒手筋力検査

関節可動域（Range of Motion；ROM）測定と徒手筋力検査（Manual Muscle Testing；MMT）は，運動機能障害の評価において最も基本的で重要な評価法であり，障害の診断，治療に際し基礎的な情報を提供する．

## 1. 関節可動域測定（ROM test）

### 1）関節可動域測定の意義

関節は相対する2つ以上の骨を連結する構造体であり支持性をもつが，関節が動き得る範囲を関節可動域といい，これを定量的に測定することで機能障害の診断や治療効果の判定を行うことができる．臨床上の意義は表1の通りであるが，福祉行政での障害判定等に用いられることもあり，医療職のみならず幅広く利用されている評価法である．

### 2）関節可動域測定における基本的事項

#### (1) 関節可動域表示ならびに測定法

わが国では，1974年に日本整形外科学会と日本リハビリテーション医学会が合同で「関節可動域表示ならびに測定法」を制定した．American Academy of Orthopaedic Surgeons（AAOS）の方式に準じ，各関節の基本肢位を0度とする zero-starting positioning が採用された．その後，1995年に改訂され[1]現在に至っている（表2）．ROM測定時の基本肢位や運動方向が定義されており，測定はこれに則って行う．

#### (2) 関節可動域の種類と参考可動域

関節可動域には，被検者自身の自動運動による自動可動域（active ROM）と，検者が行う他動運動による他動可動域（passive ROM）がある．前述の「関節可動域表示ならびに測定法」では，単に関節可動域というときは，他動可動域による

■ 表1　関節可動域測定の臨床上の意義

・機能障害の重症度判定
・病態の評価
・治療ゴール設定
・治療効果判定
・治療への動機づけ
・スプリントや装具作成のための基礎的情報

値を表記し，自動可動域による値の場合はその旨を明記するか，（　）で囲む約束となっている．自動可動域と他動可動域の特徴を表3（p31）に示す．両者の差異から，疼痛，筋力低下，痙縮等の筋緊張異常の重症度や，可動域制限の原因，治療により期待できる改善度についての情報を得ることもできる．

なお，正常ROMは個々人によって異なり，年齢や性別，個々の関節構成体の個体差の影響を受ける．そのため「関節可動域表示ならびに測定法」では，正常値ではなく参考可動域が記載されている．また，新生児や乳幼児では成人平均値から2SD以上異なるとの報告もあり，2歳までの乳幼児では，可能な限り年齢に応じた平均値を参考にすべきである[2]．日本人健常者の年代別平均値については，渡辺ら[3,4]，岡部ら[5]の報告を参照いただきたい．

#### (3) 関節可動域に異常をきたす要因

ROMの異常は，関節構成体や周囲軟部組織の構造的要因，また疼痛や痙縮等の機能的異常によってももたらされる．ROMを制限，あるいは拡大する要因を図[6]（p31）に示す．当初は機能的要因が大きい症例でも，時間の経過とともに器質的変化がもたらされることもある．また，単独ではなく複数の要因が存在することも多い．

## 表2 関節可動域表示ならびに測定法（抜粋）

### ■上肢測定

| 部位名 | 運動方向 | 参考可動域角度 | 基本軸 | 移動軸 | 測定肢位および注意点 |
|---|---|---|---|---|---|
| 肩甲帯 shoulder girdle | 屈曲 flexion | 20 | 両側の肩峰を結ぶ線 | 頭頂と肩峰を結ぶ線 | |
| | 伸展 extension | 20 | | | |
| | 挙上 elevation | 20 | 両側の肩峰を結ぶ線 | 頭頂と胸骨上縁を結ぶ線 | 前面から測定する． |
| | 引き下げ（下制） depression | 10 | | | |
| 肩 shoulder（肩甲帯の動きを含む） | 屈曲（前方挙上） flexion (forward elevation) | 180 | 肩峰を通る床への垂直線（立位または座位） | 上腕骨 | 前腕は中間位とする．体幹が動かないように固定する．脊柱が前後屈しないように注意する． |
| | 伸展（後方挙上） extension (backward elevation) | 50 | | | |
| | 外転（側方挙上） abduction (lateral elevation) | 180 | 肩峰を通る床への垂直線（立位または座位） | 上腕骨 | 体幹の側屈が起こらないように90°以上になったら前腕を回外することを原則とする． |
| | 内転 adduction | 0 | | | |
| | 外旋 external rotation | 60 | 肘を通る前額面への垂直線 | 尺骨 | 上腕を体幹に接して，肘関節を前方90°に屈曲した肢位で行う．前腕は中間位とする． |
| | 内旋 internal rotation | 80 | | | |
| | 水平屈曲（水平内転） horizontal flexion (horizontal adduction) | 135 | 肩峰を通る矢状面への垂直線 | 上腕骨 | 肩関節を90°外転位とする． |
| | 水平伸展（水平外転） horizontal extension (horizontal abduction) | 30 | | | |
| 肘 elbow | 屈曲 flexion | 145 | 上腕骨 | 橈骨 | 前腕は回外位とする． |
| | 伸展 extension | 5 | | | |

つづく

表2 つづき

| 部位名 | 運動方向 | 参考可動域角度 | 基本軸 | 移動軸 | 測定肢位および注意点 | 参考図 |
|---|---|---|---|---|---|---|
| 前腕 forearm | 回内 pronation | 90 | 上腕骨 | 手指を伸展した手掌面 | 肩の回旋が入らないように肘を90°に屈曲する． | |
| | 回外 supination | 90 | | | | |
| 手 wrist | 屈曲（掌屈） flexion (palmar flexion) | 90 | 橈骨 | 第2中手骨 | 前腕は中間位とする． | |
| | 伸展（背屈） extension (dorsiflexion) | 70 | | | | |
| | 橈屈 radial deviation | 25 | 前腕の中央線 | 第2中手骨 | 前腕を回内位で行う． | |
| | 尺屈 ulnar deviation | 55 | | | | |

■手指測定

| 部位名 | 運動方向 | 参考可動域角度 | 基本軸 | 移動軸 | 測定肢位および注意点 | 参考図 |
|---|---|---|---|---|---|---|
| 母指 thumb | 橈側外転 radial abduction | 60 | 示指（橈骨の延長上） | 母指 | 運動は手掌面とする．以下の手指の運動は，原則として手指の背側に角度計をあてる． | |
| | 尺側内転 ulnar adduction | 0 | | | | |
| | 掌側外転 palmar abduction | 90 | | | 運動は手掌面に直角な面とする． | |
| | 掌側内転 palmar adduction | 0 | | | | |
| | 屈曲（MCP） flexion | 60 | 第1中手骨 | 第1基節骨 | | |
| | 伸展（MCP） extension | 10 | | | | |
| | 屈曲（IP） flexion | 80 | 第1基節骨 | 第1末節骨 | | |
| | 伸展（IP） extension | 10 | | | | |

つづく

## 表2 つづき

| 部位名 | 運動方向 | 参考可動域角度 | 基本軸 | 移動軸 | 測定肢位および注意点 | 参考図 |
|---|---|---|---|---|---|---|
| 指 fingers | 屈曲(MCP) flexion | 90 | 第2-5中手骨 | 第2-5基節骨 | →[その他の検査法](p30)を参照. | |
| | 伸展(MCP) extension | 45 | | | | |
| | 屈曲(PIP) flexion | 100 | 第2-5基節骨 | 第2-5中節骨 | | |
| | 伸展(PIP) extension | 0 | | | | |
| | 屈曲(DIP) flexion | 80 | 第2-5中節骨 | 第2-5末節骨 | DIPは10°の過伸展をとりうる. | |
| | 伸展(DIP) extension | 0 | | | | |
| | 外転 abduction | | 第3中手骨延長線 | 第2,4,5指軸 | 中指の運動は橈側外転, 尺側外転とする. →[その他の検査法](p30)を参照. | |
| | 内転 adduction | | | | | |

■下肢測定

| 部位名 | 運動方向 | 参考可動域角度 | 基本軸 | 移動軸 | 測定肢位および注意点 | 参考図 |
|---|---|---|---|---|---|---|
| 股 hip | 屈曲 flexion | 125 | 体幹と平行な線 | 大腿骨(大転子と大腿骨外顆の中心を結ぶ線) | 骨盤と脊柱を十分に固定する. 屈曲は背臥位,膝屈曲位で行う. 伸展は腹臥位,膝伸展位で行う. | |
| | 伸展 extension | 15 | | | | |
| | 外転 abduction | 45 | 両側の上前腸骨棘を結ぶ線への垂直線 | 大腿中央線(上前腸骨棘より膝蓋骨中心を結ぶ線) | 背臥位で骨盤を固定する. 下肢は外旋しないようにする. 内転の場合は,反対側の下肢を屈曲挙上してその下を通して内転させる. | |
| | 内転 adduction | 20 | | | | |
| | 外旋 external rotation | 45 | 膝蓋骨より下ろした垂直線 | 下腿中央線(膝蓋骨中心より足関節内外果中央を結ぶ線) | 背臥位で,股関節と膝関節を90°屈曲位にして行う. 骨盤の代償を少なくする. | |
| | 内旋 internal rotation | 45 | | | | |

つづく

表2 つづき

| 部位名 | 運動方向 | 参考可動域角度 | 基本軸 | 移動軸 | 測定肢位および注意点 | 参考図 |
|---|---|---|---|---|---|---|
| 膝 knee | 屈曲 flexion | 130 | 大腿骨 | 腓骨(腓骨頭と外果を結ぶ線) | 屈曲は股関節を屈曲位で行う. | |
| | 伸展 extension | 0 | | | | |
| 足 ankle | 屈曲(底屈) flexion (plantar flexion) | 45 | 腓骨への垂直線 | 第5中足骨 | 膝関節を屈曲位で行う. | |
| | 伸展(背屈) extension (dorsiflexion) | 20 | | | | |
| 足部 foot | 外がえし eversion | 20 | 下腿軸への垂直線 | 足底面 | 膝関節を屈曲位で行う. | |
| | 内がえし inversion | 30 | | | | |
| | 外転 abduction | 10 | 第1, 第2中足骨の間の中央線 | 同左 | 足底で足の外縁または内縁で行うこともある. | |
| | 内転 adduction | 20 | | | | |
| 母指(趾) great toe | 屈曲(MTP) flexion | 35 | 第1中足骨 | 第1基節骨 | | |
| | 伸展(MTP) extension | 60 | | | | |
| | 屈曲(IP) flexion | 60 | 第1基節骨 | 第1末節骨 | | |
| | 伸展(IP) extension | 0 | | | | |
| 足指 toes | 屈曲(MTP) flexion | 35 | 第2-5中足骨 | 第2-5基節骨 | | |
| | 伸展(MTP) extension | 40 | | | | |
| | 屈曲(PIP) flexion | 35 | 第2-5基節骨 | 第2-5中節骨 | | |
| | 伸展(PIP) extension | 0 | | | | |
| | 屈曲(DIP) flexion | 50 | 第2-5中節骨 | 第2-5末節骨 | | |
| | 伸展(DIP) extension | 0 | | | | |

つづく

表2 つづき
■体幹測定

| 部位名 | 運動方向 | | 参考可動域角度 | 基本軸 | 移動軸 | 測定肢位および注意点 | 参考図 |
|---|---|---|---|---|---|---|---|
| 頸部<br>cervical<br>spines | 屈曲（前屈）<br>flexion | | 60 | 肩峰を通る床への垂直線 | 外耳孔と頭頂を結ぶ線 | 頭部体幹の側面で行う．原則として腰かけ座位とする． | |
| | 伸展（後屈）<br>extension | | 50 | | | | |
| | 回旋<br>rotation | 左回旋 | 60 | 両側の肩峰を結ぶ線への垂直線 | 鼻梁と後頭結節を結ぶ線 | 腰かけ座位で行う． | |
| | | 右回旋 | 60 | | | | |
| | 側屈<br>lateral<br>bending | 左側屈 | 50 | 第7頸椎棘突起と第1仙椎の棘突起を結ぶ線 | 頭頂と第7頸椎棘突起を結ぶ線 | 体幹の背面で行う．腰かけ座位とする． | |
| | | 右側屈 | 50 | | | | |
| 胸腰部<br>thoracic<br>and<br>lumber<br>spines | 屈曲（前屈）<br>flexion | | 45 | 仙骨後面 | 第1胸椎棘突起と第5腰椎棘突起を結ぶ線 | 体幹側面より行う．立位，腰かけ座位または側臥位で行う．股関節の運動が入らないように行う．→〔その他の検査法〕（p30）を参照 | |
| | 伸展（後屈）<br>extension | | 30 | | | | |
| | 回旋<br>rotation | 左回旋 | 40 | 両側の後上腸骨棘を結ぶ線 | 両側の肩峰を結ぶ線 | 座位で骨盤を固定して行う． | |
| | | 右回旋 | 40 | | | | |
| | 側屈<br>lateral<br>bending | 左側屈 | 50 | ヤコビー（Jacoby）線の中点にたてた垂直線 | 第1胸椎棘突起と第5腰椎棘突起を結ぶ線 | 体幹の背面で行う．腰かけ座位または立位で行う． | |
| | | 右側屈 | 50 | | | | |

つづく

表2 つづき
■その他の検査法

| 部位名 | 運動方向 | 参考可動域角度 | 基本軸 | 移動軸 | 測定肢位および注意点 | 参考図 |
|---|---|---|---|---|---|---|
| 肩 shoulder（肩甲骨の動きを含む） | 外旋 external rotation | 90 | 肘を通る前額面への垂直線 | 尺骨 | 前腕は中間位とする．肩関節は90°外転し，かつ肘関節は90°屈曲した肢位で行う． | |
| | 内旋 internal rotation | 70 | | | | |
| | 内転 adduction | 75 | 肩峰を通る床への垂直線 | 上腕骨 | 20°または45°肩関節屈曲位で行う．立位で行う． | |
| 母指 thumb | 対立 opposition | | | | 母指先端と小指基部（または先端）との距離(cm)で表示する． | |
| 指 fingers | 外転 abduction | | 第3中手骨延長線 | 2, 4, 5指軸 | 中指先端と2, 4, 5指先端との距離(cm)で表示する． | |
| | 内転 adduction | | | | | |
| | 屈曲 flexion | | | | 指尖と近位手掌皮線(proximal palmar crease)または遠位手掌皮線(distal palmar crease)との距離(cm)で表示する． | |
| 胸腰部 thoracic and lumber spines | 屈曲 flexion | | | | 最大屈曲は，指先と床との間の距離(cm)で表示する． | |

■顎関節計測

| 顎関節 temporomandibular joint | 開口位で上顎の正中線で上歯と下歯の先端との間の距離(cm)で表示する．左右偏位(lateral deviation)は上顎の正中線を軸として下歯列の動きの距離を左右ともcmで表示する．参考値は上下第1切歯列対向縁線間の距離を5.0cm，左右偏位は1.0cmである． |
|---|---|

（日本リハビリテーション医学会評価基準委員会，1995，文献1より抜粋）

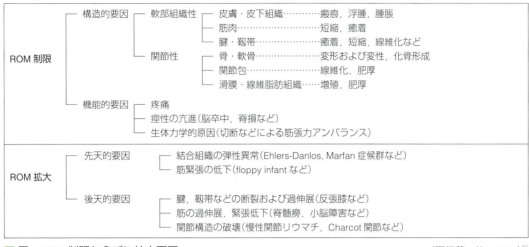

図 ROM制限ならびに拡大要因 　　　　　　　　　　　　　　　　（下堂薗・他，2000）[6]

■ 表3　自動可動域と他動可動域の特徴

自動可動域：
　被検者が介助されることなく自動運動を行ったときの可動域．通常は他動可動域より小さくなる．
　器質的な要因に加え，疼痛，筋力低下，痙縮・固縮等筋緊張異常等の機能的要因の影響を受ける．

他動可動域：
　被検者の力によらず，検者が他動的に動かしたときの可動域．被検者自身の筋力や痙縮の影響を受けないことから，通常，自動可動域より大きくなる．最終可動域を感知するときに得られる最終域感[2]は，可動域制限が生理的なものであるか病的なものであるかの手がかりとなる．

■ 表4　多関節筋への配慮

股関節屈曲：
　ハムストリングス（股と膝の2関節筋）をゆるめた膝屈曲位にて測定．
膝関節屈曲：
　大腿直筋（股と膝の2関節筋）をゆるめた股屈曲位にて測定．
足関節伸展（背屈）：
　腓腹筋（膝と足の2関節筋）をゆるめた膝屈曲位にて測定．

## 3）関節可動域測定実施上の注意

測定の詳細は「関節可動域表示ならびに測定法」に従うが，実施上の注意点を下記に挙げる．

- 測定する関節について，問診，視診，触診を十分に行う．疼痛の有無，関節の偏位・脱臼・亜脱臼・変形・腫脹・関節液貯留の有無，皮膚や皮下組織，筋肉や腱の状態（萎縮や短縮，硬さ等）について，左右差に注意を払いながら診察する．
- 関節は愛護的に保持しゆっくりと動かす．疼痛がある場合は，自動運動を先に実施させ，自動ROMをあらかじめ把握しておくと疼痛に配慮しやすい．また，最終可動域に疼痛がある場合はそのことを明記する．
- 定められた基本肢位および運動方向に従って測定する．基本肢位と異なる肢位で測定した場合はそのことを明記する．
- 多関節筋が関与する関節では，原則としてその影響を除いた肢位で測定し（表4），そうでない場合はそのことを明記する．
- 角度計は十分な長さの柄がついており，かつ個々の関節のサイズに適したものを用いる．通常5度刻みで測定する．

なお，ROM測定の信頼性を低下させる要因として，測定時の関節軸の移動，他動ROM中の検者が加える徒手的力の差，自動ROM中の被検者の努力の差，関節の複雑さ（多関節筋の関与や球関節のような多軸関節の存在）等が挙げられる．また，検者間信頼性よりも検者内信頼性のほうが高い傾向にあるため[2]，測定にあたっては，決められた測定肢位や手技に従うことが重要であるとともに，同一被検者における

■ 表5　Danielsらによる筋力の6段階評価

| 数的スコア | 質的スコア | |
|---|---|---|
| 5 | Normal(N)/正常 | 強い抵抗を加えても，なお重力に抗して全可動域を完全に動く． |
| 4 | Good(G)/優 | いくらか抵抗を加えても，なお重力に抗して全可動域を完全に動く． |
| 3 | Fair(F)/良 | 抵抗を加えなければ，重力に抗して全可動域を完全に動く． |
| 2 | Poor(P)/可 | 重力を除けば全可動域を完全に動く． |
| 1 | Trace(T)/不可 | 関節は動かないが，筋収縮は認められる． |
| 0 | Zero(0)/ゼロ | 筋収縮は全く認められない． |

スコアに，プラス(＋)やマイナス(－)をつけるのは，通常推奨されないが，下記の2つは例外とされている．
2＋：足底屈筋において，患者が体重を支えながら正しい形の踵持ち上げを部分的に行える場合，あるいは，仰臥位で患者が最大抵抗に抗しながら完全に可動域全域にわたる動作が行える場合．
2－：重力の影響を最小にした水平面内での運動であれば可動域の一部を動かせるもの．

(Hislop et al, 2014, 文献7を元に作成)

経過をみる場合には，同一検者による測定を行う等の対応も信頼性を高める工夫となる．

## 2. 徒手筋力検査(MMT)

### 1) 徒手筋力検査の意義と特徴

筋力は，運動の基本的な要素であり，徒手筋力検査は，特別な検査器具を用いずに簡便に筋力を評価する方法として最も広く利用されている方法である．筋力低下の分布や程度を把握することができるとともに，神経損傷部位診断のための情報も得られる．また，筋力増強訓練等の運動処方や，動作能力の予測，補装具や自助具の必要性判断に役立つ．ただし，個々の関節運動が適切に行えない場合，例えば共同運動パターンが強く分離運動が適切に行えない片麻痺の評価には適さない．

徒手的な抵抗と重力を利用した現在の筋力評価法は，1910年代にLovettらが最初に考案した．その後，ポリオ患者の筋力評価，治療効果判定のため発展し，信頼性と妥当性の検討が重ねられてきたが，わが国では，個々の関節運動に対する抵抗や抗重力運動の可否から，筋力を0～5の6段階に分けた**Danielsらによる方法**(表5)が翻訳紹介され，最も広く用いられている．

### 2) 徒手筋力検査実施上の注意

個々の手技については，Danielsらによる方法を改訂した『新・徒手筋力検査法』原著第9版[7]を参照いただきたいが，全般的な注意点を下記に挙げる．

・検査前に，問診，視診，触診を行い，疼痛や創部の状態，関節の不安定性に配慮する．また，検査部位の決定のため，患者の自動運動の状態や筋萎縮の有無をあらかじめよく観察し，筋力低下が疑われる部位を予想しておくことも大切である．

・検査部位を露出し，筋肉や腱の状態，代償運動(表6)の有無を確認しながら行う．筋収縮の有無がわかりにくい場合は触診も有用であるが，判断困難なときには筋電図検査を必要とすることもある．代償運動を防ぐためには，適切な体位で，関節をしっかりと固定し実施することが重要である．

・常に両側を測定し，1つの関節について左右の筋力を比較しながら進める．

・抗重力肢位に注意が必要な運動として，肘伸展，足底屈がある．肘伸展は，腹臥位で上肢を検査台の縁から外に出し，肩90度

■ 表6　注意すべき主な代償運動

| 関節運動 | 主動筋 | 代償する筋（代償運動） |
|---|---|---|
| 肩屈曲 | 三角筋前部線維，棘上筋，烏口腕筋 | 上腕二頭筋（肩外旋位での肘屈曲），僧帽筋上部（肩挙上），大胸筋（肩水平屈曲） |
| 肩外転 | 三角筋中部線維，棘上筋 | 上腕二頭筋（肩外旋位での肘屈曲） |
| 肘伸展 | 上腕三頭筋 | 棘下筋・小円筋（肩外転位での外旋），大胸筋（肩水平屈曲） |
| 股屈曲 | 腸腰筋 | 縫工筋（股外転・外旋），大腿筋膜張筋（股外転・内旋） |
| 股外転 | 中殿筋，小殿筋 | 体幹側屈筋（骨盤引き上げ），股関節屈筋群（股屈曲・外旋） |
| 膝屈曲 | 大腿二頭筋，半腱様筋，半膜様筋 | 縫工筋（股屈曲・外旋），腓腹筋（足背屈位での腱性固定効果による） |
| 足底屈 | 腓腹筋，ヒラメ筋 | 長母趾屈筋・長趾屈筋（前足部底屈），長腓骨筋・短腓骨筋（足の外がえし），後脛骨筋（足の内がえし） |
| 足背屈 | 前脛骨筋 | 長母趾伸筋・長趾伸筋（足趾の伸展） |

外転，肘屈曲位にて前腕を下垂させて行う．また，足底屈は，立位で，全可動域にわたる踵上げ25回以上（MMT 5），2～24回（MMT 4），1回（MMT 3）と定義されている．

・スコアにプラス（＋）やマイナス（－）をつけることは，2＋，2－を除いて推奨されていないが，左右差や，経過における変化を表現するために用いることもある．

なお，小児や高齢者で，理解力等認知機能の低下がある場合，MMT実施が困難なケースがある．そのような場合は，下肢挙上や膝立て，しゃがみ込み座位からの立ち上がり等の動作の観察から，大まかな筋力の把握を行うこともできる．

また，MMTには，検者自身の筋力による制限，MMT 5での天井効果，わずかな左右差の検出困難等の限界がある．このため，より客観的な筋力評価のために，**握力計，ピンチメーター，ハンドヘルドダイナモメーター，等運動性筋力測定機器**（Biodex®，Cybex®，KIN/COM®）（p 266，336参照）等の機器を用いる方法もある．

（浅野由美）

文献
1) 日本リハビリテーション医学会評価基準委員会：関節可動域表示ならびに測定法．リハ医学 32（4）：208-217，1995．
2) Norkin CC, White DJ：関節可動域測定法．改訂第2版，協同医書出版社，2002，pp3-46．
3) 渡辺英夫・他：健康日本人における四肢関節可動域について―年齢による変化．日整会誌 53：275-291，1979．
4) 渡辺英夫編著：リハビリテーション診療必携，第3版，医歯薬出版，2003，pp11-27．
5) 岡部とし子・他：各年代における健康人の関節可動域について．総合リハ 8（1）：41-56，1980．
6) 下堂薗恵，田中信行：関節可動域測定，徒手筋力検査．臨床リハ別冊 リハビリテーションにおける評価 ver 2（米本恭三・他編），医歯薬出版，2000，pp57-71．
7) Hislop HJ et al：新・徒手筋力検査法（津山直一，中村耕三訳），原著第9版，共同医書出版社，2014．
8) 服部一郎・他：リハビリテーション技術全書，第2版，医学書院，1984，pp19-30．
9) 蜂須賀研二編：服部リハビリテーション技術全書，第3版，医学書院，2014，pp30-42．

Ⅰ章 基本・症状編

# 5. フィットネス

## フィットネスとは

　フィットネス（physical fitness）とは中等度以上のレベルの身体活動を著しい疲労もなく遂行可能な能力であり，しかも，終生にわたってそれを維持できる能力である[1]．フィットネスの構成因子として，循環呼吸器系フィットネス（cardio-respiratory fitness；CRフィットネス），体組成，筋力および筋持久力，柔軟性がある[1]．リハ医学においてもフィットネスは運動能力の再獲得を図るための基盤として重要である．本項では生命予後に最も関係するCRフィットネスを中心に述べる．

## 障害者における
## フィットネス増強の必要性

　長期の安静臥床等の精神・身体活動の不必要な制限や身体非活動によって生じる能力低下を廃用症候群（あるいは脱調節）という．廃用症候群では運動耐容能の低下のみならず，全身臓器の機能低下を合併し，肥満，インスリン抵抗性，糖尿病，脂質異常症，動脈硬化につながり，心血管系疾患等に罹患して寿命を短縮するという悪循環に陥りやすい．この悪循環を予防したり，断ち切るために，フィットネスを維持，向上させる必要がある[2]．特に，心不全，虚血性心疾患，慢性閉塞性肺疾患（chronic obstructive pulmonary disease；COPD），慢性腎臓病（chronic kidney disease；CKD）等の内部障害者においては，生命予後は心機能や呼吸機能よりCRフィットネスとよく相関するため，生命予後を改善するためにも，CRフィットネスが向上するようなリハが重要となる[3]．また，ストレッチ等の柔軟性トレーニングは筋肉の柔軟性を高め関節の可動域を広げ，障害防止に役立つためリハメニューに加えるべきである．さらに，筋力トレーニングも筋力，筋持久力の維持，増加やQOLの維持につながるため，リハメニューに加えることが望ましい．

　筆者らの東北大学での調査[4,5]によれば，脳卒中回復期リハ患者の24％に糖尿病を，76％に耐糖能異常を認め，特に歩行困難例において耐糖能異常の割合が高く，脳卒中発病前からの糖尿病等による耐糖能異常に加えて，脳卒中に起因する身体障害により運動量が低下して，発病後にインスリン抵抗性が増した可能性が考えられた．脳卒中患者は，リハを終了した後も高い脳卒中再発や心血管系疾患発症のリスクにさらされているといえる．また，糖尿病を合併した脳卒中患者は一般の脳卒中患者と比較して脳卒中再発率が高い．再発予防対策をおろそかにすると，リハにより運動機能を改善させても，脳卒中の再発で一気にADLやQOLを低下させてしまう．このように，脳卒中リハ患者の管理において，脳卒中の再発予防と，その他の心血管系疾患の発症予防は極めて重要である．

　有酸素運動を中心としたCRフィットネスの増強により，動作の安定感の維持や転倒防止，関節可動域の維持につながる．さらに，体脂肪の減少，肥満の予防・解消，心・肺機能の向上，血圧の低下，耐糖能改善・インスリン抵抗性改善・HDLコレステロール増加等の糖・脂質代謝の改善，血小板凝集能の低下，不安感や抑うつ感の軽減，QOLの改善をきたし，免疫機能の強化にもつながり，生命予後も改善する[2]．

## リハビリテーションのゴールとフィットネス

リハでは、"adding life to years"（生活機能予後やQOLの改善）を考えるべきであることは論を待たない。例えば、脳卒中で倒れた患者が、リハの結果再び歩けるようになり、自分で洗面や更衣、食事ができるようになり、散歩も楽しめるようになったとすれば、"adding life to years"を達成していることになる[6,7]。

しかし、冠動脈疾患、心不全、透析患者等、対象によっては"adding life to years"のみならず"adding years to life"（生命予後の延長）も達成できる事実も認識すべきである。すなわち、リハ患者によっては、"adding life to years"のみならず、"adding life to years and years to life"（生活の質の改善と寿命の延長）をリハの新しい目標にすることを意識して対応を試みる姿勢が重要である[6,7]。生活の質の改善と寿命の延長を同時に達成できる医療は、まさに「医療の王道」であり、リハ医療も「医療の王道」としての可能性が開かれている。

重要なことは、"adding life to years"を達成するために必要な運動強度、時間やリハの内容と、"adding life to years and years to life"を達成するために必要な運動強度、時間やリハの内容が異なる可能性である。例えば、アメリカ心臓病協会の脳梗塞の再発予防に対するガイドライン[8,9]の推奨する「中強度の運動を毎日少なくとも30分間」という運動量を、果たしてどれだけの割合の在宅脳卒中患者が行うか、行えるかは疑問である。また、"adding life to years"という目標では、必ずしもそこまでの運動量は必要としないであろうし、そこまでの運動量を無理に脳卒中リハ患者に課することで、患者のQOLをかえって損なう可能性もあるかもしれない。

一方、身体活動量が低値でも継続すれば、耐糖能異常、高インスリン血症、HDLコレステロールを改善し得るという報告もあり[5,10]、今後、低い運動レベルで脳卒中再発予防効果や生命予後延長効果がないかどうかの大規模研究での検証が必要であろう。もちろん、運動以外の介入による脳卒中再発予防も積極的に行う必要がある。

## 循環呼吸器系フィットネスの評価

### 1）運動負荷試験

#### (1) 目的

脳卒中患者や脊髄損傷患者では虚血性心疾患が高率に認められたり、糖尿病、腎疾患、骨関節疾患等の疾患を合併していることが多い。そのため、あらかじめ運動負荷試験や血液生化学検査で、フィットネス向上のための運動の適否に関して慎重に検討し、適切な運動許容範囲を決定する必要がある。事実、アメリカでは脳卒中患者の32～62％が虚血性心疾患を合併しており、死因の第1位は脳血管疾患の再発ではなく虚血性心疾患を含む心血管死である[11]。筆者らの東北大学での調査[4,5]によれば、脳卒中リハ患者に対する下肢（または上肢）エルゴメータによる運動負荷試験では、18％に虚血性心疾患（うち、無症候性心筋虚血15％、労作性狭心症2％、陳旧性心筋梗塞1％）の合併を認めた。

脳卒中片麻痺患者や整形外科疾患患者では移動動作に発症前より多くの酸素消費量を必要とする。例えば上肢でクラッチ歩行を行うと、同じスピードでも通常歩行に比べて、酸素摂取量や心拍数の大きな増加を伴い、心肺への負担が増える[12]。健常者にとっては軽い移動に相当するものでも、脳卒中片麻痺患者では心肺への負荷が大きくなり、狭心症や心不全の症状が誘発されやすくなる危険がある。また、心疾患の存在が脳卒中リハの当初の到達目標への阻害因子となる。

近年は冠動脈CT検査やMRによって、冠動脈の形態については外来でも手軽に検査ができるようになった。しかし、運動負荷試験は、リハ前後の運動耐容能評価のチェックや虚血性心疾患のスクリーニング、リハ効果の判定等のために必要な検査であり、その重要性は変わっていない。特に糖尿病患者では、冠動脈狭窄病変が広範囲にわたり多枝病変例が多いにもかか

わらず，知覚神経障害を基盤として症状がない，あるいは非典型的であったりして発見が遅れてしまいがちであるので，運動負荷試験は必須と考えられる．

### (2) 運動の種類

運動には，歩行，ランニングや水泳のように筋肉の長さを変えながらリズミカルに行う等張性運動(isotonic exercise)と，重量挙げのように筋肉の長さを変えずに加重を保持するような等尺性運動(isometric exercise)の2種類ある．この2つの運動様式に対する循環系の反応は異なる．等張性運動では，負荷量の増加に従い，収縮期血圧，心拍数，酸素摂取量($\dot{V}O_2$)がいずれも直線的に増加する．一方，等尺性運動では負荷量の増加に従い，収縮期血圧の増加が著しいが，心拍数と$\dot{V}O_2$の増加はごくわずかであり，全体的な負荷量としては大きくない．

運動負荷試験では，その目的によってこれらの2つの運動様式が使い分けられる．すなわち，等張性運動には，トレッドミル，自転車エルゴメータやマスター2階段試験等の一般的な運動負荷法が含まれる．これに対して等尺性負荷は，握力計を用いて最大握力の10〜75%の強さで3〜6分間保持させるハンドグリップ負荷や，定滑車に吊した加重を保持する方法等がある．いずれも，バルサルバ効果による血圧の過度の上昇がないレベルで行われなければならない．

例えば，労作性狭心症の心筋虚血に関与する心筋酸素需要量は，二重積で規定される．等尺性運動では負荷量が小さいために二重積が小さく，虚血の誘発率が低い．したがって，等尺性運動負荷は，狭心症の虚血誘発や運動耐容能評価には適さず，心臓カテーテルの際に負荷中の血行動態を測定する場合等特殊な場合に限られる．

### (3) 各種運動負荷試験の特徴

運動負荷試験は，その中止基準や試験結果の解釈法をよく知っている医療関係者によって監視されなければならない．運動耐容能を測定する試験には，**CRフィットネステスト**，**筋力テスト**，**バランス能力テスト**等があるが，一般的

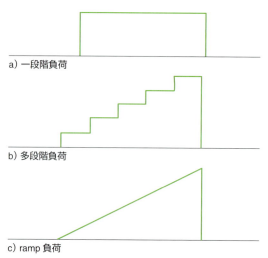

■ 図1　負荷プロトコールの種類

a) 一段階負荷
b) 多段階負荷
c) ramp 負荷

にはトレッドミルやエルゴメータを用いた運動負荷が多い．

運動負荷のかけ方には，一定の負荷量を持続的にかける方法と，徐々に運動強度を増やしていく方法(多段階負荷方法)がある(図1)．虚血の誘発には漸増負荷が望ましい．また，呼気ガス分析を行う場合，多段階漸増負荷では$\dot{V}O_2$等の線が階段状になってしまい判定がしにくいため，直線的漸増負荷試験(ramp負荷)が用いられる．

以下，日常よく用いられる運動負荷試験を解説し，表1に特徴の比較を示す．

#### ①トレッドミル

傾斜がつけられるベルトコンベア型の負荷装置で，車輪に対する摩擦荷重で強度を設定する．歩行速度と傾斜の設定により運動負荷量を**MET(metabolic equivalent)**やkcal/分で表すことができ，漸増させることが簡単である．また，心電図や血圧のモニターも行いやすい．

各施設で独自のプロトコルが考案されているが，負荷量の増加が直線的なramp負荷は安全性に優れ，呼気ガス分析を併用することで運動耐容能の客観的な指標である嫌気性代謝閾値(anaerobic threshold；AT)や最高酸素摂取量(maximum $\dot{V}O_2$；peak$\dot{V}O_2$)の測定が可能である．しかし，装置が大きく，呼気ガス分析器はかなり高価である．また，下肢機能の障害者や

■ 表1　各種運動負荷試験の比較

| | トレッドミル | エルゴメータ | マスター2階段試験 | 6分間歩行試験 | シャトル・ウォーキング試験 |
|---|---|---|---|---|---|
| 仕事量の定量 | ++ | ++ | + | + | + |
| 運動形式の慣れ | ++（高齢者難） | ++ | +（高齢者難） | ++ | −（高齢者難） |
| 検査中の測定　心電図 | + | + | − | − | −− |
| 血圧 | + | + | − | − | −− |
| 血液サンプル | + | ++ | − | − | −− |
| 最大運動強度 | 最も大 | 大 | 小 | 小 | 大 |
| 転倒等のリスク | 大 | 小 | 大 | 大 | 最も大 |
| 多人数の検査 | 困難 | 可能 | 困難 | 可能 | 可能 |

高齢者では転倒等の危険があり，注意が必要である．

②エルゴメータ

抵抗の加えられる自転車で，負荷量は自転車にかかる抵抗とスピードの積であるwattで表される．1kpの抵抗で1回転6m進み，1分間に50回転させると300kpm（kgm）/分であり，これが約50wattに相当する．通常0wattから開始し，1分ごとに10wattずつ漸増する方法をとっている．

メリットとして仕事量を正確に示せる他，採血等の処置が容易であり，緊急時にも対応しやすい．トレッドミルに比べて全身運動ではなく，主として大腿四頭筋を中心とした下肢の運動である．下肢の筋肉を多く使うので，筋力が弱いと心臓に十分に負荷がかかる前に，下肢の疲労のために運動負荷を中止せざるを得ないこともある．

③マスター2階段試験

1段の高さが23cm，奥行き23〜25cm，幅46〜56cmの2段の山型の階段を用い，性別，年齢，身長，体重によって速度と昇降回数が決定され，シングル負荷テストでは1分30秒，ダブル負荷テストは倍の回数を3分で行う．臥位で安静心電図を記録し，その電極を外し負荷が開始される．負荷中には心拍数，血圧，心電図測定は行わず，終了後直ちに臥位となり，直後から1分間隔で心電図を記録する．

装置が簡便かつ持ち運びが可能で，比較的狭い場所でも施行可能なため，多くの被検者にスクリーニングを行う場合には有用な方法である．一方，階段昇降中には原則としてモニターをしないため，重症狭心症や致死性不整脈が疑われる症例には十分注意が必要である．

④6分間歩行試験（6-minutes Walk Test；6MWT）

30m（20〜50m）の直線距離がとれる病棟の廊下等を6分間で歩行できる最大距離によって，簡便に運動耐容能を評価する方法である（p377参照）．トレッドミルやエルゴメータによる運動負荷試験が不可能な症例，負荷装置を有さない施設等で行われる．この距離はpeak$\dot{V}O_2$等の運動耐容能と良好な正相関を有することが知られている．運動耐容能の簡易的な指標として，または治療効果の判定にも用いられる．途中の声かけのタイミングや声の調子，途中で止まってしまったときの対処等細かく決められている．

⑤シャトル・ウォーキング試験（Shuttle Walking Test；SWT）

**漸増負荷シャトル・ウォーキング試験（Incremental SWT；ISWT）**は，10mのコースで1分ごとに速度を増加させる漸増負荷試験である．被験者はCD（compact disc）からの発信音に歩行速度を合わせ，9m間隔の標識の間を往復する．歩行速度維持困難等になったときに試験を終了する．歩行速度から予測式を用いて予測最

■ 表2　運動負荷試験の禁忌

| | |
|---|---|
| 絶対禁忌 | 1. 2日以内の急性心筋梗塞<br>2. 内科治療により安定していない不安定狭心症<br>3. 自覚症状または血行動態異常の原因となるコントロール不良の不整脈<br>4. 症候性の高度大動脈弁狭窄症<br>5. コントロール不良の症候性心不全<br>6. 急性の肺塞栓または肺梗塞<br>7. 急性の心筋炎または心膜炎<br>8. 急性大動脈解離 |
| 相対禁忌 | 1. 左主幹部の狭窄<br>2. 中等度の狭窄性弁膜症<br>3. 電解質異常<br>4. 重症高血圧*<br>5. 頻脈性不整脈または徐脈性不整脈<br>6. 肥大型心筋症またはその他の流出路狭窄<br>7. 運動負荷が十分行えないような精神的または身体的障害<br>8. 高度房室ブロック |

＊：原則として収縮期血圧＞200 mmHg，または拡張期血圧＞110 mmHg，あるいはその両方とすることが推奨されている．

〔〔Gibbons RJ et al：ACC/AHA Guidelines for Exercise Testing. A report of the American College of Cardiology/American Heart Association Task Force on Practice Guidelines (Committee on Exercise Testing). *J Am Coll Cardiol* **30**(1)：260-311, 1997.〕，〔循環器病の診断と治療に関するガイドライン．心血管疾患におけるリハビリテーションに関するガイドライン（2012年改訂版）（2014年9月閲覧）：http://www.j-circ.or.jp/guideline/pdf/JCS2005_matsuzaki_h.pdf〕[13]〕

■ 表3　運動負荷中止基準

| 1. 症　状 | 狭心痛, 呼吸困難, 失神, めまい, ふらつき, 下肢疼痛 (跛行) |
|---|---|
| 2. 兆　候 | チアノーゼ, 顔面蒼白, 冷汗, 運動失調, 異常な心悸亢進 |
| 3. 血　圧 | 収縮期血圧の上昇不良ないし進行性低下, 異常な血圧上昇 (225 mmHg 以上) |
| 4. 心電図 | 明らかな虚血性 ST-T 変化, 調律異常 (著明な頻脈ないし徐脈, 心室性頻拍, 頻発する不整脈, 心房細動, R on T 心室期外収縮など), II～III度の房室ブロック |

〔循環器病の診断と治療に関するガイドライン．心血管疾患におけるリハビリテーションに関するガイドライン（2012年改訂版）（2014年9月閲覧）：http://www.j-circ.or.jp/guideline/pdf/JCS2005_matsuzaki_h.pdf〕[13]

■ 表4　運動負荷試験陽性基準

1. 虚血性 ST 低下（水平型および下降型 ST 低下）1 mm（胸部誘導），0.5 mm（四肢誘導）
2. 接合型 ST 低下，2 mm 以上でかつ QX/QT≧50%
3. ST 上昇（1 mm 以上）
4. T 波の陰転，陰性 T 波の陽性化
5. 陰性 U 波の出現
6. 心室内伝導障害（右脚ブロック，左脚ブロック）
7. 房室伝導障害（完全および不完全房室ブロック）
8. 多源，多発あるいは連続する心室期外収縮
9. 心房細動，粗動
10. 上室性頻拍，心室頻拍
11. 洞房ブロック，その他の臨床上重要な不整脈の出現

（日本循環器学会運動に関する診療基準委員会，1991）[14]

高酸素摂取量を計算する．

一方，一定負荷シャトル・ウォーキング試験（Endurance SWT；ESWT）は，一定の速度でどれだけ長く歩けるかを評価する一定負荷での試験である．ISWT と同様に発信音に合わせ，10 m のコースを一定速度で歩行する．歩行速度は16段階で，ISWT から得られた最高酸素摂取量の85%に相当する負荷量（歩行速度）で最大20分間実施し，中止基準は ISWT と同じである．

### （4）運動負荷試験の行い方と判定基準・禁忌・中止基準・陽性基準

運動能力のゴールドスタンダードは最大酸素摂取量（$\dot{V}O_2max$）とされている．$\dot{V}O_2max$ を測定するためには，症候限界性の負荷を行う必要があるが，障害者や高齢者に症候限界性の負荷をかけることは危険であり，むしろあらかじめ決めた目標心拍数や運動量に達したら負荷を中止する亜最大負荷〔最高酸素摂取量（peak $\dot{V}O_2$）〕を採用するほうが安全である．

運動負荷試験に先立って，虚血性心疾患，骨関節疾患等の既往歴を入念に確認する．さらに，問診や理学的所見，安静時の心電図や胸部単純 X 線等の医学的な評価を行ったうえで併存症の有無について十分な検討を行い，運動負荷試験の禁忌（表2）[13]（p374参照）でないことを確認することが重要である．

運動負荷試験中は，①心拍数，②血圧，③心電図，④$SpO_2$，⑤自覚症状について測定し記録する．あらかじめ目標として決めた心拍数（目標心拍数）や運動量に達したら負荷を中止する（亜最大負荷）．目標心拍数は，年齢別予想最大心拍数（「220−年齢」で算出）の70%や80%，

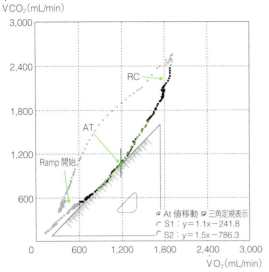
a) V slope 法

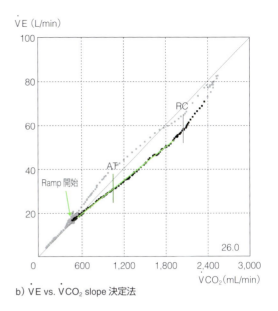
b) $\dot{V}E$ vs. $\dot{V}CO_2$ slope 決定法

■ 図2　ATとRCのスロープ決定法
a) X軸を$\dot{V}O_2$，Y軸を$\dot{V}CO_2$とし，ramp開始からRCの手前までのデータを2本の回帰直線に当てはめ，その交点を求める．$\dot{V}O_2$の増加に対する$\dot{V}CO_2$の増加が急峻になる時点の$\dot{V}O_2$がATである．
b) X軸を$\dot{V}O_2$，Y軸を$\dot{V}E$とし，解析区間はramp開始からRCまでとして一次回帰し，y=ax+b一次回帰線のaが$\dot{V}E$ vs. $\dot{V}CO_2$ slopeの値となる．

(前田，2013)[15]

あるいは簡易計算法として「190－年齢」とすることが多いが，何％までにするかは厳密には患者の病態によって異なる．通常は負荷量の増加に伴って血圧および心拍数は増加するが，その反応性には個体差がある．

どのような負荷方法，様式を用いるにしても安全性が考慮されなければならず，運動負荷中も中止基準(表3)[13]に該当しないか慎重に観察することが必要である．糖尿病患者や高齢者では，運動負荷をかけた際に胸痛または胸部不快感等を伴わずに心電図異常を示す，いわゆる無痛性心筋虚血が認められやすいため，自覚症状のみに依存するような負荷は危険である．そして，最終的に運動負荷試験陽性基準(表4)[14]に適合するかどうかを素早く判定し，その成績に基づいて運動処方を行う．

### (5) Ramp負荷試験中の生理学的応答とパラメータ

**Ramp負荷試験**中の生理学的応答とパラメータにはさまざまあるが，代表的なものとその意義を図2，表5に示す．さらに，実際の**呼気ガス分析心肺運動負荷試験**(Cardiopulmonary Exercise Test；**CPX**)の記録を図3，図4に示す[15]．

この例の場合，安静時では，体重当たりの酸素摂取量が約3.5/分/kg(=1METs)，Rが0.84程度，呼吸回数は12〜16回/分，分時換気量($\dot{V}E$)は8〜12L/分程度である．その後，自転車エルゴメータにて4分間の20wattの軽負荷運動でウォームアップを行った後に，直線的に運動強度を増加する運動負荷試験(ramp負荷)を行い，一呼吸ごとのデータを収集した．Ramp負荷中の$\dot{V}O_2$はほぼ直線的に増加した．一方，二酸化炭素排出量($\dot{V}CO_2$)と$\dot{V}E$は弱い運動強度では直線的に増加したが，強い運動強度になると急に増加の程度を増した．図2でみるように$\dot{V}O_2$と$\dot{V}CO_2$のスロープの変曲点を嫌気性代謝閾値(AT)とよぶ．運動強度が強くなってATを超えると，無気的代謝により乳酸生成が増加し，それが$HCO_3^-$で，緩衝されるときに産生される$CO_2$により換気亢進して$\dot{V}CO_2$増加が大となったためである．一方，$\dot{V}E$はATを超えても，しばらくは$\dot{V}CO_2$と平行して増加するので，AT pointから$\dot{V}E/\dot{V}O_2$

■ 表5　測定中に得られるパラメータとその生理学的意義

#### 1. 最大酸素摂取量（maximal $\dot{V}O_2$；$\dot{V}O_2$max）

$\dot{V}O_2$max は全身の酸素運搬能力であり，単位時間内に好気的過程で産生し得る最大のエネルギー量も意味する．循環呼吸器系フィットネスのゴールドスタンダードとされている．$\dot{V}O_2$max を測定するためには，症候限界性の負荷を行う必要があるが，障害者や高齢者に症候限界性の負荷をかけることは危険を伴う．そのため，障害者や高齢者では，循環呼吸器系フィットネスの指標として $\dot{V}O_2$max を用いることはあまり実際的でなく，以下に述べる最高酸素摂取量（peak $\dot{V}O_2$），嫌気性代謝閾値（AT）のほうがよく使われる．

#### 2. 最高酸素摂取量（maximum $\dot{V}O_2$；peak $\dot{V}O_2$）

特定の運動負荷試験で得られた最高の酸素摂取量であり，$\dot{V}O_2$max の代用として運動耐容能の指標としてよく用いられる．ただし，その評価には負荷中止に至った理由も考慮しておく必要がある．Peak $\dot{V}O_2$ は心不全患者や健常例においても生命予後を反映するので，極めて広い対象に適用可能な予後指標である．

Peak $\dot{V}O_2$ は運動中の最高酸素輸送能と最高酸素利用能により決定される．前者は心拍出予備力と血管拡張能や骨格筋への灌流圧により，後者は活動筋の量と質，およびその有気的代謝に依存する．すなわち，心不全患者の peak $\dot{V}O_2$ が低下する機序としては，最高心拍出量の減少，血圧低下，血管内皮機能障害による血管拡張能低下，運動制限や廃用萎縮による筋肉量の減少，慢性の低灌流状態に起因する骨格筋ミトコンドリアの数ならびに質の変化，筋のエネルギー代謝にかかわる酸化的リン酸化酵素等の酵素活性の低下等が考えられる．

#### 3. 嫌気性代謝閾値（anaerobic threshold；AT）

多段階負荷において無酸素性代謝が有酸素性代謝を補うようになる時点での酸素摂取量である（図2）．一般に，筋組織への酸素の供給量が筋組織での酸素必要量を満たす程度の低強度の運動の遂行に必要とされるエネルギーは，有酸素性代謝によって生成されるが，運動強度が増加して筋組織の酸素必要量が酸素供給量より大きくなると，筋組織でのエネルギー生成のために有酸素性代謝に加えて無酸素性代謝が行われるようになり，その結果，筋組織での乳酸濃度が増加し始める．

AT は，患者の筋組織への酸素供給能力が大きい場合ほど高い値を示す．運動障害者の CR フィットネスが同年齢層の健常者に比して低下していることは，AT の低下として明確に示される．ただし，AT を CR フィットネスの指標として用いる場合には，AT の検出には高額な呼気ガス分析装置を必要とすること，酸素療法中の患者では吸気酸素濃度を一定にするために非常に大きな混合ガスの準備が必要であり，AT を測定しがたいこと等の限界がある．

#### 4. 乳酸性閾値（lactate threshold；LT）

多段階負荷において無酸素性代謝が優勢となり，血中乳酸が増加し始める時点の強度である．この強度は AT とほぼ一致することが多い．LT は，通常 $\dot{V}O_2$max の 55～65％の強度に相当する．また，血中乳酸値が 4 mmol/L となる点を onset of blood lactate accumulation（OBLA）とよんで，フィットネスの指標にすることもある．

#### 5. 二重積の屈曲点（double product break point；DPBP）

多段階負荷時の収縮期血圧と心拍数の積である二重積は心筋仕事量，心筋酸素摂取量を反映するが，その屈曲点（DPBP）が AT や LT と有意の相関を有することが健常者や循環器疾患患者では確認されており，運動障害者の CR フィットネスの指標としても適用可能となることが期待される．DPBP の測定機器はそれほど高価でなく，測定自体も容易である．しかし，脳卒中に合併しやすい心房細動例ではうまく測定できなかったり，CR フィットネスの指標としての理論的に強固な根拠はいまだ乏しい．

#### 6. 運動開始時酸素摂取量時定数（立ち上がり時定数）（τ on）

$\dot{V}O_2$ は，運動開始直後の 20～40 秒間は急激に上昇し（第Ⅰ相），その後は定常状態に達するまで指数関数的に上昇する（第Ⅱ相）．この $\dot{V}O_2$ 増加曲線に対し指数回帰を行い，1/e（約64％）に達するまでの時間が τ on である．τ on は運動開始時の酸素摂取量の上昇の程度を表現する指標で，運動開始直後にどの程度速やかに心拍出量が増加するかという心血管機能応答特性に関する指標として用いられる．Peak $\dot{V}O_2$ や最大負荷量とは負の相関を示す．運動開始時の心拍出量増加は後負荷減少，すなわち内皮依存性血管拡張能に依存するところが大きいので，短期間の運動療法でも効果判定に利用できる．

表5 つづき

### 7. 回復期酸素摂取量時定数（立ち下がり時定数）（τ off）

τ off は運動終了時の酸素摂取量の減衰の程度を表現する指標で，運動終了直後にどの程度速やかに心拍出量が元に復するかという心血管機能応答特性に関する指標として用いられる．運動中の酸素不足（$O_2$ deficit）は回復期に返済され，その量は酸素負債（$O_2$ debt）とよばれる．運動中の $O_2$ deficit が少ない健常例では，負荷終了後速やかに $\dot{V}O_2$ は低下するが，心機能障害があると，最大負荷でも亜最大負荷でも $\dot{V}O_2$ の回復が遅延し，減衰曲線が延長する．この曲線の最初の部分を一次回帰して求めた指標が τ off である．τ off は運動耐容能と逆相関し，心機能障害の重症度と正相関する．

### 8. 仕事率に対する $\dot{V}O_2$ 増加：$\Delta \dot{V}O_2/\Delta WR$

多段階負荷試験のうちでも ramp 負荷でのみ得られる指標で，1 watt の仕事量の増加に対する酸素摂取量の増加の程度を表す指標であり，増加した仕事に対する末梢運動筋への酸素輸送の増加度を示す．健常例では，運動強度がある程度強くなると体温上昇や呼吸筋の酸素消費量増大等により $\dot{V}O_2$ の増加の程度が増し，$\Delta \dot{V}O_2/\Delta WR$ は増加する．したがって，この指標を決定する場合には，AT 付近までの $\dot{V}O_2$ を一次回帰して求める．一方，虚血性心疾患では，局所心筋虚血が出現すると，左室壁運動の低下による心拍出量の増加不良を反映して，$\Delta \dot{V}O_2/\Delta WR$ は低下する．さらに心不全例では，運動開始直後から心拍出量の増加が少ないため，$\Delta \dot{V}O_2/\Delta WR$ は ramp 負荷中の全経過を通じ低値となる．$\Delta \dot{V}O_2/\Delta WR$ が低値であることは，運動筋での酸素消費量の増加に見合うだけの $\dot{V}O_2$ が増加しないことを意味する．結果的に酸素不足が増大して負荷試験での運動可能時間は短くなる．

### 9. 呼吸性代償開始点（respiratpry compensation point；RC point あるいは RCP）

運動強度が AT を超えてさらに漸増していくと，それまでの換気亢進だけではアシドーシスへの代償が不十分になり，さらに換気が亢進する．この閾値を RC point とよぶ．すなわち，$\dot{V}E/\dot{V}CO_2$ が持続的な上昇を始め，血中二酸化炭素分圧（$PaCO_2$）や呼気終末二酸化炭素分圧（$PETCO_2$）が持続的な下降を始める点である．RC point 出現後は，短時間のうちにアシドーシスが進行するので，運動の終点が近いレベルに達したことを意味する．

### 10. 二酸化炭素換気当量（$\dot{V}E$ vs. $\dot{V}CO_2$ slope），minimum $\dot{V}E/\dot{V}CO_2$

$\dot{V}E$ vs. $\dot{V}CO_2$ slope は，一定量の $CO_2$ を呼出するのに必要な換気量，すなわち換気効率を表す．$\dot{V}E$ は RC point 以下では基本的に $PaCO_2$ により調節されている．運動中の $PaCO_2$ は心不全でも健常例でもほぼ 40 torr で一定であり，$\dot{V}CO_2$ に対する肺胞換気量（$\dot{V}A$）には差がない．$\dot{V}E$ を増加させている要素は生物学的死腔換気量（$\dot{V}D$）であり（$\dot{V}E = \dot{V}A + \dot{V}D$），心不全での呼吸パターンの変化と換気血流不均衡が $\dot{V}D$ 増加の主たる原因である．すなわち，心不全では運動中の肺毛細管圧の上昇や肺胞壁，間質の浮腫等による肺コンプライアンスの低下を招き，1 回換気量の増加を妨げる．そこで，$\dot{V}E$ を増加させるために呼吸数を増加させ，いわゆる浅く早い呼吸となって，解剖学的死腔に起因する $\dot{V}D$ が増加する．$\dot{V}E$ vs. $\dot{V}CO_2$ slope は，心不全が重症になるほど高値を示し，高値である症例では生命予後が不良であることが報告されている．

Minimum $\dot{V}E/\dot{V}CO_2$ は ramp 負荷中の $\dot{V}E/\dot{V}CO_2$ の最低値で，通常 RC point において認められる．minimum $\dot{V}E/\dot{V}CO_2$ は死腔換気を反映し，COPD 等の呼吸器疾患の場合，高値を示す．

---

と呼気終末酸素分圧（$PETO_2$）は増加する．

一方，全身的な代謝性アシドーシス状態は進行していないので $CO_2$ に対する過換気は生じず，$\dot{V}E/\dot{V}CO_2$ と呼気終末二酸化炭素分圧（$PETCO_2$）は変化しない．この時期を isocapnic buffering（増加した乳酸が $HCO_3^-$ によって緩衝される時期）とよぶ．運動強度が AT を超え，代償性過換気が始まるまでにみられる特異的な現象である．

運動強度がさらに増加し，乳酸産生が増加すると，$HCO_3^-$ による緩衝が不十分となってアシドーシスが惹起されて呼吸性代謝が始まる．ここを呼吸性代償点（RC point）とよぶ（図2，図3），$\dot{V}E$ は $\dot{V}CO_2$ の上昇を上回って増加する[15]．これは，乳酸性アシドーシスに対する呼吸性の代償であり，$\dot{V}E/\dot{V}CO_2$ は増加に転じ，$PETCO_2$ は減少，$\dot{V}E/\dot{V}O_2$ はさらに増加する[15]．

回復期（Recovery）には，低運動強度で2〜3分間のクールダウンを行う．これは最大負荷試験後にときどきみられる副交感神経緊張や，骨

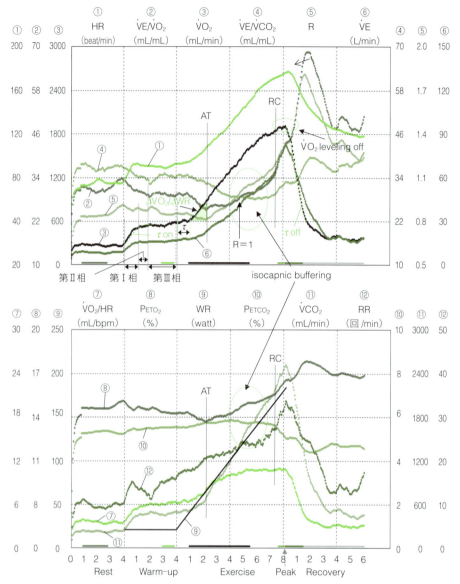

■ 図3　心肺運動負荷試験（CPX）の例
プロトコル：20W warm-up＋10W/min ramp.
（前田，2013）[15]

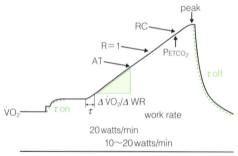

■ 図4　Ramp負荷試験中の関連指標
（前田，2013）[15]

■ 表6　脳血管疾患患者で可能な運動負荷法

| 1. 臥位下肢自転車エルゴメータ | 両脚使用，健側脚使用 |
|---|---|
| 2. 座位下肢自転車エルゴメータ | 両脚使用，健側脚使用 |
| 3. 臥位上肢自転車エルゴメータ | 両腕使用，健側腕使用 |
| 4. 座位上肢自転車エルゴメータ | 両腕使用，健側腕使用 |
| 5. 車椅子エルゴメータ | ホルター心電図使用 |
| 6. トレッドミル | 運動障害が軽度な場合 |
| 7. 日常生活でのホルター心電図 | すべての患者に適応あり |

（上月，2007）[16]

格筋ポンプの停止に伴う静脈環流量の急激な減少による血圧低下や徐脈を防止する効果がある．自覚症状や心電図異常および不整脈は運動終了後に生じることがあるので，心拍数，血圧および心電図が開始時の値近くに回復するまで注意深く被検者を監視する必要がある．回復期データの収集は6分程度行い，終了後10分以上は被検者を監視下におく．

### 2) 障害者への運動負荷の際の注意点

脳卒中片麻痺患者や失語症患者での運動耐容能の評価には多くの困難がつきまとう．困難の第一点として，四肢の機能障害が制限因子となって通常の負荷方法を施行することが困難なうえに，負荷の意義の理解不足や注意力低下のために診断や評価をするに足るほどの十分な負荷量がかけられないことが多い．そのため，可能な運動負荷法としては表6等が考えられ，主体となるリハ訓練の内容や患者の麻痺の部位や程度を勘案しながら，トレッドミル，自転車エルゴメータ，腕クランクと負荷方法を選択して行う[16]．上肢エルゴメータは下肢障害者の評価に用いられ，$\dot{V}O_2max$ は下肢の64〜80％で，同一負荷量における心拍数，血圧，血中乳酸値は上肢のほうが大きく，効率は下肢のほうがよい．

困難の第二点として，麻痺患者では患肢を用いる動作の運動効率が低下し，かつ等尺性運動の要素が大となるため，心臓に対する負荷も増加する．したがって，十分な負荷をかけることが可能な部位での負荷試験の結果であっても，それが実際にリハ訓練の主体となる動作での循環呼吸応答を正確には示さないことも考えられる．

困難の第三点は，失語や他の認知障害のために，患者が負荷中の自覚症状を適切に訴えられずに，診断や評価にとって重要な情報が見逃されてしまう危険である．それゆえ，このような患者に接する検者や治療者は日頃から慎重な対応が要求される．患者に対しては実際のリハ訓練諸動作や日常労作時に，テレメーターによる心電図モニターやホルター心電図記録等を行い評価することも必要となる．

### 3) 運動負荷試験ができない状況下での対応

失語症や注意障害等のため運動負荷試験そのものに難渋する症例の場合は，リハ実施前後や実施中も，バイタルサインや必要に応じて心電図モニターによる観察を行う．運動負荷試験を行うことができない状況下で歩行可能な対象者に関しては，筆者は安全性が確認されるまでの間は，当面これまでの歩行スピードを増加させずに，その代わり運動時間や運動距離を延ばすように指導している．運動負荷試験の機器のない医療施設においては極めて現実的な対応法であると考える．

〔上月正博〕

---

文献

1) American College of Sports Medicine. Position Stand : The recommended quality of exercise for developing and maintaining cardiorespiratory and muscular fitness, and flexibility in healthy adults. Med Sci Sports Exerc 30 : 975-991, 1998.
2) 上月正博：フィットネス向上．運動障害のリハビリテーション（岩谷 力・他編），南江堂，2002，p105.
3) 上月正博：リハビリ専門医が教える健康な人も病気の人も幸せと元気をよぶ「らくらく運動」，晩聲社，2014.
4) 上月正博：脳卒中患者における虚血性心疾患の発病の背景．Jpn J Rehabil Med 35 : 209-212, 1998.
5) Kohzuki M et al : Heart disease and hyperlipidemia in Japanese stroke patients. In : Proceedings of the 1st World Congress of the International Society of Physical and Rehabilitation Medicine, Monduzzi ed, Bologna, 2001, pp531-535.
6) Kohzuki M : Paradigm shift in rehabilitation in the era of multimorbidity and multiple disabilities (MMD). Phys Med Rehabil Int 1(2) : 1-4, id006, 2014.
7) Kohzuki M : A paradigm shift in rehabilitation medicine : from "adding life to years" to "adding life to years and years to life". Asian J Human Services 2 : 1-8, 2012.
8) Adams RJ et al : Update to the AHA/ASA recommendations for the prevention of stroke in patients with stroke and transient ischemic attack. Stroke 39 : 1647-1652, 2008.
9) Sacco RL et al : Guidelines for prevention of stroke in patients with ischemic stroke or transient ischemic attack. Stroke 37 : 577-617, 2006.
10) 上月正博・他：シンポジウム：高齢者脳卒中の運動療法．臨運動療研誌 3 : 13-16, 2001.
11) Roth EJ : Heart disease in patients with stroke : incedence, impact, and implications for rehabilitation. Part I : clasification and prevalence. Arch Phys Med Rehabil 74 : 752-760, 1993.
12) Fisher SV et al : Energy cost of ambulation with crutches. Arch Phys Med Rehabil 62 : 250-256, 1981.

13) 日本循環器学会・他：心血管疾患におけるリハビリテーションに関するガイドライン2012年改訂版：http://www.j-circ.or.jp/guideline/pdf/JCS2012_nohara_h.pdf
14) 日本循環器学会運動に関する診療基準委員会：運動療法に関する診療基準（1989年度報告）. *Jpn Circ J* **55**（suppl III）：386, 1991.
15) 前田知子：各種呼気ガス分析指標．心臓リハビリテーション（上月正博編著），医歯薬出版，2013, pp177-184.
16) 上月正博：脳血管疾患の予防と治療における身体活動の位置づけ．臨スポーツ医 **24**：175-182, 2007.

Ⅰ章　基本・症状編

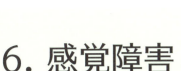

# 6. 感覚障害

## 障害の全体像

　感覚障害は，リハにおいて重要な評価項目のひとつである．随意運動は感覚のフィードバックを受けており，末梢感覚器からの神経インパルス伝導と中枢の感覚認識なしに四肢を動かすことはできない．また，深部感覚障害は運動失調等の運動障害が ADL を低下させ，感覚鈍麻，異常感覚，疼痛は QOL にかかわるからである．

　神経学用語集によると感覚(sensation, sense)とは，外界および体内からの刺激に対応する感覚受容器の情報をいい，それを認知する働きを知覚(perception)とよぶ[1]．一方，リハでは知覚を併せ感覚(esthesia)と表現する．神経症候から診断する神経学と異なり，障害を評価するリハでは感覚情報を認知する働きまでを含め感覚とすることが妥当であり，本項ではそれに従う．

　感覚には体性感覚，特殊感覚，内臓感覚がある．本項では，皮膚，筋肉，腱，関節からの感覚情報である体性感覚(somatosensory)を扱い，感覚の種類，感覚障害，機能障害の診かた，能力障害の評価を取り上げた．機能障害では診察法，感覚障害の分布と責任病巣について，能力障害の評価では識別感覚と運動姿勢感覚を解説した．

　リハにおける感覚障害とは体性感覚系(somatosensory system)の病巣部位から生じる感覚の機能障害を見逃さないことであり，感覚の能力障害を評価することである．

## 障害の評価

### 1) 感覚の種類

　感覚は体性感覚，内臓感覚，特殊感覚に分類され，特殊感覚には嗅覚，味覚，視覚，聴覚，平衡覚等がある[2]．特殊感覚の障害として，例えば視覚系の障害で生じる視覚性運動失調は，視覚性情報と体性感覚情報との頭頂葉角回における統合不全による運動障害である[3]．平衡覚の障害は，運動障害の失調症に分類される．また，体性感覚系の中枢がある大脳感覚野の病変で生じる失行，失認は高次脳機能障害である．これらは別項(p103〜)で扱われている．本項では皮膚，筋肉，腱，関節からの感覚情報である体性感覚について述べる．

#### (1) 感覚の受容器

　体性感覚の種類(modality of sense)を受容器(receptor)により分類することは臨床上有意義である．体性感覚は，外受容感覚(exteroceptive sensation)，自己固有感覚〔固有感覚；proprioceptive sensation (proprioception)〕，侵害受容感覚(nociceptive sensation)に分類される．外受容感覚には，外界からの刺激を皮膚にある外受容器で受ける触覚，痛覚，温度覚がある．自己固有感覚は自己受容感覚ともいわれるが，能動的または他動的な体動により筋肉，腱，関節の受容器から生じる感覚である．これにより運動遂行，姿勢保持がなされる．いわゆる位置覚である．侵害受容感覚は，通常の痛みとは異なる皮膚に障害を与えるような刺激に応ずる受容線維(Aδ線維，C線維)によって伝えられる．バビンスキー徴候を誘発する針刺激がこれに属する．

45

### (2) 感覚の伝導路

ここで扱われる外受容感覚および自己固有感覚の伝導路は，感覚受容器から末梢神経，脊髄，脳幹，視床を経て大脳中心後回（体性感覚野）に至る．表在感覚である痛覚，温度覚，触覚は脊髄視床路を，深部感覚である振動覚，位置覚は脊髄後索-内側毛帯を経由する．その他に，脊髄前側索，延髄の下小脳脚を上行し小脳に至る脊髄小脳系があり，この固有感覚は能動的運動姿勢に関与し，障害されると小脳性運動失調をきたす．

### (3) 表在感覚

表在感覚(superficial sensation)は，皮膚にある痛点，温点，冷点，触点，圧点等の外受容器から生じる痛覚(pain sensation)，温覚(warm sensation)，冷覚(cold sensation)，触覚(tactile sensation)，圧覚(baresthesia)をいう．触覚には原始触覚と識別触覚がある．前者は触れたか否かを感知する．後者は後索を通るとされており，物の性状，粗，滑，硬，軟を識別する．圧覚は，振動覚や触覚にも応じるといわれている．

### (4) 深部感覚

深部・固有感覚(deep/proprioceptive sensation)には，振動覚(vibration sense)，関節位置覚(joint position sense)，運動覚(movement sense, kinesthesia)がある．筋，腱，関節にある固有受容器から生じる感覚で，関節の位置と運動に関与し運動姿勢感覚と称される．

### (5) 識別感覚

識別感覚〔discriminative sensation (discrimination)〕は，複合感覚(combined sensation)ともよばれる他覚的（外受容性）感覚であるが，大脳皮質での感覚統合により成り立つため皮質感覚(cortical sensation)ともよばれる．二点識別感覚(two point discrimination)，皮膚読字感覚(graphesthesia)，立体感覚(sterognosia)，手を動かしながら物を触るとその性状がわかる動的触覚(active touch)等がある．

## 2) 感覚障害

感覚障害には自覚的感覚障害と他覚的感覚障害がある．しびれ感，異常感覚，疼痛は，自覚的感覚障害である．疼痛は別項(p132～)で取り扱われているので，本項では他覚的感覚障害について述べる．

### (1) 感覚鈍麻

#### ①全感覚鈍麻（消失）

感覚の全種類(all modality)が鈍麻，または消失したことをいう．

#### ②解離性感覚障害

位置覚が鈍麻し温痛覚が保たれているとき，脊髄後索障害が疑われる．また，温痛覚が鈍麻し位置覚が保たれる場合は，脊髄灰白質の障害，例えば脊髄空洞症が疑われる．

#### ③鈍麻と過敏の合併

触覚鈍麻があり同部位に痛覚過敏がある場合，触覚は痛みとしてしか感知できない．また，自発痛があるにもかかわらず痛覚が消失している場合がある．

### (2) 感覚過敏

感覚の閾値が低下し，感受性が亢進している状態である．表在感覚にみられるが，触覚のみにみられることは稀で，触覚は痛みの感覚に変容する傾向がある．

### (3) 感覚変移

#### ①変容

寒冷刺激を強い痛みと感じる，筆で触れられた際にザラザラしたもので擦られたと感じる，つかまれたのを刺されたと感じること等をいう．

#### ②遅延

感覚鈍麻，感覚過敏にみられる．冷覚や痛覚の検査時にまず触れたと感じ，次に冷たさ，痛みを感じるが，遅延があると冷覚や痛覚を触覚と感じる．

#### ③融合

しばしば遅延が同時にある．痛み刺激を繰り返すと，痛みは癒合し長く感じる．刺激の加算ともいわれる．

#### ④増多

1点の痛み刺激が，多数の刺激と感じる．

#### ⑤拡散

1点の刺激に対し，周辺に広がって感じる．増多に似ている．

⑥疼痛共感

　1点に加えられた痛み刺激を同時に別の部位に感じる．

⑦知覚転移

　刺激を加えた別の部位に刺激を感じる．対称点に感じることが多い．

### 3）感覚の機能障害を診る

　診断が確定された後にリハ依頼は出されるが，リハを処方する際には患者あるいは家族から病歴を聴き，診察を行い，診断，病変部位を確認する．リハの阻害因子である感覚障害は，依頼書の記載が不十分なことがある．ADLやQOLにかかわる感覚の機能障害は見逃さないようにすべきで，そのためには感覚の全種類を身体の前面，後面にわたり診察することであり，感覚障害の分布様式の理解が不可欠となる．

#### (1) 診察法

①意識状態を念頭に置く．例えば意識障害がある脳卒中患者の場合，感覚検査は障害側の判断には役立つが，感覚障害の判定は不正確になる．

②心理的疲労を考慮する．

③回答を誘導するような質問をしてはならない．

④検査は，健常部から行う．痛覚から調べるのがよいが，動作のまずさを訴える場合は深部覚から始める．1回の検査ですべての感覚検査をすることはできないので，検査項目は取捨選択をし，数日に分けて診察をする．

⑤採点は10点満点法とし，鈍麻は7, 5, 3点，過敏は12, 13点と記載する．

⑥痛覚障害は見い出しやすく容易であり，スクリーニング的に行う．安全ピンを用い，鈍麻の部位から健常な部位へ連続的に刺激し，境界を決定する．

⑦触覚障害は，柔らかい筆の毛先を用いる．障害が軽度の場合，連続刺激では境界部位がわからないことが多い．髄節神経あるいは末梢神経支配領域を越えた2カ所の部位を刺激し，比較判定する．

⑧温度覚障害は，冷水と温水を入れた試験管で検査をする．痛覚と同じ伝導路であるが，ときに両者で乖離があるので痛覚をもって代用はできない．

⑨振動覚障害は，骨の上の皮膚に音叉（振動数128/秒）を当てて検査をする．10点満点法で答えてもらう．振動が消失する時間を答えさせるのは，患者にとって難しく不正確になるので推奨できない．

⑩位置覚障害は，指，趾を屈伸させ止めた状態を答えさせる．このとき動かす方向につまむと皮膚の圧感覚から方向がわかるので，腹側をつまむ．感度は鈍く，複数回繰り返す．直ちに答えられれば正常，若干時間がかかる場合は軽度障害，半数回誤れば中度，半数以上であれば重度，答えられなければ消失と判定する．

#### (2) 感覚障害の採点記載

　脊髄半側障害症候群（Brown-Séquard syndrome）で例示する（図1）．病変より遠位では脊髄視床路が交叉性に前索を上行するので病変と反対側で温度覚，痛覚が障害され，病変と同側の脊髄後索を上行する深部覚，識別覚は病変と同側で障害されるため，左右の感覚障害が乖離する．

#### (3) 感覚障害の分布様式と責任病巣

　感覚の種類によって伝導路が異なるので，解剖学的知識が不可欠である．脳幹，脊髄の病巣では，特徴的な分布様式がある．

①片側感覚障害

　大脳感覚野の皮質・皮質下，視床，脳幹病変でみられ，病巣の反対側が障害される．脳幹では痛覚，温度覚が障害され，位置覚，識別覚が保たれる脊髄視床路型と，位置覚，識別覚が障害され痛覚，温度覚が保たれる内側毛帯型がある．中脳では脊髄視床路と内側毛帯が解剖学的に近接しているので，全感覚が障害されることがある．

②交叉性片側性感覚障害

　体のある高さから上下で反対側に感覚障害がみられる．交代性ともいわれる．脳幹，脊髄の病変でみられる．病巣と同側の顔面の感覚が障害される延髄外側症候群（Wallenberg syn-

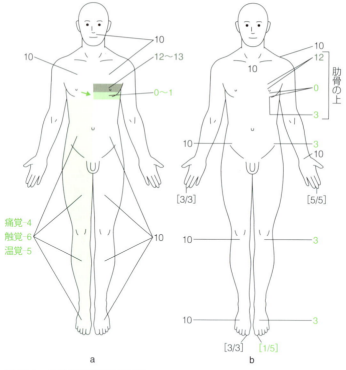

■ 図1 感覚障害の採点記載
脊髄半側障害症候群を例示する.
a) 矢印→は脊髄半側部位を示す. 痛覚, 触覚, 温覚(10点満点法).
b) 振動覚(10点満点法), 位置覚は[正答数/試行回数].

(平山, 2010, p396)3)

drome)(図2)は,その代表である.

### ③両側性感覚障害

　脊髄の病巣でみられる.体の前面,後面を含め全身の丹念な診察を要する分布様式について解説する.中部馬尾症候群(L4以下)では下肢後面全体に感覚障害を認めるが,下腿前面では膝以下に感覚障害があり,体の前面のみをみると下肢遠位の多発神経炎型感覚障害と誤る(図3).殿部,会陰部の感覚障害を確認すれば診断は確実である.

　脊髄横断性病変による四肢の感覚鈍麻に腰仙部回避(仙部回避)(図4)がみられるとき,脊髄の圧迫性病変が疑われる.代表的疾患として脊髄腫瘍がある.完全麻痺となれば仙部回避は消失する.

　頭頂葉感覚野内側面(大脳傍矢状部)の病変では下肢の感覚障害がみられ,病変によっては両側のことも一側のこともある.病初期では痙性もなく,末梢神経病変と見誤られることがある.

### ④宙吊り型感覚障害

　上半身のある範囲に限られた感覚障害の分布をいう.脊髄空洞症が体表的な例である.病変が脊髄灰白質に限局するとき,病変部位の髄節に限局した感覚障害を呈するため宙吊り型(図5)という.ジャケット型を呈することもある.病変が白質に及べば宙吊り型ではなくなる.

　脊髄空洞症では温痛覚鈍麻がジャケット型を呈する.

### ⑤末梢神経障害

　髄節神経根支配の皮膚領域を皮膚分節(dermatome)というが,末梢神経障害では髄節神経根支配皮膚分節,末梢神経支配皮膚分節(図6)を参考にして痛覚,触覚,温度覚,振動覚,位置覚の障害程度をみる.特に,単神経炎では四肢を丹念に検査する.

　末梢神経障害の回復段階は,神経固有域にお

Ⅰ章　基本・症状編

6．感覚障害

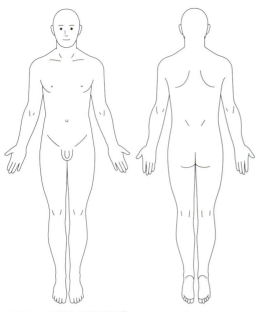

■ 図2　延髄外側症候群
(平山，2010，p409)[3]

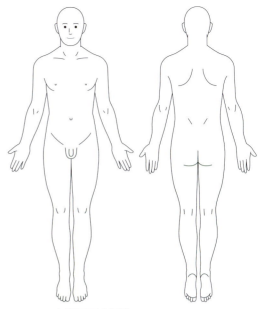

■ 図3　中部馬尾症候群
(平山，2010，p423)[3]

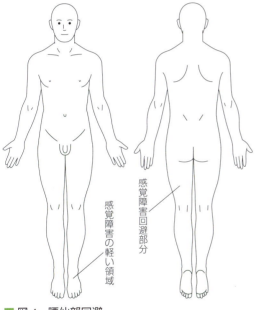

■ 図4　腰仙部回避
(平山，2010，p415)[3]

（図中ラベル：感覚障害の軽い領域／感覚障害回避部分）

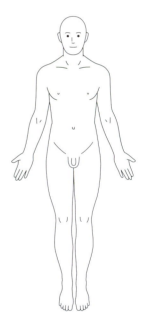

■ 図5　宙吊り型感覚障害（ジャケット型）
(平山，2010，p424)[3]

ける感覚の欠如を評価し，深部皮膚痛覚の回復，表層の痛覚と触覚の回復，感覚過敏を伴わない等により判定する[5]．

### 4) 感覚の能力障害を評価する

ADLに直結する感覚の能力評価について識別感覚，運動姿勢感覚の評価を解説する．

### (1) 識別感覚障害の評価

識別感覚は感覚求心路のすべてが正常に作動し，末梢受容器からのインパルスが時空間的に忠実に大脳皮質に伝達されることにより初めて認識される．そのため，感覚の能力評価として用いられている．

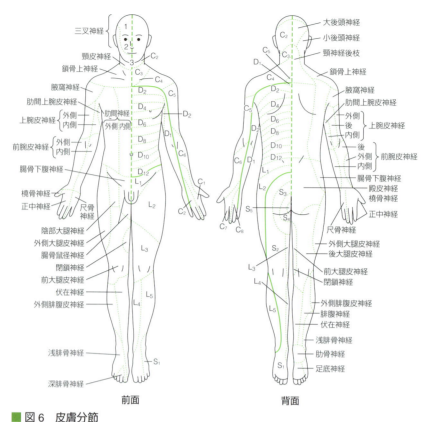

■ 図6　皮膚分節
左半身は髄節神経根支配皮膚分節，右半身は末梢神経支配皮膚分節を示す．

（安藤・他，2013，p47）[4]

①二点識別感覚

皮膚の2点に同時に刺激を加えたとき，2点と識別できる最少距離で二点識別覚を判定する．通常痛覚刺激を用いるが，2点の感覚に相当に違いがあるときにのみ評価できる．

②皮膚読字感覚

皮膚書字試験ともいわれるが，患者から見たように書く必要はない．健常者であれば確実に読み取れる．読み取れない場合は大脳病変を示唆するが，表在（感）覚，深部（感）覚の影響を受けやすい．

③皮膚定位感覚

刺激局在をみる検査である．患者の身体に刺激を加え，その部位を同定させる．言葉による表現でも，対側の手で指さしさせてもよい．

④立体感覚

日常繁用の品物を触覚的に認知できるかを検査する．素材が判別できない場合，形が判別できない場合，両者とも判別できない場合がある．手の動きも正常とはいいがたい．

⑤感覚消去

手背等左右対称的な2点に触覚刺激を与える．左右別々に刺激した場合は十分認知できるが，左右同時に刺激すると一側しか認識できない場合，消去現象（extinction）とよばれる．刺激面積を大きくするほど，また刺激時間を長くするほど両側を認知しやすくなる．

(2) 運動姿勢感覚の評価

関節に関する感覚には，能動的筋収縮を伴わない受動的運動感覚（sensation of passive movement），能動的筋運動の感覚（sensation of active movement, kinesthesia），空間における肢の位置の感覚（statognosia），随意収縮時に認識される力の感覚（sense of tension, dynamaesthesia）等がある[6]．運動姿勢感覚は，平山の分類に準拠した[2]．

①受動的運動姿勢感覚

受動的運動姿勢感覚(位置覚)が障害されると，手掌面を下にして水平に保持し閉眼させたとき手指は緩徐にアテトーゼ様に動く．これを偽性アテトーゼという．前述の位置覚の検査が活用される．

②能動的運動姿勢感覚

能動的運動姿勢感覚の障害には後索性運動失調と後索性動作障害がある．前者は運動失調症，後者はclumsy hands, useless handとよばれる．両者とも深部，固有感覚が障害されることによる運動失調である．

③固有感覚性定位障害

軽微な深部，固有感覚障害の診察には，上肢では母指探し試験(Thumb Localizing Test)[7]，下肢では母趾探し試験(Big-toe Localizing Test)[8]が有用である．位置覚検査よりも障害を敏感にとらえられる．患者自身がこの感覚障害を自覚できないという特徴がある．

**a. 母指探し試験**

**母指探し試験**は，両上肢伸展させた状態(座位または仰臥位)で閉眼させる．検査する上肢(固定肢)の手を軽く握らせ，母指を外にはずす．検者は一方の手で固定肢の手を持ち固定する．他方の手で患者の他側上肢(運動肢)の手を持ちいろいろに動かし，空中で止める．検者は運動肢を離し，患者に運動肢の母指と示指で固定肢の母指をつままさせる．その際，検者は固定肢の手と肘を両手で固定する．

健常な場合は，直線的速やかにつまむことができる．固定肢に固有感覚性定位障害があればつまむことはできない．検査を繰り返し行い，判定する．

**b. 母趾探し試験**

**母趾探し試験**は，母指探し試験に準ずる．母指で母趾をつまむことは難しいので，示指で触れさせる．臥位では母趾を手指が届くところまで持っていかなくてはならないので苦しい姿勢となり，座位が望ましい．上肢下肢の組み合わせは，左右で同側性と交叉性の4通りとなる．

障害度は次の3段階に評価する．

軽度(Ⅰ°)：修正して目的に達する．障害は疑わしい．

中程度(Ⅱ°)：偶然に手や他指に当たるとそこからたどり着く．障害は明らかである．

重度(Ⅲ°)：虚空を探るのみ，ときに前腕に当たりたどり着くことがある．

注意事項として，運動肢に運動失調がある場合，同様の結果になる．失調が疑われるときには，有無を事前に検査する．

運動姿勢感覚障害は運動失調等運動障害をもたらしリハの阻害因子となる．軽微であってもADLに影響を与えるため正確に評価し，患者に感覚障害の存在を気づいてもらうことが重要なことはいうまでもない．

(鴨下 博)

文献

1) 日本神経学会用語委員会：凡例Ⅴ．神経学用語集，改訂第3版，文光堂，2008, p19.
2) 平山惠造：感覚・知覚障害．神経症候学Ⅱ，改訂第2版，文光堂，2010, pp351-462.
3) 平山惠造：運動失調．神経症候学Ⅱ，改訂第2版，文光堂，2010, pp578-583.
4) 安藤一也，杉村公也：リハビリテーションのための神経内科学，第2版，医歯薬出版，2013.
5) 内西兼一郎監訳：評価と再教育 知覚のリハビリテーション．協同医書出版社，1994, pp91-109.
6) Roland PE, Ladegaard-Pedersen H：A quantitative analysis of sensations of tension and of kinaesthesia in man. Brain 100：671-692, 1977.
7) 平山惠造・他：母指探し試験：関節定位覚障害の検査．臨床神経 26：448-454, 1986.
8) 福武敏夫：母指探し試験・母趾探し試験—古くて新しい鋭敏な深部間隔検査法．脊椎脊髄ジャーナル 10：569-573, 1997.

# 7. 知能

## 全体像

　生誕後，加齢とともに，ヒトは知識や学習を獲得，進歩させていく．この知識，学習の獲得や進歩，いわゆる「知能」を測定する1つの方法として，Binetは20世紀初頭に世界で最初に**「ビネー・シモン式知能検査法」**を作成した．それ以降，多種多様な知能検査がつくられ，わが国では現在140種類もの知能検査が報告されている．Wechsler[1]が，「知能は人間が生活の中で，目的に沿った行動をし，合理的に思考し，環境を能率的に処理する個人の総合的，全体的能力である」と定義しているように，われわれが「知能」とよんでいるものは多面的で複雑である．知能の概念に関しては哲学的な問題も含み，その理論的諸問題に関しても議論がなされてきている．本項では知能を精神測定（いわゆる心理検査）によって表現される操作的定義に限定して説明する．

　知能の程度は知能指数（intelligence quotient：IQ）で示されることが多い．以前は実際の年齢と知能検査の得点との関係からIQが算出されていたが，現在の知能検査〔WAIS-Ⅲ，**WISC-Ⅳ**（p68，291参照）〕では知能偏差値をIQとして用いることが多い．知能偏差値は，知能指数の得点が正規分布すると仮定し，標準偏差を用いて標準化された数値である．知能偏差値を指標にすれば，IQが同年齢の集団の中でどの程度の水準にあるのか，つまり被検者間の知能の差や変化が明らかになる．

　医療現場における成人の知能検査は，主に脳卒中や変性性認知症（アルツハイマー病やレビー小体型認知症等），外傷性脳損傷等，いったん獲得した知的機能が内的，外的な要因により低下した状態を診断，評価するために用いられる．リハ現場においても神経心理学的，症候学的評価を行い，患者の状態を把握したうえで適切な知能検査を行う必要がある．例えば，失語症のある患者に言語性の知能検査を行えばIQは低下する．しかし，これは患者の本当の知能を示していることにはならない．また，評価においてはIQの点数だけでなく，中身も重要である．後述するが，知能検査の下位項目にはそれぞれの特徴があり，評価できる知的機能が異

### one point　「近年の知能理論」

　最近の知能理論には，Carrollらの統計学的根拠に基づく知能因子理論であるCattell-Horn-Carroll（CHC）理論，Sternbergの三部理論等がある．Carrollは知能にかかわる数百に及ぶ先行研究の因子分析を行い，すべての知的能力にかかわる一般知能gの下に16の広域的知能（broad abilities）があり，さらに下層には数多くの特殊な因子（narrow abilities）があるという3層構造を見いだした．近年開発された検査であるWISC-Ⅳや日本語化が進められているWAIS-ⅣはCHC理論に基づき作成されている．興味のある読者は文献14等を参照されたい．

なっている．知能テストで計測できない項目は表1にあるような種々の高次機能検査等で補完する必要がある．本項では主な知能テストの種類，適応，評価および評価する際の注意点について概説する．

## WAIS-Ⅲ成人知能検査[2]

**WAIS（Wechsler Adult Intelligence Scale）**（p200, 223参照）はアメリカで開発され，世界的に最も利用されている成人用知能検査尺度である．適応年齢は16～89歳である．現在，わが国では第3版（WAIS-Ⅲ）が利用可能である．

WAIS-Ⅲは言語性検査と動作性検査で成り立っており，それぞれ7種類の計14種類のテスト問題から構成されている．

下位検査の実施手順は，1. 絵画完成，2. 単語，3. 符号，4. 類似，5. 積木模様，6. 算数，7. 行列推理，8. 数唱，9. 知識，10. 絵画配列，11. 理解，12. 記号探し，13. 語音整列，14. 組合せの順に施行する．

なお，WAISはもともと高齢者の疾患評価のために開発されたものではない．また例えば，認知症で高頻度に低下がみられる見当識や近時記憶を計測する下位検査はほとんど含まれていない．そのため，認知症が疑われる場合には，他の記憶検査等を追加して総合的に評価する必要がある．各下位検査の実施と解釈についてWAIS-Ⅲの「実施・採点マニュアル」[2]から抜粋して表2に示す．

### 表1 知能計測に用いられる主な検査法

1. **知的機能**
   - WAIS-Ⅲ成人知能検査（WAIS-Ⅲ）
   - レーヴン色彩マトリックス検査（RCPM）
   - Kohs立方体組み合せテスト
2. **記憶機能**
   - Wechsler Memory Scale-Reviced（WMS-R）
   - ベントン視覚記銘検査
   - Rey-Osterrieth複雑図形検査
   - 日本版リバーミード行動記憶検査（RBMT）
3. **言語機能**
   - Western Aphasia Battery（WAB）失語症検査
   - 標準失語症検査（SLTA）
4. **知覚機能**
   - 標準高次視知覚検査（VPTA）
   - 行動無視検査（BIT）
5. **行為**
   - 標準高次動作性検査（SPTA）
6. **遂行機能検査**
   - Frontal Assessment Battery（FAB）
   - Wisconsin Card Sorting Test（WCST）
   - Stroop Test
7. **認知症評価尺度**
   - 改訂長谷川式簡易知能評価スケール（HDS-R）
   - Mini-Mental State Examination（MMSE）
   - 日本版 Alzheimer's Disease Assessment Scale（ADAS-Jcog）
   - Clinical Dementia Rating（CDR）
   - Clinician's Interview-Based Impression of Change plus-Japan（CIBIC plus-J）
   - 改訂クリクトン尺度

---

**one point ▶「知能指数」**

IQは古典的には，「IQ＝精神年齢（MA）÷暦年齢（CA）×100」で定義されていた．現在では偏差IQが用いられており，WAIS-Ⅲでは正規分布において平均が100，標準偏差（SD）が15（スタンフォード・ビネー検査では16）となるように変換する次の計算式が用いられている．

$$IQ = \frac{\text{テストの点数}-\text{同年齢集団で期待される平均得点}}{\text{同年齢集団での標準偏差}} \times 15 + 100$$

平均を100とし，標準偏差を15としたことで，平均値が100となり，1SD離れた得点は85または115となる．実際のIQが正規分布を満たすとすれば，100±15の得点範囲に68％の人が入る．IQ115であれば上位から16％の順位になる[14]．

■ 表2 WAIS-Ⅲの下位項目（抜粋）

| | | 課題内容 | 提示例 | 解釈の例 |
|---|---|---|---|---|
| 言語性検査 | 単語 | 単語の意味を説明させる． | 「冬とは何ですか．どのようなものか説明してください」 | 言語能力，一般知能，知識 |
| | 類似 | 2つの単語の共通点を説明させる． | 「犬とライオンとではどんなところが似ていますか？」 | 言語による概念形成や概念思考，論理的な抽象的推理能力 |
| | 算数 | 初歩的な算数の問題を暗算で解く． | 「4人と5人を合わせると，何人になりますか」 | 基礎的計算能力，注意，集中力 |
| | 数唱 | 数字の系列を1秒につき数字1個の速さで読み上げ，順唱と逆唱を行う． | 「私が言い終わったら，私が言った通りに（逆の順番で）数を言ってください」 | 直後再生，注意力，集中力 |
| | 知識 | 一般的な社会的知識，自然現象に関する問題． | 「太陽はどちらの方角から昇りますか」 | 知識の幅，長期記憶 |
| | 理解 | 日常的な問題解決や社会ルールに関する事柄の理解を調べる． | 「山に植林をするのはなぜでしょうか」 | 実際的な知識，社会的判断，常識 |
| | 語音整列 | 数字と仮名の組合せを読み上げるのをよく聞き，数字は大きさの順に，仮名は50音順に並べる． | 「数字を小さいものから順に，次にかなをあいうえお順に並べ替えて言ってください」．「た-9-あ-3」 | 聴覚的短期記憶，順序づけ能力，注意，集中力 |
| 動作性検査 | 絵画完成 | 大事な部分が描いていない絵カードを見せて，それがどこか当てさせる． | 「この絵で描かれていない大切な場所はどこでしょうか」 | 視覚的な概念能力，観察力，注意力 |
| | 符号 | 数字と対になった記号を制限時間120秒間でできるだけ多く書く． | 「ここから始めて，できるだけたくさんやってください」 | 精神運動速度，作業能力 |
| | 積木模様 | カードに示された模様を，2〜9個の積木で作る． | 「これと同じものをつくってください」 | 空間の視覚化，非言語的概念形成 |
| | 行列推理 | 4種類の非言語的推理問題を行う． | 「この中のどれがここに入るでしょうか」 | 視覚情報処理，注意力，熟慮性 |
| | 絵画配列 | 3〜6枚の絵カードを意味のある話になるように並べ替える． | 「正しい順番に並び替えて，話の意味が通るようにしてください」 | 状況の理解，計画能力，時間概念 |
| | 記号探し | 左側の2つの記号見本と，右側の5つの記号を見比べて，見本と同じ記号があるか判断する． | 「記号を探す問題をしていただきます」 | 視覚的探索，情報の解読 |
| | 組み合せ | 提示されたピースを所定の配列で見せ，正しく組み合せる． | 「これらを正しく組み合せると何かが出来上がります．できるだけ早くつくってください」 | 部分から全体の推理能力，知覚速度 |

(Wechsler, 2006)[2]

## 検査後の解釈

WAIS-Ⅲでは従来から使用されてきた全検査IQ，言語性IQと動作性IQに加えて，言語理解（verbal comprehension；VC），知覚統合（perceptual organization；PO），作動記憶（working memory；WM），処理速度（processing speed；PS）の4つの群指数が利用されるようになった．WAIS-Ⅲの解釈は信頼性の高い全体的指標から順に解釈を行う．すなわち，全検査IQ，言語性IQ，動作性IQの評価から開始し，群指数，言語性と動作性IQの差の順に評価する[2]．

## 1) 全検査IQ

　全検査IQ（full-scale intelligence quotient；FIQ）は一般的な知能を最もよく表している．主にIQのパーセンタイル順位を調べ，知能水準の分類を行う．なお，WAIS-Ⅲで用いられているIQは9つの年齢群に対して100を平均とし，標準偏差が15になるように正規化されている．IQ 100はその年齢群における平均的な成人の成績に相当し，全成人の約2/3がIQ 85～115の間に分布するようになっている．また，全検査IQは40～155まで測定可能である．したがって，知的水準が特に低い，または特に高い被検者の検査には適していない[3]．

## 2) 言語性IQと動作性IQ

　言語性IQ（verbal intelligence quotient；VIQ）は耳で聞いた情報を記憶したり，理解して言語を使って回答する能力である．単語，類似，算数，数唱，知識，理解，語音整列という7つの下位検査から構成されている．言語性IQは新しい情報に対する感受性や受けてきた教育や文化の影響を示している．ストレス耐性が低く，不安が強い，集中力や注意力が低下した被検者では低値となる．

　動作性IQ（performance intelligence quotient；PIQ）は，絵画完成，符号，積木模様，行列推理，絵画配列，記号探し，組み合せという7つの下位検査から構成されている．視覚的な機敏さ，視覚的な作動記憶，長期記憶，視覚的情報処理能力，非言語的で抽象的な推理能力，全体的な情報処理の戦略，視覚と手の協調速度等を総合的に示す．集中力，注意力が欠けている，不安が強いと低得点になる．

## 3) 群指数

　健常者を対象としたWAIS-Ⅲでは下位検査の因子分析により4つの知能因子，すなわち「言語理解」，「知覚統合」，「作動記憶」，「処理速度」群指数は伝統的な言語性IQや動作性IQより内容的妥当性が高いとされている（表3）．

### (1) 言語理解（verval comprehension；VC）

　言語理解は単語，類似，知識の3つの下位検査問題から構成されている．単語の意味理解，

■ 表3　WAIS-Ⅲの群指数

| 言語理解<br>(VC) | 知覚統合<br>(PO) | 作動記憶<br>(WM) | 処理速度<br>(PS) |
| --- | --- | --- | --- |
| 単語<br>類似<br>知識 | 絵画完成<br>積木模様<br>行列推理 | 算数<br>数唱<br>語音整列 | 符号<br>記号探し |

(Wechsler, 2006)[2]

現実の抽象化および論理的推理能力，情報収集および保持能力等を表す．信頼性が高く，VCで全検査IQを推定できるとされる．

### (2) 知覚統合（perceptual organization；PO）

　知覚統合は絵画完成，積木模様，行列推理の3つの下位項目検査問題から構成されている．視覚的な機敏さや視覚記憶，情報処理能力，非言語的で抽象的な推理能力等を表す．

### (3) 作動記憶（working memory；WM）

　作動記憶は算数，数唱，語音整列の3つの下位検査問題から構成されている．基礎的計算能力，数学的分析力，聴覚的作動記憶，順序づけの能力等を表す．

### (4) 処理速度（processing speed；PS）

　処理速度は符号と記号探しの2つの下位検査問題から構成されている．この指標は情報を素早く解読し，素早く反応する力，全体的な情報処理の戦略，視覚と手の協調速度等に関連する．視覚的探索速度や情報処理速度，書く能力等を表す．

## 4) ディスクレパンシー分析

　日本版WAIS-Rを使用していた頃から言語性IQと動作性IQの差の比較でディスクレパンシー分析は評価されてきた．日本版WAIS-Ⅲにおいて5％水準での言語性IQと動作性IQの差は9.8点であるが，このような差は現実的には健常被検者集団でも37％にみられる．20点以上の差のある健常被検者も7％にみられる．このことを踏まえて，言語性，動作性IQの差を解釈すべきである．

　「実施・採点マニュアル」[2]にあるIQ間と群指数間の差の出現頻度を考慮すると，健常被検者での出現頻度が3％未満となる25点前後が目安と考えられる．動作性IQが言語性IQよ

■ 表4　WAIS-ⅢにおけるCHC理論に基づくプロファイルモデル

| 結晶化知能 | 流動性知能 | 視空間能力 | 短期作業記憶 | 認知的決断速度 |
|---|---|---|---|---|
| 知識 | 行列推理 | 絵画完成 | 算数 | 符号 |
| 単語 | 積木模様 | 積木模様 | 数唱 | 記号探し |
| 理解 | 組合せ | 組合せ | 語音整列 | 組合せ |
| 類似 | 類似 | | | |
| 絵画配列 | 絵画配列 | | | |
| | 算数 | | | |

(村上・他, 2008)[3]

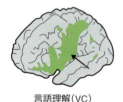
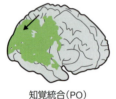
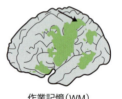
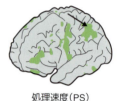

言語理解(VC)　　知覚統合(PO)　　作業記憶(WM)　　処理速度(PS)

■ 図1　Lesion Overlapping法による群指数と脳損傷部位の相関例

(Gläscher et al, 2009)[4]

りも低下している要素として，小児，高等教育，右半球損傷，抑うつ，アルコール中毒，学習障害等が挙げられる．

### 5) プロファイル分析

群指数が下位項目について確認的因子分析を行い4因子に分類し，その特性から因子名を付与されているのに対し，プロファイル分析は知能モデルにしたがって下位検査をいくつかのカテゴリーにまとめて分析し，解釈する方法である．ここではCattell-Horn-Carroll (CHC)の理論にWAIS-Ⅲの下位検査を対応させたモデルを紹介する．

CHC理論からみると，WAIS-Ⅲは一般知能gの下層にある16の広域的知能のうち5つの知能，すなわち結晶化知能，流動性知能，視空間能力，短期作業記憶，認知的決断速度の5つの知能が計測できる検査であると考えられる (表4)[3]．それぞれの広域的知能の評価については，それぞれの下位検査の平均得点等を参考にして評価する．

## WAIS-Ⅲ群指数と病変部位の関連

近年になり患者群の脳画像を標準化し，病変部位を重ね合わせるLesion Overlapping法という画像解析方法が利用可能となった．

Gläscherらはこの方法を用いて241人の脳損傷患者の解析を行った[4]．患者は主に脳血管障害患者であるが，てんかん術後，ヘルペス脳炎，頭部外傷患者も一部含まれている．その中で，VCは左下前頭回，POは右頭頂葉，WMは左前頭葉，頭頂葉の損傷と関係があると報告した．PSについては左前頭葉と頭頂葉との関連が疑われた (図1)．

また，Barbeyらはベトナム従軍兵士で頭部損傷を受けた182名に同様の解析を行い，WAIS-Ⅲの全検査IQは前頭葉，頭頂葉皮質，および両者を結びつける白質のネットワークの損傷と関連があることを報告した[5]．同報告では群指数について，VCはブローカ領域および左上側頭回，POは右下および上頭頂皮質，WMは左背外側前頭前皮質，左下および上頭頂皮質，PSは左体性感覚野および一次運動野の損傷との関連を報告している．

今回，上記2文献について紹介したが，症例に含まれる疾患や群指数の下位項目等が一部異なっている等，いまだ議論があることも指摘しておく．

## 非言語性検査

**レーブン色彩マトリックス検査 (Raven's Col-**

ored Progressive Materices；RCPM）や Kohs 立方体組み合わせテストは言語をほとんど介さずに知能を評価できるので，失語症等の言語機能に障害がある場合によく利用されている．

## 1）レーブン色彩マトリックス検査（RCPM）[6]

標準図案の欠如部に合致するものを6つの選択図案の中から1つだけ被検者に選ばせる検査である．10～15分程度で施行可能である．合計36問で構成されており，セットA，AB，Bの3部に分かれている．結果は1問につき1点で計算し，36点満点である．45～89歳において年齢層別平均点と標準偏差が算出されている．

RCPMは言語を介さない検査であるため，失語症患者にも用いることができる．杉下らの日本版標準化では24点を知的機能低下の判定基準としている[6]．失語症においてレーブン色彩マトリックス検査が高得点である場合，非言語性の知的水準は保たれていると考えられるが，低下している場合は注意障害，空間認知障害，視覚障害，空間無視，認知症の合併等他の要因も考えられるため注意が必要である．

## 2）Kohs立方体組み合わせテスト[7]

1920年にKohsが開発し[8]，1966年に日本語版が出版された．**Kohs立方体組み合わせテスト**は，各面4原色で塗り分けられた立方体を，提示された「模様図版」の通りに並べる検査である．従来，聴覚障害のある児童の知的機能の検査として開発された．成人の場合は失語症患者の知能や構成障害の評価に用いられている．

計17課題あり，各課題には時間制限がある．20秒以内に課題が遂行できた場合，1点加点される．

なお，Kohs立方体組み合わせテストではIQを算出するが，算出方法は前述の知能偏差値ではなく，「IQ＝精神年齢（MA）÷暦年齢（CA）×100」で計算される．MAは，検査キット附属の換算表を用いて得点を精神年齢に置換する．CAは，18歳以上の場合すべて16歳に換算される．参考として，本テストのマニュアルより臨床診断別の粗点表を示す（表5）．健常者であっても高齢になるにしたがって得点の減少傾向

■ 表5　Kohs立方体組み合わせテストの評価について

| | | 正常群 | 中間群 | 認知症群 | 計 |
|---|---|---|---|---|---|
| 粗点 | 平均値 | 31.3 | 22.6 | 14.2 | 24 |
| | 標準偏差 | 26.2 | 9.3 | 12.2 | 18.5 |

(Kohs, 1966)[7]

がみられるため注意を要する．

その他小児を主に対象とした，**田中ビネー知能検査**や，**日本語版WPPSI知能診断検査**（p68参照），**日本版WISC-Ⅳ知能検査**，等があるが，「発達」の項目（p62～）を参照されたい．

## 認知症・高次脳機能障害の診断・評価に用いられる心理検査

認知症患者に用いる検査はWAIS-Ⅲ等の知能検査には含まれない記憶検査が多く含まれている．認知症患者に用いる検査の位置づけについて概説する．種々の検査の詳細については各項目を参照のこと．

### 1）Mini-Mental State Examination（MMSE）[9]

WAIS-Ⅲに比べ短時間で簡易に施行でき，患者の負担も少ない知能検査として，**Mini-Mental State Examination（MMSE）**（p223参照）がある．元来，精神疾患の認知障害を測定する簡易検査としてFolsteinら[10]によって考案されたが，その後，認知症の診断目的のスクリーニング検査としても注目された．MMSEは見当識，記憶，注意，言語，構成の下位検査として実施されている．

認知症のスクリーニングとして用いられる場合，23/24点が健常者とのカットオフ値になるが，年齢や職業，教育レベルもスコアに影響を与える可能性があり，記憶，言語，視空間認知等の認知機能を詳細に測定する検査も補助的に用いる必要がある（図2）．

#### (1) 見当識（10点）

自分自身を時間と空間の中に位置づける能力を調べる．具体的には，回りの様子や自分自身の感覚から状況を把握し，自分がどのような文脈の中で生活しているのかを把握する能力を評

| | 質問内容 | | 得点 |
|---|---|---|---|
| 1 | 今日は何年の何月何日ですか？何曜日ですか？ | 年 | 0 1 |
| | | 月 | 0 1 |
| | | 日 | 0 1 |
| | | 曜日 | 0 1 |
| | 今の季節は何ですか | | 0 1 |
| 2 | ここは何病院ですか？ | | 0 1 |
| | ここは何階ですか？ | | 0 1 |
| | ここは何県ですか？ | | 0 1 |
| | ここは何市ですか？ | | 0 1 |
| | ここは何地方ですか？（例：東海地方） | | 0 1 |
| 3 | これから言う3つの言葉を言ってみてください．後でまた聞きますのでよく覚えておいてください．（例：犬，桜，電車） | | 0 1 |
| | | | 0 1 |
| | | | 0 1 |
| 4 | 100から順に7を引いてください(5回まで)． | (93) | 0 1 |
| | | (86) | 0 1 |
| | | (79) | 0 1 |
| | | (72) | 0 1 |
| | | (65) | 0 1 |
| 5 | 先ほど覚えてもらった言葉をもう一度言ってください． | | 0 1 |
| | | | 0 1 |
| | | | 0 1 |
| 6 | 次の文章を繰り返してください．「ちりもつもればやまとなる」 | | 0 1 |
| 7 | （3段階の命令）「小さい方の紙を持ってください」 | | 0 1 |
| | 「それを半分に折りたたんでください」 | | 0 1 |
| | 「大きい紙の下に入れてください」 | | 0 1 |
| 8 | 下に書いてある文章を読んで，その指示に従ってください． | | 0 1 |
| 9 | （時計を見せながら）これは何ですか？ | | 0 1 |
| | （鉛筆を見せながら）これは何ですか？ | | 0 1 |
| 10 | 何か文章を書いてください． | | 0 1 |
| 11 | 次の図形を書いてください． | | 0 1 |
| | | | /30 |

目を閉じてください

自分で文章を考えて書いて下さい→

■ 図2　Mini-Mental State Examination（MMSE）

価している．例えば，屋外の雪景色を見ても季節を「夏です」と答えるとか，白衣の主治医と話しながら「ここは旅館です」と答えているようならば，見当識はかなり悪いといえる．

見当識の障害の低下は意識障害，記憶や注意の異常によって生じる他，言語障害によっても正しい答えが得られなくなる．

**(2) 記憶（6点）**

お互いに無関係な3つの言葉を覚えて（記銘），数分後に思い出す（想起）能力を調べる．記銘と

想起の間には別の課題を行う．MMSEの点数には反映されないが，被検者が言葉を思い出せない場合に，「植物に関する言葉がありましたよ」(手掛かり再生)，「ヒマワリ，バラ，チューリップのどれだったでしょう」(再認)とヒントを出してみることがある．ヒントを出して答えられた場合は，情報は覚えているが引き出すことが困難な状態だと考えられる．

### (3) 注意(5点)

1つの事柄に意識を向け続ける能力(注意)と，計算能力を調べる．100から7ずつ引き算をして順に答えを言ってもらい，間違いなくできた個数を点数とする(serial 7's)．患者が「何から7を引くんでしたか」や「何を引くんでしたっけ」と尋ねてもヒントは与えない．

ただし，この検査だけでは注意の維持が悪いのか，計算能力が悪いのかは判断できない．検査終了後に筆算を行って正答できた場合は，注意の維持が悪いか，答えの保持と減算という2つの同時処理に問題がある可能性がある．

### (4) 言語(8点)

物品の名前を言う(呼称)，聞いた言葉を繰り返す(復唱)，3段階の動作を聞いて実行する(3段階命令)，文を読んで，その動作をする(読解)，自分で文を考えて書く(書字)，といった能力を調べる．

復唱では，正確な音声の聞き取りとその再生を調べる．被検者の中には同じ意味が言えればよいと勝手に判断してしまう人がいるため，言葉は言ったとおりに繰り返し，言い方を変えないようにと伝える．

また，3段階の動作は，1段階の動作ごとに命じるのではなく1度に読み上げる．これは1段階の命令より3段階の命令のほうが理解能力の検査として鋭敏だからである．

読み書きは最後に獲得される言語技能で，特に書字は障害されやすい機能のひとつである．読解は，文章を音読する能力ではなく，内容を理解しているかどうかを調べている．書字ではなかなか書き出さない人がいるが，そのような場合は「まず，名前を書いてください」と誘導し，名前が書ければ「次は短くていいですから文を書いてください．帰ってからやってみたいことでも結構です．漢字でも仮名でも構いません」と促す．この検査は，被験者が自身の考えを文字で表現できるのかをみているので，文章を与えて書かせる課題ではない．

### (5) 構成(1点)

まとまりのある形を形成する能力を調べる．2つの五角形が重なっていれば正答とする．

## 2) 改訂長谷川式簡易知能評価スケール (HDS-R)[11] (図3)

改訂長谷川式簡易知能評価スケール(Hasegawa Dementia Rating Scale-Revised；HDS-R) (p223参照)はわが国で広く使用されている検査である．MMSEとの違いは，動作性の項目が含まれていない点と近時記憶の点数比率が高くなっている点である．

## 3) 日本版 Alzheimer's Disease Assessment Scale (ADAS-Jcog)[12]

1983年にMohsらによって開発された簡易精神機能検査の認知障害を評価する下位尺度(**ADAS-cog**)をもとに，1992年に本間らにより日本版のADAS-Jcog(p223参照)が作成された．ADAS-Jcogは抗認知症薬の臨床試験に用いるために開発されたが，アルツハイマー型認知症(alzheimer disease；AD)患者の重症度の評価や認知障害のスクリーニング検査としても有用とされている．

ADAS-Jcogの下位検査は，単語再生，口頭言語能力，言語の聴覚的理解，喚語困難，口頭命令に従う，手指および物品呼称，構成行為，観念運動，見当識，単語再認，テスト教示の再生能力の11項目から構成されている．認知障害が重度になるに従い，得点が加算される失点方法を採用している．ADを判別するためのカットオフ得点は，9/10とされている．

## 4) Addenbrooke's Cognitive Examination (ACE-R)[13]

1990年代に開発された，MMSEとACE得点(100点満点)を算出する簡便な検査で，認知症の鑑別診断に重点を置いている．1度改訂が

| | | | | |
|---|---|---|---|---|
| 1 | お年はおいくつですか？（2年までの誤差は正解） | | | 0　1 |
| 2 | 今日は何年の何月何日ですか？　何曜日ですか？ | | 年 | 0　1 |
| | | | 月 | 0　1 |
| | | | 日 | 0　1 |
| | | | 曜日 | 0　1 |
| 3 | 私達がいまいるところはどこですか？<br>（自発的にでれば2点，5秒おいて，家ですか？　病院ですか？　施設ですか？<br>の中から正しい選択をすれば1点） | | | 0　1　2 |
| 4 | これからいう3つの言葉を言ってみてください．あとでまた聞きますのでよく<br>覚えておいてください．<br>（以下の系列のいずれか一つで採用した系列に○印をつけておく）<br>　1：a）桜　b）猫　c）電車　　2：a）梅　b）犬　c）自動車 | | | 0　1<br>0　1<br>0　1 |
| 5 | 100から7を順番に引いてください．<br>（100−7は？，それからまた7を引くと？と質問する．最初の答え<br>が不正解の場合，打ち切る．） | (93)<br>(86) | | 0　1<br>0　1 |
| 6 | 私がこれから言う数字を逆から言ってください．（6-8-2，3-5-2<br>−9を逆に言ってもらう，3桁逆唱に失敗したら打ち切る．） | 2-8-6<br>9-2-5-3 | | 0　1<br>0　1 |
| 7 | 先ほど覚えてもらった言葉をもう一度言ってみてください．<br>（自発的に回答があれば2点，もし回答がない場合以下のヒントを与え正解であ<br>れば1点．）　　a）植物　b）動物　c）乗り物 | | | a：0　1　2<br>b：0　1　2<br>c：0　1　2 |
| 8 | これから5つの品物を見せます．それを隠しますのでなにがあったか言ってく<br>ださい．<br>（時計，鍵，タバコ，ペン，硬貨など必ず相互に無関係なもの） | | | 0　1　2<br>3　4　5 |
| 9 | 知っている野菜の名前をできるだけ多く言って<br>ください．（答えた野菜の名前を右欄に記入す<br>る．途中で詰まり，約10秒待ってもでない場<br>合にはそこで打ち切る．）0〜5＝0点，6＝1点，<br>7＝2点，8＝3点，9＝4点，10＝5点 | | | 0　1　2<br>3　4　5 |
| | | | 合計得点 | |

■ 図3　改訂長谷川式簡易知能評価スケール

(加藤，1991)[11]

行われ施行が容易となり，感度（検出力）が上昇した．検査施行時間は平均15分程度である．感度の高い得点（88点）のカットオフ値と，特異度が高い得点（82点）のカットオフ値が推奨されている．

初期のADに対する検出能力が高く，ADと前頭側頭葉変性症，皮質基底核変性症，進行性核上性麻痺との鑑別にも有用との報告がある[13]．

注意／見当識，記憶，語列挙，言語，視空間の5つの領域の下位得点が算出できる．現在までに40カ国以上で用いられ，20以上の言語で利用されている．Frontier Website（www.ft-drg.org）から無料ダウンロードできる．なお，原版のMMSEに比べて遅延再生が早い順番で教示されること，serial 7'sの採点方法が異なる点に留意する．

これらの他に，認知症の診断および経過観察では日常生活活動（ADL）および行動精神症状（behavioral and psychological symptoms of dementia；BPSD）等を評価するスケールが併用される（表1）．

## 検査中の患者への対応

### 1）評価を行うにあたって

知能検査において個人のIQ値は環境に強く

影響される．年齢，教育水準，視覚・聴覚的能力等について，あらかじめ被検者やその家族に聴取しておく必要がある．また，検査に対する協力性や意欲も関係するため，検査者の対応にも十分な配慮が必要である．

### 2）検査時期

本項に挙げた検査は複数回行うことで学習効果がみられる．特に記憶に関連する項目については，健常者に行うと年単位での学習効果が認められることもある．脳卒中発症急性期等，意識状態の変動を伴うような時期であっても練習効果が残存する場合があり，施行時期についても考慮する必要がある．

### 3）検査前

検査者は被検者（患者）に対して親和的態度を取り，検査の目的を明確にし，検査前にはラポート（rapport；検査者と被検者の心理的信頼関係）を形成しておく必要がある．患者が検査に対して過度に緊張し拒否的になると，検査結果の信頼性が低下するので注意する．

### 4）検査時

検査中の患者の状態（意識状態，投薬の影響，上肢・手指の運動障害による負荷等）に留意する．高齢者の場合，易疲労性が高く注意が持続できない患者もいるので，検査の間に休憩を取りながら行ってもよい．

検査を実施する際には，患者の作業に対して激励的な態度を示すように心がけるが，正答を誘導するような問いかけや教示は慎むべきである．また，患者の反応を「この程度であろう」と検査者が一方的に推測し，途中で打ち切ることをしてはいけない．

検査者は検査の実地法や採点法に習熟しており，検査中に手引き書に頼らないことが重要である．特に知能検査は一般に多数の下位検査から構成されているため，各項目の教示，採点方法をよく理解し記憶しておくことが望ましい．検査の信頼性を高め，成績に正しい解釈を与えるためには，熟練した専門家が心理検査を行うことが求められる．

### 5）検査後

検査結果を必要以上に気にする，不安に感じる患者も多い．心理検査の結果はあくまでも患者の精神機能の一面を評価するものであり，絶対的なものではないことを伝え，患者の不安を軽減する努力が望まれる．

## おわりに

知能検査を行う際は次のことに注意して行う必要がある．

①知能検査は人間の知能全体のごく一部を計測しているに過ぎない．
②検査には練習効果があることも考慮し，適切な時期に行う．
③検査によって計測できる知能が違うことを念頭に置き，被検者に適した検査を行う．
④各検査の総点のみならず，下位項目評価にて病態を推察することが重要である．

（石原哲郎，森 悦朗）

### 文献

1) Wechsler D : The Measurement and Appraisal of Adult Intelligence, The Williams & Wilkins Company, 1958.
2) Wechsler D 著，日本版 WAIS-Ⅲ刊行委員会編：日本版 WAIS-Ⅲ実施・採点マニュアル，日本文化科学社，2006.
3) 村上宣寛，村上千恵子：臨床心理アセスメントハンドブック，北大路書房，2008.
4) Gläscher J et al : Lesion mapping of cognitive abilities linked to intelligence. Neuron 61(5) : 681-691, 2009.
5) Barbey AK et al : An integrative architecture for general intelligence and executive function revealed by lesion mapping. Brain 135 : 1154-1164, 2012.
6) Raven JC 著，杉下守弘，山崎久美子訳：レーヴン色彩マトリックス検査，日本文化科学社，1993.
7) Kohs S 著，大脇義一訳：コース立方体組み合わせテスト，三京房，1966.
8) Kohs S : The Block-Design Tests. J Experimental Psychology 3(5) : 357, 1920.
9) 森 悦朗・他：神経疾患患者における日本語版 Mini-Mental State テストの有用性．神心理 1(2) : 82-90, 1985.
10) Folstein MF et al : "Mini-mental state" : a practical method for grading the cognitive state of patients for the clinician. J Psychiat Res 12(3) : 189-198, 1975.
11) 加藤伸司：改訂長谷川式簡易知能評価スケール（HDS-R）の作成．老年精医誌 2(11) : 1339-1347, 1991.
12) 本間 昭・他：Alzheimer's Disease Assessment Scale (ADAS)日本版の作成．老年精医誌 3(6) : 647-655, 1992.
13) Hodges JR 著，森 悦朗監訳：臨床家のための高次脳機能のみかた，新興医学出版社，2011.
14) 村上宣寛：IQってホントは何なんだ？，日経BP社，2007.

# Ⅰ章 基本・症状編

# 8. 成長・発達

成長とは形態の量的変化を表し，発達とは，機能の成熟への量的および質的変化を表している．

## A. 成　長

### 年齢別の成長

#### 1）新生児期および幼児期

出生時の体重は約3kg，身長は約50cmである．乳歯は5～9カ月に生え始め，1歳までに6～8本生える．

1歳児の身長は約75cm，体重は10kg弱である．乳児期にはO脚の傾向がある．歩行を開始し始めた時期にはX脚で内転の傾向があるが，やがて脚はまっすぐになってくる．

2歳時には，乳歯は14～16本になり，2歳半までには20本全部が生え揃う．

3歳児の身長は約90cm，体重は約13kgである．

4～5歳頃には扁平足の外観から土踏まずがはっきりしてくる．

6歳児では，身長が約110cm，体重が約20kgになる．

#### 2）学童期

6歳から10～12歳頃までは，身長と体重は着実に増加する．永久歯は6～8歳頃から生え始め，大臼歯の1対を除き10～14歳までに28本が生える．

#### 3）思春期

7～8歳頃から性差がはっきりしてくる．思春期は，女子は10歳，男子は12歳頃から始まる．女子は17歳頃，男子は19歳頃に最終身長になる．発育急進期に体型の個体差がはっきりしてきて，骨格，筋肉，脂肪の発達の違いが異なった体型をつくる．

思春期には，男子における男性ホルモン（アンドロゲン）と，女子における女性ホルモン（エストロゲン）の分泌が起こる．女子においては初潮，乳房の発達で，男子においては外性器と体毛の発達や声変わりで判断する．骨端部のX線検査（骨年齢）は，小児の生理的成熟を判定するのによい指標となる．

## B. 発　達

### 発達の全体像

乳児期は，運動機能の発達と精神機能の発達をはっきりと区別しにくく，精神発達の遅れがある小児では，運動発達も遅れることが多い．また，小児の運動発達には個人差があり，一時点だけでの評価では判断が難しいため，経過を追って観察することが大切である．発達は，出生時の在胎期間との関係が強く，月齢が低い小児では在胎期間との関連性も考えなくてはならない．小児の発達は，「運動発達」，「発達と反射」，「知的発達」の3つに分けて考えるのがわかりやすい．

### 運動発達

#### 1）運動発達の原則

小児の運動発達には基本的な方向性があり，「頭部から下方に向かって」，「中心部から末梢へ向かって」発達するという原則がある．

「頭部から下方へ向かって」という点では，

■表1　乳児の運動発達

| 1カ月 | 1. 寝ていて自由に顔を左右に向ける．<br>2. 腹臥位で頸を瞬間的に挙げる． |
|---|---|
| 4カ月 | 1. 頸が座る．<br>2. 半分まで寝返る．<br>3. 手に触れた物をつかむ．<br>4. 腹臥位で顔を45〜90度上げる． |
| 6カ月 | 1. 背を丸くして両手をついて数秒座る．<br>2. 腹臥位で両腕を伸ばして顔を上げ，両手で体重を支える．<br>3. 手を伸ばして物をつかむ． |
| 9カ月 | 1. つかまり立ちする．<br>2. 腹這いで後ろに進む．<br>3. 両手で遊ぶ． |
| 10カ月 | 1. 四つ這いをする．<br>2. 小さい物をつかむ． |
| 11カ月 | 1. 伝い歩きをする． |

頭部の安定である「頸座り(頸定)」に始まり，腰部の安定に伴う「お座り」の獲得，下半身の安定に伴う「つかまり立ち」，「伝い歩き」，「歩行」へと順に発達していく．

「中心部から末梢へ」という点では，寝返り，お座りといった全身的な運動から，次第に両手で持つ，片手で持つ，指先でつまむといった微細な運動の発達へと進んでいく．また，運動の発達は，神経系の成熟と密接につながりを持っており，平衡感覚や筋力の成熟に伴って，運動も発達していく．

## 2) 乳児の運動発達（表1）

乳児の運動発達のキーポイントは，頸座り，寝返り，お座り，這い這い，つかまり立ち，歩行である．

### (1) 頸定

腹臥位にしたとき，上肢で支えて頭部と肩を上げ，胸を床から離していられるようになった段階を「頸が座った」という．頸が座らなければ，座位やつかまり立ちといった垂直方向の運動発達が獲得できない．5カ月児の97％は頸が座っている．5カ月を過ぎても頸定が得られない場合には，運動発達の遅れが考えられる．

### (2) 寝返り

頸座りと座位の獲得の間に，寝返りを獲得する時期がある．6カ月児の97％は寝返りをする．

寝返りができるようになるには，緊張性頸反射の出現が必要で，初めは緊張性頸反射を利用して寝返りをするが，やがて寝返り運動を学習して自由に寝返りをするようになる．寝返りをしないで，次の運動発達に進む小児もみられる．

### (3) お座り

両手をつかないで1分以上座っていられるのをお座りの獲得という．8カ月児の80％，10カ月児の97％がお座りが可能である[1]．お座りができるようになる頃には，倒れそうになったときに手を出して倒れるのを防ぐ「パラシュート反応」が出現してくる．この反応を利用しながら座位が安定していく．お座りは，乳児の視野が平面的なものから立体的なものに進むという点で，脳の発達に重要な意味をもつ．

### (4) 這い這い

腹臥位の姿勢で両腕を伸ばして体を支えられるようになると，後ろに進んだり，方向転換(pivoting)をするようになる．その後，肘を使って前に這うようになり(肘這い，ほふく；crawl)，やがて腹部を床から上げて四つ這い(creep)が可能となる．這う動作は，四肢の交互性を学ぶという点で歩行への準備となる．12カ月児の98％が四つ這いをする．

座ったままの姿勢で殿部をはずませて移動する(座位移動)小児(shuffling baby)が少数みられるが，歩行開始が遅れることを除けば大きな問題はない．座位移動を始めそうな小児では，お座りの機会を減らし，腹臥位，這い這いをさせるとよい．

### (5) つかまり立ち

つかまり立ちとは，何かにつかまって自分で立ち上がることをいう．12カ月児の98％がつかまり立ちをする[1]．つかまり立ちができるようになり，体重を左右どちらかの足に乗せられるようになると，伝い歩きができるようになる．やがて物につかまらなくても立ち上がり，そのままの姿勢でバランスを保てるようになる．

### (6) 歩行

歩行は，ヒトとしての動作の基本である．歩行開始の年齢は個人差が大きいが，1歳5カ月

■ 表2 幼児の運動発達

| 1歳 | 1. 数秒間，1人で立っている．<br>2. 片手を引くと歩く．<br>3. 座位から立ち上がる．<br>4. 母指と示指の指先で物をつまむ． |
|---|---|
| 1歳6カ月 | 1. 転ばないで歩く．<br>2. 手を引くと階段を昇る．<br>3. ぎこちなく走る．<br>4. 積木を2個積む． |
| 2歳 | 1. 走る．<br>2. 手すりを持って，両足を揃えながら1段ずつ階段を昇る．<br>3. 下手だが，両足ジャンプができる． |
| 3歳 | 1. 足を交互に出して階段を昇る．両足を揃えながら1段ずつ階段を降りる．<br>2. 三輪車に乗れる．<br>3. 片足立ちができる．<br>4. 丸が書ける． |
| 4歳 | 1. 足を交互に出して階段を昇降する．<br>2. 片足ケンケンができる．<br>3. ハサミが使える． |
| 5歳 | 1. スキップができる．<br>2. ブランコで立ちこぎができる．<br>3. 上着の下のほうのボタンがはめられる． |

■ 表3 反射の発達

| 月齢と運動機能 | 中枢神経の成熟レベル | 該当レベルでみられる反射・反応 |
|---|---|---|
| 新生児 | 脊髄 | 手掌把握反射<br>足底把握反射<br>交叉伸展反射<br>逃避反射 |
| 2カ月<br>(腹臥位で手足を動かす) | 脊髄−橋 | 対称性緊張性頸反射<br>非対称性緊張性頸反射<br>モロー反射 |
| 10カ月<br>(這い這い) | 中脳<br>(立ち直り反射) | 頸部立ち直り反射<br>迷路性立ち直り反射<br>視性立ち直り反射<br>ランドウ反射<br>パラシュート反射 |
| 12カ月<br>(歩行) | 大脳皮質<br>(平衡反応) | 傾斜反応<br>跳びはね反応 |

児の98％が歩行する．初めは両腕を屈曲し肩の辺りまで上げてバランスを取る歩き方であるが，次第に腕を下ろして前後に振って歩くようになる．

### (7) 乳児期の手の運動

新生児期には両手を握っていることが多いが，1カ月を過ぎる頃には手を開くことが増え，4カ月になると手に触れた物をつかむようになる．3〜4カ月になると，自分の手を眼の前で見るようになる．

発達を評価するため日常的によく行われる「顔に布をかけるテスト」をすると，知的機能や運動機能に問題のない場合には，4〜5カ月になるとすぐに顔の布を手で取り払う動作がみられる．

6カ月になると，腕を伸ばして物をつかみ，手に持った物を口に持っていくようになる．7カ月頃までは手の平全体で物をつかむが，8カ月になると母指，示指，中指で物をつかむようになり，両手遊びが始まってくる．10カ月になると，小さな物を母指，示指でつまむように なる．1歳頃になると手に持った物を口に持っていくことが減ってくる．

### 3) 幼児の運動発達 (表2)

#### (1) 幼児期の粗大運動

幼児期には歩行が安定し，応用歩行が獲得されていく．運動能力の判定に「階段昇降」はよい指標となる．階段は昇るほうがやさしく，降りるほうが難しい．1歳半では歩行が安定し，転ばないである程度の距離が歩けるようになる．ぎこちないが走れるようになり，手を引くと階段を昇れるようになる．2歳では上手に走れるようになり，手すりを持って，両足を揃えながら1段ずつ階段を昇れるようになる．2歳半では両足を揃えながら1段ずつ階段を昇降できるようになる．3歳では足を交互に出して階段を昇れるが，降りるときには両足を揃える．三輪車に乗れるようになり，片足立ちができるようになる．4歳になってやっと足を交互に出して階段を昇降するようになり，また片足ケンケンができるようになる．5歳でスキップやブランコの立ちこぎができるようになる．

#### (2) 幼児期の手の運動

1歳3カ月頃になると自分でコップを持って飲むようになる．2歳半になると鉛筆やクレヨンでメチャメチャ書きをする．3歳では丸が書け，4歳では四角が書ける．4歳になるとハサミが

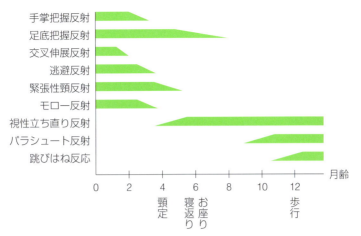

■図1　反射の発達

使えるようになり，5歳では線の上を上手に切れるようになる．5歳になると上着の下のほうのボタンがはめられるようになる．

乳児期には「利き手」ははっきりしないが，1歳を過ぎる頃から右手を使う率が増え，2歳では80％，5歳では90％となる．

## 発達と反射

### 1）脳の成熟と反射

小児では神経発達のレベルに応じた反射がみられる（表3，図1）．新生児では延髄や橋の一部までしか神経成熟はみられず，成長に伴って消失していく原始反射がみられる．典型的な原始反射は3～4カ月頃には消失し，4～5カ月頃には中脳レベルの立ち直り反射が出現してくる．立ち直り反射は，小児が空間で位置を変化させたとき，本来あるべき位置に体が自然に立ち直る反射のことである．立ち直り反射は7～12カ月頃に最もはっきり認められ，大脳皮質の平衡反応が出現するとともに弱くなり，5歳頃までには消失する．平衡反応は6～9カ月頃に出現し，その後一生認められる．

これらの反射を観察することにより，神経発達の成熟度を客観的に判定することができる．本来消失するはずの反射が残っていたり，出現するはずの反射が出てこないということは，脳障害を強く示唆する所見である．

### 2）運動発達と反射

寝返りを始める5～6カ月の時期に，小児は緊張性頸反射を利用して体を回転させるコツを学び，その後はそれを学習して自由に寝返りができるようになる．座位が安定してくる6～7カ月になると，倒れかけたときに体を支えるパラシュート反射が出現してくる．また，9～10カ月になると，小児を抱きかかえて上半身を倒したときに，両腕を出して支えようとするパラシュート反射が出現する．つかまり立ちが安定してきた頃，小児を立たせて，体を左右に傾けると，反対側の足を交差させて転倒を防ぐような動作（跳びはね反応）がみられてくる．跳びはね反応が十分に出現するようになると，歩行が開始される．

## 知的発達

小児の知的発達は，基本的な生活習慣，社会性，言葉の発達の面から把握する．また年齢が低い小児では，運動の発達も知的発達と強い関係を持っているので，全体的な発達をみて知的発達を評価する．

### 1）乳児の知的発達（表4）

#### (1) 情緒の発達

乳児期前半には，全身で快，不快を表現する．6～7カ月になると親を認識するようになり，怒り，恐れ，愛情等の感情が発達してくる．10～11カ月頃には人見知りが目立つ．

■ 表4 乳児の知的発達

| 1カ月 | 1. 泣いているときに抱き上げると泣き止む．<br>2. 大きな音に反応する． |
|---|---|
| 4カ月 | 1. あやされると声を出して笑う．<br>2. スプーンから飲むことができる． |
| 5カ月 | 1. おもちゃを見ると動きが活発になる．<br>2. 顔にかけた布を取る．<br>3. 人を見ると笑いかける．<br>4. 母の声を他人の声と聞き分ける． |
| 7カ月 | 1. コップから飲む．<br>2. 親の話し方で感情を聞き分ける(禁止等)． |
| 9カ月 | 1. コップ等を両手で口に持っていく．<br>2. おもちゃを取られると怒る． |
| 11カ月 | 1. 自分でコップを持って飲む．<br>2. 人見知りをする．<br>3. 「バイバイ」等の言葉に反応する． |

■ 表5 幼児の知的発達

| 1歳 | 1. スプーンで食べようとする．<br>2. 1～2語，言葉を真似る． |
|---|---|
| 1歳3カ月 | 1. ほめられると同じ動作を繰り返す．<br>2. 2語言える．<br>3. おいで，ちょうだい等の言葉を理解する． |
| 1歳6カ月 | 1. 衣服の着脱に協力する．<br>2. できないことがあると助けを求める．<br>3. 絵本を見て1つの物の名前を言う． |
| 2歳 | 1. 尿意を教える．<br>2. 親から離れて遊ぶ．<br>3. 二語文を話す． |
| 3歳 | 1. 自分で上着を脱ぐ．<br>2. ままごと遊びをする．<br>3. 色が4つわかる． |
| 5歳 | 1. 自分で着脱ができる．<br>2. 友達と協力して作業ができる．<br>3. 4連語の文章を復唱できる．<br>4. 左右がわかる． |

### (2) 社会性の発達

生後2～4カ月頃には，あやすと笑い，6カ月頃からは大人の相手を求めるようになる．9カ月頃には，おもちゃを取られると怒る等の行動がみられる．

### (3) 言葉の発達

生後2カ月頃になると，泣き声とは別の音声（喃語）を発するようになり，5カ月頃には喃語を反復するようになってくる．自分で発音し，聴覚的にその音を認知し，さらに発音を繰り返すことが言葉の獲得に結びついていく．7カ月頃になると他人の声に興味を持ち始め，10カ月頃には盛んに喃語を発するようになる．

## 2) 幼児の知的発達（表5）

### (1) 情緒の発達

1～2歳頃は母親への甘えが強くなり，後追いが目立つ．また，こわがったり，かんしゃくを起こすことも目立つ．2～3歳頃は，まだ自制力が発達していないため泣きやすく，また嫉妬したりする．その後，第一反抗期といわれる時期に入り，何でも「嫌」と言うことが多くなるが，4～5歳になると自分の感情を抑制できるようになる．

### (2) 社会性の発達

1歳を過ぎると，他の子どもに興味を示すようになる．1歳半を過ぎると一緒に同じようなことをして遊べるようになるが，まだ一人遊びの段階であり，ルールを理解して一緒に遊べるようになるのは3歳を過ぎてからである．

### (3) 言葉の発達

1歳過ぎに意味のある言葉を話すようになる．1歳半～2歳の時期に二語文を話すようになり，絵本で自分の知っている物を指して名前を言うようになる．2歳を過ぎると多語文になってくる．2歳半になるとお喋りになり，「なぜ」を連発する．発音が不明瞭であったり，幼児音であることは多いが，この時期に矯正する必要はない．3～4歳になると日常会話が可能となり，発音も正常化する．

## 脳障害のハイリスク因子

正常な発達から外れている小児を早く見つけ出すためには，脳障害を生じる可能性のある「ハイリスク因子」を知っておくことが大切である（「脳性麻痺」の項，p284～参照）．

## 心理評価

小児の心理評価は，本人への面接，心理検査の実施に加え，行動観察，家族からの情報収集等，広い視点からの情報が必要である．小児に使える心理検査は限られているばかりでなく，

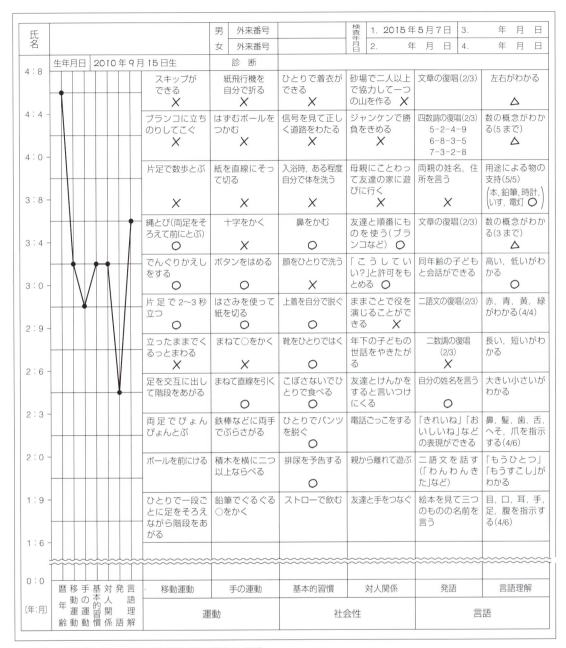

■ 図2 遠城寺式・乳幼児分析的発達検査表（例）
〔遠城寺宗徳：遠城寺式 乳幼児分析的発達検査法（九州大学小児科改訂新装版），慶應義塾大学出版会，2009 を改変〕

その評価には熟練が必要である．

### 1) 発達検査

**(1) 遠城寺式・乳幼児分析的発達検査法**（図2）

0～6歳を対象年齢とし，運動（移動運動，手の運動），社会性（基本的習慣，対人関係），言語（発語，言語理解）の3領域，6項目について発達プロフィールを測定する（p289 参照）．

**(2) 新版K式発達検査法**（図3）

0～14歳を対象年齢とし，姿勢・運動，認知・適応，言語・社会の3領域および全体の発達年齢段階を測定する（p289 参照）．

**(3) デンバー発達判定法（DENVER Ⅱ）**（図4）

0～6歳を対象としている．粗大運動，微細運動・適応，個人・社会，言語の4領域について評価する．判定中の様子も記載する．

| 領域 | 1:0超～1:3 | 1:3超～1:6 | 1:6超～1:9 | 1:9超～2:0 | 2:0超～2:3 | 2:3超～2:6 | 2:6超～3:0 |
|---|---|---|---|---|---|---|---|
| 姿勢<br>運動<br>(P～M) | 歩く<br>2・3歩　T12 | | | 両足跳び　T13 | 飛び降り　T20 | | |
| | 片手支持<br>登る　T16 | 片手支持<br>降りる　T17 | 手すりで<br>登降　T18 | | | | 交互に足<br>を出す　T19 |
| 認知・適応<br>(C～A) | 積木の塔<br>2　P20 | 積木の塔<br>3　P21 | 積木の塔<br>5　P22 | 積木の塔<br>6　P23 | 積木の塔<br>8　P24 | | 四角構成<br>例後2/2　P88 |
| | | | | | | トラック<br>の模倣　P25 | |
| | 丸棒<br>例後1/3　p68 | 角板<br>例後1/3　P69 | 角板<br>例前1/3　P70 | | | | 家の模倣　P26 |
| | 瓶から出<br>す　P52 | | 形の弁別<br>Ⅰ1/5　P81 | 形の弁別<br>Ⅰ3/5　P82 | | 形の弁別<br>Ⅱ8/10　P83 | |
| | | はめ板<br>全　例無　P74 | | | | | |
| | | 円板<br>回転　P73 | はめ板<br>回転<br>全1/4　P75 | | | 折り紙Ⅰ　P78 | 折り紙Ⅱ　P79 |
| | なぐり描<br>き例前　P100 | | 円錯画<br>模倣　P101 | | 横線模倣<br>1/3　P102 | | 十字模写<br>例後1/3　P105 |
| | | | | | 縦線模倣<br>1/3　P103 | | 円模写<br>1/3　P104 |
| | | 予期的<br>追視　P67 | 入れ子<br>3個　P76 | | 入れ子<br>5個　P77 | | |
| | 包み込む　P65 | 2個の<br>コップ<br>2/3　P97 | 3個の<br>コップ<br>2/3　P98 | | 記憶板<br>2/3　P113 | | |
| 言語・社会<br>(L～S) | | | | | 2数復唱<br>1/3　V1 | | 3数復唱<br>1/3　V2 |
| | | | | | 大小比較<br>3/3, 5/6　V8 | | 長短比較<br>3/3, 5/6　V6 |
| | | 語彙3語　V45 | | 絵の名称<br>Ⅰ3/6　V32 | 絵の名称<br>Ⅰ5/6　V33 | 絵の名称<br>Ⅱ3/6　V34 | 絵の名称<br>Ⅱ5/6　V35 |
| | 指さし<br>行動　V30 | | 絵指示<br>4/6　V31 | | 用途絵指<br>示4/6　V31b | | 色の名称<br>3/4　V40 |
| | | | | | | 姓名　V37 | |
| | | | 身体各部<br>3/4　V27 | | | | 年齢　V37b |
| | | | | | 表情理解<br>Ⅰ5/6　V10b | | 表情理解<br>Ⅱ3/4　V10c |

■ 図3　新版K式発達検査法(例)
(新版K式発達検査研究会編：新版K式発達検査法2001年版 標準化資料と実施法，ナカニシヤ出版，2008を改変)

## 2) 全般的知的機能検査

### (1) 田中ビネー知能検査V

2歳～成人を対象年齢とし，年齢別の知的発達水準を設定して，知能発達の状態を測定する．

### (2) WISC-Ⅳ知能検査

Wechsler Intelligence Scale for Children (WISC)に基づく．5～16歳11カ月を対象年齢とし，全検査IQと4つの指標(言語理解指標，知覚推理指標，ワーキングメモリー指標，処理速度指標)を測定する(p52, 291参照)．

### (3) WPPSI知能検査

WISCを低年齢化したWechsler Preschool and Primary Scale of Intelligence (WPPSI)に基づく．3歳10カ月～7歳1カ月を対象年齢とする(p291参照)．

### (4) Kohs立方体組み合わせテスト

言語要因の介入なしに施行できる動作性の知能検査で，6歳～成人を対象年齢とする(p57参照)．

### (5) K-ABCⅡ (Kaufman Assessment Battery for Children)

2歳6カ月～18歳11カ月を対象年齢とする．認知処理能力だけでなく，基礎的学力を測定でき，検査結果を教育的働きかけに結びつけて活用できる．認知尺度(維持尺度，同時尺度，学習尺度，計画尺度)と，習得尺度(語い尺度，読

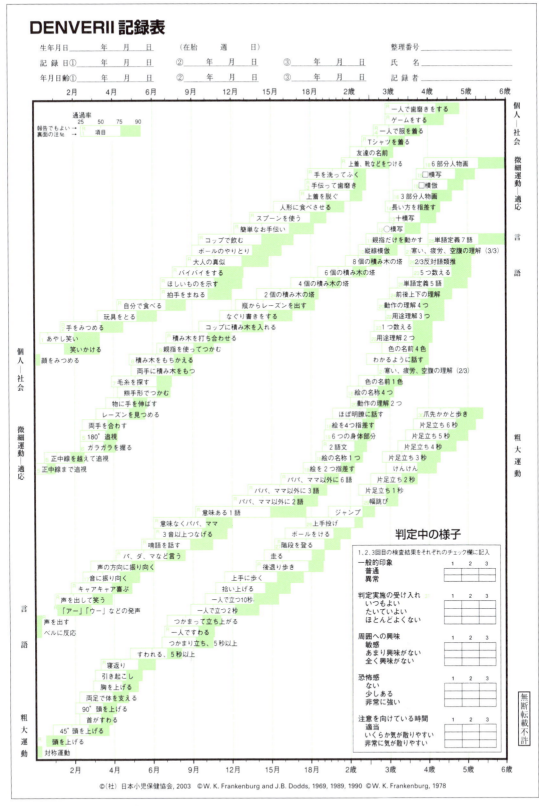

■ 図4　デンバー発達判定法
　（Frankenburg WK 原著，日本小児保健協会：DENVER II―デンバー発達判定法，日本小児医事出版社，2009）

み尺度，書き尺度，算数尺度）から構成される．

### (6) DN-CAS 認知評価システム (Das-Naglieri Cognitive Assessment System)

新しい心理検査で，12の下位検査による標準実施，あるいは8つの下位検査による簡易実施ができる．4つの認知尺度（プランニング，注意，同時処理，継次処理）を評価する．認知的偏りを調べるのに有用である．

### 3) コミュニケーション能力検査

#### (1) 絵画語い発達検査

4コマの絵の中から，検査者の言う単語に最もふさわしい絵を選択させる方法で行われ，言語理解力の中で特に基本的な「語いの理解力」の発達度を短時間に測定する．

#### (2) ITPA 言語学習能力診断検査 (Illinois Test of Psycholinguistic Abilities)

3～9歳を対象年齢とする．言葉の理解，言葉の類推，言葉の表現等の項目で，コミュニケーション能力を評価する．

### 4) 社会性の検査

#### S-M 社会生活能力検査 (Social Maturity Scale)

6カ月～15歳を対象年齢とする．身辺自立，移動，作業，意思交換，集団参加，自己統制の領域について社会生活能力を評価する．

〔栗原まな〕

---

文献

1) 厚生労働省：平成22年乳幼児身体発育調査の概況について．2011年：http://www.mhlw.go.jp/file/04-Houdouhappyou-11901000-Koyoukintoujidoukateikyoku-Soumuka/zu10-1.pdf
2) 福岡地区小児科医会乳幼児保健委員会編：乳幼児健診マニュアル．医学書院，2012．
3) 栗原まな：小児リハビリテーション医学，第2版，医歯薬出版，2015．

# Ⅰ章　基本・症状編

# 9. 言語障害

中枢神経系の損傷に由来する，主として脳卒中の言語障害の場合は「舌が回らない」，「言っていることがおかしい」等の訴えで来院することが多く，失語症(aphasia)とディサースリア(dysarthria)の鑑別診断が必要となる．本項では失語症とディサースリアの全体像，評価について述べていく．

## A. 失語症

### 障害の全体像

失語症とは「大脳損傷によって生じる後天的な言語機能障害」と定義され，「聴く」，「話す」，「読む」，「書く」のモダリティ(言語様式)すべてに影響が及ぶとされている．いわゆる言語野は，右利き者の98～99％において左大脳半球に局在するが，非右利き者の場合は60％が左大脳半球，40％が右大脳半球に局在すると考えられている．言語野はシルビウス裂の周辺に語産生のブローカ野(下前頭回三角部，弁蓋部)と語音の弁別，同定を行うウェルニッケ野(上側頭回)があり，弓状束で結ばれている．また，意味理解の領域は角回にある．縁上回皮質，皮質下白質病変では復唱障害が生じるとされている．高次脳機能障害全国実態調査報告によれば，失語症の原因疾患は脳梗塞と脳出血が多く，両疾患を併せると84.2％を超えていたとしている．

### 障害の評価

#### 1) スクリーニング評価

ベッドサイドで短時間に「聴く」，「話す」，「読む」，「書く」のモダリティを大まかにとらえる

■ 表1　古典的失語症分類

| 流暢性 | 復唱 | 聴理解 | 失語症分類 |
|---|---|---|---|
| 流暢 | 可 | 良好 | 健忘失語 |
| | | 不良 | 超皮質性感覚失語 |
| | 不可 | 良好 | 伝導性失語 |
| | | 不良 | ウェルニッケ失語 |
| 非流暢 | 可 | 良好 | 超皮質性運動失語 |
| | | 不良 | 超皮質性混合失語 |
| | 不可 | 良好 | ブローカ失語 |
| | | 不良 | 全失語 |

■ 表2　失語症のスクリーニング評価の例

| モダリティ | 評価項目 | 診察内容 |
|---|---|---|
| 話す | 流暢性 | 会話 |
| | 呼称 | ①ペン，②眼鏡，③携帯電話 |
| | 復唱 | ①テレビ，②目を閉じる |
| 聴く | 単語の理解 | テレビを指さしてください |
| | 口頭命令 | 目を閉じてください |
| 読む | 漢字単語の理解 | (「時計」の字を見せて)これを指さしてください |
| | 書字命令に従う | (「目を閉じてください」を見せて)これを行ってください |
| 書く | 書字 | 名前を書いてください |

ことが必要である．その際，失語症のタイプ診断について，**古典的失語症分類**を念頭に置くことは有用だろう．流暢性について，発話速度やプロソディ，構音，句の長さ，努力性発話，発話の切迫，内容，錯語で判定されている(表1)．臨床的には「発話量」と「句の長さ」を評価することが流暢性の判別には有用である．復唱や聴理解については単語や短文を用いて行う．例として，筆者が臨床においてベッドサイドで行っている診察項目を表2に示す．ただし，失語症で障害される能力はあくまでも総合的認知活

■ 表3 標準失語症検査の構成と内容

| 検査領域 | 下位検査 | 項目数 | 内容 |
|---|---|---|---|
| Ⅰ. 聴く | 1. 単語の理解 | 10 | 単語を聴いて対応する絵を指さす |
| | 2. 短文の理解 | 10 | 短文を聴いて対応する絵を指さす |
| | 3. 口頭命令に従う | 10 | 机上に並べられた物品を口頭命令に従って動作を行う |
| | 4. 仮名の理解 | 10 | 仮名文字で表現される1音節を聴いて対応する文字を指さす |
| Ⅱ. 話す | 5. 呼称 | 20 | 図を指さし，「これは何ですか」と問う |
| | 6. 単語の復唱 | 10 | 真似をして言ってもらう |
| | 7. 動作説明 | 10 | 絵を見せ，何をしているか問う |
| | 8. まんがの説明 | 1 | 図を見せてまんがの筋を説明させる |
| | 9. 文の復唱 | 5 | 真似をして言ってもらう |
| | 10. 語の列挙 | ― | 動物の名前を挙げてもらう（1分間） |
| | 11. 漢字単語の音読 | 5 | 文字が書かれた図を見せ，読んでもらう |
| | 12. 仮名1文字の音読 | 10 | 文字が書かれた図を見せ，読んでもらう |
| | 13. 仮名単語の音読 | 5 | 文字が書かれた図を見せ，読んでもらう |
| | 14. 短文の音読 | 5 | 文が書かれた図を見せ，読んでもらう |
| Ⅲ. 読む | 15. 漢字単語の理解 | 10 | 絵カードを置いた後に文字カードを見せ，該当する絵を指さしてもらう |
| | 16. 仮名単語の理解 | 10 | 絵カードを置いた後に文字カードを見せ，該当する絵を指さしてもらう |
| | 17. 短文の理解 | 10 | 絵カードを置いた後に文字カードを見せ，該当する絵を指さしてもらう |
| | 18. 書字命令に従う | 10 | 机上に並べられた物品を，文字カードを見せて，書いてある動作を行う |
| Ⅳ. 書く | 19. 漢字単語の書字 | 5 | 図を見せて漢字で書いてもらう |
| | 20. 仮名単語の書字 | 5 | 図を見せて仮名で書いてもらう |
| | 21. まんがの説明 | 1 | 図を見せてまんがの筋を書いてもらう |
| | 22. 仮名1文字の書取 | 10 | 言うとおりに仮名で書いてもらう |
| | 23. 漢字単語の書取 | 5 | 言うとおりに漢字で書いてもらう |
| | 24. 仮名単語の書取 | 5 | 言うとおりに仮名で書いてもらう |
| | 25. 短文の書取 | 5 | 言うとおりに書いてもらう |
| Ⅴ. 計算 | 26. 計算 | 20 | 足し算，引き算，掛け算，割り算を5題ずつしてもらう |

（日本高次脳機能障害学会，1974）[1]

動の一側面であり，失語症状に影響すると考えられる構成やその他の行為，記憶，空間認識等他の認知機能についても注意が必要であることを忘れてはならない．

### 2）総合的な評価

**(1) 標準失語症検査（SLTA）**[1]

**標準失語症検査**（Standard Language Test of Aphasia；SLTA）は日本人の失語症に適用できる全国共通の標準化された検査法の作成を目的に日本失語症研究会（現，日本高次脳機能障害学会）によって1975年に出版された．わが国において最も多く用いられている代表的な失語症評価であり，「聴く」，「話す」，「読む」，「書く」のモダリティと「計算」の5種の検査領域，およびその下位検査が計26種類で構成されている．

下位検査は難易度等を考慮して配列されており，下位検査内の各問題項目は標準化作業の成績に基づき，通過率の高い順に配列されている．検査刺激には検査領域間で同じ項目が用いられており，モダリティ間の比較が可能である．標準失語症検査の構成と内容については表3に示す．

評価は6段階であり，完全正答を段階6，遅延完全正答を段階5，不完全正答を段階4，ヒント正答を段階3，ヒント後も関連ある誤答なら段階2，誤答を段階1としている（表4）．ただし，「10. 語の列挙」と「26. 計算」は完全正答のみの合計である．2段階評価では段階6と5

■表4 標準失語症検査の主要な採点法

| 6段階評価 | 2段階評価 | | 反応特徴 |
|---|---|---|---|
| 6 | 正答 | 完全正答 | スムーズに正答した |
| 5 | | 遅延完全正答 | 遅延, よみ, 自己修正などがあったが正答した |
| 4 | 誤答 | 不完全正答 | わずかに誤りがあった |
| 3 | | ヒント正答 | 段階6, 5または4の反応が得られなかったので, ヒントを与えたら正答した |
| 2 | | 関連 | ヒントを与えられても正答できなかった. しかし部分的に正しい反応があった. |
| 1 | | 誤答 | ヒントを与えられても段階2に達しなかった. |

(日本高次脳機能障害学会, 1974)[1]

段階6と5における反応時間は「聴く」と「話す」のモダリティについては3秒以内もしくは15秒以内で採点されるが,「書く」と「読む」のモダリティについては10秒以内もしくは30秒以内で採点される等, 検査項目によって違うため注意が必要である.

が正答と採点される.「8. まんがの説明」については, 説明するのに不可欠な4つの基本語の有無で評価する. SLTAの結果例として, プロフィールA(図)を示す.

1999年には**SLTA補助テスト(SLTA−ST)**[2]も作成され,「発声発語器官および構音の検査」,「はい−いいえ応答」,「金額および時間の計算」,「まんがの説明」,「長文の理解」,「呼称」について軽度の症状も詳細に検査することができる. SLTAの成績が非失語症群の1SD以内にある軽度失語症患者に活用することが望ましい.

### (2) WAB(Western Aphasia Battery)失語症検査日本語版[3]

**WAB失語症検査**(p225参照)はKerteszが考案した失語症検査であり, 日本語版は1986年に出版され,「自発話」,「話し言葉の理解」,「復唱」,「呼称」,「読み」,「書字」,「行為」,「構成行為・視空間行為・計算」の8領域およびその下位検査が計31種類で構成されている(表5).「自発話の流暢性, 文法能力, 錯語」は7つの質問に答えてもらい, 採点基準に従って評価を行う.

日本語版WABでは,「自発話の流暢性, 文法能力, 錯語」,「話し言葉の理解」,「復唱」,「呼称」の得点から全失語, ブローカ失語, ウェルニッケ失語, 健忘失語のタイプ分類が可能である(表6)(WAB失語症の講習会資料ではさらに伝導失語と超皮質性感覚失語の基準も追記). また,「自発話」,「話し言葉の理解」,「復唱」,「呼称」の得点を2倍して算出される失語指数(aphasia quotient；AQ)は言語障害の重症度尺度として用いることができる.「行為」,「構成行為・視空間行為・計算」に失行や半側空間無視等の非言語性認知の評価も含まれており, すべての下位検査得点を合計(ただし,「話し言葉の理解」の得点は2倍)して算出される大脳皮質指数(cortical quotient；CQ)は大脳皮質機能全体の重症度の指標として用いることができる.

### (3) D.D.2000老研版 失語症鑑別診断検査[4]

Schuellらの**Minnesota Test for Differential Diagnosis of Aphasia**を基盤とし, 日本語の特徴および文化的背景を考慮に入れて開発された**Schuell−笹沼失語症鑑別診断検査**を経て, 1978年に出版され, 2000年に改訂されている.「聴く」,「読む」,「話す」,「書く」,「数と計算」の5部門と, 42の下位検査から構成されている. 検査項目の中に単語の把持や数詞の把持等聴覚的把持力を評価する課題が含まれている. 重症度に関連の大きい9つの下位検査の得点から, 重症度を最重度, 重度, 中等度, 軽度の4段階で判定できる.

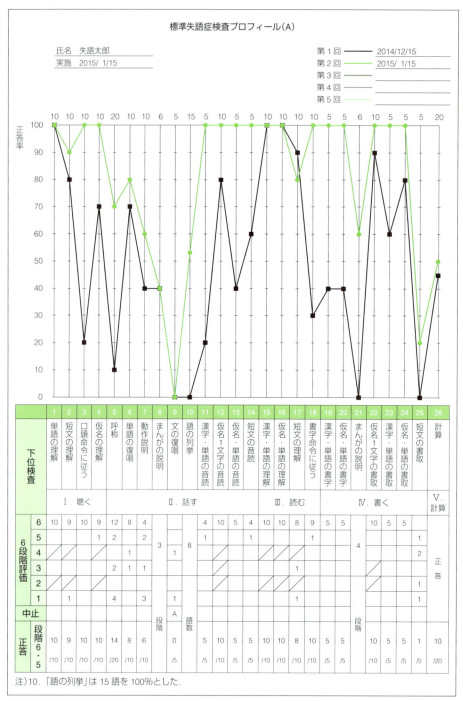

■ 図　標準失語症検査（SLTA）の結果例

## (4) SALA 失語症検査[5]

SALA 失語症検査（Sophia Analysis of Language in Aphasia）は，上智大学とニューカッスル大学のメンバーによって共同開発され，2004 年に発表された．認知神経心理学的な考え方に基づいており，心理言語学的変数の影響も検証できる．「聴覚的理解」，「視覚的理解」，「産生」，「復唱」，「音読」，「書取」の 6 つの大項目と 40 の下位項目から構成されている．すべての項目において正解を 1 点，不正解を 0 点とし

■ 表5　日本語版 WAB 失語症検査

| 下位検査 | 検査項目 | 配点 | 得点 |
|---|---|---|---|
| Ⅰ. 自発話 | A. 情報の内容 | 10 | A＋B |
| | B. 流暢性，文法能力，錯語 | 10 | |
| Ⅱ. 話し言葉の理解 | A. "はい" "いいえ" で答える問題 | 60 | ×1/20 |
| | B. 単語の聴覚的認知 | 60 | |
| | C. 継時的命令 | 80 | |
| Ⅲ. 復唱 | | 100 | ×1/10 |
| Ⅳ. 呼称 | A. 物品呼称 | 60 | ×1/10 |
| | B. 語想起 | 20 | |
| | C. 文章完成 | 10 | |
| | D. 会話での応答 | 10 | |
| Ⅴ. 読み | A. 文章の理解 | 40 | ×1/10 |
| | B. 文字による命令文 | 20 | |
| | C. 漢字単語と物品の対応 | 3 | |
| | 仮名単語と物品の対応 | 3 | |
| | D. 漢字単語と絵の対応 | 3 | |
| | 仮名単語と絵の対応 | 3 | |
| | E. 絵と漢字単語の対応 | 3 | |
| | 絵と仮名単語の対応 | 3 | |
| | F. 話し言葉の単語と仮名単語の対応 | 2 | |
| | 話し言葉の単語と漢字単語の対応 | 2 | |
| | G. 文字の弁別 | 6 | |
| | H. 漢字の構造を聞いて話を認知する | 6 | |
| | I. 漢字の構造を言う | 6 | |
| Ⅵ. 書字 | A. 指示に従って書く | 6 | ×1/10 |
| | B. 書字による表現 | 32 | |
| | C. 書き取り | 10 | |
| | D. 漢字単語の書き取り | 6 | |
| | 仮名単語の書き取り | 6 | |
| | E. 五十音 | 12.5 | |
| | 数 | 10 | |
| | F. 文字を聞いて書く | 2.5 | |
| | 数を聞いて書く | 5 | |
| | G. 写字 | 10 | |
| Ⅶ. 行為 | 上肢，顔面，道具使用，複雑な動作 | 60 | ×1/6 |
| Ⅷ. 構成行為・視空間行為・計算 | A. 描画 | 30 | ×1/10 |
| | B. 積木問題 | 9 | |
| | C. 計算 | 24 | |
| | D. レーヴン色彩マトリクス検査 | 37 | |

（WAB 失語症検査日本語版作成委員会，1986）[3]

■ 表6　日本語版 WAB 失語症検査における失語症の分類基準

| | 流暢性 | 話し言葉の理解 | 復唱 | 呼称 |
|---|---|---|---|---|
| 全失語 | 0–4 | 0–4 | 0–3 | 0–2 |
| Broca 失語 | 0–5 | 4–10 | 0–7.9 | 0–7.9 |
| | (0–10)* | (4–10) | (0–9.9) | (0–9.9) |
| Wernicke 失語 | 5–9 | 0–7 | 0–8.9 | 0–7 |
| | (5–10) | (0–9)* | (0–10) | (0–9.9) |
| 健忘失語 | 8–10 | 7–10 | 7–10 | 5–10 |

＊：鑑別困難．
下段の括弧内は軽度症例を含んだ場合の基準．
（WAB 失語症検査日本語版作成委員会，1986）[3]

て採点する.

### 3）掘り下げ検査

#### (1) TLPA（失語症語彙検査）

失語症語彙検査（Test of Lexical Processing in Aphasia；TLPA）は，2000年に認知神経心理学的モデルに基づき，脳損傷患者の単語の表出，理解機能を多面的に評価し，障害の言語病理学的診断，言語治療プログラムの作成，治療効果の測定等に役立てることを目的として開発された．バッテリー構成として，語彙判断検査，名詞・動詞検査，類義語判断検査，意味カテゴリー別名詞検査，音素識別検査，文字識別検査，音読検査，復唱検査，意味システム検査を挙げている．

#### (2) 単語のモーラ分解・音韻抽出検査

音韻操作に関与する単語のモーラ分解および抽出能力の評価が目的である．検査語を聞かせてモーラ数だけ碁石を置かせるモーラ分解検査と，該当するモーラの有無や位置を答えさせる音韻抽出検査から成っている．

#### (3) トークン・テスト（Token Test）

De RenziとVingnoloによって軽微な聴覚的言語理解による失語症の検出を目的に，1962年に開発された．わが国では赤，青，黄，黒，白の円，正方形の大，小の組み合わせから成る板（トークン）を口頭指示に従って操作する課題である．6回の施行のうち，5回までは進むにつれて口頭指示が長くなっていくが，6回目は構文構造がより複雑となっていることに注意が必要である．

#### (4) STA（失語症構文検査）

失語症構文検査（Syntax Test of Aphasia；STA）は，1984年に藤田らによって開発され，構文処理の理解面を評価するのが目的である．構文の理解および産生をある階層性に基づいて，計4つの課題が聴覚理解検査と読解検査で構成されている．結果は理解レベルと関係節理解で判定される．

### 4）日常コミュニケーション能力の評価

#### (1) CADL（Communicative Abilities of Daily Living）[6]

実用的な日常コミュニケーション能力の評価法である．実際の生活用品を用いた34の日常生活場面を想定した検査項目に対して，シミュレーションを行う．検査は導入部から始まり，病院，外出，電話，時計，テレビ，新聞，ラジオ等を経て終了部という流れになっている．言語伝達に誤りや歪みがあっても，身振り手振りや指さし，描画等の非言語手段を用いても課題を遂行できればよく，言語学的な正確性よりも情報伝達の実用性を評価している．検査項目の総得点によって重症度やコミュニケーションレベル（全面介助，大半介助，一部介助，実用的，自立）が判定される．また，テストの反応に多く使用されたコミュニケーション・ストラテジー（聞き返し，代償反応，自己修正，回避）が評価される．

#### (2) 重度失語症検査[7]

1997年に竹内らによって作成された．SLTAではほとんど評価の対象となり得ない重度障害者の残存能力を評価することができる．導入部分（挨拶，名前，年齢，住所）と非言語性課題（やり取り，指さし，マッチング，身体動作の模倣等），非言語性記号課題（物品使用，記号の理解，ジェスチャーの表出，描画，状況の意味理解等），言語課題（聴理解，音読，発語，書字，復唱，数等）等から成る．

## B．ディサースリア

## 障害の全体像

ディサースリア（dysarthria）とは，「中枢から末梢に至る神経，筋系病変に起因する運動機能障害によって生じるスピーチ生成のプロセス障害」と定義されている．スピーチは，呼吸→発声→共鳴，調音/構音という過程によって生成される．狭義の構音障害とは，スピーチ生成の最終プロセスである調音/構音の障害であ

### ■ 表7 ディサースリアの種類

| 種類 | 運動機能障害の原因 |
|---|---|
| 痙性構音障害 | 両側性上位運動ニューロン |
| 弛緩性構音障害 | 下位運動ニューロン，神経筋接合部，筋 |
| 運動低下性構音障害 | 錐体外路（パーキンソン病等） |
| 運動過多性構音障害 | 錐体外路（舞踏病・ジストニア等） |
| 失調性構音障害 | 小脳（路） |
| 混合性構音障害 | 複数の病変部位 |

### ■ 表8 ディサースリアのスクリーニング評価の例

| プロセス | 診察内容 |
|---|---|
| 呼吸 | 最大吸気後，できるだけ長くそっと/s/の構えで呼出を持続させた時間 |
| 発声 | 最大吸気後，できるだけ長く/a/の発声を持続させた時間 |
| 共鳴 | /a/の発声を持続させ，軟口蓋挙上の程度<br>/i/や/s/の持続発声時の呼気鼻漏出の有無 |
| 調音/構音 | 母音や両唇音/p/や歯茎音/t/，軟口蓋音/k/を発話させる<br>口唇，頬，舌の運動範囲 |
| 全体 | 声質の変化と発話の速さ，発話明瞭度 |

るが，本項ではスピーチ生成の全過程における障害としてディサースリアを用いる．

スピーチ生成に関する上位運動ニューロンの中枢は，中心前回の下方，Brodmannの第4野の下面よりに局在し，そこから皮質延髄路の一部として下行して，脳幹レベルで大部分が交差して対側の第5, 7, 9, 10, 12の脳神経核に達し，下位ニューロンとして末梢神経線維が各器官に分布していく．また協調運動については，小脳，Brodmannの第6野，大脳基底核が関与している．

ディサースリアは，運動機能障害された部位によってタイプ分類（表7）される．臨床的によくみられるのは，多発性脳梗塞等による仮性球麻痺の痙性構音障害や筋萎縮性側索硬化症等に認められる弛緩性構音障害，パーキンソン病等に認められる運動低下性構音障害，小脳疾患等に認められる失調性構音障害である．

## 障害の評価

### 1）スクリーニング評価

ベッドサイドで短時間に「呼吸→発声→共鳴，調音/構音」という過程を大まかにとらえることが必要である．例として，筆者が臨床においてベッドサイドで行っている診察項目を表8に示す．

痙性構音障害は，声の質がガラガラ声やかすれ声，喉に力が入って絞り出すような声になることが多く，構音は舌音の障害が目立ち，抑揚に乏しく単調でゆっくり間延びした話し方になる．

運動低下性構音障害では，構音が単調となり抑揚がなく，小声になることが多い．

弛緩性構音障害では，構音にかかわる筋の麻痺や萎縮によって，口唇音や舌音，歯音，喉頭音等に障害が認められる．

失調性構音障害では，発声の強弱が混じり合ったり，爆発的になったり，構音の誤りが不規則に起こる断綴性発語や爆発性発語が認められる．

### 2）総合的な評価

#### （1）標準ディサースリア検査（AMSD）[8]

**標準ディサースリア検査**（Assessment of Motor Speech for Dysarthria；AMSD）とは，1994年に西尾が作成した**旭式発話メカニズム検査**（Asahi Speech Mechanism Test；ASMT）の改訂版であり，10年間の蓄積データを基に感度，特異度が検討，標準化され，2004年に新たに生まれ変わったものである．

AMSDは「Ⅰ．一般情報の収集」，「Ⅱ．発話の検査」，「Ⅲ．発声発語器官検査」の3つから構成されている．「Ⅱ．発話の検査」は発話明瞭度，発話の自然度，発話特徴，発話速度の4大項目，16小項目から成り，「Ⅲ．発声発語器官検査」は呼吸機能，発声機能，鼻咽腔閉鎖機能，口腔構音機能の4大項目，29小項目（表9）と補助検査から成る．大部分の小項目で0（最重度）〜3（良好）の4段階で評価される．

■表9　発声発語器官検査の項目一覧

| 大項目(下位項目) | | 小項目 |
|---|---|---|
| Ⅰ．呼吸機能 | | 呼吸数/1分 |
| | | 最長呼気持続時間 |
| | | 呼気圧・持続時間 |
| Ⅱ．発声機能 | | 最長発声持続時間 |
| | | /a/の交互反復 |
| Ⅲ．鼻咽腔閉鎖機能 | | /a/発声時の視診 |
| | | ブローイング時の鼻漏出 |
| | | /a/発声時の鼻漏出 |
| Ⅳ．口腔構音機能 | a．運動範囲 | 舌の突出 |
| | | 舌の右移動 |
| | | 舌の左運動 |
| | | 前舌の挙上 |
| | | 奥舌の挙上 |
| | | 口唇の閉鎖 |
| | | 口唇を引く |
| | | 口唇の突出 |
| | | 下顎の下制 |
| | | 下顎の挙上 |
| | b．交互反復運動での速度 | 舌の突出-後退 |
| | | 舌の左右運動 |
| | | 下顎の挙上-下制 |
| | | /pa/の交互反復 |
| | | /ta/の交互反復 |
| | | /ka/の交互反復 |
| | c．筋力 | 下顎の下制 |
| | | 下顎の挙上 |
| | | 舌の突出 |
| | | 舌面の挙上 |
| | | 口唇の閉鎖 |

(西尾，2004)[8]

**(2) 運動障害性(麻痺性)構音障害の検査法—第1次案**[9]

1980年に日本音声言語医学会言語障害検査法検討委員会・運動障害性構音障害小委員会によって，①話し言葉の異常の有無，種類，程度の判定，②原疾患または損傷部位の推定，③治療指針の策定，の各機能を有する検査法を目標として作成された．

〔Ⅰ〕構音・プロソディー検査，〔Ⅱ〕構音器官の検査，〔Ⅲ〕発話特徴抽出検査の3つから構成されている．〔Ⅰ〕構音・プロソディー検査は，構音(発声発語)異常の現症を把握するために声，構音，プロソディーの3つの側面から評価している．〔Ⅱ〕構音器官の検査は，構音器官の異常を検索するために，器官の運動と協調運動の側面から評価している．〔Ⅲ〕発話特徴抽出検査は，聴覚印象の客観化から特徴のあるタイプに分類し，原因疾患を推定している．具体的には声質，声，話す速さ，話し方，共鳴・構音，全体評価として異常度と明瞭度を評価している．

その後，1987年に発足した運動障害性(麻痺性)構音障害小委員会において「**運動障害性(麻痺性)構音障害の検査法—第1次案**」を基に，〔Ⅰ〕構音・プロソディー検査，〔Ⅱ〕構音器官の検査の項目を絞り込んだ短縮版が1999年に発表されている[10]．

## おわりに

障害学としてのリハ医学において「評価」は重要な構成要素のひとつである．また，多職種のチーム医療として成立しているリハ診療で，障害の評価内容を共通理解できることは必須である．

（小林健太郎，安保雅博）

## 文献

1) 日本高次脳機能障害学会編：標準失語症検査．新興医学出版社，1974．
2) 日本高次脳機能障害学会編：標準失語症検査補助テスト．新興医学出版社，1999．
3) WAB失語症検査日本語版作成委員会：WAB失語症検査日本語版．医学書院，1986．
4) 笹沼澄子・他：老研版 失語症鑑別診断検査．千葉テストセンター，2000．
5) 藤林眞理子・他：SALA失語症検査．エスコアール，2004．
6) 綿森淑子・他：実用コミュニケーション能力検査—CADL検査．医歯薬出版，1990．
7) 竹内愛子・他：重度失語症検査—重度失語症者へのアプローチの手がかり．協同医書出版社，1997．
8) 西尾正輝：標準ディサースリア検査．インテルナ出版，2004．
9) 伊藤元信・他：運動障害性(麻痺性)構音障害dysarthriaの検査法—第1次案．音声言語医 21：194-210，1980．
10) 日本音声言語医学会言語委員会運動障害性(麻痺性)構音障害小委員会：「運動障害性(麻痺性)構音障害dysarthriaの検査法—第一次案」短縮版の作成．音声言語医 40：164-181，1999．

I章 基本・症状編

# 10. 注意障害

Luria は脳機能を 3 つの基本的単位系に分類している．①トーヌスおよび覚醒（vigilance）を調整する単位系，②情報の受容・分析・貯蔵を行う単位系，③活動のプログラミング・調整・制御を行う単位系である[1]．注意機能の障害は①の単位系の障害であり，意識レベルとともに脳機能の基盤となる重要な単位系のひとつである．脳損傷患者の評価において，注意機能は意識レベルの次に評価されるべきものである．注意機能は記憶機能とともに，認知機能全体を支える機能（underlying mechanism）である．そのため注意障害の存在は，言語機能や記憶，遂行機能，構成能力を含めたさまざまな認知機能の障害を引き起こすことになる．

また，2014（平成 26）年 6 月 1 日，改正道路交通法施行により，脳卒中後遺症等一定の病気等に対する運転者対策が強化された．そのため今日，運転免許の取得，更新における医師の診断書記載に際して，高次脳機能の評価としての注意機能は重要な評価項目のひとつとなっている[2]．

注意は全般性注意（generalized attention）と方向性注意（directed attention）に分けられる．それぞれの障害により全般性注意障害と，方向性注意障害としての半側空間無視が生じる．臨床的には共通する神経基盤を有する症例を経験するものの，本項では全般性注意障害の評価法について述べる．

## 障害の全体像

### 1）注意の臨床的分類

注意の臨床的分類は，注意の強度（intensity）と選択性（selectivity）という 2 つの要因に大き

■ 表 1　注意の臨床的分類

| 注意の強度<br>（intensity） | アラートネス（alertness）ないし覚醒（vigilance）<br>持続性注意（sustained attention） |
|---|---|
| 注意の選択性<br>（selectivity） | 焦点性注意（focused attention）ないし選択性注意（selective attention）<br>分配性注意（divided attention） |

（加藤，2014）[4]

く分類される．注意の強度の中には，アラートネス（alertness）ないし覚醒（vigilance）と，持続性注意（sustained attention）が含まれる．注意の選択性の中には，1 つの刺激に注意を注ぐ焦点性注意（focused attention）ないし選択性注意（selective attention），さらに分配性注意（divided attention）が含まれる[3]．

### 2）注意の 3 つのコンポーネント

注意機能評価を進めるうえでは，注意機能を 3 つのコンポーネントに分類して評価を進めることが理解を促進する（表 1）[4]．①選択性注意（selective attention），②持続性注意（sustained attention），それに③注意による認知機能の制御機能に分類することである（表 2）．③の注意による認知機能の制御には，注意の変換（switching attention）と分配性注意（divided attention，2 つ以上の刺激に対して交互ないし同時に注意を向ける能力）が含まれ，前頭前野が重要な役割を担っていることが従来から指摘されてきた．

さらに近年の画像所見による解析により，前部帯状回が葛藤刺激の処理を含めた注意の制御機能のキーとなる役割を担うこと等が明らかにされている[5]．一方，右半球の前頭前野から頭頂小葉にかけての領域は，持続性注意システム

■ 表2　注意機能のコンポーネント

| | |
|---|---|
| 選択性注意<br>(selective attention) | 多くの刺激の中からただ1つの刺激，あるいは刺激の含まれる1つの要素に反応する能力，干渉刺激を排除する． |
| 持続性注意<br>(sustained attention) | ある一定の時間（通常10分間以上）における注意の強度の維持能力． |
| 注意による認知機能の制御機能 | 認知活動を一旦中断し他のより重要な情報に反応する注意の変換（switching attention），2つ以上の刺激に同時に注意を向ける分配性注意（divided attention）． |

■ 表3　右中大脳動脈閉塞により生じる行動学的異常と頻度

| 行動学的異常 | 頻度 |
|---|---|
| 構成障害 | 100% |
| 半側空間無視 | 85% |
| 聴覚的消去現象 | 76% |
| 共同偏視 | 68% |
| 片麻痺無認知 | 61% |
| 急性錯乱状態 | 61% |
| 同側性本態性把握 | 56% |
| 運動保持困難 | 54% |
| 妄想と錯覚 | 20% |
| 興奮性せん妄 | 15% |

(Mori et al, 1987)[7]

■ 表4　注意障害の評価法

| 評価法 | 概要 |
|---|---|
| 日常観察による注意評価スケール[8] | 頭部外傷者の評価として開発された日常生活場面での注意評価スケール（Ponsford and Kinsella's Attentional Rating Scale）を先崎らが日本語訳したものであり，信頼性と妥当性が評価されている．注意に関するさまざまな14の観察項目を，各項目5段階で評価を実施する．臨床上で，注意の障害とはどのような症状であるのかを把握するうえで有用である． |
| Trail Making Test (TMT) | 課題はパートA，パートBと分けられ，パートAでは，紙面上にランダムに配置された1～25の数字を順に線で継いでいく課題であり，その手順の正確性や速度等を評価する．パートBは1～13の数字の間に平仮名を50音順に入れていく課題（1→あ→2→い……といったように）である．パートBではパートAよりも注意の配分や連続的な注意変換を要求され，手順の複雑さや施行の切り替え等から遂行機能評価としても用いられる．Reitanの日本語改変版（検査用紙は縦）と，鹿島によるKeio version（検査用紙は横）の2つがある． |
| Paced Auditory Serial Addition Task (PASAT) | 聴覚的注意（容量や選択性，分配性）の評価である．ランダムに読み上げられる1～9の数字を1回ずつ足し算していく．この足し算が行なわれている間に次の数字が提示されるため，計算をしながらも，すぐ前に提示された数字を覚え，かつ次の数字を聞き取らなければならないといった課題である． |

に関与することが指摘されている（右大脳半球前頭前野-視床-頭頂小葉・持続性注意システム；right frontal-thalamic-parietal sustained attention system）[6]．右大脳半球病変による全般性注意障害を背景に認められる臨床症状として，右中大脳動脈閉塞時に生じる多彩な行動学的異常が知られている（表3）[7]．

## 障害の評価─全般性注意障害の検査法（表4）

### 1）日常観察による注意評価スケール（表5）[8]

注意障害により生じる日常生活場面における臨床症状を観察法で評価する．注意に関するさまざまな14の観察項目を，各項目5段階で評価を実施する．注意の強度，持続性注意，分配

## 表5 脳損傷患者の日常観察による注意評価スケール

1) 眠そうで活力(エネルギー)に欠けて見える
2) すぐに疲れる
3) 動作がのろい
4) 言語での反応が鈍い
5) 頭脳的ないしは心理的な作業(例,計算など)が遅い
6) 言われないと何事も続けられない
7) 長時間(約15秒以上)宙をじっと見つめている
8) 1つのことに注意を集中することが困難である
9) すぐに注意散漫になる
10) 一度に2つ以上のことに注意を向けることができない
11) 注意をうまく向けられないために,間違いを起こす
12) 何かする際に細かいことが抜けてしまう(誤る)
13) 落ち着きがない
14) 1つのことに(5分間以上)集中して取り組めない

〈採点〉
全く認めない:0点,時として認められる:1点,時々認められる:2点,ほとんどいつも認められる:3点,絶えず認められる:4点.

(先崎・他,1997)[8]

## 表6 Trail Making Testにおける年齢別健常者の検査結果例

a) 豊倉らによる検査結果

|  | パートA | パートB |
|---|---|---|
| 20代 | 66.9 ± 15.4 秒 | 83.9 ± 23.7 秒 |
| 30代 | 70.9 ± 18.5 秒 | 90.1 ± 25.3 秒 |
| 40代 | 87.2 ± 27.9 秒 | 121.2 ± 48.6 秒 |
| 50代 | 109.3 ± 35.6 秒 | 150.2 ± 51.3 秒 |
| 60代 | 157.6 ± 65.8 秒 | 216.2 ± 84.7 秒 |

(豊倉 穰・他:情報処理速度に関する簡便な認知検査の加齢変化─ Paced auditory serial addition task および trail making test の検討.脳と精の医 7:401-409, 1996)

b) 鹿島による検査結果

|  | パートA | パートB |
|---|---|---|
| 64歳以下健常群 | 84.5 秒 | 117.0 秒 |
| 65歳以上健常群 | 218.0 秒 | 326.6 秒 |

(鹿島・他,1986)[10]

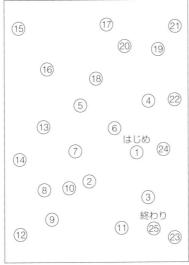
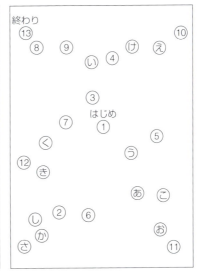

a) Part A   b) Part B

図 Trail Making Test(TMT)(Reitanの日本語改訂版)

(Reitan, 1958)[9]

性注意等に関する評価が可能である.

### 2) Trail Making Test(TMT)(図)

注意の選択性を評価する視覚性課題として,また注意機能のスクリーニング検査として汎用されている.パートAとパートBの課題があり,数字と順に継いでいくA課題と,数字と仮名を交互に継いでいくB課題である.パートBでは注意の連続的変換と分配性注意の評価が可能である.表6には鹿島らの日本語版[10]を用いた年齢別健常者の施行時間の検査結果例を提示した.また,岡崎らにより若年健常者の平均的施行時間が報告されているが,岡崎らのデータ(Reitan日本語改変版を使用)では若年者においては極めて敏捷な施行時間が提示されてい

■ 表7 Trail Making Test 施行における若年健常者の平均的施行時間と比（平均時間，括弧内標準偏差）

| 年齢 | パートA | パートB | B/A比 |
|---|---|---|---|
| 15-19歳群 | 28.7秒（10.3秒） | 56.2秒（19.4秒） | 2.05（0.61） |
| 20-24歳群 | 24.2秒（ 7.0秒） | 47.6秒（15.1秒） | 2.03（0.65） |
| 25-30歳群 | 24.2秒（ 6.8秒） | 47.3秒（15.1秒） | 2.04（0.62） |

（岡崎・他，2013）[11]

る[11]（表7）．

### 3) Paced Auditory Serial Addition Task (PASAT)

聴覚性の注意課題であるが分配性注意の評価課題である．ランダムに読み上げられる数字を1回ずつ足し算するが，すぐ前に提示された数字を保持しておき，次に読み上げられた数字に足していく課題である．1秒条件と2秒条件が設定されている．

### 4) 文字抹消課題 (Letter Cancelation Task)

視覚性課題として，また選択性注意の評価法として汎用されている．ランダムに配置された文字刺激の中で指示された標的文字を抹消するが，標的以外は干渉刺激となり，選択性注意の代表的検査法である．施行時間が長くなる課題では持続性注意の検査としても用いられる．独自に標準化されたフォーマットは，後述する標準注意検査法（CAT）で用いられている課題以外にはない．

### 5) Continuous Performance Test (CPT)[4]

**Continuous Performance Test (CPT)** は持続性注意の評価として，後述する標準注意検査法（CAT）の中に導入されている．視覚性刺激としてコンピュータのモニター上にターゲットの文字が1秒間提示されるが，反応時間課題（SRT課題）ではターゲットとなる文字が出た場合にのみキーをできるだけ早く押すことが要求される．X課題では，ターゲットとする文字以外の刺激もランダムに提示される中で，目標となる文字が出た場合にキーを押す．目標刺激以外の文字は干渉刺激となる．AX課題ではX課題と同様にランダムに文字が提示されるが，ある特定の文字の次にターゲット文字が出た場合にのみキーを押す．ターゲット文字以外の文字は干渉刺激であるが，ターゲット文字に先行するある特定の文字という刺激を保持しておくこと，つまりワーキングメモリー（情報を一時的に脳内に保持する機能）がこの課題遂行には関与している．

このようにCPTの課題は，持続性注意の評価であるが，目標の文字以外を排除する選択性注意，先行する文字とターゲット文字の2つの刺激に同時に注意を向ける分配性注意，さらに先行する文字刺激を脳内に保持するワーキングメモリーが要求されることになる．背外側前頭前野（dorso-lateral prefrontal cortex；DLPC）の機能を評価する代表的な検査法であるといえる．

### 6) 標準注意検査法 (CAT)（表8）

より詳細な注意の評価法としては，日本高次脳機能障害学会が作成した**CAT (Clinical Assessment for Attention, 標準注意検査法)** がある[12]．

① digit span（数唱），tapping span（視覚性スパン），② visual cancellation task（視覚性抹消課題），auditory detection test（聴覚性検出課題），③ symbol digit modalities test，④ memory updating task（記憶更新課題），⑤ PASAT (Paced Auditory Serial Addition Task)，⑥ position stroop test（上中下検査），⑦ Continuous Performance Test (CPT) の7項目より成る．

検査結果は，年齢別に標準化されており，平均値，標準偏差，さらにカットオフ値が項目別にプロフィール化されて表示される．これにより記憶スパン，全般性注意とされる複数のコン

■ 表8　標準注意検査法

| 下位項目 | 評価する認知機能 |
|---|---|
| ① digit span（forward/backward；数唱） | 短期記憶 |
| 　tapping span（forward/backward；視覚性スパン） | 短期記憶 |
| ② visual cancellation task（視覚性抹消課題） | 視覚性選択性注意 |
| 　auditory detection task（聴覚性検出課題） | 聴覚性選択性注意 |
| ③ Symbol Digit Modalities Test（SDMT） | 注意の転換・分配性注意 |
| ④ memory updating test（記憶更新課題） | 注意の転換・分配性注意 |
| ⑤ Paced Auditory Serial Addition Task（PASAT） | 注意の転換・分配性注意 |
| ⑥ position stroop test（上中下検査） | 葛藤条件の監視機能 |
| ⑦ Continuous Performance Test（CPT） | 持続性注意 |

③〜⑦：ワーキングメモリーが関与．

ポーネントである選択性注意，分配性注意，注意の変換，注意による認知機能の制御機能，持続性注意のいずれの要素の障害であるか分析を行うことが可能となる．また，ワーキングメモリーの障害に関しても検討することができる．すべての課題の施行時間は約3時間を要するために，一定の耐久性が獲得できたステージで行うことが望ましい．またCPTにおいては，検査の前半と後半を比較して変動係数を算出し，時間経過とともに成績が低下する現象（time-on-task effects）を確認することが可能であるとされる[3]．これらの特性を有するCATは，復職や運転可否判断等における，注意機能の高いパフォーマンスが要求される場合には今日必須の評価法となっている．

（原　寛美）

文献

1) Luria AR 著，鹿島晴雄訳：神経心理学の基礎—脳のはたらき，第2版，創造出版，2003．
2) 国立障害者リハビリテーションセンター高次脳機能障害情報・支援センター：高次脳機能障害者の運転について：http://www.rehab.go.jp/brain_fukyu/data/driver/
3) 加藤元一郎：注意障害の評価．高次脳機能障害のリハビリテーション Ver.2（江藤文夫・他編），医歯薬出版，2004，pp159-162．
4) 加藤元一郎：注意の新しい捉え方．注意と意欲の神経機構（日本高次脳機能障害学会教育・研究委員会編），新興医学出版，2014，pp3-12．
5) Bush G et al：Cognitive and emotional influences in anterior cingulate cortex. Trends Cogn Sci 4：215-222, 2000.
6) Posner MI, Petersen SE：The attention system of the human brain. Annu Rev Neurosci 13：25-42, 1990.
7) Mori E, Yamadori A：Acute confusional state and acute agitated delirium：occurrence after infarction in the right middle cerebral artery territory. Arch Neurol 44：1139-1143, 1987.
8) 先崎 章・他：臨床的注意評価スケールの信頼性と妥当性の検討．総合リハ 25：567-573, 1997．
9) Reitan RM：The validity of the Trail Making Test as an indicator of organic brain damege. Percept Mot Skills 8：271-276, 1958.
10) 鹿島昭雄・他：注意障害と前頭葉損傷．神経の進歩 30：847-858, 1986．
11) 岡崎哲也・他：高次脳機能障害に使用される簡易な神経心理学的検査の青年標準値—Mini-Mental State Examination, Trail Making Test, Wisconsin Card Sorting Test パソコン版，三宅式記銘力検査．Jpn J Rehabil Med 50：962-970, 2013．
12) 日本高次脳機能障害学会 Brain Function Test 委員会：標準注意検査法・標準意欲検査法．新興医学出版，2006．

# I章 基本・症状編

# 11. 半側空間無視と関連症状

## 障害の全体像

　右大脳半球の主に脳梗塞・脳出血後には，病巣と対側の左側において，空間内の対象あるいは身体部位の認知・処理に変容が生じた病態として，半側空間無視，病態失認，半側身体失認等が起こる[1]．半側空間無視とは，大脳半球病巣と反対側の刺激に対して，発見して報告したり，反応したり，その方向を向いたりすることが障害される病態である[2,3]．視野障害とは異なり，頭部や視線を自由に動かしてよい条件で起こるため，幅広い日常生活場面で困難が生じる．右半球の脳卒中後にリハ目的で入院している患者では，軽度のものまで含めれば約4割に半側空間無視がみられる．右半球の脳卒中では半側空間無視を伴う可能性を考えて，BIT行動性無視検査[4]等で見落としのないように評価する必要がある．

　病態失認は，片麻痺の存在を無視または否認する急性期の症状である[1]．座位，立位が困難な状態でも，ベッドから立ち上がろうとして転倒する等の危険がある．おおむね1カ月くらいで，口頭では運動麻痺の存在を認めるようになるが，その後も能力以上に「できる」と思っている病態無関心が残ることが多く，注意が必要である．

　半側身体失認と身体パラフレニアは，麻痺した左上下肢に対して「自分のものではない」という態度「非所属感」を基本とする特異な症状である[1]．左上下肢を不自然な肢位に放置したり，起居動作で十分に管理しなかったりする行動上の問題も伴う．身体パラフレニアでは，麻痺した左上下肢を「誰それの手（足）」という妄想性誤認を伴う．

## 障害の評価

### 1) 半側空間無視

**(1) 基本事項**

**①定義**

　半側空間無視（以下，無視）とは，大脳半球病巣と反対側の刺激に対して，発見して報告したり，反応したり，その方向を向いたりすることが障害される病態である[1-3]．無視は，急性期を除けば右半球損傷後に生じる左無視がほとんどである．

**②空間性注意と無視**

　空間性注意とは，外界と個体との空間的関係の中で，意識を適切な対象に集中し，また必要に応じて移動していく過程の総体を指す[1]．一側性の脳損傷によって空間性注意に左右方向のバイアスが生じた状態が無視の基本的な発現メカニズムである．

**③なぜ「左」無視なのか**

　右利き者の大半において，右大脳半球は空間性注意において優位である．右半球は左右の空間に注意を向けることができるが，左半球は対側の右空間にしか注意を向けられないと考えられる[1,3,5]．このため，右半球が損傷されると左空間に注意が向けにくくなり，左無視が起こることになる．

**④視野障害との違い**

　無視は，頭部や視線の動きを許した状況下で生じる症状であり，「同名半盲」とは異なる．無視患者の視野は，明らかな欠損なし，左下四分盲，左同名半盲等さまざまである．一方，後頭葉内側面損傷等による無視のない同名半盲患

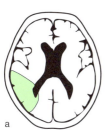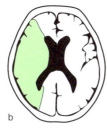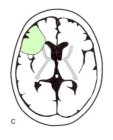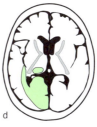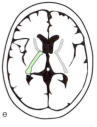

■ 図1 半側空間無視を生じる病巣

a) 下頭頂小葉病巣．
b) 中大脳動脈領域脳梗塞．
c) 前頭葉病巣．
d) 後大脳動脈領域梗塞で視床後部の穿通枝領域の梗塞を伴う病巣．
e) 前脈絡叢動脈領域脳梗塞．

(石合，2012，p164を一部改変)[1]

者は，視線を半盲側に動かすことにより視野障害を代償できる．これらのことから，無視と視野障害とは基本的に独立した障害と考えられる[1,3,6]．

⑤無視の病巣

無視を生じやすい病巣部位は，後部頭頂葉下方の下頭頂小葉を中心とする領域とされてきた[2]（図1a）．この部位を含む中大脳動脈領域全域（図1b）の脳梗塞例の大半に無視がみられる．しかし，無視は前頭葉（図1c）や深部の病巣でも起こり得る[1-3]．後大脳動脈領域の脳梗塞では，視床後部の梗塞を伴う場合，あるいは，側頭葉内側部に大きく梗塞巣が広がる場合に無視が起こる（図1d）．前脈絡叢動脈閉塞では，内包後脚，外側膝状体，視放線起始部が損傷され，無視を伴うことが比較的多い（図1e）．被殻出血や視床出血が大きい場合にも無視が残りやすい．

### (2) 臨床症状の観察から

#### ①急性期

重度の無視患者は，しばしばベッド上で頭部，眼球を右方へ向けている．正面を向いている場合でも，左側から声をかけても気づかず右側を探すことがある．

#### ②ベッド上～車椅子座位

左側に置いたものが見つからず，食事を摂れるようになると，左側の皿に手を付けなかったり，茶碗の内容の右半分だけを食べたりする．更衣や読みにも無視の影響が現れる．

#### ③移乗・移動場面

車椅子とベッドまたはトイレの移乗では，左ブレーキをかけ忘れたり，左足をフットレストから降ろし忘れたりして転倒しやすい．移動時には，左側の物にぶつかりやすく，左側の部屋が見つからず行き過ぎ，曲がり角では行き先によらず右折しやすい．

#### ④病識の問題

無視患者には，左側の見落としについての病識が欠如している．経過とともに，「左側を見落とすので注意しているようにしています」等と述べるようになる場合があるが，「自分ではきちんと見ているつもり」であり，真の病識は乏しい[13]．

#### ⑤物体の認知

無視患者は，物品や顔の認知は良好である．対象が半分に見えるということは決してない．ただし，右側部分のみで全体の判断が難しい物品では，誤った認知が起こり得る（例：柄を右にした金槌等）．

#### ⑥自己身体の認知

急性期には，指示に応じて右手で自己身体の左側を触れないことがあり，personal neglectとよばれる[7]．しかし，慢性期に自己身体に対する無視を示すことはほとんどない．

### (3) 検査・評価

#### ①急性期の診察

眼前に5本の指を提示して何本か問うと，2本または3本等と少ない本数を答える．また，30cm位の紐を水平に提示して真中をつまんで

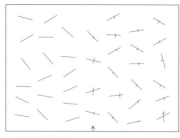
a）線分抹消試験

b）文字抹消試験

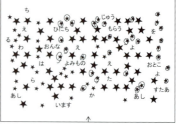
c）星印抹消試験

■ 図2　BITの抹消試験

もらい，右寄りをつまむとき，無視ありと判断できる．

②視野検査

　左視野からの情報入力の可能性を知るために，視野検査をしておくとよい．無視患者の静的量的視野測定は難しく，視野測定は対座法で行う．左視野を調べるときには，右視野に指等注意を引く刺激を示さないように注意する．視野欠損がないと判断したら，視野中心の左右に指を立てて，左右一方の動きを正しく答えられるか検討する．いずれも正しく反応できたら，ときどき，両側同時刺激を行う．視野欠損のない無視患者は左視野の視覚消去現象を示すことが多い．

③BIT行動性無視検査日本版（BIT）通常検査[4]

　無視の基本的検査法は，抹消試験，模写試験，線分二等分試験，描画試験であり，BITの通常検査に含まれている．病巣部位とも関連するが，患者ごとに課題による得手不得手がみられ，どれか1つで十分ということはない．BIT通常検査はすべて実施すべきである．

**a．線分抹消試験**（図2a）

　Albert[8]の方法に準拠しており，BITでは2本見落とせば異常と判断する．中央に印の付け方を示すための4本があり，その左右に採点対象となる合計36本の線分が配置されている．軽度例では左手前に見落としが生じやすい[9]．

**b．文字抹消試験**（図2b）

　水平な5行の平仮名文字列から「え」と「つ」のみを選んで印を付ける課題である．標的は40個あり，6個見落とせば異常と判断する．本検査では，右側にも見落としが生じることがある．その場合，全般性注意障害との鑑別が必要であり，他の検査の所見も併せて診断を行う必要がある．

**c．星印抹消試験**（図2c）

　大小の星印と仮名文字・単語が散在する中から，小さい星のみに印を付ける課題であり，標的は54個ある．3個見落とせば異常と判断する．手頃な難易度で見落としが左側に生じやすく，無視を検出しやすい．

　複数の抹消試験を実施した場合，身体中心の座標系において無視される一定の境界があるわけではない[1,3]．例えば，線分抹消試験では左下の一部しか見落とさないのに，星印抹消試験では左半分を見落とすということがある．

　抹消試験は，代償的探索の学習により，時間をかけてすべて抹消できるようになる場合がある．この場合でも，速い反応を求められる生活場面では，しばしば無視症状が現れる．そこで，抹消の所要時間を測定しておくと参考になる．各抹消試験の所要時間上限の目安[10]は，線分抹消試験60秒，文字抹消試験2分40秒，星印抹消試験1分40秒である．

**d．模写試験**

　手本を提示して，その手前の余白または白紙に同じように描き写してもらう検査である．手本としてBITでは，星，立方体，花，図形（図3）の4種類を用いる．結果の左右差に注目して評価し，左側部分の脱落が典型的な無視の所見である．なお，図形の模写では，左側の三角形の描き落とし（図3d1）の他，左側の三角形は描け

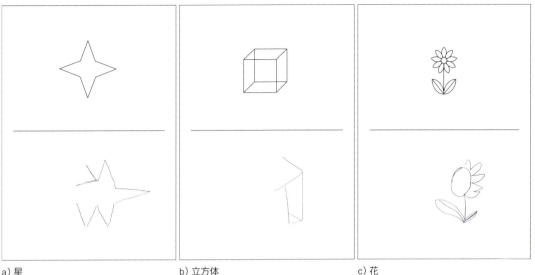

a) 星　　　　　　　　b) 立方体　　　　　　　c) 花

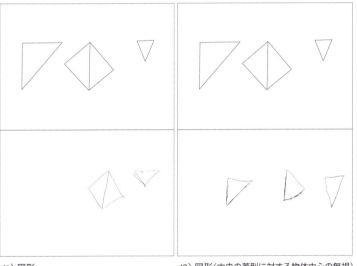

d1) 図形　　　　　　　d2) 図形(中央の菱型に対する物体中心の無視)

■ 図3　BITの模写試験

ているのに中央の菱形の左半分を描き落とす所見もみられる(図3 d2).

### e．線分二等分試験

BITでは，A4判の紙に203 mm（8インチ）の線分が右上，中央，左下の3本印刷された用紙を用いる(図4).正常範囲は，真の中点から12.75 mm以内であり，1本の線分あたり3点を与える．この範囲を超え，25.5 mm以内の場合は2点，さらに38.25 mm以内の場合は1点を与え，それを超える偏位は0点とする．合計最高得点は9点となる．なお，約200 mmの線分二等分では，1本ずつ二等分した場合でも

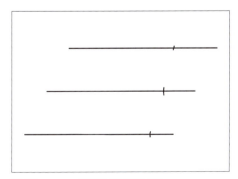

■ 図4　BITの線分二等分試験
日本版は二等分時の目安になることを避けるために，検査用紙の患者側を示す矢印を廃している．検査後に，必ず向きがわかるように印をつける．

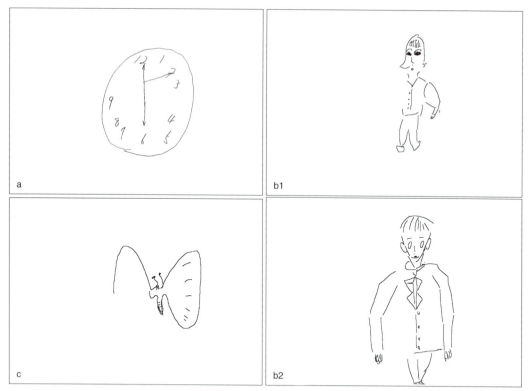

■ 図5　BITの描画試験
a) 時計：左側にあるべき数字の脱落を半側空間無視の所見とする．
b1) 立っている人：半分しか描かないということはない．向かって左側部分(上肢)が脱落した例．
b2) 左側の輪郭が脱落した例．
c) 蝶：左側に模様がない等，左側の脱落，不完全を半側空間無視の所見とする．

BITの用紙を用いた場合でも，10 mm以上の右方偏倚は左無視の所見と考えて差し支えない[11]．

### f. 描画試験

BITでは時計，人，蝶の絵を採用している(図5)．それぞれ，「大きな時計の文字盤を描いてください．数字と針も書き入れてください」，「正面から見た，立っている人の絵を描いてください(必要があれば「顔も描いてください」と指示する)」，「羽を広げた蝶の絵を描いてください」と教示を与える．

時計の描画の誤反応パタンとして無視の所見といえるのは，右側の時刻はほぼ正しく配置されているが左側の時刻が脱落する場合である[12]．人の描画では，完全に右半分しか描かないということはない[13,14]．左右のバランスに注目して，左側における，部分の脱落(図5b1)，輪郭の欠損(図5b2)，粗雑さ，単純化等を無視の所見とする．

### g. BIT通常検査における無視の診断

6つの下位検査の最高点とカットオフ点を表1aに示した．下位検査のカットオフ点を合計したものが，合計得点に対するカットオフ点＝131点となる．課題に取り組む集中力に明らかな問題がない例では，131点以下の場合には無視の存在が確実といえる[4]．132点以上のとき，下位検査の1つでもカットオフ点以下のものがあれば，無視の存在が疑われる．この場合には，当該の検査における見落としや誤りの分布に左右差があるかに注目して判断する．

### ④日常生活場面における無視の予測と評価

BITの行動検査(表1b)は，無視に伴って生じやすい日常的問題を予測すること，訓練担当者がリハの課題を選択する手がかりとして用いることを主な目的としている．課題の詳細については，BITのマニュアル[4]を参照されたい．

## I章 基本・症状編

### ■ 表1 下位検査の最高点とカットオフ点

a) 通常検査

|  | 最高点 | カットオフ点 |
|---|---|---|
| 線分抹消試験 | 36 | 34 |
| 文字抹消試験 | 40 | 34 |
| 星印抹消試験 | 54 | 51 |
| 模写試験 | 4 | 3 |
| 線分二等分試験 | 9 | 7 |
| 描画試験 | 3 | 2 |
| 合計 | 146 | 131 |

b) 行動検査

|  | 最高点 | カットオフ点 |
|---|---|---|
| 写真課題 | 9 | 6 |
| 電話課題 | 9 | 7 |
| メニュー課題 | 9 | 8 |
| 音読課題 | 9 | 8 |
| 時計課題 | 9 | 7 |
| 硬貨課題 | 9 | 8 |
| 書写課題 | 9 | 8 |
| 地図課題 | 9 | 8 |
| トランプ課題 | 9 | 8 |
| 合計 | 81 | 68 |

### ■ 表2 Catherine Bergego Scale(CBS)日本語版

|  | 0 | 1 | 2 | 3 |
|---|---|---|---|---|
| 1. 左側の整容を忘れる | ☐ | ☐ | ☐ | ☐ |
| 2. 左側の着衣困難 | ☐ | ☐ | ☐ | ☐ |
| 3. 左側にある料理を食べ忘れる | ☐ | ☐ | ☐ | ☐ |
| 4. 左側の歯を磨き忘れる | ☐ | ☐ | ☐ | ☐ |
| 5. 左側への注視が困難 | ☐ | ☐ | ☐ | ☐ |
| 6. 左上下肢への認識が困難[*1] | ☐ | ☐ | ☐ | ☐ |
| 7. 左側への聴性注意が困難[*2] | ☐ | ☐ | ☐ | ☐ |
| 8. 移動時の左側への衝突 | ☐ | ☐ | ☐ | ☐ |
| 9. 左側空間見当識が困難[*3] | ☐ | ☐ | ☐ | ☐ |
| 10. 左側の身のまわりのものを探せない | ☐ | ☐ | ☐ | ☐ |

〔大島ら(2005, 文献16)のCBS-Jに注釈を加えて引用〕

評価者の「観察」, 患者の「自己評価」, 両得点の差を「(半側空間無視に対する)病態失認」とする.

各項目得点:0:困難なし, 1:ときどきあり, 2:明らかにあり, 3:左側の探求ができない.
[*1] 左上下肢を正しい位置に配置せず放置する症状や必要なときに使わない症状.
[*2] 左側からの音や話しかけに注意を向けられない症状.
[*3] 既知の場所やリハビリテーション訓練室で左側への道を見つけられない症状.

通常検査と同様に1つでも異常があれば, 無視の存在を考えて日常生活や訓練場面を注意深く観察する必要がある.

机上検査ではなく, 無視患者の生活障害を観察して評価する方法として, **Catherine Bergego Scale(CBS)**[15,16] (表2)がある. 評価者の「観察」に加えて患者の「自己評価」も行う点が特徴であり, 両得点の差を「半側空間無視に対する病態失認」とする.

⑤無視以外の側面の評価

リハにおいて, 無視に対する代償を訓練し, 日常生活活動の自立度を高めていく際に重要な評価項目について述べておく.

**a. 認知機能, 知能**

改訂長谷川式簡易知能評価スケール(HDS-R) (p59参照)またはMini-Mental State Examination(MMSE) (p57参照)を実施して, 認知症の有無, 程度, 記憶と見当識の障害程度, 課題に対する集中力を大まかに評価しておくとよい. **WAIS-Ⅲの言語性検査**(p53, 200参照)は,

代償的方略の獲得等リハの有効性を予測するうえで役に立つ. 一方, **動作性検査**は無視の影響が強く表れて知能を反映しないので, 実施の意味は少ない.

**b. 病態無関心・運動機能**

無視患者は病棟等で転倒のリスクが高い. 無視そのものが原因で車椅子左ブレーキのかけ忘れや左足のフットレストからの降ろし忘れが原因となる他, 後述する病態無関心も関与している可能性が高い[1]. 移乗に関する「自立」の判断は慎重に行う.

⑥総合的な判断の重要性

無視が「ない」と言い切るのは難しい. 軽度の無視でも, 行動範囲が拡大すれば, 日常生活や社会生活でさまざまな問題や危険を引き起こし得る. 1カ月以上続いた無視の完全消失は極めて稀であり, 自動車の運転はできないと伝えなければならない.

一方, 無視が重いからといって在宅生活で常に見守りが必要とはいえない. 移動が車椅子の場合, 移乗が自立すれば, 環境整備した空間に

■ 表3 片麻痺に対する病態失認のスコア

| |
|---|
| 0：自発的に，または，「具合はいかがですか」のような一般的質問に対して，片麻痺に関する訴えがある． |
| 1：左上下肢の筋力に関する質問に対して，障害の訴えがある． |
| 2：神経学的診察で運動麻痺があることを示すとその存在を認める． |
| 3：運動麻痺を認めさせることができない． |

(Bisiach et al, 1986)[17]

■ 表4 Feinbergらの（半側）身体失認検査法（例）

| |
|---|
| 1．検者は，患者の右側からアプローチする．まず，右上肢を持ち上げて，「これは何ですか？」と聞く．これに対して，患者は健常な右上肢を自分のものと正確に認知することが必要である． |
| 2．次に，病巣と対側の左上肢を肘から持ち上げて，手と前腕を病巣と同側（右側）の半側空間に持ってくる．そして，再び「これは何ですか？」と聞く．その際，検者の手と前腕が患者の右半側空間に入らないように注意しなければならない．左上肢を自分のものと認知できないとき，（言語性）身体失認と診断する． |
| 3．左上肢の誤認として，妄想や作話がみられれば，それを記録する． |

(Feinberg et al, 1990, 文献18を参考に作成)

慣れて生活することが可能になるものも少なくない．また，歩行自立の場合，慣れた自宅に戻れば，特に危険な物の環境整備程度で生活できることが多い．

### 2) 片麻痺に対する病態失認

片麻痺の存在を無視または否認する症状をいう．病態失認(anosognosia for hemiplegia)は，自発的な訴えとしてではなく，主に検者の質問によって明らかとなる．大半が左片麻痺に対して生じる．頻度は診断法によって異なるが，脳血管障害急性期において，**Bisiachら**[17]**のスコア**（表3）の2または3に相当する明らかな病態失認は，右半球病巣で10％台前半，左半球病巣で数％以下と考えられる[1]．広範な病巣で起こることが多いが，島や前頭葉の病巣との関連が示唆されている．

病態失認は急性期の症状であり，経過とともに言語性には片麻痺の存在を認めるようになることが多い．しかし，運動麻痺やそれに伴う能力障害を軽くとらえる病態無関心(anosodiaphoria)が残り，自立していない動作を行い転倒につながるリスクがある．

### 3) 身体に対する無視症候群

半側身体失認(hemiasomatognosia. 欧米では，"hemi"を付けずにasomatognosiaとしている場合が多い)は，問いかけに対して麻痺した上(下)肢を自分のものと認めない「非所属感」を基本とする症状である．行動面では，患側上肢をベッドから垂らしたり，裸のままで放置したりしていても気にしない．麻痺した上(下)肢を特定の誰かのものであると訴える妄想性の誤認が加わった症状を身体パラフレニア(somatoparaphrenia)という．**Feinbergらによる診断方法の例**[18]を表4に挙げた．身体失認は側頭，頭頂葉を含む多領域にわたる大病巣で起こるが，前頭葉内側の病巣が含まれることが重要と思われる[19]．また，眼窩前頭葉の機能障害が加わると，身体失認のみから身体パラフレニアになるという[19]．

（石合純夫）

### 文献

1) 石合純夫：高次脳機能障害学，第2版，医歯薬出版，2012，pp151-181．
2) Heilman KM et al：Neglect and related disorders. In：Clinical Neuropsychology, 3rd ed, Heilman KM, Valenstein E (eds), Oxford University Press, New York, 1993, pp279-336.
3) 石合純夫：失われた空間，医学書院，2009．
4) 石合純夫(BIT日本版制作委員会代表)：BIT行動性無視検査日本版．新興医学出版，1999．
5) Weintraub S, Mesulam MM：Right cerebral dominance in spatial attention. Further evidence based on ipsilateral neglect. Arch Neurol 44：621-625, 1987.
6) Halligan PW et al：Do visual field deficits exacerbate visuo-spatial neglect? J Neurol Neurosurg Psychiatry 53：487-491, 1990.
7) Bisiach E et al：Unilateral neglect：personal and extra-personal. Neuropsychologia 24：759-767, 1986.
8) Albert ML：A simple test of visual neglect. Neurology 23：658-664, 1973.
9) Halligan PW, Marshall JC：Is neglect (only) lateral? Quadrant analysis of line cancellation. J Clin Exp Neuropsychol 11：793-798, 1989.

10) 小泉智枝・他：半側空間無視診断における抹消試験遂行時間の意義— BIT パーソナルコンピュータ版による検討. 神心理 20：170-176, 2004.
11) 中野直美・他：左半側空間無視患者の線分二等分試験結果に与えるフレームと線分配置の影響. 神心理 18：200-207, 2002.
12) Ishiai S et al：Clock-drawing test and unilateral spatial neglect. *Neurology* 43：106-110, 1993.
13) 御園生香・他：BIT 日本版通常検査における右半球損傷患者の誤反応分布— Laterality index による検討. 神心理 17：121-129, 2001.
14) Seki R et al：Leftward deviation of eyes in human face drawing：a new diagnostic measure for left unilateral spatial neglect. *J Neurol Sci* 297：66-70, 2010.
15) Azouvi P et al：Behavioral assessment of unilateral neglect：study of the psychometric properties of the Catherine Bergego Scale. *Arch Phys Med Rehabil* 84：51-57, 2003.
16) 大島浩子・他：半側空間無視(Neglect)を有する脳卒中患者の生活障害評価尺度— the Catherine Bergego Scale (CBS)日本語版の作成とその検討. 日看科会誌 25：90-95, 2005.
17) Bisiach E et al：Unawareness of disease following lesions of the right hemisphere：anosognosia for hemiplegia and anosognosia for hemianopia. *Neuropsychologia* 24：471-472, 1986.
18) Feinberg TE et al：Verbal asomatognosia. *Neurology* 40：1391-1394, 1990.
19) Feinberg TE et al：The neuroanatomy of asomatognosia and somatoparaphrenia. *J Neurol Neurosurg Psychiatry* 81：276-281, 2010.

# 12. 記憶障害

## 障害の全体像

　記憶は大きく分けて，①記憶の時間からの分類，②記憶内容からの分類，③言語性と非言語性の3つの観点から分類できる．①記憶時間による記憶分類には，情報が入力された後約1分間保持する記憶である即時記憶と，情報が入力された後，3〜4分間ほど情報を保持する能力である近時記憶，さらにずっと前の個人の生活史や歴史的事件を再生する遠隔記憶がある．②記憶内容により分類された記憶には，学習によって獲得された事実や知識に関する記憶であり，言葉で内容が説明できる陳述記憶と，技能のような操作に関する記憶で無意識のうちに獲得される手続き記憶がある．陳述記憶はさらに，日々の出来事の経験の記憶であるエピソード記憶と，いわゆる知識とされる言葉の意味，教科書的事実や法則の意味記憶に分けられる（図1）．

　この他，言語や視覚情報を一時的に保持して物事を判断したり，実行したりするために用いられる記憶は作業記憶とよばれ，前頭葉機能と深くかかわりがあることが知られている．また，これからの予定の実行に関する記憶は展望記憶とよばれる．

　記憶の過程は，見たり聞いたりしたことを覚える記銘，そしてそれを貯めておく保持，必要なときに思い出す想起という一連の現象である．しかし，はっきりした記憶の障害では，これらのどの過程が障害されているのか判断するのは難しい．一般に記憶障害とよぶときにはエピソード記憶の障害を指し，健忘とよぶ．記憶にかかわる神経機構がいつの時点で損傷されたのか明確な場合，発症時点より新しい情報の記憶障

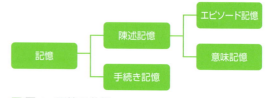

■ 図1　記憶の分類

害を前向性健忘といい，その時点より前の情報の記憶障害を逆行性健忘という．逆行性健忘において，古い情報よりも新しい情報の障害のほうが強いという時間的勾配があることが少なくない．また，記憶障害が重度のときに，嘘をつこうという意思なしに行われる記憶内容の変造である作話という症状が記憶障害に伴うことがある．

## 障害の評価

　即時記憶の評価には検者が数字を数桁言って，その直後に患者に復唱させる．正常では7桁前後可能である．**改訂長谷川式簡易知能評価スケール（HDS-R）**（p59参照）や **Mini-Mental State Examination（MMSE）**（p57参照）等で少し間に別のことをさせてから再生させるのは，近時記憶の評価である．

　記憶障害の検査には言語性記憶検査や視覚性記憶検査あるいはそれらの複合がある．言語性記憶検査には三宅式記銘力検査やRey聴覚言語性学習検査があり，視覚性記憶検査としてはBenton視覚記銘検査やRey複雑図形検査がある．複合的な記憶テストバッテリーとしてはウェクスラー記憶検査があり，その他にリバーミード行動記憶検査がある．

## 1）三宅式記銘力検査

**三宅式記銘力検査**は，ベッドサイドで短時間かつ簡易に行える言語性記憶検査として，高次脳機能障害，精神疾患や認知症の評価場面で広く使用されている．標準値や対語の選択等については課題があるものの，短期記憶障害，対連合記憶や注意障害を鋭敏に反映する検査である．

三宅式記銘力検査は，1923 年に都立松沢病院の三宅鉱一氏と内田勇三郎氏により発表された．当時の対語リストは現在は使用されておらず，1977 年に改変された東大脳研式の対語リスト（図 2）が用いられることが多い[1]．これも少し用語が古めかしくなってきており，施設により異なった対語リストを使用していることもある．

検査は有関係対語と無関係対語各 10 組の単語を提示し想起させる．1 回目に全部正しくない場合には同一の課題を 3 回まで施行し，正しく想起された単語数を数えるものである．

言語性短期記憶のみならず，対語の連想から学習に至る過程（プライミング）を反映すると考えられている．特に有関係対語の場合は，これまでに言語的に意味づけされた同義語の対語で構成されており，既に築かれている神経ネットワークを想起して利用する過程を反映している．これに対し，無関係対語では，課題提示時に対語を関連づけるための新たな言語性情報処理機能を利用する学習過程が関係していると考えられている．

臨床の場面では，頭部外傷等脳損傷をきたす疾患，アルツハイマー病を中心とした認知症，感情鈍麻や興味喪失をきたす各種精神疾患等で用いられることが多い．大半の 60 代の方は，有関係では 3 回目の試行でほぼ全部を，無関係では 5 個以上を答えられる[2]．

## 2）Rey 聴覚言語性学習検査

**Rey 聴覚言語性学習検査**（Rey Auditory Verbal Learning Test）は RAVLT や AVLT と略されたりする．

15 語より成る語系列（リスト A）を読み上げ，直後に提示順にかかわらずできる限り多くの単語を口頭で回答させ（即時再生），その後に，これとは異なる 15 の単語から成るリスト B を同様の方法で回答させ，さらにその後にリスト A のうちまだ覚えている単語を口頭で回答させる（遅延再生）検査である．つまり，①リスト A 即時再生，5 回の推移，②リスト B 即時再生，5 回の推移，③リスト A の遅延再生，④リスト A の再認，という手順である．わが国では標準化されておらず，日本語の単語リスト例を表 1 に示す．

欧米のデータを参考にすると，60 歳代の健常者で，5 回目の平均値データは 9〜12 個である[1]．

## 3）Benton 視覚記銘検査

**Benton 視覚記銘検査**（Benton Visual Retention Test）は，アイオワ大学の Benton によって 1945 年に発表された，高次脳機能障害のスクリーニングとして使われる視覚性記憶の図形記銘検査である．言語記銘でなく図版記銘のテストであるので，失語症患者にも適応がある．

1 つの図版形式は 10 枚の図版からできていて単純な線画と複雑な線画とで構成されており，同質の図版形式が 3 種類ある．施行 A（10 秒提示再生），施行 B（5 秒提示再生），施行 C（模写），施行 D（10 秒提示 15 秒後再生）の 4 つの施行方法によって回答させるものである．その際，①省略や追加がないか，②歪みがあるかないか，③新しい図形に移行できるか（同じことに固執しないか），④置き違いはないか，⑤大きさの間違いはないか，⑥回転していないか，に留意する．

10 枚のカードの正答率において問題ありとされるのは，年代別には 15〜44 歳は 5 以下，45〜54 歳は 4 以下，55〜65 歳は 3 以下である[1]．心因性障害と器質性脳障害の鑑別に有用，または脳損傷と健常群，正常加齢の影響と認知症の区別に有効な診断手段であるとされる．また，間違いの内容から大脳病変の程度と部位がわかるとされている．

### ■ 図2　三宅式記銘力検査，単語対リストの例

```
                         記 銘 力 検 査（1）　_____
     氏　　名：_____ 男 女    検査年月日：　　年　　月　　日
     生年月日：　　年　　月　　日生(満　　年)              　　時　　分　開始
     職　　業：_____ 学歴：_____  検査者：_____
     備　　考：_____
```

| (A) 有関係対語試験 | 第1回 | | 第2回 | | 第3回 | |
|---|---|---|---|---|---|---|
| | 時間 | 答 | 時間 | 答 | 時間 | 答 |
| 煙 草 ― マ ッ チ | | | | | | |
| 空 ― 星 | | | | | | |
| 命 令 ― 服 従 | | | | | | |
| 汽 車 ― 電 車 | | | | | | |
| 葬 式 ― 墓 | | | | | | |
| 相 撲 ― 行 司 | | | | | | |
| 家 ― 庭 | | | | | | |
| 心 配 ― 苦 労 | | | | | | |
| 寿 司 ― 弁 当 | | | | | | |
| 夕 刊 ― 号 外 | | | | | | |

| (B) 無関係対語試験 | 第1回 | | 第2回 | | 第3回 | |
|---|---|---|---|---|---|---|
| | 時間 | 答 | 時間 | 答 | 時間 | 答 |
| 少 年 ― 畳 | | | | | | |
| 蕾 ― 虎 | | | | | | |
| 入 浴 ― 財 産 | | | | | | |
| 兎 ― 障 子 | | | | | | |
| 水 泳 ― 銀 行 | | | | | | |
| 地 球 ― 問 題 | | | | | | |
| 嵐 ― 病 院 | | | | | | |
| 特 別 ― 衝 突 | | | | | | |
| ガ ラ ス ― 神 社 | | | | | | |
| 停 車 場 ― 真 綿 | | | | | | |

| (C) 結　果 | 有関係対語試験 | | | | 無関係対語試験 | | | |
|---|---|---|---|---|---|---|---|---|
| | 第1回 | 第2回 | 第3回 | 平均 | 第1回 | 第2回 | 第3回 | 平均 |
| 正　答 | | | | | | | | |
| 誤　答 | | | | | | | | |
| 忘　却 | | | | | | | | |
| 反応時間　平　均 | | | | | | | | |
| 　　　　　最　長 | | | | | | | | |
| 　　　　　最　短 | | | | | | | | |
| 備　考 | | | | | | | | |

(長谷川和夫：ガイドブック老人の精神機能検査法．サンド薬品，1977)

■ 表1　再認検査用リスト

| 船 | 夏 | 本 | 靴 | 窓 |
|---|---|---|---|---|
| 川 | 机 | 家 | 雲 | 椅子 |
| 学校 | 桜 | 先生 | 風 | 車 |
| 嵐 | 台風 | 太陽 | 耳 | 冬 |
| 月 | 足 | 羊 | 魚 | 財布 |
| 薬 | 靴 | 帽子 | 電車 | 親 |
| 壁 | 山 | 医者 | 手紙 | 病気 |
| 顔 | 雨 | 海 | 鏡 | 電話 |
| 遠足 | 体操 | 時計 | 砂糖 | 杖 |
| 子供 | 鉛筆 | 牛 | 秋 | 酒 |

（田中康文：記憶障害の神経心理学的検査法．Annual Review 神経，1998，pp50-58）

■ 表2　Rey-Osterrieth 複雑図形の 18Unit と採点基準

1. 大きな長方形の外部にある左上偶の十字架
2. 大きな長方形
3. 大きな長方形の内部の対角線
4. 大きな長方形の内部の水平線
5. 大きな長方形の内部の垂直線
6. 大きな長方形内の左隅にある小さな長方形
7. 小さな長方形の上の短い線分
8. 大きな長方形内の左上部にある4本の平行線
9. 大きな長方形の右上部に付いている三角形
10. [9]の下部にあり大きな長方形の中の短い垂直線
11. 大きな長方形の内部にある3つの点を含んだ円
12. 大きな長方形内の右下にあり対角線を横断している5本の平行線
13. 大きな長方形の右側に付いている三角形の2辺
14. [13]に付いている菱形
15. [13]の三角形の内部にある垂直線
16. [13]の三角形の内部にある水平線
17. 大きな長方形の下部にあり[5]に付いている十字架
18. 大きな長方形の左下に付いている正方形

〈採点基準得点〉
1. 形態，位置ともに正しく描けている．〔2点〕
2. 形態は正しいが，位置が正確ではない．〔1点〕
3. 形態は歪んでいるか，または不完全であるが位置は正しい．〔1点〕
4. 形態は歪んでおり，位置も不正確である．〔0.5点〕
5. 形態の認識が不能，あるいは図が欠けている．〔0点〕

（Taylor, 1959）（Lezak, 1995）[4]

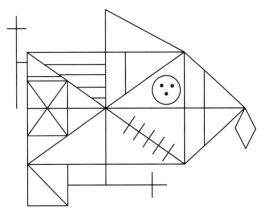

■ 図3　Rey-Osterrieth Figure

（Osterrieth, 1944）[3]

## 4) Rey-Osterrieth 複雑図形検査

**Rey-Osterrieth 複雑図形（Rey-Osterrieth Complex Figure）**は ROCF と略されることがある．Rey（1942年）により心的障害，外傷性脳損傷診断のためにつくられた．それを Osterrieth（1945年）がさらに発達的観点から（子どもと大人の両用として）発展させたものである．

これまで主に，成人の後天性脳障害患者の視覚構成能力や視覚的記憶能力の検査としてよく用いられている．視覚性記憶のみではなく，視覚性認知，視空間構成，運動機能等を評価できる検査法であり，構成，問題解決能力，認識機能等の高次機能の指標となるものである．

Rey-Osterrieth Figure（図3）[3]を見せ，これを模写させる（copy）．さらに3分後に，今度は原図を見せずに紙面上に再生させる（de-lay）．評価はこの両者を Taylor Scoring Criteria（表2）に基づいて点数化したものを用いる[4]．模写の平均は 35.7±0.6 点であり，3分後再生は 18.8±5.7 点である[1]．

## 5) ウエクスラー記憶検査改訂版（WMS-R）

**ウエクスラー記憶検査改訂版（Wechsler Memory Scale-Revised）**（p225参照）は WMS-R と略される，記憶のさまざまな側面を測定することができる総合的な記憶検査である．言語を使った問題と図形を使った問題で構成され，13の下位検査がある．「一般的記憶」と「注意／集中力」の2つの主要な指標，および「一般的記憶」を細分化した「言語性記憶」と「視覚性記憶」の指標が得られる（表3）[5]．また，「遅延再生」指標も求めることができる．日本版は検査問題を原版に忠実に翻訳し，標準化も原版と同じように行われているので，海外の研究との比較が可能である．標準化の際には，すべての受検者に

■ 表3　WMS-R 検査項目

| 下位検査 | 記憶指標 | 課題内容 |
|---|---|---|
| 情報と見当識 |  | 名前，日時，総理大臣 |
| 精神統制 | 注意・集中 | 20から1までの数字の逆唱など |
| 図形の記憶 | 視覚性記憶 | 図形を短時間でみて記憶 |
| 論理的記憶Ⅰ | 言語性記憶 | 物語の記憶 |
| 視覚性対連合Ⅰ | 視覚性記憶 | 6つの図形と色の組み合わせ |
| 言語性対連合Ⅰ | 言語性記憶 | 8つの対言語（三宅式） |
| 視覚性再生Ⅰ | 視覚性記憶 | 図形を記憶し描写 |
| 数唱 | 注意・集中 | 数字の順唱，逆唱 |
| 視覚性記憶範囲 | 遅延再生 | タッピング |
| 論理的記憶Ⅱ | 遅延再生 |  |
| 視覚性対連合Ⅱ | 遅延再生 |  |
| 言語性対連合Ⅱ | 遅延再生 |  |
| 視覚性再生Ⅱ | 遅延再生 |  |

■ 表4　日本版 RBMT

| 項目 | 下位検査項目 | 課題 |
|---|---|---|
| 1・2 | 姓名の記憶 | 顔写真を見せ，姓名を記憶させる．遅延後に再生させる |
| 3 | 持ち物の記憶 | 被験者の持ち物を隠し，他の検査終了時に想起させて返却を要求させる |
| 4 | 約束の記憶 | 20分後にアラームが鳴るようにセットし，鳴ったら決められた質問をする |
| 5 | 絵カードの記憶 | 提示した絵カードの遅延再認 |
| 6a・b | 物語の記憶 | 物語の直後再生と遅延再生 |
| 7 | 顔写真の記憶 | 提示された顔写真の遅延再認 |
| 8a・b | 道順の記憶 | 部屋の中の道順を検者がたどり，直後と遅延後に被験者にたどらせる |
| 9a・b | 用件の記憶 | 8の道順課題の途中で，ある用事を行わせる（直後・遅延） |
| 10・11 | 見当識 | 日付，場所，知事名の想起 |

上の表に示す14項目の下位検査から成っており，直後再生（再認）あるいは遅延再生（再認）にて評価点が設定されている．

WAIS-R を実施しデータを分析したので，知能との関係をみることもできる．言語性記憶，視覚性記憶，注意・集中力，遅延再生といった記憶のさまざまな側面を測定できるが，主にエピソード記憶であり，展望記憶，手続き記憶，意味記憶の課題は含まれていない．したがって，リバーミード行動記憶検査との併用が望ましいと考えられる．16～74歳が対象で，それぞれの項目の平均点が100点で標準偏差15となるように年齢別に標準化されている[2]．

### 6) リバーミード行動記憶検査

リバーミード行動記憶検査（Rivermead Behavioural Memory Test）（p223参照）は **RBMT** と略される．RBMT は1985年に Wilson らにより作成され，日本版は2002年に標準化され出版された[6]．姓名の記憶や絵カードの記憶，物語の記憶等をテストし，日常生活に即した記憶（everyday memory）のテストであり，検査時間は30分ほどと短く，記憶障害の診断と，どの程度の障害なのかという評価を簡単に行うことができる．

RBMT は大きく分けて9つの項目から構成される（表4）[6]．所要時間は約30分で，専用の検査キットを使う．満点ならば1点，それ以外は0点という基準で換算される「スクリーニング点」と，それぞれの項目の基準に従って0～2点の3段階に換算される「標準プロフィール点」で成績が表される．

日本版 RBMT の年齢別得点のカットオフ値が示されているが，各項目の得点を分析し記憶のどの側面が障害を受けているかを見極め，日常生活への影響を予測することが重要となる．過去には，標準プロフィール点が 7 点以下では病棟内で迷子や徘徊の可能性があり，9 点未満では多くの行動に指示や監視を要し，15 点以上で通院自立，17 点以上で計画的買い物が可能という報告がある[2]．

　RBMT は日常生活の自立度を反映するため，特に復職や復学を目指す患者に対して実施されることが多い．この検査を実施することで記憶障害の程度を把握し，社会復帰に向けたリハプログラムの立案や患者・家族への助言に役立てることができる．

〈海老原 覚〉

#### 文献

1) 石合純夫：記憶障害．高次脳機能障害学，第 2 版，医歯薬出版，2012，pp197-220．
2) 和田義明：リハビリスタッフ・支援者のためのやさしくわかる高次脳機能障害．記憶障害，秀和システム，2012，pp92-102．
3) Osterrieth PA：Le test de copie d'une figure complexe : Contribution a l'etude de la perception et la memorie. Arch Psychol 30：206-356, 1944.
4) Lezak MD. Neuropsychological assessment, 3rd ed. New York：Oxford University Press, 1995, pp475-480, 569-578.
5) Wechsler D（原著），杉下守弘（日本語版作成）：WMS-R ウエクスラー記憶検査．日本文化科学社，2001．
6) 綿森淑子・他：日本版リバーミード行動記憶検査（RBMT），千葉テストセンター，2002．

# 13. 遂行機能障害

## 障害の全体像

　遂行機能とは，①意思もしくは目標を設定すること(volition or goal formulation)，②計画を立案すること(planning)，③目的のある行動もしくは計画を実行すること(purposive action or carrying out activities)，④効果的に行動すること(effective performance)の4つの要因から成る複合的な機能としてLezak[1]により初めて明確に定義された比較的新しい概念である．記憶，言語，知覚，運動という要素的な高次の認知機能よりも上位レベルに位置し，これらの要素的認知機能を統合，ないしは制御することにより働いている．したがって，遂行機能障害を有するということは，全般的に要素的な認知機能が低下することを示し，逆に要素的な認知機能の低下は結果として遂行機能にも影響を及ぼすことになる．

　なお，高次脳機能全般に影響を及ぼす注意機能は，注意により行動を制御するという意味で遂行機能の一部と重複しているが，認知機能の基盤であり，より要素的な機能である．

　解剖学的には，遂行機能は前頭葉，特に前頭前野との関連が強いとされている．前頭葉が含まれる3つの主要な前頭-皮質下回路(背外側回路，眼窩回路，前部帯状回回路)のうち，前頭前野を含む背外側システム(Brodmannの8野，9野，46野)は行動の計画と実行の機能と関係するとされている[2,3]．前頭葉背外側皮質と頭頂葉新皮質を中心とした遂行機能ネットワーク(executive control network)は，外に向かう高次の意識(アウェアネス)と関連しているとされ，ここが損傷されると「外部へ向かう気づき」が低下し，行為の遂行や制御意識の低下，すなわち病識の欠如が生じるという説明も試みられている[4]．このように，遂行機能は前頭葉が重要な役割を担っていると考えられる一方で，遂行機能の概念の成立は新しく未解明な部分も多いこと，また前頭葉損傷例でも遂行機能検査の成績が低下しないケース，後部脳の病変で成績が低下するケース，さらに認知症の初期でも遂行機能障害と思われる症候がみられるケースが散見されることから，遂行機能障害(機能の障害)と前頭葉病変(損傷の部位)とをイコールとし，単純かつ直接的に結びつける議論には注意が必要である[5]．

## 障害の評価

　遂行機能は，作動記憶の操作(working memory operations)，行動抑制(behavioral inhibition)，課題の転換(task-switching)という機能に支えられている[6]．そのため遂行機能障害として，行動の開始困難や自発性の減退，認知ないしは行動の転換の障害，すなわち保続(perseveration)や固着，行動の維持困難(impersistence)と中止困難，衝動性や脱抑制，誤りの修正障害等の症状として，日常生活活動に影響を及ぼす．

　これらの症状の把握のためには，次のような評価方法が挙げられる．

### 1) 問診・家族からの日常生活上の障害の聞き取り

　遂行機能障害を有する患者は病識が乏しいことが少なくないため，医師やスタッフは，問診やリハで患者の言動が目的にかなっているかの観察や，家族から日常生活での様子を丁寧に聴

■ 表1　DEXの質問内容

1. 単純にはっきり言われないと，他人の言いたいことの意味が理解できない．
2. 考えずに行動し，頭に浮かんだ最初のことをやる．
3. 実際には起こっていない出来事やその内容を，本当にあったかのように信じ，話をする．
4. 先のことを考えたり，将来の計画を立てたりすることができない．
5. ものごとに夢中になりすぎて，度を越してしまう．
6. 過去のできごとがごちゃまぜになり，実際にはどういう順番で起きたかわからなくなる．
7. 自分の問題点がどの程度なのかよくわからず，将来についても現実的でない．
8. ものごとに対して無気力だったり，熱意がなかったりする．
9. 人前で他人が困ることを言ったりやったりする．
10. いったん何かをしたいと本当に思っても，すぐに興味が薄れてしまう．
11. 感情をうまくあらわすことができない．
12. ごくささいなことに腹をたてる．
13. 状況に応じてどう振る舞うべきかを気にかけない．
14. 何かをやり始めたり，話し始めると，何度も繰り返して止められない．
15. 落ち着きがなく，少しの間でもじっとしていられない．
16. たとえすべきでないとわかっていることでも，ついやってしまう．
17. 言うこととやることが違っている．
18. 何かに集中することができず，すぐに気が散ってしまう．
19. ものごとを決断できなかったり，何をしたいのかきめられなかったりする．
20. 自分の行動を他人がどう思っているのか気づかなかったり，関心がなかったりする．

(Wilson et al, 1996)[7]

取することが症状把握に重要である．個々の行為は問題なく行っていたとしても，「○○料理を作ってください」や「○○についての会議のために，必要な書類を作成してください」といった複雑な指示に対して戸惑いが見えたり，作業手順の組み立て方が非効率であったり，作業内容に誤りが生じていることがあるためである．

診察時の具体的な質問の例として，**DEX**（**Dysexecutive Questionnaire**）がある（表1）．DEXは**BADS**（**Behavioural Assessment of the Dysexecutive Syndrome**）[7]に含まれる20項目から成る質問紙で，患者に対する面接を構造化するための土台として用いることができる．遂行機能障害が関与していると思われる患者の日常生活上の障害について，「全くない」，「たまにある」，「ときどきある」，「よくある」，「ほとんどいつも」のいずれに当てはまるかを本人と家族それぞれに尋ねる自記式の質問紙である．患者の理解が悪い場合や，自ら質問が読めない場合には検査者が手助けしてよく，回答に時間制限も設けていない．回答した「全くない」を0点とし，漸次点数が増加して「ほとんどいつも」を4点として評価する．患者本人と家族の得点を比較することにより本人の病識低下の有無を明らかにでき，得点が一致しない場合には，その項目について詳細な問診が必要であることが示唆される．DEXは脳損傷患者だけでなく，脳変性疾患の代表であるアルツハイマー病患者の遂行機能障害をとらえることもできるという報告がある[8]．

その他，日常生活上の問題だけでなく，決まった解答がないような質問，例えば，「仕事に復帰するためにはどのようなリハが必要だと思いますか？」や「リハをより効果的に行うためにはどうしたらよいと思いますか？」等と尋ねてみることも効果的である．アイデアの豊富さ，計画性の確かさ，実現性の高さ等を含めた考え方のプロセス等をみることで，障害を評価できる場合がある[9]．

## 2）臨床場面での簡易な神経心理学的検査

臨床場面において，比較的短時間で簡易に実施できる代表的な神経心理学的検査について以下に述べる．

### (1) 慶應版ウィスコンシンカード分類検査（KWCST）[10,11]

慶應版ウィスコンシンカード分類検査（Keio-version Wisconsin Card Sorting Test；KWCST）は，Milner[12]が前頭葉機能検査と位置づけた原法を，Nelson[13]が修正，さらに鹿島ら[10]が短縮版として改変を加えたもので，概念ないしセットの転換，反応の柔軟性等を調べる検査として広く使用されている．特に背外側前頭前野損傷例に鋭敏な検査とされている[14]．実施時間は通常，20〜30分である．

### (2) 流暢性検査

語，デザイン，アイデア，ジェスチャー等で，同一範疇内でどのようなものがあるかを，制限時間内にできる限り多く産生させる検査である．臨床場面では，**語の流暢性検査**が実施されることが多い．語頭音（ひらがなの単音「し」，「い」，「れ」）やカテゴリー（「動物」，「乗物」，「果物」）を与え，それに属する語を制限時間1分でできるだけ多く産生させ，産生された語の合計数で評価する[15]．この検査では，ある範疇内で適切な情報を自発的に産生，かつ発散させ続ける能力が必要である．発動性の低下，思考の固着ないし思考の転換障害が存在する場合には，産生数は減少する．

**デザイン流暢性検査**は例えば正方形状に配置された4つのドットを使用して無意味な図形をできるだけ多く書いてもらう．**アイデア流暢性検査**は例えば空き缶の使い道をできるだけ多く回答してもらう検査である[16]．ただし，産生させる素材（語句，デザイン，アイデア，ジェスチャー）が異なるため，課題遂行に必要とされる認知機能には差異がある可能性も示唆される．そのため，それぞれの流暢性検査の結果を比較する場合には，解釈は慎重に行わなければならない．

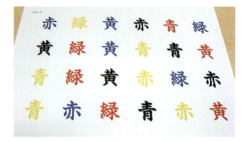

■図1　修正ストループ課題 日本語版（例：パートⅢ版）

### (3) 修正ストループ課題[17]

**修正ストループ課題（Modified Stroop Test）日本語版**は，3つの版（パートⅠ，Ⅱ，Ⅲ）があり，すべての版には赤，青，緑，黄のいずれかの色で，刺激項目24個が描かれている（図1）．パートⅠの刺激はドット，パートⅡは色とは関連の少ない1文字の漢字（川，木等），パートⅢは塗られた色とは異なる色名を表す漢字を使用して，色名呼称を行わせる検査である．所要時間とエラー数で評価する．

この課題では，習慣的に確立したパターン（ステレオタイプ）の抑制障害を評価する．所要時間はおおよそ5分程度である．

### (4) Trail Making Test

**Trail Making Test（TMT）**は，2つのパートA，Bから成る．パートAは，用紙にランダムな位置に描かれた数字①〜㉕を昇順に一筆書きを行うように鉛筆を紙から離さないようして結ばせ，エラーの数，所要時間を計測する．パートBは，用紙にランダムな位置に描かれた数字①〜⑬と平仮名50音あ〜しを交互に昇順に結ばせ，エラーの数と所要時間を計測する．セットの柔軟な転換，作業記憶が必要になる課題である．

パートAをベースラインとして，パートBからパートAの所要時間を減算した値が大きいほど，遂行機能が低下していることを示している．前頭葉に損傷がある患者はどちらのパートも所要時間が長くなり，パートBでエラー数が多くなるという報告[18]がある．

### (5) ハノイの塔課題（図2）

**ハノイの塔課題（Tower of Hanoi puzzle）**は，

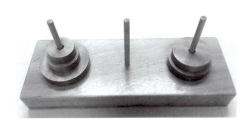

■ 図2　ハノイの塔の道具

3本の棒と数枚の大きさが異なる円盤から構成され，初めに設定されている円盤をルールに従って動かし，ゴールとして決めた位置に円盤を移して完成させる課題である．ルールは，円盤を1回に1枚ずつどれかの棒に移動させることと，小さな円盤の上に大きな円盤を乗せることはできないということの2つである．円盤を移動させる手数から正確性の指標を求め，完成までの所要時間とともに評価する方法がある[19]．

目的を効果的に達するための計画を立てることができるかを評価するのに有用である．類似した検査として，**トロントの塔課題**，**ロンドン塔課題**がある．

### 3）標準化された検査バッテリー

前述の神経心理学的検査は，診察時に比較的短時間で簡易な手続きで実施でき，遂行機能の一部について詳細に検討する場合に有用である．一方で，遂行機能障害を包括的，かつ定量的にとらえることが必要な場合には，以下のような標準化された検査バッテリーを実施することが有用である．

#### (1) 遂行機能障害症候群の行動評価（BADS）日本版[20]

**遂行機能障害症候群の行動評価（BADS）日本版**は，Wilsonら[7]が開発した検査を日本版として翻訳，修正した，日常生活場面に近く生態学的妥当性を有する課題を包括的に含む検査である．カードや道具を使用する6種類の下位検査（表2）とDEXから構成される．6種類の下位検査は課題の達成度，反応時間等に応じて0～4点の5段階に評価し，合計点を年齢補正した標準化得点に換算して，「障害あり」～「極めて優秀」の7段階の区分に従って評価する．なお，

■ 表2　BADSの下位検査と概要

1. 規則変則カード検査：正しく規則に従えるか，規則が変更したときに対応できるか．
2. 行動計画検査：新奇な問題解決のために道具の使用を計画して実行できるか．
3. 鍵探し検査：有効かつ効率的な道筋をたてて，問題を解決できるか．
4. 時間判断検査：質問に対する適切な判断を選択することができるか．
5. 動物園地図検査：決められたルールの中で，自発的に計画を立てる能力があるか．
6. 修正6要素検査：行動を計画し，組織化し，監視する能力があるか．

(Wilson et al, 1996)[7]

DEXの得点は，下位検査の合計点には含まない．

#### (2) J-EXIT 25[20]

**J-EXIT 25**（Japanese versions of the Executive Interview）は，Royallら[21]が開発し，わが国で使用するために翻訳された，遂行機能を神経心理学的かつ包括的に調べる検査である．先述したような神経心理学的検査の内容がコンパクトにまとめられている．検査の内容は表3に示すとおり25課題が含まれるが，15課題の短縮版もある．各課題は2，1，0点で評価し，合計得点を算出する．得点が高いほど遂行能力が十分保たれていると考えられる．実施時間は約15分である．

カットオフを15/16点とした場合に，認知症または非認知症の判定が感度65％，特異度93％となることが高齢者を対象とした研究で報告されている[21]．

なお，検査のマニュアル，用紙，図版は以下のURLからダウンロード可能である．

マニュアル：http://researchmap.jp/mup6l7x0w-56600/#_56600

記録用紙：http://researchmap.jp/mug9g0uec-56600/#_56600

図版：http://researchmap.jp/musecg0tu-56600/#_56600

■ 表3　J-EXIT 25 の課題

| | | | |
|---|---|---|---|
| 1. 数字─文字 | 8. 自動的行動Ⅰ | 15. Go/No-Go 課題 | 22. 逆順序課題 |
| 2. 語流暢性 | 9. 自動的行動Ⅱ | 16. 反響動作Ⅰ | 23. 使用行動 |
| 3. デザイン流暢性 | 10. 把握反射 | 17. LURIA HAND SEQUENCE Ⅰ | 24. 模倣行動 |
| 4. 主題理解 | 11. 社会的習慣Ⅰ | 18. LURIA HAND SEQUENCE Ⅱ | 25. カウント課題 |
| 5. 変則的な文の復唱 | 12. 運動維持困難 | 19. 把握課題 | |
| 6. 記憶/注意転導 | 13. 口すぼめ反射 | 20. 反響動作Ⅱ | |
| 7. 干渉課題 | 14. 指-鼻-指 課題 | 21. 複雑命令課題 | |

(Royall et al, 1992)[21]

## おわりに

遂行機能は高次脳機能の領域のなかで上位レベルに位置する脳機能であり，その障害は診察場面ではみつけにくいことがある．周囲の者が，患者に対して病前とは異なるやりにくさのようなものを訴えるときには，前述のような評価を用いつつ，詳細に日常生活上の変化や本人の態度等について聴取ないし観察することが重要である．どのような遂行機能に障害があるかを明らかにできれば，要素的な能力の障害に対するリハならびに遂行障害に対するリハを効果的に実施することが可能になる．最後に，遂行機能障害は前頭葉障害と症状面に関して重なりが大きいがイコールではないこと，高次脳機能の基礎となる注意の障害とも区別して，症状について理解することが重要である．

（江口洋子，三村　將）

## 文献

1) Lezak M：The problem of assessing executive functions. In J Psychology 17：281-297, 1982.
2) Cummings JL：Frontal-subcortical circuits and human behavior. Arch Neurol 50：873-880, 1993.
3) Tekin S, Cummings JL：Frontal-subcortical neuronal circuits and clinical neuropsychiatry：An update. J Psychosom Res 53：647-654, 2002.
4) 大東祥孝：「気づき」の障害．高次脳機能研究 33：293-301, 2013.
5) 加藤元一郎：遂行機能障害と注意障害の検査．神経心理学 30：140-149, 2014.
6) Hofmann W et al：Executive functions and self-regulation. Trends Cogn Sci 16：174-180, 2012.
7) Wilson B et al：Behavioural Assessment of the Dysexecutive Syndrome. Bury St Edmunds, Thames Valley Test Company, UK, 1996.
8) Shinagawa Y et al：Reliability and validity of the Japanese version of the Dysexecutive Questionnaire (DEX) in Alzheimer's disease：validation of a behavioral rating scale to assess dysexecutive symptoms in Japanese patients with Alzheimer's disease. Int J Geriatric Psychiatry 22：951-956, 2007.
9) 田渕 肇：老年精神医学と神経心理学　遂行機能障害．老年精神医学雑誌 23：1253-1259, 2012.
10) 鹿島晴雄，加藤元一郎：Wisconsin Card Sorting Test (Keio Version)(KWCST). 脳と精神の医学 6：209-216, 1995.
11) 鹿島晴雄，加藤元一郎：KWCST 慶應版ウィスコンシンカード分類検査．三京房, 2013.
12) Milner B：Effects of different brain lesions on card sorting：The role of the frontal lobes. Arch Neurol 9：90-100, 1963.
13) Nelson HE：A modified card sorting test sensitive to frontal lobe defects. Cortex 12：313-324, 1976.
14) Buchsbaum BR et al：Meta-analysis of neuroimaging studies of the Wisconsin card-sorting task and component processes. Hum Brain Mapp 25：35-45, 2005.
15) 斎藤寿昭・他：前頭葉損傷と Word Fluency 特に抑制障害との関連について．失語症研究 12：223-231, 1992.
16) 斎藤寿昭：前頭葉損傷における流暢性の障害について：Fluency Test を用いた検討．慶應医学 73：399-409, 1996.
17) 加藤元一郎：前頭葉損傷における概念の形成と変換について　新修正 Wisconsin Card Sorting Test を用いた検討．慶應医学 65：861-885, 1988.
18) Stuss DT et al：The Trail Making Test：a study in focal lesion patients. Psychol Assess 13：230-239, 2001.
19) Goel V, Grafman J：Are the frontal lobes implicated in "planning" functions? Interpreting data from the Tower of Hanoi. Neuropsychologia 33：623-642, 1995.
20) Matsuoka T et al：Japanese versions of the Executive Interview (J-EXIT25) and the Executive Clock Drawing Task (J-CLOX) for older people. Int Psychogeriatr 26：1387-1397, 2014.
21) Royall DR et al：Bedside assessment of executive cognitive impairment：the executive interview. J Am Geriatr Soc 40：1221-1226, 1992.

# Ⅰ章 基本・症状編

# 14. 失行・失認

## A. 失行

### 障害の全体像

失行とは，①運動するための器官に異常がなく，②行為の目的や対象を理解しているのに，③学習により獲得された行為を遂行できない状態である．したがって，麻痺，筋緊張異常，失調，不随意運動等の運動障害や，重度の感覚障害がある場合は除外される．認知機能の障害で，行為の対象がわからない場合や行為の目的が理解できない場合も除かれる．また，行為の内容として，生得的な開閉眼，歩行等は含まず，学習により身に付いた身振りや道具使用等の障害が失行になり得る．

主に上肢にみられる肢節運動失行，観念運動性失行，観念性失行，口周囲に見られる口舌顔面失行，特定の行為にみられる着衣失行や構成失行が知られている．ただし，構成失行は失行の定義に当てはまらず，構成障害とよぶのが適切と考えられる．右利きでは，肢節運動失行，観念運動性失行，観念性失行，口舌顔面失行は左半球損傷で生じ，着衣失行，構成失行は右半球損傷で生じる．

### 障害の評価

上述の定義からもわかるように，失行の評価を始める前に，行為に影響を与え得る運動・感覚障害がないことを確認しておく必要がある．また，対象の認知に影響する視知覚や視覚性認知，説明の理解に必要な言語機能が，行為の評価が可能なレベルに保たれているかどうかを検討する．失語の合併は多いので，対象を実物で示す等言語機能をあまり要しない方法で評価すべきかどうかも考える．表1におおまかな流れを示す．

失行の評価は質的な側面が大きく，単純に得点化しにくいため，標準化された検査は少ない．各失行によりその神経基盤も異なることから，失行の有無というより，どの失行があるのかを診断する必要がある．また，失行がある場合，どの過程にどのような異常が認められるのか質的な評価をすることが，よりよいリハに結び付く．

### 1) 種類

#### (1) 肢節運動失行 (limb-kinetic apraxia)

主に上肢の熟練した行為が拙劣になった状態である．例えば，ボタンを留める，安全ピンを外す，手紙を封筒に入れる等の動作が円滑にできず，ぎこちない．手指の筋力，感覚は保たれており，不随意運動や失調もないことが前提となる．軽度の麻痺との鑑別が問題になる場合があるが，筋力に対して拙劣さが際立っている．通常は運動前野を含む病巣で対側の手に出現するとされるが，左一側の病巣で両手にみられることもある．特殊なものとして力動性失行[1]，触知失行[2]も知られている．

#### (2) 観念運動性失行

バイバイやオイデオイデ等の意味のある慣習動作や，道具を使う動作のパントマイムができず，あいまいな動き（不定形反応），他の動きとの取り違え（錯行為），手自体を道具のようにして動かす動作（body part as object）等がみられる．左頭頂葉病巣で両手に出現するが，頭頂葉以外の病巣でもみられる．

103

■ 表1 失行の評価の進め方

1. 行為遂行に影響する要因がないかを確認
   1) 課題に注意が向けられるか（全般性注意障害）．
   2) 課題の意図を理解できるか（流暢性失語はしばしば合併）．
   3) 視力・視野が，道具や検者のパントマイムが見える程度に保たれているか（視野欠損はしばしば合併する）．
   4) 行為に影響する運動障害はないか（麻痺，筋緊張の異常，不随意運動，失調の有無と程度）．
   5) 重度の感覚障害はないか．

2. 行為の実施
   1) 上肢で無意味手指肢位・動作，慣習的動作（バイバイ等），道具使用動作の3種類．顔面，特に口周囲の動作（口笛等）．
   2) それぞれの動作を口頭命令と模倣の2通りで行う．
   3) 道具使用動作は道具ありと道具なしの2通りで行う．

3. 行為の評価
   1) どの条件でどのような誤りがあるかを検討．
   2) 誤りとして，錯行為，無定形反応，保続，拙劣，開始遅延，修正行為（試行錯誤），body part as object，無反応を区別．
   3) 肢節運動失行：拙劣さが目立ち，錯行為や無定型反応等はみられない．
      観念運動性失行：慣習動作および道具を持たない道具使用動作のパントマイムで誤り．
      観念性失行：道具を実際に持った道具使用動作で誤り．
      口舌顔面失行：顔面，特に口周囲の動作の誤り．

### (3) 観念性失行

単一または複数物品の使用の障害である．道具の使用には多くの過程があり，対象となる道具を認知できるか，道具を正しく把握できるか，道具を適切な対象（部位）に向けられるか，正しく動かせるかの各過程で障害され得る．複数物品の使用の場合は，動作の順序も問題となる．左頭頂葉病巣で両手に出現する．

### (4) 口舌顔面失行

口笛，咳払い等，口周囲の意図的な行為の障害である．自然の状況では咳払い等ができていても，口頭命令，模倣等で意図的に咳払いすることができない．「ゴホゴホ」等の言語化や，どのように動かしたらよいか逡巡する試行錯誤がみられる．左中心前回下部を中心とした病巣でみられる．

### (5) 着衣失行

衣類を正しく身に付けられない状態である．ただし，麻痺や感覚障害等の基本的な機能の障害や，半側空間無視，半側身体失認等で説明できる場合は除く．三次元的に形の変化する衣類と自己身体との複雑な空間関係を把握できず，一連の行為の流れも滞る．空間内で形態をイメージして操作を加える能力等と関連する．主に右頭頂葉病変でみられる．

### (6) 構成失行（構成障害）

前述のように，失行の定義には当てはまらないが，まとまりのある形態をつくる機能の障害である．描画や積木等による形の作成に加え，無意味な手指肢位パターンの模倣も構成行為とみることができる．視空間認知機能と不可分なため，行為だけの障害とはいえない．視空間認知機能障害を基盤とした構成障害は右半球病巣で多くみられるが，左半球病巣でも形態をつくる手順の異常等が加わった構成障害がみられる．

## 2) 検査

標準高次動作性検査以外は，口舌顔面失行，着衣失行，構成失行の項目を含まず，主に上肢の失行の検査である．

### (1) 標準高次動作性検査[3]

わが国で考案された失行検査バッテリーである．上述の失行すべてに関する項目があり，各失行の有無を検討するのに適している（表2）．口頭命令・模倣，物品使用の有無で区別した項目がある．上下肢の行為に関しては，複数物品の使用以外は左右別々に施行する．「誤り得点」として，行為が完了できなかったものを2点，行為は完了したが，その過程に異常があったものを1点，正常を0点とする．また，誤反応についてはその特徴から8種類に分類する．項目ごとに誤反応率を求めるが，カットオフ値は設定されていない．誤反応率や質的特徴を勘案して，各失行の有無，程度を判断する．

スクリーニングテストとして顔面動作，手指構成模倣，図の模写が選ばれているが，口舌顔面失行，構成失行に対応するもので，それ以外

■ 表2　標準高次動作性検査の項目

| 部位 | | 口頭命令 | | 模倣(模写) | | 対応する失行 |
| --- | --- | --- | --- | --- | --- | --- |
| | | 物品なし | 物品あり | 物品なし | 物品あり | |
| 顔面 | 舌打ち，咳 | | / | | / | 口舌顔面失行 |
| | 火を消す | | / | | / | |
| 上肢 | 慣習的動作 | | / | | / | 観念運動性失行 |
| | 物品使用動作(単品) | 使用命令 動作命令 | | | | 観念運動性失行(物品なし) 観念性失行(物品あり) |
| | 物品使用動作(複数物品) | / | | / | | |
| 下肢 | ボールを蹴る | | / | | / | |
| 上肢 | 連続的動作 | | / | / | / | (力動性失行) |
| | 手指構成模倣 | / | / | | / | 身体の構成失行 |
| 全身 | 着衣動作 | | / | / | / | 着衣失行 |
| 上肢 | 描画 | / | / | | / | 構成失行 |
| | 積木 | / | / | | / | |

斜線は該当する項目がないことを示す．
上下肢は左右それぞれで行う．

の失行の有無はわからない．

### (2) Test of Upper Limb Apraxia (TULIA)[4)]

上肢の実際の道具を使わない行為を対象にした失行検査である．上肢の無意味な肢位，意味のある肢位・動作，道具操作のパントマイムを，模倣と口頭命令で行う．各8問で計48問あり，各課題を「正常：5点」〜「全くできない：0点」で採点する．50人の健常者の平均得点 −2SDをカットオフ値として採用している．この検査には実際の物品の使用動作は含まれていない．施行に約20分を要する．

この検査の簡易版として，**Apraxia Screen of TULIA**(**AST**)が考案された(表3)[5)]．TULIAから12課題を選択し，できた課題に1点を与える採点方法とした．ベッドサイドで簡便に行え，5〜8点を軽度失行，4点以下を重度失行とすると，TULIAと同等の弁別能力が得られた．簡便な検査だが，日本人には馴染みのない動作が含まれているため，そのままでは使えない．

### (3) Assessment of Limb Apraxia[6)]

上肢の信号動作と道具使用について，動作面と受容面の両者を検討できる．以下の13項目より成り，60名の健常者のデータからカットオフ値が設定されている．

■ 表3　失行症スクリーニング検査(AST)

〈模倣〉
1. 伸ばした親指を額に当て，他の指を上方に向ける．
2. 肩からホコリを払う．
3. コップから飲む．
4. 煙草を吸う．
5. 金槌を使う．
6. ハサミを使う．
7. 消印スタンプを押す．

〈パントマイム〉
8. 頭がおかしい．
9. 相手を脅す．
10. 歯を磨く．
11. 櫛で髪をとかす．
12. ねじ回しを使う．

(Vanbellingen, 2011)[5)]

筆者注：欧米人では，5〜8点：軽度失行，4点以下：重度失行．
8, 9は日本人には不適項目．

動作面では，①口頭命令による客体のない行為(例：バイバイ)，②絵に適した客体のない行為，③客体のない行為の模倣，④道具使用，⑤口頭命令による道具使用のパントマイム，⑥道具の視覚提示による道具使用のパントマイム，⑦道具の触覚提示による道具使用のパントマイム，⑧道具使用のパントマイムの模倣，⑨無意味肢位・動作の模倣の項目がある．受容面では，

⑩客体のない行為の正誤判断，⑪道具使用行為の正誤判断，⑫客体のない行為から当てはまる絵を選択，⑬道具使用のパントマイムから適切な道具の絵を選択，の項目がある．

研究目的で詳細な検討をする場合には有用だが，項目数が多いため日常臨床では使いにくい．

## B. 失認

### 障害の全体像

失認とは，①刺激を受容するための感覚器に異常がなく，②全般性の注意や認知機能が保たれているのに，③1つの感覚を通して対象を認知できない状態である．それ以外の感覚を通せば，対象認知は可能である．したがって，基本的な感覚受容に障害がある場合や全般性の注意や認知の問題で対象を十分にとらえられない場合等は除外される．

視覚性失認，聴覚性失認，触覚性失認が知られている．視覚性失認は物の形から対象を認知できない状態で，触ったり，特徴的な音を聴いたりすれば対象が何であるか即座にわかる．視覚刺激でも特徴的な動きからの対象認知は保たれている点に注意が必要である．視覚性失認は後頭葉損傷，聴覚性失認は側頭葉損傷，触覚性失認は頭頂葉損傷で主に生じる．

### 障害の評価

失認の評価も，上述の定義からわかるように，基本的な知覚が保たれているか確認するところから始める．視覚，聴覚，触覚について，基本的な知覚を神経学的診察の一部としてまず検討する．刺激を提示する際には，単一の感覚モダリティーだけになるように注意する．例えば，"見るだけ"（視覚提示）条件のときは，手が触れたり，対象から出る音を聴かせたりしないように気を付ける．

#### 1) 種類
#### (1) 視覚性失認

形を見ただけでは対象が何かわからない状態である．例えば，鉛筆を見ても何かわからないが，手に取って触ってみればそれが鉛筆であることがわかる．対象としては実物，写真，線画等があるが，軽症例では形以外の手がかりの少ない白黒写真や線画等の認知で障害が明らかになることが多い．

左または両側後頭葉損傷で生じる．特定のカテゴリーの対象だけに視覚性失認がみられることがあり，顔のわからない相貌失認，風景や街並みのわからない街並失認，文字の読めない失認性失読がある．相貌失認は右紡錘状回，街並失認は右海馬傍回，失認性失読は左紡錘状回を中心とした病巣で生じる．

#### (2) 聴覚性失認

聴覚性失認は，特徴的な音（環境音），言葉，音楽が聞こえても，それがどのようなものかわからない状態である．すべての種類の聴覚刺激（環境音，言語，音楽）の認知が障害されている場合を広義の聴覚性失認とよぶことがあるが，皮質性聴覚障害とほぼ同義となる．特定の聴覚刺激に限局したものとして，環境音がわからない状態を狭義の聴覚性失認，言語音が認知できない状態を純粋語聾，音楽が認知できない状態を感覚性失音楽とよぶ．

いずれも側頭葉病巣が関与する．狭義の聴覚性失認は右側病巣，純粋語聾は左側病巣での報告があるが，しばしば両側性病変が関与する．また，感覚性失音楽は音楽のどの要素が障害されるか，病前の音楽的素養がどの程度か等，症例ごとに差があり，側頭葉病巣の左右に関しても一様ではない．

#### (3) 触覚性失認

触覚性に素材や形態等の弁別はできるのに，触った物が何かわからない状態である．報告は少なく，両側頭頂葉を含む病巣を持つ症例が報告されている[7]．立体覚認知障害（astereognosis）の純粋型を触覚性失認とよぶ考え方もあるが，触った物の形態やパターンの弁別能力が障害されている状態を立体覚認知障害としたほうが混乱は少ない．前述の触知失行（p 103）では対象を触る行為自体が非常に拙劣となり，対象も認

■ 表4　視覚性失認の評価の進め方

1. 基本的な機能の確認
1) 課題にある程度集中できるか（全般性注意障害の有無，程度）．
2) 課題の意図を理解しているか．
3) 視力が保たれているか（視覚刺激に目を向けるか，1つのランドルト環を示して切れ目がわかるか）．

2. 視覚性失認かどうかの確認；物品を提示し，名前を聞く．
1) 見て名前を言えれば視覚性失認ではない．
2) 名前を言えなくても，言語的に説明できる／ジェスチャーで使用法を示せれば視覚性失認ではない．
3) 説明もジェスチャーもできないときには，触らせてみて名前を言えるかどうか確認．
　触れば名前がすぐ言える場合は視覚性失認の可能性が高い．

3. 視覚性失認のタイプの検討：線画を模写させる（図）．
1) 知覚型視覚性失認：模写がうまくできない．
2) 統合型視覚性失認：部分ごとに模写し，非常に時間がかかる．
3) 連合型視覚性失認：模写は良好．
　いずれも，模写した後でもその線画が何であるかわからない．

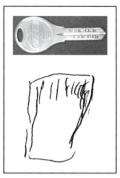

a) 知覚型視覚性失認例の実物品の模写．
b) 統合型視覚性失認例の線画の模写．
両例とも，模写後にも対象が何であるかはわからない．

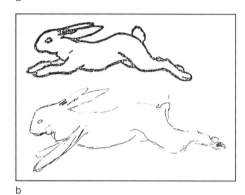

■ 図　視覚性失認例の模写

知されない．

### 2）評価

　視覚性認知および音楽能力についての検査バッテリーはあるが，聴覚性認知，触覚性認知について標準化された統合的な検査はない．失認は比較的稀な症状ではあるが，視覚性，聴覚性，触覚性呼称課題で失認が疑われた場合は，症状に合わせてさらに検討を進める．また，病巣部位から失認の可能性を考えて必要な診察を進める場合もある．視覚性失認の場合の評価の進め方を表4に，実際の模写例を図に示す．

#### (1) 標準高次視知覚検査（Visual Perception Test for Agnosia；VPTA）[8]

　わが国で開発された検査で，表5に示すように基本的な視知覚から，物体，画像，相貌，色，シンボルの視覚性認知をひと通りスクリーニングすることができる．各項目の課題数は多くないので，障害が疑われる場合は，その部分に関してさらに詳しく検討する必要がある．半側空間無視，地誌的失見当に関連する項目も含まれる．得点は反応時間により重み付けされている．障害が強いほど高得点となる採点法なので，結果をみるときには注意が必要である．

#### (2) Birmingham Object Recognition Battery（BORB）[9]

　線画の視覚性認知について詳細に検討する際に使える．14項目より成り，線画認知のどの段階で障害があるかを知ることができる．まずスクリーニングとして，図の模写，錯綜図，自発描画，実際にある物か否かの判断，関連する物の選択，線画呼称をすることが推奨されている．英語版であるが，言語的な要素はあまりないため使用可能である．日本人には馴染みのない図も一部含まれ，わが国での健常者データは公表されていない．

#### (3) Visual Object and Space Perception Battery（VOSP）[10]

　画像と文字の認知および視空間機能に関する検査バッテリーである．視覚性ノイズの中からXを探すスクリーニングの後に，形態認知とし

■ 表5　標準高次視知覚検査

| 機能 | 検査項目 | 機能 | | 検査項目 |
|---|---|---|---|---|
| 1. 視知覚の基本機能 | 1) 視知覚体験の変化<br>2) 線分の長さの弁別<br>3) 数の目測<br>4) 形の弁別<br>5) 線分の傾き<br>6) 錯綜図<br>7) 図形の模写 | 3. 相貌認知 | 熟知相貌 | 17) 有名人の命名<br>18) 有名人の指示<br>19) 家族の顔 |
| | | | 未知相貌 | 20) 異同弁別<br>21) 同時照合<br>22) 表情の叙述<br>23) 性別の判断<br>24) 老若の判断 |
| 2. 物体・画像認知 | 8) 絵の呼称<br>9) 絵の分類<br>10) 物品の呼称<br>11) 使用法の説明<br>12) 物品の写生<br>13) 使用法による指示<br>14) 触覚による呼称<br>15) 聴覚呼称<br>16) 状況図 | 4. 色彩認知 | | 25) 色名呼称<br>26) 色相の照合<br>27) 色相の分類<br>28) 色名による指示<br>29) 言語－視覚課題<br>30) 言語－言語課題<br>31) 色鉛筆の選択 |
| | | 5. シンボル認知 | | 32) 記号の認知<br>33) 文字の認知（音読）<br>34) 模写<br>35) なぞり読み<br>36) 文字の照合 |
| | | 6. 視空間認知と操作 | | 項目省略 |
| | | 7. 地誌的見当識 | | 項目省略 |

（日本高次脳機能障害学会 Brain Function Test 委員会, 2003）[8]

て，①欠けたアルファベットの音読，②影絵の呼称，③影絵の選択，④順次完成に近付く影絵の認知，視空間機能として，⑤視覚計数，⑥点の位置の異同判断，⑦数字の位置判断，⑧立方体の数の判断，の 8 課題を施行する．BORB と異なり，影絵が主に用いられている点，視空間認知機能の検査が含まれる点が特徴である．イギリスで標準化されている．

### (4) Montreal Battery of Evaluation of Amusia（MBEA）[11]

音楽の受容能力に関する検査である．メロディーの異同弁別，リズムの異同弁別，ワルツかマーチかの弁別，メロディーの記憶等，6 項目より成る．検査および刺激と 421 名の健常者の結果が web 上で公開されている[11]．病前より知っている楽曲の記憶や，楽譜の読み書きについての検査は含まれていない．

（鈴木匡子）

#### 文献

1) Luria AR：Higher cortical functions in man, Basic Books, New York, 1966.
2) Yamadori A：Palpatory apraxia. *Eur Neurol* 21：277-283, 1982.
3) 日本失語症学会高次動作性検査法作成小委員会：標準高次動作性検査——失行症を中心として，改訂版，医学書院，1990.
4) Vanbellingen T et al：Comprehensive assessment of gesture production：a new test of upper limb apraxia (TULIA). *Eur J Neurol* 17：59-66, 2010.
5) Vanbellingen T et al：A new bedside test of gestures in stroke：the apraxia screen of TULIA (AST). *J Neurol Neurosurg Psychiatry* 82：389-392, 2011.
6) Bartolo A et al：Cognitive approach to the assessment of limb apraxia. *Clin Neuropsychol* 22：27-45, 2008.
7) Endo K et al：Tactile Agnosia and tactile aphasia：symptomatological and anatomical differences. *Cortex* 28：445-469, 1992.
8) 日本高次脳機能障害学会 Brain Function Test 委員会：標準高次視知覚検査，改訂第 1 版．新興医学出版社，2003.
9) Riddoch JM, Humphreys GW：BORB：Birmingham object recognition battery, Psychology Press, London, 1993.
10) Warrington EK, James M：Visual object and space perception battery (VOSP), Pearson Assessment, Oxford, 1991.
11) Peretz I et al：Varieties of musical disorders. The Montreal Battery of Evaluation of Amusia. *Ann NY Acad Sci* 999：58-75, 2003.（※Peretz のウェブサイトよりこの検査の刺激をダウンロードできる：www.brams.umontreal.ca/plab/research）

# Ⅰ章 基本・症状編

# 15. 心理—うつ・不安

## A. うつ

「うつ」はリハの現場に溢れている．患者が「うつ」状態にあることを把握することは，患者とその背景を理解し，効率的なリハを展開することに直結する．「うつ」について重要なことは，①「うつ」の把握，②対応の違いにつながる「うつ」の鑑別，そして③専門家にコンサルトすべき「うつ」の見極めである．

世間でみられる「うつ」には，いわば「了解不能なうつ」と「了解可能なうつ」とがある．「了解不能なうつ」とは，本来なら気分が落ち込まなくてもよい条件や場面で，了解できない喜怒哀楽の感情体験の制止があり，気分の低下が続いている場合で，内因性のうつ病が想定される．これは，生物学的な要因が強い一群で，抗うつ薬の効果が期待し得る．

一方，事故や疾病によって活動や参加に難があるリハの患者は，誰もが「うつ」の要因を理解できる．これは心理的な要因が強い一群で，「了解可能なうつ」といえる．この場合抗うつ薬の効果は限定的である．リハで遭遇するのは多くの場合この「了解可能なうつ」といってよいが，ここにも一部内因性のうつ病が混じり得る．これらの「うつ」の判別はICD-10やDSM-5(表1)[1]のような操作的診断学や各種質問票ではできない．患者と関わり合いながら経過を観察し，しばしば事後的に判明するという現実がある．

### 「うつ」の把握・評価

「うつ」は外観からは，打ちひしがれた表情で，

■ 表1　DSM-5におけるうつ病（ICD-10では大うつ病性障害に相当）

以下の症状のうち5つ以上の症状が同時に2週間の間に存在し，病前の機能からの変化を起こしている．ただし，1か2のどちらかは必須．

1. 抑うつ気分（ほとんど1日中）．
2. 興味または喜びの喪失（ほとんど1日中）．
  以下，ほとんど毎日の
3. 食欲の減退または増加．
4. 不眠または過眠．
5. 制止または焦燥．
6. 疲労感または気力の減退．
7. 無価値観または罪責感．
8. 思考力や集中力の減退，決断困難．
9. 死についての反復思考（自殺念慮，または自殺企図）．

(American Psychiatric Association, 2014)[1]

笑いがなくうなだれて溜息をつく，声かけをしても人との関わり合いを避ける，視線を合わせない，握手を返してこない，じりじり焦っているのに集中できない，動作がゆっくりしている，活動性が下がっている等の様子を確認することで判断できる．また，食事摂取量の低下や夜間の中途覚醒も観察される．もちろん「うつ」気分と自身の無価値感を本人が伝えてくれる場合もある．しかし，内因性の「うつ」では思考や行動が制止していて，自ら「うつ」を外に積極的に訴えて対応や処遇の改善を要求することは少ない．「すべて自分が悪いからこうなっている」「（周りに）迷惑をかけているので，（自分は）いないほうがよい」という認知の歪み，すなわち何でも悪いほうに取ってしまう見方，考え方の癖がある．また，特に高齢者では，内因性のうつ病になると身体の不調や疲労感のみを多く訴えるので，抑うつ気分や悲哀感，無価値観，厭世観といった内面の状態が見落とされやすい．したがって，内因性のうつ病を含めて，もれな

■ 図1 日本版SDS

| | | ないか たまに | ときどき | かなりの あいだ | ほとんど いつも |
|---|---|---|---|---|---|
| 1. | 気が沈んで憂うつだ | ① | ② | ③ | ④ |
| 2. | 朝がたはいちばん気分がよい | ④ | ③ | ② | ① |
| 3. | 泣いたり，泣きたくなる | ① | ② | ③ | ④ |
| 4. | 夜よく眠れない | ① | ② | ③ | ④ |
| 5. | 食欲はふつうだ | ④ | ③ | ② | ① |
| 6. | まだ性欲がある（独身者の場合）異性に対する関心がある | ④ | ③ | ② | ① |
| 7. | やせてきたことに気がつく | ① | ② | ③ | ④ |
| 8. | 便秘している | ① | ② | ③ | ④ |
| 9. | ふだんよりも動悸がする | ① | ② | ③ | ④ |
| 10. | 何となく疲れる | ① | ② | ③ | ④ |
| 11. | 気持はいつもさっぱりしている | ④ | ③ | ② | ① |
| 12. | いつもとかわりなく仕事をやれる | ④ | ③ | ② | ① |
| 13. | 落ち着かず，じっとしていられない | ① | ② | ③ | ④ |
| 14. | 将来に希望がある | ④ | ③ | ② | ① |
| 15. | いつもよりいらいらする | ① | ② | ③ | ④ |
| 16. | たやすく決断できる | ④ | ③ | ② | ① |
| 17. | 役に立つ，働ける人間だと思う | ④ | ③ | ② | ① |
| 18. | 生活はかなり充実している | ④ | ③ | ② | ① |
| 19. | 自分が死んだほうがほかの者は楽に暮らせると思う | ① | ② | ③ | ④ |
| 20. | 日頃していることに満足している | ④ | ③ | ② | ① |

（©W. Zung, 1965, 1974. All rights reserved，三京房発行）
筆者注）各項目の点数（①〜④）は被験者用の記録用紙には書かれていない．原本ではすべての質問項目にひら仮名がついている．

く「うつ」を把握するためには，以下の各種の質問票や問診票を利用して症状を確認することが，精神科専門医や臨床心理士がいないリハの現場では現実的である〔専門家が行う精神科の臨床ではこれらの質問票はあまり使用せず，通常の問診や観察によって最終的に診断する．DSM−5におけるうつ病（大うつ病性障害）の診断基準は表1[1]の通りである〕．

現在，市販されていて汎用されている質問票には，**Zung Self-rating Depression Scale**（SDS：**日本版SDS**），**Beck Depression Inventory**（**BDI**），**Geriatric Depression Scale**（**GDS**）等がある．本項では日本版SDSを図1に示し解説する．

## 日本版SDS（図1）

Zung SDSは1965年に考案された自己評価式の抑うつ尺度である．

うつ傾向の有無，うつの重症度判定の両方に使用できる．20の質問から成る．それぞれの項目を点数化（1〜4点）し，総計（4点×20＝80

■ 表2　リハで遭遇する「うつ」にみえる状態の鑑別

| | わかりやすく説明すると | 抑うつ気分 | 症状の特徴 | 食欲・睡眠 | 「うつ」症状と自省 | 薬物治療 | リハの対応 | スタッフの対応 |
|---|---|---|---|---|---|---|---|---|
| ①うつ病 | 「脳の病気としてのうつ」 | 自覚あり | 日内変動あり（朝悪い） | 味覚低下，早朝覚醒 | 訴えない，自罰的 | うつそのものに有効 | リハのペースを落とす | 共感，安静，ねぎらい |
| ②「うつ」状態 | 「悩める障害者・リハ患者」 | 自覚強い | 日内変動なし（状況依存） | 味覚あり，入眠困難 | 訴え多い，他罰的 | 症状に対症的に有効 | リハを継続する | 共感，指示，適度な励まし |
| ③アパシー（脳器質疾患の場合） | 「脳の損傷によるアパシー」 | 自覚なし | 状況にも時間にも無関係 | 味覚無頓着，睡眠良好 | 訴えない | 賦活刺激薬なら可 | リハを進める | 具体的な指示，誘導 |
| ④（低活動性の）せん妄 | 「軽い意識障害」 | 自覚なし | 日内変動あり（夕〜夜悪化） | 容易に睡眠状態に移行 | 訴えない | ベンゾジアゼピンで悪化 | 朝夜リズムの確保 | 安心感を与える |

点満点）する．

いくつかの日本語訳があるが，本項では三京房で発行している日本版SDSを示す．

正常では粗点が35±12（平均値±標準偏差，以下同様）であるのに対して，うつ病では60±7，（抑うつ）神経症では49±10（三京房発行日本版SDSより）．一般の臨床においては粗点50以上で，うつの傾向ありと判断する．なお，高齢者では得点が高くなる傾向がある．

結果の解釈

第1〜3項目は，感情やその日内変動についての質問（内因性のうつ病では，抑うつ感情が存在することが普通であり，しかも朝に調子が悪いという日内変動があることが多い）．

第4〜10項目は，身体的症状についての質問（うつ病では，眠れているようにみえても「眠った感じがしない」というように，本人は睡眠に対して不満足である．食欲，性欲も低下する．疲労を感じている）．

第11〜20項目は心理的状態についての質問（気分のあり方，焦燥感，決断，自己評価，満足感等）．

この中で第19項目「自分が死んだほうが，ほかの者は楽に暮らせると思う」は，自殺念慮に関する項目で，患者からは言いにくい内容を，医療者が把握できる．この自殺念慮の項目が，「ほとんどいつも」，「かなりのあいだ」，と選択している場合には，「自分をなくしてしまいたい」

と追い込まれている心理状況にあることを，医療者は常に念頭に置いておくことが必要である．

## 対応の違いにつながる「うつ」の鑑別

リハで遭遇する「うつ」にみえる状態には種類がある（表2）．①無理をさせない，負荷をかけない，励ましや侵襲的な評価を控えて安静を志向すべき内因性のうつ病と，②共感を示しつつも，適度な励ましや指示によってリハを続行し，ADLの向上を図ることで結果的に軽減していく「うつ」状態との鑑別である．

そもそもリハの対象者は，日常生活や社会生活にて病前には経験することのなかった困難に直面し，程度の差こそあれ，皆が「うつ」状態にあるといってよい．そして，負荷をかけず安静にしておくことは，リハと相反する対応となる．安静は廃用を招きADLを低下させ，ますます事態は拘泥し，「うつ」の原因を増大させ得る．わかりやすく例えると，①は「脳の病気としてのうつ」，②は「悩める障害者・リハ患者」という言い方ができる．①の場合でも数カ月という期間で「うつ」は自然回復し得るが，本人にとって苦痛であり，自殺の危険もあるので，眠気やふらつきでADLが低下しない範囲で，抗うつ薬を投与する．

## 鑑別と対応の違い

「悩める健康人」にSSRI（selective serotonin

reuptake inhibitor，選択的セロトニン再取り込み阻害薬）（抗うつ薬）は効果が乏しいように，「悩める障害者・リハ患者」の②「うつ」状態を，抗うつ薬にて消去することはできない．では，どうすればよいのか．医療チーム全員が患者本人の障害と家族背景，社会背景を理解し，家庭復帰，社会復帰までの過程を支援する覚悟があることを伝えて患者を心理的に支え，最善のリハを計画し実際に遂行していくことが必要である．ただし②の場合でも，焦りや不眠，不安に対して治療薬は対症的に効果があるので，抗うつ薬やベンゾジアゼピンによって結果として症状が緩和され得る．なお，②の要素が強い患者にあえて精神科診断をつけるとしたら，従来診断では神経症性抑うつ，抑うつ神経症，ICD-10では気分変調症（ディスチミア），あるいは2年以上続いている場合にはDSM-5では持続性抑うつ障害（気分変調症）が診断名となり得る．

さらに脳器質疾患の場合には，「うつ」にみえる状態が，実は脳神経の「やる気の回路」（=前帯状回，扁桃体，基底核，側坐核のネットワークから成る）の損傷や機能不全に由来する発動性の低下であるという可能性も出てくる[1]．これはいわば表2における③アパシーで，本人にとっては抑うつ気分が存在しない．この場合も治療薬を探すというよりは，本人の意欲に結び付くことをみつけていくことが必要である．具体的には，脳梗塞であればnicerogoline，amantadine を投与しつつも，病前から興味があった分野での活動，音楽・合唱，犬や猫とのふれあい，化粧の利用，散歩等の軽い運動をさせる．

ただし，①，②，③は初めから明確に鑑別できるものではなく，しばしば経過から結果的に事後的に判別できる．また，当初は②「悩める障害者・リハ患者」であったが，①「脳の病気としてのうつ」に移行し現在に至る場合，逆に，過去に①「脳の病気としてのうつ」の既往があっても現在は②「悩める障害者・リハ患者」である場合がある．そして①か②かの判断に迷う場合には，まずは①として対応するのが安全である．なぜなら①の場合に②への対応を行うと，評価のためにできないことに取り組ませることで現実に直面し，焦りが増長し，さらには自殺の危険が増加するからである．不用意な励ましはわかってくれていないといった疎外感を強め不信感を増長し，むしろ心理的に孤立させる．

以上の①，②，③に，「うつ」と間違えられやすい④（低活動性の）せん妄，すなわち軽い意識障害を加え，鑑別と対応の違いのポイントを表2に示す．

なお③については，信頼性と妥当性に優れた評価スケールがないのが難である．評価スケールとしては，**アパシースケール（やる気スコア）**や日本高次脳機能障害学会作成の**CAS（Clinical Assessment for Spontaneity，標準意欲評価法）**がある．これらは日常生活上の様子から判断する．本項では図2に，やる気スコア（島根医科大学第3内科版．16以上をやる気低下と判定）を提示する．これは，Apathy Scale[3]から翻訳作成，標準化したものである．

## 専門家にコンサルトすべき「うつ」

院外の精神科に受診させたほうがよい「うつ」は①の内因性のうつで，自殺の可能性が極めて高い場合，昏迷状態になり意思疎通が困難になりつつある場合である．前者は，現に自殺企図があり，今後自殺しないことを約束してもらおうとしても返事が得られない場合，視線が合うことを避ける場合，握手をしても握り返しがない場合，である．また，通常の量の向精神薬では不眠や焦りが改善しない場合である．後者の昏迷状態は，意志の発動が乏しくなり摂食等の生命を維持する日常動作にも支障をきたしている場合である．

なお，うつにみえる発動性の低下が，①〜③のいずれでもなく実は④（低活動性の）せん妄であったということが後で判明することが，特に高齢者や脳卒中者ではよくある．せん妄では見当識や疎通性が，午前中はよいのに午後や夕方になると悪くなるといった日内変動が観察できる．これは，内因性のうつ病における，朝に制

■ 図2　やる気スコア（Apathy Scale）

| やる気スコア | | | | |
|---|---|---|---|---|
| | 全くない | 少し | かなり | 大いに |
| 1) 新しいことを学びたいと思いますか？ | 3 | 2 | 1 | 0 |
| 2) 何か興味を持っていることがありますか？ | 3 | 2 | 1 | 0 |
| 3) 健康状態に関心がありますか？ | 3 | 2 | 1 | 0 |
| 4) 物事に打ち込めますか？ | 3 | 2 | 1 | 0 |
| 5) いつも何かしたいと思っていますか？ | 3 | 2 | 1 | 0 |
| 6) 将来のことについての計画や目標を持っていますか？ | 3 | 2 | 1 | 0 |
| 7) 何かをやろうとする意欲はありますか？ | 3 | 2 | 1 | 0 |
| 8) 毎日張り切って過ごしていますか？ | 3 | 2 | 1 | 0 |
| | 全く違う | 少し | かなり | まさに |
| 9) 毎日何をしたらいいか誰かに言ってもらわなければなりませんか？ | 0 | 1 | 2 | 3 |
| 10) 何事にも無関心ですか？ | 0 | 1 | 2 | 3 |
| 11) 関心を惹かれるものなど何もないですか？ | 0 | 1 | 2 | 3 |
| 12) 誰かに言われないと何にもしませんか？ | 0 | 1 | 2 | 3 |
| 13) 楽しくもなく，悲しくもなくその中間位の気持ちですか？ | 0 | 1 | 2 | 3 |
| 14) 自分自身にやる気がないと思いますか？ | 0 | 1 | 2 | 3 |
| 合計 _____ | | | | |

Apathy Scale 島根医科大学第3内科版：16点以上をapathyありと評価．
（日本脳ドック学会：脳ドックのガイドライン2014：http://jbds.jp/doc/guideline2014.pdf）

止がひどく午後になるとうつが緩和されて動けるようになるという日内変動と逆である．そして，せん妄では脳波で8Hz前後の遅めのα基礎律動（正常では9〜10Hz前後）や徐波の混入の多さが確認できる．この④の場合には不必要な薬（ベンゾジアゼピン等）を投与すると確実に悪化する．効果が乏しいと思われる薬の投与を中止し，治療環境を本人が安心できるものに整えることが必要である．

## B. 不安

「不安」とは，将来の脅威や苦痛を予期して不快な情動が生じることである．現実に今感じているあるいは切迫している脅威に対する情動反応である「恐怖」とは異なっている．すなわち，「恐怖」は闘争または逃避のために必要な自律神経系興奮の高まり，危険が差し迫っているという思考，および逃避行動とより多く関連している．一方「不安」は，将来の危険に対処するための筋緊張および覚醒状態，および警戒行動または回避行動と，より多く関連している[4]．したがって，今後のリハ計画が未定である場合，今後の見通しや予測が乏しい場合，あるいはリハを行っても一向に改善がみられず将来の活動や参加の見通しが得られない場合，すべてが「不安」を惹起し増悪させ得る．

「不安」は不必要な覚醒緊張状態を持続させ，不眠，パニック症，焦燥，リハへの集中困難を引き起こし，リハの効果を悪くする．すなわち「不安」はリハの阻害因子になる．また「不安」が持続すると，焦燥と慢性的な不眠，集中困難が生じ，適応度が悪くなり，しばしば「うつ」を併発する．したがって「不安」を含めた気分の状態を把握することが，リハ計画の策定や進行に役に立つ．対応にあたっての留意点，どの

■ 図3　日本版STAI

| やり方①：下に文章がならんでいますから，読んで，この質問紙を記入している今現在のあなたの気持ちをよく表すように，それぞれの文の右の欄に○をつけて下さい．あまり考えこまないで，今の自分の気持ちによくあうと思う所に○をつけて下さい． | 全くちがう | いくらか | まあそうだ | その通りだ | | ほとんどない | ときたま | しばしば | しょっちゅう |
|---|---|---|---|---|---|---|---|---|---|
| 1. 気が落ちついている | ④ | ③ | ② | ① | 21. 気分がよい | ④ | ③ | ② | ① |
| 2. 安心している | ④ | ③ | ② | ① | 22. 疲れやすい | ① | ② | ③ | ④ |
| 3. 緊張している | ① | ② | ③ | ④ | 23. 泣きたい気持ちになる | ① | ② | ③ | ④ |
| 4. くよくよしている | ① | ② | ③ | ④ | 24. 他の人のように幸せだったらと思う | ① | ② | ③ | ④ |
| 5. 気楽だ | ④ | ③ | ② | ① | 25. すぐに心が決まらずチャンスを失い易い | ① | ② | ③ | ④ |
| 6. 気が転倒している | ① | ② | ③ | ④ | 26. 心が休まっている | ④ | ③ | ② | ① |
| 7. 何か悪いことが起りはしないかと心配だ | ① | ② | ③ | ④ | 27. 落ちついて，冷静で，あわてない | ④ | ③ | ② | ① |
| 8. 心が休まっている | ④ | ③ | ② | ① | 28. 問題が後から後から出てきて，どうしようもないと感じる | ① | ② | ③ | ④ |
| 9. 何か気がかりだ | ① | ② | ③ | ④ | 29. つまらないことを心配しすぎる | ① | ② | ③ | ④ |
| 10. 気持ちがよい | ④ | ③ | ② | ① | 30. 幸せな気持ちになる | ④ | ③ | ② | ① |
| 11. 自信がある | ④ | ③ | ② | ① | 31. 物事を難しく考えてしまう | ① | ② | ③ | ④ |
| 12. 神経質になっている | ① | ② | ③ | ④ | 32. 自信がないと感ずる | ① | ② | ③ | ④ |
| 13. 気が落ちつかず，じっとしていられない | ① | ② | ③ | ④ | 33. 安心している | ④ | ③ | ② | ① |
| 14. 気がピンと張りつめている | ① | ② | ③ | ④ | 34. 危険や困難を避けて通ろうとする | ① | ② | ③ | ④ |
| 15. くつろいだ気持ちだ | ④ | ③ | ② | ① | 35. 憂うつになる | ① | ② | ③ | ④ |
| 16. 満ち足りた気分だ | ④ | ③ | ② | ① | 36. 満ち足りた気分になる | ④ | ③ | ② | ① |
| 17. 心配がある | ① | ② | ③ | ④ | 37. つまらないことで頭が一杯になり，悩まされる | ① | ② | ③ | ④ |
| 18. 非常に興奮して，体が震えるような感じがする | ① | ② | ③ | ④ | 38. 何かで失敗するとひどくがっかりして，そのことが頭を離れない | ① | ② | ③ | ④ |
| 19. 何かうれしい気分だ | ④ | ③ | ② | ① | 39. あせらず，物事を着実に運ぶ | ④ | ③ | ② | ① |
| 20. 気分がよい | ④ | ③ | ② | ① | 40. その時気になっていることを考え出すと，緊張したり，動揺したりする | ① | ② | ③ | ④ |

（©Spielberger, C.D. 1970. All rights reserved. 三京房発行）

筆者注1）各項目の点数（①〜④）は，被験者用の記録用紙には書かれていない．
筆者注2）1〜20：状態不安の項目，21〜40：特性不安の項目．

ような配慮が必要かを吟味することになる．

### リハ現場での質問票による「不安」の把握

不安を評価する質問票として手に入りやすいものに，**日本版STAI**（State-Trait Anxiety Inventory），**日本版MMPI**（Minnestota Multiphasic Personality Inventory）−**MAS**（Manifest Anxiety Scale）がある．「うつ」の場合と同様，精神科専門施設ではこのような質問票だけで患者の不安を把握しようとすることはない．しかし，精神科専門医や臨床心理士がいないリハの現場では，質問票を利用し，抱えている不安について把握しようとすることは患者理解につながり，リハによい影響を与える．すなわち，患者の困り具合と，スタッフが配慮すべきことを知ることができる．もちろんあくまで患者との対話，あるいは関与しながらの状態観察が優先されるべきで，質問票の結果数値だけを独り歩きさせてはならない．本項では，日本版STAIを図3に示し解説する．

### 日本版STAI(状態-特性不安尺度)(図3)

Spielbergerにより1970年に考案された状態-特性不安尺度である．不安について，今現在の気持ちと普段の気持ちに分けて手軽に把握することができるため，わが国でも広く用いられている．

状態不安：今現在この瞬間にどう感じているか(項目1～20)．

特性不安：普段どう感じているか(項目21～40)．

そのどちらの回答が要求されているのか，理解して回答していることが前提となっている．

いくつかの日本版があるが，三京房発行のものを示す．

各項目4点満点で，「状態不安」「特性不安」ともに80点満点である．

**結果の解釈**

点数が高いほど不安が強い．おおよそ40点以上で不安が高い，50点以上で非常に高いと判断する．高得点の場合には，今のリハの介入が不安や焦りを増強し(リハの進行に支障をきたし)ていないか，どのような配慮や対応が必要か，うつが存在していないか，スタッフで検討する必要がある．

（先崎 章）

### 文献

1) 1) American Psychiatric Association原著，日本精神神経学会日本語版用語監，髙橋三郎，大野 裕監訳：うつ病(大うつ病性障害)．DSM-5 精神疾患の診断・統計マニュアル，医学書院，2014, pp160-162.

2) 先崎 章：アパシーの薬物治療．リハビリテーション 脳損傷後の発動性低下，disorders of diminished motivation(動機減少障害)に対して．注意と意欲の神経機構(日本高次脳機能障害学会教育・研修委員会編)，新興医学出版，2014, pp237-262.

3) Starkstein SE et al：Apathy following cerebro Vascular lesions. *Stroke* 24：1625-1630, 1993.

4) American Psychiatric Association原著，日本精神神経学会日本語版用語監，髙橋三郎，大野 裕監訳：不安症候群/不安障害群，DSM-5 精神疾患の診断・統計マニュアル，医学書院，東京，2014, pp187-188.

# 16. 摂食嚥下障害

## 障害の全体像

　摂食嚥下障害とは，食物摂取の意思低下，口腔への食物の取り込み困難，食物の咀嚼や食塊形成不良，咽頭への移送困難，咽頭残留，喉頭や気管への侵入・誤嚥，食道の移送困難等の問題で生じる，食べる能力の低下である．障害により肺炎，窒息，脱水，低栄養の危険性が高まり，健康状態が脅かされる．また，食べる楽しみを失う．

　摂食嚥下障害のリハでは，上記のどこに問題があるのかを評価して，摂食可能な食形態や体位の設定等の対処法を検討，実施する．また，その対処法がいつでもどこでも安全に設定できるように，本人，食事の介助者，提供者に指導する．最近では医学の進歩に伴って治療の対象として取り上げられるようになっており，治療法を検討，実施する．

　摂食嚥下障害の評価法の目的は，障害の有無や重症度の判定，リハの効果判定，研究等さまざまである．本項では，現在臨床で用いられている評価法と最近研究が進んできている評価法について解説する．

## 障害の評価

### 1) 原因疾患

　摂食嚥下障害をきたす代表的な疾患は脳血管疾患，神経筋疾患，脳腫瘍，頭頸部腫瘍（およびその術後），胃食道逆流症，頸椎疾患等が挙げられるが，その他にも内科的疾患による全身消耗状態，薬剤の副作用，加齢による機能低下等原因はさまざまである．よって，障害の原因となる原疾患を把握し，摂食嚥下の評価を併せて検討してリハの方針決定を行う必要がある．

　また，ときには嚥下困難感の訴えがあっても，原因となる疾患が特定できないこともある．

### 2) 摂食嚥下のモデル

　嚥下に関する器官の動きを次の5期に分けると説明しやすい．

①食物認知を行う**先行期**．
②捕食・咀嚼を行う**口腔準備期**．
③咽頭へ食物を送り込む**口腔期**．
④嚥下反射惹起し食道へ送り込む**咽頭期**．
⑤食塊が食道内を通過する**食道期**．

　本項でもこのモデルで使われている用語を使用している．一方，固形物は咀嚼して咽頭に送り込む過程で食塊形成されているという，プロセスモデルも提唱されている[1]．

### 3) スクリーニング法

　スクリーニング法は特別な器具の用意がいらず，医師以外でも実施可能である．よって，ベッドサイドや外来での医師の診察前に行われていることが多い．スクリーニングで陽性となった場合には嚥下障害が強く疑われるため，その原因や対処法を検討するためにさらに画像的に精査を行う．陽性だからといって経口での摂食が不能であるというわけではなく，精査により摂食可能な方法を検討する必要がある．

　スクリーニング法にはそれぞれ特徴があるため，それらを組み合わせて精度を上げる．

#### (1) 聖隷式質問紙法[2]

　15項目の質問を3段階で回答させ，障害の有無を判定する．3段階にすることで回答者のあいまいな主観をできるだけ排除している（図1）．1つでもAの回答があれば障害ありと判断する．

I章 基本・症状編

```
あなたの嚥下(飲み込み,食べ物を口から食べて胃まで運ぶこと)の状態についていくつかの質問を
いたします．ここ，2，3年のことについてお答えください．
いずれも大切な症状ですので，よく読んでABCのいずれかに丸をつけてください．
 1. 肺炎と診断されたことがありますか？          A. 繰り返す  B. 一度だけ  C. なし
 2. やせてきましたか？                          A. 明らかに  B. わずかに  C. なし
 3. 物が飲み込みにくいと感じることがありますか？  A. しばしば  B. ときどき  C. なし
 4. 食事中にむせることがありますか？              A. しばしば  B. ときどき  C. なし
 5. お茶を飲み込むときにむせることがありますか？  A. しばしば  B. ときどき  C. なし
 6. 食事中，食後，それ以外にものどがゴロゴロ(痰が A. しばしば  B. ときどき  C. なし
    からんだ感じ)することがありますか？
 7. のどに食べ物が残る感じがすることがありますか？ A. しばしば  B. ときどき  C. なし
 8. 食べるのが遅くなりましたか？                  A. たいへん  B. わずかに  C. なし
 9. 硬い物が食べにくくなりましたか？              A. たいへん  B. わずかに  C. なし
10. 口から食べ物がこぼれることがありますか？      A. しばしば  B. ときどき  C. なし
11. 口の中に食べ物が残ることがありますか？        A. しばしば  B. ときどき  C. なし
12. 食べ物や酸っぱい液が胃からのどに戻ってくるこ  A. しばしば  B. ときどき  C. なし
    とがありますか？
13. 胸に食べ物が残り，つまった感じがすることがあ  A. しばしば  B. ときどき  C. なし
    りますか？
14. 夜，咳で眠れなかったり目覚めることがありますか？ A. しばしば  B. ときどき  C. なし
15. 声がかすれてきましたか？(がらがら声，かすれ声) A. たいへん  B. わずかに  C. なし
```

■図1　聖隷式質問紙法

(大熊・他，2002)[2]

16. 摂食嚥下障害

嚥下造影検査を基準として感度0.920，特異度0.901と報告されている．

**(2) 嚥下障害リスク評価尺度改訂版**[3]

23項目の質問を4段階で回答させ，その合計得点で障害のリスクを評価する．障害の首座を検討するため，準備期・口腔期，咽頭期，食道期，誤嚥の4つの構造に分けてつくられた評価法である(図2)．

**(3) 反復唾液嚥下テスト**[4,5]

被験者に自身の唾液を30秒間にできるだけ多くの回数嚥下するように指示する．嚥下反射時に十分に喉頭挙上しているか判断するため，甲状軟骨上部に軽く指を当てて，反射時に指を超えて甲状軟骨が挙上した場合に回数をカウントするようにする．2回以下しか嚥下できなかった場合に陽性と判断する．

唾液の分泌が少量で口腔乾燥している場合，意識障害や認知の障害で指示に従えない場合は検査が困難だが，器具が全く不要で簡便であり，有用なスクリーニング法である．感度0.98，特異度0.66と報告されている．

**(4) 水飲みテスト(窪田らの方法)**[6]

常温の水30 mLが入っているコップを座位の被験者に渡して自由に飲むように促す．そして，飲み終わるまでの様子を観察して，プロフィール1～5に点数をつけて評価を行う．1回で飲めたか，むせることがあったかで段階が分かれる．

水が多量なため，重症例では検査不能で，健常者でも数回に分けて飲まないと困難なことがある．

**(5) 改訂水飲みテスト**[7]

より少量の水で評価する方法が開発された．口腔底に3 mLの冷水を注入し，1度にそれを嚥下しその反応を観察し，点数をつけて評価を行う(表1)．3点以下では誤嚥の可能性を考え

あなたのここ3カ月くらいの食事中に出現する症状についておたずねします．次の症状がどれくらいあったか一つ選んで○をつけてください．

| No. | 質問項目 | 3点 | 2点 | 1点 | 0点 |
|---|---|---|---|---|---|
| 1 | 水分や食べ物が鼻にあがる | いつもある | 時々ある | まれにある | ほとんどない |
| 2 | 食べ物をいつまでも飲み込まずに噛んでいる | いつもある | 時々ある | まれにある | ほとんどない |
| 3 | 水分が飲み込みにくい | いつもある | 時々ある | まれにある | ほとんどない |
| 4 | ご飯が飲み込みにくい | いつもある | 時々ある | まれにある | ほとんどない |
| 5 | 食べ物がのどにひっかかる感じがする | いつもある | 時々ある | まれにある | ほとんどない |
| 6 | 食べ物がのどに残る感じがする | いつもある | 時々ある | まれにある | ほとんどない |
| 7 | 食事中や食後に濁った声に変わる | いつもある | 時々ある | まれにある | ほとんどない |
| 8 | 水分や食べ物が口に入ったとたんにむせたりせきこんだりする | いつもある | 時々ある | まれにある | ほとんどない |
| 9 | 水分や食べ物を飲み込む時にむせたりせきこんだりする | いつもある | 時々ある | まれにある | ほとんどない |
| 10 | 水分や食べ物を飲み込んだ後にむせたりせきこんだりする | いつもある | 時々ある | まれにある | ほとんどない |
| 11 | 水分を飲み込むときにむせる | いつもある | 時々ある | まれにある | ほとんどない |
| 12 | ご飯を飲み込むときにむせる | いつもある | 時々ある | まれにある | ほとんどない |
| 13 | 噛むことが困難である | いつもある | 時々ある | まれにある | ほとんどない |
| 14 | 硬い食べ物を避け，軟らかい食べ物ばかりを食べる | いつもある | 時々ある | まれにある | ほとんどない |
| 15 | 口がパサパサしていると感じる | いつもある | 時々ある | まれにある | ほとんどない |
| 16 | パサパサ，モサモサした食べ物は飲み込みにくい | いつもある | 時々ある | まれにある | ほとんどない |
| 17 | 口から食べ物がこぼれる | いつもある | 時々ある | まれにある | ほとんどない |
| 18 | ことばが明瞭でない | いつもある | 時々ある | まれにある | ほとんどない |
| 19 | 食べ物を飲み込んだ後に舌の上に食べ物が残る | いつもある | 時々ある | まれにある | ほとんどない |
| 20 | 食べるのが遅くなる | いつもある | 時々ある | まれにある | ほとんどない |
| 21 | 食べ物や酸っぱい液が胃からのどに戻ってくる | いつもある | 時々ある | まれにある | ほとんどない |
| 22 | 食べ物が胸につかえる感じがする | いつもある | 時々ある | まれにある | ほとんどない |
| 23 | 胸やけがする | いつもある | 時々ある | まれにある | ほとんどない |

■ 図2　嚥下障害リスク評価尺度改訂版

(深田・他，2006)[3]

■ 表1　改訂水飲みテストのスケール

| 1. 嚥下なし，むせる and/or 呼吸切迫 |
| 2. 嚥下あり，呼吸切迫(Silent Aspiration の疑い) |
| 3. 嚥下あり，呼吸良好，むせる and/or 湿性嗄声 |
| 4. 嚥下あり，呼吸良好，むせない |
| 5. 4に加え，反復嚥下が30秒以内に2回可能 |

(戸原・他，2002)[7]

るが，1回目の検査で4点だったとしても最大2回繰り返すことで精度を上げている．

簡便であるため，広く用いられており，感度は0.70，特異度は0.88と報告されている．

(6) フードテスト[8]

4g程度のプリンを舌背前部に置いた後に嚥下させる．改訂水飲みテストの評価基準に口腔内残留を加えており，口腔期の評価に適している．感度0.72，特異度0.62と報告されている．

(7) 頸部聴診[9]

頸部に聴診器を当て，嚥下反射惹起時やその後の呼吸音を聴診して，通常の呼吸音との差異から食物の咽頭残留や誤嚥等主に咽頭期の嚥下障害を判断する．指示に従いにくい小児にも実施しやすく，聴診器と食物のみで検査できる特

徴がある．嚥下造影検査と同時に記録した嚥下音のサンプルを用いた医療従事者による判定で，一致率は80％以上と報告されている[10]．

**(8) 嚥下前後X線撮影**[11]

造影剤の入った液体の嚥下前と後を単純X線撮影し，頸椎の骨棘等解剖学的異常や不顕性誤嚥を検出する．液体誤嚥の感度は0.84，特異度0.94と報告されている．

**(9) 咳テスト**[12]

吸入器で刺激物である薬剤の入った蒸気を吸入させ，その後の咳嗽反射を観察する．不顕性誤嚥を判別しやすい．反射が誘発されなかったり，あっても弱かったりする場合に陽性とする．不顕性誤嚥の感度0.87，特異度0.89と報告されている．

**(10) SPT（Swallowing Provocation Test）**[13]

臥位の被験者に5Frのチューブを鼻腔から咽頭に挿入して冷水0.4 mLを，次いで2 mLを咽頭に注入し，その後の嚥下反射を観察する．誤嚥性肺炎患者の検出がしやすいとされる．3秒以内に反射がなかった場合に陽性とする．

**(11) MASA**[14]

MASA（The Mann Assessment of Swallowing Ability）はMannらにより開発された中途の神経原性嚥下障害の臨床評価尺度である．意識，協力動作，聴覚理解等心理統計学的評価にも基づいた評価法で，24項目から構成されている．各項目は重要度により点数配分が異なり，合計点で嚥下障害と誤嚥の可能性，さらに推奨される食形態を固体，液体でそれぞれ判定し，嚥下障害の重症度を評価する．特別な器具はいらず，15～20分程度で評価可能で，食物認知等先行期の評価にも適している．この評価をもって画像的検査等の精密検査が必要か振り分けることが可能である．ただし，評価者は訓練された専門職を想定している．

MASAで嚥下障害が「確実」あるいは「可能性が高い」と判定された場合，嚥下造影検査（VF）との比較で尤度比が12.4以上である．2010年には12項目を抜粋した修正版が発表されている．2014年に日本語版が出版されたので参考にされたい[15]．

### 4）画像的検査

嚥下内視鏡検査（Videoendoscopic Examination of Swallowing；VE）と嚥下造影検査（Videofluoroscopic Examination of Swallowing；VF）は嚥下障害の病態を検討するために非常に重要な検査法である．検査により嚥下障害の有無のみを判断するのではなく，検査中に食物の形態や体位を変更したり，リハ的な手技を検討，実施したりして，経口で摂食できるよう追求することが大切である．

検査の画像を摂食介助する病棟スタッフや家族に見せて指導することで，介助中の注意点を理解しやすくなる．

検査は短時間で行われることが多い．一方，高齢や体力が低下している被験者の場合，食事を長時間かけて行うと食事時間の後半に疲労して嚥下機能が低下することがある．よって，短時間の検査で異常を認めなかった場合でも実際の食事場面の観察を行い，検査では抽出しきれない異常がないか検討することが必要である．

**(1) 嚥下内視鏡検査（VE）**

喉頭鏡を鼻腔から咽頭に挿入し，器質的異常の有無，咽喉頭の動きや食塊の咽頭残留の程度から嚥下障害を評価する．簡易に検査できるように喉頭鏡以外に光源，撮影，投影，録画，録音各装置を搭載したシステムをコンパクトにして，ベッドサイドに搬送して検査することも行われている．最近ではさらに軽量の検査システムが開発されており，院内だけでなく在宅の患者の診療でも活用されている[16]．

嚥下反射の最中はホワイトアウトしてしまうため反射中の誤嚥の観察は困難だが，その前後の食塊の動きから誤嚥の有無を推察する．また，異常を認めた場合でも検査中に体位や食形態を変更して，摂食条件が設定可能か検討していく．

急性期病院ではできるだけ早く経口での摂食の開始を求められることが多いため，ベッドサイドで実際に提供される食事を用いてできる嚥下内視鏡検査は非常に有用である．

認知症や内視鏡挿入時の違和感が非常に強い

■表2 摂食・嚥下能力のグレード

| | | |
|---|---|---|
| Ⅰ. 重症<br>経口不可 | 1. | 嚥下困難または不能，嚥下訓練適応なし |
| | 2. | 基礎的嚥下訓練だけの適応あり |
| | 3. | 条件が整えば誤嚥は減り，摂食訓練が可能 |
| Ⅱ. 中等症<br>経口と補助栄養 | 4. | 楽しみとしての摂食は可能 |
| | 5. | 一部（1〜2食）経口摂取 |
| | 6. | 3食経口摂取プラス補助栄養 |
| Ⅲ. 軽症<br>経口のみ | 7. | 嚥下食で，3食とも経口摂取 |
| | 8. | 特別に嚥下しにくい食品を除き，3食経口摂取 |
| | 9. | 常食の経口摂取可能，臨床的観察と指導を要する |
| Ⅳ. 正常 | 10. | 正常の摂食・嚥下能力 |

（藤島，1998）[19]

被験者の場合，被験者が持つ本来の嚥下機能を観察できないことがある．その場合は嚥下造影検査等侵襲の少ない検査で評価を行う．

#### (2) 嚥下造影検査（VF）

バリウム等造影剤を混ぜた検査食を摂食させ，透視装置で口腔，咽頭，食道の食塊通過を観察することにより嚥下機能を評価する．また，嚥下時の咽頭収縮や喉頭挙上等，関連する器官の動きも観察し，障害の首座がどこであるか検討する．

ベッドサイドで検査ができず，特別な検査食を用意する必要があるが，嚥下内視鏡検査は手技の習熟が必要なことから嚥下内視鏡検査よりも広く行われている．また，最近通常の食事に近い検査食の開発が進んでいる[17]．

検査システムは据え置きの透視装置を使用したり，移動できる透視装置に被験者が座るリクライニング車椅子を組み合わせたりして工夫する．

嚥下内視鏡検査では判別しにくい嚥下反射惹起中の誤嚥や食道期の異常を検出しやすい．また，嚥下時の側面像は食物の喉頭侵入や誤嚥を判別しやすいが，食塊の梨状窩の残留や食道入口部通過の左右差を判別しにくい．正面像を撮影して左右差を観察し，その情報を基に摂食時の体位（側臥位や頸部回旋）を設定する．

頸椎の変形で食道入口部が圧排されている場合の食物通過障害も判別しやすい．

#### (3) 超音波検査

下顎にプローブを当て，捕食後の舌や軟口蓋の動き，食塊の咽頭への送り込みを観察することで主に口腔期の嚥下機能を評価する[18]．手技や画像の読影等習熟が必要である．

### 5）重症度分類

実際に摂食嚥下できる能力を段階づけすることで，摂食状況の経時的変化，リハの効果判定だけでなく，施設間で共通の尺度で情報伝達がしやすくなる．順序尺度であるため臨床研究に用いる場合には注意が必要である．

#### (1) 摂食・嚥下能力のグレード[19]

摂食嚥下能力を10段階で評価したものである（表2）．グレード3以下では実用的な経口摂取は困難で，グレード7以上だと経口のみでの栄養摂取が可能となっている．経口摂取可能な食形態や食事回数，実用的な摂食をしていない場合には訓練可能な状態かどうかで段階が分かれている．食物認知や食事を摂取する体力が摂食量に影響しており，この評価法はそれを加味していると考える．

#### (2) DSS（摂食・嚥下障害臨床的重症度分類）[20]

DSS（Dysphagia Severity Scale，摂食・嚥下障害臨床的重症度分類）は誤嚥する食形態や嚥下に関連する器官の異常の有無を検査し，重症度を分類したものである．7段階で評価し，DSS 4〜1は誤嚥ありと判断する（表3）．

誤嚥に注目して評価することで食事の介助者や訓練者に対して注意を促しており，4の機会

■ 表3　DSS

| 分類 | | 定義 |
|---|---|---|
| 誤嚥なし | 7 正常範囲 | 臨床的に問題なし. |
| | 6 軽度問題 | 主観的問題を含め何らかの軽度の問題がある. |
| | 5 口腔問題 | 誤嚥はないが, 主として口腔期障害により摂食に問題がある. |
| 誤嚥あり | 4 機会誤嚥 | 時々誤嚥する, もしくは咽頭残留が著明で臨床上誤嚥が疑われる. |
| | 3 水分誤嚥 | 水分は誤嚥するが, 工夫した食物は誤嚥しない. |
| | 2 食物誤嚥 | あらゆるものを誤嚥し嚥下できないが, 呼吸状態は安定. |
| | 1 唾液誤嚥 | 唾液を含めてすべてを誤嚥し, 呼吸状態が不良. あるいは, 嚥下反射が全く惹起されず, 呼吸状態が不良. |

(才藤・他, 2000)[20]

■ 表4　FOIS

| LEVEL 1 : 経管栄養摂取のみ. |
|---|
| LEVEL 2 : 経管栄養と水か食品のごく僅かな経口摂取. |
| LEVEL 3 : 経管栄養と経口摂取の併用. |
| LEVEL 4 : 均一な粘稠度の食事を全量摂取. |
| LEVEL 5 : さまざまな粘稠度の食事を全量経口摂取しているが, 特別な準備や代償が必要. |
| LEVEL 6 : さまざまな粘稠度の食事を特別な準備なしに経口摂取しているが, 特定の食品の摂取制限あり. |
| LEVEL 7 : 制限なく全量経口摂取. |

(Crary et al, 2005)[21]

■ 表5　FILS

| LEVEL 1 : 嚥下訓練を行っていない. |
|---|
| LEVEL 2 : 食物を用いない嚥下訓練を行っている. |
| LEVEL 3 : ごく少量の食物を用いた嚥下訓練を行っている. |
| LEVEL 4 : 1食分未満の(楽しみレベルの)嚥下食を経口摂取しているが, 代替栄養が主体. |
| LEVEL 5 : 1~2食の嚥下食を経口摂取しているが, 代替栄養を行っている. |
| LEVEL 6 : 3食の嚥下食経口摂取が主体で, 不足分の代替栄養を行っている. |
| LEVEL 7 : 3食の嚥下食を経口摂取している. 代替栄養は行っていない. |
| LEVEL 8 : 特別に食べにくいものを除いて, 3食を経口摂取している. |
| LEVEL 9 : 食物の制限はなく, 3食を経口摂取している. |
| LEVEL 10 : 摂食嚥下障害に関する問題なし(正常). |

(Kunieda et al, 2013)[23]

誤嚥でも誤嚥防止ができれば常食摂取可能ということもある. 画像的評価があると分類しやすいと考えられる.

### (3) FOIS (The Functional Oral Intake Scale)[21]

栄養摂取のレベルを経管栄養, 経口摂取, 食事の粘度を基に7段階で評価している(表4). 評価者間のばらつきが少ないことが特徴である.

### (4) FILS (The Food Intake LEVEL Scale)[22,23]

摂食嚥下能力のグレードは患者自身が「できる」能力を示しているが, 在宅や施設での摂食介助や提供できる嚥下機能食の種類等社会的要因により, 「できる」能力とは違った食形態, 食事回数で摂食していることがある. よって, FILSでは10段階で「している」状況を「レベル」で評価して, 「グレード」との比較を行い, 能力と状況が違っている場合にはそれを是正する方法がないか検討可能となる. FOISとの相関を評価し, 0.96~0.99と報告されている(表5).

## 6) 栄養学的評価

嚥下機能評価を行う等して摂食嚥下障害患者が経口での摂食が可能になった場合でも, その先の目標は十分に栄養がとれて全身状態が安定することである. 一方, 十分な栄養が摂取できていなければ嚥下機能も低下していく. よって, 栄養学的評価はリハの効果判定のひとつであり, また嚥下機能評価のひとつともいえる. 評価に基づいて栄養の摂取法や熱量を検討, 変更し,

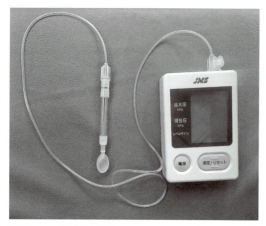

■ 図4　舌圧測定器(JMS TPM-01®, 舌圧プローブ)

経時的に推移を観察する．

### (1) 血液検査
アルブミン，プレアルブミン，トランスフェリン等で栄養状態を判定する．

### (2) 身体計測
体重の増減，BMI，上腕周囲長等を判定する．

### (3) SGA[24]
SGA(Subjective Global Assessment，**主観的包括的栄養評価**)は病歴聴取(5項目)と身体検査を行い，評価者が主観的に栄養状態を評価する(p 427参照)．

### (4) MNA®-SF[25]
MNA®-SF(Mini Nutritional Assessment-Short Form，**簡易栄養状態評価表**)は高齢者の栄養状態を6項目で点数化し，合計点で3段階評価する．15分程度で評価可能である(p 427参照)．

## 7) 最近の動向

### (1) 舌圧検査[26]
舌圧測定器(図4)のプローブを口腔内に挿入し，舌を口蓋に力の限り押し当てるように指示をしてプローブ内圧を測定するものである．舌圧は食塊の形成や口腔から咽頭への送り込み，嚥下反射時の咽頭内の圧力に影響を与えており，舌圧低下は口腔期～咽頭期の機能低下による嚥下障害の可能性が示唆される．

### (2) 食道内圧検査[27]
消化器内科領域で以前から食道機能の検査の

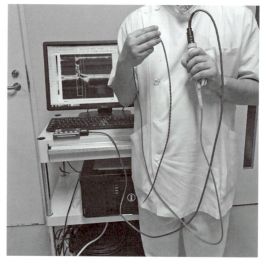

■ 図5　高解像度マノメトリーシステム(カテーテルとモニター)

ために使われていたが，嚥下反射時の咽頭内圧，食道入口部開大から食道蠕動，胃食道接合部開大までの圧変化を観察することにより，咽頭期～食道期の機能を解明することが期待されている．鼻腔から胃まで圧センサーを挿入し測定する(図5)．カラートポグラフィーにより以前より詳細な解析が行えるようになっている．

### (3) 3D-CT[28,29]
CT撮影装置の角度を変えることでリクライニング位での嚥下を撮影できる．今まで観察できなかった気管内から声帯を観察したものを撮影後の画像の再構成で得られる．嚥下のメカニズムについての詳細な解析，正常と異常の違い，リハ的手技の効果，手術療法，最近研究が進んでいる嚥下に関連する筋へのボツリヌス毒素治療に対する検討等，今後の臨床研究への応用が期待される．

### (4) 探触子法[30,31]
咽喉頭の感覚が嚥下機能に影響している可能性がある．谷口らは喉頭内視鏡を通じて細いナイロン糸で咽喉頭を刺激して感覚を検査する方法を開発した．今後，感覚と嚥下機能との関連についての研究が期待される．

## おわりに

摂食嚥下の障害に対するリハは，適切に機能

評価を行うことから始まる．また，嚥下障害患者が病院から地域に戻る際に，各職種が共通の評価法でコミュニケーションを行うことで誤嚥性肺炎，窒息等の危険性を減らすことができる．

また，新たな機能評価機器の開発により，手術療法等の治療法をさらに適切に行うことができるようになると考えられる．

〈西村 立，藤島一郎〉

## 文献

1) Hiiemae KM, Palmer JB：Food transport and bolus formation during complete feeding sequences on foods of different initial consistency. *Dysphagia* 14(1)：31-42, 1999.
2) 大熊るり・他：摂食・嚥下障害スクリーニングのための質問紙法の開発．日摂食嚥下リハ会誌 6(1)：3-8, 2002.
3) 深田順子・他：高齢者における嚥下障害リスクに対するスクリーニングシステムに関する研究．日摂食嚥下リハ会誌 10(1)：33-44, 2006.
4) 小口和代・他：機能的嚥下障害スクリーニングテスト「反復唾液嚥下テスト」の検討(1)正常値の検討．リハ医学 37(6)：375-382, 2000.
5) 小口和代・他：機能的嚥下障害スクリーニングテスト「反復唾液嚥下テスト」の検討(2)妥当性の検討．リハ医学 37(6)：383-388, 2000.
6) 窪田俊夫・他：脳血管障害における麻痺性嚥下障害—スクリーニングテストとその臨床応用について．総合リハ 10：271-276, 1982.
7) 戸原 玄・他：Videofluorografhyを用いない摂食・嚥下障害評価フローチャート．日摂食嚥下リハ会誌 6(2)：196-206, 2002.
8) 才藤栄一・他：平成13年度厚生科学研究補助金（長寿科学研究事業）「摂食・嚥下に対する統合的研究」総括研究報告書，2002, pp1-17.
9) Takahashi K et al：Methodology for fetecting swallowing sound. *Dysphagia* 9(1)：54-62, 1994.
10) 平野 薫・他：嚥下障害判定のための頸部聴診法の診断精度の検討．口外誌 47(2)：93-100, 2001.
11) 水野雅康，才藤栄一：単純レントゲン検査による嚥下障害のスクリーニング　造影剤嚥下前・後レントゲン像とvideofluorography所見との比較．リハ医学 37(10)：669-675, 2000.
12) 若杉葉子・他：不顕性誤嚥のスクリーニング検査における咳テストの有用性に関する検討．日摂食嚥下リハ会誌 12(2)：109-117, 2008.
13) 寺本信嗣・他：嚥下スクリーニングとしての簡易嚥下誘発試験(simple swallowing provocation test)の有用性．日呼吸会誌 37(6)：466-470, 1999.
14) Mann G：MASA The Mann Assessment of Swallowing Ability. Delmar Cengage Learning, Clifton, NY, 2002.
15) 藤島一郎・他：MASA日本語版 嚥下障害アセスメント．医歯薬出版，2014.
16) 福村直毅：地域で展開する摂食・嚥下障害治療．臨床栄養 119(4)：422-426, 2011.
17) 坂本宏司・他：凍結含浸法を用いた医療用・医療検査用食材・食品の開発．食品の試験と研究 42：94-97, 2007.
18) 内海明美：超音波エコー検査(US)．摂食・嚥下リハビリテーション(才藤栄一・他監)，第2版，医歯薬出版，2007, pp162-165.
19) 藤島一郎：脳卒中の摂食・嚥下障害，第2版，医歯薬出版，1998, p85.
20) 才藤栄一・他：平成11年度厚生科学研究補助金（長寿科学研究事業）「摂食・嚥下に対する統合的研究」総括研究報告書．2000, pp1-17.
21) Crary MA et al：Initial psychometric assessment of a functional oral intake scale for dysphagia in stroke patients. *Arch Phys Med Rehabil* 86(8)：1516-1520, 2005.
22) 藤島一郎・他：「摂食・嚥下状況のレベル評価」簡単な摂食・嚥下評価尺度の開発．リハ医学 43, S249. 2006.
23) Kunieda K et al：Reliability and validity of a tool to measure the severity of dysphagia：The food intake LEVEL scale. *J Pain Symptom Manege* 46(2)：201-206, 2013.
24) Detsky AS et al：What is subjective global assessment of nutritional status? *JPEN* 11(1)：8-13, 1987.
25) DiMaria-Ghalili RA, Guenter PA：The mini nutritional assessment. *Am J Nurs* 108(2)：50-59, 2008.
26) 武内和弘・他：嚥下障害または構音障害を有する患者における最大舌圧測定の有用性—新たに開発した舌圧測定器を用いて．日摂食嚥下リハ会誌 16(2)：165-174, 2012.
27) Takasaki K et al：Investigation of pharyngeal swallowing function using high-resolution manometry. *Laryngoscope* 118：1729-1732, 2008.
28) Fujii N et al：Evaluation of swallowing using 320-detector-row multislice CT. Part Ⅰ：single- and multiphase volume scanning for three-dimensional morphological and kinematic analysis. *Dysphagia* 26(2)：99-107, 2011.
29) Inamoto Y et al：Evaluation of swallowing using 320-detector-row multislice CT. Part Ⅱ：kinematic analysis of laryngeal closure during normal swallowing. *Dysphagia* 26(3)：209-217, 2011.
30) 谷口 洋・他：内視鏡による探触子を用いた咽喉頭感覚の検査法の開発．耳鼻 52：256-262, 2006.
31) 石橋敦子・他：嚥下障害患者の喉頭感覚について—内視鏡と探触子を用いた新しい喉頭感覚評価法．耳鼻 53：153-161, 2007.

# I章 基本・症状編

# 17. 排尿・排便障害

## 障害の全体像

　排泄障害は，重度身体障害者の6割以上に認められる深刻な二次的合併症である[1]．肢体不自由がどれほど改善しても，排泄障害によって行動が制限されては元の木阿弥である．排泄障害はADL上の問題にとどまらず，むしろQOLや介護負担感のほうがより切実な問題といえる．

　排尿障害は蓄尿障害と尿排出障害を明確に区別して診断に臨むことが重要である．

　排便障害は排尿障害に比べ見過ごされがちであるが，介護者にとっては不快感がより強く，臨床上のピットフォールといえる．便失禁は脳卒中発症例の30％に新たに生じ，1年後でも11％に依然として認められる[2]．

　さらに，排便障害は自宅復帰後の環境変化に大きく左右され，自宅復帰後に顕在化することも多い．

　橋レベル以上の中枢神経障害があっても結腸脾弯曲部までの機能は健常者と変わらないといわれ，主に下行結腸より遠位部の障害が便秘等の排便障害の原因となる．

## A. 下部尿路機能障害

### 下部尿路機能障害の分類

　国際禁制学会（International Continence Society；ICS）の定義では，膀胱，尿道の蓄尿および排尿機能障害を合わせて「**下部尿路機能障害**」としている．①蓄尿機能障害による症状には，a. 夜間頻尿，b. 昼間頻尿，c. 尿失禁がある．②排尿機能障害による症状には，a. 尿勢低下，b. 排尿開始遅延，c. 尿線途絶，d. 腹圧排尿等の排尿困難がある．③排尿後症状として，a. 排尿後尿滴下，b. 残尿感等が含まれる．

　また，従来の過活動膀胱（overactive bladder；OAB）の診断根拠は，「**尿流動態検査（Urodynamic Study；UDS）にて排尿筋不随意収縮を認めたもの**」であった．しかし，OABの症状と通常のUDS所見が必ずしも相関しないことや，患者がOAB症状を相談するのは地域の一般医やプライマリケア医等泌尿器科専門医でない場合も多いこと等，従来のOABの定義による疾患概念には問題点もあり，定義の変更の必要性があった．そこで，2002年の国際禁制学会において，新しいOABの定義として，従来のUDS所見に重点を置かれていたものから，初期診断としては尿意切迫感を必須とし，通常は頻尿や夜間頻尿を伴うものとするという症状に基づいて行われるようになった．さらに，日本排尿機能学会による過活動膀胱診療ガイドラインでは，「尿意切迫感」を必須症状とし，通常は「頻尿」を伴い，「切迫性尿失禁」を伴うとOABを考慮するとしている．

　また，一般医家による問診内容をまとめたのが，**過活動膀胱症状質問票（Overactive Bladder Symptom Score；OABSS）**（表1）である．しかし，OABの診断にあたっては前立腺肥大に伴う下部尿路閉塞や尿路感染，性器脱，尿路悪性腫瘍といった他の疾患との鑑別が必須となり，自覚症状だけでは診断が困難な場合があるという問題がある．しかも，障害者には高齢者が多く，神経因性膀胱の診断を確実とするためには，臨床検査やUDSを必要に応じて適切に考慮することが望ましいと思われる．

■ 表1　過活動膀胱症状質問票（OABSS）

以下の症状がどれくらいの頻度でありましたか．
この1週間のあなたの状態にもっとも近いものをひとつだけ選んで，点数の数字を○で囲んでください．

| 質問 | 症状 | 頻度 | 点数 |
|---|---|---|---|
| 1 | 朝起きた時から夜寝る時までに，何回くらい尿をしましたか | 7回以下 | 0 |
| | | 8〜14回 | 1 |
| | | 15回以上 | 2 |
| 2 | 夜寝てから朝起きるまでに，何回くらい尿をするために起きましたか | 0回 | 0 |
| | | 1回 | 1 |
| | | 2回 | 2 |
| | | 3回以上 | 3 |
| 3 | 急に尿がしたくなり，がまんが難しいことがありましたか | なし | 0 |
| | | 週に1回より少ない | 1 |
| | | 週に1回以上 | 2 |
| | | 1日1回くらい | 3 |
| | | 1日2〜4回 | 4 |
| | | 1日5回以上 | 5 |
| 4 | 急に尿がしたくなり，がまんできずに尿をもらすことがありましたか | なし | 0 |
| | | 週に1回より少ない | 1 |
| | | 週に1回以上 | 2 |
| | | 1日1回くらい | 3 |
| | | 1日2〜4回 | 4 |
| | | 1日5回以上 | 5 |
| | | 合計点数 | 点 |

質問3の点数が2点以上，かつ全体の合計点が3点以上であれば，過活動膀胱が強く疑われます．

（日本排尿機能学会：過活動膀胱診療ガイドライン，ブラックウェルパブリッシング，2005）

## 下部尿路機能障害の病態

### 1）排尿困難の病態

排尿筋低活動は膀胱収縮を司る末梢神経障害（糖尿病，腰部椎間板ヘルニア，腰部脊柱管狭窄症，子宮がんや直腸がん手術における神経障害）に基づく神経因性膀胱により起こる．下部尿路閉塞は，前立腺肥大症，尿道狭窄，膀胱頸部狭窄，骨盤臓器脱が原因となる．

### 2）尿失禁の病態

尿失禁は腹圧性尿失禁，切迫性尿失禁，溢流性尿失禁，機能性尿失禁に分類される．

#### （1）腹圧性尿失禁

腹圧性尿失禁は，咳，くしゃみ，重いものを持つ等腹圧がかかる動作により膀胱内圧が上昇し，尿意を伴わず尿が漏れるものである．女性に多く，妊娠，出産，肥満による骨盤底筋の弛緩，あるいは閉経や婦人科手術による括約筋機能低下でも生じる．男性では，前立腺肥大症や前立腺がんの手術時の尿道括約筋障害によって起こる．

#### （2）切迫性尿失禁

切迫性尿失禁は，蓄尿時に意思に反して膀胱が勝手に収縮するために急に尿がしたくなって間に合わずに尿が漏れるものである．中枢神経障害による神経因性膀胱，加齢，下部尿路閉塞に伴う排尿筋過活動によって起こるが，原因不明のものも少なくない．

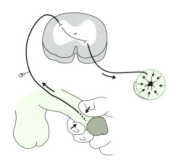
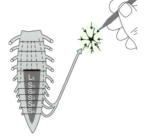

a) 球海綿体反射
亀頭（女子は陰核）を擦過すると肛門括約筋の収縮を認める．

b) 肛門反射
肛門反射は肛門周囲の皮膚を針で刺激して外肛門括約筋が収縮する反射である．

c) 知覚検査
排便機能にかかわる肛門周囲部の第2～4仙髄節神経支配部位において，針または筆を使って検査する．

■ 図1　排尿排便機能にかかわる神経機能検査

(原，2008)[6]

### （3）溢流性尿失禁

溢流性尿失禁は，尿排出障害のために膀胱内に多量の残尿があり，尿道から常に少量の尿が漏れ出てくるものである．排尿筋過活動，あるいは下部尿路閉塞によって起こる．

### （4）機能性尿失禁

機能性尿失禁は，下部尿路機能障害とは関係なく，トイレ動作が正常にできないためにトイレ以外の場所で失禁してしまうものである．認知症やADL障害等が主な原因となる．

## 問診事項

問診事項は非常に重要であり，問診により排尿障害の病態はある程度予測がつくことが多い．

①障害発症以前からの排尿パターン：特に高齢者では前立腺肥大と膀胱頸部硬化症の合併率が高い．

②排尿機能に影響する服薬：トランキライザー，利尿薬，抗コリン薬，交感神経賦活薬，および遮断薬．

③尿線，排尿の断裂，排尿の際の力み，尿失禁，頻尿，排尿困難，尿閉の有無．

④尿失禁の状況：「わからないうちに出る（不注意による）」のか，もしくは「間に合わない（神経因性膀胱による）」のか．失禁に対する本人の自覚，体動時尿失禁の有無．

## 排尿日誌

日中排尿回数と1回排尿量，尿意切迫感に関する情報，夜間尿量と夜間排尿回数に関する情報，水分摂取に関する情報の3つが重要である．このうち日中の排尿状態に関する情報は，排尿習慣に合わせて予防的にトイレへ誘導する習慣排尿法のスケジュール作成に必要である．さらに，尿意出現後に排尿を我慢させる膀胱訓練法の効果確認と意欲の引き出しにも有用である．

## 理学所見

直腸診は簡便ながら重要な日常診察手技であり，前立腺の触診にて前立腺肥大の有無，形状，圧痛，硬度を診察する．

排尿・排便機能の神経学的所見としては仙髄，馬尾神経，肛門括約筋の機能検査が中心となる．どちらか1つの反射しか出ないときも稀ではなく，繰り返して確認が必要である．

### 1）球海綿体反射（bulbocavernosus reflex）
　　（図1a）

被験者を仰臥位とし，手袋をはめた手指に潤滑剤をつけて肛門に挿入し，亀頭（女子は陰核）を擦過する（カテーテル挿入中の場合はカテーテルを引っ張る）と，明らかな肛門括約筋の収縮を挿入した指に感じると同時に，骨盤底部の筋肉が収縮する．しかし，健常者でも出現しない偽陰性の頻度が1～2割であることを念頭に

置くべきである[3)].

### 2) 肛門反射(anal reflex)(図1b)
　肛門周囲の皮膚を針で刺激して外肛門括約筋が収縮する反射である.

### 3) 肛門周囲部知覚検査(図1c)
　第2～4仙髄節支配領域である肛門周囲部を針によって検査する.簡便な方法として,肛門周囲の体毛を引っぱり,左右の殿部のどちらであるかを患者に尋ねる方法がある.
　さらに,母指の位置覚の有無も脊髄損傷患者の排尿機能の予後評価として重要である.これは皮質脊髄路と自律神経伝導路が,解剖学的に脊髄視床路と脊髄後索の近傍を通っているためである[4)].

## 検査

### 1) ルーチン検査
　**尿検・尿細菌培養検査**,**腎機能検査**,**単純X線**(kidney, ureter and bladder;**腎臓・尿管・膀胱 KUB**)はルーチンにやっておきたい.尿道バルーンカテーテル留置中または留置歴のある患者において,尿路感染がなかなか改善しない場合は,尿路結石や膀胱内debris(沈殿物)を念頭に置いて**エコーや膀胱鏡による精査**を検討する.

### 2) 造影検査
　**逆行性膀胱造影検査**にて,膀胱変形,膀胱壁の緊張性,肉柱形成,膀胱頸部の閉鎖状態,および膀胱尿管逆流現象を検索する.
　神経因性膀胱を呈する脊髄損傷慢性期では,特に逆行性膀胱造影で著しい膀胱変形(クリスマスツリー状等)をきたし,膀胱尿管逆流現象から水腎症を伴うことがある.
　神経因性膀胱(特にOAB)では,1～2年ごとの**膀胱造影および静脈性腎盂造影検査**(Intravenous Pyelography;IVP)の施行が望ましい.
　尿道狭窄,尿道皮膚瘻,尿道括約筋の機能異常が疑われるときには,**排尿時尿道造影**が有用である.
　自己導尿をしている症例がカテーテル挿入困難を認める場合には,偽尿道,尿道狭窄を疑い

**逆行性尿道造影**を考慮したほうがよい.

### 3) 残尿測定
　自尿量測定に伴い,残尿測定は簡便かつ非常に重要な情報である.尿排出障害の存在を除外するためには必須であり,近年見直されている下部尿路機能評価法である.特に1日に1回ではなく数回の情報で判断するほうがより的確である.残尿が50mL以下だと問題とならないが,50～100mLの場合は軽度,100mL以上であれば中等度以上の排出障害があると考えられる.残尿測定直前の排尿量に影響を受けるため,150mL以上の排尿量が残尿測定の前に必要とされている.
　また,ポータブル超音波エコーを用いた簡便な残尿測定も測定精度が向上してきており,特に膀胱の形態を考慮に入れると測定精度が高くなる[5)].

### 4) 尿流動態検査(Urodynamic Study)
　神経障害に伴ってさまざまな神経因性膀胱の型が認められ,動的な排尿異常を客観的に診断が可能となる.

#### (1) 膀胱内圧検査(Cystometry)(図2)
　膀胱内に水または二酸化炭素を注入しながら膀胱内圧を連続的に測定する.初期尿意時の膀胱容量(first desire of voiding;FDV),最大尿意時の膀胱容量(maximum desire of voiding;MDV)を被験者に尋ねながら測定し,最大尿意時に排尿を促し内圧の上昇を確認する.蓄尿期の正常内圧は15cmH$_2$O程度であり,一般に400mL程度まで蓄尿が可能である.排尿時には膀胱収縮内圧は60cmH$_2$O以上に上昇する.
　蓄尿期の排尿筋過活動では,膀胱内注入量が300mLに達する以前に不随意に膀胱の膀胱収縮による内圧上昇が認められる.排尿期の排尿筋低活動は,随意的排尿時に60cmH$_2$O以上に内圧を上昇させることができない.また,膀胱内圧が蓄尿期に持続的に15～20cmH$_2$Oを超えたり,100mLにつき3.3cmH$_2$O以上の漸増性圧上昇があるときは,長期カテーテル留置等で膀胱壁が線維化をきたしたコンプライアンス(注入量/内圧の変化量)低下が示唆される.

a) 正常な蓄尿排尿のパターン（排尿筋括約筋協調および禁制）

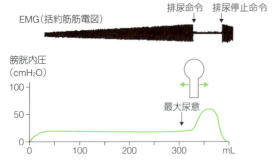

b) 脊髄損傷等にみられる排尿筋括約筋協調不全

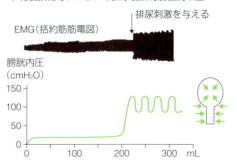

c) 脳血管障害等にみられる不随意収縮

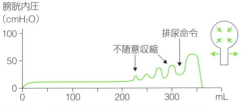

d) 末梢神経障害にみられる排尿筋低活動

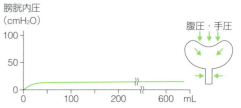

■ 図2　膀胱内圧測定と尿道括約筋筋電図

### (2) 括約筋筋電図検査（Anal Sphincter Electromyography）

尿道括約筋の活動電位を記録するために，針電極または表面電極を使用する．正常では蓄尿期に筋活動が認められ，排尿と同期して筋活動が抑制される．排尿時に括約筋筋活動が消失しない場合は，排尿筋括約筋協調不全（detrusor-sphincter dyssynergia；DSD）が疑われる（図2b）．

### (3) 尿道内圧測定（UPP）

尿道内圧測定（Urethral Pressure Profilometry；UPP）は側穴の開いた経尿道カテーテルを膀胱内からゆっくり引き抜きながら尿道内圧を測定する．一般に外尿道括約筋部が最も内圧が高く，最大尿道閉鎖圧（maximum urethral closure pressure；MUCP）は尿道内圧と膀胱内圧との圧差の最大値で，尿禁制を保つために必要な圧である．

### (4) 経直腸的超音波尿流動態検査（Transrectal Ultrasound Urodynamic Study）

経直腸的に長細い超音波プローブを挿入し，膀胱頸部と前立腺の評価を行う．膀胱頸部と尿道後部の運動を明確にとらえることが可能であり，膀胱収縮と尿道括約筋の協調不全をより明らかにできる．

## B. 排便障害

### 排便障害の分類

排便障害は排便困難である便秘と蓄便障害である便失禁に大別され，表2のように分類される．便秘は排便が4日間以上なく不快な症状があり，日常生活に支障が生じている状況である．また，高齢に伴う内因性結腸反射の低下，低繊維食，長期臥床時または身体活動低下時に，直腸の容量増加および結腸の運動低下から生じる結腸無力症が高齢者にしばしば認められる．ときに腸痙攣を起こして宿便周囲の水様粘液または便を排出することがあり，下痢に似た症状も呈する（逆説的下痢）．これは，排泄を起こす通常の刺激や，食事によって生じる副次的な刺激に結腸が反応しなくなり，生理的な蠕動運動が乏しくなる病態である．大量の緩下剤または浣腸への長期依存によって，便塊の存在に対する直腸の感度が鈍くなっている患者に発生する．

また，大腸がんが強度の便秘の原因となっていることも意外と多い．腹部不快感が存在しな

■ 表2　排便障害の分類

Ⅰ．便秘
1. 機能性便秘
   ①弛緩性便秘：大腸の緊張低下，蠕動減弱による．末梢神経障害，結腸無力症（長期臥床，低運動による），薬剤（抗コリン剤等）．
   ②直腸性便秘：直腸に便が貯留しても排便反射が鈍麻しているために起こる習慣性便秘．
   ③痙攣性便秘：迷走神経や骨盤神経の異常のため結腸壁が痙攣性に収縮し，腸内容が停滞し低水分化が起こる．過敏性大腸症候群に関連する便秘．
2. 器質性便秘
   ①腸の通過障害：機械的イレウス（腫瘍，癒着），絞扼性イレウス，痔疾，膿瘍等．
   ②大腸の形態異常：S状結腸過長症．

Ⅱ．便失禁
1. 機能性便失禁
   ①貯留障害：骨盤底筋協調不全：内肛門括約筋弛緩脊髄損傷，薬副作用．
   ②下痢・感染性代謝性下痢：大量便の急速な移動，しぶり腹．
   ③認知障害：認知症，神経症．
2. 肛門括約筋不全
   ①括約筋損傷：出産時外傷．
   ②陰部神経損傷：末梢神経障害：出産時外傷．
   ③中枢神経障害：二分脊椎，脊髄損傷，脳卒中，多発性硬化症．
3. 感覚脱失
   ①心性神経障害：糖尿病，脊髄損傷．
   ②便貯留感の喪失．

い便秘であり，便意を感じなくなり，少量の排便が続くので，一見便秘の重度さが見過ごされやすい．便はしばしばパテ状もしくは軟便となり，兎糞状とはならない．

過敏性腸症候群は腹痛，機能性便秘や機能性下痢を示す複雑な便通異常である．診断基準は，反復する腹痛または腹部不快感が最近3ヵ月間のうち少なくとも月に3日以上存在し，さらに，①症状が排便により軽快する，②発症時に排便回数の変化を伴う，③発症時に便形状（外観）の変化を伴う，の2項目以上を満たすものとされている[6]．経管栄養患者ではよく下痢が問題になるが，便秘のほうがはるかに注意を要し，さらに身体障害が重度の場合は一度便秘になると腸閉塞の問題が急浮上してくる．

## 問診事項

①排便頻度や便の性状．
②下着や会陰部の汚れ具合，汚染頻度．
③排便に要する時間：45分以上要する場合は対策を考慮．
④最近の精神状態，ストレスの有無．

⑤日常の運動量：特に便秘を呈する障害者の問診に欠かせない．脳卒中の便秘は麻痺の程度より歩行の影響を大きく受けており，運動量の低下が便秘の主要因であると報告がある[7]．

⑥義歯不適合，齲歯，咀嚼能力の低下：便秘の原因となる．

⑦食事内容：咀嚼力低下や嚥下障害のある場合には日常の食事内容がつい柔らかく飲み込みやすいものになり，消化管通過時間を短縮させ便粘性を上げる食物繊維成分が欠乏しやすい．

⑧服薬内容：下剤の長期にわたる習慣性服用は薬効の減少を招く．便秘が治らないからといって下剤の服薬量をどんどん増やしてはいないか確認する．市販の制酸薬に含まれている水酸化アルミニウム，次サリチル酸ビスマス，鉄塩，抗コリン作用薬，一部の降圧薬，オピオイド，多くの鎮静薬は便秘の原因となる．

⑨便失禁時の状況：くしゃみ，移乗動作，起座動作等の腹圧上昇時に便失禁を認めるのか，または安静時にも便失禁があるのかによって肛門括約筋不全の有無が推測できる．

⑩頸髄損傷患者の場合：便秘による自律神経

■ 表3 排便日誌の例

| 日付 | 排便時刻 | 便失禁の有無 | 下着の便付着の有無 | 便性状(タイプ1〜7:下記参照) | 便意を15分以上我慢できたか? | パッド使用有無 | 薬物使用 | その他 |
|------|----------|--------------|--------------------|-------------------------------|-------------------------------|----------------|----------|--------|
|      |          |              |                    |                               |                               |                |          |        |
|      |          |              |                    |                               |                               |                |          |        |
|      |          |              |                    |                               |                               |                |          |        |
|      |          |              |                    |                               |                               |                |          |        |

1週間ごとの排便状況を記入してもらう.
〈便性状〉
　タイプ1：硬くてコロコロの兎糞状.
　タイプ2：ソーセージ状の硬便.
　タイプ3：表面にひび割れのあるソーセージ状.
　タイプ4：表面が滑らかで軟らかいソーセージ状，あるいは蛇のようなとぐろを巻く便.
　タイプ5：はっきりとしたしわのある軟らかい半分固形の(容易に排便できる)便.
　タイプ6：境界がほぐれてふにゃふにゃの不定形な泥状便.
　タイプ7：水様便.

(Rao, 2004，文献8を一部改変)

過反射の誘発や消化器系の異常が肩周囲の異常知覚，関連痛として現れることがある.

## 排便日誌（表3）[8]

　腸管全体の機能を評価する方法がなく，自律神経障害による消化管機能障害の評価は非常に困難であるため，基本的な排便日誌が重要な評価手段となる.

## 理学所見

### 1) 直腸診
　残便，直腸内の腫瘍や狭窄，痔疾患，脱肛をチェックする.

### 2) 腹部理学所見
　腹部触診にて残便，腫瘤，腹部膨満，筋性防御，腹筋の痙縮をチェックする．中枢神経疾患では，自覚症状と同様に腹部の圧痛所見が乏しい．**グル音聴診**も重要である.

### 3) 神経学的理学所見
　中枢神経障害者では腹筋の筋緊張が亢進している場合が多く，できるだけリラックスさせ，高度の宿便，イレウス，筋性防御等の異常所見に注意する．また，神経系の障害者では，自覚症状と同様に腹部圧痛所見が乏しい傾向にある．直腸指診による宿便，直腸内の腫瘍や狭窄，便秘による痔疾患，脱肛を触診することは基本である．外肛門括約筋の筋緊張低下および亢進，随意収縮力を観察する．円錐部，馬尾神経損傷では肛門括約筋の筋緊張および随意収縮力が低下し，脊髄損傷の場合には筋緊張の亢進を認める．また，70歳以上では括約筋筋力は急速に低下する．**球海綿体反射，肛門反射，肛門周囲部知覚検査**は，仙髄，馬尾神経，肛門括約筋の機能検査として重要である.

## 大腸肛門機能検査

　わが国では必ずしも一般的ではないが，欧米では排便障害の機能検査として汎用される.

### 1) 外肛門括約筋筋電図
　仙髄下位運動ニューロンの詳細な評価として，**外肛門括約筋筋電図**は有用である．これは肛門外口の外側1cm離れた部位に垂直に針電極を刺入する．まず，安静時の陽性鋭波(positive sharp wave)や線維自発電位(fibrillation potential)等のいわゆる脱神経電位の有無を検索し，さらに随意的に肛門収縮を促して活動電位の干渉波について検討する.

　仙髄下位運動ニューロンの重度障害では脱神経電位および干渉波の低下が認められる．外肛門括約筋の安静時の干渉波低下または最大収縮時の干渉波低下を認めると，便失禁を生じることが多い．また，安静時に干渉波がむしろ増加しており，随意的な干渉波増加が十分にできない場合も便失禁の原因となる．

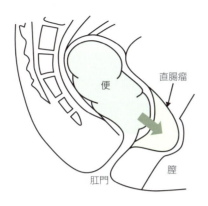
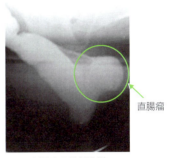

直腸瘤の排便造影

■ 図3　直腸瘤
排便時のいきみがひどい女性に多く，直腸の前壁が膣の後壁を押して，いくら踏ん張っても，直腸の前壁が膣の後壁を押し出そうとするばかりで，直腸肛門角はさらにきつくなり，いきんでも出ないという状態になる．
直腸の前の壁が瘤のように突出するので，直腸瘤とよばれ，1回排便量が少なく，頻便かつ便失禁も訴える．

### 2) 排便動態造影(Defecography)

直腸肛門角，会陰下降度，肛門管長等のダイナミックな排便時の病態解析が可能な特殊な検査である．肛門から便に見立てた造影剤を直腸内に注入し，透視台上のポータブル便器上で，安静時，肛門引き締め時，排便時のX線撮影を側面から行う．

排便困難の原因で最も多い所見は，直腸が膣壁内に突出する直腸瘤(rectocele)(図3)が最も多く，女性排便困難者の約1/4に認める[9]．

### 3) 直腸肛門内圧測定

平滑筋である内肛門括約筋と横紋筋である外肛門括約筋，肛門挙筋の障害程度の解析に有用である．直腸肛門内に圧センサーを挿入し，安静時と最大努力で肛門を絞めたときに得られる圧力を数値で表し，判定する．

### 4) 消化管通過時間測定

食物に混入したX線不透過マーカーまたはラジオアイソトープを利用して消化管の通過時間を測定することによって，消化管の蠕動機能を測定する[10]．

### 5) 直腸肛門超音波造影

直腸，肛門内に示指大の超音波プローブを挿入し，非侵襲的に肛門括約筋や骨盤底の解剖学的状態を同心円状に精査する．

（原　行弘）

### 文献

1) Coyle CP et al：Secondary conditions and women with physical disabilities：A descriptive study. Arch Phys Med Rehabil 81：1380-1387, 2000.
2) Harari D et al：New-onset fecal incontinence after stroke prevalence, natural history, risk factors, and impact. Stroke 34：144-150, 2003.
3) Blaivas JG et al：The bulbocavernosus reflex in urology；A Prospective study of 299 patients. J Urol 126：197-199, 1981.
4) Weiss DJ et al：Spinal cord injury and bladder recovery. Arch Phys Med Rehabil 77：1133-1135, 1996.
5) Bih L et al：Bladder shape impact on the accuracy of ultrasonic estimation of bladder volume. Arch Phys Med Rehabil 79：1553-1556, 1998.
6) 原　行弘：排泄障害の評価．在宅医学(日本在宅医学会編)，メディカルレビュー社，2008, pp177-181.
7) 岡本五十雄・他：片麻痺と便秘．総合リハ13：853-857, 1985.
8) Rao SSC：diagnosis and management of fecal incontinence. American College of Gastroenterology Practice Parameters Committee. Am J Gastroenterol 99：1585-1604, 2004.
9) 山名哲郎・他：便失禁患者の病態と直腸肛門機能検査．消化器科31：351-358, 2000.
10) Longstreth GF et al：Functional bowel disorders. Gastroenterol 130：1480-1491, 2006.

# 18. 疼痛

## 障害の全体像

### 1) 疼痛（痛み）の定義

痛みとは，国際疼痛学会によると，「組織の実質的ないし潜在的な傷害と関連した，あるいは，そのような傷害と関連した言葉によって述べられる不快な感覚であり，かつ情動的な体験である」と定義されている．つまり，痛みは，いわゆる体性感覚としての性質だけでなく，曖昧で表現しにくい情動にかかわる性質を持った複雑な感覚であるということに言及している．この情動性の体験とは，個人的なもので，他人とは共有できない性格のものであり，どの程度が情動的な要素で，どの程度が器質的な要素であるのか，客観的にとらえることが難しい．いわば計量化しにくく，そこに痛みの評価の課題がある．

痛みはあくまで主観的な体験であり，他者からは痛みによって引き起こされる痛み行動でしか評価できないという考え方がある．Loeserは，痛覚刺激が痛みとして認知され，同時に，苦悩を生じ，その結果，痛みを回避する行動を起こさせるという点，すなわち時を追って痛みが性格を変えるという痛みの四重円理論を提唱した（図1)[1]．単に痛みを感覚や心理面だけではなく，身体－心理－社会的な側面からも包括的に理解する必要性を唱えている．逆から見れば，この多相性モデルは生物心理社会的要因と痛みが深く関係していることを示すものである．

### 2) 痛みの生理学

痛みには針で刺すようなチクチクとした短く鋭い痛み（fast pain）と，熱刺激が加えられたときに感じるようなジーンと遷延する鈍い痛み（slow pain）がある．fast painとslow painは，それぞれ細径有髄のAδ線維と無髄のC線維を介して脊髄後角に伝達される．fast painは機械的刺激を侵害受容器である高閾値機械受容器で受け取るのに対して，slow painは機械的刺激や熱刺激あるいは発痛物質による化学的刺激等の多様な刺激に応答するポリモーダル受容器に発する．fast painはAδ線維によって脊髄へ伝えられた後，視床を経て大脳皮質の感覚野に伝達され，主に痛みの弁別に寄与するといわれる．一方，slow painはC線維によって，脊髄に伝えられた後，視床を経て大脳皮質の感覚野に伝達されるだけではなく，脳幹から，両側性に広く島や扁桃体等の大脳辺縁系にも中継され，情動，自律神経機能，記憶等と関係する．なお，生体には痛み刺激が加えられると，それを抑制する調節機能が存在する．有名なのは脊髄におけるゲートコントロール系でAδ線維を介する入力が存在する間はC線維からの入力が抑制されるとするメカニズム（gate control theory）である．

一方，視床下部や脳幹部から脊髄へ下行して，末梢から脊髄後角への侵害刺激入力を抑制する経路も存在する．セロトニンやノルアドレナリンを介する下行性疼痛抑制系（descending pain modulatory system）として重視される調節機構である．また，痛みが内因性opioidを増加させ，それが鎮痛に働くという調節系等，多くの調節メカニズムがある．電気刺激や温熱療法等の物理療法の鎮痛はこれらの痛み調節系によるとされている．

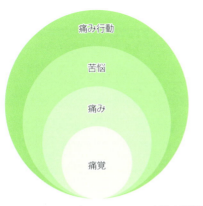

■ 図1　痛みの多相性モデル（四重円理論）
（Loeser, 1982, 文献1を改変）[1]

侵害刺激により，痛覚が刺激され，中枢神経に伝達され，痛みとして認識され，痛みによる身体的，精神的な苦悩が増し，そして，身体的に，心理的に修飾されて，痛み行動として表出される．痛覚，痛み，苦悩までは内的なプロセスであるが，最後に痛み行動として表出されるというモデルである．治療についても身体－心理－社会の各層において，多相的に傷害部位の治癒をしていく必要があることを説いている．

### 3）痛みの分類

#### (1) 臨床的な分類

臨床の現場では，急性疼痛と慢性疼痛に分類されることが多い．慢性疼痛は通常3カ月以上あるいは6カ月以上持続することとされているが，明確な基準はない．急性疼痛は，組織に生じた損傷（外傷，手術等）が侵害受容器を興奮させることにより生ずる痛みで，原因と痛みが密接な関係にあり，いわば生体に危険を知らせるものといえる．急性疼痛は損傷組織の治癒に伴い，比較的速やかに軽快していく一方，慢性疼痛とは治療を要すると想定される時間を超えて持続する痛みであり，疼痛の原因が治癒したにもかかわらず長期間にわたり続く場合や，原因となる慢性疼痛の病態自体が持続している場合がある．中枢神経系や末梢神経系の疼痛調節機構の失調や心理的要因，社会的要因が関与していることも多い．

急性疼痛では，傷害部位の治癒を進め，痛みの原因の長期化を防ぐことに治療のポイントがあるが，慢性疼痛では痛みそのものより，痛みによって起こる好ましくない行動のほうが問題になることが多い．リハではそういった行動を

■ 表1　侵害受容性疼痛を起こす主な疾患

| |
|---|
| **関節疾患**：関節炎，関節リウマチ等<br>**骨疾患**：骨折，腰椎症，急性腰痛等<br>**筋・軟部組織**：筋炎，筋損傷，靱帯損傷等<br>**その他**：熱傷や外傷，臓器の炎症，頭痛等 |

抑制することで，ADLやQOLの向上に努めることが重要となる．

#### (2) 病態生理学的な分類

痛みはメカニズムの違いにより，侵害受容性疼痛，神経障害性疼痛，心因性疼痛に分類される．急性疼痛のほとんどは侵害受容性疼痛であるが，慢性疼痛は侵害受容性疼痛であったり，神経障害性疼痛であったり，ときにはそれらが混在する．

①侵害受容性疼痛

痛みの受容器である侵害受容器の刺激によって発生する疼痛である．生理的な痛みと外傷や炎症によって生じる痛みはほとんどがこれである．内臓痛，関連痛，体性痛に分けられる．代表的な疾患を表1に挙げる．

②神経障害性疼痛（neuropathic pain）

脳，脊髄，末梢神経で生じた異常によって起きる持続性の痛みで，侵害受容器が侵害刺激を受けていないにもかかわらず，末梢神経や疼痛伝導路の神経の興奮が引き金となって生じる疼痛である．神経障害性疼痛の特徴には表2のように，①持続性および発作性の自発痛（刺激がなくても痛みが起こる），②熱痛覚過敏（侵害刺激に対する疼痛閾値の低下），③アロディニア（非侵害刺激で痛みが起こる），④特徴的な性質の痛み（ピリピリするような，焼け付くような痛み），⑤しびれ（感覚低下を伴う）等がある[2]．神経障害性疼痛には帯状疱疹後神経痛，三叉神経痛，幻肢痛，複合性局所疼痛症候群（complex regional pain syndrome；CRPS）等が含まれる（表3）．

CRPSは神経障害性疼痛に含められる一方，特徴的な症候群として別に扱われることが多い．打撲や骨折等の組織損傷や末梢神経損傷後に生じる痛みを主徴とする症候群で，発汗異常，皮

■ 表2　侵害受容性疼痛と神経障害性疼痛の違い

| | | 神経障害性疼痛 | 侵害受容性疼痛 |
|---|---|---|---|
| 陽性症状 | 病変部の自発痛 | あり | あり |
| | 熱に対する痛覚過敏 | 稀 | ときどき |
| | 冷感に対するアロディニア | ときどき | 稀 |
| | 感覚低下部位に観察される痛覚過敏 | しばしば | なし |
| | 体性感覚刺激の後に残存する異常な感覚 | ときどき | 稀 |
| | 特徴的な自覚症状 | 発作痛，灼熱痛 | 拍動痛 |
| 陰性症状 | 痛み領域の感覚低下 | あり | なし |
| | 神経障害領域の運動麻痺 | ときどき | なし |

（木村・他，2013，文献2を改変）

■ 表3　神経障害性疼痛の原因となり得る疾患

1. 末梢神経性
   代謝性：アルコール性多発ニューロパチー，糖尿病性ニューロパチー等
   傷害性：外傷後神経障害，絞扼性神経障害，手術後神経障害，神経根症，脊柱管狭窄症等
   感染症：帯状疱疹後神経痛等
   脱髄性：Guillain-Barré症候群等
   遺伝性：Charcot-Marie-Tooth病等
   さまざまな因子によるもの：三叉神経痛等
2. 中枢神経性
   脳傷害：脳卒中，脳外傷，多発性硬化症，パーキンソン病等
   脊髄傷害：脊髄梗塞，脊髄損傷，多発性硬化症等
3. 末梢神経，中枢神経系ともに関与するもの
   複合性局所性疼痛症候群，幻肢痛等

（花岡・他，2014，文献3を改変）

■ 表4　OPQRST法

O：onset（いつどのように痛みは始まったか？）
P：provocative/palliative factor（症状を悪化させるもの/和らげるものはないか？）
Q：quality（どのような痛みか？）
R：region（どこが痛いか？），radiation（放散痛はないか？），related symptoms（随伴症状はないか？）
S：severity（どの程度痛いか？ 0〜10 scale）
T：temporal factors（いつから痛いか？/どのくらい続いているか？）

（生坂，2004，文献5を改変）

膚温異常，皮膚色調変化や浮腫等の症状を伴う[4]．交感神経系の持続的な活動亢進が関与するとされる．外傷の程度に不釣り合いな痛みを前景に，末期には皮膚萎縮，関節拘縮等重大な機能障害を惹起することが特徴である．

なお，神経障害性疼痛の随伴症状として運動障害が出現することがある．その原因としては，①神経の障害が運動神経に及んで運動麻痺を伴う場合，②痛みによる二次的な現象として運動障害がみられる場合，③神経系の障害と関連した痙縮や失調，ジストニア等の不随意運動の場合がある．いずれも，交感神経や心理的ストレスにより増悪することがある[2]．

③心因性疼痛

身体的に痛みの原因を認めず，心理的，社会的な要因により生じると考えられる慢性的な疼痛か，痛みが生じる器質的病変はあるが，痛みがその器質的病変では説明できない慢性的な疼痛の場合が考えられている．実際には，純粋な心因性疼痛は少なく，器質的な慢性疾患が混在しており，心理的な負荷が加わって痛みが増強されている場合が多い．

## 障害の評価

### 1）痛みの診察

痛みの診断のためには，まず痛みの原因や病態を明らかにすること，あるいは理解することが重要であり，治療に結びつく診察を行う必要がある．痛みのきっかけとなった事象の確認，痛みの部位および性状を把握することから始まる．聴き逃しのないように効率よく聴くことが重要でOPQRST法としてまとめられている（表4）．すなわち，痛みの誘発因子，性質，部位・放散の有無，随伴症状，強度，発症からの期間あるいは発作痛であれば持続時間である．

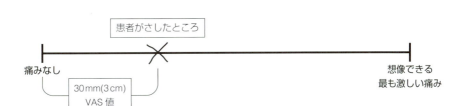

■ 図2 VAS
100 mm の長さの線を用いて，左端(0 mm)を「痛みなし」，右端(100 mm)を「想像できる最も激しい痛み」として，患者の痛みの程度を指さしてもらうか，鉛筆等で印をつけてもらう．左端からの距離を VAS 値として記録する．通常，目盛りは入れないで使用する．

なお，慢性疼痛では，痛みの表出の仕方，表情や仕草等を診て，痛みの背景にある心理的要因を汲み取ることが大切である．そして，身体診察では，温冷痛，触圧痛，アロディニア，筋筋膜痛症候群，痛覚過敏，末梢神経障害等を合併していないか，診察していくことが必要である．

### 2）痛みの評価の実際

痛みの評価の問題には主観的であること，痛みに個人差があり，他人と比較しにくいことがある．痛みの評価に求められるものは，まずは簡便さ（臨床的な有用性）であり，次に正しく再現性をもって評価できること（信頼性）であり，第三に同一患者の治療前後で変化がとらえられること，すなわち治療の効果判定に有用であること（意図したことを測定できる妥当性）である．

慢性疼痛に関しては，痛みの感覚的側面の評価のみならず，心理的評価や身体機能評価，行動評価等さまざまな評価や，それらを含めた包括的評価が必要である．

2005 年に国際疼痛学会は，**IMMPACT II** を提唱し，痛みの評価については，pain（痛み），physical functioning（身体機能），emotional functioning（情動機能），participant ratings of global improvement and satisfaction with treatment（治療による全体的な改善と満足度についての患者評価），symptoms and adverse events（症候と有害事象），participant disposition（患者の気質）の 6 つの outcome measure で多面的かつ包括的に評価することを推奨している[6]．表 5 を参考とし，臨床で利用しやすい主な評価表について以下に述べる[7]．

■ 表5 包括的な痛みの評価

1. **痛みの主観的評価**
   痛みの強度：VAS，NRS，VRS，フェーススケール
   痛みの性質：MPQ，SF-MPQ，SF-MPQ-2
2. **心理的評価**：HADS，BDI 等
3. **ADL 評価**
   一般的：FIM 等
   疼痛関連疾患：PDAS 等
   疾患特異的 RA：MHAQ
4. **行動評価**
   パフォーマンステスト：TUG テスト，6 分間歩行テスト
5. **QOL 評価**
   一般的：SF-36® 等
   疾患特異的
   　腰痛：RDQ
   　RA：AIMS2

（沖田，2014，文献 8 を改変）

### (1) 痛みの主観的評価

#### ① VAS（視覚的アナログスケール）

**VAS（Visual Analogue Scale，視覚的アナログスケール）**は，図 2 に示すように，長さ 10 cm (100 mm) の水平な直線上に，左端は全く痛まない（痛みなし），右端は想像できる中で最も痛い（これまでに感じた最悪の痛み）として，現在感じている痛みの程度を図の上に示してもらう．1 cm ごとに痛みの程度がどの領域にあるかを 11 段階で評価する方法と，指された点までの長さを測定する方法（100 段階評価）がある．

信頼性，妥当性ともに高く，簡便に短時間で測定可能，かつ小さな変化でもとらえられる比率尺度である[9]．しかし，測定の意図を理解してもらえないこともあり，慢性疼痛患者で

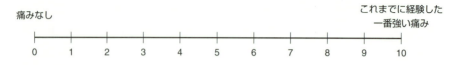

■ 図3　NRS
「痛みなし」を0,「これまでに経験した一番強い痛み」を10として,感じている痛みの程度を数字で答えてもらう.図のように均等に数字を11段階に区分した線分を見せて答えてもらってもよい.

痛みなし　　少し痛い　　痛い　　かなり痛い　　耐えられないくらい痛い

■ 図4　VRS
上記に示すような5段階ないし,数段階に分けた痛みの程度を示す言葉を口頭で説明し,痛みの強さを選択させる.

VASに正確に回答できないものは11%あると報告されており,回答困難例は後述するNRS,VRSがそれぞれ2%,0%と低いのに比べて,VASの難しさがある[10].

② NRS(数値的評価スケール)

NRS(Numerical Rating Scale,**数値的評価スケール**)は,図3に示すように,痛みの強さを0〜10までの11段階として,現在感じている痛みの程度を数字で答えてもらう方法で,口答で実施できる簡便さがある.信頼性,妥当性ともに検証され,VASとも有意に相関している.通常,0は痛みなし,1〜3は軽い痛み,4〜6は中等度の痛み,7〜10は強い痛みとされている.VASより簡便であるが,数字の持つ意味を確認しながらでないと再現性が低下してしまうこと,また数字にすることの意味を理解できない被検者には施行できないこと等の欠点がある[10].

③ VRS(語句評価スケール)

VRS(Verbal Rating Scale,**語句評価スケール**)は,数段階の痛みを表す言葉で該当する痛みの程度を評価する(図4).信頼性,妥当性ともに検証されている.しかし,選択肢が少なく,言葉の各段階が曖昧で,変化に対する感度が乏しいという欠点がある[10].

④ Face Scale,Face Rating Scale

Face Scale,Face Rating Scale(FS,FRS:フェーススケール,表情尺度スケール)は,痛みの強さを顔の表情としてイラスト化したもの(図5)で,感じている痛みの強さを,顔の絵から選ぶ方法である.小児や高齢者でも理解しやすく,評価できる利点がある.6段階評価のWong-Baker版のFace Scaleがよく利用され,信頼性,妥当性が示されている.なお,絵としての表情にもつ印象には個人差があり,また痛みの強度が等間隔にできないことから,定量性には課題を残している[11].

⑤ 日本語版マクギル疼痛質問票(MPQ),簡易版マクギル疼痛質問票(日本語版)(SF-MPQ),痛みの評価尺度・日本語版(SF-MPQ-2)

**マクギル疼痛質問票**(McGill Pain Questionnaire;MPQ)は,カナダのMcGill大学のMelzackが作成した痛みの評価尺度で,20グループ78項目の疼痛の表現から,最も合っている項目を被検者が選択する.痛みの評価に心理的な影響を考慮して作成されたもので,痛みの感覚的表現,痛みによる感情的表現,痛みの評価的表現を表し,3つの群に分類して評価する.日本語版の変法も作成され用いられている.日本語版MPQは痛みの性質,強度の評価には有用であるが,文化や言語の違いにより表現方法が異なり,選択肢が多く回答に20分ほど要する等問題もある.

**簡易版マクギル疼痛質問票(日本語版)**(The

0 痛みなし　1 わずかに痛い　2 もう少し痛い　3 さらに痛い　4 かなり痛い　5 これ以上ない痛み

(Wong, 1988)[11]

■ 図5　フェーススケール(Wong-Baker版)
上記のように，痛みのない顔から激しい痛みの顔まで数段階で痛みの強さを表したイラストを使う．痛みの強さを表情で表した顔のイラストを見せ，自分の痛みが表情のどれに近いかを選んでもらう．

■ 表6　簡易版マクギル疼痛質問票（日本語版）
15の項目について0から3点の点数をつけ，加算し，点数化する．

| 過去1週間のあなたの痛みを評価してください．（全項目に必ず1つチェックしてください） | まったくない | いくらかある | かなりある | 強くある |
|---|---|---|---|---|
| 1. ズキンズキンと脈打つ痛み | 0 □ | 1 □ | 2 □ | 3 □ |
| 2. ギクッと走るような痛み | 0 □ | 1 □ | 2 □ | 3 □ |
| 3. 突き刺されるような痛み | 0 □ | 1 □ | 2 □ | 3 □ |
| 4. 鋭い痛み | 0 □ | 1 □ | 2 □ | 3 □ |
| 5. しめつけられるような痛み | 0 □ | 1 □ | 2 □ | 3 □ |
| 6. 食い込むような痛み | 0 □ | 1 □ | 2 □ | 3 □ |
| 7. 焼け付くような痛み | 0 □ | 1 □ | 2 □ | 3 □ |
| 8. うずくような痛み | 0 □ | 1 □ | 2 □ | 3 □ |
| 9. 重苦しい痛み | 0 □ | 1 □ | 2 □ | 3 □ |
| 10. さわると痛い | 0 □ | 1 □ | 2 □ | 3 □ |
| 11. 割れるような痛み | 0 □ | 1 □ | 2 □ | 3 □ |
| 12. 心身ともにうんざりするような痛み | 0 □ | 1 □ | 2 □ | 3 □ |
| 13. 気分が悪くなるような痛み | 0 □ | 1 □ | 2 □ | 3 □ |
| 14. 恐ろしくなるような痛み | 0 □ | 1 □ | 2 □ | 3 □ |
| 15. 耐え難い，身のおきどころのない痛み | 0 □ | 1 □ | 2 □ | 3 □ |

(Yamaguchi et al, 2007)[13]

Short-Form McGill Pain Questionnaire；SF-MPQ)(表6)は，Melzackが15項目に限定し簡素化したもので，数分で回答でき，MPQと高い相関性があり，治療による変化に対する感度もあると報告されている．

痛みの評価尺度・日本語版(Short-Form McGill Pain Questionnaire 2；SF-MPQ-2)は，2009年にDworkinらにより，SF-MPQをもとに神経障害性疼痛に関する項目が付け加えられたもので，信頼性と妥当性が検討されている[12,13]．

⑥その他の機器を用いた評価法

知覚・痛覚定量分析装置(Pain Vision®)とニューロメーター等がある．ともに患者の皮膚に電流を与え，電流による刺激感覚を疼痛に置き換えることで定量化し評価している．特別な機器を必要とし，また，認知機能の低下した患者では施行が困難となる．

(2) 心理的評価

慢性疼痛では，情動的側面，認知的側面の評価が必要で，**Hospital Anxiety and Depression Scale(HADS)**，**Beck Depression Inventory (BDI)**等がある．簡便でよく使われ，うつ状態の評価ができるのがHADSである．HADSは，身体疾患を有する患者の抑うつに関する7つの尺度と不安に関する7つの尺度から成る．日本語版の信頼性と妥当性が検討されている[14]．

### (3) ADL 評価

疼痛患者の ADL 評価には，あらゆる疾患に用いられる **FIM**（Functional Independence Measure）（p 154 参照）や **Barthel Index**（p 156, 190 参照）の他に，疼痛患者一般に用いられる **Pain Disability Assessment Scale**（**PDAS**）等がある．また，関節リウマチにおける多発関節炎による ADL 評価に特化した疾患特異的な評価として，**Health Assessment Questionnaire**（**HAQ**）やその簡略版の **modified HAQ**（**MHAQ**）がある．

### (4) 行動評価

腰痛や下肢関節痛を有する疼痛患者での運動能力を評価するために，**TUG**（**Timed Up and Go Test**）（p 146, 184, 348, 429 参照）等が評価に用いられる．

### (5) QOL 評価

QOL 尺度の中で信頼性もあり普遍的に用いられているのが **SF-36**®（Medical Outcomes Study Short-Form 36-Item Health Survey）で，疾患の有無にかかわらず，健常者を含めた包括的尺度である（p 170 参照）．SF-36®とは，身体機能，日常役割機能（身体），身体の痛み，社会生活機能，全体的健康感，活力，日常役割機能（精神），心の機能の 8 つの健康概念に関する下位尺度とそれらに関する 36 の質問で構成されている．日本語版として標準化されたものは，**SF-36 v2**®である[14]．疾患を有する患者でも多面的に評価でき，健常者との比較もできるので有用である．

また，疾患特異的な評価をすることを目的に作成された疾患特異的 QOL 尺度がある．有用性が検討されている代表的なものに，腰痛における **Roland-Morris Disability Questionnaire**（**RDQ**），リウマチ疾患での **Arthritis Impact Measurement Scales 2**（**AIMS2**）等がある．疾患特異的 QOL 尺度は，疾患ごとにさまざまあり，個々で有効性が検討されている[16]．QOL を多面的に評価するために，包括的 QOL と疾患特異的 QOL をともに評価することが必要といわれる．腰痛に対して国際的に用いられている RDQ は歩く，立つ，座る，服を着る，家事をする等の基本的な日常生活活動に関する 24 項目から成り，日本語版もあり，信頼性，妥当性ともに十分高い[17]．

（西川順治，岡島康友）

#### 文献

1) Loeser JD : Concept of pain. Chronic low back pain. Raven Press, New York, 1982, pp109-142.
2) 木村雅文，齊藤 繁：神経障害性疼痛とは．臨床リハ 22：646-652, 2013.
3) 花岡一雄・他：我が国における神経障害性疼痛治療の進展と今後の展望．ペインクリニック 35：299-310, 2014.
4) 住谷昌彦，柴田政彦：CRPS．神経障害性疼痛 診療ガイドブック（小川節郎編），第 1 版，南山堂，2010, pp146-154.
5) 生坂政臣：痛みの診断と評価．外来全科痛み治療マニュアル（高木 誠・他編），第 2 版，三輪書店，2004, pp11-16.
6) Dowkin H : Core outcome measures for chronic pain clinical trials : IMMPACT recommendations. Pain 113：9-19, 2005.
7) 松原貴子・他：Pain Rehabilitation．第 1 版，三輪書店，2011, pp249-286.
8) 沖田 実：リハビリテーション．痛み診療キーポイント（川真田樹人編），第 1 版，文光堂，2014, pp249.
9) McCormack HM et al : Clinical applications of visual analogue scales : a critical review. Psychol Med 18：1007-1019, 1988.
10) Williamson A et al : Pain : a review of three commonly used pain rating scales J Clin Nurs 14：798-804, 2005.
11) Wong DL et al : Pain in children : comparison of assessment scales. Pediatr Nurs 14：9-17, 1988.
12) Maruo T et al : Validity, reliability, and assessment sensitivity of the Japanese version of the short-form McGill pain questionnaire 2 in Japanese patients with neuropathic and non-neuropathic pain. Pain Med 15(11)：1930-1937, 2014.
13) Yamaguchi M et al : The development of a Japanese version of the short-form McGill Pain Questionnaire. 日ペインクリニック会誌 14：9-14, 2007.
14) 笠原 諭：慢性疼痛の評価．運動器慢性疼痛診療の手引き（日本整形外科学会運動器疼痛対策委員会編），第 1 版，南江堂，pp64-75.
15) 高橋秀寿：QOL．リハビリテーション評価ポケットマニュアル（正門由久編），第 1 版，医歯薬出版，2011, pp174-184.
16) 中田昌敏，牛田享宏：6. QOL に関する評価法．ペインクリニック 35：219-232, 2014.
17) 日本整形外科学会診療ガイドライン委員会，腰痛診療ガイドライン策定委員会：Clinical Question16 腰痛の治療評価法で有用なものは何か．腰痛診療ガイドライン，第 1 版，南江堂，2012, pp64-66.

Ⅰ章 基本・症状編

# 19. 皮膚障害（褥瘡・リンパ浮腫）

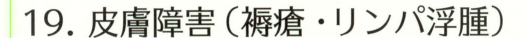

## A. 褥瘡

### 障害の全体像

「身体に加わった外力は骨と皮膚表層の間の軟部組織の血流を低下，あるいは停止させる．この状況が一定時間持続されると組織は不可逆的な阻血性障害に陥り褥瘡となる」と定義されている（日本褥瘡学会，2005）．褥瘡の好発部位としては，皮下脂肪組織が少なく生理的に骨が突出している後頭部，肩甲部，肘頭部，仙骨部，腸骨部，大転子部，坐骨部，踵骨部等が挙げられる．

褥瘡の評価には，発生予測のためのリスク評価，予防のための評価，褥瘡発生後の重症度の評価，栄養管理に関する評価，等がある．発生リスクが高いと評価された場合は，リハ，体圧分散用具の使用，体位変換，ポジショニング，スキンケア，生活環境に関する調整等の予防を行う．褥瘡発生後は，局所治療を行うために，創面や深達度を含めた評価を行う．また，褥瘡治療には栄養療法を併用することが勧められており，栄養に関する評価も重要である．

### 障害の評価

#### 1）発生予測

**ブレーデンスケール**（図1）は褥瘡発生予測および費用対効果の面から有用なスケールであり，わが国でも用いられることが多い．また，高齢者，寝たきり患者，脊髄損傷患者，小児患者等では，その特性に合わせた専門的なアセスメントツールを使用してもよい．

#### 2）予防ケアに関する評価

高齢者や特に脊髄損傷患者では，ポジショニングや車椅子，座位の姿勢に関する評価が重要である．その際に，**体圧測定**を行うことで客観的な情報を得られる．例えば，シート型センサーで座圧を測定することで視覚的に圧力分布がわかり，クッションの選択や姿勢の指導にその結果を応用することが可能である．

#### 3）重症度の評価

**(1) NPUAP分類**

褥瘡の深達度を表す分類のひとつであり，米国褥瘡諮問委員会（National Pressure Ulcer Advisory Panel；NPUAP）が1989年に提唱したステージングシステムである．従来はステージⅠ，Ⅱ，Ⅲ，Ⅳに分類されてきた．しかし近年は，皮膚表面の損傷がなくとも深部で既に損傷が起こっていることがあるという考え方から，deep tissue injury（DTI）という病態が追加された．これらのことから，2007年のNPUAP新分類では「深部損傷褥瘡疑い」〔(suspected) deep tissue injury〕，ステージⅠ，Ⅱ，Ⅲ，Ⅳ，さらに褥瘡の深達度がⅢかⅣか判断できない場合の「判定不能」（unstageable）の6病期となっている．

**(2) DESIGN®**

日本褥瘡学会が2002年に公表した褥瘡状態判定スケールであり，深さ（**d**epth），滲出液（**e**xudate），大きさ（**s**ize），炎症/感染（**i**nflammation/infection），肉芽組織（**g**ranulation tissue），壊死組織（**n**ecrotic tissue），ポケット（**p**ocket）の7項目から成るアセスメントツールである．重度，軽度を大文字，小文字で表した重症度分類用と，治癒過程をモニタリングできるように

## ブレーデンスケール

患者氏名＿＿＿＿＿＿　評価者氏名＿＿＿＿＿＿　評価年月日＿＿＿＿＿＿

| | 1 | 2 | 3 | 4 |
|---|---|---|---|---|
| **知覚の認知**<br>圧迫による不快感に対して適切に反応できる能力 | **1. 全く知覚なし**<br>痛みに対する反応（うめく、避ける、つかむ等）なし。この反応は、意識レベルの低下や鎮静による。あるいは、体のおおよそ全面にわたり痛覚の障害がある。 | **2. 重度の障害あり**<br>痛みのみに反応する。不快感を伝えるときには、うめくことや身の置き場なく動くことしかできない。あるいは、知覚障害があり体の1/2以上にわたり痛みや不快感の感じ方が完全ではない。 | **3. 軽度の障害あり**<br>呼びかけに反応する。しかし、不快感や体位変換のニーズを伝えることが、いつもできるとは限らない。あるいは、いくぶん知覚障害があり、四肢の1、2本において痛みや不快感の感じ方が完全ではない部位がある。 | **4. 障害なし**<br>呼びかけに反応する。知覚欠損はなく、痛みや不快感を訴えることができる。 |
| **湿潤**<br>皮膚が湿潤にさらされる程度 | **1. 常に湿っている**<br>皮膚は汗や尿などのために、ほとんどいつも湿っている。患者を移動したり、体位変換するごとに湿気が認められる。 | **2. たいてい湿っている**<br>皮膚はいつもではないが、しばしば湿っている。各勤務時間中に少なくとも1回は寝衣寝具を交換しなければならない。 | **3. 時々湿っている**<br>皮膚は時々湿っている。定期的な交換以外に、1日1回程度、寝衣寝具を追加して交換する必要がある。 | **4. めったに湿っていない**<br>皮膚は通常乾燥している。定期的に寝衣寝具を交換すればよい。 |
| **活動性**<br>行動の範囲 | **1. 臥床**<br>寝たきりの状態である。 | **2. 座位可能**<br>ほとんど、または全く歩けない。自分で体重を支えられなかったり、椅子や車椅子に座る時は、介助が必要であったりする。 | **3. 時々歩行可能**<br>介助の有無にかかわらず、日中時々歩くが、非常に短い距離に限られる。各勤務時間中にはほとんどの時間を床上で過ごす。 | **4. 歩行可能**<br>起きている間は少なくとも1日2回は部屋の外を歩く。そして、少なくとも2時間に1回は室内を歩く。 |
| **可動性**<br>体位を変えたり整えたりできる能力 | **1. 全く体動なし**<br>介助なしでは、体幹または四肢を少しも動かさない。 | **2. 非常に限られる**<br>時々体幹または四肢を少し動かす。しかし、しばしば自力で動かしたり、または有効な（圧迫を除去するような）体動はしない。 | **3. やや限られる**<br>少しの動きではあるが、しばしば自力で体幹または四肢を動かす。 | **4. 自由に体動する**<br>介助なしで頻回にかつ適切な（体位を変えるような）体動をする。 |
| **栄養状態**<br>普段の食事摂取状況 | **1. 不良**<br>決して全量摂取しない。めったに出された食事の1/3以上を食べない。蛋白質・乳製品は1日2皿（カップ）分以下の摂取である。水分摂取が不足している。消化態栄養剤（半消化態、経腸栄養剤）の補充はない。あるいは、絶食であったり、透明な流動食（お茶、ジュース等）なら摂取したりする。または、末梢点滴を5日以上続けている。 | **2. やや不良**<br>めったに全量摂取しない。普段は出された食事の約1/2しか食べない。蛋白質・乳製品は1日3皿（カップ）分の摂取である。時々消化態栄養剤（半消化態、経腸栄養剤）を摂取することもある。あるいは、流動食や経管栄養を受けているが、その量は1日必要摂取量以下である。 | **3. 良好**<br>たいていは1日3回以上食事をし、1食につき半分以上は食べる。蛋白質・乳製品を1日4皿（カップ）分摂取する。時々食事を拒否することもあるが、勧めれば通常補食する。あるいは、栄養的におおよそ整った経管栄養や高カロリー輸液を受けている。 | **4. 非常に良好**<br>毎食おおよそ食べる。通常は蛋白質・乳製品を1日4皿（カップ）分以上摂取する。時々間食（おやつ）を食べる。補食する必要はない。 |
| **摩擦とずれ** | **1. 問題あり**<br>移動のためには、中等度から最大限の介助を要する。シーツでこすれずに体を動かすことは不可能である。しばしば床上や椅子の上ですり落ち、全面介助で何度も元の位置に戻すことが必要となる。痙攣、拘縮、振戦は持続的に摩擦を引き起こす。 | **2. 潜在的に問題あり**<br>弱々しく動く。または最小限の介助が必要である。移動時皮膚は、ある程度シーツや椅子、抑制帯、補助具等にこすれている可能性がある。たいがいの時間は、椅子や床上で比較的良い体位を保つことができる。 | **3. 問題なし**<br>自力で椅子や床上を動き、移動中十分に体を支える筋力を備えている。いつでも、椅子や床上で良い体位を保つことができる。 | |
| | | | Total | |

\* Copyright : Braden and Bergstrom, 1988
訳：真田弘美（金沢大学医学部保健学科）／
大岡みち子（North West Community Hospital. IL. U.S.A.）

■ 図1　ブレーデンスケール
(Bergstrom N et al：The Braden Scale for Predicting Pressure Sore Risk. *Nurs Res* **36**(4)：205-210, 1987 より引用.
訳：真田弘美，大岡みち子)

| DESIGN-R® 褥瘡経過評価用 | | | | カルテ番号( ) 患者氏名 ( ) | | 月日 | / | / | / | / | / | / |
|---|---|---|---|---|---|---|---|---|---|---|---|---|
| Depth 深さ 創内の一番深い部分で評価し、改善に伴い創底が浅くなった場合、これと相応の深さとして評価する | | | | | | | | | | | | |
| d | 0 | 皮膚損傷・発赤なし | D | 3 | 皮下組織までの損傷 | | | | | | | |
| | 1 | 持続する発赤 | | 4 | 皮下組織を越える損傷 | | | | | | | |
| | 2 | 真皮までの損傷 | | 5 | 関節腔、体腔に至る損傷 | | | | | | | |
| | | | | U | 深さ判定が不能の場合 | | | | | | | |
| Exudate 滲出液 | | | | | | | | | | | | |
| e | 0 | なし | E | 6 | 多量:1日2回以上のドレッシング交換を要する | | | | | | | |
| | 1 | 少量:毎日のドレッシング交換を要しない | | | | | | | | | | |
| | 3 | 中等量:1日1回のドレッシング交換を要する | | | | | | | | | | |
| Size 大きさ 皮膚損傷範囲を測定:[長径(cm)×長径と直交する最大径(cm)]*¹ | | | | | | | | | | | | |
| s | 0 | 皮膚損傷なし | S | 15 | 100以上 | | | | | | | |
| | 3 | 4未満 | | | | | | | | | | |
| | 6 | 4以上 16未満 | | | | | | | | | | |
| | 8 | 16以上 36未満 | | | | | | | | | | |
| | 9 | 36以上 64未満 | | | | | | | | | | |
| | 12 | 64以上 100未満 | | | | | | | | | | |
| Inflammation/Infection 炎症/感染 | | | | | | | | | | | | |
| i | 0 | 局所の炎症徴候なし | I | 3 | 局所の明らかな感染徴候あり(炎症徴候、膿、悪臭など) | | | | | | | |
| | 1 | 局所の炎症徴候あり(創周囲の発赤、腫脹、熱感、疼痛) | | 9 | 全身的影響あり(発熱など) | | | | | | | |
| Granulation 肉芽組織 | | | | | | | | | | | | |
| g | 0 | 治癒あるいは創が浅いため肉芽形成の評価ができない | G | 4 | 良性肉芽が、創面の10%以上50%未満を占める | | | | | | | |
| | 1 | 良性肉芽が創面の90%以上を占める | | 5 | 良性肉芽が、創面の10%未満を占める | | | | | | | |
| | 3 | 良性肉芽が創面の50%以上90%未満を占める | | 6 | 良性肉芽が全く形成されていない | | | | | | | |
| Necrotic tissue 壊死組織 混在している場合は全体的に多い病態をもって評価する | | | | | | | | | | | | |
| n | 0 | 壊死組織なし | N | 3 | 柔らかい壊死組織あり | | | | | | | |
| | | | | 6 | 硬く厚い密着した壊死組織あり | | | | | | | |
| Pocket ポケット 毎回同じ体位で、ポケット全周(潰瘍面も含め)[長径(cm)×短径*¹(cm)]から潰瘍の大きさを差し引いたもの | | | | | | | | | | | | |
| p | 0 | ポケットなし | P | 6 | 4未満 | | | | | | | |
| | | | | 9 | 4以上16未満 | | | | | | | |
| | | | | 12 | 16以上36未満 | | | | | | | |
| | | | | 24 | 36以上 | | | | | | | |
| 部位[仙骨部、坐骨部、大転子部、踵骨部、その他( )] | | | | | | 合計*² | | | | | | |

*1:"短径"とは"長径と直交する最大径"である
*2:深さ(Depth:d,D)の得点は合計には加えない
*3:持続する発赤も皮膚損傷に準じて評価する

©日本褥瘡学会/2013

■ 図2 DESIGN-R®(褥瘡経過評価用)

(日本褥瘡学会:http://www.jspu.org/jpn/member/pdf/design-r.pdf)

数量化した経過評価用の2種類がある。その後、DESIGN®の各項目に関する重み付けが行われたDESIGN-R®(Rはratingの頭文字)(図2)が2008年に発表され、わが国では頻用されている。

①深さ(D:depth)

褥瘡内の最も深いところで判定する。深さに応じて0~5とし、真皮までにとどまる浅い褥瘡に関しては小文字の「d」を、それより深い褥瘡に関しては大文字の「D」を付記する。また、壊死組織等により深さがわからない場合は「U」とする。

深さに関しては、真皮までにとどまる浅い褥瘡とそれより深い褥瘡かによって治療方針が異なり、浅い褥瘡(d)に関しては創面の保護や適切な湿潤環境を維持することが主眼となり、主にドレッシング材が用いられる。深い褥瘡(D)に関しては、滲出液、炎症/感染、肉芽組織、壊死組織、ポケットといった他の項目を参考にして治療方針が決定される[1]。

②滲出液(E:exudate)

1日1回までのドレッシングの交換で十分であれば小文字の「e」、1日2回以上の交換が必要な場合は大文字の「E」と表記し、必要なドレッシングの交換回数に応じて0~6点(4段階)となっている。滲出液の多少は、ドレッシング材を選択する際に必要な情報である。

③大きさ(S:size)

褥瘡皮膚損傷部の長径a(cm)とこれに直交する最大径b(cm)を測定し、それらをかけ合わせたものを数値とする(a×b)。

④炎症/感染(I:inflammation/infection)

局所の炎症までにとどまっている場合は小文字の「i」を、局所の感染兆候があったり、もしくは全身症状がみられたりする場合は大文字の「I」を用い、感染の度合いに応じて0~9点(4段階)となる。

感染が軽度の褥瘡(i)の場合はドレッシ

材が使いやすいが，感染を伴う褥瘡(I)の場合は外用薬による治療が主体となり，ヨウ素や銀を含有するものが一般に用いられる[1]．

⑤**肉芽組織(G：granulation tissue)**

良性の肉芽の割合が50％以上の場合は小文字の「g」を，50％未満の場合は大文字の「G」を用い，良性肉芽の割合に応じて0〜6点(6段階)となっている．

肉芽形成が不良な褥瘡(G)の場合は，感染や滲出液の量に応じて肉芽形成を促進する外用薬や，創に適切な湿潤環境を与えるドレッシング材を用いる．

⑥**壊死組織(N：necrotic tissue)**

壊死組織がない場合は小文字の「n」を，軟らかい，硬いにかかわらず壊死組織がみられる場合は大文字の「N」とし，壊死組織の状態に応じて0〜6点(3段階)となっている．

壊死組織がある褥瘡(N)の場合が問題となり，感染の徴候がみられる場合は速やかな外科的デブリドマンが必要となる．

⑦**ポケット(P：pocket)**

ポケットがない場合は小文字の「p」となり，ポケットがみられる場合は大文字の「P」と記載する．ポケットの全周の長径a(cm)とこれに直交する最大径b(cm)を測定し，「a×b」を算出する．次に，潰瘍部位の長径c(cm)とこれに直交する最大径d(cm)を測定し，「c×d」を算出する．ポケットの大きさは，この「a×b」から潰瘍部分の「c×d」を引いた値とする．

ポケットに対しては感染制御，滲出液吸収，肉芽増生を狙って主に外用薬が使用されるが，保存的治療にて改善しない場合は，ポケット切開，陰圧閉鎖療法，外科的手術が検討される．

### (3) 創面の色による分類

深い慢性期褥瘡の場合，褥瘡面の色調により治療方針を決めることが多い．一般的に，黒色期，黄色期，赤色期，白色期と分類される[2]．

黒色期は，表皮，真皮が壊死に陥り，黒く乾燥した黒色壊死組織が創を覆っている状態で，多くの例ではより深部の組織も壊死に陥っている．黒色壊死組織の周囲には発赤等の急性炎症反応を認める．

黒色壊死組織が除かれると，黄土色の深部壊死組織や不良肉芽が露出するようになり，この時期を黄色期とよぶ．一般に最も滲出液が多くなり，感染も合併しやすい．

赤色期は，壊死組織が除かれ，創面から鮮紅色で細顆粒状の肉芽組織が盛り上がるようになる時期である．周囲の炎症反応は消褪している．

皮膚表面レベルまで盛り上がった肉芽組織は一転して収縮を始め，創は急速に縮小し，この時期を白色期とよぶ．創縁より表皮細胞が肉芽組織の上に遊走してきて，新たな上皮を形成するようになり，この上皮は周囲の皮膚に比べて白色調が強いのが特徴である．

深い褥瘡の治療前半(黒色期，黄色期)ではTIMEコンセプトによるwound bed preparation(創面環境調整)を，一方，浅い褥瘡と深い褥瘡の治療後半(赤色期，白色期)ではmoist wound healing(湿潤環境下療法)を行う．TIMEとはT(tissue：nonviable or deficientの改善，すなわち壊死・不活性組織の管理)，I(infection or inflammationの改善，すなわち感染・炎症の管理)，M(moisture imbalanceの改善，すなわち滲出液の管理)，E(edge of wound：non-advancing or undermined epidermal marginの改善，すなわち創辺縁の管理)の略である．

### 4) 栄養に関する評価

低栄養に関するアセスメントが重要であり，体重減少率，喫食率，**主観的包括的栄養評価(Subjective Global Assessment；SGA)**(p 427参照)，**簡易栄養状態評価表(Mini Nutritional Assessment；MNA®)**を用いることが多い．血清アルブミン値も用いるが，炎症や脱水等がないことを確認する必要がある．栄養介入後の評価としては，体重増加量を用いることが勧められる[3]．

## B. リンパ浮腫

## 障害の全体像

国際リンパ学会(International Society of

Lymphology；ISL)では，リンパ浮腫を「リンパの輸送障害に，組織間質内の細胞性蛋白処理能力不全が加わって，高蛋白性の組織間液が貯留した結果起こる臓器や組織の腫脹」と定義している．リンパ浮腫とはリンパ管やリンパ節の先天性の発育不全，または二次性の圧迫，狭窄，閉塞等によって，リンパ流の阻害と減少のために生じた浮腫である．先天性のものを含めた原因不明の原発性（一次性）と，発症原因が明らかな続発性（二次性）に分けられ，そのどちらもいったん発症すれば非常に難治性で治療に難渋する．四肢の腫大は可動性を制限し，身体イメージを損なう．疼痛や不快感を認めることが多く，急性蜂窩織炎や丹毒にかかりやすくなることから，入院回数の増加や抗生物質依存が起こることが知られている．

## 障害の評価

### 1）診断に必要な情報

病歴，治療歴，発症様式についての問診や患肢の視診，触診といった情報を収集することは，続発性のリンパ浮腫の診断をするうえで非常に重要である．問診では，手術の内容（特にリンパ節郭清の範囲）や放射線・化学療法（抗がん剤の種類）の有無，発症のきっかけ（立ち仕事の開始，旅行，冠婚葬祭，蜂窩織炎の併発等が多い），浮腫の進行の具合（リンパ節郭清部位に近い部位から発症しやすく，原発性は患肢末梢から発症することが多い）を聴取する．

他の疾患（心不全，腎不全，静脈うっ滞，肝不全，低蛋白血症，甲状腺機能低下等），廃用性（四肢麻痺，関節・筋疾患等），静脈血栓症等の鑑別を行う必要がある．

### 2）身体所見

リンパ浮腫の臨床所見は上肢もしくは下肢の腫脹である．下肢は片側性か，両側性でも左右差がみられることが多い．炎症や二次的な静脈性浮腫を合併した場合は赤〜青紫色を呈することもあるが，原則的には癒痛，色の変化，潰瘍および静脈のうっ滞もみられない．

浮腫は，患肢を指で10秒程度の間，圧迫し

■ 表　国際リンパ学会（ISL)によるリンパ浮腫病期分類

| | |
|---|---|
| ISL0期 | リンパ液の輸送に障害があるが，腫脹が明らかではなく，無症状の状態．浮腫を認めるようになるまで数カ月から数年にもわたって続くことがある． |
| ISL1期 | 疾患の発症初期にあたる．組織液の貯留は挙上により軽減する．圧迫痕を生じる． |
| ISL2期 | 挙上のみにより腫脹が軽減することはほとんどない．圧迫痕が明らかである． |
| ISL2後期 | 組織線維化が明らかになっているため，圧迫痕ができることもあれば，できないこともある． |
| ISL3期 | 組織が硬くなり（線維性），圧迫痕は生じない．肥厚，色素過剰，皮膚の皺襞の増生，脂肪沈着，疣贅過成長等の皮膚変化を認める． |

(Lymphoedema Framework, 2006，文献4を一部改変)

て「圧迫痕」の有無をみる．発症早期では指で圧迫すると圧迫痕が残るが，慢性期には線維，脂肪組織が増え，圧迫痕が残らなくなる．浮腫が進行すると，皮膚が乾燥し硬くなり，表皮の角化が著明となり，つまみ上げにくくなる．さらに進行すると，いわゆる象皮症となる．

ISLによる**リンパ浮腫の臨床分類**を表に示す．浮腫の改善しやすさ，圧迫痕・線維化・皮膚変化の有無で分類される．

### 3）周囲径測定

浮腫の程度を確認する簡便な方法として，メジャーで周囲径差を測定することが多い．肢体積を算出する場合は，上肢は2cmごとに，下肢は4cmごとに周径を測定し，専門のコンピュータソフトにて算出するが，臨床場面では周径そのものを用いて評価する場合が多い．

計測部位は各施設で任意に設定できるが，上下肢とも4〜5点で評価することが勧められる．例えば上肢の場合，手背・手関節・前腕：肘頭（肘頭突起）の10cm遠位，上腕：肘頭突起の10cm近位で測定する．下肢の場合，足背：足関節内果の2cm上部，下腿：膝蓋骨下極の10cm下部，大腿：膝蓋骨上極の10cm上部，である．左右の同部位を計測し，左右差を比較する．腫脹の程度は，1〜2cmの差を軽度，2〜

6 cm の差を中等度，6 cm 以上の差を高度とする．肢体積の場合は 10％の差を有意ととる．

### 4）超音波検査

**超音波検査**は，浮腫の早期診断や，皮膚表面のエコー輝度の変化，皮下組織の水分層，線維化・脂肪組織の増加程度を確認することで重症度の判定に有用であり，治療前後の変化も確認できるため有用である．

浮腫の初期には，皮下の輝度上昇に伴う線維層とのコントラストの低下を認める．次いで，線維層不明瞭化，肥厚を認める．浮腫液が多い場合，液貯留が線状，帯状に観察できるようになり，液貯留が高度になると敷石状を示す．

また，**ドプラ**を併用することで深部静脈血栓（deep vein thrombosis；DVT）等，静脈疾患の有無も確認できる．

### 5）その他の画像診断

現在，ISL において推奨されている画像診断は**リンパ管シンチグラフィ**である．手背や足背に $^{99m}$TC 標識ヒトアルブミン等の放射性医薬品を皮下注射し，リンパ管の走行や発達，閉塞の状態を確認できる．皮膚逆流現象の部位，リンパ節の有無から重症度を分類できる．しかし，簡便に行える検査ではなく実施できる医療機関が限られること，リンパ浮腫の診断としての保険適用はないことから，ルーチンで行われる検査にはなっていない[5]．

一方，現在，注目されているのは，インドシアニングリーン（ICG）を使用した**蛍光リンパ管造影**である[6]．ICG が 760 nm の近赤外線を照射することで励起されて 840 nm の蛍光を発するという特性を利用している．足背に皮内注射した ICG は大部分がアルブミンと結合してリンパ管内に取り込まれて運搬されるため，赤外線カメラによってリンパ管の走行や機能をリアルタイムに確認できる．リンパ浮腫の診断には，①リンパ管の損傷部位を確認すること，②リンパ管の弁逆流を示す皮膚逆流現象（dermal backflow）を確認すること，③正常リンパ管の走行と異なる側副路を確認すること，等が挙げられる．皮膚表面から 2 cm 程度までしか撮影できない欠点があるが，比較的簡便にリンパの流れを評価可能である．

（川上途行，里宇明元）

#### 文献

1) 門野岳史：褥瘡治療の最近の進歩 1．創面評価に基づく褥瘡治療方針の決定．Geriat Med 51(12)：1267-1271, 2013.
2) 立花隆夫，宮地良樹：褥瘡治癒のメカニズム．臨床栄養 103(4)：353-356, 2003.
3) 日本褥瘡学会学術教育委員会ガイドライン改定委員会：褥瘡予防・管理ガイドライン（第 3 版）．褥瘡会誌 14(2)：165-226, 2012.
4) Lymphoedema Framework：Best Practice for the Management of Lymphoedema. International consensus, MEP Ltd, 2006.
5) 辻 哲也：がん患者支援とがんサバイバーの QOL 2．リンパ浮腫の取り扱い．産と婦 80(2)：172-181, 2013.
6) Okitsu T et al：Natural history of lymph pumping pressure after pelvic lymphadenectomy. Lymphology 45(4)：165-176, 2012.

I章　基本・症状編

# 20. 基本動作・バランス

寝返り，起き上がり，座位，立ち上がり等の起居動作と歩行等の移動で構成される，いわゆる基本動作は，mobilityを主要な課題とするリハにおいて最も重要な動作である．また，地球の重力下でそれらの動作を安全に行うには，いわゆるバランス能力が十分備わっていることが必須となる．それらを適切に評価することは，リハ臨床において極めて重要である．

## A. 基本動作

### 起居動作

　寝返り，座位，立ち上がりを単独に評価する指標で，標準化されて頻用されているものはあまりない．臨床的にはそれぞれの動作について，自立，修正自立，監視（声かけ・準備），最小介助，中等度介助，最大介助，全介助と FIM（Functional Independence Measure）[1]（p154, 190参照）等に準じて段階付けして記載し表現することが実際的である．その際，動作の方法について観察し記述して評価を行うことで，具体的な動作への介入につなげることが可能である．また，生活場面への介入においては，起居動作を一連の動作ととらえて，流れの中で生じる動作を細かい動作に分けて網羅的に評価するというようなことも試みられている[2]．点数化については，FIM運動項目の中の移乗動作の項目で，起き上がりから移乗までの評価をする．ただし，起き上がりから座位までの動作部分の評価における比重は少ない．

　寝返り，座位等の能力を評価し，まとめて体幹機能の評価とする評価法もいくつか知られて

■ 表1　Trunk Control Test

| 評価項目 |
|---|
| 患側への寝返り |
| 健側への寝返り |
| 臥位から座位への起き上がり |
| 座位の保持 |

| | 評価基準 |
|---|---|
| 0 | 介助を要する． |
| 12 | 動作可能であるが，正常ではない形で遂行．例えば，シーツを引っ張ったり，ロープやモンキーポールを使用したり，保持に手を必要とする． |
| 25 | 正常に遂行可能． |

(Collin et al, 1990)[4]

いる[3]．代表的なものとして，Trunk Control Test（TCT）（表1）[4]（p185参照），Verheydenらの Trunk Impairment Scale[5] および Fujiwaraらの Trunk Impairment Scale[6] があり，いずれも十分な信頼性，妥当性が示されている[3]．その中で，古くから使用されているものはTCTであり比較的簡便である（表1）．TCTは，脳卒中において高い検者間信頼性[4]，内的整合性[7]，基準関連妥当性[4]，機能予後の予測妥当性[7,8]等が示されている．問題点として，慢性期脳卒中において天井効果があることが指摘されている[9]．

### 歩行

　歩行の評価は，歩行不能から自立歩行まで幅広く大きく能力をとらえる目的で，順序尺度による分類によって評価を行う場合と，一定の距離を歩いた際の時間や歩数等を定量的に計測する場合に分けることができる．

　順序尺度で歩行能力を大きく分類する指標と

■ 表2　FAC

| 0 | 歩行不可 | 歩行不能，もしくは2人以上の歩行介助を必要とする状態． |
| --- | --- | --- |
| 1 | 介助歩行レベルⅡ | 常に1人の介助者が重心を支えバランスを保ちつつ，密接した歩行介助を必要とする状態． |
| 2 | 介助歩行レベルⅠ | 常にもしくは時折，1人の介助者がバランスを調整する程度の歩行介助を必要とする状態． |
| 3 | 監視歩行 | 介助者が身体に接することなく，口頭指示や見守りで歩行可能な状態． |
| 4 | 平地歩行自立 | 平地歩行は自立しているが，階段や坂道，凸凹道では介助が必要な状態． |
| 5 | 完全自立 | いずれの環境においても歩行可能． |

(Holden et al, 1984)[10]

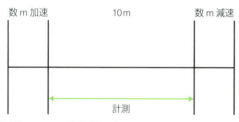

■ 図1　10 m 歩行テスト

しては，FIM（移動の1項目として），脳卒中患者の歩行の分類として開発された**FAC（Functional Ambulation Categories Classification）**等が知られている（表2）[10]．FACは，急性期脳卒中における再現性，検者間信頼性が良好とされ[11]，脳卒中および多発性硬化症における基準関連妥当性[10,11]，急性期脳卒中における予測妥当性，反応性[11]も報告されている．

定量的な計測方法としては，5 m，6 m，10 m等の距離を歩行した際の時間を計測するものが広く知られている．いずれも，加速と減速に数m程度の区間を設けるのが一般的であり，2～3回計測してその平均値を使用することが多い（図1）．また，快適速度，最大速度の2つの速度設定が可能であり，目視で歩数を計測して歩行率や歩幅も計算が可能である．5 m歩行，10 m歩行は，信頼性，妥当性，反応性等が良好であることが示され，簡便で時間もかからないことから臨床的な使用が推奨される[12]．装具や杖を使用してもよいが，使用した際には必ずその旨を記載しておく必要があり，比較を行う場合は条件を一定にする等の配慮が必要となる．また，介助を要する状態の患者において歩行時間を評価することは一般的ではなく，その場合には結果の解釈に注意が必要である．

## B. バランス

バランスの評価は，バランス能力を試すような課題，すなわち重心の移動を伴う何らかの課題を行い，その達成度を記録することが多い．本項では，特殊な機器を用いずに，臨床の中で比較的容易に行える評価について取り上げる．

### 単独課題の評価

バランス評価には，単独の課題によって評価するものと，複数の課題をあわせて評価するものがある．単独の課題による評価は，その簡便さに加えて，時間や距離等の測定値が得られ，定量化できるものが多い．ただし，複数の課題を用いる場合に比べてバランス能力の一側面しか反映しない可能性があることが欠点となる．さまざまなバランス評価法が報告されているが，ここでは，代表的な評価法を3つ取り上げる．

#### 1）TUG（Timed Up and Go Test）（p 184, 348, 429参照）

肘掛け付きの椅子から，開始の合図で立ち上がり，快適歩行にて3 m歩きターンして再び椅子に座るまでの時間をストップウォッチで計測する．立ち上がり，歩行，ターン，着座等の基本動作が含まれており動的バランスの代表的な評価法である（図2）．当初，Mathiasらが報告した**Get Up and Go Test**では[13]，観察により動作の転倒の危険性を5段階で評価するもの

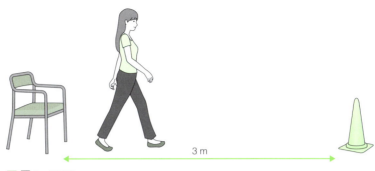

■ 図2　TUG

であった．その後，Podsiadloらにより，所要時間を計測する評価法が提案され，定量的な評価法となった[14]．TUGの原法では，座面の高さは約46cmで肘掛け付きの椅子と規定されている．普段使用している歩行補助具の使用は可能であるが，その場合は，あらかじめ持った状態で開始する[14]．変化をみる場合は，同条件での計測が求められる．椅子については，椅子の種類による差異はないとする報告もあるが[15]，肘掛けの有無や座面の高さの違いによって差異があるとの報告もあり，施行にあたっては肘掛けがあり，座面の高さは44～47cmが好ましいとされる[16]．TUGの検者間信頼性，検者内信頼性，妥当性は，デイホスピタルの高齢患者において良好であり[14]，脳卒中やパーキンソン病等さまざまな神経疾患においても種々の信頼性，妥当性が示されている[12]．わが国における虚弱高齢者の検討においても信頼性，妥当性は良好である[17]．TUGは非常に簡便なこともあり，転倒リスクとの関連，生活機能との関連，治療効果判定等幅広い疾患を対象に用いられている．

## 2）Functional Reach Test

立位で上肢の到達距離を測定するもので，動的バランスの指標とされている．身体の側面を壁に向けて，両足を左右に開いて立ち，肩関節屈曲90度まで上肢を挙上し，軽く拳を握った状態で，拳の高さを維持したまま足を動かさずにできるだけ前へ手を伸ばす．戦略は規定せず行い，踵が浮いてもよい．足を動かさずに，開始の位置から最も伸びた位置までの距離を，第3指中手骨の末端にて計測する（図3）．通常は

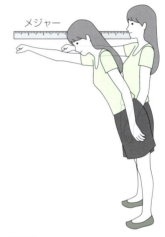

■ 図3　Functional Reach Test

2～3回の平均等を指標とする[18]．高齢者における信頼性[18-20]，妥当性[20]は良好で，多発性硬化症やパーキンソン病等の神経疾患での信頼性，妥当性も良好である[21]．原法は壁際での計測であるが，計測機器を用いた方法や，指示棒を用いてその変化量を計測するという方法[22]等もある．また変法として，脳卒中患者等で立位が困難な対象へ行う座位でのファンクショナルリーチ[23,24]，前方だけでなくさまざまな方向へのリーチ[25]，等複数ある．

## 3）開眼片脚立位時間

一方の足を上げて，片脚でバランスを崩さずに立っていられる時間を計測するもので，静止立位のバランス指標とされることが多い．最初に地域の高齢者にて大規模な調査を行ったのはBohannonら[26]と思われる．その後，片脚立位時間はさまざま検討されてきたが，その測定方

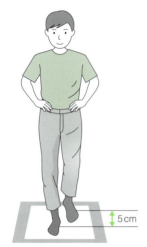
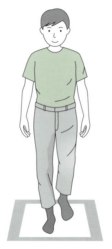
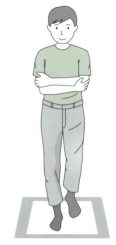

a）文部科学省の新体力テスト
（文部科学省，2015，文献28を元に作成）

b）Bohannonら，Linらの方法
（Bohannon et al, 1984, 文献26, Lin et al, 2004, 文献29を元に作成）

c）Giorgettiらの方法
（Giorgetti et al, 1998, 文献19を元に作成）

■ 図4　開眼片脚立ちのバリエーション

法には多くのバリエーションが存在する[27]．開閉眼，手の位置，上げる足の位置，上限値（何秒まで計測するか）の違いにより方法はさまざまだが，どのような条件で計測するかを事前に取り決めておくことが重要となる（図4）．特に手の位置については，腰[28]，場所を決めず両脇[26,29]，胸の前で組む[19]，等の明確な違いがあり，どの肢位で行うか評価前に統一しておく必要がある．例えば，文部科学省で行っている新体力テストでは，開眼，手は腰，足は前に5cmほど上げて，最大120秒まで計2回計測し，よいほうの記録を採用するようになっている（図4a）．また，計測終了は，上げた足が床に着いたとき，軸足が動いたとき，手が腰から離れたとき，と決められている[28]．片脚立位時間の信頼性については，検者間信頼性[19,29]，検者内信頼性[29]，弁別妥当性・予測妥当性[29]等が報告されている．また，転倒外傷リスクとの関連での報告もされており，5秒間立てない場合は，将来の転倒外傷のリスクが高いとする報告がある[30]．なお，片脚立ちは，評価法としてのみならずバランス訓練としても同時に用いられる[31]．

## 複数動作による評価

複数の課題から構成されるバランス評価法では，包括的なバランス能力をとらえることができる可能性がある．しかし一方で，評価自体は順序尺度になることが多く，定量化という点では必ずしも優れていない．ここでは，複数の課題から成るバランス評価法の代表例として知られる **BBS**（Berg Balance Scale）と，最近になって報告された **Balance Evaluation Systems Test**（BESTest）およびその短縮版である **Mini-BESTest** を紹介する．その他にも，移動能力全般の評価法の中にバランス指標を含むものとしては，バランスと歩行のセクションで構成されている **Tinetti Performance Oriented Mobility Assessment**（POMA または Tinetti Mobility Test；TMT等と略される）[32]や，バランス・歩行・立ち上がりで構成されサルコペニアの指標にも用いられる **Short Physical Performance Battery**（SPPB）[33]（p429参照）等がある．

### 1）BBS（Berg Balance Scale）（表3）

複数課題で成り立つ評価法として代表的なBBSは，もともと高齢者のバランス機能を包括的にとらえるために開発された[34]．BBSの評価項目は，日常生活動作を反映した形でバラ

■ 表3 BBS

1. 座位からの立ち上がり
指示：肘置きの付いた椅子を使用する．患者に立ち上がるように指示．もし患者が椅子の肘置きを使って立ち上がったときは，できるだけ手を使わないで立ち上がるように指示．
採点：当てはまる最も低い評点にマークする．＿＿＿
　＿＿＿(4)手を使わずに立ち上がれる．そして1人でも安定した立ち上がりが可能
　＿＿＿(3)両手を使えば1人でも立ち上がりが可能
　＿＿＿(2)両手を使って数回やり直せば立ち上がりが可能
　＿＿＿(1)立ち上がりや安定させるにはわずかな介助が必要
　＿＿＿(0)立ち上がるには中等度ないしはきわめて大きな介助が必要

2. 支持なしでの立位
指示：支えのためのどんなものにもつかまらずに，2分間立っていてくださいと指示．
採点：当てはまる最も低い評点にマークする．＿＿＿
　＿＿＿(4)安全に2分間の立位保持が可能
　＿＿＿(3)監視があれば2分間の立位保持が可能
　＿＿＿(2)支持なしで30秒間の立位保持が可能
　＿＿＿(1)支持なしで30秒間の立位保持には数回のやり直しが必要
　＿＿＿(0)支持なしでは30秒間の立位保持が不可能
　もし被験者が安全に2分間の立位が保持できるなら，支持なしでの座位に満点をつける．肢位を立位から座位へと変えて進める．

3. 両足部を床につけた支持なしでの座位
指示：腕を組んで2分間座るように指示．
採点：当てはまる最も低い評点にマークする．＿＿＿
　＿＿＿(4)安全にかつ確実に2分間の座位が可能
　＿＿＿(3)監視下で2分間の座位が可能
　＿＿＿(2)30秒間の座位が可能
　＿＿＿(1)10秒間の座位が可能
　＿＿＿(0)支持がなければ10秒間の座位が不可能

4. 立位からの着座
指示：お座りくださいと指示
採点：当てはまる最も低い評点にマークする．＿＿＿
　＿＿＿(4)わずかに両手を使えば安全に着座が可能
　＿＿＿(3)落ち込まないように両手を使えば着座が可能
　＿＿＿(2)落ち込まないように下腿の後面を椅子に押し付ければ着座が可能
　＿＿＿(1)1人でも着座できるが，落ち込むように着座する
　＿＿＿(0)着座には介助が必要

5. 移乗
指示：この椅子(肘置きの付いた椅子)からこちらの椅子(肘置きのない椅子)に移り，その後にまたもとの椅子に戻ってくださいと指示．
採点：当てはまる最も低い評点にマークする．＿＿＿
　＿＿＿(4)両手をわずかに使えば安全に移乗が可能
　＿＿＿(3)両手をしっかりと使えば安全に移乗が可能
　＿＿＿(2)口頭による誘導と監視，あるいはそのうちのどちらかがあれば安全に移乗が可能
　＿＿＿(1)移乗には1人の介助者が必要
　＿＿＿(0)安全な移乗には，介助あるいは監視のために2人が必要

6. 閉眼での支持なし立位
指示：閉眼し，じっと10秒間立つよう指示．
採点：当てはまる最も低い評点にマークする．＿＿＿
　＿＿＿(4)安全に10秒間の立位保持が可能
　＿＿＿(3)監視があれば安全に10秒間の立位保持が可能
　＿＿＿(2)3秒間の立位保持が可能
　＿＿＿(1)3秒間の閉眼立位保持はできないが，安定した立位は可能
　＿＿＿(0)転倒しないように介助が必要

7. 支持なしで足部を揃えた立位
指示：足部を閉じて何にもつかまらないで立っていてくださいと指示．
採点：当てはまる最も低い評点にマークする．＿＿＿
　＿＿＿(4)1人で足部を揃えることが可能で，安全な1分間の立位が可能
　＿＿＿(3)1人で足部を揃えることが可能で，監視があれば1分間の立位が可能
　＿＿＿(2)1人で足部を揃えることが可能であるが，30秒間の立位保持は不可能
　＿＿＿(1)足部を揃えるには介助を要すが，足部を閉じて15秒間であれば立位の保持が可能
　＿＿＿(0)足部を揃えるには介助を要し，15秒間の立位の保持も不可能
　支持なしで立位を保持しながら以下の項目を実行する．

8. 上肢を伸展位にした状態で前方へリーチする
指示：上肢を90°前方へ挙げてください．そして指を伸ばし，できるだけ前方へリーチしてくださいと指示．上肢が90°挙上位になったとき，検者は定規を指先に置く．前方へリーチしている間，定規と指が接触しないようにする．被験者が最も前方へ傾けた肢位になったときに，指がリーチした前方の距離を測定値として記録する．
採点：当てはまる最も低い評点にマークする．＿＿＿
　＿＿＿(4)自信をもって25 cm(約10インチ)を超える前方リーチが可能
　＿＿＿(3)安全に12.5 cm(約5インチ)を超える前方リーチが可能
　＿＿＿(2)安全に5 cm(約2インチ)を超える前方リーチが可能
　＿＿＿(1)前方へリーチできるが監視が必要
　＿＿＿(0)転倒しないように介助が必要

表3 つづき

9. 床からの物品の拾い上げ
指示：足の前に置いてある靴かスリッパを拾い上げてくださいと指示．
採点：当てはまる最も低い評点にマークする．＿＿＿
　＿＿＿(4)安全にかつ容易にスリッパを拾い上げることが可能
　＿＿＿(3)スリッパを拾い上げることはできるが，監視が必要
　＿＿＿(2)スリッパを拾い上げることはできないが，スリッパの手前2.5～5cm（約1～2インチ）まではリーチができ，1人でバランスを維持することが可能
　＿＿＿(1)スリッパを拾い上げることができず，試みるときに監視が必要
　＿＿＿(0)試みることができず，転倒しないように介助が必要

10. 左右の肩越しに後ろを振り返る
指示：左肩越しに後ろを振り返ってください．右側でも繰り返ししてくださいと指示．
採点：当てはまる最も低い評点にマークする．＿＿＿
　＿＿＿(4)両側とも振り返ることが可能で，良好に荷重を移すことも可能
　＿＿＿(3)一側のみでの振り返りが可能で，他側では少しであれば荷重を移すことが可能
　＿＿＿(2)側方までしか振り返ることができないが，バランスの維持は可能
　＿＿＿(1)振り返るときに監視が必要
　＿＿＿(0)転倒しないように介助が必要

11. 360°の方向転換
指示：完全に一周するようにその場で方向転換をしてください．一度止まって，その次は反対方向に完全に一周するように方向転換してくださいと指示．
採点：当てはまる最も低い評点にマークする．＿＿＿
　＿＿＿(4)それぞれの方向へ4秒未満で安全に360°回ることが可能
　＿＿＿(3)一方向だけなら4秒未満で安全に360°回ることが可能
　＿＿＿(2)ゆっくりとであれば安全に360°回ることが可能
　＿＿＿(1)近接監視か口頭による助けが必要
　＿＿＿(0)回るときに介助が必要

12. 踏み台への足部接触回数
指示：それぞれの側の足を踏み台に交互に載せてください．それぞれの側の足が足踏み台に4回ずつ，合計で8回触れるまで続けてくださいと指示．
採点：当てはまる最も低い評点にマークする．＿＿＿
　＿＿＿(4)1人で安全に立位ができ，20秒以内で完全な8歩のステップが可能
　＿＿＿(3)1人で立位ができ，20秒を超える時間で完全な8歩のステップが可能
　＿＿＿(2)監視なしで完全な4歩のステップが可能
　＿＿＿(1)完全な1歩のステップが可能であるが，わずかな介助が必要
　＿＿＿(0)試みることができず，転倒を避けるために介助が必要

13. 介助なしで一側の足部を前方に置いた立位をとる
指示：（被験者に実際にして見せて）片方の足をもう一方の足の直接前に置いてください．もし直接もう一方の足の前に置けなければ，前に置く側の足の踵を，もう一方の足のつま先の十分前にして置いてみてくださいと指示．
採点：当てはまる最も低い評点にマークする．＿＿＿
　＿＿＿(4)1人で継ぎ足位にすることが可能で，そのまま30秒間の保持が可能
　＿＿＿(3)1人で一側の足部を他側の前方に置くことが可能で，そのまま30秒間の保持が可能
　＿＿＿(2)1人でわずかに出すことが可能で，そのまま30秒間の保持が可能
　＿＿＿(1)足部を置くときに介助を要するが，そのまま15秒間の保持が可能
　＿＿＿(0)足部を前に出そうとするとき，あるいは立位保持のときにバランスを失う

14. 片脚立位
指示：ものにつかまらずに，できるだけ長い間片足で立っていてくださいと指示．
採点：当てはまる最も低い評点にマークする．＿＿＿
　＿＿＿(4)1人で下肢を引き上げることが可能で，10秒を超える保持が可能
　＿＿＿(3)1人で下肢を引き上げることが可能で，5～10秒の保持が可能
　＿＿＿(2)1人で下肢を引き上げることが可能で，3秒以上の保持が可能
　＿＿＿(1)下肢を引き上げようとして3秒間なら保持は可能であるが，立位の保持は1人で可能
　＿＿＿(0)下肢を引き上げようとすることが不可能か転倒しないように介助が必要

(Berg K：Measuring balance in the elderly validation of an instrument. Dissertation. Montreal. Que.：McGill University, 1993) （田中・他)[41]

■ 表 4　BESTest のセクションと検査課題

| I. 生体力学的制約 (0〜15) | II. 安定限界 (0〜21) | III. 姿勢変化—予測的姿勢制御 (0〜18) | IV. 反応的姿勢制御 (0〜18) | V. 感覚機能 (0〜15) | VI. 歩行安定性 (0〜21) |
|---|---|---|---|---|---|
| 1. 支持基底面<br>2. CoM アライメント<br>3. 足関節の筋力と可動域<br>4. 股関節/体幹側屈力<br>5. 床への座りと立ち上がり | 6. 座位での垂直性と側屈*<br>7. 前方ファンクショナルリーチ<br>8. 側方ファンクショナルリーチ* | 9. 座位から立位<br>10. つま先立ち<br>11. 片足立ち*<br>12. 交互の段差タッチ<br>13. 立位での上肢挙上 | 14. 姿勢保持反応—前方<br>15. 姿勢保持反応—後方<br>16. 代償的な修正ステップ—前方<br>17. 代償的な修正ステップ—後方<br>18. 代償的な修正ステップ—側方* | 19. バランスのための感覚統合 開眼, 固い地面 閉眼, 固い地面 開眼, フォーム 閉眼, フォーム<br>20. 斜面台—閉眼 | 21. 歩行—平地<br>22. 歩行速度の変化<br>23. 頭を水平回旋させながらの歩行<br>24. 歩行時ピボットターン<br>25. 障害物またぎ<br>26. TUG<br>27. 二重課題付き TUG |

CoM：Center of Mass, TUG：Timed Up and Go test. (　)内はスコアの範囲. 各項目は 0〜3 点でスコアをつける (*左右あり). 得点が高いほうが, バランス機能がよい. 各セクション, 合計得点の満点に対する得点のパーセントスコアを算出する.

(Horak et al, 2009, 文献 43, 大高・他, 2014, 文献 55)

■ 表 5　Mini-BESTest のセクションと検査課題

| 予測的姿勢制御 (0〜6) | 反応的姿勢制御 (0〜6) | 感覚機能 (0〜6) | 動的歩行 (0〜10) |
|---|---|---|---|
| 1. 座位から立位<br>2. つま先立ち<br>3. 片足立ち* | 4. 代償的な修正ステップ—前方<br>5. 代償的な修正ステップ—後方<br>6. 代償的な修正ステップ—側方* | 7. 静止立位（足をそろえて）—開眼, 固い地面<br>8. 静止立位（足をそろえて）—閉眼, フォーム<br>9. 斜面台—閉眼 | 10. 歩行速度の変化<br>11. 頭を水平回旋させながらの歩行<br>12. 歩行時ピボットターン<br>13. 障害物またぎ<br>14. 二重課題付き TUG |

TUG：Timed Up and Go test. (　)内はスコアの範囲. 各項目は 0〜2 点でスコアをつける (*左右の悪いほうの得点). 点数が高いほど, バランス機能がよい. 28 点満点.

(Franchignoni et al, 2010, 文献 45, 大高・他, 2014, 文献 56)

ンス能力を的確に把握するような14項目の動作で構成され, 各項目は0〜4の5段階で段階付けされる. 計56点満点の評価法で, 点数が高いほど能力が高いことを意味する. BBS の信頼性および妥当性は, 高齢者や脳卒中患者において示されている[21,34-37]. BBS は, 特に脳卒中においては, 最も使用頻度の高い評価尺度である[37]. ただし, 脳卒中も含め, 高齢者やパーキンソン病等において天井効果があるとの問題点が指摘されている[37-40]. Guillemin らのガイドラインに従った日本語版はないが, 訳本中の日本語版[41]についての信頼性は示されている[42].

### 2) BESTest (Balance Evaluation Systems Test) および Mini-BESTest (表 4, 表 5)

運動制御理論のひとつ, システム理論に基づいたバランス機能評価法として開発された. バランス障害を有する患者への治療的介入方針を明確化する目的で考案され, バランスを構成すると考えられる生体力学的制約, 安定限界, 姿勢変化-予測的姿勢制御, 反応的姿勢制御, 感覚機能, 歩行安定性の計6つのシステムを評価する. システム別の得点を算出することで, 個々のバランス機能の問題点を要素別に抽出することができるとされる[43]. 全6セクション27課題, 各課題（一部, 左右の評価含む）0〜3点で点数付けされる. 各セクションの得点と, 全体のパ

ーセントスコアを算出し使用する．パーセントスコアが高いほどバランス能力が高いことを意味する．特に，反応的姿勢制御や動的な歩行等，BBSや他のバランス評価にはない課題が含まれていることが特徴である．BESTestの信頼性，妥当性は，健常者およびさまざまな疾患群[43]，パーキンソン病[39]，脳卒中[44]等で示されている．しかし，施行時間が30〜40分程度と長いことから臨床での使用が現実的ではないとの指摘があった．

そこで，動的バランスにしぼった簡易版として，15〜20分程度で施行可能なMini-BESTestが開発された[45]．予測的姿勢制御，反応的姿勢制御，感覚機能，動的歩行の4セクション14項目で構成され，各項目0〜2点で得点をつける．28点満点で，点数が高いほどバランス能力が高いことを意味する．Mini-BESTestは，さまざまな疾患群[46]，慢性期脳卒中患者[47]，パーキンソン病患者[48,49]等で信頼性および妥当性が示されている．また，パーキンソン病における転倒予測としての有用性[50,51]が報告されている．なお，Mini-BESTestとは別に，BESTestの6つのセクションから代表的な課題を選出したBrief-BESTestも提案されている[52]．

BESTestおよびMini-BESTestでは，反応的姿勢制御の課題等比較的難易度の高い項目や動的歩行の項目が含まれており，地域高齢者においてもBBSでみられるような天井効果が少ない[53,54]．なお，Guilleminらのガイドラインに準じて作成したBESTestおよびMini-BESTestの日本語版は，その妥当性が検証されている[55,56]．

## おわりに

起居動作やバランス能力の評価は，治療戦略，効果判定そして転倒発生等のリスク評価・管理において必須のものである．さまざまな尺度があるが，どの評価を用いるかは，対象の特性，目的，施行環境の空間的，時間的制約のなかで適切に選択する必要がある．

（大高洋平）

## 文献

1) 慶應義塾大学医学部リハビリテーション医学教室訳：FIM－医学的リハビリテーションのための統一データセット利用の手引き（第3版），医学書センター，1991．
2) 坂田祥子・他：研究と報告 脳卒中片麻痺患者の車椅子移乗に関連する動作の難易度．総合リハ 42：763-770, 2014．
3) Verheyden G et al：Clinical tools to measure trunk performance after stroke：a systematic review of the literature. Clin Rehabil 21：387-394, 2007.
4) Collin C, Wade D：Assessing motor impairment after stroke：a pilot reliability study. J Neurol Neurosurg Psychiatry 53：576-579, 1990.
5) Verheyden G et al：The Trunk Impairment Scale：a new tool to measure motor impairment of the trunk after stroke. Clin Rehabil 18：326-334, 2004.
6) Fujiwara T et al：Development of a new measure to assess trunk impairment after stroke (trunk impairment scale)：its psychometric properties. Am J Phys Med Rehabil 83：681-688, 2004.
7) Franchignoni FP et al：Trunk control test as an early predictor of stroke rehabilitation outcome. Stroke 28：1382-1385, 1997.
8) Duarte E et al：Trunk control test as a functional predictor in stroke patients. J Rehabil Med 34：267-272, 2002.
9) Verheyden G et al：Trunk performance after stroke and the relationship with balance, gait and functional ability. Clin Rehabil 20：451-458, 2006.
10) Holden MK et al：Clinical gait assessment in the neurologically impaired. Reliability and meaningfulness. Phys Ther 64：35-40, 1984.
11) Mehrholz J et al：Predictive validity and responsiveness of the functional ambulation category in hemiparetic patients after stroke. Arch Phys Med Rehabil 88：1314-1319, 2007.
12) Tyson S, Connell L：The psychometric properties and clinical utility of measures of walking and mobility in neurological conditions：a systematic review. Clin Rehabil 23：1018-1033, 2009.
13) Mathias S et al：Balance in elderly patients：the "get-up and go" test. Arch Phys Med Rehabil 67：387-389, 1986.
14) Podsiadlo D, Richardson S：The timed "Up & Go"：a test of basic functional mobility for frail elderly persons. J Am Geriatr Soc 39：142-148, 1991.
15) Eekhof JA et al：Short report：functional mobility assessment at home. Timed up and go test using three different chairs. Can Fam Physician 47：1205-1207, 2001.
16) Siggeirsdottir K et al：The timed 'Up & Go' is dependent on chair type. Clin Rehabil 16：609-616, 2002.
17) 橋立博幸，内山靖：虚弱高齢者におけるTimed "Up and Go" Testの臨床的意義．理学療法学 32：56-65, 2005．
18) Duncan PW et al：Functional reach：a new clinical measure of balance. J Gerontol 45：M192-197, 1990.
19) Giorgetti MM et al：Reliability of clinical balance outcome measures in the elderly. Physiother Res Int 3：274-283, 1998.
20) Weiner DK et al：Functional reach：a marker of physical frailty. J Am Geriatr Soc 40：203-207, 1992.

21) Tyson SF, Connell LA：How to measure balance in clinical practice. A systematic review of the psychometrics and clinical utility of measures of balance activity for neurological conditions. *Clin Rehabil* **23**：824-840, 2009.
22) 森尾裕志・他：指示棒を用いた Functional Reach Test の開発. 総合リハ **35**：487-493, 2007.
23) Tsang YL, Mak MK：Sit-and-reach test can predict mobility of patients recovering from acute stroke. *Arch Phys Med Rehabil* **85**：94-98, 2004.
24) Katz-Leurer M et al：Reliability and validity of the modified functional reach test at the sub-acute stage post-stroke. *Disabil Rehabil* **31**：243-248, 2009.
25) Newton RA：Validity of the multi-directional reach test：a practical measure for limits of stability in older adults. *J Gerontol A Biol Sci Med Sci* **56**：M248-252, 2001.
26) Bohannon RW et al：Decrease in timed balance test scores with aging. *Phys Ther* **64**：1067-1070, 1984.
27) Michikawa T et al：One-leg standing test for elderly populations. *J Orthop Sci* **14**：675-685, 2009.
28) 文部科学省：新体力テスト実施要項. 2015；http://www.mext.go.jp/a_menu/sports/stamina/03040901.htm.
29) Lin MR et al：Psychometric comparisons of the timed up and go, one-leg stand, functional reach, and Tinetti balance measures in community-dwelling older people. *J Am Geriatr Soc* **52**：1343-1348, 2004.
30) Vellas BJ et al：One-leg balance is an important predictor of injurious falls in older persons. *J Am Geriatr Soc* **45**：735-738, 1997.
31) Sakamoto K et al：Why not use your own body weight to prevent falls? A randomized, controlled trial of balance therapy to prevent falls and fractures for elderly people who can stand on one leg for ≦15 s. *J Orthop Sci* **18**：110-120, 2013.
32) Tinetti ME：Performance-oriented assessment of mobility problems in elderly patients. *J Am Geriatr Soc* **34**：119-126, 1986.
33) Guralnik JM et al：A short physical performance battery assessing lower extremity function：association with self-reported disability and prediction of mortality and nursing home admission. *J Gerontol* **49**：M85-94, 1994.
34) Berg K et al：Measuring balance in the eldery：preliminary development of an istrument. *Physiother Can* **41**：304-311, 1989.
35) Berg KO et al：Measuring balance in the elderly：validation of an instrument. *Can J Public Health* **83** Suppl 2：S7-11, 1992.
36) Berg K et al：The Balance Scale：reliability assessment with elderly residents and patients with an acute stroke. *Scand J Rehabil Med* **27**：27-36, 1995.
37) Blum L, Korner-Bitensky N：Usefulness of the Berg Balance Scale in stroke rehabilitation：a systematic review. *Phys Ther* **88**：559-566, 2008.
38) Pardasaney PK et al：Sensitivity to change and responsiveness of four balance measures for community-dwelling older adults. *Phys Ther* **92**：388-397, 2012.
39) Leddy AL et al：Functional gait assessment and balance evaluation system test：reliability, validity, sensitivity, and specificity for identifying individuals with Parkinson disease who fall. *Phys Ther* **91**：102-113, 2011.
40) Downs S et al：The Berg Balance Scale has high intra- and inter-rater reliability but absolute reliability varies across the scale：a systematic review. *J Physiother* **59**：93-99, 2013.
41) 田中 繁, 高橋明監訳：モーターコントロール 運動制御の理論から臨床実践へ, 原著第3版（Motor Control Translating Research into Clinical Practice 3rd Edition. Anne Shumway-Cook and Marjoire H. Woollacott）. 医歯薬出版, 1999, pp 265-266.
42) Matsushima M et al：Reliability of the Japanese version of the Berg balance scale. *Intern Med* **53**：1621-1624, 2014.
43) Horak FB et al：The Balance Evaluation Systems Test（BESTest）to differentiate balance deficits. *Phys Ther* **89**：484-498, 2009.
44) Chinsongkram B et al：Reliability and Validity of the Balance Evaluation Systems Test（BESTest）in People With Subacute Stroke. *Phys Ther* **94**：1632-1643, 2014.
45) Franchignoni F et al：Using psychometric techniques to improve the Balance Evaluation Systems Test：the mini-BESTest. *J Rehabil Med* **42**：323-331, 2010.
46) Godi M et al：Comparison of reliability, validity, and responsiveness of the mini-BESTest and Berg Balance Scale in patients with balance disorders. *Phys Ther* **93**：158-167, 2013.
47) Tsang CS et al：Psychometric Properties of the Mini-Balance Evaluation Systems Test（Mini-BESTest）in Community-Dwelling Individuals With Chronic Stroke. *Phys Ther* **93**：1102-1115, 2013.
48) Leddy AL et al：Utility of the Mini-BESTest, BESTest, and BESTest sections for balance assessments in individuals with Parkinson disease. *J Neurol Phys Ther* **35**：90-97, 2011.
49) King LA et al：Comparing the Mini-BESTest with the Berg Balance Scale to Evaluate Balance Disorders in Parkinson's Disease. *Parkinsons Dis*：375419, 2012.
50) Duncan RP et al：Accuracy of fall prediction in Parkinson disease：six-month and 12-month prospective analyses. *Parkinsons Dis*：237673, 2012.
51) Duncan RP et al：Comparative utility of the BESTest, mini-BESTest, and brief-BESTest for predicting falls in individuals with Parkinson disease：a cohort study. *Phys Ther* **93**：542-550, 2013.
52) Padgett PK et al：Is the BESTest at its best? A suggested brief version based on interrater reliability, validity, internal consistency, and theoretical construct. *Phys Ther* **92**：1197-1207, 2012.
53) 加藤啓祐・他：地域在住中高年者のバランス機能の加齢変化と易転倒性 Balance Evaluation Systems Test（BESTest）による検討. 総合リハ **42**：675-678, 2014.
54) 村山俊樹・他：研究と報告 地域在住高齢者の転倒リスク評価における Mini-Balance Evaluation Systems Test（Mini-BESTest）の有用性. 総合リハ **42**：1077-1081, 2014.
55) 大高恵莉・他：日本語版 Balance Evaluation Systems Test（BESTest）の妥当性の検討. *Jpn J Rehabil Med* **51**：565-573, 2014.
56) 大高恵莉・他：日本語版 Mini-Balance Evaluation Systems Test（Mini-BESTest）の妥当性の検討. *Jpn J Rehabil Med* **51**：673-681, 2014.

# Ⅰ章 基本・症状編

# 21. ADL・IADL

## ADL とは

### 1) ADL の定義

　activities of daily living（ADL）は，日常生活活動（動作）と訳される．日本リハビリテーション医学会評価基準委員会は1976年に，「ADLは，ひとりの人間が独立して生活するために行う基本的な，しかも各人ともに共通に毎日繰り返される一連の身体動作群をいう」と定義している[1]．その注意書きとして，①障害のある人間が一定の環境において発揮し得る残された能力，②評価対象は原則として身体運動機能であるが，精神活動や意思交換能力等が関与する場合もある，③ADLの範囲は家庭における身のまわりの動作を意味し，広義のADLと考えられる応用動作は生活関連動作（activities parallel to daily living；APDL）というべき，④前職業的あるいは職業的動作能力は含まない，と記載されている[1,2]．

### 2) ADL 評価に含まれる項目

　代表的な ADL 評価表である **FIM（Functional Independence Measure）**[3]は，大項目が2つ（運動項目，認知項目），中項目が6つ（セルフケア，排泄コントロール，移乗，移動，コミュニケーション，社会的認知），小項目が18ある（表1）[4]．これらの項目のうち運動項目の13項目が，通常の ADL 評価の対象となる動作である．

### 3) 能力低下，活動，セルフケア，IADL・APDL との違い

　世界保健機関（WHO）が1980年に定めた**国際障害分類（International Classification of Impairments, Disabilities and Handicaps；ICDH）**[5]（p5参照）は，障害の構造を impairment（機能障害），disability（能力低下），handicap（社会的不利）に分けた．ADLは「能力低下」の範疇に入る．一方，ICIDHを改定した**国際生活機能分類（International Classification of Functioning, Disability and Health；ICF）**[6]（p5参照）では，ADLは「活動」の範疇に入る．セルフケアはADLの一部であり，食事，整容，清拭（入浴），更衣，トイレ動作から成る（表1）．

　Lawtonら[7]によって提唱されたIADL（instrumental activities of daily living；手段的ADL）と日本リハビリテーション医学会評価基準委員会[1]がいうところのAPDLは同様のものであり[2]，家庭生活を維持するのに必要な家事動作を中心とした生活動作能力である．ADLが生活するうえでの最低限の動作であるのに対して，それ以外の応用動作をいう．

## ADL を評価する意義

### 1) 経時的変化

　1人の患者においてADLの経時的変化をみることで，ADLのどの項目が改善し，どの項目が悪化したのかがわかる．

### 2) リハビリテーション介入のターゲット

　FIMの4点，5点はスキルを新たに学ぶというより，繰り返し行うことで動作を定着させ，多少の外的変化があっても失敗しないようにする段階であり，この段階を看護，介護職が回復期リハ病棟で重点的に担当すべきであると園田[8]は述べている．このようにADL評価は，リハ介入のターゲットを明確にするという意義もある．

### 3) リハビリテーション治療効果の判定

　ADL利得をリハ治療効果の判定に使うこと

■ 表1 FIM

〈評価項目〉

| 大項目 | 中項目 | 小項目 |
|---|---|---|
| 1. 運動項目 | 1)セルフケア | ①食事 |
| | | ②整容 |
| | | ③清拭(入浴) |
| | | ④更衣(上半身) |
| | | ⑤更衣(下半身) |
| | | ⑥トイレ動作 |
| | 2)排泄コントロール | ⑦排尿管理 |
| | | ⑧排便管理 |
| | 3)移乗 | ⑨ベッド・椅子・車椅子 |
| | | ⑩トイレ |
| | | ⑪浴槽・シャワー |
| | 4)移動 | ⑫歩行・車椅子 |
| | | ⑬階段 |
| 2. 認知項目 | 5)コミュニケーション | ⑭理解 |
| | | ⑮表出 |
| | 6)社会的認知 | ⑯社会的交流 |
| | | ⑰問題解決 |
| | | ⑱記憶 |

〈採点基準〉

| 得点 | 運動項目 | 認知項目 |
|---|---|---|
| 7 | 自立 | 自立 |
| 6 | 修正自立(用具の使用,安全性の配慮,時間がかかる) | 軽度の困難,または補助具の使用 |
| 5 | 監視,準備 | 90％以上している |
| 4 | 75％以上,100％未満している | 75％以上,90％未満している |
| 3 | 50％以上,75％未満している | 50％以上,75％未満している |
| 2 | 25％以上,50％未満している | 25％以上,50％未満している |
| 1 | 25％未満しかしていない | 25％未満しかしていない |

(Data management service, 1991)[3],(千野・他, 2012)[4]

ができる.例えば,従来型リハとfull-time integrated treatment(FIT)Programの運動FIM利得を比較し,70歳以上の運動FIM利得は,FIT Program群のほうが従来型リハ群よりも有意に大きいことが明らかにされた[9].

### 4) 評価法の比較

運動FIM改善(運動FIM効率・運動FIM effectiveness)と相関が高いのは,3種類の認知機能評価表のどれであるのかを調査した研究がある[10].

### 5) 簡便なスクリーニング

発達遅滞の行動評価として有名なAdaptive Behavior Scale(ABS)と認知FIM合計点は,強い相関を示している[11].そのため,施行に時間のかかるABSの手軽なスクリーニングとして認知FIM合計点を用いることができる[12].

### 6) 帰結予測

入院時のADLから退院時ADL,ADL利得,歩行自立,在院日数,自宅退院等を予測したという臨床研究は数多い.

### 7) 転倒予防や服薬自立

転倒危険度の分類基準や服薬自立訓練の開始基準に運動FIMや認知FIMを用いた報告もある.

■表2　Barthel Index

|  | 自立 | 部分介助 | 介助 | 内容 |
|---|---|---|---|---|
| 1. 食事 | 10 | 5 | 0 | 食べ物を取って口に入れるまで．自己装着の装具・自助具は減点せず．普通の時間内でなければならない．きざむ必要があれば部分介助． |
| 2. 椅子ベッド移乗 | 15 | 10<br>5 | 0 | ベッドから起き上がることも含める．部分介助の10点は最小介助または監視の場合．5点は起き上がって座れるが移れない． |
| 3. 整容 | 5 | 0 | 0 | 洗顔，整髪，髭剃り，歯磨きを含む．手すりは減点せず．差し込み便器なら空にしてきれいにできて10点． |
| 4. トイレ動作 | 10 | 5 | 0 | 乗り移り，服の上下，拭く，流す． |
| 5. 入浴 | 5 | 0 | 0 | 浴槽，シャワーまたはスポンジバス． |
| 6. 平地歩行 | 15 | 10<br>5 | 0 | 基準は50ヤード（46メートル）．義肢・装具，杖，車輪なし歩行器はよいが，車輪の歩行器は不可．10点は軽介助，監視の場合．5点は歩けないが車椅子操作可能． |
| 7. 階段 | 10 | 5 | 0 | 手すり，杖を使ってもよいが，杖は持ち歩けなければならない． |
| 8. 更衣 | 10 | 5 | 0 | 靴紐，ファスナーも含める． |
| 9. 排便コントロール | 10 | 5 | 0 | 失敗しないかどうかと，座薬や浣腸を自分で管理できるか．5点は座薬・浣腸の介助か，時々の失敗． |
| 10. 排尿コントロール | 10 | 5 | 0 | 失敗しないかどうかと，集尿器を自分で管理できるか．5点は時々の失敗または集尿器の介助． |

(Mahoney et al, 1965)[14]

### 8）診療報酬請求

廃用症候群のリハについて診療報酬を請求する場合には，FIMやBarthel Indexの点数が必要とされる．

### 9）患者の状態を表現する共通語

医師，理学療法士，作業療法士，言語聴覚士，看護師，介護福祉士，医療ソーシャルワーカー等多職種がかかわるリハにおいて，FIMやBarthel Indexは患者の状態を表現する共通語として使われている[13]．

## ADLの評価法

### 1）ADL評価法の特徴

機能障害の評価法では疾患特異性が高いのに対し，ADL評価法の疾患特異性は低く，ほぼどの疾患でも同じ評価法を使って採点することができる[13]．

### 2）ADLの評価法

ADLの評価法として最も広く用いられているのは，FIM[3,4]（表1）と**Barthel Index**（**BI**，**バーセル指数**）[14]（表2）である．脳卒中治療ガイドライン2009[15]では，「ADLの尺度ではBarthel Indexの高い信頼性・妥当性，FIMの高い信頼性・妥当性が報告され，特にFIMの信頼性は，11研究のメタアナリシスにおいても担保されている」と記載されている．その他のADL評価法として，**PULSES**，**Katz Index of ADL**，**Kenny Self-Care Evaluation**があり，日本語にも訳されているが[16]，使用頻度は少ない．

### 3）FIMとBarthel Indexとの違い

FIMとBarthel Indexとの違いは主として以下の3点にある．①Barthel Indexは運動項目だけを評価するのに対し，FIMは認知項目も評価する．②FIMが1点刻みで総得点は18～126点（109段階評価）なのに対し，Barthel Indexは5点刻みで合計点は0～100点（21段階評価）である．そのため，ADLの細かな変化をとらえる能力はFIMのほうが優れている．③FIMは「しているADL」を評価しているのに対し，Barthel Indexは「できるADL」なのか「しているADL」なのか混乱がある[13]．

運動FIMとBarthel Indexの相関はr＝0.95と非常に高く，回帰式は「運動FIM＝0.905×

Barthel Index＋29.9」と報告されている[17]．

### 4）FIM と Barthel Index の普及度

評価法は，妥当性（測りたいものを測っていること），信頼性（何回検査しても，他の検者が評価しても結果が同じであること），感度（差を検出できること），普及度（広く用いられていること）が課題になる．FIM と Barthel Index のわが国における普及度に関しては，2014 年の「回復期リハビリテーション病棟の現状と課題に関する調査報告書」[18]が参考になる．この調査では FIM，Barthel Index の少なくともどちらかは記入してもらう依頼がなされている．各病院から報告された ADL 評価法は，FIM が 25,049 例，Barthel Index が 9,782 例であり，FIM が約 2.6 倍多かった．

日本リハビリテーション医学会が行っているリハ関連誌における評価法使用動向調査（2007～2009 年）[19]では，① FIM（178 篇），② Medical Outcomes Study Short-Form 36-Item Health Survey（SF-36®）（105 篇），③ Mini-Mental State Examination（MMSE）（99 篇），④ Barthel Index（79 篇），⑤ Modified Ashworth Scale（MAS）（76 篇）の順で報告が多かった．FIM が第 1 位，Barthel Index が第 4 位であったことは，リハの評価の中で ADL 評価が重要であることを示している．IADL 評価法である Frenchay Activity Index（FAI）[20]は第 26 位（14 篇）であった．その他の ADL・IADL 評価法は，50 位以内（10 篇以上）に入っていなかった．

## FIM

### 1）FIM 第 3 版

FIM version 3 の表紙には「copy freely-but not change」と明記されている[13]．そのため，FIM 第 3 版日本語版を学術使用するのであれば，知的財産権上の問題は発生しない[13]．

### 2）FIM の項目別点数

FIM は 18 項目を共通の基準によって 1～7 点で採点する．運動項目の場合，FIM の 1 点は患者が 25％未満しかしていない，2 点は 25％以上・50％未満している，3 点は 50％以上・75％未満している，4 点は 75％以上・100％未満している，5 点は監視・準備，6 点は修正自立（用具の使用，安全性の配慮，時間がかかる），7 点は自立である（表 1）[4]．項目の難易度については，Rasch 分析を用いた調査が報告されている[21]．

### 3）順序尺度としての FIM

温度等のように足したり引いたりできるものは間隔尺度，「全介助，中等度介助，軽介助」等は順序尺度である[12]．順序尺度である FIM では，2 点が 3 点になる改善と 4 点が 5 点になる改善が同程度とは限らない[12]．しかし，FIM の運動 13 項目の合計点（13～91 点）や認知 5 項目の合計点（5～35 点）を算出することは論文でも頻繁に用いられている．論理的には間隔尺度でなくても，「FIM 合計点という新たな尺度が，結果的に間隔尺度として扱い得る」という妥当性が他の項目との比較等により検証されているため，このような用い方も許容範囲であろう[12]．FIM 合計点を，間隔尺度を用いるべき（順序尺度では行えない）重回帰分析に用いた報告も数多く存在する[22]．

### 4）運動 FIM 合計点，認知 FIM 合計点，FIM 総得点

運動 FIM 合計点（13～91 点）は信頼性と妥当性が高い．認知 FIM 合計点（5～35 点）は信頼性の点でやや注意深く用いる必要がある．運動 FIM 合計点と認知 FIM 合計点を足し合わせた FIM 総得点も用いられるが，運動 FIM 合計点と認知 FIM 合計点は別々に扱われることが多い．

### 5）FIM の採点

FIM の具体的な採点方法については成書を参考にされたい[4]．また，いくつかの大学のリハ科では FIM 講習会を開催している．ADL 評価に FIM を用いている病院，施設では，リハスタッフや看護師が正確に FIM を採点できるようになってほしい．以下にいくつか気をつけるべき点を述べる．

FIM の移動の採点は，退院時の主な移動手段で入院時も採点することになっている[4]．例

えば，入院時に主な移動手段が車椅子でFIMが4点（歩行だと1点），退院時に主な移動手段が歩行でFIMが7点の患者の場合，入院時の移動のFIM点数は1点になる[4]．入院時に退院時の移動手段がわかるとは限らないので，入院時は，主な移動手段，車椅子での点数，歩行での点数を記録に残しておく必要がある[4]．

FIMではトイレ関連のADL評価は以下の項目で採点する（表1）[4]．遠くからトイレに近づくのは「⑫歩行・車椅子」，トイレに乗り移るのは「⑩移乗（トイレ）」，服を下げるのは「⑥トイレ動作」，括約筋を緩める・後始末をするのは「⑦排尿管理，⑧排便管理」，お尻を拭く・服を上げるのは「⑥トイレ動作」，トイレから立って移るのは「⑩移乗（トイレ）」，遠くへ離れるのは「⑫歩行・車椅子」である[4]．

## FIMの改善度

### 1）FIM利得

入院中のFIMの改善度（退院時FIM－入院時FIM）を，FIM利得（FIM gain, FIM efficacy）[22]という．FIM利得は，全介助レベルには改善の難しい患者が多く含まれるため小さくなり，軽介助レベルでは天井効果により利得が小さくなる．それに比して中等介助の患者の利得は大きいことが多い[23]．運動FIM利得のピークは脳卒中の場合，入院時運動FIMが25～30点[24]，あるいは30～40点[25]辺りにある．そのため，FIM利得を比較する場合には，入院時FIMに違いがないのかが重要になる．比較する群間で入院時FIMに有意差があった場合には，単純にFIM利得を比較することはできない．

### 2）FIM効率

FIM利得を在院日数で割ったものがFIM効率（FIM efficiency）[22]である．FIM効率は1日当たりのFIM改善であるため，FIM改善のスピードを示している．そのため，「要因がADL改善に及ぼす影響」に関する調査において，FIM効率はFIM利得以上に頻用されている[22]．しかし，FIM効率は在院日数の影響を強く受ける（在院日数を半分にするとFIM効率は2倍近くになる）ことに注意する必要がある[26]．

### 3）一定期間のFIM利得

在院日数の影響を最も受けにくいのは，入院から3カ月間のFIM利得（3カ月時FIM－入院時FIM）等「一定期間のFIM利得」だろう．

### 4）入院時FIMが異なる病院間でのFIM改善の比較

平均入院時FIMが有意に異なる病院間で平均FIM改善度を比較するために，①標準重症度分布によりADL利得を補正する方法[27,28]，②入院時ADLで患者を限定する方法[29]，③補正FIM effectivenessを用いる方法[30]，④年齢と入院時FIMをマッチさせた症例対照研究[31]の4種類の方法が報告されている[26,32]．

### 5）FIM effectivenessと補正FIM effectiveness

FIM改善指標として，FIM利得，FIM効率以外にFIM effectivenessと補正FIM effectivenessがある．運動FIM effectivenessは，運動FIM利得／（91点－入院時運動FIM）である[22]．これは，改善する可能性がある点数を分母，実際に改善した点数を分子にして，改善する可能性のうちの何割が改善したのかをみるもので，0～1の数値になる[22]．FIM effectivenessは，rehabilitation effectiveness, Montebello Rehabilitation Factor Score, relative functional gainともよばれる[22]．FIM総得点effectivenessであれば，FIM総得点利得／（126点－入院時FIM総得点）であり，Barthel Index effectivenessであれば，Barthel Index利得／（100点－入院時Barthel Index）になる[22]．FIM effectivenessの報告はわが国では少ないが，海外ではADL改善への影響因子研究においてFIM利得以上に頻用されている[22]．

運動FIM effectivenessにおける改善する可能性がある点数を現実に改善し得る点数に変更した「補正運動FIM effectiveness」の概念も考案されている[24]．算出方法は運動FIM利得／（A－入院時運動FIM）であり，Aの点数は脳卒中の場合，42点，64点，79点，83点，87点，89点，91点（それぞれ入院時運動FIMが13～

■ 表3　改訂版 Frenchay Activities Index 自己評価表

氏名：＿＿＿＿＿＿＿＿＿　　記入日：＿＿＿＿年＿＿月＿＿日　　合計【　　　】

最も適する回答を一つ選び○を付けて下さい．

1. **食事の用意**：買い物はこれに含めない．
   0( )していない．1( )まれにしている．
   2( )時々している(週に1～3回程度)．
   3( )週に3回以上している．

2. **食事の後片付け**
   0( )していない．1( )まれにしている．
   2( )時々している(週に1～3回程度)．
   3( )週に3回以上している．

3. **洗濯**
   0( )していない．1( )まれにしている．
   2( )時々している(月に1～3回)．
   3( )週に1回以上している．

4. **掃除や整頓**：ほうきや掃除機を使った掃除，衣類や身の回りの整理・整頓など．
   0( )していない．1( )まれにしている．
   2( )時々している(月に1～3回)．
   3( )週に1回以上している．

5. **力仕事**：布団の上げ下ろし，雑巾で床をふく，家具の移動や荷物の運搬など．
   0( )していない．1( )まれにしている．
   2( )時々している(月に1～3回)．
   3( )週に1回以上している．

6. **買い物**
   0( )していない．1( )まれにしている．
   2( )時々している(月に1～3回)．
   3( )週に1回以上している．

7. **外出**：映画，観劇，食事，酒飲み，会合などに出かけること．
   0( )していない．1( )まれにしている．
   2( )時々している(月に1～3回)．
   3( )週に1回以上している．

8. **屋外歩行**：散歩，買い物，外出などのために，少なくとも15分以上歩くこと．
   0( )していない．1( )まれにしている．
   2( )時々している(月に1～3回)．
   3( )週に1回以上している．

9. **趣味**：園芸，編物，スポーツなどを自分で行う．テレビでスポーツを見るだけでは趣味には含めない．
   0( )していない．1( )まれにしている．
   2( )時々している(月に1～3回)．
   3( )週に1回以上している．

10. **交通手段の利用**：自動車，車，バス，電車，飛行機などを利用すること．
    0( )していない．1( )まれにしている．
    2( )時々している(月に1～3回)．
    3( )週に1回以上している．

11. **旅行**：車，バス，電車，飛行機などに乗って楽しみのために旅行すること．仕事のための旅行は含めない．
    0( )していない．1( )まれにしている．
    2( )時々している(月に1～3回)．
    3( )週に1回以上している．

12. **庭仕事**
    0( )していない．
    1( )草抜き，芝刈り，水撒き，庭掃除などの庭仕事を，時々している．
    2( )庭仕事を定期的にしている．
    3( )庭仕事を定期的にしている．必要があれば掘り起こし，植えかえなどの作業もしている．

13. **家や車の手入れ**
    0( )していない．
    1( )電球その他の部品の取り替え，ネジ止めなどをしている．
    2( )さらに，ペンキ塗り，室内の模様替え，車の点検，洗車などもしている．
    3( )上記のほかに，家の修理や車の整備もしている．

14. **読書**：新聞，週刊誌，パンフレット類はこれに含めない．
    0( )読んでいない．1( )まれに読んでいる．
    2( )時々読んでいる(月に1回程度)．
    3( )読んでいる(月に2回以上)．

15. **仕事**：常勤，非常勤，パートを問わないが，収入を得るもの．ボランティア活動は仕事に含めない．
    0( )していない．1( )週に1～9時間働いている．
    2( )週に10～29時間働いている．
    3( )週に30時間以上働いている．

合計点は0(非活動的)～45(活動的)．

(蜂須賀・他，2001)[39]

■表4　老研式活動能力指標

| | | |
|---|---|---|
| 手段的自立 | 1. | バスや電車を使って一人で外出ができますか |
| | 2. | 日用品の買い物ができますか |
| | 3. | 自分で食事の用意ができますか |
| | 4. | 請求書の支払いができますか |
| | 5. | 銀行預金・郵便貯金の出し入れが自分でできますか |
| 知的能動性 | 6. | 年金などの書類が書けますか |
| | 7. | 新聞を読んでいますか |
| | 8. | 本や雑誌を読んでいますか |
| | 9. | 健康についての記事や番組に関心がありますか |
| 社会的役割 | 10. | 友人の家を訪ねることがありますか |
| | 11. | 家族や友人の相談にのることがありますか |
| | 12. | 病人を見舞うことができますか |
| | 13. | 若い人に自分から話しかけることがありますか |

各項目の「はい」が1点，「いいえ」を0点とし，合計点は0〜13点．

（古谷野・他，1987）[37]

18点，19〜24点，25〜30点，31〜36点，37〜42点，43〜48点，49〜90点の場合）と推定されている[24]．補正FIM effectivenessは，入院時FIMの影響を受けにくいFIM改善指標である[24,30,33,34]．

### 6）FIM利得に影響を及ぼす要因

FIM利得に影響を及ぼす要因は，年齢と入院時FIM以外にも数多くある．日本リハビリテーション医学会が作成した「脳卒中に関する臨床研究・調査のためのガイドライン」[35]では，患者の基本情報として最低限含まれるべき要素として，性別，年齢，発症前ADLが自立していたか，脳卒中の病型，脳卒中の病巣部位（右／左，テント上／脳幹・小脳），発症後日数，半側空間無視の有無，失語症の有無を挙げている．また，リハ内容として，訓練量，訓練期間，リハは包括的か特異的か，介入内容，リハが完了したのか途中終了かを記載すべきとしている[35]．これらの要因がFIM利得に影響を及ぼすと考えられるが，その影響力の強さの定量的評価は確立されていない．

## IADL

IADLでは「できる」ことと「している」ことがあまり一致しない[36]．IADLは調理，掃除等家事に関することが多く，性別役割，文化，生活習慣等の地域差や，世帯構成（単身か否か）により，できるがしていない，する習慣がない，する必要がない等の社会的，文化的な要因が関与するからである[36]．

IADLには定番の評価法がなく，評価する場合にはLawtonの評価法[7]，FAI[20]，老研式活動能力指標[37]等から選ぶことになる[13]．

### 1）Lawtonの評価法

**Lawtonの評価法**[7]の項目は，電話の使用，買い物，食事の支度，家屋維持，洗濯，外出時の移動，服薬，家計管理があり，日本語訳もある[38]．得点は，女性では0〜8点であるが，男性では食事の支度，家事，洗濯については評価しないため0〜5点となる[38]．

### 2）FAI

**FAI**（Frenchay Activities Index）[20]（p 204, 267参照）の項目は，食事の用意，食事の後片付け，洗濯，掃除や整頓，力仕事，買い物，外出，屋外歩行，趣味，交通手段の利用，旅行，庭仕事，家や車の手入れ，読書，仕事があり（表3），日本における標準値の研究もされている[39]．しかし，日本人には日常的作業とはいいかねる庭仕事や趣味の活動が評価項目に含まれている点が課題とされる[2]．

### 3）老研式活動能力指標

**老研式活動能力指標**[37]は13項目あり，「はい」，「いいえ」で回答する（表4）．老研式活動能力指標はIADL以外の項目が含まれ，全体として高齢者の活動能力を測定することが主な目的とされているため，若年者までが対象となるIADLの評価法としては適当でない点があるとされる[2]．老研式活動能力指標の質問は「できますか」という問いかけになっており，「できるIADL」を確認するものである[36]．

### 4）「できるか」，「しているか」を確認する

青木[36]は，IADL評価法を在宅支援に活用するためには，質問を「できますか」，「していますか」の2方向から行い，「できない」，「していない」場合には，理由を確認することを勧めている．どこに課題があるのかがわかれば，必要な支援も明確になるからである[36]．IADLの

課題の抽出には，ICFの視点（心身機能・身体構造，活動，参加，環境因子，個人因子）[6]を用いて，患者を総合的に理解する必要がある[36]．

## おわりに

ADLではFIMとBarthel Indexについて述べた．IADLは定番の評価法がないため，3種類の方法を列挙した．

（徳永 誠，園田 茂）

## 文献

1) 日本リハビリテーション医学会：ADL評価について．リハ医学 13：315, 1976.
2) 高岡 徹，伊藤利之：ADL・IADLの評価．総合リハ 30：987-991, 2002.
3) Data management service：Guideline for use of uniform data set for medical rehabilitation. The Buffalo General Hospital/State University of New York at Buffalo, 1991 （千野直一監訳：FIM；医学的リハビリテーションのための統一データセット利用の手引き．慶応義塾大学医学部リハビリテーション科，医学書センター，1991）．
4) 千野直一・他：脳卒中の機能評価，SIASとFIM（基礎編）．金原出版，2012, pp1-150.
5) WHO：International classification of impairments, disabilities and handicaps. WHO, Geneva, 1980.
6) 世界保健機関（WHO）：ICF，国際生活機能分類．中央法規，2002, pp1-254.
7) Lawton MP, Brody EM：Assessment of older people, self-maintaining and instrumental activities of daily living. Gerontologist 9：179-186, 1969.
8) 園田 茂：リハビリテーション病棟と看護師・病棟創りへの提言・専門医の立場から．総合リハ 40：1073-1076, 2012.
9) 園田 茂：訓練量増加は高齢脳卒中患者のADL改善に寄与するか．リハ医学 41：401-403, 2004.
10) Zwecker M et al：Mini-Mental State Examination, cognitive FIM instrument, and the Loewenstein Occupational Therapy Cognitive Assessment；relation to functional outcome of stroke patients. Arch Phys Med Rehabil 83：342-345, 2002.
11) 中島恵子，園田 茂：脳卒中患者における機能的自立度評価法（FIM）の認知項目と適応行動尺度（ABS）との関係．総合リハ 23：685-688, 1995.
12) 園田 茂：総合指数でみるADL．臨床リハ 5：19-24, 1996.
13) 園田 茂：ADL・IADLの評価．MED REHA 163：15-18, 2013.
14) Mahoney FI, Barthel DW：Functional evaluation；the Barthel index. Md State Med J 14：61-65, 1965.
15) 篠原幸人・他編：脳卒中治療ガイドライン2009．協和企画，2009, pp276-280.
16) 正門由久：ADL, IADLの評価．臨床リハ別冊 リハビリテーションにおける評価 Ver.2（米本恭三・他編），医歯薬出版，2000, pp17-29.
17) 園田 茂・他：FIMを用いた脳血管障害患者の機能評価．リハ医学 29：217-222, 1992.
18) 回復期リハビリテーション病棟協会：回復期リハビリテーション病棟の現状と課題に関する調査報告書, pp1-134, 2014.
19) 佐浦隆一・他：リハビリテーション関連雑誌における評価法使用動向調査8．Jpn J Rehabil Med 49：57-61, 2012.
20) Holbrook M, Skilbeck CE：An activities index for use with stroke patients. Age Aging 12：166-170, 1983.
21) Tsuji T et al：The ADL structure of stroke patients in Japan；using the Functional Independenc Measure. Am J Phys Med Rehabil 74：432-438, 1995.
22) Koh GCH et al：Rehabilitation impact indices and their independent predictors；a systematic review. BMJ Open 3（9）：e003483, 2013.
23) 園田 茂・他：回復期リハビリテーション病棟の着目点と課題．Jpn J Rehabil Med 42：614-617, 2005.
24) Tokunaga M et al：Corrected FIM effectiveness as an index independent of FIM score on admission. Jpn J Compr Rehabil Sci 5：7-14, 2014.
25) 園田 茂・他：重症度・ゴール別のパス．脳卒中リハビリテーション連携パス（日本リハビリテーション医学会監修），医学書院，2007, pp1-242.
26) 徳永 誠・他：脳卒中リハビリテーションの質・量とリハビリテーション成果．総合リハ 41：1053-1059, 2013.
27) 徳永 誠・他：熊本脳卒中地域連携パス参加の回復期リハ9病院における訓練時間と調整FIM利得との関係．臨床リハ 22：208-213, 2013.
28) Tokunaga M et al：Relationship between hospital ranking based on Functional Independence Measure efficiency and factors related to rehabilitation system for stroke patients. Jpn J Compr Rehabil Sci 3：51-58, 2012.
29) 徳永 誠・他：脳卒中地域連携パス参加の回復期リハ病院間でのBarthel index利得比較．臨床リハ 21：411-415, 2012.
30) Sannomiya K et al：A comparison of the corrected Functional Independence Measure（FIM）effectiveness at Kaifukuki rehabilitation hospitals participating in the Kumamoto Stroke Liaison Critical Pathway. Jpn J Compr Rehabil Sci 5：66-71, 2014.
31) 徳永 誠・他：年齢と入院時FIMをマッチさせた平均FIM利得の病院間比較の手法．臨床リハ 24（1）：98-101, 2015.
32) 徳永 誠・他：患者層の違いを考慮したADLデータ処理．Jpn J Rehabil Med 52：404-407, 2015.
33) Tokunaga M et al：The influence of age on corrected motor FIM effectiveness. Jpn J Compr Rehabil Sci 5：56-60, 2014.
34) Tokunaga M et al：Relationships between Training Dose and Functional Independence Measure Improvement in Elderly Stroke Patients 75 Years and Older. Jpn J Compr Rehabil Sci 5：79-86, 2014.
35) 日本リハビリテーション医学会：「脳卒中に関する臨床研究・調査のためのガイドライン」について：http://www.jarm.or.jp/member/member_news_20090210-1.html
36) 青木昌子：家庭や地域での活動を支えるための生活機能評価―IADLの評価から考える．地域リハ 8：504-507, 2013.
37) 古谷野亘・他：地域老人における活動能力の測定：老研式活動能力指標の開発．日公衛誌 34：109-114, 1987.
38) 本間 昭：Instrumental Activities of Daily Living Scale（IADL）．高齢者のための知的機能検査の手引き（大塚俊男，本間 昭編），ワールドプランニング，1991, pp95-97.
39) 蜂須賀研二・他：応用的日常生活動作と無作為抽出法を用いて定めた在宅中高年齢者のFrenchay Activities Index標準値．リハ医学 38：287-295, 2001.

# I章 基本・症状編

# 22. 参加制約（社会的不利）

参加（participation）や活動（activity）を考えるうえで，**国際生活機能分類（International Classification of Functioning, Disability and Health；ICF）**（p5）の理解は欠かせない．ICFにおける参加は，就労や就学といった社会参加を含むが，さらに広範囲にわたり，社会や家庭における生活，人生場面（life situation）へのかかわりすべてをいう．また，参加制約（participation restrictions）とは，個人が参加に際して経験する難しさを指し，問題や困難が生じた状態である[1]．

リハの最終目標は参加の向上であり，対象者個人の参加の状態を評価することは非常に重要である．

## 参加の評価

ICFでは活動と参加を9つの大領域（第1レベル）に分けている（p7，表参照）．活動と参加の領域に明確な区分はない．各大領域はさらに細かい領域に分類され（第2レベルと詳細分類），それぞれにコード番号が割り振られている．各コードには評価点を付けることができるため，ICFを利用した活動と参加の評価も試みられている[2]．しかし，項目数が多いことや評価基準が明確でないこと等もあって，評価法として認識されているとは言い難い．

日本リハビリテーション医学会の評価・用語委員会によるリハ関連雑誌における評価法使用動向調査7（http://www.jarm.or.jp/member/member_news_20090210-5.html）では，一定数以上の論文で用いられている参加に関する評価法は **CIQ（Community Integration Questionnaire）**[3]のみだった．日本語論文ではその他に

■ 表1　参加に関する評価法

| |
|---|
| 1. Community Integration Questionnaire (CIQ) |
| 2. Craig Handicap Assessment and Reporting Technique (CHART) |
| 3. Mayo-Portland Adaptability Inventory-4 Participation Index (M2PI) |
| 4. Sydney Psychosocial Reintegration Scale Version2 (SPRS-2) |
| 5. Participation Assessment with Recombined Tool-Objective (PART-O) |
| 6. Community Integration Measure (CIM) |
| 7. Participation Objective, Participation Subjective (POPS) |
| 8. Community Integration Questionnaire-2 (CIQ-2) |
| 9. Quality of Community Integration Questionnaire (QCIQ) |

※使用された文献数順．　　　　　　　（Chung et al, 2014）[5]

**CHART（Craig Handicap Assessment and Reporting Technique）**[4]が使われていた．

欧米においては，参加に関連する論文のsystematic searchや評価法の紹介を行った文献は数多い．例えばChungら[5]の論文では，選別された101個の論文から，複数の論文で使用されている参加に関する評価法を9つ示している（表1）．

わが国においては，増田[6]がCHARTとCIQ以外に，ICFの参加に即した評価として開発された **POPS（Participation Objective, Participation Subjective）**[7]と **QCIQ（Quality of Community Integration Questionnaire）**[8]を紹介している．

本項では，現在正式な日本語版が作成，発表されているCHARTとCIQを提示する．

### 1）CHART（表2）

Whiteneckら[4]によって脊髄損傷者を対象と

## ■ 表2 CHART 日本語版

あなたが必要とする援助についてお聞きします。
　障害をもつと、援助が必要となることがあります。ここでは、身体が不自由なためにケアをしてもらっていることと、物忘れやどうしたらよいかわからなくなるために、他人に助けてもらうことを分けてお聞きします。

**身体的自立**
　最初に、食事、身だしなみ、お風呂、着替え、人工呼吸器などの機器の操作、移動にかかわる援助についてお聞きします。

1：あなたは、毎日、食事、入浴、トイレ、着替え、移動などの動作をする際、他の人に何時間くらい助けてもらっていますか。
　　ヘルパーやボランティアによる援助　　　　時間
　　家族による援助　　　　　　　　　　　　　時間
　　・助けは必要ない

2：あなたは、上に書いた毎日のケアを除いて、日用品の買い物、炊事、洗濯、掃除などを、月に何時間くらい助けてもらっていますか。
　　　月　　　　時間
　　・助けは必要ない

3：あなたは、お家で月に何時間くらい、カニューレやカテーテルの交換、褥瘡（床ずれ）の処理などのような、看護師や医師による処置を受けていますか。
　　　月　　　　時間
　　・処置を受けていない

4：あなたのところに来ている付き添人や介護人には、誰が指示を出していますか。最もよくあてはまるものに、1つだけ○印を付けてください。
　　1. 自分　2. 自分以外の人
　　3. 付き添いや介護をしてもらっていない　答：

**認知的自立**
　次に物忘れやどうしたらよいか決められず、他の人に助けてもらうことについてお聞きします。

5：あなたは、物忘れやどうしたらよいかわからなくなるために、お家に1人でいることがむずかしく、他の人に助けてもらうことがありますか。最もよくあてはまるものに、1つだけ○印を付けてください。
　　1. いつもは他人の世話にならずに、1人で過ごしています。
　　2. ふだんは、1日中、1人でいますが、時々私に声をかけてくれる人がいます。
　　3. 時には、1日中、1人で過ごすことがあります。
　　4. 時には、1～2時間、1人で過ごすことがあります。
　　5. 私の世話をしてくれる人は、いつも近くにいて、時々様子を見に来てくれます。
　　6. いつでも、私の世話をしてくれる人と一緒にいます。
　　　答：

6：あなたは外出のときに、物忘れやどうしたらよいかわからなくなるために、他の人がどのくらい必要になりますか。最もよくあてはまるものに、1つだけ○印を付けてください。
　　1. 私はどこへ行くにも、人の助けは必要ありません。
　　2. 慣れた所であれば、私は1人で外出できます。
　　3. 世話をしてくれる人と一緒でないと外出できません。
　　4. 誰かと一緒でも、私は外出させてもらえません。
　　　答：

7：あなたは他の人とお話ししていて、通じにくいと感じることはありますか。最もよくあてはまるものに、1つだけ○印を付けてください。
　　1. いつも感じます。　2. 時々感じます。
　　3. ほとんど感じません。
　　　答：

8：あなたは、しなくてはならない大事なことを思い出せないことがありますか。最もよくあてはまるものに、1つだけ○印を付けてください。
　　1. よくあります。　2. 時々あります。　3. ありません。

9：あなたは、ご自分でお金の使い方を決めていますか。最もよくあてはまるものに、1つだけ○印を付けてください。
　　1. すべてのお金の使い方を決めています（もしくは夫婦で決めています）。
　　2. 重大なお金の使い方以外は、自分で決めています。
　　3. その都度、必要なお金だけもらっています。
　　4. 自分でお金を持つことはありません。　答：

**移動**
　あなたの日ごろの過ごし方についてお聞きします。あなたは、毎日どれくらい床（布団やベッド）から出て働いているかをお聞きします。

10：あなたは、ふだん1日に何時間くらい床から出て起きていますか。
　　　　　　　　時間

11：あなたは、ふだん1週間に何日くらい外出しますか。
　　　　　　　　日

12：ここ1年間で、あなたは何日くらい外泊しましたか（ただし、入院は除きます）。
　　1. なし　2. 1～2日　3. 3～4日　4. 5日以上
　　　答：

13：あなたは、お家の出入りにどなたかの助けが必要ですか。
　　1. 必要です　2. 必要ありません　答：

14：あなたは、ご家庭で1人で寝室、台所、風呂場などに行くことができますか。
　　1. できます　2. できません　答：

　あなたの外出について、お聞きします。

15：あなたは、1人で乗り物を利用できますか（自家用車なども含む）。
　　1. できます　2. できません　答：

16：あなたは、その乗り物で、好きなところに行けますか。
　　1. 行けます　2. 行けません　答：

17：あなたは、その乗り物を、いつでも使うことができますか。
　　1. できます　2. できません　答：

18：あなたは、その乗り物を、あらかじめ手配しなくても使えますか。
　　1. 使えます　2. 使えません　答：

**作業**
　あなたの日々の過ごし方についてお聞きします。

19：あなたは、働いてお金を貰っていますか。
　　1. はい → 1週間に何時間くらいですか（　　　　　）時間
　　2. いいえ

20：あなたは、大学、専門学校に通う、または職業訓練を受けるなどのことをしていますか。
　　1. はい → 1週間に何時間くらいですか（予習復習を含みます）
　　　（　　　　　）時間
　　2. いいえ

21：あなたは、炊事、洗濯、掃除などの家事や、子育てなどのご家庭のお仕事をしていますか。
　　1. はい → 1週間に何時間くらいですか（　　　　　）時間
　　2. いいえ

22：あなたは、庭仕事や、お家の手入れなどをしていますか。
　　1. はい → 1週間に何時間くらいですか（　　　　　）時間
　　2. いいえ

つづく

表2 つづき

23：あなたはボランティア活動に，継続して参加していますか．
　　1. はい → 1週間に何時間くらいですか（　　　　　）時間
　　2. いいえ
24：あなたは，スポーツ，運動，囲碁将棋，映画鑑賞などのレクリェーションをしていますか．
　　（テレビを見たり，ラジオを聞いたりして過ごす時間は含みません）
　　1. はい → 1週間に何時間くらいですか（　　　　　）時間
　　2. いいえ
25：あなたは，その他の趣味や読書のような活動をしていますか．
　　（テレビを見たり，ラジオを聞いたりして過ごす時間は含みません）
　　1. はい → 1週間に何時間くらいですか（　　　　　）時間
　　2. いいえ

**社会的統合**
　あなたのご家庭やお付き合いしている人についてお聞きします．
26：あなたは，1人で暮らしていますか．
　　1. 1人暮らしです　2. 1人暮らしではありません
　　（1人暮らしの場合は27番へ行く）
　26a：ご家庭で暮らしていますか．（入籍の有無は問いません）
　　　1. はい　2. いいえ　答：
　26b：一緒にお住まいのご家族は何人ですか．　　　人
　26c：住み込みの付き添い人は何人いますか．　　　人
　26d：その他に同居している人は何人いますか．　　　人
27：ご夫婦でお暮しでない方にお聞きします．お付き合いをしている恋人がいますか．　答：
　　1. います　2. いません

28：月に1回以上，訪問したり，電話をしたり，手紙を書くなどの付き合いをしている親戚の方はいますか．
　　（同居の親戚の方は除いてください）
　　1. いる［　　］人　2. いない
29：月に1回以上，訪問したり，電話をしたり，手紙を書くなどの付き合いをしている仕事仲間や町内会の方はいますか．
　　1. いる［　　］人　2. いない
30：月に1回以上，訪問したり，電話をしたり，手紙を書くなどの付き合いをしている友だちや知り合いの方はいますか．
　　（親類，仕事や町内会などの関係者を除きます）
　　1. いる［　　］人　2. いない
31：過去1ヵ月間に，面識のない人に自分から話しかけたことが何回ありましたか（たとえば，何かを問い合わせたり，注文したりなど）．最もあてはまるものに，1つだけ○印を付けてください．
　　1. なし　2. 1〜2回　3. 3〜5回　4. 6回以上
　　　　　　　　　　　　　　　　　　　　答：

**経済的自立**
　経済的なことについてお聞きします．
1：同居している家族全体の収入は，1年間でだいたいどのくらいですか．
　（給料，障害年金・手当，年金や恩給，家賃収入・株の配当・利息，子どもの養育費，身内や親族からの援助，その他すべての収入を含めてください）
　　1. 100万円以下　2. 101〜250万円　3. 251〜400万円
　　4. 401〜550万円　5. 551万円以上　　　答：

（注）すべての領域得点において，100点を超える点数が算出された場合，得点を100点とする．

（Whiteneck et al, 1992，文献4．熊本・他，2002，文献9）

※採点方法の計算式は割愛したので利用時は文献4, 9を参考にされたい．

---

して開発された（p 194, 212参照）．その後1996年に改定されたRevised CHARTを熊本ら[9]が翻訳し**CHART日本語版**を作成した．脊髄損傷以外の障害でも利用可能とされている．6つの領域を合計600点満点で評価する[9,10]．なお，原著と日本語訳の掲載論文[4,9]を引用元として記載すれば自由に使用して構わない[9]とされている．

### 2) CIQ（表3）

Willerら[3]によって外傷性脳損傷を対象に開発された（p 267参照）．わが国では増田ら[11]が原著者の承認を得た日本語版を作成している．外傷性脳損傷以外の障害でも利用可能とされている．設問数が15項目と少なく，合計得点は0〜29点である（スコアリングに関しては文献10,11を参照）．得点が高いほど社会参加が活発であることを示す．

### おわりに

参加の向上によって活動制限や機能障害の改善が図られる場合も多く，リハ専門職には参加へのアプローチを念頭に置いた対応が求められる．その場合，ゴール設定，あるいは効果判定を行う等の目的で，参加に関する評価法を利用することは有用と思われる．

一方で，参加は活動制限や環境因子，個人因子，健康状態等の影響を受けるため，一定の形式による評価が必ずしもその個人の参加状況を正しく表しているとは限らない．実際の臨床場面においては，個別の状況を丁寧に聴取することも忘れてはならない．

（高岡　徹）

## 表3 CIQ 日本語版質問表

最も適するものに一つ○印をしてください．

Q1. あなたの家庭ではふつうだれが食料品や日常必需品の買い物をしますか．
1. わたしが一人でする
2. わたしとだれかがいっしょに／分担してする
3. だれか他の人がする

Q2. あなたの家庭ではふつうだれが食事の準備をしますか．
1. わたしが一人でする
2. わたしとだれかがいっしょに／分担してする
3. だれか他の人がする

Q3. あなたの家庭では，ふつうだれが毎日家事をしますか．
1. わたしが一人でする
2. わたしとだれかがいっしょに／分担してする
3. だれか他の人がする

Q4. あなたの家庭ではふつうだれが子供の世話をしますか．
1. わたしが一人でする
2. わたしとだれかがいっしょに／分担してする
3. だれか他の人がする
4. この質問はあてはまらない／家庭に17歳以下の子供はいない

Q5. ふつうだれが家族や友人との集まりのような社交的なイベントを計画しますか．
1. わたしが一人でする
2. わたしとだれかがいっしょに／分担してする
3. だれか他の人がする

Q6. ふつうだれが（銀行に行ったり，家計費を支払ったりすることを含めて）あなたの個人的なお金の管理をしますか．
1. わたしが一人でする
2. わたしとだれかがいっしょに／分担してする
3. だれか他の人がする

ふつう一カ月に何回ぐらいあなたが次のような活動をするか教えてください．

Q7. 買い物
1. まったくしない
2. 1〜4回
3. 5回あるいはそれ以上

Q8. 映画，スポーツ，レストランでの食事等のようなレジャー活動
1. まったくしない
2. 1〜4回
3. 5回あるいはそれ以上

Q9. 友人や親戚の家への訪問
1. まったくしない
2. 1〜4回
3. 5回あるいはそれ以上

Q10. レジャー活動をするとき，あなたはふつう一人でしますかそれともだれかいっしょにしますか
1. ほとんど一人
2. ほとんどけがをした友人といっしょにする
3. ほとんど家族といっしょにする
4. ほとんどけがをしていない友人といっしょにする
5. 家族や友人たちといっしょにする

Q11. 何でも打ち明けられる友人はいますか．
1. はい
2. いいえ

Q12. あなたはどのくらいの頻度で外出しますか．
1. ほとんど毎日
2. ほとんど毎週
3. ほとんど外出しない／まったく外出しない（1週間に1回以下）

Q13. 下記の選択肢の中からあなたの現在の就労状況（過去1カ月以内）に最も該当する答えを一つ選んでください．
1. フルタイム（1週間に20時間以上）
2. パートタイム（1週間に20時間かそれ以下）
3. 働いていないが仕事を探している
4. 働いておらず仕事も探していない
5. 定年退職したためあてはまらない

Q14. 下記の選択肢の中からあなたの現在の学校や訓練プログラムの状況（過去1カ月以内）に最も該当する答えを一つ選んでください．
1. フルタイム
2. パートタイム
3. 学校や訓練プログラムに参加していない

Q15. 過去1カ月間に，あなたはどのくらいボランティア活動をしましたか．
1. まったくしていない
2. 1〜4回
3. 5回あるいはそれ以上

以上です．ご協力ありがとうございました．

（増田・他, 2006）[11]

### 文献

1) 大川弥生：参加の制約．標準リハビリテーション医学（上田敏監修，伊藤利之・他編），第3版，医学書院，2012，pp111．
2) 先崎 章：ICFを臨床に活用する―目に見えない障害，脳外傷と低酸素脳症．臨床リハ 21(11)：1118-1126, 2012.
3) Willer B et al：Assessment of community integration following rehabilitation for traumatic brain injury. *J Head Trauma Rehabil* 8：75-87, 1993.
4) Whiteneck GG et al：Quantifying handicap：a new measure of long-term rehabilitation outcomes. *Arch Phys Med Rehabil* 73：519-526, 1992.
5) Chung P et al：A comparison of participation outcome measures and the international classification of functioning, disability and health core sets for traumatic brain injury. *J Rehabil Med* 46：108-116, 2014.
6) 増田公香：障害者の社会参加に関する評価．*Jpn J Rehabil Med* 50(1)：16-20, 2013.
7) Brown M et al：Participation objective, participation subjective：a measure of participation combining outsider and insider perspectives. *J Head Trauma Rehabil* 19：459-481, 2004.
8) Cicerone KD et al：Community integration and satisfaction with functioning after intensive cognitive rehabilitation for traumatic brain injury. *Arch Phys Med Rehabil* 85：943-950, 2004.
9) 熊本圭吾・他：CHART日本語版の作成．総合リハ 30(3)：249-256, 2002.
10) 佐伯 覚，増田公香：CHART, CIQ. リハビリテーションにおける評価法ハンドブック―障害や健康の測り方（赤居正美編），第1版，医歯薬出版，2009, pp253-260.
11) 増田公香，多々良紀夫：CIQ日本語版ハンドブック．KM研究所，2006.

# I章 基本・症状編

# 23. QOL

## 全体像

### 1) QOL の概念

QOL とは「Quality of life」の略であり，日本語に翻訳すれば，「人生の質」，「生活の質」あるいは「人生，生活の質」となる．WHO（世界保健機構）による QOL の定義[1]では，「一個人が生活する文化や価値観の中で，目標や期待，基準，関心に関連した自分自身の人生の状況に対する認識」となっている．QOL の概念が今日のように普及した要因は，社会の高齢化と慢性疾患が増えたことにより，生命予後よりも生活機能や充実感等，患者中心の医療が重要視されるようになったからに他ならない．QOL を構成する要因として，身体機能，心の健康，日常役割構造と社会生活環境の3項目が重要である．

本来，QOL は主観的，個人的なものであり，QOL の意味は人それぞれによって異なる．例えば，認知症等の場合，患者本人の満足度は高いが，介護している人からみた客観的評価では QOL は低いと判断され，主観的満足度と客観的な満足度では，乖離が生じる場合が想定される．実際，Bach ら[2]が行った人工呼吸器装着のデュシェンヌ型筋ジストロフィー患者についての QOL 調査によると，患者自身は，多くの人が毎日自分のためにかかわってくれて満足度が高いが，周りの医療関係者からみたその患者について推定している満足度評価はかなり低く，乖離が生じていると報告している．

### 2) QOL の分類

QOL は主観的 QOL と客観的 QOL とに分類され，前者は人生の満足度，幸福感，性格，対処パターン等が含まれ，後者は経済状況，住環境，社会的交流等の客観的生活状況が含まれる．QOL にかかわる因子としては，健康，教育，雇用，余暇，所得，環境，犯罪，家族，平等等が挙げられる．主観的 QOL として汎用されている評価法は，PGC モラール・スケール，生活満足度尺度 K 等がある．一方，客観的 QOL を測定する尺度のうち，特定の疾患に限らず，すべての疾患，および健常者の共通の QOL を測定するための包括的 QOL 尺度として，現在測定可能な指標には SF-36®，SIP，EuroQoL（EQ-5D）等がある．

## 主観的 QOL 評価

### 1) PGC モラール・スケール

モラールの概念は，もともと，戦場における兵員の士気や職場における従業員の士気を表す概念であった．しかし，Kutner らによって老化，高齢者問題の研究に導入された．さらに，Lawton[3]は，Kutner ら以来，社会老年学の領域でモラールの概念に付されてきたさまざまな意味を検討し，「モラールが高い」ということは，「自分自身についての基本的な満足感を持っていること」，「環境の中に自分の居場所があるという感じを持っていること」，「動かし得ないような事実については，それを受容できていること」という3つの意味が含まれているとした．こうして開発され，後に改訂されたのが，**改訂 PGC モラール・スケール**（Philadelphia Geriatric Center Morale Scale）である（図1）．なお，日本語訳は古谷野[4]による．

この評価法は，自記式の尺度として開発されたものなので，知的機能の著しく低下した高齢者でなければ，調査票への記入が可能である．しかし，

| 質問事項 | 回答 |
|---|---|
| 問：あなたの現在のお気持ちについて伺います．（回答の数字が得点となる） | |
| 1. あなたの人生は，年をとるにつれてだんだん悪くなってゆくと思いますか（Ⅱ） | 0. そう思う<br>1. そうは思わない |
| 2. あなたは去年と同じように元気だと思いますか（Ⅱ） | 1. はい　0. いいえ |
| 3. さびしいと感じることがありますか（Ⅲ） | 1. ない<br>1. あまりない<br>0. 始終感じる |
| 4. 最近になって小さなことを気にするようになったと思いますか（Ⅰ） | 0. はい　1. いいえ |
| 5. 家族や親戚，友人との行き来に満足していますか（Ⅰ） | 1. 満足している<br>0. もっと会いたい |
| 6. あなたは，年をとって前よりも役に立たなくなったと思いますか（Ⅱ） | 0. そう思う<br>1. そうは思わない |
| 7. 心配だったり，気になったりして，眠れないことがありますか | 0. ある<br>1. ない |
| 8. 年をとるということは，若い時に考えていたよりも，良いことだと思いますか（Ⅱ） | 1. よい　0. 同じ　0. 悪い |
| 9. 生きていても仕方がないと思うことがありますか（Ⅲ） | 0. ある<br>1. あまりない　1. ない |
| 10. あなたは，若い時と同じように幸福だと思いますか（Ⅱ） | 1. はい　0. いいえ |
| 11. 悲しいことがたくさんあると感じますか（Ⅲ） | 0. はい　1. いいえ |
| 12. あなたには心配なことがたくさんありますか（Ⅰ） | 0. はい　1. いいえ |
| 13. 前よりも腹をたてる回数が多くなったと思いますか（Ⅰ） | 0. はい　1. いいえ |
| 14. 生きることは大変きびしいと思いますか（Ⅲ） | 0. はい　1. いいえ |
| 15. 今の生活に満足していますか（Ⅲ） | 1. はい　0. いいえ |
| 16. 物事をいつも深刻に考えるほうですか | 0. はい　1. いいえ |
| 17. あなたは心配事があると，すぐにおろおろするほうですか（Ⅰ） | 0. はい　1. いいえ |

■ 図1　改訂 PGC モラール・スケール
（Ⅰ）は心理的動揺，（Ⅱ）は老いに対する態度，（Ⅲ）は孤独感・不満足感をそれぞれ表している．
(Bach, 1991)[2]，(古谷野, 1996)[4]

面接で聴き取る場合には，評価者が誘導したりすることがないように注意する必要がある．

判定方法は，質問項目のそれぞれについて，肯定的な選択肢が選ばれた場合に1点，その他の選択肢が選ばれた場合には0点を与え，単純に加算して合計得点を出す．なお，質問用紙の中の（ ）内は所属因子を表す．因子の名称は，Ⅰが「心理的動揺」，Ⅱが「老いに対する態度」，Ⅲが「孤独感・不満足感」である．最高得点は17点である．高得点ほど QOL（モラール）が高いと判断される．

基準値は，石原ら[5]によれば，50～74歳の1,785名の測定結果で，平均値は男性12.6点，女性12.1点であり，年齢による有意差はなかったと報告している．改訂 PGC モラール・スケールの得点は，幸福な老いの程度あるいは「主観的QOL」の指標であり，被検者の相対的な位置を示すものである．

## 2) 生活満足度尺度 K

Neugarten ら[6]によって1961年に開発された**生活満足度尺度 A（Life Satisfaction Index A；LSIA）**は，20項目の質問から構成され，老化の社会学，心理学的側面に関する研究の中で，高齢者の主観的幸福感を測定し，幸福な老いの程度を得点化するための評価法である．その後，わが国では，古谷野ら[7]によって，**生活**

```
あなたの現在のお気持ちについてうかがいます．当てはまる答えの番号に○をつ
けてください．
1. あなたは去年と同じように元気だと思いますか（Ⅲ）
    1. はい  2. いいえ
2. 全体として，あなたの今の生活に，不幸せなことがどれくらいあると思いま
   すか（Ⅰ）
    1. ほとんどない  2. いくらかある  3. たくさんある
3. 最近になって小さなことを気にするようになったと思いますか（Ⅱ）
    1. はい  2. いいえ
4. あなたの人生は，他の人に比べて恵まれていたと思いますか（Ⅰ）
    1. はい  2. いいえ
5. あなたは，年をとって前よりも役に立たなくなったと思いますか（Ⅲ）
    1. そう思う  2. そうは思わない
6. あなたの人生をふりかえってみて，満足できますか（Ⅰ）
    1. 満足できる  2. だいたい満足できる  3. 満足できない
7. 生きることは大変きびしいと思いますか（Ⅱ）
    1. はい  2. いいえ
8. 物事をいつも深刻に考えるほうですか（Ⅱ）
    1. はい  2. いいえ
9. これまでの人生で，あなたは，求めていたことのほとんどを実現できたと思
   いますか（Ⅰ）
    1. はい  2. いいえ
```

〈注釈〉
　上記の9項目はそれぞれ次の3つの因子に分けられる．
Ⅰ：人生全体についての満足感：2, 4, 6, 9
Ⅱ：心理的安定：3, 7, 8
Ⅲ：老いについての評価：1, 5

■ 図2　生活満足度尺度K（LSIK）　　　　　　　　　　　（古谷野・他，1990）[7]

■ 表1　わが国の高齢者のLSIKの得点

| 年齢（歳） | 男性（n） | 女性（n） | 計（n） |
| --- | --- | --- | --- |
| 65〜69 | 4.8±2.3（290） | 4.7±2.2（342） | 4.8±2.2（632） |
| 70〜74 | 4.6±2.1（218） | 4.5±2.3（283） | 4.6±2.2（501） |
| 75〜79 | 4.4±2.1（118） | 4.4±2.2（190） | 4.4±2.2（308） |
| 80 | 4.7±2.4（80） | 4.5±2.2（130） | 4.6±2.3（210） |
| 計 | 4.7±2.2（706） | 4.6±2.2（945） | 4.6±2.2（1651） |

（樋口，2003）[9]

満足度尺度K（Life Satisfaction Index K；LSIK）が1983年に発表された（図2）．

LSIKは，LSIAの日本語版ではなく，高齢者の主観的満足感に関する既存の測定尺度の分析に基づいて開発された．その中で，3つの第一因子，すなわち，人生全体に対する満足感，心理的な安定，老いについての評価，そして，主観的幸福感を第二因子とする二次因子モデルが提示されている．LSIKとPGCモラール・スケールとの相関係数は0.79．また，LSIAとは0.68が得られている．

LSIKは9項目から成り，9点満点で，得点が高いほうが生活満足度が高いとされる．日本人1,651名の平均値を表1に示す[9]．

■表2 SF-36®の8つの下位尺度

| 下位尺度名 | 略号 | 得点の解釈 低い | 得点の解釈 高い |
|---|---|---|---|
| 身体機能 | PF | 入浴または着替えなどの活動を自力で行うことが、とてもむずかしい | 激しい活動を含むあらゆるタイプの活動を行うことが可能である |
| 日常役割機能(身体) | RP | 過去1カ月間に仕事やふだんの活動をした時に身体的な理由で問題があった | 過去1カ月間に仕事やふだんの活動をした時に、身体的な理由で問題がなかった |
| 体の痛み | BP | 過去1カ月間に非常に激しい体の痛みのためにいつもの仕事が非常にさまたげられた | 過去1カ月間に体の痛みはぜんぜんなく、体の痛みのためにいつもの仕事がさまたげられることはぜんぜんなかった |
| 全体的健康感 | GH | 健康状態が良くなく、徐々に悪くなっていく | 健康状態は非常に良い |
| 活力 | VT | 過去1カ月間、いつでも疲れを感じ、疲れはてていた | 過去1カ月間、いつでも活力にあふれていた |
| 社会生活機能 | SF | 過去1カ月間に家族、友人、近所の人、その他の仲間とのふだんのつきあいが、身体的あるいは心理的な理由で非常にさまたげられた | 過去1カ月間に家族、友人、近所の人、その他の仲間とのふだんのつきあいが、身体的あるいは心理的な理由でさまたげられることはぜんぜんなかった |
| 日常役割機能(精神) | RE | 過去1カ月間、仕事やふだんの活動をした時に心理的な理由で問題があった | 過去1カ月間、仕事やふだんの活動をした時に心理的な理由で問題がなかった |
| 心の健康 | MH | 過去1カ月間、いつも神経質でゆううつな気分であった | 過去1カ月間、おちついていて、楽しく、おだやかな気分であった |

(福原・他, 2004)[11]

## 客観的QOL評価

### 1) SF-36®

**SF-36®**(Medical Outcomes Study Short-Form 36-Item Health Survey)は、1980年代に米国で行われた医療評価研究であるMedical Outcome Study(MOS)に伴って作成された。現在、50カ国語以上に翻訳されて国際的に広く使用されている。SF-36®は、健康関連QOL(HRQOL)を測定するための、科学的な信頼性、妥当性を持つ評価法である。健康関連QOLとは、医療評価のためのQOLとして、個人の健康に由来する事項に限定した概念として定義されている。SF-36®は包括的であるため、多くの疾患の患者や疾患を持たない人を対象にすることができるので、疾病の異なる対象間での比較や、患者と健常者の比較が可能である。

最初に開発されたSF-36®の他に、その短縮版であるSF-12®やSF-8™がある。わが国では、2004年、福原ら[10,11]によるSF-36v2™日本語版マニュアルが刊行されている。

SF-36®は、16歳以上の成人を対象とする。8つの下位尺度つまり、①身体機能、②日常役割機能(身体)、③体の痛み、④全体的健康感、⑤活力、⑥社会生活機能、⑦日常役割機能(精神)、⑧心の健康、から構成されている(表2)。36の質問項目があり、それぞれ、3〜5段階で評価する。

結果は、国民的標準値の平均値と標準偏差を使用して偏差得点を算出することができる。こ

# I章 基本・症状編

■ 表3 脳卒中患者のSF-36®のスコア分布

| SF-36<br>Scale | Items | % MD | Score<br>Range | Mean(SD) | % Floor<br>(0点の%) | % Ceiling<br>(100点の%) | Skewness<br>(歪度)<br>(−1〜1が妥当) |
|---|---|---|---|---|---|---|---|
| 身体機能(PF) | 10 | 0 | 0-100 | 47.6(27.1) | 1.7 | 5.6 | 0.28 |
| 日常役割機能(身体)(RP) | 4 | 0.6 | 0-100 | 25.1(36.4) | 59.1 | 14.2 | 1.18 |
| 体の痛み(BP) | 2 | 0.6 | 0-100 | 62.4(29.2) | 2.3 | 25.6 | −0.20 |
| 全体的健康感(GH) | 5 | 0 | 0-100 | 51.7(19.7) | 0.6 | 1.1 | 0.24 |
| 活力(VT) | 4 | 0 | 0-100 | 46.6(24.9) | 1.7 | 1.7 | 0.12 |
| 社会生活機能(SF) | 2 | 0 | 0-100 | 64.5(31.2) | 2.3 | 29.9 | −0.32 |
| 日常役割機能(精神)(RE) | 3 | 0.6 | 0-100 | 70.3(41.5) | 19.9 | 63.1 | −0.84 |
| 心の健康(MH) | 5 | 0 | 12-100 | 70.9(21.0) | 0.6 | 7.3 | −0.67 |

(Hobart et al, 2002)[12]

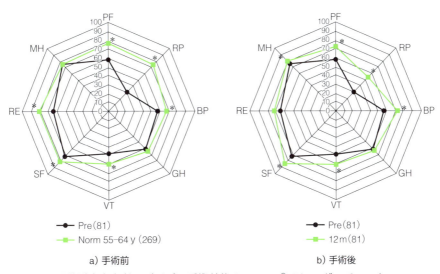

■ 図3 冠動脈疾患患者のバイパス手術前後のSF-36®のレーダーチャート

(Kiebzak et al, 2002)[13]

れにより，調査対照群の健康関連QOLの特徴を国民標準値との比較によって位置づけ，解釈することができる．

Hobartら[12]は，脳卒中患者176名(71%が男性，平均年齢62歳)についてSF-36®を測定したところ，表3に示すように，日常役割機能(身体)(RP)で59.1%が0点で，平均(−SD)が0を下回る(−11.3点)ため床効果ありと判断され，一方，日常役割機能(精神)(RE)で63.1%が100点となり，平均(+SD)が100を超える(111.8点)ため天井効果ありと判断された．このように，疾患やその重症度によっては，評価法として不具合が生じることがあり，注意が必要である．

一方，Kiebzakら[13]は，心臓冠動脈バイパス手術前の81名の患者と，年齢と性別をマッチさせた健常者269名について，SF-36®を測定したところ，全体的健康観(GH)と心の健康(MH)で，健常者と有意差がなかった(図3)．しかし，手術後12カ月のSF-36®の結果は，上記に加えて，日常役割機能(精神)(RE)が健常者と有意差がなくなった．これは，手術後の狭心症の発症率低下によって，患者の不安感が減少したことに起因していると結論している．

このようにSF-36®を用いて，時間経過を追ってレーダーチャートで比較することも可能である．

■表4 Sickness Impact Profile (SIP)

| | |
|---|---|
| SR | ：睡眠と休息 |
| EB | ：感情的行動 |
| BCM | ：身体介護と運動 |
| HM | ：家庭管理 |
| M | ：可動性 |
| SI | ：社会相互性 |
| A | ：移動 |
| AB | ：行動の変化 |
| C | ：コミュニケーション |
| W | ：雇用 |
| RP | ：レクリエーションと娯楽 |
| E | ：栄養摂取 |

(後藤葉子・他, 2006)[17]

■表5 EuroQoL (EQ-5D) 日本語版における5項目法

移動の程度
1. 私は歩き回るのに問題はない
2. 私は歩き回るのにいくらか問題がある
3. 私はベッド(床)に寝たきりである

身の回りの管理
1. 私は身の回りの管理に問題はない
2. 私は洗面や着替えを自分でするのにいくらか問題がある
3. 私は洗面や着替えを自分でできない

ふだんの活動(例：仕事，勉強，家事，家族・余暇活動)
1. 私はふだんの活動を行うのに問題はない
2. 私はふだんの活動を行うのにいくらか問題がある
3. 私はふだんの活動を行うことができない

痛み/不快感
1. 私は痛みや不快感はない
2. 私は中程度の痛みや不快感がある
3. 私はひどい痛みや不快感がある

不安/ふさぎ込み
1. 私は不安でもふさぎ込んでもいない
2. 私は中程度に不安あるいはふさぎ込んでいる
3. 私はひどく不安あるいはふさぎ込んでいる

(日本語版 EuroQol 開発委員会, 1998)[19]

## 2) Sickness Impact Profile (SIP)

米国 Washington 大学の Bergner ら[14]により，1972年から開発が開始され，1976年に公開，1981年に改訂された．

**SIP** は，疾病の影響による日常生活上の機能障害の程度を行動レベルで測定しようとする指標である．

身体領域(身体介護・運動，移動，可動性)，心理社会領域(社会相互性，行動の変化，感情的行動，コミュニケーション)，および独立領域(睡眠・休息，栄養摂取，雇用，家庭管理，レクリエーション・娯楽)の3領域12カテゴリー，合計136項目から構成されている(表4)．それぞれ，「はい」か「いいえ」で回答し，各カテゴリー点数の他に総合得点もしくは SIP パーセンテージを算出できる．結果の解釈は，高得点ほど，健康状態の悪化，または疾病の重症度を反映する．

SIP の問題点として，136項目という多数の項目であることが挙げられる．現在までに SIP の短縮版として，脊髄損傷患者を対象とした68項目[15]や脳卒中患者を対象とした30項目[16]が発表されている．一方，SIP の日本語版については，後藤ら[17]が，SIP の版権を所有する John Hopkins 大学より承認を得て翻訳した．また，慢性閉塞性肺疾患(COPD)の患者を対象に，日本語版 SIP の評価法としての検討を行い，高い信頼性と再現性が得られた．さらに，SF-36® の8つのサブスケールと SIP 合計，SIP 身体領域，SIP 心理社会領域の各スコアとの間に有意な相関が認められ，妥当性が検証された．

## 3) EuroQoL

**EuroQoL (EQ-5D)**[18]は1987年に英国，フィンランド，オランダ，ノルウェー，スウェーデンの5カ国の研究者によって，健康水準の変化を基数的に評価するための QOL 測定尺度の開発を目的に研究が進められ，1990年に5カ国語版が公表された．日本語版は1997年に EuroQoL Group の認定を受け，1998年に発表された[19]．

現在のバージョン(EQ-5D)は5項目法(表5)と視覚評価法(図4)の2部から構成される．5項目法は，移動の程度，身の回りの管理，ふだんの活動，痛み・不快感，不安・ふさぎ込み，から成る3段階選択式回答法を用いている．一方，視覚評価法は VAS (Visual Analogue

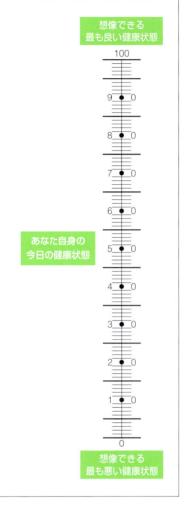

■ 図4　EuroQoL（EQ-5D）日本語版の視覚評価法

（日本語版 EuroQol 開発委員会, 1998）[19]

Scale；視覚的アナログスケール）（p135参照）による患者の健康状態の自己評価を行う.

結果の解釈は，EuroQol の効用値換算表（タリフ）を用いることにより，5項目法の243の組み合わせのそれぞれについて，死亡を0，完全な健康を1とした間隔尺度上で表された QOL スコア（効用値）に換算することができる．日本における健常者を対象とした面接調査により，日本語版 EQ-5D の回答から日本固有の効用値に換算する換算表も完成している．

（高橋秀寿）

#### 文献

1) World Health Organization：Constitution in basic documents, Geneva, 1948.
2) Bach JR et al：Life satisfaction of individuals with Duchenne muscular dystrophy using long-term mechanical ventilatory support. *Am J Phys Med Rehabil* **70**：129-135, 1991.
3) Lawton MP：The Philadelphia Geriatric Center Morale Scale；A revision. *J Gerontol* **30**：85-89, 1975.
4) 古谷野 亘：QOL などを測定するための測度（2），老年精医誌 **7**，431-441, 1996.
5) 石原 治・他：5年間における改訂 PGC モラールスケール得点の安定性．老年社会科学 **21**（3）：339-345, 1999.
6) Neugarten BL et al：The measurement of life satisfaction. *J Gerontol* **16**：134-143, 1961.
7) 古谷野 亘・他：生活満足度尺度の構造，因子構造の不変性．老年社会科学 **12**：102-116, 1990.
8) Koyano W, Shibata H：Development of a measure of subjective wellbeing in Japan. Facts and Research in Gerontology Supplement, 1994, pp181-187.

9) 樋口由美：Life Satisfaction Index（生活満足度尺度）．臨床評価指標入門（内山 靖・他編），第1版，協同医書出版社，2003, pp313-319.
10) Fukuhara S et al：Translation, adaptation, and validation of the SF-36 Health Survey for use in Japan. *J Clin Epidemiol* 51：1037-1044, 1998.
11) 福原俊一，鈴鴨よしみ：SF-36v2™日本語版マニュアル，特定非営利活動法人健康医療評価研究機構，2004.
12) Hobart JC et al：Quality of life measurement after stroke：uses and abuses of the SF-36. *Stroke* 33(5)：1348-1356, 2002.
13) Kiebzak GM et al：Use of the SF36 general health status survey to document health-related quality of life in patients with coronary artery disease：effect of disease and response to coronary artery bypass graft surgery. *Heart Lung* 31(3)：207-213, 2002.
14) Bergner M et al：The Sickness Impact Profile：development and final revision of a health status measure. *Med Care* 19：787-805, 1981.
15) Marcel WM et al：The SIP 68：A Measure of health related functional status in rehabilitation medicine. *Arch Phys Med Rehabil* 77：440-445, 1996.
16) Straten AV et al：A Stroke adapted 30 item version of the sickness quality of life（SA SIP 30）．*Stroke* 28：2155-2161, 1997.
17) 後藤葉子・他：Sick Impact Profile（SIP）日本語版の作成と慢性呼吸器疾患患者における信頼性および妥当性の検証．東北医誌 118：1-8, 2006.
18) Brooks R with the EuroQol Group：EuroQol：the current state of play. *Health Policy* 37：53-72, 1996.
19) 日本語版 EuroQol 開発委員会：日本語版 EuroQol の開発．医療と社会 8：109-123, 1998.

# II章
## 疾患編

# II章 疾患編

# 1. 脳卒中

　脳卒中はリハ医療の対象疾患として，わが国で最も頻度の多い疾患である．脳卒中の診療は，急性期の治療法の進歩(血栓溶解療法，血管内治療，脳保護療法等)，脳卒中病床(stroke unit)やクリニカルパスの導入，ガイドラインの策定，医療システムの改革等に伴って変わってきた[1]．その中で，脳卒中のリハは急性期，回復期，維持期(生活期)と機能分化，区分され，スムーズな連携のために脳卒中地域連携パスが各地域で整備されつつあり，地域での医療機関や施設との連携においては，"共通言語"すなわち同じ評価法で評価することが求められている．また，EBM (evidence based medicine)の観点から診療ガイドラインのように根拠に基づく医療が各疾患について求められており，脳卒中に対するリハ医学・医療にも他の治療法と同様に evidence が求められている．近年，脳卒中のリハにおいて新しい有効な訓練や治療機器，治療法が報告され注目を浴びているが，これらの研究等も，他の施設での利用には"共通言語"で評価されていないとその活用は難しい．さらには，世界で使用されている評価法で評価しないとそのデータが広く生かされないことにもなる．

## 疾患像

### 1) 疫学

　脳卒中(脳血管疾患)は，わが国では1950年代初頭に結核による死亡者が大きく減少したことに伴い，その後1980年(昭和55年)までにわたって，死因の第1位を占めていた．1981年には悪性新生物に抜かれ第2位となり，1985年には心疾患に抜かれ第3位となった．その後も死亡数，死亡率ともに低下傾向であり，2011年には肺炎が第3位となり，脳卒中は第4位，全死亡者に占める割合は9.9％となっている[3]．「人口動態統計の概況」によると，2011年の死亡数では，脳卒中は第4位として12万3,784人であった．このうち脳梗塞は7万2,885人であり，脳卒中で死亡したうちの約6割が脳梗塞であった．「平成20年患者調査の概況」(2008年)によると，脳卒中(脳出血や脳梗塞等)の総患者数(継続的な治療を受けていると推測される患者数)は全疾患中第4位で，133万9,000人であった[4]．「平成22年国民生活基礎調査の概況」(2010年)によると，介護が必要になる原因(要支援も含めて)のトップは脳卒中で全体の21.5％であった．しかし要介護度4，5に限ると，脳卒中がそれぞれ30.3％，33.8％を占めており，重度な介護を必要とするものに脳卒中後遺症によるものが多いと報告されている[5]．「平成25年国民生活基礎調査の概況」(2013年)によると介護が必要になる原因(要支援も含めて)のトップは変わらず脳卒中だが全体の18.5％と減少し，認知症が15.8％と増加傾向にある．しかし，要介護度4，5に限るとやはり脳卒中がそれぞれ30.9％，34.5％を占めている[6]．

### 2) 症状

　脳卒中による症状およびその重症度は，その病変部位，病変の大きさによって左右され，それに伴う機能障害，能力低下は症例によって大きく異なる．

　脳卒中に伴う症状は，急激に起こる頭痛，嘔吐，意識障害，吐気，めまい等があり，その発症様式等から病型や臨床診断がなされる．リハ上の問題点は機能障害として，意識障害，運動

■ 表1　NINDS 分類第Ⅲ版

```
A. 無症候性のもの(asymptomatic)
B. 局所神経症候を呈するもの(focal brain dysfunction)
   1. 一過性脳虚血発作(transient ischemic attacks)
   2. 脳卒中(stroke)
      a. 時間的経過による分類(省略)
      b. 脳卒中の型による分類
         1) 脳出血(brain hemorrhage)
         2) クモ膜下出血(subarachnoid hemorrhage)
         3) 動静脈奇形からの頭蓋内出血(intracranial hemorrhage from arteriove-
            nous malformation)
         4) 脳梗塞(brain infarction)
            a) 機序による分類(mechanisms)
               ①血栓性(thrombotic)
               ②塞栓性(embolic)
               ③血行力学性(hemodynamic)
            b) 臨床カテゴリーによる分類(clinical categories)
               ①アテローム血栓性(atherothrombotic)
               ②心原性塞栓(cardioembolic)
               ③ラクナ(lacunar)
               ④その他(other)
            c) 部位による症候による分類(省略)
C. 血管性認知症(vascular dementia)
D. 高血圧性脳症(hypertensive encephalopathy)
```

(National Institute of Neurological Disorders and Stroke, 1990)[8] (高木, 2006)[9]

障害(片麻痺，失調)，感覚障害，拘縮，痙縮，認知症，高次脳機能障害(失語，失認，失行，注意障害，記憶障害，半側空間無視等)，視野障害，摂食嚥下障害，排尿障害，肩の問題〔亜脱臼，疼痛，complex regional pain syndrome(CRPS)〕，中枢性疼痛，うつ等，能力低下(活動制限)として，ADL 障害，歩行障害，コミュニケーション障害等，社会的不利(参加制約)として家族関係，経済的問題等が挙げられる[7]．これらを評価するものとして，以下に述べる評価法が用いられている．

### 3) 脳卒中の病型分類と病態

現在，国内外で最も広く用いられている脳血管障害分類は **NINDS 分類第Ⅲ版**(1990年)である(表1)[8]．CT，MRI の普及以来，脳血管，心臓，大血管の評価，病態の解析が飛躍的に進歩し，さまざまな病態が明らかにされている．

まず，症候の有無や様式によって，無症候性のもの，局所神経症候を呈するもの，血管性認知症，高血圧性脳症の4つに大別されている．局所神経症候を呈するもののうち24時間以内に症候が消失するものが TIA(transient ischemic attack；一過性脳虚血発作)であり，一方，症候が24時間以上持続するものが脳卒中である．脳卒中の型は，出血性のものが脳出血，クモ膜下出血，脳動静脈奇形に伴う頭蓋内出血であり，一方に脳梗塞がある．

**脳梗塞の分類**

脳梗塞では，機序による分類において，血栓性，塞栓性，血行力学性が挙げられている．一方，臨床的カテゴリーによる分類では，アテローム血栓性脳梗塞，心原性脳梗塞，ラクナ梗塞，その他に分類されている．

#### ①アテローム血栓性脳梗塞

アテローム血栓性脳梗塞は，脳主幹動脈の粥状硬化性病変を基盤に生じ，血栓形成による急性閉塞，壁在血栓から末梢脳動脈への塞栓，血行力学性要因等が発生機序となる．心原性脳塞栓は，心臓由来の塞栓症で，シャント性心疾患に伴う奇異性の脳塞栓も含む．ラクナ脳梗塞は，

頭蓋底の主幹脳動脈から分岐する細い穿通動脈病変によるものである．

アテローム血栓性脳梗塞は，動脈硬化性リスクファクターの高血圧，糖尿病，高脂血症等を有する例に多く，虚血性心疾患，閉塞性動脈硬化症等を合併する場合も多い．発症様式や病巣分布等は多様であるが，頸動脈超音波，MRA等により動脈硬化性脳血管病変を証明することが必要である．

②心原性脳梗塞

心原性脳梗塞は，心房細動，弁膜性疾患等が原因となり，突発的に発症することが特徴である．診断には，断層心エコー図，ホルター心電図等による塞栓源心疾患の検出が必須である．境界が明瞭な皮質梗塞，広範な基底核梗塞，あるいは両者の合併が多い．また，出血性脳梗塞の頻度が高く，転帰不良例が多い．

③ラクナ梗塞

ラクナ梗塞は，高血圧との関係が深く，片麻痺のみ等のラクナ症候を呈する．基底核や橋底部に好発し，病巣は径 1.5 cm 以下である[9]．

急性期での輸液の管理，安静度の拡大のタイミング，超急性期や急性期の治療，慢性期での再発予防等は原因および病態に依存するために，前述した分類が重要である．

### 4）診断・検査

急性期の診断には症状から，病巣部位等が推定できる．まずは血液検査，生化学検査，心電図，胸部単純 X 線検査，頸動脈超音波，心臓超音波等が必要である．また鑑別には，髄液検査等も必要になる．しかし，急性期における診断検査には，CT，MRI が必要である．特に急性期では，rt-PA 投与のためには，CT，MRI の検査が至急に必要となる．発症から 3 時間以内で，CT や MRI で脳梗塞の変化がごくわずかである場合に，rt-PA が静脈内投与されると閉塞血管が再開通し，症状が改善する可能性がある．

#### (1) CT

脳出血やクモ膜下出血等，出血を伴う場合に有用である．脳梗塞は CT ではっきり診断できるまでに通常数時間以上かかる．運動麻痺が生じ，1時間後に CT 検査をして直ちに脳出血と診断できる場合もあるし，出血がなければ脳梗塞の可能性が高い．また，慢性硬膜下血腫，脳腫瘍，脳膿瘍等との疾患の鑑別にも有用である．

#### (2) MRI

CT と違い，MRI は検査の条件を変えることでいろいろな画像の撮影が可能である．現在よく用いられるのは，CT のように水が黒，脳が灰色に見える「T1強調画像」，これを白黒逆転させたような「T2強調画像」，脳梗塞の病巣がよりはっきりわかるようにした「フレアー画像」等がある．さらには新しい病巣だけが非常に早い時期からわかる「拡散強調画像」もあり，急性発症の脳梗塞がわかる．

他にも SPECT や PET 等の検査，頭部や内頸動脈等の超音波検査が必要である．

### 5）併存疾患[10,11]

頻度の高い生活習慣病（高血圧，糖尿病，高脂血症，肥満，閉塞性動脈硬化症等），および他の疾患（心血管疾患や骨関節疾患等）は，それ自体が脳血管障害等の疾患の予防につながるばかりでなく，機能予後や要介護度に大きな影響を与えるため，大変重要である．特に高齢者では，脳卒中ばかりでなく，他の多くの併存疾患も伴い，機能障害はより重度化する．それゆえに，併存疾患を評価するものとして，**Charlson Comorbidity Index** があるが，わが国で開発された脳卒中で用い得る併存疾患の標準化尺度としては **Comorbidity Index**[12] がある．

さらには，高齢化とともに起こりやすいものとして，認知症，転倒やそれに伴う骨折，悪性腫瘍等がある．

### 6）合併症

急性期脳卒中に起こりやすい合併症としては，褥瘡，尿路感染，深部静脈血栓，肺炎，肺塞栓等がある．

## 障害構造と評価

脳卒中によりさまざまな障害が生じるが，こ

れらを適切に評価することが重要である．

つまり，脳卒中のリハでは，疾患の診断と治療に加え，それから派生するさまざまな障害に対応することが必要である．WHO（World Health Organization；世界保健機関）は，1980年に**国際障害分類**（International Classification of Impairment, Disability and Handicap；ICIDH）を発表した（p 5, 154 参照）．さらに，2002 年に社会参加を含むより広い視野から，現在は**国際生活機能分類**（International Classification of Functioning, Disability and Health；ICF）という分類が用いられている（p 5, 154 参照）．それぞれの障害の段階にしたがって，機能障害，能力低下（活動制限），社会的不利（参加制約）の順で評価する．つまり，脳卒中患者のリハ上の問題点を機能障害，能力低下（活動制限），社会的不利（参加制約）でとらえ，それぞれの問題点から患者や家族の状態を総合的に考え，ゴール等を設定していく．そのためには，問題点をできるだけ客観的に評価することが必要である．そうすることで，問題点の程度，重症度がどのレベルなのかを知り，問題点を共有することができる．また，詳細に評価することで，今後も問題とすべきものかどうかもその結果から判断できると考えられる．

### 1）脳卒中の重症度

脳卒中患者の病態を客観的に評価するために，急性期における重症度や治療効果等の判定として，NIHSS（National Institute of Health Stroke Scale）[13]とJSS（Japan Stroke Scale）[14]が用いられている．

#### (1) NIHSS

**NIHSS**（**National Institute of Health Stroke Scale**）（図 1）[13]は，脳卒中急性期におけるストロークスケールとして，世界的に広く使われている．例えば，rt-PA 投与の必須観察事項として挙げられ，そのためのトレーニングの標準化が英語圏では成されている．11 観察事項，15 項目で一通りの神経学的観察ができ，ベッドサイドで簡単に点数算出が可能である．

意識，眼球運動，視野，顔面麻痺，四肢筋力，運動失調，感覚，言語等，15 種類の評価項目から成る．各評価項目のスコアを合計すると 0～42 点になり，点数が高いほど重症となる．

rt-PA の静脈内投与の有用性を検討したアメリカの NINDS 試験では，アルテプラーゼ静注で 1 年後に良好な転帰が得られたのは，来院時の NIHSS スコア 10 未満で 60～70％だったのに対し，21 以上では 4～16％に過ぎなかった．

NIHSS の問題点としては，定量性が欠如していること，椎骨脳底動脈系の神経症状評価が不十分であること，右大脳半球と左大脳半球で同程度の損傷範囲でも点数が大きく異なること等が挙げられる．

#### (2) JSS

**JSS**（**Japan Stroke Scale**）（図 2）[14]は，日本脳卒中学会が 1997 年に作成した急性期脳卒中重症度スケールである．NIHSS の欠点である定量性に配慮し，評価項目に科学的根拠のある重み付けを行い作成された．JSS では，conjoint 分析という統計理論を使って，評価項目に科学的根拠のある重み付けが行われた．得られたスコアが比例尺度となっているのが JSS の大きな特徴で，唯一の定量的ストロークスケールである．

評価項目は，意識，言語，無視，視野欠損または半盲，眼球運動障害，瞳孔異常，顔面麻痺，足底反射，感覚系，運動系（手，腕，下肢）の12 項目である．各評価項目のカテゴリー数は 2 または 3 となっている．専用の調査票に該当カテゴリーをチェックし，チェックの入った枠の右側に示されている数字を合計すればよい．得られた数値が「重症度スコア」で，およそ -0.38 と 26.95 の間の値を取る．JSS は評価者間のばらつきが少ない．

### 2）脳卒中の機能障害

脳卒中の機能障害の評価には，総合的評価として SIAS（Stroke Impairment Assessment Set）[15,16]，Fugl-Meyer Assessment[16,17]等が，主に運動障害の評価として，Brunnstrom Stage[18,19]，Motoricity Index[20]等がある．わが国で開発された SIAS は，わが国で広く用いられている．

| NIHSS | 患者名　　　　　　　評価日時　　　　　　　評価者 | |
|---|---|---|
| 1a. 意識水準 | ☐ 0：完全覚醒　　☐ 1：簡単な刺激で覚醒<br>☐ 2：繰り返し刺激，強い刺激で覚醒　　☐ 3：完全に無反応 | |
| 1b. 意識障害―質問<br>（今月の月名及び年齢） | ☐ 0：両方正解　　☐ 1：片方正解　　☐ 2：両方不正解 | |
| 1c. 意識障害―従命<br>（開閉眼，「手を握る・開く」） | ☐ 0：両方正解　　☐ 1：片方正解　　☐ 2：両方不可能 | |
| 2. 最良の注視 | ☐ 0：正常　　☐ 1：部分的注視視野　　☐ 2：完全注視麻痺 | |
| 3. 視野 | ☐ 0：視野欠損なし　☐ 1：部分的半盲<br>☐ 2：完全半盲　　☐ 3：両側性半盲 | |
| 4. 顔面麻痺 | ☐ 0：正常　　☐ 1：軽度の麻痺<br>☐ 2：部分的麻痺　　☐ 3：完全麻痺 | |
| 5. 上肢の運動（右）<br>*仰臥位のときは 45 度右上肢 | ☐ 0：90 度*を 10 秒間保持可能（下垂なし）<br>☐ 1：90 度*を保持できるが，10 秒以内に下垂<br>☐ 2：90 度*の挙上または保持ができない．<br>☐ 3：重力に抗して動かない<br>☐ 4：全く動きがみられない<br>☐ 9：切断，関節癒合 | |
| 上肢の運動（左）<br>*仰臥位のときは 45 度左上肢 | ☐ 0：90 度*を 10 秒間保持可能（下垂なし）<br>☐ 1：90 度*を保持できるが，10 秒以内に下垂<br>☐ 2：90 度*の挙上または保持ができない．<br>☐ 3：重力に抗して動かない<br>☐ 4：全く動きがみられない<br>☐ 9：切断，関節癒合 | |
| 6. 下肢の運動（右） | ☐ 0：30 度を 5 秒間保持できる（下垂なし）<br>☐ 1：30 度を保持できるが，5 秒以内に下垂<br>☐ 2：重力に抗して動きがみられる<br>☐ 3：重力に抗して動かない<br>☐ 4：全く動きがみられない<br>☐ 9：切断，関節癒合 | |
| 下肢の運動（左） | ☐ 0：30 度を 5 秒間保持できる（下垂なし）<br>☐ 1：30 度を保持できるが，5 秒以内に下垂<br>☐ 2：重力に抗して動きがみられる<br>☐ 3：重力に抗して動かない<br>☐ 4：全く動きがみられない<br>☐ 9：切断，関節癒合 | |
| 7. 運動失調 | ☐ 0：なし　　☐ 1：1 肢　　☐ 2：2 肢<br>☐ 9：切断，関節癒合 | |
| 8. 感覚 | ☐ 0：障害なし　　☐ 1：軽度から中等度　　☐ 2：重度から完全 | |
| 9. 最良の言語 | ☐ 0：失語なし　　☐ 1：軽度から中等度<br>☐ 2：重度の失語　　☐ 3：無言，全失語 | |
| 10. 構音障害 | ☐ 0：正常　　☐ 1：軽度から中等度　　☐ 2：重度<br>☐ 9：挿管または身体的障壁 | |
| 11. 消去現象と注意障害 | ☐ 0：異常なし<br>☐ 1：視覚，触覚，聴覚，視空間，または自己身体に対する不注意，あるいは 1 つの感覚様式で 2 点同時刺激に対する消去現象<br>☐ 2：重度の半側不注意あるいは 2 つ以上の感覚様式に対する半側不注意 | |

■ 図 1　NIHSS

（Lyden et al, 1994）[13]

```
Japan Stroke Scale 調査票（第5版）
患者名：      年齢：   歳   男・女    発症日時  /  /  時頃    検査日：  /  /
診断名：      麻痺例（右，左，両）     利き手（右，左，両）    検者：
```

1. Level of Consciousness（意識）：
   a) Glasgow Coma Scale：

   | 開眼（Eyes Open）： | 言語（Best Verbal Response）： | 運動（Best Motor Response） |
   |---|---|---|
   | 4 自発的に開眼する | 5 見当識良好 | 6 命令に従う |
   | 3 呼びかけにより開眼する | 4 混乱した会話 | 5 疼痛に適切に反応 |
   | 2 痛み刺激により開眼する | 3 不適切な言葉 | 4 屈曲逃避 |
   | 1 全く開眼しない | 2 理解不能の応答 | 3 異常屈曲反応 |
   |  | 1 反応なし | 2 伸展反応（除脳姿勢） |
   |  |  | 1 反応なし |

   E　　V　　M　 Total
   （ ）+（ ）+（ ）=□
   A：15    B：14〜7    C：6〜3

   □ A＝ 7.74
   □ B＝15.47
   □ C＝23.21

   B. Japan Coma Scale：
   Ⅰ．刺激しなくても覚醒している状態
   　9 全く正常
   　8 大体意識清明だが，今一つはっきりしない（Ⅰ-1）
   　7 時・人・場所がわからない（見当識障害）（Ⅰ-2）
   　6 自分の名前，生年月日が言えない（Ⅰ-3）
   Ⅱ．刺激すると覚醒する状態
   　5 普通の呼びかけで容易に開眼する（Ⅱ-10）
   　4 大きな声または体を揺さぶることにより開眼する（Ⅱ-20）
   　3 痛み刺激を加えつつ呼びかけを繰り返すとかろうじて開眼する（Ⅱ-30）
   Ⅲ．刺激しても覚醒しない状態
   　2 痛み刺激に対しはらいのける様な動作をする（Ⅲ-100）
   　1 痛み刺激で少し手足を動かしたり顔をしかめる（Ⅲ-200）
   　0 痛み刺激に全く反応しない（Ⅲ-300）
   A：9　　　B：8〜3　　　C：2〜0

2. Language（言語）：
   1. 口頭命令で拳を作る（両側麻痺の場合は口頭命令で閉眼する）
   2. 時計を見せて"時計"と言える
   3. "サクラ"を繰り返して言える
   4. 住所，家族の名前が上手に言える
   A：All　　B：3/4 or 2/4　　C：1/4 or 0/4（None）

   □ A＝1.47
   □ B＝2.95
   □ C＝4.42

3. Neglect（無視）：（可能な限り裏面の線分を使用のこと）
   A：線分二等分試験正常
   B：線分二等分試験で半側空間無視
   C：麻痺に気がつかない．あるいは一側の空間を無視した行動をする．

   □ A＝0.42
   □ B＝0.85
   □ C＝1.27

■ 図2　JSS

（日本脳卒中学会 Stroke Scale 委員会，1997，文献14より抜粋）[14]

一方世界では，1975年に作成されたFugl-Meyer Assessment が広く用いられている．Brunnstrom Stage は，わが国で運動障害の評価として広く用いられている．

機能障害を評価することは，リハ上で問題点の抽出，その経過の評価，予後予測に際して重要である．

## (1) SIAS

SIAS（Stroke Impairment Assessment Set）（図3）[15,16]は，1994年に開発された脳卒中の機能障害の評価法である．脳卒中の多面的な障害が把握できるように，麻痺側運動機能や感覚機能だけではなく，高次脳機能障害，非麻痺側機能といった大項目9項目，評価項目は22項目

## SIAS チャート

氏名 _____ 年月日 ___/___/___ 検者 _____

(右・左)麻痺

| | | 上肢 | 下肢 | | | | |
|---|---|---|---|---|---|---|---|
| 運動機能 | 膝・口テスト | | | 0：まったく動かず<br>課題可能でぎこちなさが<br>3：中等・著明<br>4：軽度<br>5：なし | 疼痛 | | 0：睡眠を妨げる<br>2：加療を要しない程度 |
| | 手指テスト | | | 1A：わずかな集団屈曲<br>1B：集団伸展<br>1C：一部分離<br>2：分離可能 屈伸不十分 | 体幹機能 | 腹筋力 | 45度傾斜<br>0：起きられる<br>2：軽い抵抗<br>3：強い抵抗でも |
| | 股関節屈曲テスト | | | 2：足部が床から離れる | | 垂直性 | 0：座位不可<br>2：指示にて垂直 |
| | 膝関節伸展テスト | | | 2：足部が床から離れる | | (視空間認知1回目) cm | 2回測定<br>患者の左からのcmを記載 |
| | 足パットテスト | | | | 視空間認知 | (視空間認知2回目) cm | 2回のうち中央からのずれが大きい方で採点 |
| 筋緊張 | 腱反射 | | | 0：持続性のクローヌス<br>1A：中等亢進<br>1B：低下<br>2：軽度亢進<br>3：正常 | | 視空間認知スコア | 中央からのずれが<br>　0：15 cm 以上<br>　1：5 cm 以上<br>　2：3 cm 以上<br>　3：3 cm 未満 |
| | 筋緊張 | | | 0：著明亢進<br>1A：中等亢進<br>1B：低下<br>2：軽度亢進<br>3：正常 | | 言語機能 | 1A：重度感覚(混合)<br>1B：重度運動<br>2：軽度 |
| 感覚機能 | 触覚 | | | 0：脱失<br>1：中等度鈍麻<br>2：軽度鈍麻<br>3：正常 | 非麻痺側機能 | 非麻痺側大腿四頭筋 | 0：重力に抗せず<br>1：中等度筋力低下<br>　　(MMT4)<br>2：軽度<br>3：正常 |
| | 位置覚 | | | 0：動き不明<br>1：方向不明<br>3：わずかな動きでも可 | | (非麻痺側握力) kg | 座位　肘伸展位<br>0：0 kg<br>1：10 kg 以下<br>2：25 kg 以下<br>3：25 kg より大きい |
| | (関節可動域) | °<br>(肩) | °<br>(足) | 肩 0：60°以下<br>1：90°以下<br>2：150°以下<br>3：150°より大きい | | 非麻痺側握力スコア | |
| | 関節可動域スコア | (肩) | (足) | 足 0：−10°以下<br>1：0°以下<br>2：10°以下<br>3：10°より大きい | | (麻痺側握力) kg | 参考<br>(SIAS項目でない) |

© 慶應義塾大学医学部リハビリテーション医学教室　2006

■ 図3　SIAS

(慶應義塾大学医学部リハビリテーション医学教室：http://www.keio-reha.com/sias/)

〈上肢(合計66点)〉

|  | 得点 |  | 得点 |
|---|---|---|---|
| A 肩/肘/前腕(合計36点) |  | B 手関節5動作(合計10点) | 0～10 |
| Ⅰ 反射(屈筋系/伸筋系の2項目) | 0/2/4 0:反射なし 2:反射あり |  | 0:不可 1:部分的 2:可能 |
| Ⅱ 共同運動 | 0:不可 1:部分的 2:可能 | 肩0度肘0度前腕回内位で手関節背屈15度保持 |  |
| a 屈筋共同運動6要素 | 0～12 | 同じく手関節背屈掌屈繰り返せるか |  |
| 肩 挙上/外転/外旋 |  | 肩多少外転屈曲肘伸展前腕回内位で手関節背屈15度保持 |  |
| 肘 屈曲 |  | 同じく手関節背屈掌屈繰り返せるか |  |
| 前腕 外転 |  | 手関節の分回しが可能か |  |
| b 伸筋共同運動3要素 | 0～6 | C 手指7動作(合計14点) | 0～14 |
| 肩 内転/内旋 |  |  | 0:不可 1:部分的 2:可能 |
| 肘 伸展 |  | 集団屈曲/集団伸展/MP伸展IP屈曲で把持/母指内転つまみ |  |
| 前腕 回内 |  | 鉛筆母指示指鉛尖ピンチ/円筒母指示指掌側つまみ/球つまみ |  |
| Ⅲ 屈筋/伸筋共同運動の混合 | 0～6 | D 協調運動/スピード(指鼻試験の3要素)(合計6点) | 0～6 |
| 3動作 | 0:不可 1:部分的 2:可能 |  |  |
| 手を腰に |  | 振戦 | (0:著明 1:少し 2:なし) |
| 肩屈曲90度まで |  | 測定障害 | (0:著明または非系統的 1:少しまたは系統的 0:なし) |
| 肘直角で前腕回内外 |  |  |  |
| Ⅳ 共同運動を脱した3動作 | 0～6 | 5往復速度 | (0:健側より6秒以上遅い 1:2-5秒遅い 2:2秒未満) |
|  | 0:不可 1:部分的 2:可能 |  |  |
| 肩外転90度まで |  |  |  |
| 肩屈曲180度まで |  |  |  |
| 肘伸展で前腕回内外 |  |  |  |
| Ⅴ 正常反射 | 0～2 stageⅣが満点の時のみ採点 |  |  |
| 0:3反射中2反射が高度亢進 |  |  |  |
| 1:1つの反射が高度亢進または2反射が亢進 |  |  |  |
| 2:3反射とも高度亢進ではなく,亢進も1反射まで |  |  |  |

■図4 Fugl-Meyer Assessment

(Fugl-Meyer et al, 1975, 文献17より訳)

から成る.それぞれの項目はそれぞれ1つのテストによって評価できる.6段階もしくは4段階で総得点は75点である.

特別な道具を必要とせず簡便であり,多面的な機能障害を網羅できる.検者間信頼性,内容妥当性が高い.併存的妥当性も高い.座位で評価でき,多面的な機能障害を見落としなく評価できる.簡便であることから,外来,ベッドサイドあるいは訓練室等,どこででも施行できる.

また,表に従い順に評価することで,脳卒中患者の機能障害をほぼすべて評価できる.さらには非麻痺側の機能を評価できる.

それぞれの障害を評価できるため,評価の全体的な把握には有用である.短時間で評価可能であるため,共通言語になり得る.

### (2) Fugl-Meyer Assessment

**Fugl-Meyer Assessment**(図4)[16,17]は,1975年にFugl-Meyerらが発表した世界で広く用いられている脳卒中機能障害の総合評価法である.

運動機能はBrunnstrom Stageと同様に上肢,手指,下肢に分かれ,随意運動,協調性,スピードおよび反射を評価する.さらには体幹バランス,静的・動的座位,立位,片足立ちを評価する.感覚機能としては,上肢下肢各部の触・位置覚を評価する.また各関節の可動域を評価し,可動域の際の関節痛を評価する.

評定尺度は3段階であり,総得点は226点運動機能は100点である.検者間信頼性,再テスト信頼性,内容妥当性,併存的妥当性も高い.わが国では用いられていることが少ないものの,脳卒中の標準的な機能障害評価法として,世界的に広く用いられている.小さな回復にも感度が高い.

### (3) Brunnstrom Stage

**Brunnstrom Stage**(表2)[18,19]は，脳卒中の運動麻痺を中枢性麻痺の観点から評価するものであり，中枢神経麻痺の運動パターンによる評価法が基本である．

上肢，手指，下肢それぞれを「stage Ⅰ：完全麻痺」から「stage Ⅵ：分離運動可能」の6段階に評価する．わが国で一番普及している片麻痺の評価法で，共同運動等が簡単に評価できる．上肢，手，下肢のいくつかの運動を行ってもらい，それから回復stageを評価する．

連合反応，共同運動等中枢性運動麻痺の特徴から，運動麻痺がどのような段階にあるのかを評価することで，その回復段階が評価できる．しかし，回復は必ずしもこのようにstage Ⅰからstage Ⅵへの順番に回復していくわけではない．とはいえ，中枢性片麻痺を理解するうえではBrunnstrom Stageは有用である．

### (4) Motoricity Index

**Motoricity Index**[20]は，片麻痺の各関節の筋力で評価し，そこから計算によって求める評価法である．中枢性麻痺との観点からの評価ではない．片麻痺における各関節のMMTを難易度で分析し，難易度によって統計的に順序尺度を間隔尺度化し，上下肢ともに100点満点に構成したものである．基本的には，各関節の徒手筋力テストで評価する．**MRC**（**Medical Research Council**）**スケール**はイギリス版の徒手筋力検査で**Manual Muscle Testing**（**MMT**）（p32参照）と同じである．

肩関節外転，肘関節屈曲と手指で上肢機能とする．上肢機能得点はそれぞれの得点を加算し，3で割る．股関節屈曲，膝関節伸展，足関節背屈で下肢機能とする．下肢機能得点はそれぞれの得点を加算し，3で割る．総得点は，上肢機能得点と下肢機能得点を足して，2で割る．

脳卒中の運動麻痺をMRC，つまり筋力という観点から評価したものである．

### 3）バランスの評価

脳卒中ばかりではないが，立位の安定性やバランスは，歩行をはじめとする移動能力の基本

■ 表2　Brunnstrom Stage（抜粋）

上肢

| | |
|---|---|
| stage Ⅰ | 弛緩性麻痺 |
| stage Ⅱ | 上肢のわずかな随意運動 |
| stage Ⅲ | 座位で肩・肘の同時屈曲，同時伸展 |
| stage Ⅳ | 腰の後方へ手をつける．肘を伸展させて上肢を前方水平へ挙上．肘90°屈曲位での前腕回内・回外 |
| stage Ⅴ | 肘を伸展させて上肢を横水平へ挙上，また前方頭上へ挙上，肘伸展位での前腕回内・回外 |
| stage Ⅵ | 各関節の分離運動 |

(Brunnstrom, 1966)[18] (石田, 1999)[19]

的な問題であり，評価することが望ましい．

一般的にはTUG（Timed Up and Go Test）やBBS（Berg Balance Scale）が行われている[21]．簡易的なものとしてTrunk Control Test（TCT）[22]がある．バランスを評価することは，機能予後を推定する際やリハプログラムを進める際のゴール設定等に必要である．

### (1) TUG

**TUG**（**Timed Up and Go Test**）は，評価というより測定である（p146, 348, 429参照）．肘かけのついた椅子にゆったりと腰かけた状態から立ち上がり，3m先のコーンまでできるだけ早く歩き，折り返してから再び深く着座するまでの様子を観察し，所要時間で評価したものがTUGである．それゆえにバランスばかりでなく，下肢筋力，歩行能力，易転倒性等とも関係が深い．

### (2) BBS

**BBS**（**Berg balance scale**）[22]は，1989年にBergらにより，高齢者のバランス機能をより適切に評価するための指標として開発された．バランス機能の長期的モニタリングや転倒リスク者のスクリーニング，介入効果の判定等に用いられている（p148参照）．

BBSの各項目は0～4点の5段階に得点化されており，56点満点である．14項目の課題動作から成り，得点が高いほど，各課題を自立して遂行できることを意味する．

評価項目はすべて日常生活関連動作から構成され，特別な機器，器具を必要としない．肘か

け付きの椅子，定規，あるいはメジャー，台，ストップウォッチ等で可能である．

動的バランスのみならず静的バランスの評価，つまり包括的なバランス能力を評価ができる．信頼性，妥当性は高い．脳卒中患者では，BBS得点とBarthel Index，Fugl-Meyer Assessmentとの間に高い相関がある．また，地域在住高齢者で安全に歩行できる人と，歩行補助具や監視の必要性がある人との識別の目安となる得点は45点付近である．

### (3) Trunk Control Test (TCT)

Trunk Control Test (TCT) (p 145参照)[22]は，麻痺側への寝返り，健側への寝返り，座位バランス，起き上がりの4つの項目について，3段階で評価し，合計100点で評価する．つまり，4つの基本動作から体幹機能を総合的に評価するもので，簡易的である．

### 4) 脳卒中の上肢機能障害

脳卒中ばかりではないが，上肢機能障害を評価することはリハ医療において大変重要である．現在では，一般的な上肢機能評価としてSTEF (Simple Test for Evaluating Hand Function) がわが国では用いられている．これらの他にも諸外国ではAction Research Arm Test (ARAT)，Nine Hole Peg Test，Motor Activity Log Test，Wolf Motor Function Test等が用いられている．

上肢機能障害を評価し，その変化をみることによって，治療法の有効性等を評価できる．

### (1) 簡易上肢機能検査

STEF (**Simple Test for Evaluating Hand Function, 簡易上肢機能検査**) (p 19参照)(図5, 6)[23]は，上肢の動作能力を特に動きの速さによって評価するものである．机上の物品移動に要する時間を測定し，上肢動作を客観的に評価する．

10種類のサブテストから成り，10種類の物品（大きさ，形，重さ，素材が異なる）を把持し，移動させ，離す．各サブテストに要した時間を10段階の得点プロフィールに従い，1～10点を与え，左右別に合計点を算出する．

各サブテストには20～70秒の時間制限がある．

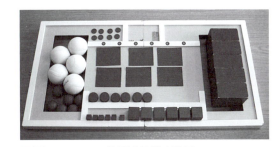

■ 図5　STEFで使用する検査道具

(SOT-3000：酒井医療)

標準化されており，男女，年齢別のデータがあり，信頼性が高い．

しかし，重度の片麻痺等の患者に対しては検査困難で，軽度の片麻痺患者の機能回復をみるには適している．つまり，脳卒中のすべての患者に適応可能なわけではない．

### (2) Action Research Arm Test

脳卒中後の上肢機能評価として海外で広く使用されている**Action Research Arm Test (ARAT)** (図7, 8)[24,25]は，道具を用いた上肢機能評価で，4つのサブテスト(grasp, grip, pinch, gross movement)，合計19項目で構成される．それぞれの動作に対する完遂度と時間に基づいて採点し，評価時間が短くなる工夫がされている．日常生活において用いられる複合的な上肢機能を評価することを主眼としている．

ARATの信頼性，妥当性，反応性は脳卒中患者を対象に検討され，評価者間信頼性と内的一貫性が高かったと報告されている．また，Fugl-Meyer Assessment (FMA)の上肢運動項目，STEFとの間で高い相関が認められ，併存的妥当性も認められている．さらにARATは，STEFとの比較で上肢機能の変化に対する反応性が高く，STEF低得点者においてARATでの得点分布が広い傾向を認めた．ARATは，麻痺側上肢機能障害の重度から軽度まで幅広く評価可能であり，評価時間が比較的短時間であるため，今後，わが国で広く活用されることが期待される．

### (3) Box and Block Test

**Box and Block Test** (BBT)(図9)[26,27]はもと

簡易上肢機能検査

NO.　氏名　年令　病名・障害名　検査　検査者

| | 検査方法 | 検手 | 制限時間 | 所要時間 | 得点プロフィール 10 | 9 | 8 | 7 | 6 | 5 | 4 | 3 | 2 | 1 | 時間外個数 | 差の指標 |
|---|---|---|---|---|---|---|---|---|---|---|---|---|---|---|---|---|
| 検査1（大球） | | 右 | 30 | 6"84 | 5.9 | 7.7 | 9.5 | 11.3 | 13.1 | 14.9 | 16.7 | 18.5 | 20.3 | 30.0 | | 1.2 |
| | | 左 | 30 | 6"62 | 6.5 | 8.6 | 10.7 | 12.8 | 14.9 | 17.0 | 19.1 | 21.2 | 23.3 | 30.0 | | 1.4 |
| 検査2（中球） | | 右 | 30 | 6"26 | 5.3 | 7.1 | 8.9 | 10.7 | 12.5 | 14.3 | 16.1 | 17.9 | 19.7 | 30.0 | | 1.2 |
| | | 左 | 30 | 5"72 | 5.6 | 7.4 | 9.2 | 11.0 | 12.8 | 14.6 | 16.4 | 18.2 | 20.0 | 30.0 | | 1.2 |
| 検査3（大直方） | | 右 | 40 | 8"54 | 8.7 | 11.4 | 14.1 | 16.8 | 19.5 | 22.2 | 24.9 | 27.6 | 30.3 | 40.0 | | 1.8 |
| | | 左 | 40 | 8"97 | 9.5 | 12.5 | 15.5 | 18.5 | 21.5 | 24.5 | 27.5 | 30.5 | 33.5 | 40.0 | | 2.0 |
| 検査4（中立方） | | 右 | 30 | 8"66 | 8.3 | 10.7 | 13.1 | 15.5 | 17.9 | 20.3 | 22.7 | 25.1 | 27.5 | 30.0 | | 1.6 |
| | | 左 | 30 | 8"51 | 8.7 | 11.1 | 13.5 | 15.0 | 18.3 | 20.7 | 23.1 | 25.5 | 27.9 | 30.0 | | 1.6 |
| 検査5（木円板） | | 右 | 30 | 7"36 | 6.3 | 8.4 | 10.5 | 12.6 | 14.7 | 16.8 | 18.9 | 21.0 | 23.1 | 30.0 | | 1.4 |
| | | 左 | 30 | 6"47 | 7.0 | 9.4 | 11.8 | 14.2 | 16.6 | 19.0 | 21.4 | 23.8 | 26.2 | 30.0 | | 1.6 |
| 検査6（小立方） | | 右 | 30 | 6"45 | 7.2 | 9.3 | 11.4 | 13.5 | 15.6 | 17.7 | 19.8 | 21.9 | 24.0 | 30.0 | | 1.4 |
| | | 左 | 30 | 7"06 | 7.7 | 9.8 | 11.9 | 14.0 | 16.1 | 18.2 | 20.3 | 22.4 | 24.5 | 30.0 | | 1.4 |
| 検査7（布） | | 右 | 30 | 9"33 | 6.1 | 8.2 | 10.3 | 12.4 | 14.5 | 16.6 | 18.7 | 20.8 | 22.9 | 30.0 | | 1.4 |
| | | 左 | 30 | 7"56 | 6.8 | 9.2 | 11.6 | 14.0 | 16.4 | 18.8 | 21.2 | 23.6 | 26.0 | 30.0 | | 1.6 |
| 検査8（金円板） | | 右 | 60 | 8"30 | 10.2 | 13.5 | 16.8 | 20.1 | 23.4 | 26.7 | 30.0 | 33.3 | 36.6 | 60.0 | | 2.2 |
| | | 左 | 60 | 7"83 | 11.7 | 15.9 | 20.1 | 24.3 | 28.5 | 32.7 | 36.9 | 41.1 | 45.3 | 60.0 | | 2.8 |
| 検査9（小球） | | 右 | 60 | 9"56 | 12.4 | 17.5 | 22.6 | 27.7 | 32.8 | 37.9 | 43.0 | 48.1 | 53.2 | 60.0 | | 3.4 |
| | | 左 | 60 | 9"67 | 13.1 | 18.5 | 23.9 | 29.3 | 34.7 | 40.1 | 45.5 | 50.9 | 56.3 | 60.0 | | 3.6 |
| 検査10（ピン） | | 右 | 70 | 11"93 | 15.4 | 21.1 | 26.8 | 32.5 | 38.2 | 43.9 | 49.6 | 55.3 | 61.0 | 70.0 | | 3.8 |
| | | 左 | 70 | 9"62 | 16.5 | 22.2 | 27.9 | 33.6 | 39.3 | 45.0 | 50.7 | 56.4 | 62.1 | 70.0 | | 3.8 |

観察事項

得　点

| 右 | | 左 | |
|---|---|---|---|
| 10×5 | 50 | 10×7 | 70 |
| 9×4 | 36 | 9×3 | 27 |
| 8×1 | 8 | 8× | |
| 7× | | 7× | |
| 6× | | 6× | |
| 5× | | 5× | |
| 4× | | 4× | |
| 3× | | 3× | |
| 2× | | 2× | |
| 1× | | 1× | |
| 計 | 94 | 計 | 97 |

年齢階級別得点

| 年齢階級 | 正常域 最高 | 平均 | 最低 |
|---|---|---|---|
| 3 | 85 | 57 | 28 |
| 4 | 93 | 71 | 49 |
| 5 | 100 | 85 | 71 |
| 6 | 100 | 91 | 78 |
| 7 | 100 | 95 | 90 |
| 8 | 100 | 97 | 90 |
| 9 | 100 | 98 | 94 |
| 10 | 100 | 99 | 95 |
| 11～13 | 100 | 99 | 94 |
| 14～19 | 100 | 100 | 98 |
| 20～29 | 100 | 100 | 99 |
| 30～39 | 100 | 100 | 98 |
| 40～49 | 100 | 99 | 96 |
| 50～59 | 100 | 98 | 92 |
| 60～69 | 100 | 96 | 88 |
| 70～79 | 100 | 90 | 75 |
| 80以上 | 100 | 83 | 66 |

※例示されたデータは筆者による.

■図6　STEFの記録用紙(例)

（金成・他，2006）[23]

もと，成人の脳性麻痺の評価で使用するために開発された手全体の巧緻性のパフォーマンスに基づいた評価である．均等に2つに分けられる箱を用意し，2.5 cmの木のブロック100個を一方の箱にすべて入れる．1分間に何個のブロックを他方の区画へ移動させることができるのかを評価する．仕切りを越えて他方へ移動させ，ブロックを区画内に落とすか，バウンドさせることでも1点加点となる．得点が高いほど手の器用さが評価されることになる．

BBTは施行が簡単であり，高い専門性のある訓練を必要としない．簡単に実施できる大まかな操作巧緻性の一般的な測度である．

### (4) Nine Hole Peg Test

**Nine Hole Peg Test**（**NHPT**）[28]は手指の巧緻性の時間的，量的尺度である．9本のペグを入れる容器と9つの穴の空いた木製かプラスチック製のブロックが置かれた机に向かって腰掛ける．時間内に，容器から1本ずつ9本のペグを取り，できるだけ速くブロックに空いた穴に挿すように要求される．すべてを穴に入れた時点で，1本ずつそれぞれのペグを抜き，できるだけ速く容器に戻す．課題を完了するのに要した合計時間を記録する．

### (5) Wolf Motor Function Test

**Wolf Motor Function Test**（図10）[29,30]は，Wolfらによって開発された上肢運動機能評価尺度である．信頼性，妥当性が高く，アメリカを中心にconstraint induced movement therapy（CI療法）等の効果判定の尺度として広く用いられていた．

運動項目6項目と物品操作項目9項目の計15項目から成り，それぞれの動作に要する時間を測定し，上肢の運動機能を評価する方法である．全15項目の課題遂行時間の合計が得点である．つまり，得点が低いほど，上肢機能が高いことを示す．

一方，動作の質については**Functional Abili-**

```
得点基準
 3点：可能
 2点：時間がかかった，または困難さがあるが可能
 1点：部分的に施行
 0点：できない
課題                                                                  得点
1) grasp：机上の所定の場所から，37.5 cm の高さの棚へ持ち上げてのせる
  ①木製 10 cm 立方体                           ＿＿＿＿＿（①が3点なら，以下はすべて3点）＿＿＿＿＿
  ②木製 2.5 cm 立方体                          ＿＿＿＿＿（①②がともに0点なら，以下はすべて0点）
  ③木製 5.0 cm 立方体                          ＿＿＿＿＿
  ④木製 7.5 cm 立方体                          ＿＿＿＿＿
  ⑤野球の硬球 直径 7.5 cm                       ＿＿＿＿＿
  ⑥砥石 10×2.5×1 cm 立方体                    ＿＿＿＿＿
                                                            合計      /18

2) grip：机上で移動させる
  ①コップからコップへ水を移す：                   ＿＿＿＿＿（①が3点なら，以下はすべて3点）
    水の入ったコップを持ち，回内させて他方のコップに移す
  ②軽金属管 直径 2.25 cm×11.5 cm：              ＿＿＿＿＿（①②がともに0点なら，以下はすべて0点）
    所定の位置から，30 cm 離れた位置に差しかえる
  ③軽金属管 直径 2 cm×16 cm：                  ＿＿＿＿＿
    所定の位置から，30 cm 離れた位置に差しかえる
  ④ボルトを通した直径 3.5 cm ワッシャー：         ＿＿＿＿＿
    所定の位置にある蓋のなかに置いたワッシャーをターゲッ
    トに移動させる
                                                            合計      /12

3) pinch：机上で所定の場所にある蓋のなかに置いたのを，37.5cm の高さの棚上で，所定の場所にある他の蓋につ
   まみ上げて入れる
  ①6 mm ボールベアリング    母指と環指でつまむ    ＿＿＿＿＿（①が3点なら，以下はすべて3点）
  ②1.5 cm ビー玉           母指と示指でつまむ    ＿＿＿＿＿（①②がともに0点なら，以下はすべて0点）
  ③6 mm ボールベアリング    母指と中指でつまむ    ＿＿＿＿＿
  ④6 mm ボールベアリング    母指と示指でつまむ    ＿＿＿＿＿
  ⑤1.5 cm ビー玉           母指と環指でつまむ    ＿＿＿＿＿
  ⑥1.5 cm ビー玉           母指と中指でつまむ    ＿＿＿＿＿
                                                合計        /18
4) gross movement：上肢粗大運動 膝の上に置いた手を移動させる
  ①手を頭部の後方へ                             （①が3点なら，以下はすべて3点）
  ②手を頭部の上へ                               （①で0点なら，以下はすべて0点）
  ③手を口へ
                                                            合計      /9
                                                            総合計    /57
```

■図7 ARAT

(大場・他，2011)[24]

ty Scale(FAS)を用いて6段階(0～5)で評価し，全15項目の点数を合計し得点として扱う．得点が高いほど，上肢運動機能が高いことを示すこととなる．

2008年に高橋らによって**日本語版 Wolf Motor Function Test** が発表された[30]．日本語版でも，信頼性(内的妥当性，検者間信頼性)が高く，Brunnstrom Stage 上肢，手指やSTEFとの有意な相関を認めたと報告されている．また，STEF よりも重度な症例に対しても，より詳細な評価が可能な評価方法であると報告されている．

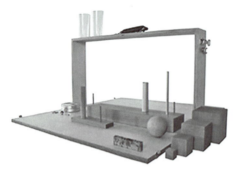

■ 図8　ARATで使用する検査台と道具
（インターリハ）

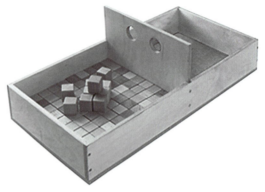

■ 図9　Box and Block Test
（インターリハ）

### (6) Motor Activity Log Test

Motor Activity Log Test（**MAL**）（図11）[29]は，Taub らによって開発され，van der Lee らによって14項目にまとめられた，ADL での患側上肢機能評価尺度である[29,31]．14項目のADL 動作について，一定期間中の患側上肢をどの程度使用したか（amount of use；AOU，使用頻度）と，患側上肢による動作の質（quality of movement；QOM，動作の質）を0〜5の6段階で自己評価してもらう評価法である．AOU が高いほど ADL に患側上肢を使用しており，QOM が高いほど，患側上肢機能が高いことを示す．

2009年に高橋らによって**日本語版 MAL** が発表された[31]．信頼性（内的整合性，検査間信頼性）も高く，妥当性も高いことが示された．脳卒中患者の ADL が通常非麻痺側上肢でほぼ行われるのに対し別の面から ADL における患側上肢の機能評価をすることができる点で，非常に有用な評価法である．

以上の他にも，知的評価として，**Mini Mental State Examination**（**MMSE**）（p 57 参照），**改訂長谷川式簡易知能評価スケール**（Hasegawa Dementia Rating Scale-Revised；HDS-R）（p 59, 223 参照），**レーブン色彩マトリックス検査**（Raven's Colored Progressive Matrices；RCPM）（p 57 参照），**WAIS-R**（Wechsler Adult Intelligence Scale-Revised）（p 53 参照），**Kohs 立方体組み合わせテスト**（p 57 参照）等がある．

高次脳機能障害の評価としては，失語症については**標準失語症検査**（Standard Language Test for Aphasia；SLTA）（p 72 参照），**WAB 失語症検査**（Western Aphasia Battery；WAB）（p 73 参照）が，失行症については**標準高次動作性検査**（p 104 参照）がよく用いられる．注意障害については**仮名ひろいテスト**（浜松方式高次脳機能スケール），**Paced Auditory Serial Addition Task**（**PASAT**）（p 82 参照），**Continuous Performance Test**（**CPT**）（p 82 参照）等が用いられている．半側空間無視については，**線分二等分試験**（p 87 参照）や **BIT 行動性無視検査**（Behavioural Inattention Test）（p 86 参照），等の評価が用いられている．前頭葉機能障害については，**WCST**（Wisconsin Card Sorting Test）（p 100 参照），**modified Stroop Test**, **Word Fluency Test**, **TMT A&B**（Trail Making Test），**BADS**（Behavioural Assessment of the Dysexecutive Syndrome）等の評価が用いられている．記憶障害については，**三宅式記銘力検査**（p 93 参照），**Benton 視覚記銘検査**（p 93 参照），**リバーミード行動記憶検査**（Rivermead Behavioural Memory Test；RBMT）（p 96 参照），**ウエクスラー記憶検査改訂版**（Wechsler Memory Scale-revised；WMS-R）（p 95 参照），**Rey-Osterrieth 複雑図形検査**（Rey-Osterrieth complex figure test；ROCFT）（p 95 参照）等で評価されている．うつの評価については，Beck Depression Inventory（BDI，**ベック抑う**

| 評価項目 | 課題遂行時間 | FAS |
|---|---|---|
| 机に対して横向き座位（机と椅子の距離，10 cm） | | |
| 1．前腕を机へ：肩の外転を用いて前腕を机の上に乗せる． | 秒 | |
| 2．前腕を箱の上へ：肩の外転を用いて前腕を箱の上に乗せる． | 秒 | |
| 3．肘の伸展：肘を伸展させ，机の反対側へ手を伸ばす． | 秒 | |
| 4．肘の伸展・負荷あり：肘の伸展により重錘（450 g）を机の反対側へ移動させる． | 秒 | |
| 机に対して前向き座位 | | |
| 5．手を机へ：机の上に麻痺手を乗せる． | 秒 | |
| 6．手の箱の上へ：箱の上に麻痺手を乗せる． | 秒 | |
| 7．前方の引き寄せ：肘や手首の屈曲を用いて，机の反対側から重錘（450 g）を引き寄せる． | 秒 | |
| 8．缶の把持・挙上：開封していない缶（350 ml）を把持（円筒握り）し，口元まで挙上する． | 秒 | |
| 9．鉛筆の把持・挙上：鉛筆を3指つまみでつまみ上げる． | 秒 | |
| 10．クリップの把持・挙上：クリップを2指つまみでつまみ上げる． | 秒 | |
| 11．ブロックの積み重ね：ブロックを3つ積み上げる． | 秒 | |
| 12．トランプの反転：3枚のトランプを1枚ずつ，つまみ（指尖つまみ）裏返す． | 秒 | |
| 13．鍵の操作：鍵穴にさしてある鍵をつまんで，左右に回す． | 秒 | |
| 14．タオルの折りたたみ：タオルを四分の一に折りたたむ． | 秒 | |
| 机に対して前向き立位，患者に高さ110 cmの台を設置 | | |
| 15．重錘の持ち上げ：机におかれた重錘（1 kg）の輪をつかんで持ち上げ，側方にある台の上に置く． | 秒 | |
| 最終スコア（合計） | 秒 | |

〈評価方法〉
・各動作を口頭で2回説明し，検査者が見本を示す（患者は練習しないこと）．
・上記の動作をなるべく速く行ってもらい，それぞれの課題遂行時間を記録する．
・動作の質は6段階（0〜5）で評価し，Functional Ability Scale（FAS）の欄に記入する．
・120秒以上かかる場合や動作が不可能な場合は，中断し120秒として記録する．

〈Functional Ability Scale（FAS）〉
0：全く動かせない．
1：機能的に動かすことは困難だが，随意的動きはみられる．片手で行う課題でも健側の支持が相当量必要である．
2：課題への参加は可能であるが，動きの微調整や肢位の変更には健側による介助が必要である．課題は完結できるが，動作スピードが遅く，120秒以上を要する．両手で行う課題では，健側の動きを補助する程度の動きなら可能である．
3：課題を遂行することは可能だが，痙性の影響が大きい，動作スピードが遅い，あるいは努力性である．
4：ほぼ健常に近い動作が可能だが，動作スピードがやや遅く，巧緻性の低下，動線の拙劣さなどが残存している．
5：健常に近い動作が可能．

■ 図10　Wolf Motor Function Test

（髙橋・他，2008）[30]

つ質問表），Zung Self-rating Depression Scale（SDS；自己評価式抑うつ性尺度）（p 110参照），Geriatric Depression Scale（GDS）等で評価される．痙縮の評価については，Modified Ashworth Scale（MAS）（p 20参照）がよく用いられる．

これらそれぞれの評価法の詳細については別項または他書[31]を参照されたい．

## 5）脳卒中の能力低下（活動制限）

能力低下については，日常生活動作（activities of daily living；ADL）の評価が必要である．日常生活動作とは，1人の人間が独立して生活するために行う基本的な，しかも各人に共通に毎日繰り返される一連の身体的動作群をいう．この動作群は，食事，排泄等の目的を持った各作業（目的動作）に分類され，各作業はさらにその

〈評価項目〉

| 動作評価項目 | | AOU | QOM |
|---|---|---|---|
| ① | 本/新聞/雑誌を持って読む | | |
| ② | タオルを使って顔や身体を拭く | | |
| ③ | グラスを持ち上げる | | |
| ④ | 歯ブラシを持って歯を磨く | | |
| ⑤ | 髭剃り/化粧をする | | |
| ⑥ | 鍵を使ってドアを開ける | | |
| ⑦ | 手紙を書く/タイプを打つ | | |
| ⑧ | 安定した立位を保持する | | |
| ⑨ | 服の袖に手を通す | | |
| ⑩ | 物を手で動かす | | |
| ⑪ | フォークやスプーンを把持して食事をとる | | |
| ⑫ | 髪をブラシや櫛でとかす | | |
| ⑬ | 取っ手を把持してカップを持つ | | |
| ⑭ | 服の前ボタンをとめる | | |
| | 合計 | | |
| | 平均(合計÷該当動作項目数) | | |

〈評価尺度〉

AOU(amount of use：使用頻度)
 0. 患側は全く使用していない(不使用：発症前の0%使用)
 1. 場合により患側を使用するが，極めてまれである(発症前の5%使用)
 2. 時折患側を使用するが，ほとんどの場合は健側のみを使用(発症前の25%使用)
 3. 脳卒中発症前の使用頻度の半分程度，患側を使用(発症前の50%使用)
 4. 脳卒中発症前とほぼ同様の頻度で，患側を使用(発症前の75%使用)
 5. 脳卒中発症前と同様の頻度で，患側を使用(発症前と同様：100%使用)

QOM(quality of movement：動作の質)
 0. 患側は全く使用していない(不使用)
 1. 動作の過程で患側を動かすが，動作の助けにはなっていない(極めて不十分)
 2. 動作に患側を多少使用しているが，健側による介助が必要，または動作が緩慢か困難(不十分)
 3. 動作に患側を使用しているが，動きがやや緩慢または力が不十分(やや正常)
 4. 動作に患側を使用しており，動きもほぼ正常だが，スピードと正確さに劣る(ほぼ正常)
 5. 脳卒中発症前と同様に，動作に患側を使用(正常)

■ 図11 Motor Activity Log Test

(高橋・他，2009)[31]

目的を実施するための細目動作に分類される．

ADLの評価には，古くはPULSES Profile[32,33]，Katz Index of ADL[33,34]，Kenny Self Care Evaluation[34,35]等の評価法が作成された．現在ではBarthel Index[36,37]やFIM[38,39]が広く用いられている．

### (1) Barthel Index

Barthel Index(BI，バーセル指数)[36,37](p156参照)は，脳卒中患者の場合，総得点40点以下の患者では，食事，排泄，整容が全介助か部分介助，60点では，移乗，更衣は部分介助でほぼ可能，介助歩行は50%以上が可能である．75点では移乗はほぼ自立，トイレ動作は80%，更衣は60%が自立，歩行は大部分が自立していない．85点になると65%のものが歩行自立していた[37]．

### (2) FIM[38,39]

脳卒中患者でFIM(Functional Independence Measure)の運動項目総得点の持つ意味[40]を以下に示す．

50点未満では，すべての項目または食事以外のすべての項目で介助が必要．50〜60点台

■ 表3 mRS

| | modified Rankin Scale | 参考にすべき点 |
|---|---|---|
| 0 | まったく症候がない | 自覚症状および他覚徴候がともにない状態である |
| 1 | 症候はあっても明らかな障害はない：日常の勤めや活動は行える | 自覚症状および他覚徴候はあるが，発症以前から行っていた仕事や活動に制限はない状態である |
| 2 | 軽度の障害：発症以前の活動がすべて行えるわけではないが，自分の身の回りのことは介助なしに行える | 発症以前から行っていた仕事や活動に制限はあるが，日常生活は自立している状態である |
| 3 | 中等度の障害：何らかの介助を必要とするが，歩行は介助なしに行える | 買い物や公共交通機関を利用した外出などには介助*を必要とするが，通常歩行†，食事，身だしなみの維持，トイレなどには介助*を必要としない状態である |
| 4 | 中等度から重度の障害：歩行や身体的要求には介助が必要である | 通常歩行†，食事，身だしなみの維持，トイレなどには介助*を必要とするが，持続的な介護は必要としない状態である |
| 5 | 重度の障害：寝たきり，失禁状態，常に介護と見守りを必要とする | 常に誰かの介助*を必要とする状態である |
| 6 | 死亡 | |

*介助とは，手助け，言葉による指示および見守りを意味する．
†歩行は主に平地での歩行について判定する．なお，歩行のための補助具（杖，歩行器）の使用は介助には含めない．
(van Swieten et al, 1988, 文献42, 篠原・他, 2007, 文献43, Shinohara et al, 2006, 文献44より)

では，移乗やトイレ動作に介助が必要であるが，食事，整容，排泄管理はできる．70点台では，入浴の際には介助を要し，歩行／車椅子は一部介助だが，他の項目は自立している．80点台前半では，屋内歩行自立レベルでADLが自立している．80点台後半では階段を含めて自立しているとされている．一方，認知項目合計点は，脳卒中患者では失語の影響があり，意味付けは困難である．FIMの詳説は「ADL・IADL」の項（p154〜）を参照されたい．

機能障害の評価とともに用いることで，予後予測が可能である．また近年の調査では，国内外のリハ関連雑誌の論文で最も使用されている評価法である[41]．

以上の他にも，1957年にRankin Jが報告したものを1988年に修正された **modified Rankin Scale（mRS）**（表3）[42-44]がある．脳卒中の能力低下の全体像を評価するためのもので，全体像を評価するには簡便であるが，詳細な評価ではなく，リハ領域での利用は限られる．問題点も多く，現在は脳卒中後遺症の転帰判定に使用されている．

### (3) 手段的ADL（Instrumental ADL）

1983年，Holbrookらは日常生活における応用的な活動や社会生活に関する15項目（食事の用意，食事の後片づけ，洗濯，掃除や整頓，力仕事，買い物，外出，屋外歩行，趣味，交通手段の利用，旅行，庭仕事，家や車の手入れ，読書，仕事）を評価項目とする **Frenchay Activities Index（FAI）** を提案した．

わが国では，1993年に蜂須賀らがスモン患者の評価目的で，わが国の実情に合うように簡単な解説文をつけた **FAI自己評価表**[45,46]（p160参照）を作成した．

このような応用的ADLは能力障害の範疇に入る概念であるが，社会的不利にも一部入る．これらの条件をほぼ満たしている応用的ADL評価法には他にも **手段的ADL（IADL）**，**拡大ADL（EADL）**，**老研式活動能力指標**（p160参照），**拡大ADL尺度** 等が挙げられる．

### 6) 脳卒中患者のQOL

近年，健康関連QOL評価尺度が取り入れられて使用されるようになった．リハや運動療法の効果として健康関連QOLが測定，評価する際に利用されてきた．その尺度は，疾患の種類による限定を受けない包括的尺度とそれぞれの

回答セット（*2の代用とする回答セット）

| | （1点） | （2点） | （3点） | （4点） | （5点） |
|---|---|---|---|---|---|
| 1 | すべてに助けが必要 | ほとんどに助けが必要 | いくらか助けが必要 | 少しの助けが必要 | 助けは不要 |
| 2 | まったくできない | とても難しい | いくらかは難しい | 少々難しい | 問題なくできる |
| 3* | 常にそうである | たいていそうである | ときどきそういうことがある | たまにそういうことがある | まったくそういうことはない |
| 4 | 完全にあてはまる | だいたいあてはまる | どちらでもない | ほとんどあてはまらない | まったくあてはまらない |

| 領域と項目（抜粋） | 回答セット |
|---|---|
| 家庭生活 | |
| 　1. 家族と一緒に何かをして楽しむことをしませんでした． | 4 |
| 　2. 自分が家族の重荷になっていると感じていました． | 4 |
| 　3. 自分の身体の状態が家庭生活に影響しました． | 4 |
| 言語 | |
| 　1. 発音するのが難しかったですか？　たとえば言葉がつまったり，どもったり，口ごもったり，ろれつが回らなくなりましたか？ | 2 |
| 　2. 電話で話すとき，はっきり話すのが難しかったですか？ | 2 |
| 　3. 他の人が，あなたの話すことを理解するのが難しかったですか？ | 2 |
| 　4. 言いたい言葉を見つけるのが難しかったですか？ | 2 |
| 　5. 他の人に理解してもらうために，くり返し話す必要がありましたか？ | 3 |
| 性格 | |
| 　1. イライラしやすかったです． | 4 |
| 　2. 他の人に対して我慢がならない性格でした． | 4 |
| 　3. 自分の性格は変わりました． | 4 |
| 思考・記憶 | |
| 　1. 集中するのが難しかったです． | 4 |
| 　2. ものを記憶するのが難しかったです． | 4 |
| 　3. ものを書き留めておかなければ，忘れてしまいました． | 4 |
| 上肢機能 | |
| 　1. ものを書いたりタイプを打ったりするのが難しかったですか？ | 2 |
| 　2. 靴下をはくのが難しかったですか？ | 2 |
| 　3. ボタンをはめるのが難しかったですか？ | 2 |
| 　4. チャックをしめるのが難しかったですか？ | 2 |
| 　5. （広口の）びんのふたを開けるのが難しかったですか？ | 2 |
| 視覚 | |
| 　1. テレビが見づらく，番組を十分に楽しめないほどでしたか？ | 3 |
| 　2. 視力が悪いために，何かを取ろうとするとき，手をのばすのが難しかったですか？ | 2 |
| 　3. 左右どちらか一方の側にあるものが見えづらかったですか？ | 3 |

■ 図12　SSQOL

（間川・他，2005）[50]

疾患を有する患者に特有の事項を含んだ疾患特異的尺度に分類される．

包括的尺度には，Sickness Impact Profile（SIP）[47]（p172参照），SF-36®（Medical Outcomes Study Short-Form 36-Item Health Survey）[48]（p170参照），EuroQoL[49]（p172参照）がある．一方，脳卒中疾患特異的尺度としては，Stroke Specific QOL（SSQOL）[50]があり，本項ではSSQOLについて解説する．SIP等については他項を参照されたい．

### Stroke Specific QOL（SSQOL）

脳卒中疾患特異的尺度としてはStroke Specific QOL（SSQOL）（図12）[50]がある．SSQOLは12領域に分類され，各領域は3～6の質問，全部で49個の質問から構成されている．脳卒中に特異的な領域として，「言語」，「性格」，「思

■表4 脳卒中の評価一覧

| 障害 | | 評価法 | 評価項目・目的 |
|---|---|---|---|
| 機能障害 | 意識障害 | GCS | 英語圏中心に世界的に使用されている |
| | | JCS | 日本で広く使用，日本脳卒中学会の外科研究会作成 |
| | 重症度 | NIHSS | 世界的に広く使用，rt-PA投与に必須の評価 |
| | | JSS | 日本脳卒中学会が作成した定量的評価 |
| | 機能障害全般 | SIAS | 日本で開発された機能障害の総合的評価 |
| | | Fugl-Meyer Assessment | 世界的に使用されている，総合的評価法 |
| | 運動麻痺 | Brunnstrom Stage | 運動麻痺を中枢性麻痺の観点から評価 |
| | | Motoricity index | 片麻痺の各関節の筋力テスト面からの評価 |
| | バランス | BBS | 高齢者のバランス障害の評価 |
| | | TCT | 体幹機能の評価 |
| | | TUG | 転倒等のバランス障害のための評価 |
| | 上肢機能障害 | STEF | 日本で用いられている上肢機能障害評価 |
| | | ARAT | 脳卒中後の上肢機能評価として海外で広く使用されている |
| | | BBT | 手全体の巧緻性のパフォーマンスに基づいた評価 |
| | | NHPT | 手指の巧緻性の時間的，量的尺度 |
| | | Wolf Motor Function Test | CI療法等の効果判定の尺度として広く用いられている |
| | | MAL | ADLでの患側上肢機能評価尺度 |
| | 知能評価 | WAIS | 成人の知能検査 |
| | | MMSE | 認知機能の簡易的スクリーニング検査，世界的に広く用いられている |
| | | HDS-R | 認知機能の簡易的スクリーニング検査，日本で広く用いられている |
| | | RCPM | 失語症患者にも用いられる知能評価 |
| | 注意障害 | 仮名ひろいテスト | 短時間で簡便に実施できる選択的注意抹消課題 |
| | | PASAT | 複雑な注意障害に対する評価 |
| | | CPT | 持続的注意の評価 |
| | 半側空間無視 | BIT | 半側空間無視の通常検査と日常生活への影響を見る検査 |
| | | 線分二等分 | 簡単に実施できる評価 |
| | 前頭葉 | WCST | 概念の変換と維持に関する能力の評価 |
| | | TMT-A&B | 選択の持続と選択の評価 |
| | | modified Stroop Test | ステレオタイプを抑制する能力の評価 |
| | | BADS | 遂行機能障害により生じるさまざまな日常生活上の問題点の評価 |
| | | Tower of Hanoi | フランスの数学者エドゥアール・リュカが考案した評価 |
| | | Word Fluency Test | 語の流暢性の検査 |
| | 記憶障害 | 三宅式記銘力検査 | 短時間で簡易的にできる評価 |
| | | Benton視覚記銘検査 | 短時間で簡易的にできる評価 |
| | | リバーミード行動記憶検査（RBMT） | 日常生活上の問題点の把握 |
| | | WMS-R | 記憶障害の性質や重症度を評価 |
| | | Kohs立方体組み合わせテスト | 一般的な知能検査，非言語性に評価できる |
| | | Rey-Osterrieth複雑図形検査 | 視覚性知覚，視空間構成，運動機能および視覚性記憶の検査 |
| | 失行 | 標準高次動作性検査 | 失行の有無，その重症度を評価できる |
| | 失語 | SLTA | 日本で作成された失語症検査 |
| | | WAB | 失語や失行なども評価できる総合的評価 |
| | うつ | Beck Depression Inventory | うつの自己評価尺度 |
| | | Zung SDS | うつの自己評価尺度 |
| | | GDS | うつの自己評価尺度（高齢者用） |
| | 痙縮 | MAS | 痙縮の評価の定番 |
| 活動制限 | 日常生活動作 | Barthel Index | 簡便なADL評価法 |
| | | FIM | 世界で広く用いられているADL評価法 |
| | | mRS | ADL・予後の評価 |
| | IADL | FAI | 応用的ADL評価法 |
| 参加制約 | 参加制約 | CHART | 参加制約の評価 |
| QOL | QOL | SF-36® | 包括的QOL尺度 |
| | | SIP | 包括的QOL尺度 |
| | | Euro QoL | 包括的QOL尺度 |
| | | SSQOL | 脳卒中に特異的なQOL尺度 |

考・記憶」,「上肢機能」,「視覚」が含まれている.各項目を1点(悪い)～5点(よい)の1点刻みで採点し,その平均点を総スコアとする.

在宅脳卒中患者における研究では,総スコアは,運動麻痺等とは相関がなく,FIM合計点とは中等度の相関,介護負担度と中等度の相関が認められている.

### 7) 脳卒中患者の社会的不利(参加制約)
**CHART**

WHOが定義した国際障害分類(ICIDH)の中で社会的不利が明確に定義され,その概念規定に基づいて開発されたのが**CHART(Craig Handicap Assessment and Reporting Technique)**[51,52](p162, 212参照)である.1992年にWhiteneckらにより初めて報告されて以後,脳卒中,脊髄損傷,外傷性脳損傷の患者を対象に妥当性,信頼性を検討した結果が報告されている.

全体の構成は① physical independence(身体的自立),② mobility(移動),③ occupation(時間の過ごし方),④ social integration(社会的統合),⑤ economic self-insufficiency(経済的自給)の5領域,27の質問から成り,各領域100点満点で採点され,合計は500点となる〔改定後日本語版についてはⅠ章-22「参加制約(社会的不利)(p162)を参照〕.点数が高いほど,社会的不利が少ないことを示すといわれている.

## おわりに

脳卒中患者を"共通言語で"評価することは,急性期,回復期,維持・生活期という異なった施設間の連携によって医療が提供されるため非常に重要である.評価法には,多職種で分担して評価できる,信頼性,妥当性が検証され広く使用されているものがよいだろう.また,当該患者の原病および併存疾患の,診断,治療,国際障害分類(ICIDH),もしくは国際生活機能分類(ICF)による障害評価がなされていることが必要である.また,各地域で行われている連携パスのデータは,その有効性の証明ばかりでなく,各地域間の比較,さらには質のよい効率的な医療システムを構築するうえで大変重要なデータとなっていくと考えられる.

(正門由久)

### 文献

1) 橋本洋一郎,平野照之:ブレインアタック オーバービュー.臨床リハ 11:378-386, 2002.
2) 日本リハビリテーション医学会日本リハビリテーション医学会診療ガイドライン委員会,リハビリテーション連携パス策定委員会:脳卒中リハビリテーション連携パス.基本と実践のポイント,医学書院,2007.
3) 厚生労働省:平成23年人口動態統計月報年計(概数)の概況:http://www.mhlw.go.jp/toukei/saikin/hw/jinkou/geppo/nengai11/index.html
4) 厚生労働省:平成20年患者調査の概況:http://www.mhlw.go.jp/toukei/saikin/hw/kanja/08/index.html
5) 厚生労働省:平成22年国民生活基礎調査の概況:http://www.mhlw.go.jp/toukei/saikin/hw/k-tyosa/k-tyosa10/
6) 厚生労働省:平成25年国民生活基礎調査の概況:http://www.mhlw.go.jp/toukei/saikin/hw/k-tyosa/k-tyosa/
7) 問川博之・他:脳卒中―急性期から自宅復帰まで.総合リハ 25:905-929, 1997.
8) National Institute of Neurological Disorders and Stroke: Special report from the National Institute of Neurological Disorders and Stroke; Classification of Cerebrovasucular Diseased Ⅲ. Stroke 21:637-6761, 1990.
9) 高木繁治:脳卒中にはどんな種類があるのか―分類:NINDS, OCSP, TOAST,:よくわかる脳卒中のすべて(山口武典,岡田靖編),永井書店,2006, pp34-43.
10) 厚生労働省監:厚生労働白書 平成13年度版,2001.
11) 正門由久:急性期・回復期・維持期のリハビリテーション.診断と治療 90(増刊号):79-84, 2002.
12) Liu M et al: Comorbidity measures for stroke outcome research: a preliminary study. Arch Phys Med Rehabil 78:166-72, 1997.
13) Lyden P et al: Improved reliability of the NIH Stroke Scale using video training. NINDS TPA Stroke Study Group. Stroke 25:2220-2226, 1994.
14) 日本脳卒中学会 Stroke Scale 委員会:日本脳卒中学会・脳卒中重症度スケール(急性期)Japan Stroke Scale. 脳卒中 19:2-5, 1997.
15) 里宇明元・他編著:脳卒中患者の機能評価―SIAS と FIM の実際.Springer, 1997.
16) 村岡香織,辻哲也:SIAS, Fugl-Meyer. 臨床リハ 14:570-575, 2005.
17) Fugl-Meyer AR et al: The post-stroke hemiplegic patient. 1. a method for evaluation of physical performance. Scand J Rehabil Med 7:13-31, 1975.
18) Brunnstrom S: Motor testing procedures in hemiplegia: based on sequential recovery stages. Phys Ther 46:357-375, 1966.
19) 石田 暉:脳卒中後遺症の評価スケール脳と循環 4:151-159, 1999.
20) Demeurisse G et al: Motor evaluation in vascular hemiplegia. Eur Neurol 19:382-389, 1980.
21) 對馬 均,松嶋美正:Timed Up and Go Test, Berg Balance Scale. 臨床リハ 16:566-571, 2007.
22) Collin C, Wade DJ: Assessing motor impairment after stroke: a pilot reliability study. J Neurol Neurosurg Psychia 53:576-579, 1990.

23) 金成建太郎・他：簡易上肢機能検査（STEF），脳卒中上肢機能検査（MFT）．臨床リハ 15：470-474, 2006.
24) 大場秀樹・他：Action Research Arm Test（ARAT）の信頼性，妥当性，反応性の検討．総合リハ 39：265-271, 2011.
25) Lyle RC：A performance test for assessment of upper limb function in physical rehabilitation treatment and research. Int J Rehabil Res 4：483-492, 1981.
26) Platz T et al：Arm Rehabilitation Mesurement Manual for performance and scoring. 2005（藤原俊之・他訳：上肢リハビリテーション評価マニュアル，医歯薬出版，2011）.
27) インターリハ：http://www.irc-web.co.jp/box_blocktest/
28) Mathiowetz V et al：Adult norms for the nine hole peg test of finger dexterity. Occupational Therapy J Research 5：24-33, 1985.
29) 道免和久：脳卒中機能評価・予後予測マニュアル．医学書院，2013.
30) 高橋佳代子・他：新しい上肢運動機能評価法・日本語版 Wolf Motor Function Test の信頼性と妥当性の検討．総合リハ 36：797-803, 2008.
31) 高橋佳代子・他：新しい上肢運動機能評価法・日本語版 Motor Activity Log の信頼性と妥当性の検討．作業療法 28：628-636, 2009.
32) 正門由久：リハビリテーション評価ポケットマニュアル，医歯薬出版，2011.
33) 今田 拓：日常生活活動（動作）の概念・範囲・意義．日常生活活動（動作）—評価と訓練の実際（土屋弘吉・他編），第3版，医歯薬出版，1992, pp1-25.
34) Gresham GE, Labi MLC：Functional Assessment Instruments currently available for documenting outcomes in Rehabilitation Medicine. In：Functional Assessment in Rehabilitation Medicine, Granger CV, Gresham GE (eds), Williams & Wilkins, 1984, pp65-85.
35) 鎌倉矩子：ADL の評価．ADL とその周辺　評価・指導・介護の実際（伊藤利之・他編），医学書院，1994, pp6-41.
36) Mahoney FI, Barthel DW：Functional evaluation：the Barthel index. Maryland St Med J 14：61-65, 1965.
37) 正門由久・他：脳血管障害のリハビリテーションにおける ADL 評価．総合リハ 17：689-694, 1989.
38) Data management serveice：Guide for use of uniform-data set for medical rehabilitation. TheBuffalo General Hospital/State University of New York at Buffalo, 1991（千野直一監訳：FIM 医学的リハビリテーションのための統一データセット利用の手引き，慶應義塾大学医学部リハビリテーション科，医学書センター，1991）.
39) 道免和久・他：機能的自立度評価法（FIM）．総合リハ 18：627-629, 1990.
40) 辻 哲也・他：入院・退院時における脳血管障害患者の ADL 構造の分析—機能的自立度評価法（FIM）を用いて．リハ医学 33：301-309, 1996.
41) 佐浦隆一・他：リハビリテーション関連雑誌における評価法使用動向調査 8. Jpn J Rehabil Med 49：57-61, 2012.
42) van Swieten JC et al：Interobserver agreement for the assessment of handicap in stroke patients. Stroke 19：604-607, 1988.
43) 篠原幸人・他：mRS 信頼性研究グループ. modified Rankin Scale の信頼性に関する研究—日本語版判定基準書および問診表の紹介．脳卒中 29：6-13, 2007.
44) Shinohara Y et al：Modified Rankin Scale with expanded guidance scheme and interview questionnaire：Inter-rater agreement and reproducibility of assessment. Cerevrovasc Dis 21：271-278, 2006.
45) 末永英文・他：改訂版 Frenchay Activities Index 自己評価表の再現性と妥当性．日職災医会誌 48：55-60, 2000.
46) 蜂須賀研二・他：応用的日常生活動作と無作為抽出法を用いて定めた在宅中高年齢者の Frenchay Activities Index 標準値．リハ医学 38：287-295, 2001.
47) Bergner M et al：The Sickness Impact Profile：development and final revision of a health status measure. Med Care 19：787-805, 1981.
48) 福原俊一・他：SF-36 日本語マニュアル(ver.1.2)．パブリックヘルスリサーチセンター，2001.
49) 池田俊也・他：健康関連 QOL 尺度 /EuroQol．総合リハ 31：793, 2003.
50) 問川博之・他：脳卒中特異的 QOL スケールに関する検討．臨床リハ 14：684-689, 2005.
51) Whiteneck GG et al：Quantifying handicap：a new measure of long-term rehabilitation outcomes. Arch Phys Med Rehabil 73：519-526, 1992.
52) 熊本圭吾・他：CHART 日本語版の作成．総合リハ 30：249-256, 2002.

# 2. 頭部外傷

## 疾患像

### 1）原因と年齢層

Whyte ら[1]は，リハ医療で対象とする患者層は20歳と50歳に2相性のピークを有し，前者では交通事故が，後者では転落，転倒事故が主な原因であると報告している．筆者ら[2]が調査した神奈川リハビリテーション病院における300例のデータでも全く同様であった．すなわち，生産性の高い若年男性に1つのピークがある．やっと成人し社会で活躍しようとした矢先の中途障害である．そのために，社会やその家族への影響は計り知れない．未婚者も相当含まれ，その場合，患者のキーパーソンは母親が多くなる．若年者であるために，機能的な回復や社会適応という視点から長期的な支援体制を取る必要が生ずる．一方，高齢者の場合は転倒，転落事故が増えてくるが，交通事故に比べると外力の程度は強くない．しかし，脳の可塑性という点では若年者に劣るので，機能的な予後が良好とはいえなくなる[2]．

### 2）受傷機転と分類

脳への外力には主に2つの加わり方がある．1つは頭部打撲のように，直接に外力が直線的に加わる場合（contact injury, linear acceleration theory）であり，もう1つは，外傷性頸部症候群〔いわゆる"むちうち症"（whiplash syndrome）〕の重症例や shaken baby syndrome のように，頭部が頸部，脳幹を基点として前後左右に加速，減速され，回転加速度が加わり，その直接的，間接的衝撃の結果，脳に外力が加わる場合（acceleration-deceleration theory, rotation head movements）である．

■ 表1　外傷性脳損傷の分類

| 1. 頭蓋骨骨折（Skull injury） |
|---|
| 1）円蓋部骨折（Vault fracture）<br>・線状骨折（Linear fracture）<br>・陥没骨折（Depressed fracture）<br>2）頭蓋底骨折（Basiler fracture） |
| **2. 局所脳損傷（Focal brain injury）** |
| 1）急性硬膜外血腫（Acute epidural hematoma；AEDH）<br>2）急性硬膜下血腫（Acute subdural hematoma；ASDH）<br>3）脳挫傷（Brain contusion）<br>4）外傷性脳内血腫（Traumatic intracerebral hematoma；TICH） |
| **3. びまん性脳損傷（Diffuse brain injury；DBI）** |
| 1）軽症脳振盪（Mild concussion）<br>　一時的な神経機能障害（記憶障害）のみで意識障害なし．<br>2）古典的脳振盪（Classical cerebral concussion）<br>　6時間以内の意識障害あり．<br>3）び漫性軸索損傷（Diffuse axonal injury；DAI）<br>　Mild DAI：昏睡6〜24時間．<br>　Moderate DAI：昏睡24時間以上，脳幹部障害なし．<br>　Severe DAI：昏睡24時間以上，脳幹部障害あり． |

(Gennarelli et al, 1982)[3]

外傷性脳損傷の分類として国際的に汎用されている Gennarelli らの分類（表1）は，脳の損傷範囲を局所性とび漫性に分類している[3]．局所脳損傷とは，主に前者の，外力が直接に直線的に加わった場合に生じ，急性硬膜外血腫，急性硬膜下血腫，脳挫傷，外傷性脳内血腫を含む．ただし，急性硬膜下血腫は，後者の回転加速度による例が多い．一方，び漫性脳損傷とは後者の，脳へ回転加速度が加わった結果生じたもので，①軽症脳振盪，②古典的脳振盪，③び漫性軸索損傷の3つに分類される．

病態の理解につながるよう，典型的な外傷機転を説明する．

### (1) 局所脳損傷

外傷時，頭蓋に直接外力として，鈍器が頭蓋

骨を激しく直撃したとき，その直下には，皮膚の裂創ができ，頭蓋骨の線状骨折もしくは陥没骨折が生じる．すると，その直下で頭蓋骨の内側を走行する中硬膜動脈が損傷を受け，頭蓋骨と硬膜の間，すなわち硬膜外腔に動脈性の出血が起きる．それが急性硬膜外血腫（acute epidural hematoma；AEDH）となり，大脳を急速に圧迫し始める．一方，頭蓋に加わった外力によって，髄液に浮かぶ大脳が外力の側に相対的に移動することで，外力の反対側の大脳と硬膜とを結ぶ橋静脈は引きちぎられる．すると，急性硬膜下血腫（acute subdural hematoma；ASDH）が生ずる．このとき，反対側の大脳と頭蓋骨の間には陰圧（vacume phenomenon）が生じる．直接外力が加わったその大脳皮質および皮質下に直撃損傷（coup injury）が，その反対側の大脳皮質および皮質下に対側損傷（contrecoup injury）がみられる．その結果，前頭葉先端部，底部，側頭葉に脳挫傷が生じやすい．

つまり，直接外力がかかった側に急性硬膜外血腫が，その反対側に急性硬膜下血腫が生じ，前頭葉，側頭葉（両側または片側）には脳挫傷が好発する．以上がすべて，一症例の中に出現することは稀だが，この受傷機転は血腫の発現機序を知るうえで理解しやすい．

**(2) び漫性脳損傷**

表1に定義されているように，意識障害の有無，時間により，軽症脳振盪，古典的脳振盪，び漫性軸索損傷に大別される．重傷度は，その外力の方向，大きさおよび速度で決定される．大脳の重心は脳幹の長軸よりも前方にあるので，大脳半球が脳幹を軸に前後左右に加速，減速されると，吻側（大脳皮質）は尾側（白質，基底核，脳幹）に比し，より大きな回転を生じることから，脳内部にねじれ（shearing strain）を生ずる．その結果，病理学的に，①脳幹，②大脳半球傍矢状面白質（帯状回等），③脳梁（図4c，p201），④大脳半球皮質白質境界域の神経軸索に広範な損傷を及ぼす．

び漫性脳損傷は，Gennarelli らの動物実験でも示されているように，理論的には頭蓋への直接の外力がなくても生ずる．神経線維のねじれ，伸展の結果，軸索の損傷に至る．実験的には，重度の外傷では頭部への回転加速度は矢状方向においてのみ生じており，左右方向および上下方向への頭部の衝撃では生じにくい[4]．

び漫性軸索損傷（diffuse axonal injury；DAI）とは，歴史的には Strich による報告に端を発する．その中で Strich は，頭蓋内に大きな血腫がなく，頭蓋内圧亢進の証拠もないにもかかわらず外傷直後から意識障害を呈し，さらに遷延する例の剖検脳を検討した．その結果，こうした例では，shearing strain を原因とする大脳白質の神経線維の断裂，多数の軸索の反応性局所的腫大があると報告し，それを"diffuse degeneration of the white matter"と表現した[5]．

DAIは表1のように昏睡期間および脳幹部障害の有無によって，mild DAI, moderate DAI, severe DAI に分類される．また DAI の分布より，Adams らは3段階の grading を提唱している[10]．Grade Ⅰとは，DAI が顕微鏡レベルで主に前頭葉の傍矢状面の皮質，皮質下に分布する例を指し，Grade Ⅱとは，Grade Ⅰに加えて脳梁に局所損傷を伴う例を指す．また，Grade Ⅲとは，Grade Ⅰ，Grade Ⅱに加えて，中脳背外側に損傷のある例を指しており，これらの grading は予後と密接に相関している．

前述のように，急性硬膜下血腫は，その生成機序からも推察できるように，頭部が前後左右に加速，減速され，脳が頭蓋内をシフトしたことを示唆し，明らかにび漫性に脳に外力が加わっており DAI を合併していることが多い．Gennarelli らは，外傷性脳損傷の予後を不良にする要因として，①硬膜下血腫の存在と，②昏睡が24時間以上続く状態を挙げ，①と②を併発した場合に死亡率が最も高いと述べている[3]．

### 3) 症状

以上の受傷機転と損傷部位から表出する症状は，身体障害と高次脳機能障害に大別することができる．

(1) 身体障害

挫傷が前頭葉，側頭葉にとどまる場合，運動麻痺を呈することは稀であるが，脳幹損傷を合併すると不全四肢麻痺を呈することがある．DAIの好発部位のひとつである中脳背側に損傷が及ぶと，小脳の上小脳脚を通過する遠心線維の障害により失調を呈しやすい．

(2) 高次脳機能障害

前頭葉，側頭葉の皮質，白質損傷に起因する多彩な高次脳機能障害がみられる．

①ワーキングメモリーの障害

ワーキングメモリー[6]とは，一連の作業を遂行するうえで，さまざまな情報を一時的に意識化する現象を指し，背外側前頭前皮質(46野)が主に担っている．「心の黒板」とも比喩され，この障害は思考障害や衝動性，後述の遂行機能障害と関連する．

②注意障害

注意機能は，①注意の集中性，②注意の持続性，③注意の配分性，④注意の転換性に分けられる．注意はあらゆる高次脳機能の基盤を成すことから，この障害は，ADL，IADL，作業等を施行するうえで，内容が複雑になるほど，そして急ぐほど，あらわになりやすい．

③遂行機能障害

遂行機能とは，目的をもった一連の活動を自ら効果的に遂行できる認知能力である．その責任部位は，背外側前頭前皮質を中心に，脳の広い範囲にまたがる．この障害によって，各動作を計画的につなぐことが困難となる．

④フィルター機能および反応抑制機能[4]の障害

フィルター機能とは，特定の認知活動に際し，不必要な入力は削除(抑制)されることをいう．注意障害の裏返しともいえる．この障害により，騒がしい電車の中で特定の人と会話をすることや，多くの物品から特定のものを抽出することが困難となる．

⑤自発性の低下

前部帯状回は，意欲発動性の障害，いわゆるアパシーの責任病巣のひとつである．前述のようにび漫性脳損傷では損傷を受けやすい部位のひとつである．行動を自発的に行うことが困難で，第三者の指示を要する例がある．

⑥病識の低下

自己認識(self awareness)，すなわち「自らを客観的に知る能力」は前頭葉の機能であると古くから唱えられてきた．ここでいう「自ら」の中は，身体面のみならず，認知面，後述する情緒，感情面が階層的に含まれており，前頭葉損傷を受けると後者(情緒，感情面)ほど自己認識が希薄となりやすい．

⑦情緒・感情のコントロールの障害

すべての情緒，感情は大脳辺縁系(扁桃体，海馬，帯状回，視床下部，乳頭体，側坐核等)が担うといわれてきた．また，現在までの膨大な動物実験および臨床の知見から，恐怖感や不安感等の否定的感情は扁桃体が主体となって活動し，扁桃体との線維連絡の強い前頭前野，特に眼窩前頭前皮質は，扁桃体に対する抑制線維として機能しているといわれてきた[7]．そして，こうした構造の破綻が，前頭葉損傷にみられやすい攻撃性や焦燥感等の情緒，感情のコントロール能力の低下を生じさせていると考えられている．

⑧記憶障害

記憶を支える重要な神経基盤は，Papezの回路とYakovlevの回路である．Papezの回路は，海馬回→海馬→脳弓→乳頭体→視床前核→帯状回→帯状束→海馬回と一周する回路である．そこには，側頭葉内側部に位置する海馬，コルサコフ症候群の責任病巣の一部を形成する乳頭体，第三脳室の手術を行う場合に切断することもある脳弓，視床出血後の記憶障害の責任部位である前核，前大脳動脈閉塞例や重症頭部外傷例で損傷を受けやすい帯状回を含む．一方，Yakovlevの回路は，扁桃体→視床背内側核→前頭葉底部後方→側頭葉前部→扁桃体と回る回路であり，頭部外傷で損傷を受けやすい前頭葉基底部を含んでいる．いずれの回路も宣言性の記憶障害の責任病巣といわれている．

### 4) 予後

頭部外傷の重症度は，一般に受傷後48時間

以内の意識障害の程度で推測され，生命予後，機能的な予後に相関する．例えば，受傷直後から，声かけや痛み刺激でも開眼しない，いわゆる昏睡状態に陥る例であれば，脳に及ぼされた外力は重篤と考えられ，重度頭部外傷と判断される．一方，受傷後に，意識が清明あるいは脳振盪のように軽度の意識障害にとどまる場合であれば，脳への外力は軽微であり，軽度頭部外傷と判断され，生命予後も機能的な予後も良好ということができる．このような観点から，国際的には，頭部外傷の重症度について，意識障害の評価分類スケールとして，**グラスゴー・コーマ・スケール**（Glasgow Coma Scale；GCS）（p 13 参照）を使用している．GCSでは開眼，言語，運動の3分野に分けて点数化し，その総点が13～15点を軽度頭部外傷，9～12点を中等度頭部外傷，8点以下を重度頭部外傷と分類されている．リハを開始する時点で，以上のいずれの重症度であるかを確認し，予後予測に役立てることが重要である．

　一方，前述のように，局所脳損傷に分類される急性硬膜下血腫は，受傷機転より両側大脳半球への外力が加わったことが想定され，予後不良例が多い．

### 5）診断

　一般に，頭部外傷の診断は病歴にて明白であるが，以下の例で診断に窮することがある．

#### (1) 脳卒中や心停止による低酸素脳症等の他の脳疾患を発症した後に転倒した例

　基本的に画像所見で判断する．頭部外傷に典型とされる前頭葉，側頭葉挫傷，硬膜下血腫，硬膜外血腫，骨折等があれば，頭部外傷による脳損傷があったことを示唆している．しかし，これらの所見がなく，被殻出血，視床出血等，脳卒中に特異な病巣のみであれば，主体は頭部外傷ではないと判断される．

#### (2) 路上で倒れていて発見された等，病歴が不明な例

　病歴が不明で，意識障害で発見された場合も，まずは，前述のように脳画像が診断の拠りどころとなる．既往歴（運動障害やてんかん発作，

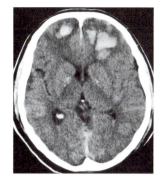

■ 図1　脳挫傷，外傷性脳内血腫
30歳，男性．

糖尿病による低血糖発作等）も参考となる．

#### (3) 外傷の病歴はあるも，「脳」への外力が加わったかどうかが不確か，あるいは軽微な例

　外傷後に，「注意力が低下した」，「記憶ができない」，「気分が落ち込みがち」等を主訴とする方は多い．この場合，まず，確実に頭部に外力が及んだかどうか（頭部打撲等）を確認する必要がある．しかし，必ずしも頭部に直接打撃が加わらなくても，前述のshaken baby syndromeのように頭部に回転加速度が加わる場合もあるので，注意して病歴を聴取する必要がある．軽度頭部外傷例ではこのような事例が多く，外傷以前の生活歴，既往歴，画像所見，裁判の有無等から，総合的に外傷の影響を判断することになる．

### 6）画像所見

　急性期および慢性期の画像所見は，いずれも，頭部外傷者の予後予測を行ううえで最も重要な情報を提供する．

#### (1) 脳挫傷，外傷性脳内血腫

　図1は交通事故直後の頭部外傷例である．前頭前野が両側にわたって，深部から皮質にかけて挫傷し，外傷性脳内血腫を形成している．両側性に広範に損傷し，機能的予後は不良と予測される．また，注意障害，遂行機能障害，意欲低下，脱抑制，病識低下が予想される．

#### (2) 急性硬膜下血腫

　図2は転倒直後の頭部外傷例である．前頭骨直下の硬膜下血腫（矢印）の厚みはさほどではないが，大脳は血腫側から対側に正中偏位し，前

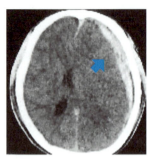

■ 図2 急性硬膜下血腫
40歳，男性．

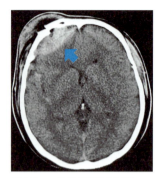

■ 図3 急性硬膜外血腫
25歳，男性．

頭葉を中心に脳溝は消失し浮腫が著明である．このように急性硬膜下血腫は局所脳損傷に分類されるが，脳への外力が大きい結果として，大脳は両側性に損傷をきたす例が多い．

### (3) 急性硬膜外血腫

図3は右前頭部に直接に外力が加わり，頭皮下の腫脹とともに骨折し，直下に硬膜外血腫が形成された例である．硬膜外血腫は硬膜と頭蓋骨の間にできるため，硬膜が頭蓋骨に付着している頭蓋縫合を越えることはなく，図3のようにレンズ状血腫となる．硬膜外血腫は，急性硬膜下血腫に比し，大脳全体の腫脹は軽度で局所損傷にとどまっていることが多い．

### (4) び漫性軸索損傷 (DAI)

DAIは，基本的にCTやMRI等の画像診断にて，軽微な所見しか認められない．認められるのは，軸索の損傷ではなく，DAIの傍証となる微小出血や局所性浮腫で，主に白質や脳梁，中脳背外側1/4，上小脳脚付近に多い．したがって，MRIでも出血の評価に優れるT2*画像や脳浮腫の検出に優れるFLAIR (first fluid attenuation inversion recovery) 画像が，DAIの診断に威力を発揮する．図4aは，自動車事故直後からGCSでE1 V2 M4＝7と昏睡状態となり，搬送されたときの頭部CTである．中脳背外側脳槽にクモ膜下出血を認める．T1強調MRIでは病態の描出が不良であったが，T2*（図4b）（受傷15日後）では視床，脳梁膨大部，脳梁体部に微小出血（挫傷）が確認され，FLAIR（図4c右）では，脳梁以外に左前頭前野白質に損傷が確認された．

## 障害構造と評価

### 1) 知能障害，注意障害，遂行機能障害，記憶障害の評価

頭部外傷は，前頭葉，側頭葉に損傷が及びやすい．したがって，表6 (p205) の機能障害の項目で挙げた注意障害，遂行機能障害，記憶障害，社会的行動障害が表出されやすい．各種の神経心理学的検査は，決して単一の能力をみるものではなく，図5に挙げたように評価要素はオーバーラップしている．この点を考慮しながら，神経心理学的検査結果を解釈する必要がある．「Ⅰ章 基本・症状編」で，知能，注意障害，遂行機能障害，記憶障害がそれぞれの項で取り上げられているので本項では割愛するが，これらの障害とその検査結果の解釈について，頭部外傷者をマネジメントするうえでの筆者の経験を以下に列記する．

### (1) WAIS-Ⅲと前頭葉機能

WAIS-Ⅲ (p53参照) で計られる知能指数 (IQ) は前頭葉機能を反映しにくい．IQが高くても前頭葉損傷により社会性を欠き，社会復帰が困難な例がある．測定値は，全検査IQ，言語性IQ，動作性IQの3種類に加え，言語理解，知覚統合，作動記憶，処理速度という4種類の群指数がある．この中で作動記憶の測定は算数，数唱，語音整列から成り，特に，言語性の作動記憶を測定している．いわゆるワーキングメモリーであり，前頭葉機能の一部を反映している．

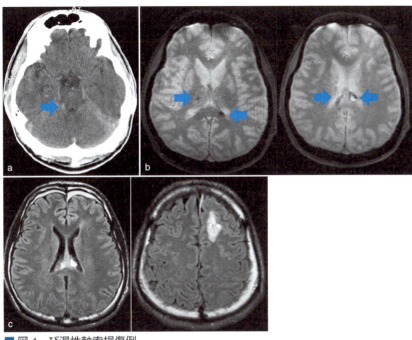

■ 図4　び漫性軸索損傷例
35歳，男性．

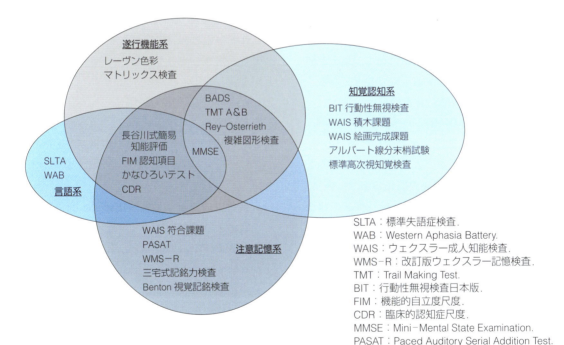

■ 図5　使用頻度の高い神経心理学的検査

SLTA：標準失語症検査．
WAB：Western Aphasia Battery．
WAIS：ウェクスラー成人知能検査．
WMS-R：改訂版ウェクスラー記憶検査．
TMT：Trail Making Test．
BIT：行動性無視検査日本版．
FIM：機能的自立度尺度．
CDR：臨床的認知症尺度．
MMSE：Mini-Mental State Examination．
PASAT：Paced Auditory Serial Addition Test．
BADS：遂行機能障害症候群の行動評価．

■ 表2 Agitated Behavior Scale

〈4段階評価〉
1＝ない
　（興奮に伴う以下のような行動は示さない）
2＝わずかに認められる
　（興奮に伴う行動はわずかにあるが，自分で行動を鎮めることができて，適切にふるまうことができる）
3＝よく認められる
　（興奮に伴う行動を示し，適切にふるまうためには指導が必要．他人がきっかけを与えることは役に立つ）
4＝かなり激しく認められる
　（興奮に伴う行動が激しく，他人がきっかけを与えても，適切にふるまうように行動をあらためることができない）

以下空欄を残さず，全項目を評価
____ 1. 注意持続が短く，容易に気が散って，集中ができない
____ 2. 衝動的，我慢ができない，痛みや欲求不満に耐えることができない
____ 3. 非協力的，介護に抵抗，要求が多い
____ 4. 暴力的，人や物に暴力を振るうと脅す
____ 5. 爆発的に怒る，あるいは怒ることを予期できない
____ 6. 身体をゆする，こする，うめくなど自分を刺激する行動を示す
____ 7. チューブを抜いたり，抑制をはずそうとする
____ 8. 治療の場からさまよい出ようとする
____ 9. 落ち着きがなく，過剰な行動を示す
____ 10. 同じ行動や発言を繰り返す
____ 11. 話し方が，早く，大声で，多弁
____ 12. 気分が突然変調する
____ 13. 過剰に笑ったり泣いたりする
____ 14. 身体的に，あるいは言葉でも自分を傷つける
合計 _____

また，処理速度は，符号，記号探しから成り，特に視覚情報を素早く処理する能力を測定し，単純作業能力のひとつの反映になる．以上が頭部外傷者の能力を推定するうえで参考となる．

#### (2) WAIS-Ⅲ，WMS-R と健忘

WAIS-Ⅲと**WMS-R**(p 95 参照)はいずれも，平均100，標準偏差15に調整されているので，両者を比較することができる．基本的に知能と記憶は発達のうえで相同の関係にあり，WMS-Rのみが低下している場合，純粋健忘の状態にあると解釈される．純粋健忘であれば知能は保たれているので，メモ，手帳等の代償手段が利用できる可能性は高いが，この場合，病識(記憶障害の認識)の有無が大きく左右する．一般に，側頭葉性の健忘であれば病識は比較的保たれるが，間脳性健忘では病識は希薄な場合が多い．

#### (3) 代償手段利用の条件

重度頭部外傷例では記憶能力が低下していることが多いが，前述のようにメモやスケジュール帳を使いこなせるかどうかが，生活の自立性等，機能的予後に大きく影響する．こうした代償手段を使える条件として，IQがある程度，保たれていること，病識があること，受傷前にメモや手帳等を使っていたという経験があることが重要と考えられる[8]．

### 2) 情緒・行動障害の評価

頭部外傷者にみられやすい，不安感，うつ状態も，社会参加のうえで重要な阻害要因となる．「心理—うつ・不安」の項(p 109～)を参照されたい．

#### (1) 気分プロフィール検査 (Profile of Mood State ; POMS)[9]

**日本版POMS**は6つの気分因子「緊張−不安」，「抑うつ−落ち込み」，「怒り−敵意」，「活気」，「疲労」，「混乱」を主観的に65項目の言葉で提示される質問紙にて評価している．年齢別の健康な男女の得点を基準に，平均値±1標準偏差を「健常」，±1〜2.5標準偏差を「他の訴えと合わせ，専門医を受診させるか否かを判断する」，±2.5標準偏差外にあるものを「専門医の受診を考慮する必要があり」と診断の目安が示されており，定量化ができる．

■ 表3　Patient Competency Rating Scale

〈5段階評価〉
　1：できない　　2：大変難しい　　3：できるが難しい　　4：比較的簡単にできる　　5：簡単にできる

____ 1. 自分の食事を用意するのにどのくらい問題がありますか？
____ 2. 着替えをするのにどのくらい問題がありますか？
____ 3. 整容動作を行うのにどのくらい問題がありますか？
____ 4. 食後の皿洗いをするのにどのくらい問題がありますか？
____ 5. 洗濯をするのにどのくらい問題がありますか？
____ 6. 家計管理をするのにどのくらい問題がありますか？
____ 7. 時間の約束を守るのにどのくらい問題がありますか？
____ 8. グループの中で会話をはじめるのにどのくらい問題がありますか？
____ 9. 疲れていたり飽きているときでも仕事を続けるのにどのくらい問題がありますか？
____ 10. 昨日の夜に何を食べたか思い出すのにどのくらい問題がありますか？
____ 11. よく会う人々の名前を覚えるのにどのくらい問題がありますか？
____ 12. 毎日の自分の予定を覚えるのにどのくらい問題がありますか？
____ 13. 自分がやらなければならない大事なことを覚えるのにどのくらい問題がありますか？
____ 14. もし車を運転しなければならないとしたらどのくらい問題がありますか？
____ 15. 混乱したときに誰かの助けを頼むとしたらどのくらい問題がありますか？
____ 16. 予想していない変化に適応するとしたらどのくらい問題がありますか？
____ 17. 自分がよく知っている人々と議論をするとしたらどのくらい問題がありますか？
____ 18. 他の人からの批判を受け入れるのにどのくらい問題がありますか？
____ 19. 泣くことをコントロールするのにどのくらい問題がありますか？
____ 20. 友達と一緒のときに正しく振る舞うのにどのくらい問題がありますか？
____ 21. 他の人たちへの優しい気持ちを表現するのにどのくらい問題がありますか？
____ 22. 集団行動へ参加するのにどのくらい問題がありますか？
____ 23. 私が言ったことや行ったことが他人を動転させたかを知るのにどのくらい問題がありますか？
____ 24. 毎日の計画をたてるのにどのくらい問題がありますか？
____ 25. 新しい指示を理解するのにどのくらい問題がありますか？
____ 26. 毎日の役割を確実に果たすのにどのくらい問題がありますか？
____ 27. 何かが私を動転させたとき自分の感情をコントロールするのにどのくらい問題がありますか？
____ 28. 気分をしずませないでいることにどのくらい問題がありますか？
____ 29. 自分の気分が毎日の行動に影響しないようにするのにどのくらい問題がありますか？
____ 30. 笑うことをコントロールするのにどのくらい問題がありますか？

(Prigatano et al, 1986)[12]

(2) Agitated Behavior Scale (ABS)[11] (表2)

急性期から回復期にみられやすい興奮性を評価する．薬剤の効果判定にも利用できる．

3) 障害の自己認識の評価

自己認識（self awareness），すなわち「自らを知る能力」は前頭葉の機能であるという説が古くから唱えられてきた．いわゆる病識であるが，機能予後に大きく影響する．**Patient Competency Rating Scale (PCRS)**[12]は，30項目から成る患者の能力（ADL，認知，対人関係，情緒）に関する質問表(表3)である．それぞれの質問に対し患者自身および家族（あるいは患者をよく知る人）が5段階で評価し，その差から患者の障害認識の指標としている．

■ 表4　FAM固有の12項目

| 認知項目 |
| --- |
| 　読解 |
| 　文章作成 |
| 　会話明瞭度 |
| 　感情 |
| 　障害適応 |
| 　雇用・家事・学業 |
| 　見当識 |
| 　注意 |
| 　安全確認 |
| **運動項目** |
| 　嚥下 |
| 　自動車移乗 |
| 　輸送機関利用 |

■ 表5　Disability Rating Scale

| 1. 開眼反応 | | 2. コミュニケーション | | 3. 運動反応 | |
|---|---|---|---|---|---|
| 自発的に開眼 | 0 | 見当識あり | 0 | 指示に従う | 0 |
| 声かけで開眼 | 1 | 混乱した話 | 1 | 刺激を払いのける | 1 |
| 痛みで開眼 | 2 | 不適切な発言 | 2 | 逃避的屈曲 | 2 |
| なし | 3 | 理解できない発言 | 3 | 異常屈曲反応 | 3 |
| | | 発言なし | 4 | 異常伸展反応 | 4 |
| | | なし | 5 | | |

| 身の回り動作についての認知能力 | | | | | |
|---|---|---|---|---|---|
| 4. 食事 | | 5. 排泄 | | 6. 整容 | |
| 完全 | 0 | 完全 | 0 | 完全 | 0 |
| | 0.5 | | 0.5 | | 0.5 |
| 部分的 | 1 | 部分的 | 1 | 部分的 | 1 |
| | 1.5 | | 1.5 | | 1.5 |
| 少ない | 2 | 少ない | 2 | 少ない | 2 |
| | 2.5 | | 2.5 | | 2.5 |
| なし | 3 | なし | 3 | なし | 3 |

| 他人への依存性 | | 心理社会的適応性 | |
|---|---|---|---|
| 7. 一般的機能状態 | | 8. 就労の可能性 | |
| 完全に自立 | 0 | 制限なし | 0 |
| | 0.5 | | 0.5 |
| 特別の環境内では自立 | 1 | 選ばれた職場 | 1 |
| | 1.5 | | 1.5 |
| 少し依存的 | 2 | 保護職場 | 2 |
| | 2.5 | | 2.5 |
| かなり依存的 | 3 | 就労不能 | 3 |
| | 3.5 | | |
| 極めて依存的 | 4 | | |
| | 4.5 | | |
| 全く依存的 | 5 | | |
| | | Total Score_____ | |

〈Total DR score Level of Disability〉

0：障害なし　　　　　　7〜11：障害は極めて重い　　25〜29：重度の植物状態
1：障害軽度　　　　　　12〜16：植物状態　　　　　　30：死亡
2, 3：障害あるが部分的　17〜21：障害目立つ
4, 6：障害はかなり重い　22〜24：障害やや重い

## 4）ADL・IADL 評価

### (1) FIM+FAM

頭部外傷者にみられる社会性，病識，地域活動，情緒，就労等をも考慮にいれた ADL 評価方法として **FAM**(Functional Assessment Measure)がある．FAMは，**FIM**(Functional Independence Measure)の 18 項目に FAM 固有の 12 項目を追加した 30 項目として使用される（表4）．いずれの項目も FIM 同様，7 段階での評価を行う（p154 参照）．わが国では，三田が日本語版の妥当性を報告している[13]．

### (2) FAI(Frenchay Activities Index)

IADL に関する 15 項目（食事の用意，食事の後片づけ，洗濯，掃除・整理，力仕事，買い物，外出，屋外歩行，趣味，交通手段の利用，旅行，庭仕事，家や車の手入れ，読書，仕事）を 0〜3 点の 4 段階で評価する．わが国では，末永らが日本語版の妥当性を報告している[14]（p160 参照）．

## 5）社会参加の評価

**CIQ**(Community Integration Questionnaire)が社会参加を評価するうえで繁用されている．家庭内での活動状況 5 項目，社会活動 6 項目，

■ 表6 頭部外傷の評価一覧

| | 障害 | 評価方法 | 目的 |
|---|---|---|---|
| 機能障害 | 知能障害 | MMSE<br>長谷川式簡易知能評価スケール<br>WAIS-Ⅲ | 全般性知能評価 |
| | | Kohs立方体組み合わせテスト<br>レーブン色彩マトリックス検査 | 失語症等言語機能の低下例に対する全般性知能評価 |
| | 注意障害 | 標準注意検査法（日本高次脳機能障害学会）<br>Trail Making Test（Part A, Part B） | 注意評価 |
| | 遂行機能障害 | 遂行機能障害症候群の行動評価　日本版（BADS） | 遂行機能評価 |
| | 記憶障害 | WMS-R<br>日本版リバーミード行動記憶検査（日本版RBMT）<br>三宅式記銘力検査<br>Benton視覚記銘検査<br>Rey-Osterrieth複雑図形検査 | 記憶能力評価 |
| | 社会的行動障害 | POMS<br>AGS<br>Beck Depression Inventry, Bech Anxiety Inventry<br>PCRS<br>標準意欲評価法（日本高次脳機能障害学会） | 6つの気分因子の状態把握<br>興奮状態の把握<br>うつ状態，不安状態の把握<br>障害の自己認識の評価<br>意欲，発動性の評価 |
| 活動制限 | ADL障害，IADL障害 | FIM＋FAM | 日常生活活動性評価 |
| 参加制約 | 社会参加困難 | DRS | |

生産性4項目から成る[10]（p164, 267参照）．

### 6）総合的評価

**Disability Rating Scale（DRS）**は，頭部外傷者の昏睡状態から社会復帰するまでの経過を網羅している．機能障害，能力障害，社会的不利レベルを評価している（表5）．機能障害は，**Glasgow Outcome Scale**を元にしており，開眼反応，コミュニケーション能力，運動反応を評価し，能力障害は，身の回り動作に関する認知能力を，社会的不利は社会での活動状況を評価している[15]．

（渡邉　修）

### 文献

1) Whyte J et al：Rehabilitation of the patient with traumatic brain injury. In：Rehabilitation Medicine：Principles and Practice. 2nd ed, Delisa JA, Gans BM eds, Lippincott-Raven Publishers, Philadelphia, 1993, pp825-860.
2) 渡邉　修・他：回復期包括的リハビリテーションとその成果．リハ医学 38：892-897, 2001.
3) Gennarelli TA et al：Influence of the type of intracranial lesion on outcome from severe head injury. J Neurosurg 56：26-32, 1982.
4) Le Roux PD et al：Cerebral Concussion and Diffuse Brain Injury. In：Head Injury, 4th ed, Cooper PR, Golfinos JG eds, McGraw/Hill Companies, New York, 2000, pp175-199.
5) Strich SJ：Diffuse degeneration of the cerebral white matter in severe dementia following head injury. J Neuro Neurosurg Psychiatry 19：163, 1956.
6) Gazzaniga MS et al：Executive Functions and Frontal lobes. Cognitive Neuroscience. 2nd ed, W W Norton & Company, New York, London, 2002, pp499-536.
7) Davidson RJ et al：Dysfunction in the neural circuitry of emotion regulation-a possible prelude to violence. Science 289（5479）：591-594, 2000.
8) 渡邉　修・他：記憶障害に対するリハアプローチ—外的補助手段の有効性について．認知神経科学 3（3）：184-187, 2002.
9) 横山和仁，荒記俊一：日本版POMS手引き．金子書房, 2008.
10) Adams JH et al：Diffuse axonal injury in head injury：definition, diagnosis and grading. Histopathology 15：49-59, 1989.
11) Corrigan JD：Development of a scale for assessment of agitation following traumatic brain injury. J Clin Exp Neuropsychol 11（2）：261-277, 1989.
12) Prigatano GP, Fordyce DJ：Cognitive dysfunction and psychosocial adjustment after brain injury. In：Neuropsychological rehabilitation after brain injury, Prigatano GP et al（eds）, Johns Hopkins University Press, Baltimore, MD, 1986, pp96-118.
13) 三田しず子・他：Functional Assessment Measure（FAM）の使用経験—ADLおよびIADL評価としての有用性．総合リハ 29（4）：361-364, 2001.
14) 末永英文・他：改訂版Frenchay Activities Index自己評価法の再現性と妥当性．日職災医会誌 48（1）：55-60, 2000.
15) Rosenthal M et al（eds）, Functional Assessment in Traumatic Brain Injury. Rehabilitation of the Adult and Child with Traumatic Brain Injury, 3rd ed, FA Davis Company, USA, 1999, pp131-146.

# 3. 脊髄損傷

　1990〜1992年に行われた全国的な疫学調査では，新規の脊髄損傷患者の発生率は，年間に100万人あたり40.2人，約5,000人の発生があると推定された．年齢別新規患者数の分布は，若年者と中高年齢者の2つのピークを有していた[1]．しかしながら，近年の新規脊髄損傷患者の最大の変化は高齢化であり，2005年に福岡県で行われた調査では，年齢別人口で補正した発生数の分布は70歳代を頂点とする1相性パターンを示し，非骨傷性頸髄損傷の増加がみられた[2]．非骨傷性頸髄損傷の多くは中心性頸髄損傷であり，Schneiderらは，中心性頸髄損傷の臨床的特徴として下肢に比して上肢の強い運動麻痺があること，麻痺の回復は下肢，膀胱機能，上肢の順であること等を挙げている[3]．重度の麻痺が残存すればADLの介助量は増大し，家庭復帰や社会復帰が困難になる要因となる．今後，一般人口の高齢化とともに，新規脊髄損傷受傷者においてもますます高齢化が進むことが予想される．適切な初期評価と目標設定，リハ，経時的な評価の施行により，早期の家庭復帰，社会復帰を図ることが重要である．

## 疾患像

### 1) 年齢分布，神経学的レベル，受傷原因

　1997〜2006年度の間に，全国脊髄損傷データベースに参加した医療施設で，初回のリハ治療を受けて退院した対象者に対する疫学的調査の結果では[4]，受傷時年齢の平均±SDは，50.4±18.6歳であった．年齢分布を示すグラフは，21〜25歳の階層に小さいピーク，56〜60歳に大きなピークがある2峰性を示した．麻痺の神経学的レベルにおいては，圧倒的に頸髄レベル

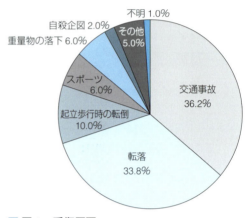

■図1　受傷原因
（全国脊髄損傷データベース研究会，2012）[4]

が多く70.8%を占め，次いで胸髄レベルが20.1%，腰髄レベルが9.1%であった．受傷原因は，図1に示すように，交通事故が最多で36.2%，転落33.8%，起立歩行時の転倒10.0%で全体の80%を占める[4]．年齢階層別でみると，高齢者における転落，起立歩行時の転倒の割合が増加していた．

　一方，アメリカにおける受傷原因は，自動車事故が42%，次いで転倒・転落が27.1%，暴力行為が15.3%，スポーツが7.4%である[5]．暴力行為が15%以上を占めている点はわが国と大きく異なる．

### 2) 病態生理

　脊髄損傷は，多くの場合，脊椎に屈曲，回旋，伸展，圧迫の外力が加わり，脊椎の骨折，脱臼に伴って脊髄が圧迫，挫滅することによって生じ，さらに近辺の神経根にも損傷が及ぶ．直接脊髄組織が破壊されるのに続いて，二次的な自壊現象が損傷を増悪させ，非可逆的な病理変化を生じるとされる．また，脊椎損傷があっても

脊髄損傷を伴わない場合もあり，脊椎損傷がない場合でも脊髄損傷を生じることがある．脊椎損傷のない脊髄損傷は，頸椎の過伸展による非骨傷性頸髄損傷が多い．

### 3）理学所見

麻痺の残存領域と障害の程度を，後述するAmerican Spinal Injury Association（ASIA）Impairment Scale によって評価する[6]．全身の理学所見をしっかり取り，頭部外傷，四肢の骨折，血気胸，肋骨骨折，腹部臓器損傷の有無を評価し，必要な検査を迅速に行うことが重要である．

### 4）画像診断

単純 X 線写真，CT を用いて骨傷の有無や脊椎のアライメント，脊柱管の開存度の評価を行う．MRI では脊髄障害の部位の同定や脊髄内の出血，挫傷，浮腫等の所見を評価し，障害の重症度や予後予測に用いる[7]．

### 5）主な合併症，個々の合併症に対する評価，および病態や治療等

#### (1) 呼吸器合併症

高位頸髄損傷では，呼吸筋麻痺のため，拘束性換気障害が起こる．受傷直後に自発呼吸が可能であっても，麻痺域が上昇して横隔膜神経障害が出現し，自発呼吸が困難になる場合もある．

先に述べた全国労災病院等における疫学調査において，頸髄・胸腰髄損傷別の呼吸器感染症（respiratory tract infection；RTI）の発症率の比較では，頸髄損傷が有意に高いという結果であった．図2は肺炎，無気肺の胸部 CT 画像である．また，ASIA Impairment Scale（AIS）別の呼吸器感染症の発症率では，対麻痺では AIS と RTI の発症に関連がなかったが，四肢麻痺者では，麻痺の程度が重くなるにつれて RTI の発症が高くなる傾向があり，中でも他と比べて AIS B と C の間（p 210 参照）に一定の差がみられており，運動が完全麻痺か不全麻痺かの違いが RTI の発症に影響していることが示唆されている[3]．

#### (2) 神経因性膀胱

『脊髄損傷患者における排尿障害の診療ガイ

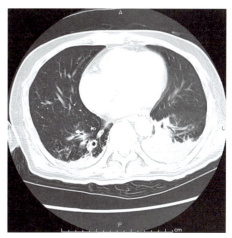

■図2 両側の肺炎，左下肺無気肺の CT 像

ドライン』[8]に挙げられている評価項目を以下に記載する．

〈評価項目〉

- 神経学的評価（麻痺レベル，会陰部知覚，肛門括約筋トーヌス，随意的肛門括約筋収縮，球海綿体反射を含む）．
- **血液検査，尿検査**．
- 上部尿路評価：**排泄性尿路造影**で尿路（腎盂，尿管，膀胱）の形状を描出する．
- 下部尿路機能：**残尿測定，膀胱造影（cysto-urethrography；CUG）**（膀胱変形，膀胱尿管逆流の有無），**ウロダイナミクス，膀胱内圧測定（cystometrography；CMG）**（排尿筋圧の経時的な評価，膀胱コンプライアンスの評価）．

評価項目の中で，**膀胱造影**単独の検査では，下部尿路機能障害の状態を正確に予測することは困難であり，可能であれば透視下の**尿流動態検査（Urodynamic Study）（ビデオウロダイナミクス）**（p 127 参照）を行い，下部尿路の機能と形態を同時に評価することが望ましいとしている．図3は膀胱造影における松笠状膀胱の例である．

急性期は，尿道留置カテーテル管理を行うが，その際には，必ずカテーテル（多くは14Fr）から尿バッグまで一体型のものを愛護的かつ無菌的に挿入する．急性期脊髄損傷患者における無

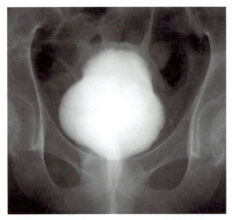

■ 図3 膀胱造影における松笠状膀胱

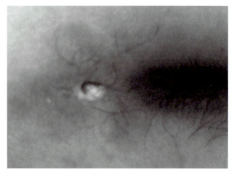

■ 図4 仙骨，尾骨部の褥瘡

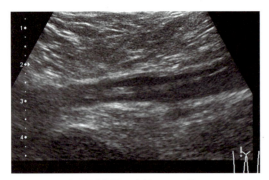

■ 図5 深部静脈血栓の血管エコー像

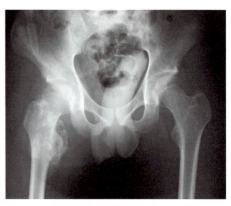

■ 図6 右股関節の異所性骨化のX線像

菌的間欠導尿法の有用性はGuttmannらによって提唱されたが[9]，Lapidesらは，清潔間欠導尿法でも細菌尿はきたしにくいとの観察結果により，急性期，慢性期ともに清潔間欠導尿法で代用可能であると述べている[10]．

### (3) 褥瘡

アメリカ褥瘡諮問委員会(National Pressure Ulcer Advisory Panel)が2007年に提唱した新分類では，皮膚表面の損傷がなくても深部で既に損傷が起こっていることがあるという考えから，従来のⅠ～Ⅳの4病期に加えて，「深部損傷褥瘡疑い(deep tissue injury；DTI)」，さらに褥瘡の深達度がⅢかⅣか判別できない場合の「判別不能(unstageable)」の2病期が追加され，6病期に分類されている[11]．日本褥瘡学会による，2008年に改訂されたDESIGN-R®の分類では，d0～D5に至る6段階と判定不能例のUを追加した7段階評価を採用している[12] (p141参照)．図4は，仙骨部，尾骨部に生じた褥瘡例である．

褥瘡を生じさせないためには，定期的な体位変換，適切な体圧分散寝具の使用，低栄養の回避，改善，皮膚を清潔に保つこと等が重要である．

### (4) 深部静脈血栓症

**下肢静脈エコー**によるスクリーニングは深部静脈血栓症の診断に有用である．図5に血管エコーにおける深部静脈血栓像を提示した．深部静脈血栓症は，受傷後72時間～14日間の間に最も起こりやすく，治療されていない患者では，43％の割合で発症したとVelmahosらは報告した[13]．またPowellらは，低分子ヘパリン等の抗凝固療法を受けている群では，受けていない群に比して有意に深部静脈血栓症の発症率が低かったと報告した[14]．また，抗凝固療法と弾性ストッキングの併用でさらなる予防効果がある

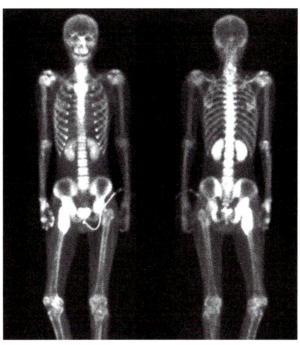

■図7　右股関節の異所性骨化の骨シンチグラフィー像

と考えられる．

**(5) 異所性骨化**

**血液検査**では，アルカリフォスファターゼ，CPK（creatine phosphokinase），CRP（C-reactive protein，C反応性蛋白），血沈の上昇を認めることが多い．**骨シンチグラフィー**は，早期から異常を示す．**単純X線**所見は遅れて出現する．図6，7にそれぞれ異所性骨化のX線像，骨シンチグラフィー像を示した．

異所性骨化は，本来は骨のない場所に骨組織が新生されやすい病態で，脊髄損傷後6カ月までの発生率は13〜57％程度である[5]．好発部位は股・膝関節で，麻痺域の関節周辺で局所の疼痛を伴う炎症症状（発赤，腫脹，硬結，圧痛，運動時痛）を認めたら異所性骨化を疑う．

**(6) 痙縮**

痙縮は，腱反射亢進を伴った緊張性伸張反射の速度依存性増加を特徴とする症候であり，脳卒中，脊髄損傷等の中枢神経系の病態でみられる．痙縮の評価として，Bohannonらが，Ashworthスケールを改訂して作成した**Modified Ashworth Scale（MAS）**[15]（p20参照）が最も広く使われている．

## 障害構造と評価

### 1) 脊髄障害の機能障害分類

**(1) 脊髄損傷の神経学的分類のための国際基準（International Standards for Neurological Classification of Spinal Cord Injury）**

脊髄損傷の障害を統一した方法で分類する試みは，ASIAによって実施され，これは国際的にもInternational Standards for Neurological Classification of Spinal Cord Injury（ISNCSCI）として採択されている．2013年7月にワークシートが改訂されており，図8にそれを紹介する[6]．

AISにおける，完全麻痺と不全麻痺の定義はこれまでどおりであり，S4-5領域の感覚，運動機能がともに喪失している場合を完全麻痺，それ以外を不全麻痺と分類する．以下にASIA機能障害尺度，および分類するためのステップを提示する．

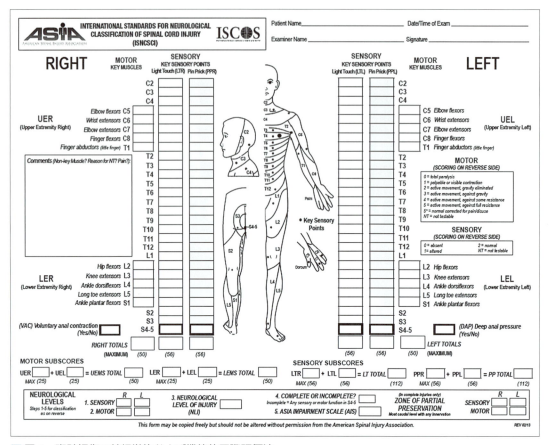

■ 図8　脊髄損傷の神経学的および機能的国際評価法

（American Spinal Injury Association）[6]

① ASIA Impairment Scale（AIS）

A＝完全麻痺．S4-5の感覚・運動機能が喪失．
B＝感覚不全麻痺．神経学的レベル以下S4-5までの感覚機能は残存し，運動機能は喪失．
C＝運動不全麻痺．運動機能が神経学的レベル以下に残存し，神経学的レベル以下の標準筋群（key muscles）の半数以上の筋力が3未満．
D＝運動不全麻痺．運動機能が神経学的レベル以下に残存し，神経学的レベル以下の標準筋群の半数以上の筋力が3以上．
E＝筋力，感覚ともに正常．

②分類するためのステップ

1. 感覚の残存高位を左右それぞれ決定する．
2. 運動の残存高位を左右それぞれ決定する．臥位で少なくとも筋力3以上を示す最も低いkey muscleの高位を，運動の残存高位とする．ただし，直上のレベルが正常すなわち筋力5であること．
3. 1, 2. を総合した神経学的レベル（neurological level of injury；NLI）を決定する．すなわち，正常な感覚と，重力に抗せる筋力（MMT＝3以上）を持つ，最も下位の脊髄レベル．
4. 完全麻痺か不全麻痺かを判定する．
5. AIS A〜Eを判定する．

③今回の改訂で改良された点

- 運動と感覚のスコア記入欄を神経高位ごとに揃えており，デルマトームを挟み，右，左半身ごとにまとめている．

■ 表　脊髄損傷の評価一覧

| | 障害（疾患） | 評価方法 | 評価項目と評価目的 |
|---|---|---|---|
| 機能障害 | 脊椎の形態異常 | 単純X線，CT | 骨折型，脱臼，不安定性の診断 |
| | 脊髄の形態異常 | MRI | 脊髄損傷程度と機能的予後の推定 |
| | 四肢麻痺および対麻痺 | ISNCSCI | 運動・感覚障害の高位診断と障害程度の評価 |
| | | Zancolli 分類 | 完全四肢麻痺者の上肢運動機能評価 |
| | 神経因性膀胱 | 尿検査，尿培養膀胱造影（CUG） | 膿尿，細菌尿の有無<br>膀胱変形，膀胱尿管逆流の有無，反射性排尿の状態の評価 |
| | | 膀胱内圧測定（CMG） | 排尿筋過活動，排尿筋括約筋協調不全の有無，膀胱コンプライアンスの評価 |
| | 褥瘡 | NPUAP | 褥瘡の大きさや深さ，ポケットの有無，感染 |
| | | DESIGN-R® | 徴候の有無，良性肉芽組織，壊死組織の有無 |
| | 呼吸障害 | 血液ガス | 呼吸障害の有無や重症度の評価 |
| | | 肺機能検査 | 換気障害の有無，型，程度の評価 |
| | 深部静脈血栓症 | 血液検査，血管エコー | 深部静脈血栓の有無，血栓のある部位の同定，血栓の可動性の有無等の評価 |
| | 異所性骨化 | 血液検査，骨シンチグラフィー，単純X線 | 異所性骨化の有無，部位の評価 |
| 活動制限 | ADL 能力低下 | FIM<br>Barthel Index | ADL 評価 |
| | | SCIM，QIF | 脊髄損傷者に特異的な ADL 評価 |
| 参加制約 | 参加制約 | CHART | 身体的自立，移動，時間の過ごし方，社会的統合，経済的自給 |

- 従来の感覚評価に加え，運動機能（能力）評価詳細を掲載している．
- 肛門括約筋収縮や，肛門周囲感覚の欄を，S4-5 感覚のスコアとともに太枠で強調し，sacral sparing（仙髄回避）の有無＝完全麻痺か不全麻痺か，を一目でわかるようにしている．
- 障害の神経学的高位の記載欄を追加し，分類のための手順を記載している．
- non key-muscle とその神経学的高位の提示が追加される．

**(2) Zancolli 分類**

頸髄損傷者の麻痺高位の評価法として Zancolli 分類も広く用いられてきた．この分類は，上肢に整形外科的機能再建術を行うための指標として作成された分類であり[16]，頸髄損傷の麻痺高位を表現する方法としても普及している．しかしながら，Zancolli 分類では，肘関節伸展筋を C6B Ⅲ として第 6 頸髄節に分類するが，AIS では第 7 頸髄節に分類する等相違点もみられる．

**2) 脊髄障害の活動制限分類**

日常生活活動（ADL）の評価には，**Barthel Index**（p 156 参照），**FIM**（p 154 参照）が広く使用されている．

脊髄損傷に特異的な能力評価尺度として，**脊髄障害自立度評価法（Spinal Cord Independence Measure；SCIM）**[17]が報告されている．

SCIM は，セルフケア（0～20 点），呼吸と排泄管理（0～40 点），移動（0～40 点）の 3 領域から構成され，移動はさらに移動（室内とトイレ），移動（屋内と屋外）の 2 つに分かれている．全部で 17 の運動項目から成り，合計スコアは 0～100 点である．

Catz らは SCIM と FIM との間には，r = 0.85 の高い相関を認め，SCIM の妥当性を示している[17]．また，問川らは機能変化に対する反応性が高い尺度として注目しており，**SCIM version Ⅲ の日本語版**が作成されている[18]．

その他，頸髄損傷四肢麻痺者の能力障害を評価する独自の指標として **Quadriplegia Index of Function（QIF）**[19]がある．

## 3) 脊髄障害の参加制約分類

Whiteneck ら[20]は，参加制約を評価するための質問表，**CHART**（Craig Handicap Assessment and Reporting Technique）（p 162, 194 参照）を作成した．CHART は，身体的自立，移動，時間の過ごし方，社会的統合，経済的自給の 6 領域，32 の質問から成り，合計は 600 点満点で評価する（p 162 参照）．青柳らが CHART を用いて，脊髄損傷患者における参加制約に影響を与える因子を検討した結果，CHART の得点は ASIA Motor Score とは相関しなかったが，排尿，排便が自立しているほど高得点であり，機能障害よりも排尿，排便の自立が参加制約に大きく影響していることが示唆された[21]．

その他に脊髄損傷患者の QOL 評価に使用された質問票は，**Qualiveen**，**SF-36**®（p 170, 267 参照），**Satisfaction with Life Scale**（**SWLS**）等がある．

（八谷カナン，田中宏太佳）

### 文献

1) Shingu H et al：A nationwide epidemiological survey of spinal cord injuries in Japan from January 1990 to December 1992. *Paraplegia* **33**(4)：183-188, 1995.
2) 坂井 宏・他：脊髄損傷リハビリテーション 現状・課題・展望 疫学調査．総合リハ **36**(10)：969-972, 2008.
3) Schneider RC et al：The syndrome of acute central cervical spinal cord injury；with special reference to the mechanisms involved in hyperextension injuries of cervical spine. *J Neurosurg* **11**(6)：546-577, 1954.
4) 全国脊髄損傷データベース研究会：脊髄損傷の治療から社会復帰まで（古澤一成編），保健文化社，2012.
5) Kirshblum S, Brooks M：DeLisa's Physical Medicine & Rehabilitation Principles and Practice, 5th ed, Lippincott Williams & Wilkins, a Wolters Kluwer, 2010, pp665-716.
6) American Spinal Injury Association：ASIA Learning Center Materials-International Standards for Neurological Classification of SCI(ISNCSCI) Exam Worksheet（2014 年 9 月 14 日閲覧）：http://asia-spinalinjury.org/
7) Lammertse D et al：Neuroimaging in traumatic spinal cord injury：an evidence-based review for clinical practice and research. *J Spinal Cord Med* **30**(3)：205-214, 2007.
8) 脊髄損傷における排尿障害の診療ガイドライン作成委員会：脊髄損傷における排尿障害の診療ガイドライン，リッチヒルメディカル，2011, pp2-40.
9) Guttmann L, Frankel H：The value of intermittent catheterisation in the early management of traumatic paraplegia and tetraplegia. *Paraplegia* **4**(2)：63-84, 1966.
10) Lapides J et al：Clean, intermittent self-catheterization in the treatment of urinary tract disease. *J Urol* **107**(3)：458-461, 1972.
11) National Pressure Ulcer Advisory Panel：NPUAP Pressure Ulcer Stages/Categories（2014 年 9 月 14 日閲覧）：http://www.npuap.org/resources/educational-and-clinical-resources/npuap-pressure-ulcer-stagescategories/
12) 日本褥瘡学会：褥瘡評価ツール DESIGN-R（2014 年 9 月 14 日閲覧）：http://www.jspu.org/jpn/info/design.html#
13) Velmahos GC et al：Prevention of venous thromboembolism after injury：an evidence-based report-part Ⅱ：analysis of risk factors and evaluation of the role of vena caval filters. *J Trauma* **49**(1)：140-144, 2000.
14) Powell M et al：Duplex ultrasound screening for deep vein thrombosis in spinal cord injured patients at rehabilitation admission. *Arch Phys Med Rehabil* **80**(9)：1044-1046, 1999.
15) Bohannon RW, Smith MB：Interrater reliability of a modified Ashworth scale of muscle spasticity. *Phys Ther* **67**(2)：206-207, 1987.
16) Zancolli E：Surgery for the quadriplegic hand with active, strong wrist extension preserved. A study of 97 cases, *Clin Orthop Relat Res* (112)：101-113, 1975.
17) Catz A et al：SCIM-spinal cord independence measure：a new disability scale for patients with spinal cord lesions. *Spinal Cord* **35**(12)：850-856, 1997.
18) 問川 博・他：脊髄損傷者のための新しい ADL 評価尺度―SCIM．臨床リハ **15**(10)：952-957, 2006.
19) Gresham GE et al：The Quadriplegia Index of Function (QIF)：sensitivity and reliability demonstrated in a study of thirty quadriplegic patients. *Paraplegia* **24**(1)：38-44, 1986.
20) Whiteneck GG et al：Quantifying handicap：a new measure of long-term rehabilitation outcomes. *Arch Phys Med Rehabil* **73**(6)：519-526, 1992.
21) 青柳紀代・他：脊髄損傷患者の社会的不利に影響を与える要因 Craig Handicap Assessment and Reporting Technique(CHART)による予備的検討．リハ医学 **36**(9)：599-606, 1999.

# Ⅱ章 疾患編

# 4. 認知症

## 疾患像

認知症とは，「一度発達した知的機能が，脳の器質性障害によって広範に継続的に低下した状態」で，特定の疾患名をさすのではなく，種々の疾患により生ずる臨床的状態像である．代表的な認知症の診断基準には，世界保健機関(WHO)による「**国際疾病分類，第10改訂版(ICD-10)**」[1]と米国精神医学会による「**精神疾患の診断・統計マニュアル第4版テキスト改訂版(DSM-Ⅳ-TR)**」[2]がある．ICD-10では，「通常，慢性あるいは進行性の脳疾患によって生じ，記憶，思考，見当識，理解，計算，学習，言語，判断など多数の高次機能の障害からなる症候群」と表現され，表1のように要約される．DSM-Ⅳ-TRでは，認知症そのものの診断基準は設定されておらず，認知症疾患の共通項目(表2)が認知症の診断基準に相当している．ICD-10およびDSM-Ⅳ-TRの診断基準ともに記憶障害を必須とし，他領域と合わせた複数の認知機能障害のために以前の機能レベルから著しく低下した状態であると定義している点で基本的に合致している．DSM-Ⅳ-TRでは「社会的または職業的機能の著しい障害を引き起こす」ことを必要条件としている．しかし，社会的・職業的機能は文化間で著明な相違があるため，ICD-10では「衣・食・衛生など日常生活動作の障害」を必須項目としている．

アルツハイマー型認知症(Alzheimer's disease；AD)が最も多く，脳血管障害による血管性認知症(vascular dementia；VD)がこれに続く．最近ではレビー小体型認知症(dementia with Lewy bodies；DLB)がその頻度の高さか

■ 表1 ICD-10における認知症診断基準の要約

G1. 以下の各項目を示す証拠が存在する．
　(1) 記憶力の低下
　　新しい事象に関する著しい記憶力の減退，重症の例では過去に学習した情報の想起も障害され，記憶力の低下は客観的に確認されるべき．
　(2) 認知能力の低下
　　判断と思考に関する低下や情報処理全般の悪化であり，従来の遂行能力水準からの低下を確認する．
　(1)，(2)により，日常生活活動や遂行能力に支障をきたす．
G2. 周囲に対する認識(すなわち，意識混濁がないこと)が，基準G1の症状をはっきりと証明するのに十分な期間，保たれていること，せん妄のエピソードが重なっている場合には認知症の診断は保留．
G3. 次の1項目以上を認める．
　(1) 情緒易変性
　(2) 易刺激性
　(3) 無感情
　(4) 社会的行動の組織化
G4. 基準G1の症状が明らかに6カ月以上存在して確定診断される．

ら注目されている．これらに，前頭側頭葉変性症(frontotemporal lobar degeneration；FTLD)を加え，4大認知症とよばれている．

### 1) アルツハイマー病(AD)

1907年にAlois Alzheimerが51歳頃から記憶力低下・失見当識を進行性に呈した女性の剖検脳に，神経原線維変化が出現することを記載したのがADの最初の報告である．当初は初老期に発症する初老期認知症のひとつとされていたが，その後，老年期に発症する老人性認知症でも病理学的にADと同様の変化を呈することが示され，これらを総称してアルツハイマー病あるいはアルツハイマー型認知症とよんでいる．

### ■ 表2 DSM-Ⅳ-TRによる認知症の診断基準の要約

A. 多彩な認知障害の発現，以下の2項目がある．
　(1) 記憶障害(新しい情報を学習したり，以前に学習した情報を想起する能力の障害)
　(2) 以下の認知障害の1つ以上
　　(a) 失語(言語の障害)
　　(b) 失行(運動機能が損なわれていないにもかかわらず，動作を遂行する能力の障害)
　　(c) 失認(感覚機能が損なわれていないにもかかわらず，対象を認識または同定できないこと)
　　(d) 実行機能障害(計画を立てる，組織化する，順序立てる，抽象化する)の障害)
B. 上記の認知障害は，その各々が社会的または職業的機能の著しい障害を引き起こし，病前の機能水準からの著しい低下を示す．
C. その欠損はせん妄の経過中にのみ現れるものではない．

### ■ 表3 ADの症候の理解

・ADの症候の理解
　全体的行動の変容：取りつくろい・場合わせ反応
　単位的機能の変容：健忘・失語・失行・失認
・ADの症候学
　記銘力障害—側頭葉内側部
　見当識障害—後部帯状回
　意味記憶障害—側頭葉外側部
　視空間性障害—頭頂葉
　自発性低下—前頭葉

### ■ 表4 ADの進行に伴うエピソード記憶障害の変化

**前駆期**
極軽度の記憶困難，ADを示す1群の特徴はまだみられない．

**早期**
軽度の記憶障害がみられる．例えば，伝言をすることを忘れる．用事を忘れる．見知らぬ環境で道に迷う．物事を繰り返す傾向，あるいは日常会話を一貫して想い出せないことがある．この段階では記憶障害は身内や友人によって他の要因に誤って判断されることがある．

**中期**
日常生活に顕著な影響が生ずる．例えば，熟知した環境で道に迷う．熟知した友人を忘れる．日常の出来事や会話を憶えておくことができない．言ったことの繰り返しが頻繁になる．記憶障害のため，生活において危険が生ずる場合がある．例えば，鍋の火を消し忘れる．

**末期**
日々の出来事の記憶が全くない重度の記憶障害があり，ごく身近な人の再認の障害や徘徊を伴う．作話や錯健忘のような顕著な陽性症状が生ずる．

### (1) 臨床的特徴

ADの過程は通常，海馬領域を含む側頭葉内側部に生じ，それに対応して，記憶障害が現れ，続いて側頭・頭頂・後頭領域に拡がり，見当識障害，語健忘，視空間性障害，構成障害，失行等の後方症状が現れる．その後，次第に前頭葉も侵され，これに対応して病識が失われ，自発性が低下してくる(表3)[3]．また，物盗られ妄想や徘徊等の認知症の行動・心理症状(behavioral and psychological symptoms of dementia；BPSD)が出現し，介護を困難にする．

#### ①エピソード記憶

ADでは特にエピソード記憶の障害が顕著である．正常高齢者でもエピソードの一部を再生できないことがあるが，再認できる状況はよく経験される(例：旅行時のホテルの名前)．しかし，明らかにエピソードとしての出来事が欠損することはない(例：旅行をしたこと自体を忘れる)．表4にADの進行に伴うエピソード記憶障害の変化を示している．

#### ②言語症状

初めに喚語困難が生じ，徐々に迂遠な話し方になる．認知症の進行につれて，語性錯語が出現し，言語理解が低下する．最終的には言語構造が崩れ，内容的にも曖昧，あるいは意味を持たなくなる．ADの言語症状のプロフィールは超皮質性感覚失語に類似し，主要な言語領域は保たれ，周囲の連合野が障害されるが，後期にはWernicke失語あるいは全失語に近づく．

#### ③取りつくろい，場合わせ反応

田邉[3]が報告した，取りつくろい，場合わせ反応は，後方連合野が障害され外界からの情報を適切に処理・統合できないことに対する，多少とも既に障害され，健全でなくなっている前方連合野の反応と理解できる．この反応がみられる時点では，既に社会生活上さまざまな面で破綻をきたしているが，そのことに触れると，「いや普通にやっています」，「別にそんなに困っていません」というようにその場を取りつくろう．

### (2) 臨床診断

ADの臨床診断にはDSM-Ⅳ-TR[2]や

■ 表5　NINCDS-ADRDA Work Group によるアルツハイマー病(AD)の診断基準の一部

1. 臨床的確診(probable AD)の診断基準
   - 臨床検査および Mini-Mental test, Blessed Dementia Scale あるいは類似の検査で認知症が認められ、神経心理学的検査で確認される．
   - 2つまたはそれ以上の認知領域で欠陥がある．
   - 記憶およびその他の認知領域で進行性の低下がある．
   - 意識障害がない．
   - 40歳から90歳の間に発病し、65歳以後が最も多い．
   - 記憶および認知の進行性障害の原因となる全身疾患や他の脳疾患がない．
2. probable AD の診断は次の各項によって支持される
   - 特定の認知機能の進行性障害：言語の障害(失語), 動作の障害(失行), 認知の障害(失認)等．
   - 日常生活活動の障害および行動様式の変化．
   - 同様の障害の家族歴がある．特に神経病理学的に確認されている場合．
   - 臨床検査所見．
     髄液所見：通常の検査で正常．
     脳波所見：正常あるいは徐波活動の増加のような非特異的変化．
   - CT：経時的検査により進行性の脳萎縮が証明される．

(McKhann et al, 1984)[4]

NINCDS-ADRDA(The National Institute Neurologic, Communicative Disorders and Stroke AD and Related Disorders Association)[4] の診断基準が用いられている(表5)．NINCDS-ADRDAの診断基準の妥当性はかなり高く、病理診断との対比で感受性、特異性とも80%を超えている．これらの診断基準に加え、CTやMRIによる内側側頭葉と側頭頭頂後頭移行部を中心とした脳萎縮、SPECTやPETによる同部位の脳血流・代謝の低下等の画像所見(図1)により、より確実なADの診断を行うことができる．

**(3) 薬物治療**

ADではアセチルコリン作動性神経細胞に変性・脱落が生じることにより脳内のアセチルコリンが減少し、記憶障害を中心とするADの種々の症状が出現すると考えられている(コリン仮説)．この理論に基づき、塩酸ドネペジル、リバスチグミン、ガランタミン等のアセチルコリンの分解を抑制するアセチルコリンエステラーゼ阻害薬が開発されている．

ADでは可溶性Aβ蛋白の影響でグルタミン酸NMDA受容体が活性化し、グルタミン酸が増加し、神経細胞障害やシグナル伝達障害が生じ、記憶、学習機能に障害が生ずると考えられている(グルタミン仮説)．NMDA受容体拮抗薬であるメマンチンはNMDA受容体への過剰な刺激を抑えることで、神経細胞死や活性化が引き起こす神経伝達不良をおさえ、記憶・学習機能障害を抑制する．

### 2) レビー小体型認知症(DLB)

1976年に Kosaka ら[5] は病理学的に大脳皮質を含む広範な中枢神経系に多数のレビー小体が出現し、進行性の認知症とパーキンソン症状を主症状とする変性性認知症を報告し、び漫性レビー小体病(diffuse Lewy body disease)と名付けた．しかし、び漫性レビー小体病では、大脳皮質にアルツハイマー病の病理変化である神経原線維変化や老人斑を伴うことが多く、レビー小体型老年期認知症やアルツハイマー病のレビー小体亜型ともよばれ、名称や概念が混乱していた．1995年、国際会議DLB International Workshopにおいて、これらを包括した概念としてレビー小体型認知症(dementia with Lewy bodies；DLB)が提唱され、臨床診断基準が作成された[6]．

**(1) 臨床的特徴**

発症や進行は緩徐で、ADと同様に記憶・見当識障害、言語障害、構成障害、失行や失認が生じる．ADと比較すると記憶障害、特に再生障害が軽いが、要素的な視知覚障害も含めた視覚認知障害や視覚構成障害が強い．

①認知機能の変動

注意や明晰さの著明な変化を伴う認知機能の変動が特徴であり、数時間、数日あるいは数カ月の経過で明らかな変動がみられる．この状態は注意、覚醒レベルの変動に関連している．日中の過度の傾眠や覚醒時の一過性の錯乱がしばしばみられる．良いときは記憶や了解も良く日付や病院名も答えられるが、悪いときには、話が全く通じず、状況の理解もできず、重複現象を含む奇妙な誤認様の妄想や失見当識が出現

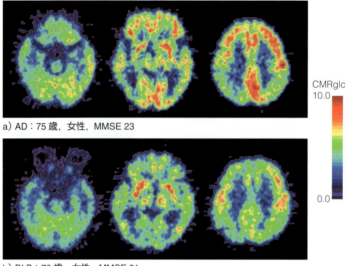

■ 図1　FDG-PET画像
ADでは両側の後部側頭頭頂領域で代謝低下を認める．DLBではADで認められる変化より広範で，より程度が強く認められるとともに，両側の後頭領域の代謝の低下が特徴的である．

し，注意が悪く一貫した行動や思考ができなくなる．

②精神症状

幻視が特徴的で，非常に鮮明で生々しい人・小動物・虫等の幻視が昼夜を問わずに生ずる．また，「来てもいない人が来ている（幻の同居人）」，「熟知した人物に別の人物が入れ替わっている（替え玉妄想）」，「この家は私の家ではない」，「自分は死んでしまっている（コタール症候群）」，「亡くなった人が生きている（養生症候群）」等の誤認妄想が多い．錯視や変形視，動揺視も比較的多く，「コードが蛇に見える」，「白いカーテンが幽霊のようだ」，「廊下に川が流れている」等と訴える場合もある．

③パーキンソン症候

病初期からパーキンソン症候を呈するが，筋固縮や動作緩慢が主体で，振戦は目立たないことが多い．パーキンソン症候が重度になると姿勢反射障害や歩行障害が出現し，注意障害とあいまって転倒事故等の危険性が増加する．

(2) 臨床診断

DLBの臨床診断には，**DLB International Workshopの臨床診断基準**[6]が用いられていた．この診断基準では臨床的確診（probable DLB）と診断するには，認知症に加え，変動する認知機能障害，パーキンソン症候，幻視のうち2つ以上が必要である．これらに加え，転倒，失神，一過性の意識消失，抗精神病薬に対する過敏性，系統化した妄想，幻視以外の感覚様式の幻覚が診断を支持する特徴として挙げられている．その後，新たに**DLBの臨床診断基準改訂版**（表6）[7]が報告された．レム睡眠行動異常症（REM sleep behavior disorder；RBD），顕著な抗精神病薬に対する感受性，SPECTあるいはPETイメージによる大脳基底核におけるドパミントランスポーター取り込み低下が，示唆的特徴として加えられ，中核的特徴が2つ以上，中核的特徴1つに加え，示唆的特徴が1つ以上あればprobable DLBと診断できる．

DLBの特異的な画像所見はないが，ADほど海馬領域の萎縮は強くなく，側脳室下角の拡大も軽いことが多い．SPECTやPETでは，ADで認められる変化が，より程度が強く認められるとともに，後頭領域の血流・代謝の低下が特徴的である（図1）．さらに，DLBでは，DATスキャンでの基底核のドーパミン取り込

■ 表6　DLBの臨床診断基準改訂版

①中心的特徴〔DLBほぼ確実(probable)あるいは疑い(possible)の診断に必要〕
　正常な社会および職業活動を妨げる進行性の認知機能低下として定義される認知症．顕著で持続的な記憶障害は病初期には必ずしも起こらない場合があるが，通常，進行すると明らかになる．
②中核的特徴(2つを満たせばDLBほぼ確実，1つではDLB疑い)
　a．注意や覚醒レベルの顕著な変動を伴う動揺性の認知機能
　b．典型的には具体的で詳細な内容の，繰り返し出現する幻視
　c．自然発生の(誘因のない)パーキンソニズム
③示唆的特徴(中核的特徴1つ以上に加え示唆的特徴が1つ以上存在する場合，DLBほぼ確実，中核的特徴がないが示唆的特徴が1つ以上あればDLB疑いとする．示唆的特徴のみではDLBほぼ確実とは診断できない)
　a．レム睡眠行動異常症(RBD)
　b．顕著な抗精神病薬に対する感受性
　c．SPECTあるいはPETイメージによって示される大脳基底核におけるドパミントランスポーター取り込み低下
④支持的特徴(通常存在するが診断的特異性は証明されていない)
　a．繰り返す転倒・失神
　b．一過性で原因不明の意識障害
　c．高度の自律神経障害(起立性低血圧，尿失禁等)
　d．幻視以外の幻覚
　e．系統化された妄想
　f．うつ症状
　g．CT/MRIで内側側頭葉が比較的保たれる
　h．脳血流SPECT/PETで後頭葉に目立つ取り込み低下
　i．MIBG心筋シンチグラフィーで取り込み低下
　j．脳波で徐波化および側頭葉の一過性鋭波
⑤DLBの診断を支持しない特徴
　a．局在性神経徴候や脳画像診断上明らかな脳血管障害の存在
　b．臨床像の一部あるいは全体を説明できる他の身体疾患あるいは他の脳疾患の存在
　c．高度の認知症の段階になって初めてパーキンソニズムが出現する場合

(McKeith et al, 2005)[7]

み低下やMIBG心筋シンチの取り込みの低下がみられる．

**(3) 薬物治療**

　ADの認知機能障害に対する薬物療法としてコリンエステラーゼ阻害薬が開発され，第1世代のタクリンが使用され始めた頃に，同薬が著効したAD症例が報告された．後に剖検するとADではなくDLBであることがわかり，コリンエステラーゼ阻害薬によるDLBの治療の可能性が指摘された．その後，塩酸ドネペジル，リバスチグミン，ガランタミンの有用性が報告されている．

## 3) 前頭側頭葉変性症(FTLD)

　1994年ルンドおよびマンチェスターグループはピック病を典型とした，行動障害や性格変化等の前頭葉症候群を主徴とする変性性認知症の一群に対して前頭側頭型認知症(frontotemporal dementia；FTD)という名称を提唱し，臨床および病理概念を発表した[8]．この疾患概念を用いることにより，病理学的に種々の論争のあるピック病の臨床診断を回避でき，臨床診断が容易になった．その後，前頭側頭型認知症と共通の病理学的所見を示しながら臨床診断基準上，前頭側頭型認知症に含むべきかどうか曖昧なまま残されていた臨床症候群である意味性認知症(semantic dementia；SD)と進行性非流暢性失語(progressive non-fluent aphasia；PA)を統合した形で前頭側頭葉変性症(frontotemporal lobar degeneration；FTLD)という概念が提唱された(図2)[9]．

**(1) 臨床診断**

　FTLDの診断は**国際ワーキンググループの臨**

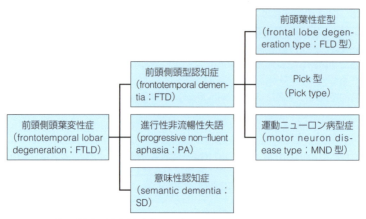

■ 図2　前頭葉側頭葉変性症(FTLD)の分類

■ 表7　国際ワーキンググループによる前頭側頭葉変性症(FTLD)の臨床診断基準の一部

List 1　前頭側頭型認知症(FTD)の臨床的診断特徴
　人格変化と社会接触性の障害が病初期および全疾患経過を通じ優勢な特徴である．認知，空間的技能，行為，記憶等の道具的機能は正常か比較的よく保たれる．
中核的特徴(すべて必要)
　A．潜行性に発症し徐々に進行する
　B．早期からの社会的対人関係の低下(マナー，礼儀，行儀作法の障害，反社会的・脱抑制的な言語的，身体的，性的な行動等の質的な異常)
　C．早期からの対人接触の調整障害(受動性，無気力，活発さの低下から過活動，常同，徘徊までの習慣行動の量的な異常．話す，笑う，歌う，性的行動，攻撃性の増加)
　D．早期からの情動の鈍麻(無関知と感情的な暖かさ，感情移入，共感の欠如と他者への無関心を伴う不適切な感情の浅薄化)
　E．早期からの病識の低下

List 2　進行性非流暢性失語(PA)の臨床的診断特徴
　表出言語の障害が病初期および全疾患経過を通じ優勢な特徴である．他の側面の認知機能は正常か比較的よく保たれる．
中核的特徴(すべて必要)
　A．潜行性に発症し徐々に進行する
　B．少なくとも失文法，音韻性錯語，失名辞のどれか一つを伴う非流暢性の自発話

List 3　意味性失語と連合型失認(SD)の臨床的診断特徴
　意味の障害(語義の理解および/または物品の同定の障害)が病初期および全疾患経過を通じ優勢な特徴である．自叙伝的記憶を含む他の側面の認知機能は正常か比較的よく保たれる．
中核的特徴(すべて必要)
　A．潜行性に発症し徐々に進行する
　B-1．以下の特徴を有する言語障害
　　1．進行性，流暢性の空虚な自発話
　　2．呼称および理解の障害で示される語義の障害
　　3．意味性錯語
　　および/または
　B-2．以下の特徴を有する認知障害
　　1．相貌失認：馴染みの顔の同定認知の障害
　　および/または
　　2．連合型失認：物品の同定認知の障害
　C．知覚的マッチングと模写は保存される
　D．一単語の復唱は保存される
　E．音読，正字法的規則単語の書き取りは保存される

(Neary et al, 1998)[9]

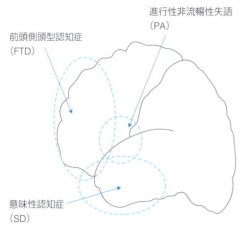

■図3 FTD, PA, SDの主たる脳萎縮部位
破線内が各臨床類型の主たる病変部位に対応する.

床診断基準に従って行う(表7). 国際ワーキンググループのFTLDの診断基準では, FTD, PA, SDの3つの症候群に共通の臨床特徴に加え, それぞれの神経行動学的特徴が明確に記述され, 操作的診断基準もあり, より信頼性の高い診断が可能である[9]).

**(2) 臨床的特徴**

①前頭側頭型認知症(FTD)

FTDは図3, 4に示すように, 前頭葉が主として侵される疾患である. 表7にFTDの臨床的診断特徴を示す. この診断特徴から明らかなように, その症候は人格変化と行動障害が前景に立つ. FTDではADと異なり脳後方部が保たれるため, ある程度進行するまで記憶や視空間認知は保たれ, 行為自体の解体は生じない. また, 前方連合野が障害され, 脳の後方部(後方連合野), 辺縁系, 基底核系への抑制が外れ, これらの機能の持つ本来の行動パターンが顕わとなり, 前頭葉の機能低下そのものに由来する行動異常とあわせて出現する[3,10)] (表8).

**a. 前頭葉の機能低下そのものによる症状**

a-1. 病識の欠如

病初期より病識は欠如している. 病感すら全く失われていると感じられることが多い. さらに, 自己を意識させるだけでなく, 社会的環境の中での自己の位置を認識させる能力(self-awareness)も障害されている.

a-2. 自発性低下

自発性低下はFTDの病初期から認められ, 常同行動や落ち着きのなさと共存してみられ, 進行とともに, 前景に立つようになる.

**b. 後方連合野への抑制障害による症状；被影響性の亢進ないし環境依存症候群**

FTD例でみられる被影響性の亢進ないし環境依存症候群は, 前方連合野が障害され後方連合野への抑制が外れ, 後方連合野が本来有している状況依存性が解放された結果生ずると理解できる. 日常生活場面では, 利用行動, 模倣行動, 反響言語, 強迫的音読といった行為で現れる. 検査場面では, 物品や検者の動作が示されたときに(反応しないように指示されても), 眼前に置かれた物品を指示なしに使ってしまったり(利用行動), 強迫的に模倣を行ったり(obstinate imitation behavior), あるいは, 強迫的に言語応答をする(物品の場合は呼称し, 検者がチョキの形を見せたときには「チョキ」, 「V」ないし「2」等と言語化する).

**c. 辺縁系への抑制障害による症状；脱抑制, わが道を行く行動**

反社会的あるいは脱抑制といわれる本能のおもむくままの行動は, 前方連合野から辺縁系への抑制が外れた結果と理解できる. 店頭に並んだ品物を堂々と万引きする, あるいは検査の取り組みに真剣さがみられず(考え不精), 関心がなくなると診察室から勝手に出て行く(立ち去り行動)等の表現をとる. 社会的な関係や周囲への配慮が全くみられず, 万引き等の過ちを指摘されても悪びれた様子がなく, あっけらかんとしている.

**d. 大脳基底核への抑制障害；常同行動**

短絡的, 固定的, 画一的思路に基づいて常同的, 滞続的, 強迫的とみえる, ある程度まとまった行動が繰り返される常同行動は, 前方連合野から大脳基底核への抑制が外れた結果と理解できる. 病棟では, デイルームの決まった場所に座るという常同行動が形成されやすいが, 日常生活では常同的周遊や常同的食行動異常が目立つことが多い. 言語面では, 同語反復や反復

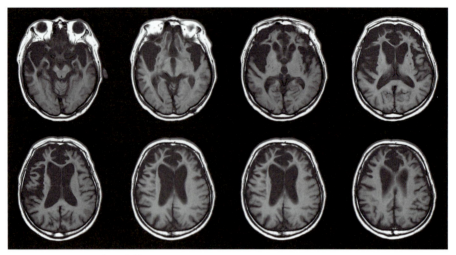

■ 図4　FTD：65歳，男性
拍手，歌等の型にはまった繰り返し行動，強迫的な模倣行動，脱抑制，考え無精，立ち去り行動を認める．MRIでは両側の前頭葉と側頭葉前部の顕著な葉性萎縮を認める．

■ 表8　FTLDの症候の理解

| | |
|---|---|
| 解放症状 | 被影響性亢進（後方連合野）<br>わが道を行く行動；脱抑制（辺縁系）<br>常同症（基底核） |
| 脱落症状 | 発動性低下 |
| 単位的機能機能の変容 | 意味記憶障害・失語・稀に失行 |

書字，何を聞いても自分の名前や生年月日等同じ語句を答える滞続言語，まとまった同じ内容の話をするオルゴール時計現象等の形で出現する．絶えず膝を手でさすり続けたり，手でパチパチと叩いたりするような反復行為がみられることもある．

常同行動が時間軸上に展開した場合，時刻表的生活になる．この場合，常同行動は強く時間に規定されるため，強迫性を帯びることが多い．症状自体は強迫性障害にみられるものと同様であるが，自己の強迫症状に対する自我違和性が認められない点で異なる．

②進行性非流暢性失語（PA）

PAでは最初に左側優位にシルビウス裂周囲が侵され，前方言語領域の障害を反映した失語が現れる．失語の特徴として，非流暢性，失文法，失構音，復唱障害，錯語，錯読等が挙げられるが，語彙は比較的保持されている．

③意味性認知症（SD）

側頭葉前方部から底面の限局性萎縮をきたすSD（図3, 5）では意味記憶が障害され，言葉の意味の理解や物の名前等の知識が選択的に失われる語義失語が出現する．

語義失語は，音韻操作は保たれ，音韻性錯語や文法的な誤りは認められず，単語レベルでの復唱は良好である．物品呼称や物品の指示（複数の物品から，指示された指すこと）ができない2方向性の障害を示す．「利き手はどっちですか」と尋ねられても，「キキテというのは何ですか」と返答したり，鉛筆をみても，「エンピツ」とは言えず，「エンピツ」という言葉を聞いてもそれが何かはわからない．語頭音のヒントを呈示しても呼称は改善せず，「エンピ」までヒントを出されても，「ツ」が出ず，「これがエンピですね」と返答したりする．「海老」を「カイロウ」，「団子」を「ダンシ」と読む等類音的錯読も認められる．右側優位の萎縮例では，有名人や家族の相貌をみても誰かわからず，また，東京タワーや富士山といった有名建造物や風景をみてもなんであるか認識できず，既視感も示さないことが多い．SDの行動障害は，質的にはFTDと大差はなく，進行すればFTDと同程度の行動障害が生ずる．

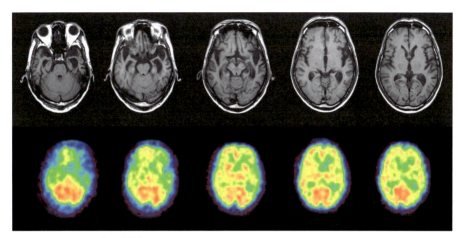

■ 図5 SD：58歳，男性
意味記憶障害（語義失語），常同行動，考え不精，固執，脱抑制を認める．MRI では左側頭葉に強い葉性萎縮を認め，IMP-SPECT では同部位の血流低下が顕著であった．

■ 表9　前頭葉基底核視床回路

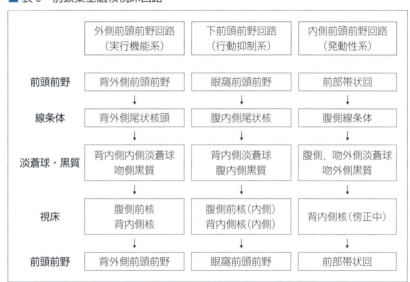

| | 外側前頭前野回路<br>（実行機能系） | 下前頭前野回路<br>（行動抑制系） | 内側前頭前野回路<br>（発動性系） |
|---|---|---|---|
| 前頭前野 | 背外側前頭前野 | 眼窩前頭前野 | 前部帯状回 |
| 線条体 | 背外側尾状核頭 | 腹内側尾状核 | 腹側線条体 |
| 淡蒼球・黒質 | 背内側内側淡蒼球<br>吻側黒質 | 背内側淡蒼球<br>腹内側黒質 | 腹側，吻外側淡蒼球<br>吻外側黒質 |
| 視床 | 腹側前核<br>背内側核 | 腹側前核（内側）<br>背内側核（内側） | 背内側核（傍正中） |
| 前頭前野 | 背外側前頭前野 | 眼窩前頭前野 | 前部帯状回 |

### 4）血管性認知症（VD）

　血管性認知症とは，脳血管の狭窄や塞栓による虚血性変化，あるいは脳血管の破綻に伴う出血が原因で広範に脳障害が生じ認知症に至った状態である．認知症に至る過程にはさまざまな機序があり，それぞれにさまざまな経過・臨床像がみられるため，血管性認知症は均一な疾患名というより，複数の症候群の総称と考えるべきである．

#### (1) 臨床診断

　National Institute of Neurological Disorders and Strok and the Association Internationale pour la Rechereche et l'Enseignement en Neuroscience（NINDS-AIREN）によるもの[11]，DSM-Ⅳ-TR によるもの等種々の診断基準が提唱されている．しかし，血管障害が一次的な原因であることは共通しているが，①連合野や辺縁系を障害する大脳皮質の単数もしくは複数の障害による認知症，②皮質下病変に伴う皮質―皮質下回路（表9）の障害による認知症，③大脳白質の病変による認知症（ビンスワンガー病）等，さまざまな機序によって認知症

が生じている．このように複数の症候群の総称と考えるべき血管性認知症を，単一の診断基準でくくることは最初から不可能であり，これらの診断基準の一致性は極めて低いことが報告されている．

**(2) 治療**

血管性認知症の原因としては，多発性ラクナ梗塞，脳白質病変に基づく小血管性認知症が大半を占めるため最も優先順位の高い治療は脳卒中再発予防である．脳出血，脳梗塞を問わず脳卒中再発予防で最も優先されるのは血圧管理であり，他のリスク因子管理，生活習慣の改善も重要である．また脳梗塞が背景にある場合には，出血性合併症予防を念頭に抗血小板薬を選択する必要がある．VDの治療としては，コリンエステラーゼ阻害薬が保険適用がないものの使用されることが多い．また，自発性低下，意欲の低下と行った脳梗塞後遺症には，介護サービスを利用し，薬物療法としてはニセルゴリン，アマンタジンが有用な場合が多い．

**5）認知症に対するリハビリテーション**

認知症に対するリハの目標は，認知症により自己判断が難しくなり，自立した社会生活も困難になっていく認知症患者の生活の質をできるだけ保つことである．そのためには，常に何を目標にリハを実施しているのかを考慮しつつ，多岐にわたる包括的なリハアプローチを実施する必要がある．その際に，評価する主要な領域は，認知機能，行動障害・精神症状・感情障害等，ADL，家族の負担や介護資源の利用，さらには患者や介護者の生活の質や満足度等で，認知症患者のリハはいずれかの側面の改善や増悪の緩徐化を目標に行われるべきである．

2001年WHOにより採択された**国際生活機能分類（International Classification of Functioning, Disability and Health；ICF）**（p5, 154参照）では，心身機能・身体構造，活動，参加のすべてを包括した生活機能という用語が提唱されている．認知症では，単に認知機能（心身機能・身体構造）が低下しているだけではなく，日常生活（活動）や社会参加にも障害を抱えている．したがって，認知症のリハでは認知機能の改善を目標にするだけでなく，活動や参加に注目して，生活機能をいかに向上させるかが重要である．認知症のリハでは，記憶や見当識障害の改善を目標とするような認知リハよりも，生活機能や社会性を高めようとするリハが求められている．特に介護者教育や適切な社会資源の利用等はより実際的であると考えられる．

認知症の非薬物療法（医学的リハ）には多くの種類があるが，米国精神医学会の治療ガイドライン[12]によれば，治療介入でよく標的とされるのは，認知，刺激，感動，感情の4つである．認知に関しては，reality orientation（RO），技能訓練がある．刺激に関しては各種の芸術療法やレクリエーション療法が含まれる．感情については，バリデーション療法，支持的精神療法，回想法がある．行動に焦点を当てるものには，行動療法的アプローチがある．

## 障害構造と評価

認知症では，記憶障害，見当識障害，言語障害，構成障害，注意障害，視覚認知障害や行為障害等さまざまな認知機能障害が生じる．病初期には見当識障害や記憶障害がみられることが多いが，その症状の発現や程度には個人差がある．

日常診療場面では種々の認知機能検査が用いられているが，その主な目的として，①認知症に相当する認知機能障害の検出，②認知機能障害のパターンの評価や，③認知症の進行度の把握が挙げられる．認知症に相当する認知機能障害の検出は，認知機能障害のスクリーニング検査である．米国神経学会の認知症の早期検出ガイドラインでは，認知機能障害の疑いのある症例における認知症の検出を目的にした認知機能スクリーニング検査は，中等度の臨床的証拠があると推奨されている．認知機能障害パターンの評価は，どの領域の認知機能にどの程度の障害があるのかを種々の認知機能側面を評価する神経心理検査を組み合わせて評価し，認知症の原因になった認知症疾患の診断やリハのために

重要である．認知症の進行度の把握に用いられる検査は，原因になった認知症疾患により異なり，アルツハイマー病ではAlzheimer's disease Assessment Scale日本版（ADAS-J cog）が最も用いられている．

### 1）認知症に相当する認知機能障害の検出

わが国では，認知機能障害のスクリーニングとして，**Mini-Mental State Examination（MMSE）日本語版**（p57参照）や**改訂長谷川式簡易知能評価スケール（Hasegawa Dementia Rating Scale-Revised；HDS-R）**（p59参照）が広く用いられている．

#### (1) Mini-Mental State Examination（MMSE）日本語版

MMSEはFolsteinら[13]によって，ベッドサイドで実施可能な簡便な認知機能検査として開発され，現在，認知症のスクリーニング検査として国際的に広く利用されている．見当識（時，場所），3単語の記銘，注意と計算，3単語の遅延再生，言語，構成能力をみる11項目から成り，10分程度で施行できる．森ら[14]は日本語版MMSEの有用性の検討を行い，23/24点をカットオフ値とすることが望ましいとしている．しかし，カットオフ得点は教育歴や職業歴に影響を受けるため，教育歴等を考慮して結果を理解することが必要である．MMSEは評価者間信頼性や再検査信頼性も高く，障害の経過観察をするうえでも実用性が高いが，重度の認知症患者では床効果の影響を受けやすい．

#### (2) 改訂長谷川式簡易知能評価スケール（HDS-R）

HDS-Rは，1991年に加藤ら[15]が長谷川式簡易知能評価スケール（HDS）を改訂したものである．年齢，日時や場所の見当識，言葉の記銘，計算，数字の逆唱，言葉の再生，物品再生，言葉の流暢性で構成されており，5〜10分程度で施行できる簡便さが特徴である．カットオフ値を20/21点とした場合に，感度と特異度はそれぞれ，0.93と0.86で，認知症の弁別力は高い．

### 2）認知機能障害のパターンの評価

認知機能障害のパターンの評価は表10に示したような，種々の認知機能側面（知能，記憶，言語，前頭葉機能等）を評価する神経心理検査を加えて行う．これらの心理検査法のうち，よく用いられる検査について略述する．

#### (1) WAIS-Ⅲ（Wechsler Adult intelligence Scale Ⅲ，ウエクスラー成人知能検査）

2006年に日本版WAIS-Ⅲ[16]（p53, 200参照）が出版された．WAIS-Ⅲは14の下位検査から成り，全検査知能指数（FIQ），言語性知能指数（VIQ）と動作性知能指数（PIQ）が算出できる（知能指数の平均は100，標準偏差は15に標準化されている）．WAIS-Rでは，適応年齢は16〜74歳であったが，WAIS-Ⅲの適応年齢は16〜89歳であり，後期高齢者にも適応できる．また，言語理解，知覚統合，作業記憶，処理速度の4つの群指数の算出も可能である．WAIS-Ⅲを認知症の認知機能評価として用いた場合，計測された認知機能が同じ年齢層の人と比較して明らかに低下していることを示すことができる．しかし，単に知的機能の低下を見て，「知能」が低下しているとするのではなく，下位検査のプロフィールを検討することで，患者の病前能力から低下した認知機能を推測していくことが重要である．

### 3）記憶障害の評価

認知症の中核障害である記憶障害を評価する検査として，**日本版リバーミード行動記憶検査（Rivermead Behavioral Memory Test；RBMT）**（p96参照）と**ウエクスラー記憶検査改訂版（Wechsler Memory Scale-Revised；WMS-R）**（p95参照）の2つの標準化された検査がある．

#### (1) 日本版リバーミード行動記憶検査（RBMT）

RBMTは英国オックスフォードのリバーミード・リハビリテーションセンターで日常記憶の障害を見出し，また治療による変化を観察するために開発された記憶バッテリーで，2002年に日本版が作成された[17]．RBMTは姓名，持ち物，約束，絵，物語（直後・遅延），顔写真，道順（直後・遅延），用件（直後・遅延），見当識の下位項目から成り，繰り返し施行による練習

■表10 認知症の評価一覧

| | 障害(疾患) | 評価方法 | 評価項目と目的 |
|---|---|---|---|
| 機能障害 | 知能 | MMSE<br>HDS-R<br>CDT | 認知症スクリーニング |
| | | ADAS J cog | 認知症の進行度の把握 |
| | | WAIS-R, WAIS-Ⅲ | 知能検査，認知機能障害のパターン評価 |
| | | レーブン色彩マトリックス検査(RCPM) | 知能検査 |
| | 記憶 | WMS-R | 記憶検査，記憶障害のパターン評価 |
| | | RBMT | 記憶検査，日常生活記憶の評価 |
| | | Rey Auditory Verbal Learning test(AVLT)<br>三宅式記銘力検査<br>Rey-Osterrieth 複雑図形検査<br>ベントン視覚記銘検査(BVRT)<br>自伝的記憶検査(AMI)<br>Short-Memory Questionnaire(SMQ) | 記憶検査 |
| | 言語 | WAB 失語症検査<br>SLTA | 言語機能検査 |
| | 行為 | 標準高次動作性検査(SPTA)<br>WAB 失語症検査 Ⅶ. 行為 | 失行 |
| | 視覚認知 | 標準高次視知覚検査(VPTA) | 失認 |
| | 視空間認知 | BIT 行動性無視検査<br>Rey-Osterrieth 複雑図形検査<br>ベントン視覚記銘検査(BVRT)<br>コース立方体組み合わせ検査<br>時計描画検査(CDT) | 視空間認知検査 |
| | 前頭葉機能 | 遂行機能障害症候群の行動評価(BADS)<br>Wisconsin Card Sorting Test(WCST)<br>前頭葉機能検査(FAB)<br>Trail-Making test(TMT)<br>語流暢性検査(VFT)<br>Stroop test | 前頭葉機能検査 |
| | | 標準注意検査(Clinical Assessment for Attension；CAT) | 注意機能検査 |
| | 精神機能 | Behevioral pathology in Alzheimer's Disease(Behave-AD)<br>Neuropsychiatric Inventory(NPI)<br>うつ性自己評価尺度(SDS)<br>ハミルトンうつ病評価尺度(HAM-D)<br>やる気スコア | 認知症の行動・心理症状(BPSD) |
| 活動制限 | 手段的 ADL | N 式老年者日常生活動作能力尺度(N-ADL)<br>認知症のための障害評価票 Disability Assessment for Dementia(DAD)<br>Alzheimer's Disease Cooperative Study-Activities of Daily Living(ADCS-ADL) | 日常生活動作 |
| | 認知症 | Clinical Dementia Rating(CDR)<br>Functional Assessment Staging(FAST)<br>Global Deterioration Scale(GDS)<br>Severe Impairment Battery(SIB) | 全般的重症度 |
| 参加制約 | 介護負担 | Zarit 介護負担尺度 | 介護者の介護負担 |

効果を避ける目的で，4つの並行検査が用意されている．実施後の評価では，素点に加え，標準プロフィールとスクリーニング得点が算出できる．標準プロフィール得点は下位検査の難易度を考慮して0～2の三段階で評価したもので，満点は24点である．スクリーニング得点は標準プロフィール得点が2点の場合のみ1点とするもので，満点は12点である．

松田ら[18]はごく軽度のアルツハイマー病患者46人と年齢，教育歴を一致させた健常対象者46人を検討し，13/14点をカットオフ値とした標準プロフィール得点で，アルツハイマー病患者の93.8%と健常対象者の95.7%を，5/6点をカットオフ値としたスクリーニング得点で，アルツハイマー病患者の97.8%と健常対象者の95.7%を正しく分類できたことを示している．さらに，標準プロフィール得点もスクリーニング得点も行動観察による日常生活上の健忘症状の程度と有意に相関し，日常生活記憶の評価に有用であることが示されている．

### (2) ウエクスラー記憶検査改訂版(WMS-R)

WMS-Rは欧米で広く使われている記憶検査で，2001年に日本版が作成・標準化されている[19]．WMS-Rは言語性記憶，視覚性記憶，一般的記憶，注意・集中，遅延再生の5つの指標について，16～74歳までの年齢群別に指標得点に換算して評価する（記憶指数の平均は100，標準偏差15に標準化されている）．また，言語性記憶，視覚性記憶，この2つを統合した一般的記憶，注意・集中，遅延再生を測定し，一般的記憶と比較できることが，この検査の特徴である．WMS-Rでは，MMSEやADASで検査される言語性記憶に加えて，視覚性記憶の検査ができる利点がある．特に25文節から成る物語の30分後の再生（論理記憶の遅延再生）は健忘性軽度認知障害の検出に優れている．

### 4) 言語障害の評価

アルツハイマー病では，意味的側面の障害，自発話の空虚化，語想起の低下，続いて，失名詞，錯語，理解力の低下が出現する．局在性の言語障害である失語症との鑑別も大切である．

これらに有用な検査として**WAB失語症検査**（Western Aphasia Battery；WAB）日本語版[20]（p73参照）や**標準失語症検査**（Standard Language Test of Aphasia；SLTA）（p72参照）がある．

### WAB失語症検査(Western Aphasia Battery；WAB) 日本語版

1982年にKerteszにより発表され，1986年杉下らにより日本語版が作成・標準化された[20]．読み，書字，計算，自発話の流暢性，話し言葉の理解，復唱，呼称という失語症の検査項目に加えて，失行や非言語性知能検査（描画，積木問題，計算，レーブン色彩マトリックス検査）が含まれる．口頭による言語機能検査から失語指数（aphasia quotient：AQ）を算出することにより，失語症と非失語症との鑑別や，失語の回復や憎悪の評価を行いやすい．

### 5) 前頭葉機能障害の検査

多くの知的能力の情報を得られる知能検査でも前頭葉機能障害は検出されにくいので，種々の前頭葉機能検査を組み合わせて評価することで，より詳しく本人の機能を調べることが可能になる．

### 6) 認知症状の進行度の把握に用いられる検査

認知症の進行度の把握に用いられる検査は，原因になった認知症疾患により異なり，アルツハイマー病では**Alzheimer's Disease Assessment Scaleの認知機能下位検査日本版**（ADAS-J cog）（p59参照）が最も用いられている．

### ADAS-J cog

ADAS-cogはアルツハイマー病患者を対象としたコリン作動薬等の抗認知症薬の効果を評価する目的で，1983年Mohsら[21]によって開発された簡易精神機能検査である．認知機能障害を評価する認知機能下位尺度と，精神障害を評価する非認知機能下位尺度の2つから成るが，前者のみを独立した認知機能尺度として使用することが多い．ADAS-cogはアルツハイマー病で障害されやすい，記憶，言語，行為・構成の3領域に関する11の下位項目から成るが，

特に記憶の評価に終点が置かれているのが特徴である．得点は70点満点で，得点が高くなるほど認知機能障害は重度である．ADAS-cogの日本版(ADAS-J cog)は，1992年，本間ら[22]により作成されている．ADAS-J cogはアルツハイマー病の継時的な変化を鋭敏に検出する指標として有用であることが示され，多くの臨床治験で用いられている．

（下村辰雄）

## 文献

1) World Health Organization : International Classification of Disease. 10th revision. World Health Organization, Genova, 1993.
2) American Psychiatric Association : Diagonistic and Statistical Manual of Mental Disorders, 4th ed-text revision (DSM-IV-TR), American Psychiatric Association, Washington DC, 2000.
3) 田邉敬貴：痴呆の症候学，医学書院，2000, pp30-45, pp48-65.
4) McKhann G et al : Clinical diagnosis of Alzheimer's disease ; Report of the NINCDS-ADRDA Work Group under the auspices of Department of Health and Human Services Task Force on Alzheimers disease. *Neurology* **34** : 939-944, 1984.
5) Kosaka K et al : Presinele dementia with Alzheimer-, Pick-, and Lewy body changes. *Acta Neuropathol* **36** : 221-223, 1976.
6) McKeith IG et al : Consensus guidelines for the clinical and pathologic diagnosis of dementia with Lewy bodies (DLB) : Report of the consortium on DLB international workshop. *Neurology* **47** : 1113-1124, 1996.
7) McKeith IG et al : Diagnosis and management of dementia with Lewy bodies. Third report of the DLB consortium. *Neurology* **65** : 1863-1872, 2005.
8) The Lund and Manchester Groups : Clinical and neuropathological criteria for frontotemporal dementia. *J Neurol Neurosurg Psychiatry* **57** : 416-418, 1994.
9) Neary D et al : Frontotemporal lobar degeneration : A consensus on clinical diagnostic criteria. *Neurology* **51** : 1546-1554, 1998.
10) Tanabe H et al : Behavioral symptomatology and care of patients with frontotemporal lobe degeneration-based on the aspects of the phylogenetic and ontogenetic processes. *Dement Geriatr Cogn Disod* **10** : 50-54, 1999.
11) Roman GC et al : Vascular dementia : diagnostic criteria for research studies. Report of the NINDS-AIREN International Workshop. *Neurology* **43** ; 250-260, 1993.
12) American Psychiatric Association : Practice guideline for the treatment of patients with Alzheimer's disease and other dementias of late life. *Am J Psychiatry* **154** : 1-39, 1997.
13) Folstein MF et al : Mini-Mental State : A practical method for grading the cognitive atate of patients for the clinician. *J Psychiatr Res* **12** : 189-198, 1975.
14) 森 悦郎・他：神経疾患患者における日本語版 Mini-Mental State テストの有用性．老年精医 **1** : 82-90, 1985.
15) 加藤伸司・他：改訂長谷川式簡易知能評価スケール(HDSR)の作成．神心理 **2** : 1339-1347, 1991.
16) 日本版 WAIS-III 刊行委員会：日本版 WAIS-III 成人知能検査，日本文化科学社，2006.
17) 綿森淑子・他，日本版 RBMT リバーミード行動記録検査(解説と資料)，千葉テストセンター，2002.
18) 松田明美・他：軽症アルツハイマー病患者に対するリバーミード行動記憶検査の有用性．脳と神経 **54** ; 673-678, 2002.
19) 杉下守弘：日本版ウエクスラー記憶検査，日本文化科学社，2001.
20) WAB 失語症検査(日本語版)作成委員会：WAB 失語症検査日本語版，医学書院，1986.
21) Mohs RC et al : The Alzheimer's Disease Assessment Scale : An instrument for assessing treatment efficacy. *Psychopharmacol Bull* **19** : 448-450, 1983.
22) 本間 昭・他：Alzheimer's Disease Assessment Scal (ADAS-J cog)日本版の作成．老年精医 **3** : 647-655, 1992.

# 5. パーキンソン病

　パーキンソン病は神経難病の中で最も有病率の高い疾患である．また，最近では高齢化に伴い，80歳代でも発症し，決して稀な疾患ではない．経過とともに，運動症状だけでなく非運動症状の合併等多彩な症状を呈する．鑑別疾患としては，脳血管性パーキンソニズム，多系統萎縮症，進行性核上性麻痺，大脳皮質基底核変性症，レヴィ小体病等がある．

## 疾患像

　パーキンソン病は主に中年以降に発症する原因不明の中枢神経変性疾患である．神経難病の疾患の中で最も多く，現在のわが国における有病率は人口10万人に対して約100〜130人といわれている．症状は，運動症状としては振戦，固縮，無動，姿勢反射障害の四大症状があり，非運動症状としては自律神経症状，精神症状，認知障害等がある．

### 1）症状[1,2]

　振戦，固縮，無動，姿勢反射障害が四大症状とよばれている．4〜6Hzの安静時振戦（resting tremor）が特徴的で，丸薬丸め様の振戦と表現（pill rolling tremor）される．固縮では，関節を動かす際，屈曲および伸展ともに断続的に抵抗を感じる歯車様固縮（cogwheel rigidity）と，一定の抵抗を持続的に感じる鉛管様固縮（lead pipe rigidity）がある．無動の症状としては，動作緩慢（bradykinesia）や小字症，小刻み歩行，歩行時の腕振りの減少，仮面様顔貌，小声等がある．姿勢反射障害の診察では，後方または前方へ肩を引き，姿勢の立ち直りを評価する．後方へ突進して，倒れそうになる場合をretropulsionとよぶ．

　進行とともに歩行障害を合併し，前傾姿勢で，股関節，膝関節は屈曲位となり，体幹の回旋運動，腕振りは小さくなる．歩幅と歩隔は狭く，突進現象やすくみ足が認められるようになる．すくみ足は，視覚刺激や聴覚刺激により改善し，すくみ足の状態で足元に置かれた棒をまたぐように指示すると，スムーズに歩ける．これを，矛盾性運動（kinesie paradoxale）とよぶ．姿勢異常として，胸椎下部，腰椎で強く前屈する姿勢異常（camptocormia）や頸椎が過度に前屈する首下がりを認めることがある．構音障害としては，小声で，抑揚に乏しく，発話速度は徐々に速くなる傾向がみられる．非運動症状としては，自律神経障害，うつ，アパシー，幻覚，認知機能低下，睡眠障害，睡眠発作，疼痛，易疲労，嚥下障害等がある．

　パーキンソン病患者に対し普段困っていることについてのアンケート調査を行ったところ[3]，症状は多岐にわたり，介助が必要でない者では，手足のふるえ，前傾姿勢，易疲労，便秘の順に多いが，介助が必要になると，前傾姿勢，足のすくみ，便秘，易疲労の順に多い．

### 2）病因・病理[1]

　パーキンソン病の病因としては，加齢，環境因子，遺伝的要因等がある．50歳代から有病率は急速に増加し，70〜80歳代では人口10万人に対し700人以上といわれ，加齢は何らかの病因となっていると推測されている．遺伝的要因については，家族性パーキンソン病が約5％あるとされており，多くの報告がみられている．常染色体優性遺伝と常染色体劣性遺伝があり，原因遺伝子として，PARK1，PARK2（parkin），PARK4，PARK5，PARK6（PINK1），PARK7，

PARK8(LRRK2)等の報告がある.

病理学的所見としては，「中脳黒質緻密層ドパミン性神経細胞の変性およびレヴィ小体の出現」である．黒質以外に多くの部位が障害されることがわかっており，迷走神経背側運動核，嗅球，扁桃核，青斑核等が特に障害が強く，レヴィ小体も出現する．レヴィ小体の構成成分であるαシヌクレインの凝集体の伝搬が病態の進展に関与し，迷走神経背側運動核と嗅球から徐々に上行し大脳皮質へ至るという Braak の仮説がある[4]．運動症状よりも早く消化管の蠕動低下，便秘等の自律神経障害や嗅球の障害による嗅覚低下は早期からみられるとの報告がある．

### 3) 診断・検査[2]

診断は手足のふるえや動作の拙劣さ等の自覚的所見，特徴的な神経学的所見（振戦，固縮，無動，歩行障害）から判定される．さらに，抗パーキンソン病薬の効果を認め，採血や頭部 MRI 等の画像から他の鑑別すべき疾患を除外する．$^{123}$I-MIBG 心筋シンチグラフィの心筋支配交感神経終末への取り込みの低下を認め，他のパーキンソン症候群との鑑別に役立つ．初期は片側から始まるのが特徴で，例えば発症時右手の振戦がみられると，徐々に右足→左手→左足へと進行がみられ，N字型もしくは逆N字型と表現される．

鑑別疾患としては多系統萎縮症，進行性核上性麻痺，大脳皮質基底核変性症，レヴィ小体型認知症，前頭側頭型認知症，血管障害性パーキンソニズム，正常圧水頭症，薬物性パーキンソニズム，中毒性パーキンソニズム，感染性パーキンソニズム等がある．

### 4) 治療[5]

治療法としては，薬物療法，リハ，脳外科的手術療法がある．

薬物は L-ドーパ製剤，ドパミンアゴニスト，レボドパ作用増強薬，ドパミン作動療法補助薬等がある．脳外科的手術療法は，視床破壊術・視床深部電気刺激療法，淡蒼球破壊術・淡蒼球深部電気刺激療法，視床下核深部電気刺激療法がある．対象症状は，振戦，固縮，無動，薬剤誘発性ジスキネジア等がある．リハでは，四肢・体幹の関節可動域訓練，筋力訓練，バランス訓練，基本動作訓練，歩行訓練，external cue を利用した訓練等を行う．さらに，呼吸理学療法や ADL 訓練や生活指導および言語訓練，嚥下訓練，認知リハと多岐にわたる．パーキンソン病は臨床症状の特徴より各関節の可動域が低下し，特に，体幹回旋が少なく，前傾姿勢を伴っていることが多い．病期が進行するとともに活動性の低下より廃用性の筋力低下を伴っていることも多く，これらに対する訓練も必要となる．ホームプログラムとしての指導は重要で，普段から訓練の習慣をつけることが大切である．Ashburn らは転倒の既往のあるパーキンソン病患者にホームプログラムを指導した際，転倒頻度が減少したと報告した[6]．在宅での自主練習の習慣化は重要であるといえる．パーキンソン病における cueing 効果の機序としては，内発性ネットワークの基底核－補足運動野の低活動を補うため，cerebello-parieto-premotor loops による外発性ネットワークを活性化させるとしばしば説明されている．Nieuwboer らは訪問リハで cueing プログラムを行い，歩行速度，ステップ長，バランスの改善および転倒不安の軽減，すくみ足の重症度の軽減を認めたと報告[7]した．

### 5) 予後・合併症

当初は運動症状が主体であり，抗パーキンソン病薬の効果も認めるが，約5～6年の経過で wearing off，on-off 現象を認めるようになり，薬物治療において工夫がさらに必要となる．前傾姿勢，小刻み歩行，前方突進現象，すくみ足等の問題がみられるようになり，転倒のリスクは増え，外傷や骨折の危険性が増す．自律神経障害の合併も認められ，便秘だけでなく，イレウスを合併する場合もある．嚥下障害を認め必要な栄養がとれず，体重低下を認めたり，うつ，アパシー，幻覚や妄想，認知機能低下が合併することも多い．全体として約20年の経過をとるといわれているが，それ以上の場合もある．

## 障害構造と評価

ここでは，代表的なものについて説明を行う．

### 1) 症状の重症度・症状全般の評価

症状の重症度を表すには **Hoehn & Yahr の重症度分類** が用いられ，ここでは改定版を表1に示す[8]．症状に関して詳細な評価としては **UPDRS（Unified Parkinson's Disease Rating Scale）** がよく用いられている．これは，part Ⅰ（精神機能，行動および気分に関する部分），part Ⅱ（日常生活動作に関する部分），part Ⅲ（運動能力検査に関する部分），part Ⅳ（治療の合併症に関する部分）の4部門に分かれ，総合的な評価を行うことができ，治療の判定で用いられることが多い．最近は，**MDS-UPDRS（Movement Disorder Society-sponsored revision of the Unified Parkinson's Disease Rating Scale）** による評価がなされることが増えている．UPDRS と比べると，part Ⅰ において，非運動症状の評価が増えている．表2に MDS-UPDRS の評価項目を示す．

### 2) 運動能力の評価

バランス能力の評価としては，TUG や BBS，**Functional Reach Test**，**重心動揺検査** 等がある．**TUG（Timed Up and Go Test）** では被検者は椅子に座った状態で，検者の合図とともに立ち上がり，3m 先の目印まで進み，方向転換をして元の椅子まで戻り腰掛ける．この一連の動作に要する時間を測定するものである（p146, 184, 348, 429 参照）．健常高齢者では10秒以内で可能とされている．**BBS（Berg Balance Scale）** は14項目のテストで0～4の5段階評価で評価し，高得点ほど良好な機能を示す（p148, 184 参照）．健常高齢者においては45点以下では転倒発生率が2.7倍になる．診察時には **Push Test** で pulsion の有無について確認をする必要がある．バランスを取るために足を出してバランスを取ることができず，そのまま倒れてしまうことは少なくはない．転倒のリスクは高いことが容易に推測できる評価法である．

パーキンソン病は姿勢障害を伴うことが多く，

■ 表1 改定版 Hoehn & Yahr の重症度分類

| 0度 | パーキンソニズムなし |
|---|---|
| 1度 | 一側性パーキンソニズム |
| 1.5度 | 一側性パーキンソニズム＋体幹障害 |
| 2度 | 両側性パーキンソニズムだが平衡障害なし |
| 2.5度 | 軽度両側性パーキンソニズム＋後方障害があるが自分で立ち直れる |
| 3度 | 軽～中等度パーキンソニズム＋平衡障害，肉体的には介助不要 |
| 4度 | 高度のパーキンソニズム，歩行は介助なしでどうにか可能 |
| 5度 | 介助なしでは，車椅子またはベッドに寝たきり（介助でも歩行は困難） |

(Hoehn et al, 1967)[8]

固縮，無動の影響もあり日頃の四肢，体幹の関節可動域は制限されていることが多い．病期の進行とともに二次的に廃用症候群を合併していることは多く，関節可動域（ROM），徒手筋力評価（MMT），歩行速度（あるいは，10m 歩行時間と歩数）を行う．また，姿勢の評価として，写真やビデオ等による記録は有用である．

### 3) 前頭葉機能の評価[1]

パーキンソン病では前頭葉機能障害や遂行機能障害を合併するといわれ，セット変換機能の低下や，ワーキングメモリの障害等がある．前者は新しく情報が追加された場合に柔軟に転換する能力のことで，パーキンソン病ではこれが低下する．評価としては，WCST や TMT A，B 等がある．後者は情報を一時的に保持し，それに基づいて情報処理を行うもので，評価としては TMT や PASAT，SDMT 等がある．

**Wisconsin Card Sorting Test（WCST）** は概念の形成，変換の検査とされ，色，形，数の異なる図版のカードを色，形，数というそれぞれの属性で分類する課題で，被験者は自分の分類が検査者の意図した分類と一致するか否かのみ告げられ，施行錯誤の過程で分類すべき属性を見つけ，カード分類を継続するというものである（p100 参照）．**Trail Making Test（TMT）** は Part A と Part B に分けられ，前者は選択制注意を，後者は分配性注意をみる（p81 参照）．

■表2　MDS-UPDRSの評価項目

〈Part Ⅰ：日常生活における非運動症状〉

| | |
|---|---|
| 1・1 | 認知障害 |
| 1・2 | 幻覚と精神症状 |
| 1・3 | 抑うつ気分 |
| 1・4 | 不安感 |
| 1・5 | 無関心（アパシー） |
| 1・6 | ドパミン調節異常症候群の症状 |
| 1・7 | 睡眠の問題 |
| 1・8 | 日中の眠気 |
| 1・9 | 痛みおよび他の感覚異常 |
| 1・10 | 排尿の問題 |
| 1・11 | 便秘 |
| 1・12 | 立ちくらみ |
| 1・13 | 疲労 |

〈Part Ⅱ：日常生活で経験する運動症状の側面〉

| | |
|---|---|
| 2・1 | 会話 |
| 2・2 | 唾液とよだれ |
| 2・3 | 咀嚼と嚥下 |
| 2・4 | 摂食動作 |
| 2・5 | 着替え |
| 2・6 | 身の回りの清潔 |
| 2・7 | 書字 |
| 2・8 | 趣味や娯楽 |
| 2・9 | 寝返り |
| 2・10 | 振戦 |
| 2・11 | ベッド，車の座席，深い椅子からの立ち上がり |
| 2・12 | 歩行とバランス |
| 2・13 | すくみ |

〈Part Ⅲ：運動症状の調査〉

| | |
|---|---|
| 3・1 | 言語 |
| 3・2 | 顔の表情 |
| 3・3 | 固縮 |
| 3・4 | 指タッピング |
| 3・5 | 手の運動 |
| 3・6 | 手の回内・回外運動 |
| 3・7 | つま先のタッピング |
| 3・8 | 下肢の敏捷性 |
| 3・9 | 椅子からの立ち上がり |
| 3・10 | 歩行 |
| 3・11 | 歩行のすくみ |
| 3・12 | 姿勢の安定性 |
| 3・13 | 姿勢 |
| 3・14 | 運動の全般的な自発性（身体の動作緩慢） |
| 3・15 | 手の姿勢時振戦 |
| 3・16 | 手の運動時振戦 |
| 3・17 | 静止時振戦の振幅 |
| 3・18 | 静止時振戦の持続性 |

〈Part Ⅳ：運動合併症〉

| | |
|---|---|
| A | ジスキネジア（オフ状態ジストニアをのぞく） |
| 4・1 | ジスキネジア出現時間 |
| 4・2 | ジスキネジアの機能への影響 |
| B | 運動症状の変動 |
| 4・3 | オフ時間で過ごす時間 |
| 4・4 | 症状変動の機能への影響 |
| 4・5 | 運動症状変動の複雑さ |
| 4・6 | 痛みを伴うオフ状態ジストニア |

　Part Aは①〜㉕の数字を順に線に結び，かかった時間を評価する．Part Bは①〜㉕の数字と「あ」〜「し」の仮名が不規則にならび，数字と仮名を順に結び，かかった時間を評価する．**Paced Auditory Serial Addition Test（PASAT）**は1桁の数字が一定の間隔で読み上げられ，その前後の数字を足して答える課題である（p82参照）．**Symbol Digit Modalities Test（SDMT）**は9つの符号と数字の組合せがあり，提示された符号に対し数字を書き込む検査である．TMT，PASAT，SDMTは注意機能の検査としてもよく用いられている．

　また，遂行機能について総合的に評価するバッテリーとして**前頭葉機能検査（Frontal Assessment Battery；FAB）**がある（p243参照）．これは，概念化課題，知的柔軟性課題，行動プログラム課題，反応の選択課題，Go/No-Go課題，把握行動課題の前頭前野が関与する6つ

の課題について評価し，1項目3点満点で18点が最高得点となる．15点以下では認知症の疑いといわれている．

パーキンソン病では，前述の前頭葉機能障害以外に手続き記憶の低下もあるといわれている．

### 4）心理状態[9]

パーキンソン病では，うつ，アパシー，アンヘドニア，不安症状が合併することがある．うつについては，意欲低下，不安，倦怠感が中心にみられ，大うつ病の中核症状の抑うつ気分，罪業感，自殺企図は少ないといわれている．意欲や情動に関与する前頭眼窩−帯状回−線条体前頭葉回路と中脳辺縁系ドパミン神経系が異常をきたすことでうつ等の気分障害が出現するといわれている．評価としては，**Beck Depression Inventory（BDI），Geriatric Depression Scale（GDS），Zung Self-rating Depression Scale（SDS）**（p110参照）等がある．**BDIの日本語版は2003年に改訂されている（BDI-Ⅱ）**．質問項目は表3にあるように21項目あり，それぞれ0〜3点の4段階で評価を行う．

アパシーは無感情，感覚鈍麻で，意欲低下が目立ち，興味の喪失で，パーキンソン病の50％にみられるとの報告もある．評価としては，**やる気スコア**（p112参照）がある．また，アンヘドニアという病態もあり，これは喜びに対する感受性が低下した状態で，自発性の低下，社会性の喪失，喜びが得られる刺激に対する興味の減少がみられる．

パーキンソン病の40％に不安障害が合併するといわれている．根拠のない強い不安が慢性的に継続していることがある．うつ病の合併やパニック障害がみられることもある．評価としては **State-Trait Anxiety Inventory（STAI）**（p114参照），**Manifest Anxiety Scale（MAS）**等がある．

### 5）ADL・QOL[10,11]

ADLについては **Barthel Index**（p156, 190参照），**FIM（Functional Independence Measure）**

■表3　BDI-Ⅱの質問項目

| | | | |
|---|---|---|---|
| 1 | 悲しさ | 12 | 興味喪失 |
| 2 | 悲観 | 13 | 決断力低下 |
| 3 | 過去の失敗 | 14 | 無価値観 |
| 4 | 喜びの喪失 | 15 | 活力喪失 |
| 5 | 罪業感 | 16 | 睡眠習慣の変化 |
| 6 | 被罰感 | 17 | 易刺激性 |
| 7 | 自己嫌悪 | 18 | 食欲の変化 |
| 8 | 自己批判 | 19 | 集中困難 |
| 9 | 自殺念慮 | 20 | 疲労感 |
| 10 | 落涙 | 21 | 性欲減退 |
| 11 | 激越 | | |

（p154, 190参照）を用いる．また，以前，介助が必要な項目に関してアンケート調査を行ったところ，更衣に介助が必要な場合が多いという結果であった[3]．次いで，歩行，入浴に介助が必要となることが多いようであった．

QOLに関しては，PDQ-39，SF-36® を用いていることが多い．**PDQ-39（Parkinson's Disease Questionnaire-39）**の質問項目では，運動能力，日常生活活動，情動面の健康，恥辱感，社会的支援，認知能力，コミュニケーション，身体的苦痛に関する8領域にわたり，計39の質問から成り，それぞれ0〜4の5段階で評価を行う．**SF-36®（Medical Outcomes Study Short-Form 36-Item Health Survey）**は，健康関連QOL尺度のひとつで，主観的な健康度，日常生活機能を構成する最も基本的な要素を測定する（p170, 267参照）．質問項目は，身体機能，日常役割機能（身体），身体の痛み，全体的健康感，活力，社会生活機能，日常役割機能（精神），心の健康の8領域から成っている．各国で翻訳され，2004年に日本語版マニュアルが刊行されている．

パーキンソン病で用いる評価法について表4に示す．

（中馬孝容）

■ 表4 パーキンソン病の評価一覧

| | 障害（症状） | 評価方法 | 評価項目と目的 |
|---|---|---|---|
| 機能障害 | 症状の重症度 | Hoehn & Yahr の重症度分類 | 症状の重症度，特定疾患申請時の判断 |
| | 症状全般の評価 | UPDRS，MDS-UPDRS | 薬物療法・リハの効果判定 |
| | バランス能力低下 | TUG，Berg Balance Scale，重心動揺検査，Push Test, Functional Reach Test | バランス能力評価，Push Test は pulsion の有無の確認 |
| | 関節可動域制限 | ROM | 関節拘縮の有無等の判定 |
| | 筋力低下 | MMT | 廃用に伴う筋力低下の把握 |
| | 自律神経障害 | 臨床所見（便秘・神経因性膀胱，起立性低血圧） | 自律神経障害の把握，心筋シンチグラフィは診断に有用 |
| | 嚥下障害 | 体重，食事時間，RSST，VF，VE | 嚥下障害の有無の判定 |
| | 認知機能低下 | HDS-R，MMSE | 認知機能低下の把握 |
| | 前頭葉症状 | FAB，WCST，TMT，PASAT，SDMT | 前頭葉機能低下の把握 |
| | うつ状態 | Beck Depression Inventry，Geriatric Depression Scale，SDS | うつ状態の把握 |
| | 不安状態 | STAI，MAS，POMS | 不安状態の把握 |
| 活動制限 | 歩行障害 | 歩行観察，歩行分析，10 m 歩行時間・歩数，ステップ長，ケイデンス | 歩行状態の把握，運動療法効果判定 |
| | ADL | Barthel Index，FIM，UPDRS part Ⅱ | 日常生活能力の把握 |
| | 転倒 | Falls Efficacy Scale，転倒数・転倒頻度 | 転倒の評価 |
| 参加制約 | 在宅生活困難 | 家屋評価 | 家屋指導の判断 |
| QOL | QOL | PDQ-39，SF-36® | QOL 評価 |

文献

1) 中馬孝容編：パーキンソン病のリハビリテーションガイド，*MED REHABIL* **76**，2007.
2) 眞野行生編：ケアスタッフと患者・家族のためのパーキンソン病 疾病理解と障害克服の指針，医歯薬出版，2002.
3) 中馬孝容・他：パーキンソン病のリハビリテーションの一考察について，厚生労働科学研究補助金難治性疾患克服研究事業 希少性難治性疾患患者に関する医療の向上及び患者支援のあり方に関する研究 平成23〜25年度総合研究報告書，2014，pp129-134.
4) Braak H et al：Staging of brain pathology related to sporadic Parkinson's disease. *Neurobiol Aging* **24**：197-211，2003.
5) 日本神経学会パーキンソン病治療ガイドライン作成小委員会：パーキンソン病治療ガイドライン2002，2002.
6) Ashburn A et al：A randomized controlled trial of a home based exercise programme to reduce the risk of falling among people with Parkinson's disease. *J Neurol Neurosurg Psychiatry* **78**：s678-684，2007.
7) Nieuwboer A et al：Cueing training in the home improves gait-related mobility in Parkinson's disease：the RESCUE trial. *J Neurol Neurosurg Psychiatry* **78**：134-140，2007.
8) Hoehn MM, Yahr MD：Parkinsonism：onset, progression, and mortality. *Neurology* **17**：427-442，1967.
9) 加治芳明，平田幸一：パーキンソン病におけるうつと不安，*Brain Nerve* **64**(4)：332-341，2012.
10) Peto V et al：The development and validation of a short measure of functioning and well being for individuals with Parkinson's disease. *Qual Life Res* **4**：241-248，1995.
11) 福原俊一・他：SF-36$_{v2}$™ 日本語版マニュアル，健康医療評価研究機構，2004.

# Ⅱ章　疾患編

# 6. 脊髄小脳変性症・多発性硬化症

## A. 脊髄小脳変性症

脊髄小脳変性症(spino-cerebellar degeneration；SCD)は運動失調を主要症候とする原因不明の神経変性疾患の総称であり，臨床，病理，あるいは遺伝子的に異なるいくつかの病型が含まれる．

## 疾患像

### 1) 症状

小脳性あるいは脊髄後索性の運動失調を主要症候とする．その他の症候として，錐体路障害，錐体外路障害，自律神経障害，末梢神経障害，高次脳機能障害等を示すものがある．徐々に発病し，経過は緩徐進行性である．

### 2) 病因・病態

わが国に約3万人の患者がいると推定されている．孤発性が約2/3，遺伝性が約1/3である．孤発性の大多数は多系統萎縮症である．遺伝性の多くは優性遺伝性であるが，一部劣性遺伝性，母系遺伝性，稀にX染色体遺伝性がある．

### 3) 診断・検査

頭部のMRIやX線CTにて，小脳や脳幹の萎縮を認めることが多く，大脳基底核病変を認めることもある．孤発性SCDの代表例について，臨床診断上の重要な点を表1にまとめた．腫瘍，脳血管障害，感染・炎症・脱髄疾患，甲状腺機能低下症，薬物中毒等，二次性の運動失調症を否定する必要がある．

一方，遺伝性SCDの代表例について，臨床診断上の重要な点を表2にまとめた．遺伝性の場合，臨床症候のみでは確定診断することが

■表1　孤発性脊髄小脳変性症の代表例

| 疾患名 | 本疾患を疑う場合の重要な点 |
|---|---|
| MSA / OPCA | ①中年以降に発症し，初発・早期症状として小脳性運動失調が前景に現れる．<br>②比較的早期からMRIで小脳，橋(特に底部)の萎縮(T1強調画像矢状断)を認める．さらに，橋中部に十字サイン(T2強調画像水平断)を認める． |
| 皮質性小脳萎縮症 | ①成人発症の，純粋小脳失調症．<br>②原則除外診断．詳細な病歴，生活歴，家族歴を聴取し，SCA 6やSCA 31等，遺伝性脊髄小脳変性症を除外する．さらに，以下の症候性皮質小脳変性症を除外し，最後に多系統萎縮症を除外する． |
| 症候性皮質小脳変性症 | ①腫瘍性(脳腫瘍，傍腫瘍性小脳変性症等)<br>②血管障害性(小脳出血，梗塞)<br>③感染，炎症，脱髄性(急性小脳炎，Fisher症候群等)<br>④代謝性(甲状腺機能低下症等)<br>⑤ビタミン欠乏性(ビタミンE，$B_1$，$B_{12}$)<br>⑥アルコール性<br>⑦薬剤性(フェニトイン等抗てんかん薬，リチウム，5-FU，ベンゾジアゼピン系抗不安薬等)<br>⑧中毒性(有機水銀，有機溶剤等) |

MSA：Multiple system atrophy(多系統萎縮症)．OPCA：olivo-ponto-cerebellar atrophy(オリーブ橋小脳萎縮症)．
SCA：spino-cerebellar ataxia．5-FU：5 fluorouracil．

■ 表2　遺伝性脊髄小脳変性症の代表例

| 疾患名 | 本疾患を疑う場合の重要な点 |
|---|---|
| SCA 1 | ①常染色体優性遺伝性の進行性小脳失調症.<br>②わが国では東北地方において有病率が高い.<br>③30歳代ないし40歳代の発症が多い.<br>④初発症状は歩行障害が多い.<br>⑤SCA 2, SCA 3等と臨床症状の相同性がある. SCA 2とは緩徐眼球運動や腱反射の減弱, SCA 3とは錐体外路症候, 眼球運動障害の程度, 頻度において異なる. |
| SCA 2 | ①常染色体優性遺伝性の家族歴を有する進行性小脳失調症.<br>②緩徐眼球運動や腱反射消失は, 本症の可能性を示唆する.<br>③眼振の頻度は低い.<br>④他の脊髄小脳変性症(SCA 1, SCA 3等)との症候の相同性があり, 臨床症候のみで本症を診断することは困難である. |
| SCA 3 / MJD | ①常染色体優性遺伝性の家族歴(浸透率はほぼ100％).<br>②発症年齢は30〜40歳前後が多い.<br>③緩徐進行性の小脳失調症と錐体路徴候を中核症候とし, 錐体外路徴候と末梢神経障害がさまざまな程度で組み合わさる.<br>④びっくり眼, 外眼筋麻痺, 顔面・舌の筋線維束攣縮様運動は特異性が高い. |
| SCA 6 | ①常染色体優性遺伝性の家族歴.<br>②発症年齢は20〜66歳, 平均45歳前後.<br>③緩徐進行性の純粋小脳失調症. ただし, 腱反射異常, 病的反射陽性, 軽度の深部感覚障害等は本疾患を否定する根拠にはならない. 一方, 感覚障害, レストレスレッグ症候群, 視力異常, 筋萎縮はきたしにくい.<br>④頭位変換時のめまい感や動揺視, 下眼瞼向き眼振は本症を支持する所見.<br>⑤MRIで小脳に限局した萎縮. |
| SCA8 | ①延長SCA 8リピートは常染色体優性遺伝形式で伝達されるが, 低浸透率が顕著なため, 個々の家系においては1世代のみに複数の発症者を認める家系(見かけ上は常染色体劣性遺伝形式に類似)や, 孤発例であっても延長SCA 8リピートを認めることがある.<br>②発症年齢は30歳前後が多い.<br>③成人発症SCA 8は純粋小脳症状型を呈し, 脳MRI画像上も小脳に限局した萎縮所見を示すことが多い.<br>④幼小児期発症SCA 8では精神遅滞, 不随意運動やてんかんを伴うことがある.<br>⑤症状の進行は緩徐のことが多い. |
| SCA 31<br>(16q-ADCA) | ①高齢発症型の純粋小脳失調.<br>②家族歴がない場合も否定できない. |
| DRPLA | ①常染色体優性遺伝性の家族歴.<br>②20歳以下で運動失調, ミオクローヌス, てんかん発作, 進行性の知能低下がみられる場合.<br>③20歳以上で運動失調, 舞踏アテトーゼ, 認知症, 精神障害がみられる場合. |

MJD：Machado-Joseph disease. DRPLA：dentato-rubro-pallido-luysian atrophy（歯状核赤核淡蒼球ルイ体萎縮症）.

〔難病情報センター(http://www.nanbyou.or.jp/entry1284)を改変〕

困難なことがあり, 遺伝子解析を必要とする.

### 4) 治療・予後・合併症

治療に関しては, 主に表3に示すものがある.

予後に関しては, SCDの病型により進行や随伴症状は異なる. また遺伝性では, 同じ病型であっても大きく異なる場合が多い.

運動失調に関する調査および病態機序に関する研究班(代表研究者：辻省次)により, わが国におけるSCDのpopulation based前向き臨床研究による自然歴の把握について, 2003年の日本神経学会総会で報告された. 孤発性では, 多系統萎縮症は進行が速く, 約半数が発症後約8年で補装具なしでの歩行が困難になる. 一方, 皮質性小脳萎縮症は進行が遅く, 約半数が発症約15年まで装具なしでの歩行が可能である. 遺伝性では, 約半数が装具なしでの歩行が可能である期間はSCA 3/MJDで発症後約14年, SCA 6で発症後約18年である.

■ 表3 脊髄小脳変性症の治療

| 症候 | 関連病型 | 治療 | |
|---|---|---|---|
| 運動失調 | SCD 全般 | ヒルトニン®（プロチレリン酒石酸塩水和物）筋注または静注，セレジスト®（タルチレリン）経口 | |
| 有痛性筋痙攣 | SCA 3/MJD | メキシチール®（塩酸メキシレチン）経口 | |
| 周期性失調，めまい | SCA 6 | ダイアモックス®（アセタゾラミド）経口 | |
| 痙縮 | 遺伝性痙性対麻痺一部の遺伝性SCD | 局所性 | ボトックス®（A型ボツリヌス毒素）療法，神経破壊剤による神経ブロック療法 |
| | | 全身性 | 抗痙縮薬経口，バクロフェン髄注療法（ITB療法） |
| 起立性低血圧 | MSA | メトリジン®（ミドドリン塩酸塩）経口，ドプス®（ドロキシドパ）経口，下半身の圧迫帯（腹帯や圧迫ストッキング）使用 | |
| 神経因性膀胱 | MSA | 低活動型（排出障害） | $\alpha_1$受容体遮断薬経口，コリン作動薬経口，導尿 |
| | | 過活動型（蓄尿障害） | 抗コリン薬経口 |

ITB療法：Intrathecal Baclofen therapy.

## 障害構造と評価

SCDで使用する評価一覧を表4にまとめた．SCDの中核症状である運動失調の重症度を評価する尺度として，**ICARS（International Cooperative Ataxia Rating Scale）**や表5に示す**SARA（Scale for the Assessment and Rating of Ataxia）**がある．ICARSに比べると，SARAは約1/3程度の短時間で評価可能な簡便なスケールになっている[2]．

## B. 多発性硬化症

## 疾患像

多発性硬化症（multiple sclerosis；MS）は中枢神経系の慢性炎症性脱髄性疾患であり，時間的，空間的に病変が多発するのが特徴である．

### 1）症状

MSに特異的な初発症状はないが，球後視神経炎の約20％はMSに進展することから視力障害が比較的多い．MSの全経過中に認められる主な症状には，視力障害，眼球運動障害（内側縦束症候群による複視，特に両側性内側縦束症候群），小脳性運動失調（体幹失調，四肢の運動失調，企図振戦），四肢の運動麻痺（単麻痺，対麻痺，片麻痺），感覚障害，構音障害，膀胱直腸障害，歩行障害等があり，病変部位により異なる．

### 2）病因・病態

難病情報センターによると，最近の各地での疫学調査や全国臨床疫学調査等から，わが国に約12,000人のMS患者がおり，人口10万人あたり8～9人程度と推定されている．

MSの原因はいまだ明らかではないが，病巣にリンパ球やマクロファージの浸潤が認められることから，自己免疫機序を介した炎症により脱髄が起こると考えられている．また，MSは白人に最も多いが，アジア人種では比較的少なく，アフリカ原住民ではさらに稀であることから，遺伝的要因も考えられる．さらに，日本人やアフリカ原住民がMS有病率の高い地域に移住した場合，その発病頻度が高くなることから，環境的要因も考えられる．わが国では，北緯37度以北のMS有病率が高いことを2003年に吉良が報告している[3]．

### 3）診断・検査

通常，詳細な病歴聴取や経時的な神経学的診察により時間的，空間的な病変の多発性を証明し，他の疾患を否定することで，MSの診断が確定する．MSは厚生労働省による特定疾患に指定されており，その認定基準を表6に示す．

また，MSの病巣部位に注目した場合，主として視神経と脊髄に由来する徴候を呈するMSは従来，視神経脊髄型MS（optic spinal MS；OSMS）とよばれ，一方欧米人に多く，視神経

■ 表4 脊髄小脳変性症の評価一覧

| | 障害 | 評価方法 | 評価項目と評価目的 |
|---|---|---|---|
| 機能障害 | 運動失調 | 神経学的診察(指-鼻試験,踵-すね試験,手の回内・回外運動) | 上下肢の運動失調の評価 |
| | | 重心動揺検査 | 体幹運動失調(平衡機能)の評価 |
| | 上肢機能障害 | STEF | 巧緻動作の把握 |
| | 錐体路徴候 | 神経学的診察(運動麻痺,深部腱反射,病的反射) | 痙性麻痺の把握 |
| | | MAS | 痙縮の評価と治療効果 |
| | 錐体外路徴候 | 神経学的診察(筋トーヌス,パーキンソニズム,不随意運動) | 固縮の把握 |
| | 構音障害 | 会話明瞭度検査,声の検査(声の聴覚的印象評価,最長発声持続時間測定,構音検査,鼻咽腔閉鎖機能検査,交互運動能力検査),音響分析 | 構音機能の把握 |
| | 自律神経障害 | 神経因性膀胱(残尿測定,膀胱内圧測定) | 神経因性膀胱の把握 |
| | | 起立性低血圧(ヘッドアップティルト試験) | 起立性低血圧の把握 |
| | 末梢神経障害 | 神経学的診察(末梢神経支配領域を念頭に置いた表在・深部感覚の検査,深部腱反射)末梢神経伝導検査 | MCV, CMAP, SCV, SNAP, F波,末梢神経障害の病態把握 |
| | 高次脳機能障害 | HDS-R, MMSE, WAIS-Ⅲ, CMI, YG性格検査, SDS | 知能や精神状態の把握 |
| | 総合評価 | ICARS | 19項目,点数化 |
| | | SARA | 8項目(表5参照),簡便化 |
| | | UMSARS | Part Ⅰ～Ⅳ, MSAの総合評価 |
| 活動制限 | 歩行障害 | 10m最大歩行速度 | 歩行能力の把握 |
| | ADL低下 | Barthel index | 10項目100点,簡便化 |
| | | FIM | 18項目(運動13項目,認知5項目)126点,データベース化 |

MCV:motor nerve conduction velocity(運動神経伝導速度).
CMAP:compound muscle action potentials(複合筋活動電位).
SCV:sensory nerve conduction velocity(感覚神経伝導速度).
SNAP:sensory nerve action potentials(感覚神経活動電位).

や脊髄のみならず大脳や小脳に病変が多発するMSは通常型MS(conventional MS;CMS)とよばれた.OSMSの中にはNMO IgGあるいは抗アクアポリン4(AQP4)抗体との関連が示唆される視神経脊髄炎(neuromyelitis optica;NMO)が含まれる.

MSではMRIを撮像すると,実際には症状を出した病巣の何倍もの数の炎症性脱髄病巣が中枢神経組織に出現していることが知られている.この点を踏まえて2010年に改訂された国際的な診断基準である**McDonald診断基準**(表7)では,MRI所見が重視されている.さらに造影MRIを用いることで1回の検査でも診断が可能な場合があるほど,本診断基準は簡便で有用なものになっている.

### 4) 治療・予後・合併症

MSの治療目的は次のとおりである.

①急性増悪期を短縮させ後遺症を軽減すること.

②再発寛解型MSの再発頻度を減らし再発の程度を軽減すること.

③進行型MSの進行を防止すること.

④後遺症に対する対症療法により障害を軽減させること.

痙縮や神経因性膀胱等の対症療法は,表3に示すとおりである.

また,MSでは脱髄により神経伝導が低下しているうえに,体温の上昇に伴ってKチャンネルが開いて伝導効率がさらに低下することで神経症状が悪化するウートフ徴候が知られている.この対策として,環境温(室温,風呂の温

■ 表5　SARA 日本語版

| 歩行 |
|---|
| 壁と平行に，壁から安全な距離をとり歩く．次に 180 度方向転換する．できたら，補助なしで 10 歩より長く，つぎ足歩行(つま先に踵を継いで歩く)を行う．<br>0：正常．歩行，方向転換，10 歩より長くつぎ足歩行が困難なくできる(1 回までの足の踏み外しは可)<br>1：やや困難．10 歩より長いつぎ足歩行が可能であるが，異常である．<br>2：明らかに異常．10 歩より長いつぎ足歩行ができない．<br>3：普通の歩行で無視できないふらつきがある．方向転換がしにくいが，支えは要らない．<br>4：著しいふらつきがある．ときどき壁を伝う．<br>5：激しいふらつきがある．常に，1 本杖か，片手での軽い介助が必要．<br>6：しっかりとした介助があれば 10 m より長く歩ける．2 本杖か歩行器か人の介助が必要．<br>7：しっかりとした介助があっても 10 m 未満しか歩けない．2 本杖か歩行器か人の介助が必要．<br>8：介助があっても歩けない． |
| 立位 |
| 被検者に靴を脱いでいただき，開眼で，順に①自然な姿勢，②足を揃えて(親趾同士をつける)，③つぎ足(両足を一直線に，踵とつま先に間を空けないようにする)で立っていただく．各肢位で 3 回まで再施行可能．最高点を記載する．<br>0：正常．つぎ足で 10 秒より長く立てる．<br>1：足を揃えて，動揺せずに立てるが，つぎ足で 10 秒より長く立てない．<br>2：足を揃えて，動揺しながらも 10 秒より長く立てる．<br>3：足を揃えて立つことはできないが，介助なしに，自然な肢位で 10 秒より長く立てる．<br>4：軽い介助(間欠的)があれば，自然な肢位で 10 秒より長く立てる．<br>5：常に片手で支えれば，自然な肢位で 10 秒より長く立てる．<br>6：常に片手で支えても，10 秒より長く立てない． |
| 座位 |
| 開眼し，両上肢を前方に伸ばした姿勢で，足を浮かせてベッドに座る．<br>0：正常．困難なく 10 秒より長く可能．<br>1：わずかに困難で，ときどき動揺がある．<br>2：常に動揺しているが，介助なしに 10 秒より長く可能．<br>3：軽い介助(間欠的)で 10 秒より長く可能．<br>4：ずっと支えなければ 10 秒より長く座位を保持することが不可能． |
| 言語障害 |
| 通常の会話で評価する．<br>0：正常．<br>1：わずかな言語障害が疑われる．<br>2：言語障害があるが，容易に理解できる．<br>3：ときどき，理解困難な言葉がある．<br>4：多くの言葉が理解困難である．<br>5：かろうじて単語が理解できる．<br>6：単語を理解できない． |
| 指追い試験 |
| 被検者は楽な姿勢で座ってもらい，必要があれば足や体幹を支えてよい．検者はその前に座る．検者は，被検者の指が届く距離の 50％の位置に，自分の人差し指を示す．被検者に，被検者の人差し指で，検者の人差し指の動きに，できるだけ速く正確についていくように命じる．検者は被検者の予測できない方向に，2 秒かけて，約 30 cm 人差し指を動かす．これを 5 回繰り返す．被検者の人差し指が，正確に検者の人差し指を示すかを判定する．5 回のうち最後の 3 回の平均を評価する．<br>0：測定障害なし．<br>1：測定障害がある．5 cm 未満．<br>2：測定障害がある．15 cm 未満．<br>3：測定障害がある．15 cm より大きい．<br>4：5 回行えない．<br>(注)原疾患以外の理由により検査自体ができない場合は 5 とし，平均値，総得点に反映させない． |

つづく

表5 つづき

**鼻-指試験**
被検者は楽な姿勢で座ってもらい,必要があれば足や体幹を支えてよい.検者はその前に座る.検者は,被検者の指が届く距離の90%の位置に,自分の人差し指を示す.被検者に,人差し指で被検者の鼻と検者の指を普通のスピードで繰り返し往復するように命じる.運動時の指先の振戦の振幅の平均を評価する.
- 0:振戦なし.
- 1:振戦がある.振幅は2cm未満.
- 2:振戦がある.振幅は5cm未満.
- 3:振戦がある.振幅は5cmより大きい.
- 4:5回行えない.

(注)原疾患以外の理由により検査自体ができない場合は5とし,平均値,総得点に反映させない.

**手の回内・回外運動**
被検者は楽な姿勢で座ってもらい,必要があれば足や体幹を支えてよい.被検者に,被検者の大腿部の上で,手の回内・回外運動を,できるだけ速く正確に10回繰り返すように命じる.検者は同じことを7秒で行い手本とする.運動に要した正確な時間を測定する.
- 0:正常.規則正しく行える.10秒未満でできる.
- 1:わずかに不規則.10秒未満でできる.
- 2:明らかに不規則.1回の回内・回外運動が区別できない,もしくは中断する.しかし10秒未満でできる.
- 3:きわめて不規則.10秒より長くかかるが10回行える.
- 4:10回行えない.

(注)原疾患以外の理由により検査自体ができない場合は5とし,平均値,総得点に反映させない.

**踵-すね試験**
被検者をベッド上に横にして下肢が見えないようにする.被検者に,片方の足をあげ,踵を反対の膝に移動させ,1秒以内ですねに沿って踵まで滑らせるように命じる.その後,足を元の位置に戻す.片方ずつ3回連続で行う.
- 0:正常.
- 1:わずかに異常.踵はすねから離れない.
- 2:明らかに異常.すねから離れる(3回まで).
- 3:きわめて異常.すねから離れる(4回以上).
- 4:行えない(3回ともすねに沿って踵を滑らすことができない).

(注)原疾患以外の理由により検査自体ができない場合は5とし,平均値,総得点に反映させない.

(佐藤・他,2010,文献1を一部改変)

■ 表6 厚生労働省による多発性硬化症の特定疾患認定基準

〈主要項目〉
①中枢神経系内の2つ以上の病巣に由来する症状がある(空間的多発性).
②症状の寛解や再発がある(時間的多発性).
③他の疾患(腫瘍,梅毒,脳血管障害,頸椎症性ミエロパチー,スモン,脊髄空洞症,脊髄小脳変性症,HTLV-1-associated myelopathy,膠原病,シェーグレン症候群,神経ベーチェット病,神経サルコイドーシス,ミトコンドリア脳筋症,進行性多巣性白質脳症等)による神経症状を鑑別し得る.

〈検査所見〉
髄液のオリゴクローナルバンド(等電点電気泳動法による)が陽性となることがある.ただし陽性率は低く,視神経脊髄型で約10%,それ以外で約60%である.

〈参考事項〉
①再発とは24時間以上継続する神経症状の増悪で,再発の間には少なくとも1カ月以上の安定期が存在する.
②1年以上にわたり持続的な進行を示すものを慢性進行型とする.症状の寛解や再発がないにもかかわらず,発症時より慢性進行性の経過をとるものを一次性慢性進行型とする.再発寛解期に続いて慢性進行型の経過をとるものを二次性慢性進行型とする.
一次性慢性進行型の診断は,以下のMcDonaldの診断基準(Ann Neurol. 2001)に準じる.オリゴクローナルバンド陽性あるいはIgG indexの上昇により示される髄液異常は診断に不可欠で,空間的多発性(MRIまたはVEP異常による),および時間的多発性(MRIまたは1年間の持続的な進行による)の証拠が必要である.
③視神経炎と脊髄炎を数週間以内に相次いで発症し,単相性であるものをDevic病〔視神経脊髄炎(neuromyelitis optica;NMO)〕とする.1カ月以上の間隔を空けて再発するものは視神経脊髄型とする.
④病理またはMRIにて同心円状病巣が確認できるものをBalo病(同心円硬化症)とする.

〔難病情報センター(http://www.nanbyou.or.jp/entry/3766)を改変〕

■ 表7　改訂 McDonald 診断基準 2010 年版

| 臨床像 | 診断に必要な追加事項 |
|---|---|
| 2回以上の増悪と2個以上の臨床的他覚的病巣（1回の増悪でも，病歴で増悪を示唆するものがあればよい） | なし*1 |
| 2回以上の増悪と1個の臨床的他覚的病巣 | MRIによる「空間的多発性（DIS）」の証明（補足表ⅰ）<br>または<br>他の病巣に由来する臨床的増悪 |
| 1回の増悪と2個以上の臨床的他覚的病巣 | MRIによる「時間的多発性（DIT）」の証明（補足表ⅱ）<br>または<br>2回目の臨床的増悪 |
| 1回の増悪と1個の臨床的他覚的病巣（CIS） | MRIによる「空間的多発性（DIS）」の証明（補足表ⅰ）<br>または<br>他の病巣に由来する臨床的増悪<br>および<br>MRIによる「時間的多発性（DIT）」の証明（補足表ⅱ）<br>または<br>2回目の臨床的増悪 |
| MSを示唆する進行性の増悪（一次性慢性進行型） | 1年間の進行性の増悪，そして以下のうち2つ<br>・特徴的な領域（脳室周囲，皮質直下，テント下）の少なくとも1領域に1つ以上のT2病変*2<br>・脊髄に2つ以上のT2病変*2<br>・髄液所見陽性*3 |

*1 多発性硬化症と診断するためには，他の疾患を完全に否定し，すべての所見が多発性硬化症に矛盾しないものでなければならない．
*2 造影効果の有無は問わない．
*3 髄液所見陽性とは，等電点電気泳動法によるオリゴクローナルバンドもしくは IgG index 高値をいう．
CIS：clinically isolated syndrome.

〈補足表ⅰ：空間的多発性（DIS）の証明〉

| 下記のいずれかを満たせば証明される．<br>1. 異なる病巣による2つの臨床症状．<br>2. MRIにおいて，特徴的な領域（脳室周囲，皮質直下，テント下，脊髄）の2領域以上に1つ以上の無症候性のT2病変*2. |
|---|

〈補足表ⅱ：時間的多発性（DIT）の証明〉

| 以下のいずれかを満たせば証明される．<br>1. 1カ月以上の間隔をおいた2つの臨床症状．<br>2. ある時点のMRIと比較して，再検したMRIで新たなT2病変の確認*2.<br>3. ある時点のMRIで2つ以上のT2病変があり，1つ以上の造影病変と1つ以上の非造影病変． |
|---|

(Polman et al, 2011，文献4を改変)


■ 表8　多発性硬化症の臨床経過に基づく分類

| 再発寛解型多発性硬化症<br>(Relapsing-remitting multiple sclerosis；RRMS) | 急速あるいは緩徐に神経症候が出現し，再発と再発の間では寛解がみられたり，後遺症を残したりするが病状の持続進行はない． |
|---|---|
| 一次性進行型多発性硬化症<br>(Primary progressive multiple sclerosis；PPMS) | 初期から長期にわたり持続進行し，時に一過性の軽度改善や急性増悪が重なることもあり得る． |
| 二次性進行型多発性硬化症<br>(Secondary progressive multiple sclerosis；SPMS) | 再発寛解型で始まった後に，6または12カ月以上にわたり持続的進行を示す． |

〔日本神経治療学会：多発性硬化症の治療ガイドラインまとめ(https://www.jsnt.gr.jp/guideline/img/meneki_7.pdf)〕

■表9 多発性硬化症の評価一覧

| 障害 | | 評価方法 | 評価項目と評価目的 |
|---|---|---|---|
| 機能障害 | 錐体路徴候 | 神経学的診察（運動麻痺，深部腱反射，病的反射） | 痙性麻痺の把握 |
| | | MAS | 痙縮の評価と治療効果 |
| | 感覚障害 | 神経学的診察（デルマトームを念頭に置いた表在，深部感覚の検査），SEP | 中枢性感覚障害の把握 |
| | 視力障害 | 神経学的診察（視野，視力，眼底検査），VEP | 視覚障害の把握 |
| | 聴力障害 | 神経学的診察（聴力），ABR | 聴覚障害の把握 |
| | 脳幹機能 | 神経学的診察（脳神経症状） | 脳神経障害の把握 |
| | 運動失調 | 神経学的診察（鼻－指試験，踵－すね試験，手の回内・回外試験） | 上下肢の運動失調の評価 |
| | | 重心動揺検査 | 体幹運動失調（平衡機能）の評価 |
| | 上肢機能障害 | STEF | 巧緻動作の把握 |
| | 自律神経障害 | 神経因性膀胱（残尿測定，膀胱内圧測定） | 神経因性膀胱の把握 |
| | 構音障害 | 会話明瞭度検査，声の検査（声の聴覚的印象評価，最長発声持続時間測定，構音検査，鼻咽腔閉鎖機能検査，交互運動能力検査），音響分析 | 構音機能の把握 |
| | 高次脳機能障害 | HDS-R，MMSE，WAIS-Ⅲ，CMI，YG性格検査，SDS | 知能や精神状態の把握 |
| | 総合評価 | EDSS | FSおよびADLにより規定された20段階，段階評価 |
| | | FS | 8項目，EDSS≦3.5の段階評価 |
| 活動制限 | 歩行障害 | 10m最大歩行速度 | 歩行能力の把握 |
| | ADL低下 | Barthel index | 10項目100点，簡便化 |
| | | FIM | 18項目（運動13項目，認知5項目）126点，データベース化 |

SEP：somatosensory evoked potentials． VEP：visual evoked potentials． ABR：auditory brain-stem response．

度や屋外温）に注意する．

　MSでは臨床経過が多様であり，予後について予測不能である．MSの臨床経過に基づいた分類を表8に示す．再発寛解型から二次性進行型に移行することがあり，個々の症例で臨床経過を注意深く観察する必要がある．

　MSでは合併症として特別なものはないが，NMOではシェーグレン症候群，橋本病や重症筋無力症等自己抗体が関与する疾患を合併することがあり，自己免疫疾患と共通する病態が関与している可能性が考えられている．

## 障害構造と評価

　MSで使用する評価一覧を表9にまとめた．MSにより障害された患者個々の最大機能を，神経学的検査成績をもとに評価するものとしてKurtzke総合障害度スケール（Expanded Disability Status Scale of Kurtzke；EDSS）[6]がある．この評価基準は大きく2つに分かれており，歩行障害がない段階（あっても500m以上歩行可能）のEDSS（≦3.5）は機能別障害度（functional system；FS）の組み合わせにより規定される．FSは錐体路機能，小脳機能，脳幹機能，感覚機能，膀胱直腸機能，視覚機能，精神機能，その他の8項目についてグレードを定めている．一方，EDSS≧4.0では日常生活動作（activities of daily living；ADL）のみにより規定される．

（松尾雄一郎，生駒一憲）

文献

1) 佐藤和則, 佐々木秀直:新しい小脳性運動失調の重症度評価尺度(SARA)— SARA日本語版を中心に. 神経内科 73(6):586-590, 2010.
2) Yabe I et al:Usefulness of the scale for assessment and rating of ataxia(SARA). J Neurol Sci 266:164-166, 2008.
3) 吉良潤一:多発性硬化症の臨床疫学. 日本臨床 61(8):1300-1310, 2003.
4) Polman CH et al.:Diagnostic criteria for multiple sclerosis:2010 revisions to the McDonald criteria. Ann Neurol 69(2):292-302, 2011.
5) 「多発性硬化症治療ガイドライン」作成委員会編:多発性硬化症治療ガイドライン2010(日本神経学会・他監), 医学書院, 2010.
6) 松尾雄一郎, 生駒一憲:特集Ⅵ神経および筋疾患 40. 神経筋疾患のリハビリテーション. 総合リハ 40(5):659-665, 2012.

# Ⅱ章 疾患編

# 7. 筋萎縮性側索硬化症

　筋萎縮性側索硬化症(amyotrophic lateral sclerosis；ALS)は，1874年にJean-Martin Charcotによって命名された進行性で全身の筋萎縮，筋力低下をきたす神経変性疾患である．四肢のみならず構音，摂食嚥下，呼吸機能も障害され，孤発性の典型例では発症後3年弱程度で呼吸不全にて死に至り，予後不良である．孤発性でも，発症年齢は10歳代から90歳代まで報告され，進行にも個人差が大きい．25歳以上の発症例で全経過5カ月から32年まである[1]．一方で，家族性ALSは，5～10%存在する．運動症状に加えて，それぞれに特徴的な症状が存在することが報告されている．

## 疾患像

### 1) 症状

　ALSは，一次運動ニューロンと二次運動ニューロンが進行性に変性する疾患である．一次運動ニューロンが障害されると，四肢では痙性麻痺を示し，深部反射は亢進する．病的反射もみられる．脳神経系では仮性球麻痺となり，痙性の構音障害，口腔相主体の摂食嚥下障害を示すものの，舌萎縮はない．二次運動ニューロンが障害されると，四肢，体幹で筋萎縮と筋力低下，すなわち弛緩性麻痺をきたす．深部反射は低下ないし消失する．脳神経系では球麻痺を示し，麻痺性構音障害，咽頭相主体の摂食嚥下障害，舌萎縮を認める．これらの中には相反する症状がみられるが，ALSでは一次，二次運動ニューロンの障害される程度や範囲が患者によって異なるため，訴えや症状に個人差が生じる点に注意が必要である．

　発症早期には，左右差を示すことがほとんどである．初発部位が上肢である場合，下肢である場合，構音・嚥下の球麻痺である場合，呼吸筋麻痺である場合がある．

### 2) 病因・病態

　ALSの病因はいまだ明らかになっていない．家族性ALSは多くの遺伝子異常の報告がなされている．SOD1遺伝子異常を示す家族性ALS1型(FALS 1)とFUS遺伝子異常の家族性ALS2型(FALS 2)が比較的多く，研究対象となることが多い．

　孤発性ALSの原因として，近年TDP 43蛋白の異常蓄積が示され[2]，同じ蛋白蓄積が判明している前頭側頭型認知症(frontotempral dementia：FTD)との共通性が注目されている．TDP 43蛋白をマーカーとして病変の進展様式も明らかにされつつあり，連続性の有無により病因，病態の考え方が変わる可能性がある．

### 3) 診断・検査

　ALSの診断は，診断基準を用いて行うことが一般的になってきた．現在代表的な診断基準として**改訂El Escorial基準(EE-R)**[3]があり，その電気診断の部分を改訂した**Awaji基準(Awaji)**[4]もある．

　EE-RでもAwajiでも，臨床所見と電気生理検査所見が総合的な診断の核となる．臨床所見は身体を脳神経，頸部，体幹，腰仙部の4区分し，それぞれの一次，二次運動ニューロン徴候の有無を確認したのち，その組み合わせで診断の確度(definit, probable, possible等)を判断する．電気生理検査も4区分のそれぞれで「ALSとして矛盾しない所見」を確認して診断確度を判断する．

　以上からわかるように，診断に寄与する検査

は，針筋電図所見が第一であり，末梢神経伝導検査所見を加えてALSの電気診断を行う．

EE-RやAwajiは，研究のための診断基準である側面が強い．したがって，発症初期に基準を満たさない例も存在する．そのような例も，臨床的にALSである疑いが強いと判断される場合は，ALSに準じた病名の説明を行い医療処置を施行していくことになる．

### 4）治療・予後・合併症

現在使用できる薬物はリルゾールのみである．本薬剤は呼吸不全の進行を抑制する効果があるとされている．その他の治療は，対症的治療である．

摂食嚥下障害には，胃瘻造設が行われることが多い．呼吸不全や呼吸症状には，人工呼吸器や排痰補助装置が用いられる．呼吸リハも必要とされる．

症状の進行は急速なことが多く，月単位で症状が変化することが多い．生命予後を規定するのは，球症状と呼吸症状であるが，平均的生命予後は3年弱である．死亡原因は合併した他疾患を除くと呼吸不全がほとんどである．摂食嚥下障害のため，誤嚥性肺炎を併発することがよくある．

人工呼吸療法には，マスク換気である非侵襲的陽圧換気療法（non-invasive positive pressure ventilation；NPPV）と気管切開後の侵襲的陽圧換気療法（tracheostomy positive pressure ventilation；TPPV）がある．呼吸不全の徴候が現れたとき，%FVCが65%以下になるときにはNPPVを考慮する[5]．また，NPPVや排痰補助装置を用いてもSpO$_2$が95%以上に保てないときにはTPPVを考える[6]．TPPV後には，誤嚥性肺炎等の肺合併症や他の疾患等の合併がなければ，数年以上の長い療養となることが多い．

ALSでは，病名の告知，嚥下障害による胃瘻造設，NPPV，TPPV等の医療処置の選択について，患者の意思決定支援をすることになる．したがって，常に患者・家族への真摯な対応を心がけなければならない．

## 障害構造と評価

### 1）機能障害

ALSの機能障害は，四肢・体幹機能，球機能，呼吸筋機能等を機能別に評価することである．一般に，これらは**改訂ALS機能評価（ALSFRS-R）日本版**[7]が主に用いられる（図1）．四肢・体幹機能は，書字，摂食動作，着衣・身の回りの動作，寝床での動作，歩行，階段を昇るの6項目，球機能は，言語，唾液分泌，嚥下の3項目，呼吸機能は呼吸困難，起坐呼吸，呼吸不全の3項目である．それぞれ0〜4点で判定され，満点は48点となっている．判定は比較的容易であり，外来での問診で十分評価できるので，機能障害の変遷を経時的に追うことができる．

**Norris Scale**による評価を行うことも有用である．Norris Scaleには日本語版[8]があり（表1），四肢症状尺度と球症状尺度がある．四肢症状尺度は，仰臥位で頭を上げる，名前を書く，1人で歩く等，頭頸部や体幹の機能も含めて21項目，球症状尺度は，息を一気に吹き出す，「ラララ」と言う，流涎等の13項目が，それぞれ0〜3点で評価される．満点は102点となる．その他，**Appel Score**[9]もあるが，わが国では最近あまり用いられない．

### 2）活動制限

最近では，病因・病態の項で記載したように前頭葉機能低下が50%の例でみられるとされる[10]．しかし，臨床において明らかな障害を示すことは少ない．ALSの中でも特に目立つ病型があり，三山型ALSとして認識されてきた．前頭葉機能低下は，進行性の人格変化であり，病識の欠如，脱抑制，常同行動・反復行動等の行動異常が見られること，および言語表出の障害や呼称障害・語義障害等の言語障害を示す．加えて，球麻痺によるコミュニケーション障害や呼吸不全が運動能力や思考能力等に悪影響を与える．

この評価には，**前頭葉機能検査（Frontal Assessment Battery；FAB）**[11]が用いられる．検査は，概念化，知的柔軟性，行動プログラム，

a) ALSFRS-R

ALSFRS-R(ALS functional rating scale)各項目で該当する数字ひとつに○をつけてください．

| 1. 言語 | 4 | 会話は正常 | | 6. 着衣，身の回りの動作 | 4 | 障害なく正常に着る |
|---|---|---|---|---|---|---|
| | 3 | 会話障害が認められる | | | 3 | 努力を要するが(あるいは効率が悪いが)独りで完全にできる |
| | 2 | 繰り返し聞くと意味がわかる | | | 2 | 時折，手助けまたは代わりの方法が必要 |
| | 1 | 声以外の伝達手段と会話を併用 | | | 1 | 身の回りの動作に手助けが必要 |
| | 0 | 実用的会話の喪失 | | | 0 | 全面的に他人に依存 |
| 2. 唾液分泌 | 4 | 正常 | | 7. 寝床での動作 | 4 | 正常 |
| | 3 | 口内の唾液はわずかだが，明らかに過剰(夜間はよだれが垂れることがある) | | | 3 | いくぶん遅く，ぎこちないが，他人の助けを必要としない |
| | 2 | 中程度に過剰な唾液(わずかによだれが垂れることがある) | | | 2 | 独りで寝返ったり寝具を整えられるが非常に苦労する |
| | 1 | 顕著に過剰な唾液(よだれが垂れる) | | | 1 | 寝返りを始めることはできるが，独りで寝返ったり，寝具を整えることができない |
| | 0 | 著しいよだれ(絶えずティッシュペーパーやハンカチを必要とする) | | | 0 | 自分ではどうすることもできない |
| 3. 嚥下 | 4 | 正常な食事習慣 | | 8. 歩行 | 4 | 正常 |
| | 3 | 初期の摂食障害(時に食物を喉に詰まらせる) | | | 3 | やや歩行が困難 |
| | 2 | 食物の内容が変化(継続して食べられない) | | | 2 | 補助歩行 |
| | 1 | 補助的なチューブ栄養を必要とする | | | 1 | 歩行は不可能 |
| | 0 | 全面的に非経口性または腸管性栄養 | | | 0 | 脚を動かすことができない |
| 4. 書字 | 4 | 正常 | | 9. 階段をのぼる | 4 | 正常 |
| | 3 | 遅い，または書きなぐる(すべての単語が判読可能) | | | 3 | 遅い |
| | 2 | 一部の単語が判読不可能 | | | 2 | 軽度に不安定，疲れやすい |
| | 1 | ペンは握れるが，字を書けない | | | 1 | 介助を要する |
| | 0 | ペンが握れない | | | 0 | のぼれない |
| 5. 摂食動作：胃瘻の設置の有無により，(1)(2)いずれかの一方で評価する | | | | 呼吸(呼吸困難，起坐呼吸，呼吸不全の3項目を評価) | | |
| (1) (胃瘻なし)食事用具の使い方 | | | | 10. 呼吸困難 | 4 | なし |
| | 4 | 正常 | | | 3 | 歩行中に起こる |
| | 3 | いくぶん遅く，ぎこちないが，他人の助けを必要としない | | | 2 | 日常動作(食事，入浴，着替え)のいずれかで起こる |
| | 2 | フォーク・スプーンは使えるが，箸は使えない | | | 1 | 坐位あるいは臥床安静時のいずれかで起こる |
| | 1 | 食物は誰かに切ってもらわなければならないが，何とかフォークまたはスプーンで食べることができる | | | 0 | 極めて困難で補助呼吸装置を考慮する |
| | | | | 11. 起坐呼吸 | 4 | なし |
| | | | | | 3 | 息切れのため夜間の睡眠がやや困難 |
| | 0 | 誰かに食べさせてもらわなければならない | | | 2 | 眠るのに支えとする枕が必要 |
| | | | | | 1 | 坐位でないと眠れない |
| (2) (胃瘻あり)指先の動作 | | | | | 0 | まったく眠ることができない |
| | 4 | 正常 | | 12. 呼吸不全 | 4 | なし |
| | 3 | ぎこちないがすべての指先の作業ができる | | | 3 | 間欠的に補助呼吸装置(BiPAPなど)が必要 |
| | 2 | ボタンやファスナーをとめるのにある程度手助けが必要 | | | 2 | 夜間に継続的に補助呼吸装置(BiPAPなど)が必要 |
| | 1 | 介護者にわずかに面倒をかける(身の回りの動作に手助けが必要) | | | 1 | 日中(夜間，昼間とも)補助呼吸装置(BiPAPなど)が必要 |
| | 0 | まったく指先の動作ができない | | | 0 | 挿管または気管切開による人工呼吸が必要 |

■図1　ALSFRS-R 日本語版

つづく
(大橋・他，2001)[7]

図1 つづき
b) ALSFRS-R 評価

| | 項目 | 点数 |
|---|---|---|
| 1 | 言語 | |
| 2 | 唾液分泌 | |
| 3 | 嚥下 | |
| 4 | 書字 | |
| 5 | 摂食動作(食事/指先) | |
| 6 | 着衣,身の回りの動作 | |
| 7 | 寝床での動作 | |
| 8 | 歩行 | |
| 9 | 階段をのぼる | |
| 10 | 呼吸困難 | |
| 11 | 起坐呼吸 | |
| 12 | 呼吸不全 | |
| | 合計点数 | |

(48点満点)

(大橋・他, 2001)[7]

■ 表1 Norris Scale 日本語版

a) Modified Norris Scale 四肢症状尺度(日本語版)

| | | 普通にできる | | いくぶん支障がある | | 十分にはできない | | まったくできない |
|---|---|---|---|---|---|---|---|---|
| 仰臥位で頭をあげる | 3 | 普通にできる.約60°屈曲を保持可能 | 2 | 床から約30°以上屈曲し保持できる | 1 | 床から30°以下だが屈曲できる | 0 | 床から頭を持ち上げられない |
| 寝返りをする | 3 | 普通にできる | 2 | ひとりでできるが相当の努力と時間を要する | 1 | 人手をかりればできる.手摺のみでは困難 | 0 | まったくできない |
| 仰臥位から坐位まで起き上がれる | 3 | 普通にできる | 2 | ひとりでできるが相当の努力と時間を要する | 1 | 人手をかりなければできない | 0 | まったくできない |
| 名前を書く | 3 | 普通にできる | 2 | 時間をかければボールペンで読める字を書ける | 1 | 太めのマジックであれば,何とか判読可能 | 0 | まったくできない |
| シャツ・ブラウスを自分で着る | 3 | 普通にできる | 2 | 通常のものであれば時間をかければひとりでできる | 1 | 一部介助が必要 | 0 | まったくできない |
| シャツのボタンをかける(ファスナーのあけしめができる) | 3 | 普通にできる | 2 | 時間をかければひとりでできる | 1 | 一部介助が必要,あるいは,一部のボタンしかかけられない | 0 | まったくできない |
| ズボン・スカートを自分ではく | 3 | 普通にできる | 2 | 時間をかければひとりでできる(坐位か立位を明記) | 1 | 時間がかかり過ぎて実用的ではない,かなりの介助が必要 | 0 | まったくできない |
| 定規をあてて線を引く | 3 | 普通にできる | 2 | 線は何とか実用的に引ける | 1 | 線は引けるが実用性に欠ける.自助具を使えば線は引ける | 0 | まったくできない |
| フォークまたはスプーンを握る | 3 | 普通にできる | 2 | 握る力は弱いが何とか実用的に握れる | 1 | 握る力は弱く実用性に欠ける(自助具を使うか,柄に布を巻き太くすることで何とか実用になる) | 0 | まったくできない |
| 急須から茶碗にお茶を入れ,それを飲む | 3 | 普通にできる | 2 | 時間がかかるが実用的である | 1 | 自助具を使うか一部介助をすれば何とかできる | 0 | まったくできない |
| 立ち上がってお辞儀をする | 3 | 普通にできる | 2 | 時間をかければできる | 1 | 立ち上がれないか,または頭を十分下げられない | 0 | まったくできない |
| 髪をとかす(櫛が使える) | 3 | 普通にできる | 2 | 時間をかければできる | 1 | 自分の思うようにできない,または一部介助が必要 | 0 | まったくできない |

つづく

表1 つづき

a) Modified Norris Scale 四肢症状尺度（日本語版）つづき

|  | 普通にできる | | いくぶん支障がある | | 十分にはできない | | まったくできない |
|---|---|---|---|---|---|---|---|
| 歯ブラシを使う | 3 | 普通にできる | 2 | 時間がかかるが実用的である | 1 | 自助具を使うか一部介助をすれば何とかできる．電動歯ブラシしか使えない | 0 | まったくできない |
| 本や盆を持ち上げる | 3 | 普通にできる | 2 | 筋力は弱いが軽いものなら持ち上げることはでき，実用的である | 1 | 空の盆または新書本程度なら持ち上げることができる | 0 | まったくできない |
| 鉛筆やペンを持ち上げる | 3 | 普通にできる | 2 | 筋力は弱いが持ち上げることができ実用的である | 1 | 書字が可能な形で持ち上げるのは困難 | 0 | まったくできない |
| 腕の位置をかえる | 3 | 普通にできる | 2 | 筋力は弱いが位置を変えることができ実用的である | 1 | 人手あるいは反対側の手による介助があればできる | 0 | まったくできない |
| 階段を昇る | 3 | 普通にできる | 2 | 時間がかかるが実用的である．手摺があれば実用的に昇れる | 1 | 側に人がいれば何とか昇れる（手摺が必要） | 0 | まったくできない |
| 50m歩く | 3 | 普通にできる | 2 | 時間はかかるが歩ける | 1 | 50mまでは歩けない | 0 | まったくできない |
| 独りで歩く | 3 | 普通にできる | 2 | 時間はかかるがどこでも行ける | 1 | 歩ける場所，距離は限られる（家のなか程度） | 0 | 歩けない |
| 介助（杖・歩行器・人手）により歩く | 3 | 介助なしで歩ける | 2 | 介助（杖，歩行器，人手）により歩ける．時間がかかるが実用的である | 1 | 介助（杖，歩行器，人手）により1mくらい歩ける | 0 | 介助があっても歩けない |
| 坐位より立ち上がる | 3 | 普通にできる | 2 | 時間をかければひとりでできる | 1 | 独りでは困難・介助が必要 | 0 | まったくできない |

b) Modified Norris Scale 球症状尺度（日本語版）

|  | 普通にできる | | いくぶん支障がある | | 十分にはできない | | まったくできない |
|---|---|---|---|---|---|---|---|
| 息を一気に吹き出す | 3 | 普通にできる | 2 | 弱いが吹き出せる | 1 | 鼻にもれる | 0 | まったくできない |
| 口笛を吹く（口とがらしができる） | 3 | 普通にできる | 2 | 弱いが口笛らしく聞こえる | 1 | 口笛の形になるが音は出ない | 0 | まったくできない |
| 頬をふくらます | 3 | 普通にできる | 2 | 頬を押すと息が漏れる | 1 | 口唇は閉じるが頬はふくらまない | 0 | 口唇も閉じない |
| 顎を動かす | 3 | あらゆる方向に動かせる | 2 | 左右上下に動かせるがゆっくりで弱い | 1 | 極めてゆっくりで動く範囲も狭い | 0 | まったくできない |
| ラララと言う | 3 | 普通にできる | 2 | ゆっくりとなら言える | 1 | ラの発音が不明瞭 | 0 | まったくラとは言えない |
| 舌を突き出す | 3 | 普通にできる | 2 | 口唇より外に出せる | 1 | 歯列まで出せる | 0 | 歯列を超えない |
| 舌を頬の内側につける | 3 | 舌を頬の内側につけ強く舌を収縮できる | 2 | つけることができるが収縮が弱い | 1 | 頬に触れることができるが収縮しない | 0 | つく所までいかない |
| 舌を上顎につける | 3 | 舌を上顎につけて強く押すことができる | 2 | 摂食して維持できる | 1 | 上に向かって舌が動く | 0 | 舌はほとんど動かない |
| 咳払いをする | 3 | 普通にできる | 2 | 痰が切れる程度にできる | 1 | 痰が切れる所まで行かない | 0 | まったくできない |
| 流涎 | 3 | なし | 2 | 下を向く，食事中，会話などにある | 1 | 食事，会話などをしなくとも時々ある．あるいは時々よだれを拭く必要がある | 0 | 絶えず流涎がある |
| 鼻声 | 3 | なし | 2 | 少しはある | 1 | はっきりわかる程度 | 0 | 話の内容がわからない程度 |
| 口ごもり，内容不明瞭 | 3 | なし | 2 | ときどき解らない言葉が混じる | 1 | ときどき解る言葉が混じる | 0 | ほとんどわからない |
| 食事内容 | 3 | 常食 | 2 | 軟食 | 1 | きざみ食 | 0 | 半流動食 |

（小田・他，1996を改変）[8]

**検査1番**（概念化）

【練 習】
- 「これから言う2つものは，どこが似ているか考えて答えて下さい．
  まずは練習してみますね．『電車』と『バス』」　　　　　　　　　　　　　　　　　　　　　　　　　　　　（正答：「乗り物」，「交通機関」）
  - 正答が出た場合は「はい，結構です．次の質問も，同じように答えてください」と言い本番へ．
  - 答えに戸惑ったり，誤答の場合は「電車とバスは両方とも乗り物ですね，次の質問も同じように答えて下さい」と言い本番へ．
  - 沖縄県の場合は"『電車』"と"『バス』"を"『船』"と"『飛行機』"に言い換える．

【本 番】
- 被験者が複数回答した中に正答が含まれていれば可．正答がでなくても，ヒントを与えず先に進む．
- 15秒程度何も反応がない場合は次の質問に進む．
- 質問①：「バナナ」と「みかん」は？　　　　　　　　　　　　　　　　　　　　　　　　　　　　　　（正答：「果物」「フルーツ」「食べ物」）
- 質問②：「テーブル」と「椅子」は？　　　　　　　　　　　　　　　　　　　　　　　　　　　　　　　　　　　　　　（正答：「家具」）
- 質問③：「チューリップ」，「バラ」と「菊」は？　　　　　　　　　　　　　　　　　　　　　　　　　　　　　（正答：「花」「植物」）

| 〈テスターが被験者の答えた言葉を記録する〉 | 得点 | 3問正答 | 3点 |
|---|---|---|---|
| 質問①： | | 2問正答 | 2点 |
| 質問②： | | 1問正答 | 1点 |
| 質問③： | | 正答なし | 0点 |

**検査2番**（知的柔軟性）

- 質問：「"かきくけこ"の"か"から始まる言葉をできるだけたくさん挙げてください．
  人の名前・地名等はいけません」
  - 質問を勘違いされた方（"かき""きく""くま"……等）には，「"か"から始まる言葉をできるだけたくさん挙げてください」と再度伝える．
  - 人の名前・地名の例は出さない．
  - 最初の5秒間黙っているときは「例えば"かえる"」とヒントを出す．
  - （開始から）10秒間黙っているときは「"か"から始まる言葉をなんでもよいから言ってみてください」と回答を促す．その後，無言の状態が続いても声をかけずに（開始から）60秒は待つ．
  - 制限時間は60秒間，時間内に10語言えたら終了．ストップウォッチを使用する．
  - 採点基準…同じ単語のくり返しは1語とカウントし，名詞・形容詞・副詞・動詞のいずれも可．

| 〈テスターが被験者の答えた言葉を記録する〉 | 得点 | 10語以上 | 3点 |
|---|---|---|---|
| | | 6語以上 | 2点 |
| | | 3語以上 | 1点 |
| | | 2語以下 | 0点 |

**検査3番**（行動プログラム）

- 質問：「あなたは右利きですか，左利きですか」
  - 被験者の利き手を聞き，右利きの場合は，テスターは左手で（被験者とテスターが鏡の状態になるように）以下（1）〜（3）を行う．下記は被験者が右利きの場合を想定．
- 指示①：「私がやることをよく見ていてください」
  - テスター自身の右手を，手の平を上にして机の上に置き，
  （1）自分の左手をグーにして，自分の右手の平を叩く
  （2）次にその左手をパーにして（手刀で），自分の右手のひらを叩く
  （3）最後に，左手をパーのままで，手の平同士を合わせる（拍手）
  以上の連続動作を1組とし，それを3回繰り返す．
- 指示②：「では，右手を使って同じことをしてみましょう．まず，私と一緒にやります．次にひとりでやっていただきますのでよろしくお願いします．それでは一緒にやってみましょう」
  - 被験者と一緒に，（1）〜（3）の連続動作を3回くり返す．
  - 指示②ができない場合でも指示③に進める．
- 指示③：「今度はひとりでやってみましょう」
  - 途中でやめた人には「もう少し続けてください」と連続動作を繰り返すように促す．
  - 途中で間違えた時点で終了する．

| 得点 | ひとりで連続動作を6回以上できたとき | 3点 |
|---|---|---|
| | ひとりで連続動作を3回以上できたとき | 2点 |
| | ひとりではできないが（指示②で）テスターと一緒なら連続動作を3回できたとき | 1点 |
| | それ以外 | 0点 |

■ 図2　FAB日本語版（抜粋）
FAB日本語版のうち，概念化，知的柔軟性，行動プログラムについて検査所式を示す．この他に，反応の選択，GO/NO-GO，自主性を加えた6項目がある．　　〔Dubois, 2000, 文献11およびその翻訳（川島隆太，2006年6月改訂）を改変〕

■ 表2 ALSの評価一覧

| | 障害 | 評価方法 | 評価項目と目的 |
|---|---|---|---|
| 機能障害 | 筋力低下 | 徒手筋力検査 | 筋力評価とADLの類推 |
| | 呼吸障害 | 肺機能検査(特に努力性肺活量),呼吸筋力検査,咳最大流量,血液ガス分析検査,胸部X線 | 呼吸障害の把握,排痰能力の評価,呼吸リハビリテーションの選択 |
| | 構音障害 | 語音明瞭度検査 | コミュニケーション障害の評価 |
| | 摂食・嚥下障害 | 嚥下機能検査(嚥下造影,嚥下内視鏡検査) | 嚥下障害の把握,摂食方法の検討 |
| | 栄養障害 | 体重測定,血液検査,皮下脂肪厚測定 | 栄養療法の適応評価 |
| | 前頭葉機能 | FAB | 認知能力の評価 |
| 活動制限 | 歩行障害 | 歩容観察 | ADL評価の資料 |
| | コミュニケーション障害 | 言語機能,筋力評価 | コミュニケーション方法の選択 |
| | ADL障害 | ALSFRS,FIM,Norris Scale | 全体像の把握・評価,介入量の評価,予後評価 |
| 参加制約 | 就労 | 難病相談支援センター,ハローワーク | 就労支援 |
| | 在宅療養 | 保健師訪問,訪問看護,ケアマネジャー | 在宅療養の構築,支援 |

反応の選択,Go/No-Go,自主性の6項目にそれぞれ0～3点が割り振られており,合計18点満点である.図2に日本語版の項目のうち前半部分を示す.

身体機能の低下に前頭葉機能の低下が加わり,日常生活活動能力は進行性に低下する.また,労働能力も発症早期から進行性に低下する.

### 3) 参加制約

ALSは病状の進行が早く,発症早期から日常生活動作に障害が生まれる.そのため,社会活動を実践したくても身体的に実践できない状況に陥る.例えば,四肢筋力低下により移動に困難を覚えたり,球麻痺のため会話に支障が出たりする.呼吸不全のため労働能力が低下することもある.職業を持つ患者では,同僚等との差を感じ始める時点でもある.結果的に休職や離職につながることを経験する.

ALSは国の定める指定難病のひとつであり,医療や福祉の観点では一定の保護を受けている.障害者総合支援法による支援も受けられる.疾患は大変重篤になり,本人・家族の療養生活が大変であることも含め,社会的インパクトが強い.そのため,メディアで取り上げられることも次第に多くなりつつある.その一例として2014年夏に話題となったIce Bucket Challenge(アイスバケツチャレンジ)が挙げられる.その点においては,指定難病の中で注目度の高い疾患といえる.

(小森哲夫)

文献

1) Norris F et al: Onset natural history and outcome in idiopathic adult motor neuron disease. J Neurol Sci 118: 48-55, 1993.
2) Arai T et al: TDP-43 is a component of ubiquitin-positive tau-negative inclusions in fronttemporal lobar degeneration and amyotrophic lateral sclerosis. Biochem Biophys Res Commun 351: 602-611, 2006.
3) Brooks BR et al: El Escorial revisited: revised criteria for the diagnosis of amyotrophic lateral sclerosis. Amyotroph Lateral Scler Other Motor Neuron Disord 1: 293-299, 2000.
4) de Carvalho M et al: Electrodiagnostic criteria for diagnosis of ALS. Clin Neurophysiol 119: 497-503, 2008.
5) Lechtzin N et al: Early use of non-invasive ventilation prolongs survival in subjects with ALS. Amyotroph Lateral Scler 8: 185-188, 2007.
6) Bach JR et al: Oximetry and indications for tracheotomy for amyotrophic lateral sclerosis. Chest 126: 1502-1507, 2004.
7) 大橋靖雄・他:筋萎縮性側索硬化症(ALS)患者の日常活動における機能尺度日本版改訂ALS Functional Rating Scaleの検討.脳と神経 53: 346-355, 2001.
8) 小田英世・他:ALS患者の身体機能評価尺度の信頼性と因子構造.脳と神経 48: 999-1007, 1996.
9) Appel V et al: A rating scale for amyotrophic lateral sclerosis: description and preliminary experience. Ann Neurol 22: 328-333, 1987.
10) Ringholz GM et al: Prevalence and patterns of cognitive impairment in sporadic ALS. Neurology 65: 586-590, 2005.
11) Dubois B et al: The FAB: a frontal assessment battery at bedside. Neurology 55: 1621-1626, 2000.

# II章 疾患編

# 8. ニューロパチー, ギラン・バレー症候群 等

## A. 多発ニューロパチー : 総論

ニューロパチー(neuropathy)とは末梢神経障害のことであるが，多くの疾患が含まれ，病因，病態，症状や経過によるさまざまな分類がある．各分類における位置づけを知ることが当該ニューロパチーの理解に役立つ．障害された神経の分布による分類を表1に示す．

本項では主に多発ニューロパチーについて概説する．その症状や所見には共通するところが多いので総論として先にまとめ，後半で代表的疾患について言及する．

### 疾患像

多発ニューロパチーの一般的な三徴候は手袋・靴下状の感覚障害，四肢遠位部の筋力低下，腱反射の低下，消失とされる．しかし，個々の疾患で特徴が異なり，どの神経系(脳神経・脊髄神経，運動神経・感覚神経，体性神経・自律神経)の異常か，病状の時間的経過，障害の広がり等が診断のポイントとなる．

#### 1) 症状・所見

**(1) 運動障害**

筋力低下や麻痺を呈すが，その度合いは障害された運動ニューロンや軸索の数に比例する．多くの多発ニューロパチーでは下肢，足部の筋が先に侵される．体幹筋や脳神経支配筋は通常，最後に障害が及ぶ(重症例が多い)．脱髄性炎症性ニューロパチーでは近位筋の脱力が先行する．栄養・代謝障害，中毒性ニューロパチーでは四肢遠位部の障害が目立つ．ギラン・バレー症候群(Guillain-Barré syndrome；GBS)でよく知られているように呼吸筋を侵すものもある．

**(2) 筋萎縮**

筋力低下筋あるいは麻痺筋の萎縮は数カ月にわたって徐々に進行するが，その程度は損傷された運動神経数に比例する．筋萎縮は脱神経後3〜4カ月の間に最大となり，筋容積の80%近くが失われる．

脱髄病変では筋萎縮はわずかである．廃用性筋萎縮の場合もせいぜい30%程度の喪失にとどまる．

**(3) 腱反射**

筋緊張は低下し，腱反射は減弱ないし低下する．小径線維の障害のみでは痛覚，温度覚の低下があっても腱反射はしばしば保たれる．逆に筋力が保たれていても腱反射が低下することがあり，これは伝導速度の低下によって感覚神経のインパルスが時間的に分散してしまうからである．

**(4) 感覚障害**

運動障害を伴うことが多いが，感覚障害のみ

■ 表1 障害された神経の分布によるニューロパチーの分類

1. mononeuropathy(単ニューロパチー)
   ・単一の神経が障害される．
   ・当該神経が支配する筋，知覚領域に限局して筋力低下，感覚障害がみられる．

2. mononeuropathy multiplex, multiple mononeuropathies(多発性単ニューロパチー)
   ・単ニューロパチーが多発したもの．
   ・障害は四肢に及ぶことがあるが，非対称的．

3. polyneuropathy(多発ニューロパチー)
   ・全身の末梢神経が障害される．
   ・障害は四肢にみられ対称的．

■ 表2　多発ニューロパチーの症状の進行

| | |
|---|---|
| 1. 急性（概ね，〜4週）の経過を示す疾患 | GBS，急性感覚性ニューロパチー，急性汎自律神経異常症，一部の中毒性多発ニューロパチー（タリウム等），重症疾患多発ニューロパチー（critical illness polyneuropathy；CIP），等 |
| 2. 亜急性（概ね，4〜8週）の経過を示す疾患 | 各種代謝障害（ビタミン $B_1$・$B_{12}$，ニコチン酸欠乏症），中毒・薬剤による多発ニューロパチー，一部の尿毒症性多発ニューロパチー，等 |
| 3. 慢性（概ね，8週〜）の経過を示す疾患（後天性疾患） | 後天性疾患として慢性炎症性脱髄性多発根ニューロパチー（chronic inflammatory demyelinating polyradiculoneuropathy；CIDP），傍腫瘍性ニューロパチー，尿毒症性多発ニューロパチー，糖尿病性多発ニューロパチー，膠原病・アミロイドーシス・甲状腺機能低下症等によるニューロパチー，等 |
| 4. 再燃・再発性の経過を示す疾患 | CIDP，脚気や中毒による多発ニューロパチー，一部のGBS，等 |

■ 表3　Medical Research Councilの筋力評価法

| | MMTで評価 |
|---|---|
| 肩関節外転 | 0〜5 |
| 肘関節屈曲 | 0〜5 |
| 手関節背屈 | 0〜5 |
| 股関節屈曲 | 0〜5 |
| 膝関節伸展 | 0〜5 |
| 足関節背屈 | 0〜5 |
| 合計 | 0〜60 |

上肢の3筋，下肢の3筋のMMT値を合算したもの（最高60点）．
簡便で検者間の信頼性もよい．
当初はGBSの重症度評価によく用いられたが，現在は多くの疾患で利用されている．
（Kleyweg et al, 1991，文献1を参考に作成）

の場合もある．両者の症状がみられても，通常どちらかの症状がより優位，重度となる（例えば，糖尿病性多発ニューロパチーでは感覚優位，GBSでは運動優位等）．しびれ等の異常知覚や痛みを呈することも多く，四肢遠位部で目立つ．

症状は左右対称で，概して近位部より遠位部，上肢より下肢で目立つ（手袋・靴下タイプの感覚障害）．進行すると近位部にも拡大する．触覚，痛覚，位置覚，振動覚等すべての感覚系が障害され得るが，その程度は必ずしも一様ではない．アミロイドニューロパチーでは小径線維が侵されやすく，温度覚，痛覚の障害や自律神経症状が目立つ（振動覚，位置覚が保たれる解離性感覚障害）．

(5) 自律神経障害

排尿障害，循環障害（徐脈，不整脈，心拍変動低下，起立性低血圧，高血圧等），発汗低下，唾液・涙液分泌低下，勃起不全等を呈す．末梢神経障害による神経因性膀胱は促迫性失禁ではなく，排尿困難や尿閉を主訴とする．残尿がみられ，横溢性失禁を認めることもある．

(6) 症状の進行・経過

病状の進行は急性（〜4週），亜急性，慢性（8週〜）に分けられ，単相性以外に再燃，再発の経過を呈すものもある（表2）．

(7) 症状・所見の対称性

多発ニューロパチーでは左右対称的な症状を呈するが，病初期には非対称的なこともある．なお，多発性単ニューロパチーでは症状，所見は左右にみられるが，対称的な分布をとらない．

2）（総合的）評価表

機能障害や能力障害の評価によく用いられるものとして，6つの筋の徒手筋力検査結果を加算評価したMedical Research Councilの筋力評価法[1]（表3），modified Rankin Scale（mRS）（p191参照），INCAT（Inflammatory Neuropathy Cause and Treatment）Disability Scale（表4）やOverall Neuropathy Limitation Scale[4]（上肢と下肢の評価に分かれ，日常的な動作や歩行の状況をチェックするもの）等がある．

3）病因・病態

(1) 病因

多発ニューロパチーの発症要因は代謝障害，中毒・薬物，免疫学的機序，炎症，遺伝，内部疾患，がん等さまざまである．その発現メカニズムが解明されていないものも少なくない．

(2) 神経生理学的病態

大きく脱髄と軸索変性に分けられる．物理的圧迫等による絞扼神経障害（単ニューロパチー）の場合，通常は神経損傷の強さに依存した病態

■ 表4 INCAT Disability Scale

〈上肢の障害〉

0：障害はない．
1：片側ないし両側の上肢に症状があるが，以下のいずれの機能も保たれている．
　・ジッパーの開閉とボタンかけ
　・洗髪または整髪
　・ナイフとフォークを同時に使用
　・小さな硬貨の扱い
2：片側ないし両側の上肢に症状があり，上記の4項目のいずれかに影響があるがすべて実施可能．
3：片側ないし両側の上肢に症状があり，上記の4項目の1つか2つが不可能．
4：片側ないし両側の上肢に症状があり，上記の4項目の3つないしすべてが不可能だが，何らかの目的動作は可能．
5：左右上肢とも目的動作が不可能．

〈下肢の障害〉

0：歩行障害がない．
1：歩行障害があるが，屋外独歩が可能．
2：屋外歩行に通常，片側の支持が必要（杖，クラッチ，1本の腕の支持）．
3：屋外歩行に通常，両側の支持が必要（2本の杖，2本のクラッチ，歩行器，2本の腕の支持）．
4：屋外の移動に通常，車椅子が必要．しかし，介助があれば立位，数歩の歩行は可能．
5：移動は車椅子に限定され，介助があっても立位や数歩の歩行すら不可能．

上肢と下肢のスコアを合算して全体の障害度を測る．
INCAT：Inflammatory Neuropathy Cause and Treatment.
（Hughes et al, 2001, 文献3を参考に作成）

を呈し，軽症は脱髄，重症は軸索変性となる．多発ニューロパチーではどちらかの病態が主体となることが多いものの，両者が混在することも少なくない．

①脱髄

髄鞘が脱落，変性する病態である．神経機能としては伝導遅延，伝導ブロックの状態となる．伝導遅延では運動麻痺を呈することはないが，腱反射は低下，消失する．伝導ブロックの場合は中枢からのインパルスが途絶するので運動麻痺を呈する．いずれの場合も病変部より末梢の線維では，正常の神経伝導性を有する．早期に髄鞘再生が得られることが多く，脱髄神経の機能回復は早い．なお，広汎な脱髄に伴って一部の軸索変性が生じることがある．

②軸索変性

軸索の変性によって支配筋は麻痺，萎縮する．病変より末梢の髄鞘も数日以内に変性する．尿毒症，アルコール依存，結節性多発動脈炎（血管炎），一部の糖尿病，悪性腫瘍等に伴う多発ニューロパチーをはじめ多くの代謝障害，中毒性多発ニューロパチー等が軸索変性タイプとなる．通常，運動神経，感覚神経とも侵される．尿毒症，アルコール依存，悪性腫瘍等では長い神経線維の末梢部が先に侵され，変性が近位部に進行する（dying-back neuropathy）．変性神経の再生発芽による回復には数カ月〜数年を要し，不完全回復にとどまることが少なくない．

### 4）診断・検査

障害された神経系，病状進行の速さ，症状の対称性，基礎疾患の有無等から診断を絞り込むことができる．診断の補足として各種検査が行われる．

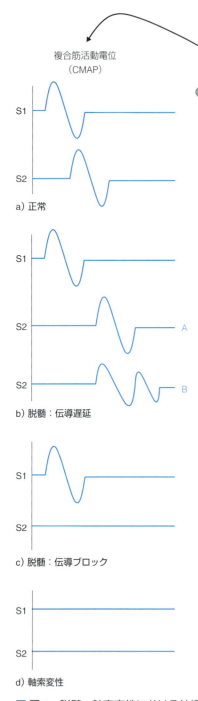

■ 図1　脱髄，軸索変性における神経伝導検査所見

運動神経刺激による複合筋活動電位（CMAP）を示す．

脱髄では伝導遅延や伝導ブロック（遮断）が生じる．ともに病変の遠位部は伝導性が保たれるため，S1波形は正常と同じである．

S2刺激の場合，伝導遅延では病変部位で伝導が遅滞するためにS2波形の立ち上がりが遅れる（潜時の延長）．波形はS1波形とほぼ同じ場合（A），多相性で持続時間が長く，振幅が低下する場合（B）等がある．伝導ブロックでは近位部（S2）からのインパルスが遮断されてしまい，末梢に伝導されずCMAPは得られない．

軸索変性では，病変がどこにあってもそこより末梢がワーラー変性に陥り伝導性が消失するので，S1，2とも無反応である．

以上はすべての神経線維が同一の障害を呈していると仮定した反応である．現実には一部正常の線維や異なる病態の線維が混在する．伝導ブロックを免れた線維によってS2刺激からも，また軸索変性を免れた線維によってS1，2刺激からも（残存神経線維数に応じて）筋活動電位が得られる．当然，正常より振幅の低下した小さな波形となる．

軸索変性では通常，伝導速度は正常範囲だが，大径線維の喪失があると低下することがある．この場合もせいぜい正常下限の70〜80％程度までで，軽度低下にとどまる．

## （1）神経伝導検査

末梢神経機能を評価するうえで不可欠の検査である．末梢神経を電気刺激して得られた筋（複合筋活動電位，compound muscle action potential；CMAP）や神経の活動電位（主に感覚神経活動電位，sensory nerve action potential；SNAP）を分析する．標準的な評価パラメーターは導出波形の潜時，振幅，持続時間，面積および神経伝導速度等である．

脱髄，軸索変性による所見を図1にまとめた．中枢神経障害や筋疾患では多くの場合，正常範囲である．

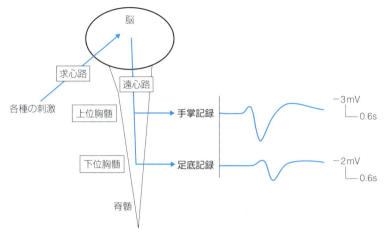

■ 図2　SSRの反射経路と導出波形
右手関節部で正中神経を電気刺激して右手掌，足底皮膚から得られたSSR．
刺激モダリティにかかわらず，ほぼ左右対称の波形を呈すが，手掌SSRのほうが大きい．
潜時は上肢で1.3～1.5 s，下肢で1.7～2 s前後となる．

### (2) 針筋電図

針電極を筋肉内に挿入して安静時，随意収縮時（弱収縮，最大収縮）の筋（活動）電位を観察する．これにより神経，筋の機能を評価する（p 266参照）．

支配神経が軸索変性に陥った脱神経筋では，安静時に陽性鋭波や線維自発電位等の異常放電がみられる．この所見は脱神経後2～3週してからでないと出現しないので，検査時期とその解釈に注意を要する．軸索変性や伝導ブロックでは最大収縮時に活動する運動単位が減少し，干渉波が減弱する．完全脱神経の状態では電気的沈黙（electrical silence）となる．軸索の再生発芽により筋が再支配されると，持続の長い多相性運動単位電位が出現する．

針筋電図は筋疾患との鑑別にも有用である．

### (3) 神経免疫学的検査

免疫性機序が発症に関連するニューロパチー（GBS，CIDP，多巣性運動性ニューロパチー等）で行われることがある．ときに末梢神経を構成する糖脂質や糖蛋白の自己抗体が陽性になる．

### (4) 脳脊髄液検査

特に，脱髄性多発ニューロパチーで実施されることがある．蛋白上昇（正常：15～45 mg/dL）を認めるが，特定の多発ニューロパチーに特異的な所見ではない．細胞数（正常：単核球5/mL以下）の増加を伴わない蛋白細胞解離（細胞数の増加を伴わない蛋白の上昇）はGBS以外でも認められる．

### (5) 自律神経機能検査
#### ①交感神経性皮膚反応

**交感神経性皮膚反応（sympathetic skin response；SSR）**は主に汗腺に関係する自律神経機能を反映する．1984年，Shahaniらが末梢神経の電気刺激や深呼吸によって手掌-手背間でみられる電位変化として報告したものである[5]．SSRは非侵襲的で容易に得られるため，広く臨床で行われるようになった．なお，SSRは発汗量との関連は薄く，その客観的機能検査としての意義はない．

記録電極（表面電極）を手掌，足底に（必要ならその他の部位にも）設置し，外的刺激（電気刺激，磁気刺激，音刺激，深呼吸，筋収縮等）を加える（図2）．SSRの反射経路は完全に解明されていないが，その最終出力路は非常に遅い伝導速度（約1 m/s）の交感神経節後線維である．このためSSRは，無髄C線維の伝導機能評価としても用いられる．

刺激の入力から反応中枢としての脳，さらに出力路のどこかに障害があるか，汗腺の機能異

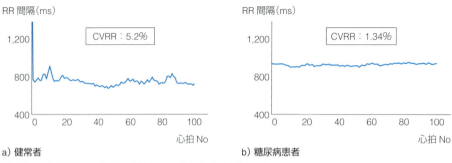

■ 図3　心電図 RR 間隔の連続 100 心拍における変動
健常者（a）では約 800 ms を中心に変動係数（CVRR）5.2%の心拍変動を認めるが，糖尿病患者（b）では心拍変動が平坦化し CVRR が 1.34%と低下している．自律神経（副交感神経）の機能異常が示唆される．

常があれば，振幅が小さくなり消失する．各種の多発ニューロパチーで測定されているが，いずれの場合も振幅の低下，非出現が共通した所見である[6,7]．潜時延長の解釈は必ずしも単純ではなく[8]，振幅は低下するが潜時は変化しないとする意見もある．潜時延長の背景には求心路の伝導障害，中枢での反応遅延，太い交感神経節後線維の喪失，効果器レベルでの応答障害や遅延等が考えられている．

②心拍変動解析

洞結節は，副交感神経（迷走神経）と交感神経から制御を受け，1 心拍ごとの間隔にはわずかなばらつきがある．臨床的には，心電図 R 波ごとの時間間隔（RR 間隔）を分析する[9,10]．時間領域解析では，RR 間隔の変動係数（coefficient of variation of RR；CVRR）（標準偏差値を平均値で除した値）や標準偏差，RR 間隔の変動差を平方した平均，24 時間の RR 間隔平均値，連続した RR 間隔差が 50 ms 以上のものの割合等を求める．多発ニューロパチーによる副交感神経の機能障害があると，RR 間隔のばらつきが低下する（図 3）．

周波数領域解析法では RR 間隔をフーリエ変換し，スペクトル解析するものである．時間領域解析より新しい分析手段で，これにより交感，副交感神経機能をある程度分別して評価できるようになった．

③尿流動態検査（Urodynamic Study；UDS）
（p 127 参照）

神経因性膀胱が重度の場合，膀胱内圧測定では排尿筋収縮が減弱〜消失する核下型膀胱を呈する．**残尿測定**も有用な指標となる．

## B. ギラン・バレー症候群

ギラン・バレー症候群（GBS）は，急性に進行し，極期に達した後は徐々に改善する四肢弛緩性麻痺を主徴とする多発ニューロパチーである．わが国の統計では 10 万人あたり年間 1〜2 人の発症と推定され，男性がやや多い．あらゆる年齢でみられる．脱髄型の AIDP（acute inflammatory demyelinating polyneuropathy），軸索型の AMAN（acute motor axonal neuropathy）と AMSAN（acute motor and sensory axonal neuropathy）に分けられる．AMAN は運動神経，AMSAN は運動・感覚神経が侵される．わが国では脱髄型 57.6%，軸索型 18.5%，混合型 21.3% との調査報告がある[11]．欧米でも AIDP が最も多く AMAN が続くが，AMSAN は少ない．

フィッシャー症候群以外に，運動障害の分布が特殊なタイプ（咽頭頸上腕型，多発脳神経型等）や運動麻痺以外を主徴とするタイプ（純粋感覚型，運動失調型，純粋自律神経型）等の亜型も存在する．なお，障害像と評価については CIDP の項に後述する（p 258〜）．

## 疾患像

### 1）症状

胃腸症状（下痢）や上気道炎の感染症状が先行する．上気道感染が多いが，GBSの30％ほどは先行感染がはっきりしない．先行感染後1～4週で四肢筋力が低下する（歩行障害が初発症状となりやすい）．しびれ感の先行も多い．しばしば腰痛を伴うが，神経根の炎症と関連している．球麻痺や外眼筋麻痺を含む脳神経障害（片側，両側の顔面神経麻痺が最多）も合併し得る．左右対称に広がるが，遠位・近位，上肢・下肢等初発，進行のパターンはいろいろである．腱反射は低下～消失する．

感覚障害は手袋・靴下タイプとなり，しばしば痛みを伴う．運動障害より軽く，振動覚や固有感覚の障害が中心となる．異常知覚のみの場合も多い．

徐脈，頻脈，不整脈，心拍変動異常，起立性低血圧，高血圧，神経因性膀胱，発汗異常等の自律神経症状もみられる．軽度の障害まで含めると3/4の症例にみられるが，重症例ほど出現しやすい．致死的不整脈を生じることもある．

症状は比較的急速に進行した後，1～3週（遅くとも4週以内）で極期に達して徐々に回復する．球麻痺による構音障害，嚥下障害を呈し，重症例では呼吸筋麻痺により人工呼吸器管理（わが国の調査で13.3％）を要することがある．

総合的重症度として **Hughes の機能グレード尺度**[12]（表5）があるが，GBS以外にも用いられる．

### 2）病因・病態

感染に伴う免疫応答が自己神経組織を障害する自己免疫機序によるとされている．感染病原体として Campylobacter jejuni, Epstein-Barr ウイルス，サイトメガロウイルス，mycoplasma pneumoniae（肺炎マイコプラズマ）等が知られているが，病原体が同定できた症例は20％ほどである．特に軸索型（AMAN）は Campylobacter jejuni 感染との関連が指摘されている．脱髄型と軸索型ではその病因が異なることが推測されている．

### ■ 表5　Hughesの機能グレード尺度

| | |
|---|---|
| 0 | 正常 |
| 1 | 軽微な神経症候を認める． |
| 2 | 歩行器またはそれに相当する支持なしで5mの歩行が可能． |
| 3 | 歩行器または支持があれば5mの歩行が可能． |
| 4 | ベッド上あるいは車椅子に限定（支持があっても5mの歩行が不可能）． |
| 5 | 補助換気を要する． |
| 6 | 死亡． |

（Hughes et al, 1978，文献12を参考に作成）

### 3）診断・検査

病歴や臨床症状に基づいた臨床的評価，他疾患の鑑別，補助検査による支持の3点を総合して診断される．典型例での診断は容易である．

感度や特異度が詳細に検討された国際的診断基準はないが，1978年に提唱されたNINCD（National Institute of Neurological and Communicative Disorders and Stroke）委員会の基準を改定したもの[13]がよく用いられている．日本神経治療学会・日本神経免疫学会合同治療ガイドラインでもこの基準を紹介している[14]（表6）．

なお，GBSにおける脱髄と軸索変性の電気生理学的鑑別については，1995年のHoらの基準[15]がよく知られている．2001年にオランダのグループが新たなGBS診断基準を提唱したが[16]，ここにも脱髄型と軸索型の電気生理学的鑑別方法が記載されている．Hoらのものと合わせて表7に示す．

#### （1）神経伝導検査

神経伝導検査はGBSの診断に必須ではないが，病態の把握，他疾患の除外，脱髄型・軸索型の鑑別に有力な情報を与えてくれる．CMAPの振幅が予後予測の指標になり得るとされ，この意味からも検査の実施が推奨される．発症急性期でも異常が検出されやすく，初期診断にも有用である．急性期に頻度の高い所見として，F波潜時の延長，F波の消失，遠位潜時の延長，CMAPの低下，伝導ブロック等がある．病初期の検査が正常でもGBSを否定せず，数日後

■ 表6　GBS の診断基準

&lt;診断に必要な特徴&gt;
A．2 肢以上の進行性の筋力低下．
その程度はさまざまで，軽微な両下肢の筋力低下（軽度の失調を伴うこともある）から，四肢・体幹の完全麻痺，球麻痺，顔面神経麻痺，外転神経麻痺までを含む．
B．腱反射消失．
すべての腱反射喪失が原則である．しかし，他の所見が矛盾しなければ，上腕二頭筋反射と膝蓋腱反射の明らかな低下と四肢遠位部腱反射の消失でもよい．

&lt;診断を強く支持する特徴&gt;
A．臨床的特徴（重要な順に提示）
　①進行性：筋力低下の症状，所見は急速に出現するが，4 週までには進行は停止する．約 50％の症例では 2 週までに，80％は 3 週までに，90％以上の症例は 4 週までに症候はピークに達する．
　②比較的対称性：完全な左右対称性は稀だが，通常 1 肢が障害された場合，対側も障害される．
　③軽度感覚障害の症状や所見を認める．
　④脳神経障害：顔面神経麻痺は約 50％にみられ，両側であることが多い．その他の脳神経障害がみられることがある（特に舌や嚥下に関連する筋，ときに外眼筋）．また，外眼筋麻痺やその他の脳神経障害で発症することがある（5％未満）．
　⑤回復：通常症状の進行が停止した後，2〜4 週で回復し始めるが，数カ月，回復が遅れることがある．ほとんどの症例は機能的に回復する．
　⑥自律神経障害：頻脈，その他の不整脈，起立性低血圧，高血圧，血管運動症状等の存在は診断を支持する．これらの所見は変動しやすく，肺梗塞等の他の原因によるものを除外する必要がある．
　⑦神経症状の発現時に発熱を認めない．
B．診断を強く支持する髄液所見
　①髄液蛋白：発症から 1 週以降で髄液蛋白が増加しているか，継時的な腰椎穿刺で髄液蛋白の増加がみられている．
　②髄液細胞：単核球で，10/mm$^3$ 以下．
C．診断を強く支持する電気生理学的所見
　　経過中ある時点で，80％に神経伝導速度の遅延あるいは伝導ブロックを認める．伝導速度は通常，正常の 60％未満となるが，所見は散在的であり，すべての神経が障害されているわけではない．遠位潜時は正常の 3 倍まで延長していることがある．F 波は神経近位部や神経根での伝導速度の低下をよく反映する．20％の症例では伝導速度検査で正常を示す．伝導速度検査は発症から数週後まで異常を示さないことがある．

&lt;診断が疑わしい（GBS でない可能性を疑う）特徴&gt;
　①高度で持続性の非対称性の筋力低下
　②持続性の膀胱直腸障害
　③発症時の膀胱直腸障害
　④ 50 /mm$^3$ を超える髄液中の単核球
　⑤髄液中の多核球の存在
　⑥明瞭な感覚障害レベル

NINCD（National Institute of Neurological and Communicative Disorders and Stroke）委員会の基準を 1990 年に Asbury らが改定したもの．
（Asbury et al, 1990，文献 13，日本神経治療学会・他，文献 14 を参考に作成）

の再検査が望まれる．

近年，軸索型でも脱髄型様の伝導遅延や伝導ブロックの出現が議論されており，軸索膜の機能異常に関連するといわれている．本来の脱髄と異なり，病状進行（CMAP の低下）の際も伝導異常が消失して遠位潜時が（延長せず，逆に）短縮することがある．この場合，再検査によって，当初 AIDP と思われていた病型が軸索型であることが判明する[17]．

正中・尺骨・腓骨・脛骨神経の F 波を含む運動神経伝導検査，正中・尺骨・腓腹神経の感覚神経伝導検査が勧められる．正中神経や尺骨神経の感覚神経伝導異常がありながら，腓腹神経が正常（あるいは軽微な異常）という現象

■ 表7　脱髄型と軸索型 GBS の電気生理学的判別

a) Ho らの基準

**A．AIDP**
発症2週間以内に下記のいずれか1つが2本以上の神経でみられる．
① MCV＜正常下限値の 90％（遠位部刺激の CMAP＞正常下限値の 50％），または＜正常下限値の 85％（遠位部刺激の CMAP＜正常下限値の 50％）．
② 運動神経遠位潜時＞正常上限値の 110％（遠位部刺激の CMAP が正常），または＞正常上限値の 120％（遠位部刺激の CMAP＜正常下限値）．
③ 明確な時間的分散の拡大．
④ F 波最少潜時＞正常上限値の 120％．

**B．AMAN**
以下を満たす．
① 上記の脱髄に関する基準を満たさない．
② 遠位部刺激の CMAP＜正常下限値の 80％．

b) Van der Meché らの基準

**A．脱髄**
下記のいずれか1つが，2本以上の神経でみられる．
① 運動神経遠位潜時＞正常上限値の 150％．
② 運動神経伝導速度＜正常下限値の 70％．
③ F 波潜時＞正常上限値の 150％．
④ CMAP 振幅の減衰＞正常上限値．
⑤ 遠位部刺激の CMAP 持続時間＞正常上限値の 150％．
⑥ 時間的分散の異常：遠位部刺激と近位部刺激の CMAP 持続時間比＞正常上限値の 150％．

脱髄型 GBS として definite：GBS の臨床基準を満たし，かつ上記のいずれか1つが2本以上の神経でみられるか，病理所見の基準を満たす．なお，針筋電図や病理所見で軸索変性の所見もみられることがある．

**B．軸索変性**
① 遠位部刺激の CMAP が小さい．
② 少なくとも3神経で検査を行い，すべての神経で上記 A の全パラメーターが正常範囲（絞扼神経障害好発部位における伝導速度の低下はあってもよい）．
③ 少なくとも3神経で検査を行い，すべての神経で上記 A の全項目が脱髄の基準にあてはまらない．

・軸索型 GBS として definite：GBS の臨床基準，かつ病理所見の基準を満たす．加えて，脱髄型 GBS の病理所見，電気生理学的所見（上記 A）がみられない．
・軸索型 GBS として probable：GBS の臨床基準を満たし，かつ B の①および②を満たす．
・軸索型 GBS として possible：GBS の臨床基準を満たし，かつ B の③を満たす．

Van der Meché らの基準には病理所見の規定が加わるが，本表では割愛する．
MCV；motor-nerve conduction velocity（運動神経伝導速度）．

（Ho et al, 1995, 文献 15, Van der Meché et al, 2001, 文献 16 を参考に作成）

（「abnormal median and normal sural sensory response」といわれる）が AIDP に多いと報告されている．F 波潜時も基準に含まれているが，神経根部の伝導ブロックでは F 波が出現しなくなる．

直接の診断根拠を得るという意味では針筋電図の意義は少ないが，除外診断に有用なことがある．なお，体性感覚誘発電位や神経根磁気刺激の適応は限られる．

**(2) 髄液検査**

髄液検査で蛋白細胞解離がみられるが，蛋白が正常でも本症を否定できず，感度，特異度ともに高くはない．なお，発症1週間以内では 30％程度の症例で蛋白が上昇しない．細胞数上昇があれば他疾患の可能性が高まるので，鑑別診断上の意義はある．臨床症状で診断可能であれば，あえて髄液検査を行う必要はない．

**(3) 抗ガングリオシド抗体検査**

GM1 や GD1a 等の抗ガングリオシド抗体検査は必須ではないが，特異度が高く施行が奨励される．発症時には陽性となっており，徐々に陰性化（半年で 80％）する．軸索型で陽性にな

り診断根拠とされる．脱髄型では通常，陰性である．

**(4) 鑑別疾患**

CIPや急性発症することがある脚気，アルコール性多発ニューロパチー等が鑑別疾患の対象となる．なお，CIDPは一部で急性発症するが，感覚障害が顕著，呼吸不全，自律神経障害，顔面神経麻痺がない症例，あるいは先行感染がはっきりしない場合はCIDPの可能性がある．急性期に両者（GBSとCIDP）の電気生理学的鑑別は困難である．

## 4) 治療・予後

薬物療法として経静脈的免疫グロブリン療法と血漿浄化法が有効である．早期からの治療が勧められている．軸索型，脱髄型のみの違いで治療法を変える積極的なエビデンスはない．具体的治療法やその選択については各学会からガイドラインが提唱されており参照されたい[14,18]．なお，単独での副腎皮質ステロイド投与は行われない．

運動障害，呼吸障害，構音障害，嚥下障害，ADL障害に対する多面的リハが必須となることはいうまでもない．1年以上の慢性期例においても長期リハの必要性が示唆されている．

一般的には予後良好であるが，障害が残存する例や死亡例も少なからず存在する．また，改善経過中に再燃，治癒後に再発（2～5％）する症例がある．

予後不良の要因としては，極期での重症度，人工呼吸器の使用，高年齢，先行感染として下痢症状の有無，急速な進行，神経伝導検査でのCMAPの低振幅等が提唱されているが，報告により見解に相違がある．近年は軸索型であることが予後不良の要因とはみなされていない．重篤な呼吸障害や自律神経障害とAIDPとの関連性が示唆されている．

予後（6カ月後の歩行レベル）の予測指標として，**EGOS（Erasmus GBS Outcome Scale）スコア**[19]（表8）がしばしば用いられる．合計1～3点の場合，6カ月後の歩行不能者は193名中1名のみであったが，5.5以上では52％（94/182名）

■ 表8 EGOSスコア

| 項目 | | スコア |
|---|---|---|
| 発症年齢 | >60 | 1 |
| | 41～60 | 0.5 |
| | ≦40 | 0 |
| 下痢の先行 | なし | 0 |
| | あり | 1 |
| 入院2週時の身体機能（Hughesのグレード尺度） | 0, 1 | 1 |
| | 2 | 2 |
| | 3 | 3 |
| | 4 | 4 |
| | 5 | 5 |
| 合計 | | 1～7 |

（Van Koningsveld et al, 2007，文献19を参考に作成）

に増加した．

# C. 慢性炎症性脱髄性多発（根）ニューロパチー

慢性炎症性脱髄性多発根ニューロパチー（CIDP）は，慢性進行性または再発性の四肢筋力低下，感覚障害を呈する多発（根）ニューロパチーである．典型的CIDP以外にいくつかの亜型もある．わが国で10万人あたり1.61人（2004年9月～2005年8月の厚生労働省調査）の有病率が報告されている．幅広い年齢で発症するが，年齢依存的に増加し，男性にやや多い．若年発症では亜急性の進行で再発，寛解の経過をとりやすく，高齢発症では慢性，潜在性の進行を示すことが多い．

## 疾患像

### 1) 症状

GBSと比較して先行感染の頻度は少なく，CIDP発症と先行感染との関連性も定かでない．運動障害，感覚障害は2カ月以上かけて緩徐に進行する．近位筋も筋力低下を示すことが重要である．左右対称性の症状を呈し，失調症状を認めることもある．頻度は少ないが，脳神経障害もみられる．腱反射は減弱～消失する．筋委縮があると軸索変性の合併を疑う．

■ 表9 CIDP診断のための下位項目基準(EFNS/PNS)

〈臨床的基準〉
　典型的CIDP：
　　2カ月以上にわたって慢性に進行する近位部および遠位部の対称的な筋力低下，四肢の感覚障害．脳神経障害がみられることがある．四肢腱反射の減弱ないし消失．
　非典型的CIDP：
　　障害されていない肢の腱反射は正常のことがある．
　①遠位優位型（distal acquired demyelinating symmetric；DADS）
　②非対称型（multifocal acquired demyelinating sensory and motor neuropathy；MADSAM，多巣性脱髄性感覚運動型，Lewis-Sumner syndrome）
　③限局型（片側の腕神経叢または腰仙神経叢の障害）（focal）
　④純粋運動型（pure motor）
　⑤純粋感覚型（pure sensory）

〈電気診断基準〉
　Definite：
　　少なくとも以下の1つを呈す．
　①少なくとも2神経で遠位運動潜時が正常上限値の50％以上延長（手根管症候群を除外する）．
　②少なくとも2神経で運動神経伝導速度が正常下限値の30％以上低下．
　③少なくとも2神経でF波潜時が正常上限値の20％（ただし，遠位部刺激のCMAP陰性部分の振幅が正常下限の80％未満の場合は50％）以上延長．
　④少なくとも2神経でF波の消失（同神経の遠位部刺激のCMAP陰性部分の振幅が正常下限の20％以上），かつ他の脱髄所見＊が他の1神経以上でみられる．
　⑤少なくとも2神経で運動神経の部分的伝導ブロック（遠位部刺激のCMAP陰性部分の振幅が正常下限の20％以上あり，近位部刺激のCMAP陰性部分の振幅が遠位部刺激のものより50％以上低下）．または1神経で上記の所見がみられ，かつ他の脱髄所見＊が他の1神経以上でみられる．
　⑥少なくとも2神経以上での異常な時間的分散（遠位部刺激と近位部刺激のCMAP陰性部分の持続時間が30％を超えて延長）．
　⑦少なくとも1神経で遠位部刺激のCMAP陰性部分の持続時間（最初の陰性ピークの立ち上がりから，最後の陰性ピークが基線に戻るまでの時間）が延長＊＊，かつ他の脱髄所見＊が他の1神経以上でみられる．

　Probable：
　　少なくとも（後脛骨神経を除く）2神経で近位部刺激のCMAP陰性部分の振幅が遠位部刺激のものより30％以上低下（遠位部刺激のCMAP陰性部分の振幅が正常下限の20％以上）．または1神経で上記の所見がみられ，かつ他の脱髄所見＊が他の1神経以上でみられる．

　Possible：
　　1神経のみでdefiniteの基準を満たす．

〈支持基準〉
　①脳脊髄液において，白血球数が10/mm$^3$未満で蛋白上昇（蛋白細胞解離）．
　②MRIにおける馬尾，腰仙・頸部神経根，腕・腰仙神経叢のガドリニウム造影効果かつ/または肥厚．
　③少なくとも1つの感覚神経での電気生理学的異常．
　　・SNAP電位が腓腹神経において正常かつ正中神経（手根管症候群を除く）または橈骨神経で異常．
　　・正常下限の80％（SNAP振幅が正常下限の80％＊＊＊未満の場合は70％）未満の伝導速度．
　　・中枢神経疾患がないが，体性感覚誘発電位が遅延．
　④各種免疫療法後に客観的な臨床的改善がみられる．
　⑤神経生検の電子顕微鏡またはときほぐし解析によって明らかな脱髄かつ/または再髄鞘化の所見が得られる．

＊：表中の電気診断基準のdefiniteの所見．
＊＊：正中神経6.6 ms，尺骨神経6.7 ms，腓骨神経7.6 ms，脛骨神経8.8 ms以上．
＊＊＊：文献21では「80」だが，文献2では「70」となっており，ここでは前者に準じた．

上記の基準を適用するには，「一側の正中神経，尺骨神経（肘下の刺激），腓骨神経（腓骨頭下の刺激），脛骨神経を検査する．肘を挟んでの伝導ブロックは認められない．皮膚温は手掌部で33℃，外果部で30℃以上を維持すること」等の規定がある．
なお本表では，文献21の"negative peak CMAP"を「CMAP陰性部分」としたが，文献2では「CMAP」と記載してある．
EFNS/PNS：European Federation of Neurological Societies/Peripheral Nerve Society.
（日本神経学会，2013，文献2，Van den Bergh et al, 2010，文献21を参考に作成）

■ 表10　CIDP の診断基準（EFNS/PNS）

| | 臨床基準：古典的または非典型的 | 除外項目*すべて | 電気診断基準 Definite | Probable | Possible | 支持基準 1項目以上 | 支持基準 2項目以上 |
|---|---|---|---|---|---|---|---|
| Definite CIDP | ○ | ○ | ○ | | | | |
| | ○ | ○ | | ○ | | ○ | |
| | ○ | ○ | | | ○ | | ○ |
| Probable CIDP | ○ | ○ | | ○ | | | |
| | ○ | ○ | | | ○ | ○ | |
| Possible CIDP | ○ | ○ | | | ○ | | |

最上段行の各項目は表9の項目名に対応する．
\*：ボレリア感染症（ライム病），ジフテリア，ニューロパチーの原因となる薬物や毒物への暴露，遺伝性脱髄性ニューロパチー，顕著な括約筋障害，多巣性運動ニューロパチー，髄鞘関連糖蛋白に対する高抗体価を伴う単クローンIgM血症，脱髄性ニューロパチーをきたす他の疾患．なお，リンパ腫やアミロイドーシスも脱髄的所見を呈することがある．

（日本神経学会，2013，文献2，Van den Bergh et al, 2010，文献21を参考に作成）

### 2）病因・病態

髄鞘構成成分に対する自己免疫機序によると考えられているが，特異的自己抗体はみつかっていない．脱髄が主病態であるが，長期経過中に二次的な軸索変性を伴うことがある．この場合は治療への反応性が悪くなり，予後不良となりやすい．

### 3）診断・検査

#### (1) 診断基準

臨床症状，除外診断に加え，神経伝導検査による脱髄の証明が重要である．国際的にAmerican Academy of Neurologyの基準[14,20]がよく用いられていたが，かなり厳しい基準で"definite"の判定には病理所見が必要となる．特異度は高いが，感度が低いことも問題視されていた．その後，CIDPにいくつかの亜型が報告されたこともあって，現在は，European Federation of Neurological Societies/Peripheral Nerve Society（EFNS/PNS）の基準[2,21]がよく引用される（表9，10）．なお，CIDPの亜型については（CIDPとは別の疾患とみなす等）その扱いが必ずしも統一されていないので注意が必要である．

#### (2) ギラン・バレー症候群との鑑別

CIDPの一部には急性発症するものがあり（特に若年者），この場合はGBSとの鑑別がしばしば困難となる．GBSとされた症例で発症9週以降の症状増悪，3回以上の増悪があればCIDPを考えるべきとされる．

#### (3) 針筋電図

軸索変性を生じると遠位部刺激でのCMAPの振幅が小さくなり，針筋電図でも脱神経の所見が得られる．この場合，遠位部での伝導ブロックを否定するうえで，遠位潜時の延長や時間的分散がみられないことを確認する．治療効果や病状の経過観察にCMAP，運動神経伝導速度，遠位潜時，伝導ブロック等の経時的観察が有用である．

#### (4) 髄液検査

髄液中の（細胞数増加を伴わない）蛋白上昇はCIDPに特異的所見ではないが，その存在を支持する所見であり，髄液検査が奨励される．

#### (5) 画像検査

画像検査における末梢神経近位部の肥厚やMRIでのガドリニウム造影効果はCIDPを支持する所見とされている．なお，神経生検による脱髄関連所見も診断の支持基準となっている．

### 4）治療・予後

副腎皮質ステロイド薬，経静脈的免疫グロブリン療法，血漿浄化療法が第1選択の治療法である．これらの具体的方法や補足的治療法については各学会からガイドラインが提唱されており参照されたい[2,14]．

■ 表11　ニューロパチー，ギランバレー症候群等の評価一覧

| | 障害 | 評価方法 | 評価項目・評価目的 |
|---|---|---|---|
| 機能障害 | 筋力低下 | 徒手筋力検査，MRCの筋力評価，ピンチメーター，握力等の各種計測 | 病状の把握や経過，治療効果の評価（以下，共通するので省く），移動手段，歩行補助具の検討 |
| | 失調 | 各種失調テスト・計測 | 移動手段，歩行補助具の検討 |
| | 筋緊張 | MAS | 上位ニューロン疾患の除外 |
| | 腱反射 | 臨床所見 | 上位ニューロン疾患の除外 |
| | 関節可動域 | 関節可動域測定 | |
| | 浮腫 | 臨床所見，周径計測 | |
| | 感覚障害 | 各種感覚テスト，CPT | |
| | 疼痛 | VAS，部位・症状変動チェック | |
| | 脳神経障害 | 臨床所見 | |
| | 嚥下障害 | 改訂水飲みテスト，嚥下造影，嚥下内視鏡 | 嚥下訓練の適応，栄養管理方法の検討 |
| | 構音障害 | 臨床所見 | 言語訓練の適応決定 |
| | 循環障害 | 心電図，ホルター心電図，心拍変動計測，心エコー，血圧（体位ごと），超音波 | 訓練時のリスク管理 |
| | 呼吸障害 | 肺機能検査，血液ガス，胸部X線 | 訓練時のリスク管理 |
| | 排尿障害 | 排尿日記，残尿測定，尿流動態検査 | 排尿管理方法の決定 |
| | 発汗障害 | SSR，発汗量測定，体温 | 環境による体温調節 |
| | 末梢神経機能障害 | 神経伝導検査，針筋電図 | 病態・神経機能の把握，他疾患の除外 |
| | 疲労 | FSS，Borgスケール | 訓練負荷の調整 |
| 活動制限 | 歩行障害 | 歩行速度，各種歩行分析 | 歩行補助具の適応 |
| | ADL | FIM，BI等 | |
| | 歩行，ADL，生活上の障害 | mRS，INCAT Disability Scale（表4），Overall Neuropathy Limitation Scale，Hughesの機能グレード尺度（表5） | |

単相性に寛解が得られるもの以外に，再発と寛解を繰り返す場合がある．これには多くの場合，長期にわたる反復治療が必要となる．リハとしては過用，過負荷に注意して機能障害，能力障害の改善を図る．急性期には廃用症候群の予防に配慮する一方，関節の過伸張を避ける．

治療の反応性がよいことの予測因子として，急性，亜急性または再発寛解性の経過，短い罹病期間，若年，女性等が挙げられている．

## 障害像と評価

共通する内容が多いので，GBSと合わせて表11に示す．GBSに比較してCIDPでは自律神経症状，脳神経症状，疼痛等は少ない．

（豊倉　穣）

文献
1) Kleyweg FP et al : Interobserver assessment muscle strength and functional abilities in Guillain-Barré syndrome. *Muscle Nerve* **14** : 1103-1109, 1991.
2) 日本神経学会監：慢性炎症性脱髄性多発根ニューロパチー，多巣性運動ニューロパチー診療ガイドライン2013，南江堂，2013, pp30-42, 66-148.
3) Hughes R et al : Randomized controlled trial of intravenous immunoglobulin versus oral prednisolone in chronic inflammatory demyelinating polyradiculoneuropathy. *Ann Neurol* **50** : 195-201, 2001.
4) Graham RC, Hughes RAC : A modified peripheral neuropathy scale : the Overall Neuropathy Limitations Scale. *J Neurol Neurosurg Psychiatry* **77** : 973-976, 2006.
5) Shahani BT et al : Sympathetic skin response - a method of assessing unmyelinated axon dysfunction in peripheral neuropathies. *J Neurol Neurosurg Psychiatry* **47** : 536-542, 1984.
6) Toyokura M, Takeda H : Waveform of sympathetic skin response in diabetic patients. *Clin Neurophysiol* **112** : 1229-1236, 2001.

7) Vetrugno R et al : Sympathetic skin response. Basic mechanisms and clinical applications. *Clin Auton Res* **13** : 256-270, 2006.
8) Toyokura M : Paradoxical shortening of sympathetic skin response latency at distal recording sites. *Clin Neurophysiol* **120** : 133-127, 2009.
9) 藤本順子・他 : 心電図 RR 間隔の変動係数を用いた自律神経機能検査の正常参考値および標準予測式. 糖尿病 **30** : 167-173, 1987.
10) 豊倉 穣, 古野 薫 : 自律神経検査. *MED REHABIL* **166** : 50-58, 2014.
11) 荻野美恵子・他 : Guillain-Barré 症候群の全国調査—第 3 次調査を含めた最終報告. 厚生省特定疾患免疫性神経疾患調査研究分科会 平成 12 年度研究報告書, 2001, pp99-101.
12) Hughes RAC et al : Control trial of predonisolone in acute polyneuropathy. *Lancet* **7** : 750-753, 1978.
13) Asbury AK, Cornblath DR : Assessment of current diagnosis criteria for Guillain-Barré syndrome. *Ann Neurol* **27** : S21-24, 1990.
14) 日本神経治療学会, 日本神経免疫学会 : 日本神経治療学会 / 日本神経免疫学会合同治療ガイドライン(案), ギラン・バレー症候群(GBS) / 慢性炎症性脱髄性多発ニューロパチー(CIDP)治療ガイドライン : https://jsnt.gr.jp/guideline/img/meneki_4.pdf
15) Ho TW et al : Guillain-Barré syndrome in northern China : Relationship to Campylobacter jejuni infection and anti-glycolipid antibodies. *Brain* **118** : 597-605, 1995.
16) Van der Meché FGA et al : Diagnostic and Classification Criteria for the Guillain-Barré syndrome. *Eur Neurol* **45** : 133-139, 2001.
17) 国分則人 : GBS・CIDP の電気診断. *Brain Medical* **25** : 201-207, 2013.
18) 日本神経学会監 : ギラン・バレー症候群, フィッシャー症候群診療ガイドライン 2013, 南江堂, 2013. pp82-159.
19) Van Koningsveld R et al : A clinical prognostic scoring system for Guillain-Barré syndrome. *Lancet Neurol* **6** : 589-594, 2007.
20) Cronblath DR et al : Research criteria for the diagnosis of chronic inflammatory demyelinating polyneuropathy (CIDP). Report from an Ad Hoc Subcommittiee of the American Academy of Neurology AIDS Task Force. *Neurology* **41** : 617-618, 1991.
21) Van den Bergh PYK et al : European Federation of Neurological Societies/Peripheral Nerve Society Guideline on management of chronic inflammatory demyelinating polyradiculopathy : Report of a joint task force of the European Federation of Neurological Societies and the Peripheral Nerve Society-First Revision. *Eur J Neurol* **17** : 356-363, 2010.

## Ⅱ章　疾患編

# 9. ポリオ後症候群

## 疾病像

　小児期にポリオ(急性灰白髄炎；poliomyelitis)に罹患した後，ある程度の機能回復を示して安定した状態が続いていたが，中高年になり新たな筋力低下や筋萎縮，歩行障害等を生じる病態をポリオ後症候群(post-polio syndrome；PPS)という[1,2]．現在，新規ポリオ患者に遭遇する機会はないが，PPS を発症したポリオ罹患者を診察することは稀ではない．

### 1) 症状

　図1はポリオ罹患者(n＝241，75％はPPS)の自覚症状である[3]．PPS 患者は自覚症状の中でも筋力低下に関連するものが重要であり，具体的には床やソファーから立ち上がれなくなった，買い物かごが重くて持てなくなった，水たまりをジャンプしてまたげなくなった，転倒した等，客観的事実としてとらえるのがポイントである．疲労感や筋痛は筋力低下に何らかの関連が推定されるが，腰背痛や関節痛は筋力の不均衡や脚長差に基づく代償的な異常歩行の積み重ねの可能性もある．これらの症状が新たに出現するのか，既存症状が悪化するのかがポイントである．

### 2) 病因・病態

　ポリオはポリオ・ウイルス1型，2型，3型による感染症である．ポリオ・ウイルスに感染しても 90～95％は不顕性感染のみであり，微熱や咽頭痛等の非特異的症状を発現するのは感染者の 4～8％，非麻痺型(無菌性髄膜炎)を生じるのは 0.5～1％，麻痺型は極めて稀で 0.1％程度である．麻痺型には，四肢に弛緩性麻痺を生じる脊髄障害型，嚥下，呼吸，発語に障害を生じる延髄障害型がある[4]．

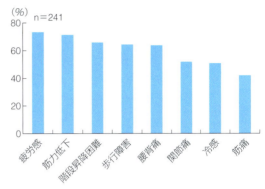

■ 図1　ポリオ罹患者の自覚症状
ポリオ罹患者(241人)の調査結果であり，この中の171名は PPS であった．
(Takemura et al, 2004, 文献3を元に作成)

　わが国では 1960 年にポリオの大流行があり，経口生ポリオワクチン(Sabin vaccine)の導入後に急激に発症は減少し，1981 年以降は野生株による発症はなくなった(図2)．しかし，ワクチン由来ポリオ・ウイルスによるワクチン関連麻痺が年間 0～3 例発症して社会問題となり，2012 年に不活化ポリオワクチン(Salk vaccine)へ変更された．

　PPS の発症率は母集団や用いる診断基準により異なるが，ポリオ罹患者の 15～80％に発症する[5]．**Halstead の診断基準**[6]を用いた身体障害者手帳に基づく北九州調査によると，PPS の有病率は 18.0 人／人口 10 万人であり，発症率はポリオ罹患者の 75％であった[3]．

　PPS の病態は明らかではないが，ポリオに感染して回復した前角細胞は持続的な脱神経，再生のプロセスを経て，軸索の側芽により運動単位を拡大して筋力の回復や機能維持を果たしており，この代償機構が破綻すると脱神経が進行して筋力低下や筋萎縮を生じるのであろ

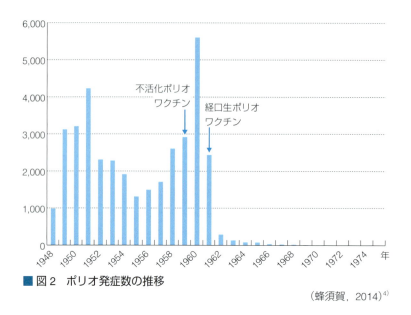
■ 図2　ポリオ発症数の推移

(蜂須賀, 2014)[4]

う[7].

　病因に関していくつかの仮説が報告されている[7]．①過用（overuse）：拡大した運動単位は過負荷や使い過ぎによる代謝的需要をまかなうことができず，終末軸索より脱神経を生じる．さらに，代償的に筋肥大や筋タイプ変換を生じた筋線維は，過用により筋疲労を生じやすく筋線維壊死を生じる可能性もある．その他に，②加齢，③持続的ウイルス感染，④免疫要因および慢性炎症，④酸化的ストレス，⑤遺伝子等も考えられる．

　PPS発症を促進する要因は過用[8,9]と頑張り気質[9]が推定される．PPS患者の多くは，筋力低下の進行は運動が足りないからと信じて散歩や筋力強化トレーニングに励み，かえって筋疲労や筋萎縮を促進しているようにみえる．

### 3）診断・検査

　PPSの診断には，以下の**March of Dimes 国際会議の診断基準**が優れている[7]．

1. 運動ニューロン消失を伴う麻痺性ポリオの既往があり，急性に発症する弛緩性疾患の病歴，神経学的診察で残存する筋力低下や筋萎縮の徴候，筋電図検査による脱神経所見により確認できる．
2. 急性ポリオ発症後，部分的にあるいは完全に機能回復した時期があり，その後，神経学的に機能が安定した状態が一定期間（通常は15年以上）続く．
3. 進行性で持続する新たな筋力低下や易疲労性（持久力の低下）が徐々に，あるいは突然出現する．全身性疲労，筋萎縮，筋や関節痛を伴うこともある（不活動の期間あるいは外傷や手術の後には突然発症することがある）．稀にPPSに関連する症状として，新たな呼吸や嚥下の問題を生じる．
4. これらの症状は1年以上持続する．
5. 同様の症状の原因となる他の神経筋疾患，内科疾患，整形外科疾患を除外する．

　ポリオ既往の確認は，当時のカルテは保存されていないので容易ではない．親の話から，当時の医師にポリオあるいは脊髄性小児麻痺と説明された事実や，乳児期に高熱を生じて脚がブラブラになった等のエピソードがあれば，ポリオの可能性は高い．ときに医師の婉曲的説明や親の意識的解釈で，脳性麻痺を小児麻痺，すなわちポリオと誤解している場合があるので，筋緊張と深部腱反射を調べて弛緩性麻痺であることを確認する必要がある．なお，弛緩性麻痺であっても感覚障害があれば末梢神経障害や脊椎疾患の可能性が大であり，感覚障害がないこと

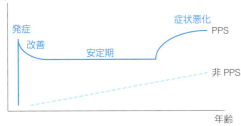

■ 図3 ポリオ後症候群の臨床経過

も重要である.

　PPSの臨床経過は，ポリオに罹患して四肢体幹のいずれかに麻痺を生じ，1〜2年以内に何らかの機能改善を示し，少なくとも15年以上にわたり機能的に安定した時期があり，中高年齢になり症状が悪化する（図3）．緩徐進行性であれば他の神経筋疾患が考えられ，PPSは否定できる.

　診断にあたっては他の神経筋疾患，内科疾患，整形外科疾患を除外する必要がある．特に，変形性膝関節症があって筋力が低下した場合は，ポリオか，PPSか，関節障害かを区別することは理学的には困難であり，**筋電図検査が必須**である．

### 4）治療

#### (1) 筋力低下

　筋力低下に対してはその原因を推定して対策を立てる．PPSであれば頑張り過ぎず無理のない自分のペースを確立するように生活指導をし，カーボン製長下肢装具や車椅子を活用して過負荷を避ける．廃用やポリオが原因であり，針筋電図で脱神経所見がなければ，抵抗運動による筋力強化訓練を指示する．低負荷多数回反復を原則とし，高負荷の抵抗運動や遠心性筋収縮は避けるようにする．変形性膝関節症等が原因であれば，原疾患の治療とともに，消炎鎮痛薬の処方，等尺性筋力強化訓練，ホットパック，膝装具やサポーターを処方する.

#### (2) 歩行障害

　歩行障害の原因が一側下腿部の筋力低下であれば，プラスチック製靴べら型短下肢装具または両側支柱付短下肢装具を処方する．大腿部も含めて筋力低下があれば，カーボン製長下肢装具を作製する[10]．両側支柱付長下肢装具の適応もあるが，重い装具はPPSには負担が大きい．脚長差に対しては，1/3〜1/2程度を補正する．脚長差を放置していると，腰痛や変形性膝関節症の誘因となる．

#### (3) 疲労感

　装具や車椅子を適切に利用して負荷を軽減し，途中で休憩を入れるペース配分を身につけるように指導する．長年の頑張り気質を変えることは困難であるが，7割5分でよいことを説明する.

#### (4) 冷感

　頻度の高い愁訴のひとつであり，保温性に優れる下着や靴下を勧める．筋肉量の減少が冷感の原因であるが，末梢循環障害ではないことを確認する．

#### (5) 予後

　PPSにリハ医学的対処をすると，一般に進行は減弱し生命的予後も良好である．一方，ポリオによる重度の弛緩性麻痺に変形性脊椎症等が加わり，極めて重度の身体障害となることもある．

#### (6) 合併症

　長年の異常歩行により変形性膝関節症を生じ，反張膝，膝靱帯損傷，半月板損傷，尖足変形等を合併することもあり，不適切な杖歩行による上肢の絞扼性神経障害も稀ではない．麻痺性側弯，変形性脊椎症，脊柱管狭窄症もしばしば遭遇する合併症であり，頻度は高くないが，麻痺性側弯の患者に異常感覚性大腿痛をみることがある．

## 障害構造と評価

### 1）機能障害

#### (1) 筋力低下

　四肢の主たる筋群，下肢では大殿筋，中殿筋，大腿四頭筋，ハムストリング，前脛骨筋，下腿三頭筋に対し，**徒手筋力検査（MMT）**（p32参照）を実施する．大殿筋の筋力低下があれば，起立や膝安定性に支障を生じる．十分な筋力が

あれば大腿四頭筋に著しい筋力低下があっても膝折れしない事例もある．中殿筋の筋力低下があれば立脚期に体幹が患側方向に動揺する．大腿四頭筋は膝安定性に重要な役割を果たし，MMT 3 レベル以下になると歩行時に膝折れしやすくなる．

大腿四頭筋筋力の微妙な変化を観察するには，徒手筋力計または等運動性筋力計を用いる．**徒手筋力計**は小型の本体とセンサーパッドから成り，四肢体幹の等尺性筋力を手軽に定量的に測定でき，特に MMT 2〜3 レベルの弱い筋力の場合に利点がある．ただし，センサーパッドを当てる部位，筋力を測定する関節角度，センサーパッドの保持方法により，測定値にばらつきを生じやすい．まず被検者を椅子座位で膝関節は 90 度屈曲位とし，下腿前面の足関節部にセンサーパッドを押し当てる．被検者に膝を最大努力で伸展するように命じ，それに抗するようにセンサーパッドを押し返して等尺性筋力を測定する．PPS では筋力低下があるので，測定時に被検者の力に押し負けることはなく，等運動性筋力計よりも評価に適している．

**等運動性筋力計**は，角速度が一定となるように四肢体幹の動きを制御しながらトルクを測定する装置である．装置は大型で高価であり，操作もやや複雑であるが，信頼性のあるデータが得られ，波形の分析も行える．アタッチメントを換えるといろいろな部位の筋力を測定できるが，PPS 患者では主に MMT 4〜5 レベルの大腿四頭筋に適応がある．角速度を 30〜180 deg/sec にし，5 回最大努力で膝屈伸をさせ，最大トルク値，トルク値／体重比，仕事量，パワー等を求める．

**(2) 筋萎縮**

**針筋電図**（p253 参照）を行い，筋萎縮が廃用性か神経原性か，脱神経所見の有無を検査する．F 波検査では，出現率の低下，反復 F 波や高振幅 F 等[11]，PPS に特有の所見があるかを判定する（図 4）．

**(3) 脚長差**

上前腸骨棘と内果の距離を測定する．脚長差

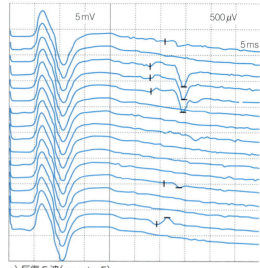

a）反復 F 波（repeater F）

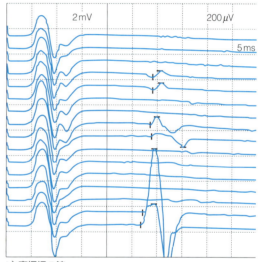

b）高振幅 F 波

■図 4　ポリオ後症候群の F 波所見

（蜂須賀，2014）[4]

は 1/3 程度を補正し，慣れてくれば 1/2 程度にする．ただし，麻痺側の尖足変形，非麻痺側の膝関節伸展制限，姿勢による代償があれば，測定した脚長差が機能的な脚長差にならないので注意を要する．

**(4) 関節拘縮**

関節可動域は**角度計**を用い，他動的に四肢体幹を動かし，基本軸と移動軸の成す角度を 5 度刻みで測定する．股関節伸展，膝関節伸展，足関節背屈は必ず測定すること．膝伸展制限はわずかな増加でも膝折れが顕在化することがある．

■ 表　ポリオ後症候群の評価一覧

| 障害(疾患) | | 評価方法(所要時間) | 評価項目と目的 |
|---|---|---|---|
| 機能障害 | 筋力低下 | MMT, 徒手筋力計検査, 等運動性筋力検査 | 筋力低下の判定, 定量的筋力評価 |
| | 筋萎縮 | 筋電図 | 脱神経の判定, 前角細胞の機能評価 |
| | 脚長差 | 下肢長測定 | 脚長差の判定 |
| | 関節拘縮 | 関節可動域検査 | 可動範囲の判定 |
| | 関節障害 | 画像検査 | 関節症の評価 |
| 活動制限 | ADL制限 | Barthel Index, FIM | 基本的日常生活活動の評価 |
| | | FAI | 応用的日常生活活動の評価 |
| | 歩行障害 | FAC, 歩行分析 | 歩行障害の分類, 歩行障害や装具歩行の客観的評価 |
| 参加制約 | 参加制約 | CIQ | 地域統合状態(家庭内活動, 社会活動, 生産活動)の評価 |
| QOL | QOL | SF-36®, SDL | 参加制約を含む包括的健康関連QOLの評価, 参加制約を含む日常生活の満足度の評価 |

## 2）活動制限

### (1) 基本的日常生活活動

基本的日常生活活動は **Barthel Index**(p 156 参照)または **FIM**(p 154 参照)で評価する。PPS患者のADLは、車椅子使用者や四肢麻痺者は著しく制限されているが、少なくとも装具歩行可能な大半のものは、基本的日常生活活動はほぼ自立しており、脳卒中患者とは異なる。2009年に実施したポリオ検診(n＝58, 男性25名, 女性33名, 平均年齢61.0歳)では[12]、Barthel Index 94.5±9.7 であった。

### (2) 応用的日常生活活動

**FAI**(**Frenchay Activities Index**)は、Holbrookらにより開発された応用的日常生活活動の半定量的評価であり、手段的ADLや生活関連動作の範疇に入る[13](p 160 参照)。日常の応用的な活動や社会生活に関する15項目(食事の用意、食事の後片付け、洗濯、掃除や整頓、力仕事、買い物、外出、屋外歩行、趣味、交通手段の利用、旅行、庭仕事、家や車の手入れ、読書、仕事)の頻度を0～3点の4段階に評価し、合計点は0点(非活動的)～45点(活動的)となる。上記検診ではFAIは24.5±8.8 であり(60～69歳の健常男性24.6±8.3, 女性31.5±7.2)[14]、わずかに低下している。

### (3) 社会参加, 生活の質

社会参加に関してはCIQ[15,16](p 165, 表3参照)、社会参加を含む生活の質はSF-36®[17]、社会参加を含む日常生活満足度はSDL[18,19]を用いて評価する。

**CIQ**(**Community Integration Questionnaire**)は外傷性脳損傷者の評価として開発され、地域統合状態を家庭内活動、社会活動、生産活動に関して、15項目で評価する。合計得点は0～29点の範囲にあり、点数が高いほど社会参加をしていると判断する。ポリオ検診者は16.4±4.4で低下しており、家庭内活動は保たれているが、社会活動や生産活動が低下している傾向がある[20]。

**SF-36**®(**Medical Outcomes Study Short-Form 36-Item Health Survey**)は代表的な包括的健康関連QOL評価法であり、36項目より成る自記式質問紙法で8つの概念領域を下位尺度として測定する(p 170 参照)。それぞれ0～100点の範囲の得点で表され、高得点ほどよいQOL状態を表す。さらに2つのサマリースコア「身体的健康(physical component summary；PCS)」と「精神的健康(mental component summary；MCS)」に集約する。ポリオ検診者はPCS 37.7±9.2, MCS 50.7±11.7 であり、身体的健康は低下しているが精神的健康は良好な状態であった[20]。

**SDL**(**Satisfaction in Daily Life**)は1989年にスモン患者の主観的QOLを評価する目的で7

項目，5段階尺度の評価表を作成したが，1997年の在宅中高齢者の日常生活における満足度調査の結果により[18]，11項目(体の健康，心の健康，身の回りの自立，歩行や移動，家庭内の仕事，住みやすい住居，配偶者や家族との良好な関係，趣味やレクリエーション，社会的交流，年金・補償・蓄え，職業)に改訂した〔SDL評価ソフトは産業医科大学リハビリテーション医学講座HPより無料でダウンロードできる(http://www.uoeh-u.ac.jp/kouza/rihabiri/homepage/ka_download.html)〕.

## おわりに

PPSの障害は多岐にわたるので，一覧表(表)を参考にして，機能障害，活動制限，参加制約に関する諸問題を適切に評価する必要がある．

(蜂須賀研二)

### 文献

1) Dalakas M et al：A long-term follow-up study of patients with post-poliomyelitis neuromuscular symptoms. *N Eng J Med* 314：959-963, 1986.
2) Jubelt B et al：Neurological manifestations of the post-polio syndrome. *Crit Rev Neurobiol* 3：199-220, 1987.
3) Takemura J et al：Prevalence of post-polio syndrome based on a cross-sectional survey in Kitakyushu, Japan. *J Rehabil Med* 36：1-3, 2004.
4) 蜂須賀研二：ポリオ後症候群．日臨 27：521-524, 2014.
5) Farbu E et al：FENS guideline on diagnosis and management of post-polio syndrome. *Eur J Neurol* 13：795-801, 2006.
6) Halstead LS et al：Post-polio syndrome：clinical experience with 132 consecutive outpatients. *Birth Defects Orig Artic* 23：13-26, 1987.
7) Gonzalez H et al：Management of postpolio syndrome. *Lancet Neurol* 9：634-642, 2010.
8) Perry J et al：The postpolio syndrome：an overuse phenomenon. *Clin Orthop Relate res* 233：145-162, 1988.
9) 蜂須賀研二・他：神経・筋疾患のリハビリテーション：ポリオ後遺症にみられた過用性筋力低下．総合リハ 16：513-518, 1988.
10) 蜂須賀研二：ポリオ後症候群：その診断と治療．リハ医学 39：642-647, 2002.
11) Hachisuka A et al：Repeater F-waves are signs of motor unit pathology in polio survivors. *Muscle Nerve* 51：680-685, 2015.
12) 佐伯 覚, 蜂須賀研二：ポリオ罹患者の社会参加とQOLとの関連．日職災医誌 59：73-77, 2011.
13) Holbrook M, Skilbeck CE：An activities index for use with stroke patients. *Age Aging* 12：166-170, 1983.
14) 蜂須賀研二・他：応用的日常生活動作と無作為抽出法を用いて定めた在宅中高年齢者のFrenchay Activities Index標準値．リハ医学 38：287-295, 2001.
15) Willer B et al：Assessment of community integration following rehabilitation for traumatic brain injury. *J Head Trauma Rehabil* 8：75-87, 1993.
16) 増田公香, 多々良紀夫：CIQ日本語版ガイドブック, KM研究所, 2006.
17) Ware JE, Sherbourne C：The MOS 36-Item Short Form Health Survey(SF-36)：I. Conceptual frame work and item selection. *Med Care* 30：473-483, 1992.
18) Hachisuka K et al：Factor structure of satisfaction in daily life of elderly residents in Kitakyushu. *J UOEH* 21：179-189, 1999.
19) 蜂須賀研二・他：スモン患者の日常生活満足度と評価方法．厚生科学研究費補助金(定疾患対策研究事業)スモンに関する調査研究班平成12年度報告書, 2001, pp105-107.
20) 佐伯 覚, 蜂須賀研二：ポリオ罹患者の社会参加とQOLとの関連．日職災医誌 59：73-77, 2011.

Ⅱ章　疾患編

# 10. 筋ジストロフィー

筋ジストロフィーは，何らかの原因で骨格筋が直接侵される疾患であるミオパチーの一分類であり，「骨格筋の変性，壊死を主病変とし，臨床的には進行性の筋力低下をみる遺伝性の疾患である」とされている．筋ジストロフィーには，多くの異なる疾患が含まれるが，従来，遺伝形式や症状，発症年齢，進行の状況からいくつかの病型として分類されてきた．現在ではそれぞれの病型の遺伝子がほぼ解明されており，1つの病型にさまざまな遺伝子異常が含まれることが知られている（表1）[1]．病型の診断は，症状や障害の進行の予測や予後の判断にもつながるため重要である．遺伝子診断や筋生検，免疫染色等がその確定診断につながるが，診断にあたっては本人，家族に対する心理的ケアが重要であり，遺伝カウンセリングを視野に入れた対応をする必要がある．

本項では，小児期発症で最も多いとされるデュシェンヌ型筋ジストロフィー（Duchenne muscular dystrophy；DMD）を中心に解説する．

## 疾患像

DMDは伴性劣性遺伝であるが突然変異が多く，DMD発症全体の1/3にのぼるといわれている．発症率は出生男児3,500人に1人，人口10万人あたり1.9～3.4人といわれている．骨格筋の変性，壊死は早期より起こっていると考えられるが，発症時期を特定するのは一般に困難である．多くの患児ではADL（activities of daily living）をいったん獲得し，それを徐々に失っていくという経過をとる．

### 1）症状

歩行の獲得はやや遅れるが，おおむね1歳6カ月頃までに可能となる．2歳頃より徐々に，下腿筋の仮性肥大や，登攀性起立，動揺性歩行等の近位筋優位の筋力低下を示す徴候がみられるようになる．その後，階段昇降が困難となり，平均9歳で歩行不能となる．平均15歳で座位保持困難となり，自然経過では平均20歳で呼吸不全や心不全で死亡する．

なお，同様の症状であるがより進行が緩徐なベッカー（Becker）型では，15歳以上まで歩行可能である．

### 2）病因

ジストロフィン遺伝子により発現するジストロフィン蛋白の完全欠損がDuchenne型に，異常なジストロフィン蛋白の発現がBecker型になるとされている．健常者では骨格筋の激しい動きに対し弱い構造である筋細胞膜を，より強い構造をもつ基底膜や膜細胞骨格により裏打ちする形で結び付け，保護する構造がいくつかの蛋白質により形成されている．ジストロフィンはその構造物のひとつであり，その欠失，異常により細胞外のカルシウム（Ca）イオンが筋細胞膜を通り抜けて細胞内に流入し，蛋白分解酵素の活性化につながり筋の崩壊が起こるとされている．その他の多くの病型についても，原因遺伝子や構造物との関係が明らかにされている．

### 3）診断

臨床症状と病歴，家族歴，検査所見等から診断を絞り込む．筋ジストロフィーの他の病型，あらゆるミオパチー，一部の神経疾患が鑑別疾患として挙げられる．筋細胞の壊死，再生に伴う逸脱酵素である血清クレアチンキナーゼ

■ 表1　筋ジストロフィーの病型

| 遺伝形式 | 従来の分類 | 新分類 | 遺伝子座 | 遺伝形式 | 従来の分類 | 新分類 | 遺伝子座 |
|---|---|---|---|---|---|---|---|
| 伴性劣性 | Duchenne型 | DMD | Xp21.2 | 常染色体劣性 | 肢帯型 | LGMD2A | 15q15.1-q21.1 |
| | Becker型 | BMD | | | | LGMD2B | 2p13.3-p13.1 |
| | Emery-Dreifuss型 | EDMD | Xp28 | | | LGMD2C | 13q12 |
| 常染色体優性 | 筋強直性ジストロフィー | DM1 | 19q.2-q13.3 | | | LGMD2D | 17q12-q21.33 |
| | | DM2 | 3q13.3-q24 | | | LGMD2E | 4q12 |
| | 肢帯型 | LGMD1A | 5q31 | | | LGMD2F | 5q33 |
| | | LGMD1B | 1q21.2 | | | LGMD2G | 17q12-q21.33 |
| | | LGMD1C | 3q25 | | | LGMD2H | 9q31-q34.1 |
| | | LGMD1D | 7q | | | LGMD2I | 19q13.3 |
| | | LGMD1E | 6q23 | | | LGMD2J | 2q24.3 |
| | | LGMD1F | 7q32.1-q32.2 | | 福山型先天性 | FCMD | 9q31-q34.1 |
| | 顔面肩甲上腕型 | FSHMD1 | 4q35 | 先天性 | 非福山型先天性 | MDC1A | 6q22-23 |
| | 眼咽頭型 | OPMD | 14q11.2-q13 | | | MDC1B | 1q42 |
| | | | | | | MDC1C | 19q13.3 |
| | | | | | | MDC1D | 22q12.3-q13.1 |
| | | | | | 筋眼脳病 | MEB | 1p34-p33 |
| | | | | | Walker-Warburg症候群 | | 9q34.1 |
| | | | | | Ullrich型先天性 | | 21q22.3 |

(川井, 2005)[1]

(creatine kinase；CK)の上昇が特徴的である．DMDでは，乳幼児期に非常に高く，10,000 IU/Lを超えることも稀ではない．CK値は，筋量が多く活動性が高いときにより高値を示すため，症状が明らかでないか軽度の時期のほうが高い傾向にある．病期が進行すれば，CK値は徐々に低下する．

確定診断は，筋生検あるいは遺伝子診断で行われる．確定診断にあたっては，遺伝カウンセリングを考慮する．遺伝子変異にはいくつかのタイプがあり，遺伝子診断ですべて確定するわけではない．病理診断の際にジストロフィン免疫染色を組み合わせることにより診断精度が向上する．

### 4）予後

自然経過では，平均20歳で死亡するとされ，死因は呼吸不全が多く，次いで心不全とされていた．現在有効とされている治療は，副腎皮質ステロイドと心不全治療，人工呼吸器管理等である．近年は，これらの治療と栄養状態の改善やリハ等さまざまな要素により，平均生存年齢は延長している．わが国では非侵襲的陽圧換気療法(noninvasive positive pressure ventilation；NPPV)と適切な呼吸リハおよび心不全の治療により平均生存年齢が39.6歳に達したとする報告もある[2]．

## 障害構造と評価

### 1）疾患の進行度をおおまかにとらえる

**Swinyardの分類**(表2)[3]は，もともとDMDのみを対象としたものではないが，その進行の状況によく合っており，わが国ではDMDの評価法としてよく用いられてきた．厚生省研究班による分類〔**筋ジストロフィー機能障害度の厚生省分類(新分類)**〕(表3)[4]はこれをもとにして，和式生活の要素を取り入れたものである．いずれも，障害の進行の順序をよく反映しており，次に起こるADL低下の要素を想定するうえで有用である．

また，上肢機能の障害の進行については，松家らの分類〔**上肢運動機能障害度分類(9段階法)**〕(表4)[5]が近位筋から遠位筋に筋力低下が

■ 表2　Swinyardの分類

1. 動揺性歩行と著明な前弯を呈するが階段や坂を介助なしに登れる．
2. 動揺性歩行と著明な前弯を呈し，階段や坂を登るのに支えが必要である．
3. 動揺性歩行と著明な前弯を呈し，階段や坂は登れないが，普通の高さの椅子から立ち上がることができる．
4. 動揺性歩行と著明な前弯を呈し，普通の高さの椅子から立ち上がれない．
5. 車椅子自立．座位姿勢がよく，車椅子で日常生活動作が自立している．
6. 車椅子介助．車椅子駆動はできるがベッドや車椅子上で介助が必要．
7. 車椅子介助．車椅子駆動は短距離のみ可能で，姿勢保持に背もたれが必要．
8. 寝たきり．どの日常生活動作にも最大介助が必要．

(Swinyard et al, 1957)[3]

■ 表3　筋ジストロフィー機能障害度の厚生省分類（新分類）

| | |
|---|---|
| Stage I | 階段昇降可能<br>a. 手の介助なし<br>b. 手の膝押さえ |
| Stage II | 階段昇降可能<br>a. 片手手すり<br>b. 片手手すり膝手<br>c. 両手手すり |
| Stage III | 椅子から起立可能 |
| Stage IV | 歩行可能<br>a. 独歩で5m以上<br>b. 一人では歩けないが物につかまれば歩ける(5m以上)<br>　1)歩行器　2)手すり　3)手びき |
| Stage V | 起立歩行は不可能であるが，四つ這いは可能 |
| Stage VI | 四つ這いも不可能であるが，いざり這行は可能 |
| Stage VII | いざり這行も不可能であるが，座位の保持は可能 |
| Stage VIII | 座位の保持も不能であり，常時臥床状態 |

(神野，2011)[4]

■ 表4　上肢運動機能障害度分類（9段階法）

1. 500g以上の重量を利き手に持って前方に直上挙上する
2. 500g以上の重量を利き手に持って前方90°まで挙上する
3. 重量なしで利き手を前方に直上挙上する
4. 重量なしで利き手を前方90°まで挙上する
5. 重量なしで利き手を肘関節90°以上屈曲する
6. 机上で肘伸展による手の水平前方への移動
7. 机上で体幹の反動を利用し肘伸展による手の水平前方への移動
8. 机上で体幹の反動を利用し肘伸展を行ったのち，手の運動で水平前方への移動
9. 机上手の運動のみで水平前方への移動

(松家・他，1983)[5]

進行していく際に可能な動作の推移を表している[4,5]．

筋の障害に関しては順序がおおむね決まっていると考えられており，四肢の筋CTによる報告がある．CTやMRIで筋を画像的に検討することはときとして有効である．

## 2) 機能障害の評価

### (1) 四肢・体幹の評価

#### ①筋，腱の短縮

筋，腱の短縮は早期より起こっていると考えられるが，DMDでは下肢筋の短縮は，ハムストリングス→腓腹筋→腸腰筋→足内反筋の順にみられるとされる．これらの筋の短縮は，歩容や動作に影響し，最終的に著明な変形につながることもしばしばである．これらの筋，腱はストレッチの対象となるため，歩行開始の時期あるいはそれ以前より継続的にその短縮の有無，度合いを評価することが必要である．腸脛靱帯は，股関節伸展・外転位，膝関節屈曲位で徐々に内転しながら内転不足角度を計測する．

#### ②上肢の拘縮

上肢の拘縮は，下肢よりも遅く発生することが一般的である．肩関節の屈曲制限，内転拘縮，肘関節の屈曲拘縮，前腕の回内拘縮，手指のスワンネック変形が多い．

#### ③四肢の筋力

四肢の筋力評価は，**Danielsらの方法**(p32参照)等一般的に用いられている方法で行う．関節拘縮や変形等が著明で規定の検査姿勢が取れない場合には，厚生省研究班により変法が規定されている[6]が，実際には但し書きで対応することで十分と考えられる．しかし，いずれの場合もtrick motionには注意が必要である．

④脊柱変形

体幹筋は早期に筋力低下をきたし，脊柱変形は徐々に進行する．脊柱変形には，前弯を呈し側弯が目立たないタイプと，後弯を呈し側弯の進行が速いタイプとがある．前者では後者に比べ，座位保持の際の安定性は高いが，胸椎で前弯が高度になると胸郭の前後径が極端に減少し，呼吸状態に影響することがある．胸部CT等で，胸郭，脊椎，気管等の位置関係を確認することが有用な場合がある．いずれにせよ，脊柱変形は臥位，座位で個別に評価する必要があり，座位バランスが低下してきた際には座位保持が重要な問題となるので，静的，動的な座位について評価する．

(2) 知的問題の評価

ジストロフィンは脳にも分布するとされ，DMDでは平均してIQが10程度低いといわれる．評価には，WAIS-Ⅲ（p53参照）ないし年齢に応じてWISC-Ⅳ（p68参照）等が用いられる．またDMDでは，動作性IQよりもむしろ言語性IQのほうが低い傾向にあるとの報告もある．

(3) 呼吸の評価

DMDでは呼吸筋力低下による肺胞低換気が必発であるが，多くの症例でNPPVが適応となる．吸気筋，呼気筋両方の筋力低下が徐々に進行するが，吸気筋筋力低下により肺活量が減少すると肺・胸郭のコンプライアンスが低下する．また，呼気筋筋力低下は，肺活量の減少とも相まって気道クリアランスの低下をきたす．DMDでは，移動能力を失う前に労作性呼吸困難を生じることはほとんどなく，最初にみられるのは夜間低換気による症状である．また，表5に示す症状や徴候は，慢性肺胞低換気のものである可能性を念頭に置き，注意深く観察する可能性がある．

DMDの呼吸リハは，呼吸筋力低下に起因するこれらの問題に対し，NPPV等機械を用いた手段がうまく作用するような身体状況を維持すること，そしてその状態であっても行動範囲を広げQOLを向上させることを目指すものである．

■ 表5　慢性肺胞低換気症状および徴候

- 疲労，息苦しさ，朝または持続性頭痛，朝の倦怠感・食欲不振，昼間の眠気，睡眠時に頻回の覚醒や体位交換要求，呼吸困難などの悪夢．
- 集中力低下，イライラ感，不安，学習障害，学業成績低下，記憶障害．
- 筋肉痛，性欲低下．
- 呼吸障害による心不全徴候や症状としての発汗や頻脈，下腿浮腫．
- 嚥下困難，上気道分泌物の増加，言葉が途切れがち，移動時や食事中のチアノーゼ．
- 胸腹部の呼吸パターンの異常，頸部前屈筋力の弱化．
- 体重減少（増加不良），肥満．

（日本リハビリテーション医学会，2014）[7]

DMDの呼吸の評価は，まず慢性肺胞低換気の症状や徴候の有無をチェックすることから始める．また，外来ないしベッドサイドでできる検査として，**肺活量**（vital capacity；VC），**咳のピークフロー**（cough peak flow；CPF），**最大強制吸気量**（maximum insufflation capacity；MIC），**酸素飽和度**（SpO$_2$），**経皮または呼気終末炭酸ガス分圧**（transcutaneous CO$_2$ tension；TcCO$_2$，またはend-tidal CO$_2$ tension；EtCO$_2$）が必要とされている．CPFが低値の場合等は徒手による咳介助（図1）の際のCPFを測定する．TcCO$_2$またはEtCO$_2$の測定が困難な場合は，**動脈血ガス検査**が行われる．

VCについては，必ずしも検査室で行う必要はなく，マウスピースやフェイスマスクにハロースケールを接続して，ベッドサイドや外来で行うことで十分である（図2）．CPFについても同様にピークフローメータを用いて測定する．

MICとは，最大吸気の後にさらに救急蘇生バッグ等で肺に空気を送り込み，息を溜めた後にVCと同様の手技で測定された空気の量である．これは，肺の他動ROMに近い概念であり，さらに息を溜めるだけの喉頭の機能が必要とされる．NPPVによる換気を維持するためには，VCの低下にかかわらずMICを維持することが重要とされている．

呼吸の評価は，覚醒時と睡眠時の両方を行う必要があり，神経筋疾患・脊髄損傷の呼吸リハ

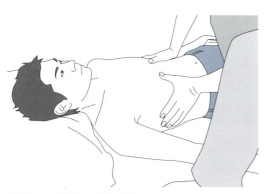

■ 図1　徒手による咳介助
患者の咳のタイミングに合わせて胸郭下部ないし上腹部を圧迫し、咳の流速を上げる．これに合わせて、CPF（咳のピークフロー）を測定することでその効果を評価することができる．

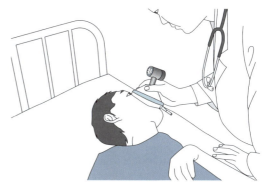

■ 図2　ベッドサイドでのVC（肺活量）の測定
フェイスマスクにハロースケールを接続して測定する．口唇の機能が十分であればフェイスマスクの代わりにマウスピースを用いてもよい．

■ 表6　筋ジストロフィーにおける慢性期の呼吸機能検査の推奨頻度

| | | | $SpO_2$ | VC | MIC | CPF | 介助咳のCPF | $TcCO_2$ または $EtCO_2$ |
|---|---|---|---|---|---|---|---|---|
| 覚醒時 | 歩行可 | | 適宜 | 年1回 | | | | |
| | 歩行不可 | 低換気が疑われる、または%VC＜50%、またはNPPV使用 | 適宜 | 年1〜2回 | | 年1〜2回 | | |
| | | 12歳以上でVC＜1,500 mLまたは%VC＜50% | 適宜 | 年1〜2回 | 年1〜2回 | 年1〜2回 | | |
| | | 12歳以上でCPF＜270 L/分、または12歳未満で咳機能低下が疑われる場合 | 適宜 | 年1〜2回 | | 年1〜2回 | 年1〜2回 | |
| 睡眠時 | 肺胞低換気症状・徴候がある場合、または%VC＜40%、$EtCO_2$＞45 mmHgまたは$SpO_2$＜95% | | ○ | | | | | ○ |

（日本リハビリテーション医学会，2014，文献7を参考に作成）

ビリテーションガイドラインでは，表6のような検査項目と頻度が推奨されている[7]．

### (4) 心機能の評価

DMDでは、骨格筋機能障害の程度とは無関係に拡張型心筋症に類似した病態が生じる．移動能力が失われた後には、労作性の症状がみられないため、自覚症状を伴わないまま心機能障害が進行していく．したがって通常、心不全症状出現時には既に心機能障害がかなり高度となっている．最近では薬物治療の進歩により心不全の予後は改善しており、適切な時期に治療を開始するために定期的な検査は欠かせない．一般には、**血清脳性ナトリウム利尿ペプチド（brain natriuretic peptide；BNP）測定**と**心エコー検査**が行われる[8]．

### (5) 嚥下・栄養の評価

摂食嚥下障害は、窒息、誤嚥、体重減少、脱水を引き起こすため、適切な評価、治療が必要である．DMDでは開咬、巨舌や咀嚼筋力低下による咀嚼の問題がみられる場合がある．進行すると摂食嚥下障害の頻度も徐々に増加するが、嚥下障害を疑う症状は、固形物の食べにくさ、食事時間の延長（30分以上）、食事回数の増加、食事により惹起される疲労、窒息感、流涎、食物の口腔内貯留、湿性嗄声、食後の咳、脱水等である．また、誤嚥性肺炎、予期しない呼吸機能低下や不明熱、10%以上の体重減少がみられた場合は嚥下障害を疑う．これらの症状や徴候

に注意することやさまざまな食形態での嚥下状態の観察が重要である．そのうえで必要に応じ，**嚥下造影検査（VF）**（p 120 参照）や**嚥下内視鏡検査（VE）**（p 119 参照）を施行する．

　疾患の進行に伴い，まず移動能力や活動性の低下，そして呼吸状態の変化，摂食嚥下機能の低下により栄養障害や体重過多あるいは減少がしばしばみられる．体重の定期的な計測が有用である．

### 3）活動制限の評価

　DMDでは多くの症例において一旦ADLが自立するため，その後失われていくADLの評価が中心となる．前述した疾患の進行度の分類も能力低下を基準としたものである．ADL評価法としては，**FIM（Functional Independence Measure）**（p 154 参照）等一般的な評価法を基本とし，もし必要があれば詳細に評価する．筋ジストロフィー専門施設等では，疾患特異的なADL評価法が用いられる場合もあるが，どの評価法を用いるかは人的，物的な環境に左右されると考えられる．

　移乗やセルフケアについては，筋力の単純平均が3前後を境にして，FIMの点数が大きく変化することが報告されている（図3）[9]．これより，部分介助の期間は短く，短期間で自立から重度介助あるいは全介助に移行することが想像される．

　疾患の進行に従って，装具，車椅子，電動車椅子，自助具，その他の機器が導入され，動作，ADLの改善が図られるため，それらの補装具，機器の有効性をみるうえでも活動制限の評価は重要である．

### 4）参加制約の評価

　筋ジストロフィーに限らず，進行性の神経筋疾患は進行に従って介護度が増大する．また，呼吸障害によりNPPV等人工呼吸器を使用する場合は，その管理を含め多くの負担が介護者にかかることになり，多くの技術を習得してもらう必要が生じる．DMDの場合は，小児発症であるため，両親，特に母親が主介護者になることが多い．しかし，遺伝性疾患であるため兄

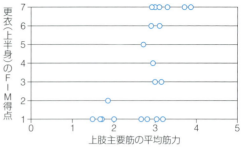

a）上肢筋力と更衣（上半身）との関係

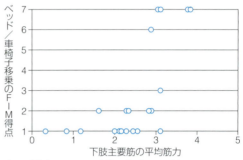

b）下肢筋力とベッド/車椅子移乗との関係

（Uchikawa et al, 2004）[9]

■ 図3　DMD の筋力と ADL との関係
横軸は主要筋のMMTの単純平均，縦軸はその項目のFIMの点数を示す．aは上肢筋力と更衣（上半身）との関係，bは下肢筋力とベッド/車椅子移乗との関係を示す．

弟に同病がいる場合もあり，家族状況や介護者の状況等を十分に把握する必要がある．DMDは，性染色体劣性遺伝であるため，通常母親が保因者である（前述したように突然変異が多いため，この場合はその限りでない）．一般に保因者は健常であると考えられているが，最近保因者にも筋ジストロフィー類似の症状がみられる例がある[10]ことが報告されており，注意が必要である．

### 5）QOL の評価

　DMDでは，進行するにつれ介助量は増加していき，ADL等の評価ではさまざまなアプローチの効果，意義が数値的に表せないという状態に陥る．そのような中，QOLを評価する試みが行われてきている．厚生労働省研究班では，本疾患に特化した**MDQoL-60**[11]を開発し報告している．その他にもQOL評価法は数多いが，その使用の実際については今後の検討が待たれる．

〔花山耕三〕

■ 表7　筋ジストロフィーの評価一覧

| 障害 | | 評価方法 | 評価項目と目的 |
|---|---|---|---|
| 機能障害 | 拘縮，筋・腱の短縮 | 関節可動域検査 | 理学療法等の適応・効果判定 |
| | 筋力低下 | 徒手筋力検査，筋CT | 疾患の進行度の把握，理学療法等の適応・効果判定 |
| | 脊柱変形 | 姿勢評価，脊椎X線，胸部CT | シーティングの適応・効果判定 |
| | 知的問題 | WAIS-Ⅲ，WISC-Ⅳ | 知的能力の把握 |
| | 呼吸障害 | 肺活量，咳のピークフロー，最大強制吸気量，酸素飽和度，経皮または呼気終末炭酸ガス分圧，動脈血ガス検査 | 呼吸障害の程度の把握，各種手技・機器の適応・効果判定 |
| | 心機能障害 | 血清脳性ナトリウム利尿ペプチド測定，心エコー検査 | 心機能の把握，治療の適応・効果判定 |
| | 嚥下障害 | 嚥下造影検査，嚥下内視鏡検査 | 嚥下機能の把握，嚥下に対するアプローチの適応・効果判定 |
| | 栄養障害 | 体重測定 | 栄養状態の把握 |
| | 上肢機能障害 | 上肢機能の段階分類 | 上肢機能評価，疾患の進行度の把握 |
| 活動制限 | 歩行障害 | Swinyardの分類，筋ジストロフィー機能障害度の厚生省分類 | 疾患の進行度の把握，理学療法等の適応・効果判定 |
| | ADL障害 | Barthel Index，FIM | 日常生活能力，必要な介助の評価 |
| 参加制約 | 在宅生活困難 | 介護者の評価 | 介護能力の評価，介護指導 |

文献

1) 川井 充：筋ジストロフィーの研究の進歩と臨床への応用. MB Med Reha 51：1-8, 2005.
2) Ishikawa Y et al：Duchenne muscular dystrophy：survival by cardio-respiratory interventions. Neuromuscul Disord 21：47-51, 2011.
3) Swinyard CA et al：Gradients of functional ability of importance in rehabilitation of patients with progressive muscular and neuromuscular diseases. Arch Phys Med Rehabil 38：574-579, 1957.
4) 厚生労働省精神・神経疾患研究開発費筋ジストロフィーの集学的治療と均てん化に関する研究（主任研究者：神野進）：筋ジストロフィーのリハビリテーションマニュアル, 2011. ：http://www.carecuremd.jp/images/pdf/reha_manual.pdf
5) 松家 豊・他：筋ジストロフィー症の上肢機能障害の評価に関する研究. 厚生省神経疾患研究委託費研究報告書筋ジストロフィー症の疫学，臨床および治療に関する研究―昭和57年度, 1983, pp116-121.
6) 厚生省精神・神経疾患研究委託費 筋ジストロフィーの療養と看護に関する臨床的・社会学的研究班リハビリテーション分科会編：筋ジストロフィーのリハビリテーション―理学療法・作業療法―運動機能評価（改訂）. 徳島出版, 1994.
7) 日本リハビリテーション医学会監：神経筋疾患・脊髄損傷の呼吸リハビリテーションガイドライン, 金原出版, 2014.
8) 田村拓久：心不全のマネジメント. 筋ジストロフィーのマネジメント（Duchenne型を中心に）, 医学のあゆみ 226：341-344, 2008.
9) Uchikawa K et al：Functional status and muscle strength in people with Duchenne muscular dystrophy in the community. J Rehabil Med 36：124-129, 2004.
10) 足立克仁：Duchenne型筋ジストロフィー女性保因者の症状発現―骨格筋, 心筋と中枢神経系. 医療 60：603-609, 2006.
11) 国立病院機構 神経・筋疾患ネットワーク：介入の効果判定のための筋ジストロフィーQOL評価尺度MDQoL-60の開発：http://www.pmdrinsho.jp/MDQoL/MDQoLreport.pdf（2015年12月26日閲覧）

II章　疾患編

# 11. 外傷性・絞扼性末梢神経障害

## 障害像

### 1）病理学的・電気診断学的病態

さまざまな外傷や圧迫，絞扼に起因する末梢神経障害を評価するうえで，その病態を理解することは必須である．これらの知識は**神経伝導検査**（Nerve Conduction Study；NCS）と**針筋電図**（Needle Electromyography；Needle EMG）を中心とする**電気診断**（Electrodiagnosis；EDX）検査の所見と合わせて考えていくと理解しやすい．

**（1）脱髄**

脱髄とは末梢神経に加えられる圧迫や擦過等の侵害的な外力で髄鞘が障害され，軸索から剥離された状態をいう．病理学的には髄鞘を形成するSchwann細胞の障害を認める．髄鞘は有髄線維に存在し，神経伝達の跳躍伝導に寄与する．髄鞘に損傷が生じると伝導遅延が生じ，さらに重度になると伝導は途絶する．これを伝導ブロックとよぶ．

**図1a**は正常な運動神経の模式図と**運動神経伝導検査**（Motor Nerve Conduction Study；MCS）で記録した複合筋活動電位（compound muscle action potential；CMAP）である．手掌，手首および肘部と刺激部位が異なってもCMAP形態にはほぼ変化はなく，振幅，持続時間とも同等である．図1bの波形は手首刺激で導出されたCMAPの潜時が正常と比し延長しており，伝導遅延の所見である．さらに手掌刺激で記録したCMAPに比し，手首刺激で振幅が低下している．これは伝導していない運動神経線維が存在することを意味し，伝導ブロックと断定できる．一方，手首と肘部刺激での

CMAPには変化がないことから，手掌と手首の間に限局した脱髄が生じていると考えてよい．このような所見は絞扼性末梢神経障害で最も発生頻度の高い手根管症候群（carpal tunnel syndrome；CTS）で観察される．また，**感覚神経伝導検査**（Sensory Nerve Conduction Study；SCS）では，記録部位と刺激部位間に伝導ブロックが生じると，記録される感覚神経活動電位（sensory nerve action potential；SNAP）の振幅は低下するが，そこより遠位で刺激を行った場合，振幅は保たれる．

また，機能予後については主な病態が脱髄であれば，原因の除去で速やかな再髄鞘化が生じるので，良好な機能予後が期待できる．

**（2）軸索変性**

軸索変性は脱髄とともに末梢神経障害の病理学的ならびに電気生理学的病態の主体を成し，外傷による切断や絞扼に起因し生じる．脱髄のみであれば良好な予後が期待できるのに対し，軸索変性ではその原因により回復が困難か，再生が得られたとしても回復に時間を要する．すなわち，重症であることを意味し，その診断は重要である．

軸索変性におけるNCSの所見は，前述した脱髄と対象的である．図1cに外傷により部分的損傷を受けた末梢神経の模式図とCMAP波形を示した．損傷部位より末梢の軸索はワーラー変性に陥っているため，損傷した神経線維からは手首，肘部のいずれで刺激しても活動電位は誘発されない．よって，刺激部位によらずCMAP振幅は低下する．この波形は上腕部のガラスによる切創後に下垂手を生じ橈骨神経麻痺と臨床診断された症例で，固有示指伸筋から

a）健常者
　手掌，手首，肘と刺激部位を変えても CMAP 波形はおおむね同じである．

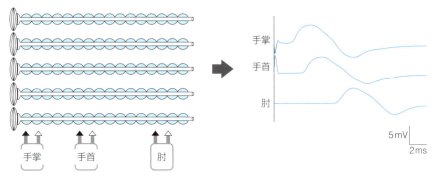

b）脱髄
　手首刺激時の CMAP 波形は立ち上がり潜時が健常者と比較して延長している．また，手掌刺激時と比較して低幅である．手首刺激時と肘刺激時の CMAP 波形はほぼ同じで，手掌と手首の間に脱髄をきたしているものと推測される．

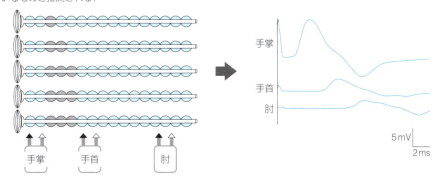

c）軸索変性
　前腕刺激時と上腕刺激時のCMAP波形はいずれも低振幅で差がない．軸索変性でみられる所見である．

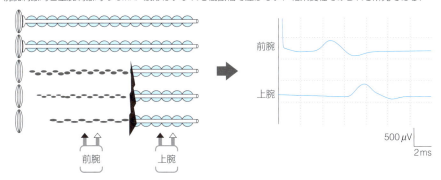

■ 図1　末梢神経障害の病態
末梢神経が5つの運動単位により構成されていると仮定した模式図．波形は運動神経伝導検査で記録した CMAP 波形．

記録し病変部位を挟んで前腕と上腕近位部で刺激したCMAPはいずれも低振幅であり，軸索変性に典型的である．また，SCSでは，障害部位より遠位で記録するSNAPの振幅は低下する．図2は同例の橈側手根伸筋で記録した安静時の needle EMG 波形で，いわゆる脱神経電位が観察される．

(3) Seddon の分類

　Seddon は末梢神経障害を病理学的に neurapraxia，axonotmesis および neurotmesis の3つに分類した[1]．前述した脱髄は neurapraxia に該当し，適切な治療により比較的良好な予後が期待できる．axonotmesis と neurotmesis はいずれも軸索変性を呈し重症である．前者は軸

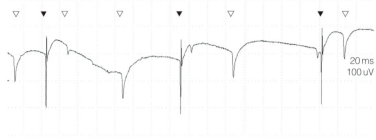

■ 図2　陽性鋭波と線維自発電位
陽性鋭波（▽）：急峻な陽性（下向き）の電位とそれにつづく持続の長い陰性電位から成る波形．振幅50〜300 μV，持続時間5〜20 msの2相性波形．針電極の刺入や移動に伴い出現しやすく，ほぼ一定の間隔で規則的に発射し，スピーカーから「ポッポッポッ」というリズミカルな音が発せられる．
線維自発電位（▼）：第1相が陽性となる2相ないし3相性の自発電位．振幅20〜500 μV，持続時間は短く1〜5 msである．スピーカーからは「パチパチパチッ」という特徴的な音が発せられる．

索と髄鞘が完全に断裂しているが，神経内膜，周膜および上膜といった構造は残存し，長期間を要するものの軸索が再生する可能性がある．一方，後者は最も重症な完全神経断裂ないし重度に肉芽組織に置換された状態をいい，外科的手術なしには回復し得ない．両者の鑑別は電気生理学的には困難で，開放創があって神経切断が肉眼的に確認されるか（neurotmesis），あるいは経過中にEDXで神経再生の所見を確認できた場合（axonotmesis）のみである．

ただし，前述したそれぞれの病態が症例ごとに必ずしもクリアカットに存在しているわけではない．絞扼性障害では神経の圧迫が持続的に加わることで障害は進行する．初期には伝導遅延のみであったものが伝導ブロックとなり，さらに一部の神経線維に部分的な軸索変性を呈する．放置すれば再生困難な状態に陥る．症状が進行していく経過でこれらの病態が混在していると考えるのが現実的である．EDXでは，そのときどきに主体となっている病態を決定することに主眼を置く．

### 2）EDXによる評価への流れ

末梢神経障害を評価しリハ処方につなげるにあたり，重要なのが臨床診断である．EDXはある疾病が存在するという前提に基づいて検査を実施し，そのうえでその疾病に矛盾しない検査結果であるか，合致しない所見かで結論を出す．NCSの方法やneedle EMGの実施部位は無数に存在するので，必要のない検査まで実施することとなり合理性を欠く．

まず，主訴や病歴に関する情報を問診により把握する．実際，これのみで臨床診断が可能なことがしばしばである．診察では神経学的所見や特徴的な徴候の有無を確認する．さらに，必要であれば画像診断の情報を収集し鑑別診断に生かすべきである．これらにより，検査に入る段階では1つの臨床診断，あるいはそれに加えいくつかの鑑別診断が挙がる状態までにしておきたい．

## 主な外傷性・絞扼性末梢神経障害

### 1）手根管症候群

#### (1) 手根管症候群（CTS）とは

手根管は手根骨と屈筋支帯に囲まれた閉鎖空間で，その内部を正中神経と他に手指と手関節の屈筋腱が通過する．CTSでは手根管内での正中神経の圧迫や反復される刺激によって引き起こされ，手関節部より遠位の正中神経支配域における疼痛や感覚障害，および支配筋の筋力低下や萎縮を呈する．

#### (2) 評価のポイント（表1）[2]

①臨床診断

いわゆる「しびれ感」（異常知覚）は頻発する臨床症状で，夜間から起床時に増悪する．必ず

## ■ 表1 手根管症候群 評価のポイント

a) 機能障害および特徴的な徴候

| | 障害 | 診断に肯定的な所見 | 診断に否定的な所見 |
|---|---|---|---|
| 機能障害 | 運動障害 | 母指球筋の筋力低下，萎縮 | 正中神経近位部ニューロパチーを示す所見<br>　母指IP関節屈曲筋力の低下<br>　前腕回内筋力の低下，長掌筋腱の消失 |
| | 感覚障害 | 第1~4指橈側の触覚鈍麻<br>（異常知覚は第1~5指，手掌全体に生じ得る）<br>夜間，起床時および作業時に強い異常知覚 | 母指球部の触覚鈍麻 |
| | 疼痛 | 作業時に増強する疼痛 | 頸部および肩，腕への放散痛 |
| | 徴候 | Phalen徴候，Tinel徴候 | 上腕二頭筋腱，三頭筋腱反射の低下・消失 |

b) 電気診断検査

| | 検査法 | 神経（部位）・筋肉 | Key point |
|---|---|---|---|
| 電気診断 | 運動神経伝導検査 | 正中神経 MCS（Guideline），F波<br>尺骨神経 MCS，F波 | 正中神経 SCS が正常な場合，以下で精査<br>環指比較法（Standard） |
| | 感覚神経伝導検査 | 正中神経 SCS（Standard）<br>尺骨神経 SCS | 母指比較法（Standard）<br>混合神経比較法（Standard）<br>分節比較手首・手掌法（Standard）<br>第2虫様筋骨間筋比較法（Option） |
| | 針筋電図検査 | 短母指外転筋 | 鑑別診断目的（短母指外転筋で異常ありのとき）<br>第1背側骨間筋（C8, T1神経根症）<br>橈側手根伸筋，上腕三頭筋（C6, 7神経根症）<br>橈側手根屈筋，円回内筋，長掌筋（正中神経支配近位ニューロパチー） |

(Preston et al, 2013)[2]

しも正中神経支配領域にとどまらず，手全体から前腕，さらに肩周囲にまで及ぶこともあるが，触覚や痛覚低下といった他覚的な感覚障害は正中神経支配域にのみ観察される場合が多い[3]．なお，母指球部の表在覚は，前腕遠位部で分岐し手根管を通過しない手掌枝で支配されており，他覚的感覚障害を認めることはない．疼痛は作業関連痛ともいわれ，手の使用に伴い増強する．神経刺激徴候として手根管部を叩打した際に異常知覚が正中神経支配の手指に放散する Tinel 徴候や，他動的に手首を掌屈位で保持させると30秒~2分で異常知覚が出現あるいは増強する Phalen 徴候がある．いずれも CTS の検出に感度が高いが，後者のほうがより高感度で偽陽性が少ない[2]．

②電気診断

アメリカ筋電図学会の診断指針[4]では示指または中指で施行する正中神経 SCS が"Standard"と位置づけられ，手根管を挟んだ導出部-刺激部位間の感覚神経伝導速度（sensory nerve conduction velocity；SCV）の低下を確認する．MCS は短母指外転筋導出で実施し，やはり手根管を挟んだ手首刺激での遠位潜時の延長の有無を評価する．ただし，正中神経 MCS の異常検出感度は正中神経 SCS より劣るため，推奨度は1ランク低い"Guideline"である．なお，軽症 CTS ではこれらの NCS で異常が検出されないことが少なくない．この場合，より高感度とされる比較検査法の実施が推奨されており，診断に役立つ（表1）．一方で，手根管部以外，すなわち手首より近位部の正中神経に伝導異常がないこと，さらに正中神経以外の同肢の主要な末梢神経である尺骨神経の MCS および SCS が正常であることも他疾患の除外に必要である．

## 2) 肘部尺骨神経障害

### (1) 肘部尺骨神経障害（ulnar neuropathy at the elbow；UNE）とは

上肢に発生する絞扼性障害で CTS に次いで

■ 表2　肘部尺骨神経障害 評価のポイント

a) 機能障害および特徴的な徴候

| | 障害 | 診断に肯定的な所見 | 診断に否定的な所見 |
|---|---|---|---|
| 機能障害 | 運動障害 | 小指球筋，骨間筋，第3，4虫様筋の筋力低下，萎縮<br>小指DIP関節，手首掌屈の筋力低下（ギヨン管症候群を除外） | 正中神経ニューロパチーを示す所見<br>　母指外転筋群の筋力低下<br>C8，T1神経根症を示す所見<br>　示指伸展の筋力低下 |
| | 感覚障害 | 第4，5指尺側<br>小指球部，手背尺側の感覚障害（ギヨン管症候群を除外） | 腕神経叢より近位の病変を示す所見<br>　前腕内側の感覚障害 |
| | 徴候 | 鷲手変形，Froment徴候，Tinel徴候 | 頸部および肩〜上肢痛 |

b) 電気診断検査

| | 検査法 | 神経（部位）・筋肉 | Key point |
|---|---|---|---|
| 電気診断 | 運動神経伝導検査 | 尺骨神経MCS（小指外転筋導出）(Standard)<br>同F波<br>正中神経MCS，F波 | 左記で異常がない場合<br>　インチング法<br>　尺骨神経MCS（第1背側骨間筋導出）<br>　前腕筋導出MCS |
| | 感覚神経伝導検査 | 尺骨神経SCS（小指）(Standard)<br>正中神経SCS | 異常があればギヨン管症候群を除外<br>　尺骨神経SCS（手背皮枝） |
| | 針筋電図検査 | 第1背側骨間筋<br>小指外転筋<br>尺側手根屈筋，深指屈筋 | 鑑別診断目的（短母指外転筋で異常ありのとき）<br>　短母指外転筋（内側神経束〜C8，T1神経根症）<br>　固有示指伸筋（下神経幹〜C8，T1神経根症） |

（Preston et al, 2013）[6]

頻度が高い[5]．尺骨神経支配域の感覚障害，運動障害として骨間筋の筋力低下や萎縮が目立ち，進行すると鷲手変形（claw hand）をきたす．EDXの目的は高位診断である．具体的には，絞扼部位を限定するか，UNEと臨床所見が類似したギヨン管症候群（Guyon's canal syndrome；GCS）や腕神経叢麻痺，あるいはC8，T1神経根症を鑑別する．

**(2) 評価のポイント**（表2）[6]

① 臨床診断

感覚障害の分布による鑑別は重要で，まず，手背尺側部（尺骨神経手背皮枝）や小指球部（同手掌皮枝）の感覚障害がない場合にはGCSの可能性を考慮する．また，前腕内側部（内側前腕皮神経支配域）に感覚障害があれば腕神経叢麻痺（内側神経束）か，より近位部，T1神経根での障害を念頭に置く．

運動障害として，尺骨神経支配の前腕筋，すなわち尺側手根屈筋や第4，5指の深指屈筋に筋力低下があればGCSは否定的で，UNEないしより近位部の障害である．母指掌側外転（短母指外転筋，正中神経支配）あるいは示指伸展（固有示指伸筋，橈骨神経支配）の筋力低下は腕神経叢麻痺か，より近位部での異常を示唆する．

UNEでは中等度から重症例で，環指と小指の中手指節（MP）関節が過伸展し近位指節間（PIP）および遠位指節間（DIP）関節は屈曲位を取る．これらは第3，4虫様筋の筋力低下の結果生じる．同時に，各指が骨間筋筋力低下のため外転位を取る．これが鷲手変形の実態である．背側骨間筋と母指内転筋の筋力低下により母指と示指でのピンチ力が低下するため，紙をつまむ動作時に長母指屈筋や示指屈筋群の筋力で指節間関節を強固に屈曲させ把持力を代償しようとするFroment徴候は有名である．Tinel徴候の有無も臨床診断に有用である．UNEの好発部位は肘近位部から遠位部まで広いので，尺骨神経溝を中心にその有無を広く観察すべきである．

② 電気診断

小指外転筋導出で行う尺骨神経MCS，およびSCSの実施がアメリカ筋電図学会の診断指

■ 表3 橈骨神経麻痺 評価のポイント

a) 機能障害および特徴的な徴候

| | 障害 | 診断に肯定的な所見 | 診断に否定的な所見 |
|---|---|---|---|
| 機能障害 | 運動障害 | 下垂手<br>下垂指(後骨間神経麻痺)<br>肘伸展筋力低下(腋窩より近位部病変)<br>肘屈曲の軽度筋力低下,前腕回外筋力低下 | 後神経束の障害を示す所見<br>　肩外転の筋力低下<br>C7神経根症を示す所見<br>　手首掌屈の筋力低下 |
| | 感覚障害 | 手背橈側<br>上腕,前腕後面(腋窩より近位部病変) | |
| | 徴候 | 下垂指+手背屈時橈側偏移(後骨間神経麻痺)<br>腕橈骨筋腱反射低下(spiral grooveより近位)<br>上腕三頭筋腱反射低下ないし消失(腋窩より近位) | 頸部および肩〜上肢痛 |

b) 電気診断検査

| | 検査法 | 神経(部位)・筋肉 | Key point |
|---|---|---|---|
| 電気診断 | 運動神経伝導検査 | 橈骨神経MCS(固有示指伸筋導出)<br>正中・尺骨神経MCS,F波 | 橈骨神経MCSは健側との比較が重要<br>病態が脱髄の場合,橈骨神経SCSは正常 |
| | 感覚神経伝導検査 | 橈骨神経SCS<br>正中,尺骨神経SCS | |
| | 針筋電図検査 | 固有示指伸筋,<br>橈側手根伸筋長頭(spiral grooveより近位)<br>上腕三頭筋(腋窩より近位) | 鑑別診断目的<br>　三角筋(後神経束)<br>　橈側手根屈筋,円回内筋(C7神経根症) |

(Preston et al, 2013)[8]

針で推奨されている[7].手首,肘遠位部および近位部で刺激し,伝導速度が手首-肘遠位部間より肘遠位部-近位部間で低下していることを証明する.伝導ブロックもまたUNEの証明に重要で,CMAP振幅が肘遠位部刺激より近位部刺激で20%以上低下していればこれを疑う.これらのみで障害部位を特定できない症例ではインチング法が役に立つ.肘の遠位部から近位部まで10ないし20mmおきに刺激し,短い区間でのCMAP潜時の延長がないか詳細に評価する.

### 3) 橈骨神経麻痺

**(1) 橈骨神経麻痺とは**

下垂手を呈する末梢性麻痺として診療場面で高頻度に遭遇する.橈骨神経は腋窩後方から螺旋状に上腕骨に絡みつくように(spiral groove)骨幹部を下行し,肘関節外側に達する.筋間中隔とFrohseの腱弓部を通過するので神経の遊動性が低く,直達外力や牽引および骨折時の骨片により傷害されやすい.また,spiral grooveの上腕骨中央外側は表層を覆う筋層がないため橈骨神経が外部からの圧迫を受けやすく,圧迫麻痺を呈する.椅子の肘かけ,あるいは腕枕での圧迫が原因となるため「Saturday night palsy」の別名で知られる.

**(2) 評価のポイント**(表3)[8]

①臨床診断

下垂手で考えられる障害高位は近位からC7神経根症,腕神経叢の後神経束,腋窩部,上腕部(spiral groove)あるいは運動枝である後骨間神経(posterior interosseous nerve;PIN)である.PINの麻痺では感覚障害を伴わない下垂指を呈するが,手関節背屈の軽度筋力低下もときにきたし得る.これは尺側手根伸筋の分枝が後骨間神経の近位部から起こっているからで,その結果,手背屈時に橈側に偏移しPIN障害に特徴的な所見となる.一方,近位部障害として,まずC7神経根症の場合,手背屈のみならず掌屈にも筋力低下を伴う場合が多い.上腕三頭筋を含めた運動麻痺と上腕〜前腕後側(分枝である後上腕および後前腕皮神経支配)および手背橈側の感覚障害を呈する場合は腕神経叢麻痺か,あるいは腋窩部での障害である.肩外転筋力の低下があれば腋窩神経の障害を伴い腕神経

叢の後神経束障害と考える．

②電気診断

まず，示指伸筋から導出し実施する橈骨神経MCSで障害部位の特定を試みる．刺激は前腕部，上腕部および腋窩で行い，臨床診断から疑われる障害高位を挟んでの運動神経伝導速度（motor nerve conduction velocity；MCV）低下や伝導ブロックの有無を確認する．前腕部刺激でCMAP振幅が保たれていれば，障害の主体は脱髄（neurapraxia）と断定でき，逆に振幅低下があれば図1cに示した通り，軸索変性と考える．

### 4）腓骨神経麻痺

#### (1) 腓骨神経麻痺とは

臨床症状として下垂足を呈し，下肢の圧迫や絞扼性障害で最も頻度が高い．原因として臥床時の肢位不良やギプス，ときに装具不適合による腓骨頭部への持続的圧迫，変形や骨折等多彩である．

#### (2) 評価のポイント[9]

①臨床診断

下垂足をみたらまず足外反筋力を確認する．それが正常であれば深腓骨神経麻痺を，筋力低下があれば総腓骨神経麻痺を疑う．次に足関節内反筋力を観察し，筋力低下があれば後脛骨筋（脛骨神経支配）の麻痺であり，坐骨神経麻痺を考える．膝屈曲筋力の低下や膝外側部の感覚障害は坐骨神経より近位部での障害を支持する所見である．股関節外転（中殿筋，上殿神経），伸展筋（大殿筋，下殿神経）の筋力低下はL5やS1神経根症を示唆する重要な所見である．また，腓骨神経麻痺では，足関節背屈（L4，5支配）と母趾背屈（L5，S1支配）は同等に障害されることが多い一方で，L5神経根症では足関節背屈より母趾背屈が明らかに弱い．腓骨頭での障害例では同部位でTinel徴候が陽性になることがある．

②電気診断

まず，腓骨頭の高位での障害を疑い腓骨神経MCSを実施し，腓骨頭遠位部-近位部間でのMCV低下や伝導ブロックの有無を確認する

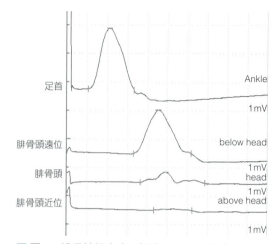

■図3　腓骨神経麻痺で観察された伝導ブロック
足首，腓骨頭遠位刺激でのCMAP波形はおおむね同形である．腓骨頭，腓骨頭近位各刺激でのCMAP振幅は著しく低下しており，伝導ブロックがあるものと推測．

（図3）．通常，短趾伸筋から導出しMCSを実施するが，重症例ではしばしばCMAPが導出困難か著しく低振幅で伝導ブロックの判別が困難となる．そのような症例において，もしも前脛骨筋に随意収縮が認められるならば，同筋からCMAPを導出しMCSを行うと局所での伝導異常が検出可能な場合がある．EMGで前脛骨筋や長母指伸筋の障害が確認されたならば，さらに長腓骨筋を検索し，全く正常な場合は深腓骨神経麻痺，何らかの異常があればより近位部での障害を考える．

## おわりに

急性期総合病院では，整形外科や神経内科といった診療各科から絞扼性障害に対するEDX実施やリハ診療の依頼をしばしば受け，さらに外傷性末梢神経障害に対診する頻度も非常に高い．リハ診療における対応能力は，多種多様な末梢神経障害に対応する知識とその病態を客観的に評価するEDXの技術を習得し，日々実践することで確実に向上する．EDXによる客観的評価は予後予測やリハアプローチに生かされ，外科手術の適応判断の材料となる等，その有用性は極めて高い．

（児玉三彦）

## 文献

1) Seddon HJ : A classification of nerve injuries. *Br Med J* **2** : 237-239, 1942.
2) Preston CD, Shapiro BE : Median neuropathy at the wrist. In : Electromyography and Neuromuscular Disorders, 3rd ed, Preston CD, Shapiro BE (eds), Elsevier Butterworth-Heinemann, Phyladelphia, 2013, pp 267-288.
3) 幸原伸夫：手根管症候群の診断. *Brain Nerve* **59** : 1229-1238, 2007.
4) American association of electrodiagnostic medicine et al : Practice parameter for electrodiagnostic studies in carpal tunnel syndrome : summary statement. *Muscle Nerve* **25** : 918-922, 2002.
5) Posner MA : Compressive ulnar neuropathy at the elbow : 1 etiology and diagnosis. *J Am Acad Orthop Surg* **6** : 282-288, 1998.
6) Preston CD, Shapiro BE : Ulnar neuropathy at the elbow. In : Electromyography and Neuromuscular Disorders, 3rd ed, Preston CD, Shapiro BE (eds), Elsevier Butterworth-Heinemann, Phyladelphia, 2013, pp298-318.
7) American Association of Electrodiagnostic Medicine et al : Practice parameter for electrodiagnostic studies in ulnar neuropathy at the elbow : summary statement. *Muscle Nerve* **22** : 408-411, 1999.
8) Preston CD, Shapiro BE : Radial neuropathy. In : Electromyography and Neuromuscular Disorders, 3rd ed, Preston CD, Shapiro BE (eds), Elsevier Butterworth-Heinemann, Phyladelphia, 2013, pp331-345.
9) Preston CD, Shapiro BE : Peroneal neuropathy. In : Electromyography and Neuromuscular Disorders, 3rd ed, Preston CD, Shapiro BE (eds), Elsevier Butterworth-Heinemann, Phyladelphia, 2013, pp346-356.

# Ⅱ章 疾患編

# 12. 脳性麻痺・重症心身障害

## A. 脳性麻痺

　脳性麻痺（cerebral palsy；CP）は，脳を起因とする姿勢，運動異常を示す症候群で単一の疾患ではない．CPとして括る意味は，健康増進，発達促進，日常生活活動の拡大，社会生活の広がり等の生涯を通して継続する多面的な共通課題のためである（図1）[1]．これらの課題へ適切に対応するためには乳幼児期，学童期，青年期，そして成人期と生涯にわたる医療，教育・福祉の共同作業によるリハが重要となる[1]．

　重症心身障害も単一疾患名ではなく，重度の運動・知的障害を併せ持つ子どもらの福祉的処遇から生じた概念である．

## 疾患像

### 1）症候および病態

　CPは，運動障害の神経学的特徴や身体部位への分布状態によって分類される．運動障害以外の随伴症状もリハを進めるうえでは重要である[1-3]．

**（1）運動障害の分類**（表1）

①神経学的な分類

　CPは大きく，痙直型と不随意運動型に分けられる．両者の要素がある例は混合型である．痙直型は，筋緊張が高く，腱反射は亢進して，自発運動は少なく，関節拘縮が起きやすい．不随意運動型にはアテトーゼ，舞踏病様運動，ジストニーや振戦等が含まれる．失調型の数は少

| | 乳幼児期 | 学童期 | 青年期 | 成人期 |
|---|---|---|---|---|
| 〈主なニーズ〉 | 発見・診断<br>親子関係の確立<br>（育児支援）<br>健康増進<br>発達促進 | 学校教育<br>生活指導・教科学習<br>体力の増強<br>日常生活活動の拡大 | 職業準備<br>・二次障害の予防 | 社会生活<br>社会的自立・就職<br>結婚，家庭生活<br>社会生活の広がり |
| 〈主な社会資源〉 | 医療機関・保健所<br>NICU<br>小児（神経）科<br>リハビリテーション科・整形外科等<br>福祉施設等<br>児童発達支援センター<br>障害児入所施設<br>児童相談所 | 学校<br>普通学級・特別支援学級<br>特別支援学校 | 職業訓練校 | 障害者支援施設<br>身体障害者更生相談所<br>ハローワーク・授産施設等<br>福祉事務所 |

■図1　脳性麻痺児（者）のリハビリテーションの流れ

（北原，2012，p357）[1]

■ 表1　脳性麻痺の運動障害の分類

| 神経学的分類 | 身体部位別分類 |
|---|---|
| 痙直型 | 単麻痺 |
| 不随意運動型 | 片麻痺 |
| 　舞踏病（chorea） | 両麻痺 |
| 　アテトーゼ（athetosis） | 対麻痺 |
| 　ジストニー（dystonia） | 三肢麻痺 |
| 　振戦（tremor） | 四肢麻痺 |
| 強剛型 | |
| 失調型 | |
| 低緊張型 | |
| 混合型 | |

■ 表2　脳性麻痺のハイリスク要因と症候

a）胎児・新生児に脳障害を起こすハイリスク要因

1．妊娠中
　a）先天性脳形成異常
　　※遺伝子異常（滑脳症，孔脳症等）の検索が進んできている．
　b）母体を通して
　　妊娠中毒症，母体の中毒（CO，アルコール，放射線，有機水銀中毒等），胎内感染（風疹，トキソプラズマ症，サイトメガロウイルス等），母体の疾患（糖尿病等），放射線被曝，子宮内低酸素症（胎盤剥離・梗塞，臍帯巻絡等）．
　c）母子間の血液型不適合
　d）多胎児

2．周産期
　低酸素性虚血性脳症をきたしやすい要因（早期産・低出生体重児，遷延分娩，胎盤早期剥離・前置胎盤，臍帯巻絡等），低血糖，高ビリルビン血症等

3．出生後
　低酸素性虚血性脳症，ビタミンK欠乏症等による頭蓋内出血，感染症（脳炎，髄膜炎），頭部外傷等．

b）脳性麻痺となる新生児期のハイリスク症候

重症仮死，新生児痙攣，無呼吸発作，筋緊張低下，後弓反張，モロー反射の欠如．
※出生体重が低いほど，CP発生リスクは高い．

ない．低筋緊張型は染色体異常等による重度の知的障害の合併を有していることが多い．

②身体部位別分類

運動障害の身体部位分布状態によって，以下のような特徴的症候がみられる．

**a. 片麻痺（hemiplegia）**

片側の上下肢が冒される．多くは痙性片麻痺で，稀にアテトーゼ型がある．歩行可能になる例が多いが，痙攣発作や半盲は随伴しやすい．

**b. 対麻痺（paraplegia）**

運動障害が両下肢だけに限局したタイプである．CPでは稀で，多くは両上肢にも軽い神経学的徴候があるために両麻痺との鑑別が議論になる．脊髄性対麻痺との鑑別に注意を要する．

**c. 両麻痺（diplegia）**

両側の上下肢が冒され，下肢の麻痺が上肢よりも重度とされる．未熟児に多い．麻痺には左右差のあることが多い．視知覚や空間認知や運動企図，構成の異常が合併することも多い[4-6]．成人の脳卒中ではこのタイプはみられないため，両片麻痺と混同されやすい．

**d. 四肢麻痺（tetraplegia）**

両側上下肢が冒され，上肢の麻痺が下肢よりも重度とされるが，臨床的にはどちらの麻痺が重度であるかの判定は困難である．痙直型四肢麻痺の病因には重度仮死が多い．

アテトーゼ型は重症黄疸や仮死が病因であるが，仮死ではアテトーゼと痙性とが混在する混合型が多い．運動障害が重度で構音障害，摂食嚥下障害も生じやすく，日常生活活動は全介助になりやすい．

**（2）随伴症候**

CP児は，運動障害だけでなく脳に起因する多くの症候が随伴しやすく，重複障害児（multiple disabled）や「脳機能障害症候群」といわれたりする．Bethesdaのワークショップでは，CPは運動障害だけでなく，感覚，認知，コミュニケーション，認識，行動の障害やてんかんが伴いやすいと定義している[7]．

### 2）病因・疫学

**（1）病因**

胎児，新生児に脳障害をきたすハイリスク要因は脳形成異常を含め母体の妊娠中毒症，感染症，外傷，高ビリルビン血症による核黄疸等多彩である（表2a）．脳性麻痺となる確率の高い新生児期の症候は表2-bに示す．かつて仮死と未熟児と黄疸がCPの3大原因であったが，周産期医療の進歩によって母子間の血液型不適合に起因する核黄疸後遺症は激減した．早期産，

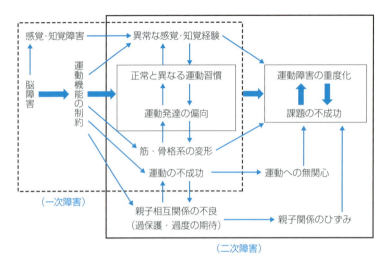

■ 図2　脳性麻痺の運動障害構造の概観
（北原・他，2007，p496，文献3を一部改変）

低出生体重児であっても，低酸素性虚血性脳症，頭蓋内出血等による脳障害への予防が周産期医療の進歩により進んでいる．しかし，CP全体では，未熟児の占める割合は増えている．一方，胎児期に問題があり，これに周産期の仮死を加えた複数の要因による重度CP，重症心身障害も増えている．

**(2) 疫学**

わが国でのCP発生の経年的変化では，1970年には1.5/1,000人出生が，1975年には1.0/1,000人（出生）以下に減少した．この間の発生率減少の要因は周産期医療の進歩である．その後，再び発生率は増加の傾向を示した．呼吸管理の進歩により死亡を免れた一部の早期産，低出生体重児（low birth weight infant）が脳障害を残したと推定されている．同じような傾向は，スウェーデンやオーストラリアからも報告されている．CPの定義により異なるが，現在は1～2/1,000人出生と推定されている[8]．

**3) 診断**

CPの診断は，脳起因の運動障害があること，脳障害が起きた時期は未成熟期であること，脳の病態は非進行性になっていること，が必要条件である．運動障害の様相は年齢推移とともに変化し得る．CPの定義では，脳障害が生じたのは脳が未熟の時期と限定し，未熟の時期を「生後数年以内」とすることが多いが，国際的に必ずしも統一はとれていない．わが国では，厚生省脳性麻痺研究班の規定の「生後4週間以内」をこれまで主に採用してきた．

CPの診断は病歴，運動障害と神経症候，検査所見から総合的になされる．姿勢，運動異常としての運動障害と脳起因の神経徴候の把握がキーポイントとなる．診断のための評価は他書に譲る．

なお，運動障害を呈する小児の疾患は多い．筋ジストロフィーや先天性代謝疾患等のような運動発達が退行の経過を示す疾患とはリハ目標が異なるため，鑑別が重要となる．現時点のリハ医療では残念ながら，これらの疾患の経過を大きく変更することはできないので，疾患特有の経過に対応したリハを実施する[3]．

**4) 治療・予後**

脳性麻痺の診断が正しければ，脳性麻痺の運動障害は軽減しても治癒しない．「脳性麻痺の子どもは脳性麻痺の大人になる」．それゆえ，乳幼児期から学童，思春期，成人・老人期と生涯にわたって各ライフステージに応じた対応が求められている（図1）．

運動障害に対するリハ治療目標は，運動障害の軽減，運動障害重度化の予防が主となる．そのため，図2に示す運動障害重度化への流れを

■ 表3　年代と主な理学療法と作業療法

| 乳児期 | 発達的アプローチ<br>リラクセーション<br>体力増強訓練 |
|---|---|
| 幼児期<br>(就学前) | 発達的アプローチ<br>移動訓練・歩行訓練<br>ADL 訓練<br>体力増強訓練<br>非特異的運動療法<br>装具療法<br>(整形外科治療) |
| 就学以降 | 体力増強訓練<br>ADL 訓練<br>移動訓練・歩行訓練<br>非特異的運動療法<br>装具療法<br>(整形外科治療) |

(北原・他, 2007, p499)[3]

■ 表5　脳性麻痺者が自立生活を送るために必要な能力の優先度

a) 成人の自立生活上の優先順位

1. コミュニケーション
2. 日常生活
3. 移動
4. 歩行

(Bleck, 2007)[10]

b) 小児期の日々の活動での優先順位

1. コミュニケーションができる
2. 座位が可能
3. 着衣・トイレの自立
4. 歩行

(Bax et al, 1975)[11]

■ 表4　脳性麻痺の筋緊張異常への対応法

| | 対象 | 年齢 | 効果 | 欠点 | 費用 |
|---|---|---|---|---|---|
| 理学療法/作業療法 | すべてのタイプ | すべての年齢 | 発達の促進 | 犠牲が多い | ↑ |
| 薬物 | すべてのタイプ | 1歳以上 | 全身に作用 | 睡眠作用 | ↑ |
| 装具 | すべてのタイプ | すべての年齢 | 姿勢の矯正 | 拘縮の改善なし | ↑ |
| 整形外科手術 | すべてのタイプ | 5歳〜思春期 | 姿勢の改善 | 痙縮の改善なし | ↑ |
| 神経ブロック | 局所的 | 12歳以下 | 痙性の改善 | 一時的効果 | ↑ |
| 後根切除 | 痙性両麻痺 | 4〜8歳 | 痙性の治癒 | 不可逆的作用 | ↑ |
| ボツリヌス毒 | 局所 | すべての年齢 | 姿勢の改善 | 一時的効果 | ↑ |
| 髄腔注入<br>(例：バクロフェン) | 下肢 | 体重15 kg以上 | 適切な筋緊張抑制 | 20%の副作用 | ↑ |

※矢印の太い方が費用の多さを示す．

(Gormley ME, 2001, 文献1を一部改変)

予防し，運動課題の達成を多く実施するリハが重要となる．

年齢ごとの理学．作業療法の重点目標は，表3のように変化する[3]．

脳性麻痺の筋緊張異常への治療手段は多岐である(表4)[1]．筋緊張の重症度，関節拘縮の有無，年齢等を考慮しながら各治療手段を使い分けていく．なお，一度獲得された独歩でも，筋緊張悪化や体重増加，疼痛等の要因で独歩が容易に困難になる．

## 障害構造と評価

脳性麻痺のリハにおいても，「何を」，「何のために」評価するのかという価値づけは常に重要な問いである．身体機能の評価法は対象が身体構造や動きであるために，判定が比較的容易で再現性も得られやすい．ADL の測定も比較的容易であるが，何を重視するかは国，地域，あるいは各家庭の生活習慣によって価値づけが異なってくる．社会参加になると，さらに価値づけが複雑になり，個人の満足度も含まれ評価の困難性が増す．評価尺度の測定値のみでは CP 児・者のニーズや価値観に合致しないことも起こり得るので，測定結果の十分な吟味，価値づけが求められる．

成人した CP 者が自立生活を送るために必要な能力の優先度は，①コミュニケーション，②ADL，③移動，④歩行とされる(表5a)[10]．また，

小児期においても日常生活を送るうえで重視される能力の優先度は，①コミュニケーション，②座位，③着衣・トイレの自立，④歩行と指摘されている（表5b）[11]．

運動障害の重症度によってリハ目標は異なるが，成長・発達している子どもでは年齢によってもリハ目標は異なり得る．年齢に応じた機能状態の評価とリハ目標の再確認が繰り返し求められる．

### 1）運動障害構造の概観

CPの運動障害構造の概観を図2に示す[3]．運動障害は脳障害に起因する一次障害（primary disability）と，発達過程での子どもとその育児環境との相互作用で生ずる二次障害（secondary disability）とに理論上分けられる．既存の医療レベルでは，一次障害は軽減できても治癒することは困難であるが，多くの二次障害は予防，軽減が期待でき，これに対するリハの役割は大きい．

#### (1) 運動発達の偏向

CPでは，脳障害起因特有の姿勢・運動異常や運動発達の遅れ，偏りを示す．

麻痺や筋緊張異常，立ち直り反応やバランス反応の発達の遅れ，欠如によって頸定，座位，立位，歩行等の粗大運動発達遅滞をきたす．運動発達遅滞のみられない例は，CPでない可能性が高く，CPであってもごく軽度である．

麻痺，筋緊張異常によって多様な姿勢は制約を受け，共同運動パターンあるいはトータルパターンといわれる特有な姿勢や運動がみられる．痙性両麻痺では，両下肢交叉や股・膝関節を屈曲したcrouching gaitといわれる独特の歩行パターンを示しやすい．重い片麻痺では，麻痺側の上肢を使うことなく，対側上肢だけで課題を達成し，移動では四つ這いでなく，座ったまま進む（いざる）運動行動がみられる．幼児期の日常生活では，片側上下肢でも支障は少ないが，長じての生活活動の拡大を図るために補助手を含めた両手動作ができるように訓練を行う．感覚・知覚障害があると，運動麻痺が軽度であっても，麻痺側上肢の実用的使用は少なくなる．

#### (2) 関節拘縮，変形および脱臼

脳障害に起因する四肢・体幹筋群の筋緊張亢進や低下，拮抗筋間の筋緊張の持続的不均衡は，姿勢，運動の制限，骨・関節の拘縮，変形，脱臼を起こしてくる．そのために四肢，体幹の姿勢，運動はさらに制約され，関節拘縮，変形，脱臼を増強させる悪循環をきたす．拘縮，脱臼による座位・立位保持の制約，側弯の悪化による心肺機能の制約は日常の生活活動に大きな影響を及ぼす．

#### (3) 課題の達成感の体得

幼いCP児でも心理面への配慮は重要である．運動機能に制約があるため，課題達成が不成功になりやすい．また，達成できたとしても最大限の努力の結果であれば筋緊張亢進や疲労を伴いやすい．身体的，心理的に過大な負荷は課題を繰り返し楽しむ経験を乏しくする．課題達成の失敗は心理的に再度試みる意欲を抑制する．これらを防ぐために，達成感が得られるような課題提供と環境調整が重要となる．

#### (4) 育児環境

子どもの成長過程において親子関係の持つ影響は計り知れない．親がわが子に難しい課題の達成を強要すれば，子どもは失敗経験を重ねる．課題達成ができないのは，運動機能障害ではなく子どもの努力が足りないためと受け取ると，親は子にさらなる課題への取り組みを強要することになる．その結果，子は自信を失い萎縮し，親子関係は歪んだものとなる．一方，子どもに運動障害があるとして，できることまで先取りし手助けしてしまうと，子どもの持っている潜在的機能の発達を抑制する．その結果，子どもは依存的になり廃用症候群を強める親子関係となる．

CPの運動障害の実態を理解するには，子どもの心理的な面，育児における親子関係の評価は重要で欠かすことができない．なお，療法士－患児間，教師－生徒間の関係でも同じことがいえる．これまでどのような訓練，教育をどのような状況下で受けたのかという情報も重要となる．

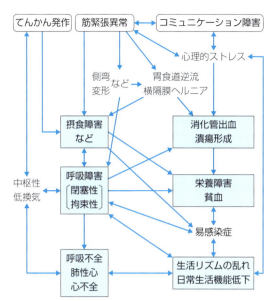

■ 図3　重症心身障害における障害重度化への相互作用

（船橋，2008，p315）[12]

## 2）脳性麻痺の主な随伴症候との相互関係

脳性麻痺では，脳障害ゆえに運動障害のみならず，知的障害，てんかん，視覚・聴覚障害，嚥下障害やコミュニケーション障害，さらには多動や注意欠陥のような行動異常等を複数合併しやすい．CP児にとって運動障害よりもこれらの随伴症候の方が生活上の大きな制約となることも多い．筋緊張異常，てんかん，コミュニケーション障害が相互に影響し悪循環をきたすと障害を重くする．重症心身障害ではこの悪循環が生じやすい（図3）[12]．

## 3）発達レベルの評価

運動障害が主体のCP児であっても，リハを進めるうえでは認知，情緒，社会性，言語領域（機能）等の発達状況の把握も重要である．

領域ごとの発達レベルから子どもの全体的な発達プロフィールが得られ，最も進んでいる機能（領域），最も遅れている機能（領域）を判別することができる．最も遅れている機能（CPでは運動障害）の改善，ないしは促進をリハの長期的，最終目標にするとしても，リハ開始当初よりそこに直接介入するアプローチは多くの場合，子どもからの拒否にあい有効な結果を得られない．子ども，特に乳幼児では，最も進んでいる機能の促進と組み合わせたリハプログラム，アプローチが求められる[1-4]．

### （1）遠城寺式・乳幼児分析的発達検査法

運動（粗大運動，手の発達），社会性（基本的習慣，対人関係），言語（発語，言語理解）に分けて測定できる（p67参照）．対象は0～4歳8カ月相当の発達年齢．身近で簡便な発達評価法として外来診療の中でも医師が容易に測定でき，子どもの発達の全体的なプロフィールを得やすい．

### （2）新版K式発達検査法

より詳しい発達評価法としては**新版K式発達検査法**がある（p67参照）．検査項目は姿勢・運動，認知・適応，言語・社会の3領域に分けられている．対象は0～15歳相当の発達年齢．

### （3）その他

同じように領域別の発達検査として**日本版ミラー幼児発達検査**，**デンバー発達判定法**（p67参照）等がある．

## 4）運動機能の評価

### （1）移動運動能力の予測

子どもの運動障害では，歩行の可否は大きな関心事である．CPではこれまで，原始反射の有無，麻痺の分布や麻痺型等により歩行の予後を予測してきたが，年齢ごとの座位・移動運動発達レベルの評価に基づく歩行や移動運動の予後予測の精度が高くなってきた．

**粗大運動能力分類システム（Gross Motor Function Classification System；GMFCS）**[13]

最終の移動運動レベルを表6[13]の5段階に分けている．

2歳まで，2～4歳，4～6歳，6～12歳の各年齢での運動発達レベルから6歳以降に到達する最終の移動運動レベルを予測する．2歳以降では6歳以降の移動運動レベルの予測確率が高くなっている．GMFCSは予測的尺度であるが，脳性麻痺の運動障害の重症度を分ける判別的尺度としても利用されている（表6）．国際的に広く用いられてきている．

■ 表6　粗大運動能力分類システム(GMFCS)

| |
|---|
| レベルⅠ：制限なしに歩く． |
| レベルⅡ：歩行補助具なしに歩く． |
| レベルⅢ：歩行補助具を使って歩く． |
| レベルⅣ：自力移動が制限． |
| レベルⅤ：電動車いすや環境制御装置を使っても自動移動が非常に制限されている． |

(近藤・他，2008, p140)[13]

## (2) 粗大運動の評価—運動発達

運動障害の実情把握，治療，訓練経過や効果判定のための評価法として，わが国で用いられているものを列挙する．

### ①各種発達検査の運動領域発達レベルの測定

各種発達検査の運動領域の発達レベルを測定して，粗大・微細運動発達の月・年齢レベルを評価する．

### ②ミラーニ(Milani)のチャート[3]

乳幼児期の粗大運動発達を反射，反応との関係で測定している尺度．

### ③脳性麻痺簡易運動テスト(Simple Motor Test for Cerebral Palsy；SMTCP)[14]

SMTCPは，わが国で開発されたCPに対する粗大運動能力の評価的尺度である．また，母親の介助による課題遂行の可否も測定できる特徴があり，母親の介助スキルの向上も測定できる．項目が比較的少なく簡便に実施しやすい．

### ④粗大運動能力尺度(Gross Motor Function Measure；GMFM)[13,15,16]

脳性麻痺の粗大運動能力の現時点の状態像や経時的変化，さらに治療的介入の効果を判定するのに適した尺度である．運動課題88項目から成り4段階に分けてスコアを付ける．測定には時間と熟練を要するが，国際的にも脳性麻痺の粗大運動の評価的な尺度として広く用いられてきている．

なお，Johnsonの考案した**運動年齢検査表(Motor Age Test；MAT 下肢)**[4]はこれまで広く用いられてきたが，GMFM，SMTCPよりCPの粗大運動発達の小さな変化をとらえにくいため，軽いCPを除き，発達経過や治療効果を判定するには有効性が低い．

## (3) 歩行分析

手術の適否や手術法を決めるために歩容の詳細な分析が求められる．CPの歩行分析のため，三次元動作，下肢関節のモーメントとパワー，床反力，筋活動のon-off，呼気での酸素消費等を計測する機械装置の活用法もあるが，いずれも高価なため一般的になっておらず，まだ研究的性質が強い．

心拍測定による Energy Expenditure Index (EEI)は，歩行の耐久性を簡易的に測定することができる．

## (4) 上肢機能の評価

上肢機能としては，上肢の筋力，関節可動域，運動パターンが測定対象となり，これらは手指の握る(grasp)，放す(release)，つまむ(pinch)，対象物へ手が届く(reach)等として測定される．これらの評価尺度は『脳性麻痺リハビリテーションガイドライン』(第2版)[17,18]で詳しく紹介されているが，わが国ではまだ一般化されていない．今後の適用，検討が期待される．

### ①運動年齢検査表(Motor Age Test；MAT 上肢)[4]

4～72カ月までの上肢の運動発達年齢を測定する尺度である．正常児や麻痺のない運動発達遅滞児の測定に適しているが，運動障害のある児を評価する尺度としてこれまで広く用いられてきた．ただ，上肢の運動機能障害が重症な例では，下肢の検査表と同じく発達変化やリハ効果を評価するのに反応性が乏しい．

### ②手指操作能力分類システム(Manual Ability Classification System；MACS)[19]

脳性麻痺児(4～18歳)が日常生活において物を両手で操作するときの能力を5段階に分類している(表7)．MACSは重症度を判別する尺度である．

### ③目と手の協調運動(eye-hand coordination)

上肢機能は，日常生活動作を含めた「物の操作」から測定されることが多い．そのため上肢のみに限定した機能を測定しているのではなく，「目と手の協調運動」(eye-hand coordination)

■ 表7　脳性麻痺児の手指操作能力分類システム（MACS）

| |
|---|
| レベルⅠ：対象物の取り扱いが容易に上手く成功する．<br>　より速さと正確さを求められるような場合は容易でないこともあるが成功する．けれども，日常生活動作の自立には影響を与えない． |
| レベルⅡ：対象物の取り扱いはたいていのもので達成できるが，上手さ，速さという点で少し劣る．<br>　達成には困難を伴うかもしれないし，困難な動作は避けることもある．<br>　代替方法を使うこともあるが，日常生活動作はほとんど制限されることはない． |
| レベルⅢ：対象物の取り扱いには困難が伴うため，準備と課題の修正が必要となる．<br>　質的にも量的にも成功する確率が減少し，スピードも遅くなる．準備や修正をしてあげると達成することが出来る． |
| レベルⅣ：かなり環境調整した限定した場面で簡単に取り扱えられるような物であれば取り扱うことができる．<br>　動作において部分的に困難を伴い，成功も限られている．環境・課題とも簡単なものに限定し，あらゆるところで継続した介助が必要になる． |
| レベルⅤ：すごく簡単な動作でさえも困難である．<br>　全介助が必要． |

※日本語訳：今川忠男．
（MACS：http://www.macs.nu/files/MACS_Japanese_2010.pdf）

の流れの最終結果として上肢機能を測定していることになる[4]．

　知的障害児では，上肢の運動麻痺や可動域制限がない（あるいは軽い）にもかかわらず，上肢の操作活動の困難さが一般的にみられる．また，上肢の麻痺が軽度にもかかわらず，手操作の不良なCPも少なくない．このように，小児の上肢機能は，視知覚，認知，意欲，運動企画機能等の発達に大きく影響を受ける．そのため小児では，上肢機能のみを単独に測定することは難しく，「目と手の協調運動」として評価されることが多い．「目と手の協調運動」では視覚器，視知覚，認知，意欲，運動企画・構成，脊髄，神経・筋群，骨・関節系，そして手の動きという情報伝達を踏まえての手操作の評価となる．そのため，手操作の結果はいくつかの評価尺度の測定結果を統合して解釈する必要がある．ここでは，視知覚系，運動企画・構成系の測定尺度を中心に記載する．

### a．フロスティッグ視知覚発達検査

　視覚と運動の協応，図形と素地，形の恒常性，空間における位置，空間関係の5領域の測定から目と手の協調運動を評価する．測定結果から，課題達成の困難さの背景として視知覚系，運動企画・構成系，線引きの巧緻性等の何が優位に作用しているかを判別的に評価する尺度として筆者は用いている（表8）．対象は4～8歳相当の発達年齢である．

### b．WPPSI，WISC系知能診断検査

　言語性知的能力と動作性知的能力とを別々に評価できるので，WPPSI（Wechsler Preschool And Primary Scale of Intelligence），WISC（Wechsler Intelligence Scale for Children）系知能検査はCPにおいても有用な尺度である（p68参照）．上肢の握る，放す，リーチ，前腕回外等の機能に支障が少ないにもかかわらず，言語性IQが高いのに比して動作性IQが低く両者の値に乖離が大きいときには，視知覚系の弁別機能障害，あるいは運動企画・構成系の障害による上肢操作性の悪さを疑い，それぞれの測定結果の評価を行う[5,6]．

### c．視知覚系機能の検査

　図，物の弁別やサーチ機能等を，指でのポインティングで示す等により手の操作性を最小限にすることで測定可能となる．小児の視知覚系に特化した評価尺度は少ない．TVPS（Test of Visual-Perceptual Skill）は幾何学図形の弁別の可否で視知覚機能を測定している[4]．既存のフロスティッグ視知覚発達検査の「形の恒常性」，「空間における位置」等の項目による測定結果から判断することも可能である．

### d．運動企画・構成系機能の検査

　VMI（Developmental Test of Visual-Motor Integration），Kohs立方体組み合わせテスト（p57参照）や**人物描画**等が評価尺度となる[4]．なお，運動企画・構成系機能は，視知覚系機能がよく保たれているという前提で測定可能となる．

■表8 フロスティッグ視知覚発達検査の活用

| 検査項目名 | 測定できる機能 | 具体的課題と測定結果の解釈 |
|---|---|---|
| Ⅰ．視覚と運動の協応 | 運動の巧緻性 | 単純な線引き動作が正確に可能か否かにて運動の巧緻性を測定． |
| Ⅱ．図形と素地 | 視知覚系<br>（視覚的記憶・弁別力） | 図形の恒常性を保持し，枠をなぞる．交差する他の図形の線に惑わされない弁別力および注意力を測定． |
| Ⅲ．形の恒常性 | 視知覚系<br>（視覚的探索・弁別力） | 背景の中に埋もれている図形の視覚的探索力と抽出する弁別力を測定． |
| Ⅳ．空間における位置 | 視知覚系<br>（視覚的弁別力） | 図形の同一・差異を判別するのみで，運動の巧緻性，企画・構成力を必要としない． |
| Ⅴ．空間関係 | 企画・構成系 | 対象と同じ形を点を結び自らつくる企画，構成力を測定．Ⅱ，Ⅲの図形枠の線上をなぞるのとは課題が異なる．<br>視知覚系機能がよいときのみ企画，構成系の評価が可能となる． |

※Ⅱ，Ⅲの判定では，対象図形の枠上をなぞった線がはみ出す運動の巧緻性も測定しているので，視知覚系の判定を主とするときは運動の巧緻性は差し引いて評価する．

### (5) 日常生活動作の評価

子どものリハの大きな目標として，遊び，移動，コミュニケーション等を通しての役割遂行やADLの遂行がある．しかし，これらは身体的機能障害のみで判定できない．環境要因が大きく影響するので評価尺度の内容が重視される．ADLの個々の項目が可能か否かは年齢や運動機能障害の重症度により大きく異なるので，年齢を考慮した全領域の発達レベル，GMFCSによる重症度の判別を加味した評価が留意される．

① こどものための機能的自立度評価法（Functional Independence Measure for Children；WeeFIM）[20]

WeeFIMは成人用のFIMをもとに6カ月～7歳程度の子どもの日常生活活動状態を測定する評価尺度である（p301参照）．特に2～5歳相当の機能レベルの子どもの評価に適しているとされる．セルフケア，排泄コントロール，移乗，移動に関する13項目，コミュニケーション，社会的認知に関する5項目から成り，自立度と介護度を測定している．妥当性，信頼性は検証されており，わが国での標準化データもある．実施時間は15～20分程度で可能であり，経過観察用尺度としては実用的である．

② 子どもの能力低下評価法（Pediatric Evaluation of Disability Inventory；PEDI）[20]

日常生活上の課題遂行に必要な技能とADL遂行に対する介護者の介助程度や環境的調整の様式，程度を測定する（p301参照）．測定項目はセルフケア領域，移動領域，社会的機能領域の3領域に分類され，217項目で構成されている．生後6カ月～7歳半相当の発達機能レベルが対象である．WeeFIMに比して，1～3歳相当の発達機能レベルの変化をとらえやすい特徴がある．妥当性，信頼性の検証はされているが，わが国の標準化データは発表されていない．測定時間が長くなるため頻回な実施には難があるが，他の評価尺度との併用でPEDIの特徴が生かされる．

③ 基本的ADL評価法（JASPER・ADL Ver.3.2）[21]

わが国の生活習慣や環境を考慮したADLの評価尺度である．脳性麻痺を中心とした障害児用につくられ，3～12歳相当のADLレベルの変化に反応性が高い．項目は食事，排泄，更衣，整容，入浴，移動の6領域に分けられ，自立度と介助度の2つの面から測定する．妥当性，信頼性の検証はされており，基準妥当性はWeeFIMと高い相関を得ているが，標準化は十分でない．

④ カナダ作業遂行測定（Canadian Occupational Performance Measure；COPM）[22]

本人あるいは家族が主観的に重要と位置付けた作業課題を選択し，その課題に対しての遂行度と満足度を測定する尺度で，機能状態の客観的な分析だけでは得られにくい，本人・家族の満足度が測定される点に特徴がある．

### (6) コミュニケーション

コミュニケーションは，CP児が日々の活動をするうえで，あるいはCP者が自立した社会生活を送るうえで最優先される機能である（表5）．

音声によるコミュニケーションが制約されている児では，拡大代替機器を用いてコミュニケーションを可能とすることがリハの役割である．

重度の身体障害や重症心身障害児では，拡大代替コミュニケーション機器操作のためにスイッチ操作の機能の評価が重要となる．手指，手，前腕，下肢，顎，頭等のどの身体部位のどのような動きを用いることで最も確実にスイッチのオン・オフができるかを評価する．スイッチの種類や構造，使用する身体部位によりスイッチを設定する位置，身体保持装置等も評価される必要がある．そのためには，日々の活動の適切な情報が得られ，有効なスイッチの活用ができるように工夫された環境整備が必要となる．効率よい環境整備には医師のみならず，親，看護師，理学療法士，作業療法士，言語聴覚士，リハ工学技士，教師，保育士等のチームプレーが不可欠である．

### (7) 社会生活能力

①S-M社会生活能力検査

わが国で普及している評価尺度である（p70参照）．適用範囲は乳幼児から中学生，評価項目は，身辺自立，移動，作業，意思交換，集団参加，自己統制である．

②社会生活力（青少年版）評価表 Ver.4.1（JASPER）[23]

社会参加に必要な知識や能力だけでなく，実際に社会生活を送るうえでの具体的な能力を評価するために作成された．対象は中学生以上の青少年．評価表は，基礎能力の9領域20項目（意思表示，他人の気持ちの理解，自己統制，マナー，主体性，時間の管理，危機管理，余暇活動，障害の理解），実践能力の6領域20項目（健康管理，外出，住まいの管理，金銭管理，情報交換，食事の管理）から成る．基礎能力は4段階評価，実践能力は5段階評価で点数化している．

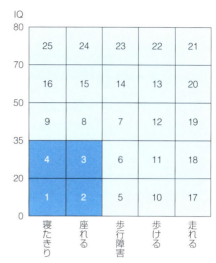

■ 図4　大島の分類
（大島，1971，p650，文献25を一部改変）

信頼性，妥当性の検討はされている

この評価尺度では，物事を主体的に判断できることが社会参加には重要であるという位置づけにより，「行為の遂行」の可否ではなく，行為の遂行のために依頼できるという「主体的な判断」の可否を重視している．それゆえ，この尺度は運動障害の程度に制約されずに社会生活力を評価できる．

③重症心身障害児（者）に対する適応行動評価

横地が，対人関係，受容コミュニケーション，表出コミュニケーション，興味・楽しみ，日常生活の5領域，52項目から成る評価尺度を開発し，生活支援基本計画に役立つよう検討している[24]．

## B. 重症心身障害

## 障害構造と評価

重症心身障害は重度の肢体不自由と重度の知的障害が重複している状態像で，社会福祉上の要求から生まれたわが国特有の概念である．機能障害の重さから分類した**大島の分類**（図4）[25]が一般に用いられ，1～4が重症心身障害児・者（以下，重症児）とされている．5～9の周辺児で，①絶えず医療管理が必要，②障害の状態

■ 表9　超重症児の判定基準

6カ月以上継続する状態の場合にカウントする.

| Ⅰ 運動機能：座位まで | | | |
|---|---|---|---|
| Ⅱ 介護スコア | | | スコア |
| 呼吸管理 | ①レスピレータ管理 | | ＝10 |
| | ②気管内挿管，気管切開 | | ＝8 |
| | ③鼻咽頭エアウェイ | | ＝8 |
| | ④O₂吸入またはSaO₂90％以下が10％以上<br>（＋インスピロンによる場合）（加算） | | ＝5<br>（＝3） |
| | ⑤1回/時間以上の頻回の吸引<br>（または6回/日以上の頻回の吸引） | | ＝8<br>（＝3） |
| | ⑥ネブライザー常時使用<br>（またはネブライザー3回/日以上の使用） | | ＝5<br>（＝3） |
| 食事機能 | ⑦IVH | | ＝10 |
| | ⑧経管，経口全介助(胃腸瘻，十二指腸チューブなどを含める) | | ＝5 |
| 消化器症状の有無 | ⑨姿勢制御，手術等にもかかわらず，内服薬で抑制できないコーヒー様嘔吐 | | ＝5 |
| 他の項目 | ⑩血液透析 | | ＝10 |
| | ⑪定期導尿(3回/日以上)，人工肛門（各） | | ＝5 |
| | ⑫体位変換(全介助)，6回/日以上 | | ＝3 |

注）ⅠとⅡのスコアの合計が25点以上＝超重症児とする．10点以上，25点未満＝準超重症児とする．

〔松井　晨・木村清次：重症心身障害A．診断と評価．子どものリハビリテーション医学（陣内一保・安藤徳彦監），第2版，医学書院，2008，p307〕

が進行している，③合併症のあるもの，は重症児施設入所の基準とされた．特に医療，介護ケアが濃厚な一群は超重症児とされ，わが国の医療保険上では点数化されている(表9).

重症児の運動障害の構造はCPと基本的に同じであるが，運動障害の程度がより重度である．一方，CPでは随伴症候とした知的障害やてんかんが運動障害と同等，あるいはそれ以上の中心的な障害構造因子となっている．重症児は脳損傷による筋緊張異常，てんかん発作，コミュニケーション障害等により呼吸障害，摂食嚥下障害，変形，拘縮，脱臼等を生じやすく，かつ相互に影響し状態をより増悪しやすくし，健康，生命管理上多くのリスクを抱えている(図4)．

重症児・者であっても生命，健康管理にとどまらずに，人生，生活を充実するためのリハが積極的に行われている(表10)[12]．

### 呼吸・摂食嚥下機能評価

重症児に限らず重度の脳性麻痺児では，過度の筋緊張亢進，口腔器官の麻痺，身体変形，拘縮等が作用し呼吸機能，摂食嚥下機能の著しい制約をきたす．そのための評価は生命維持，健康管理上欠くことのできないものである．しかし重症児を対象としたとき，これらの機能を適切に測定する尺度は少ない．

(1) 呼吸障害

呼吸障害の評価手段としては，視診(努力呼吸，呼吸リズムの不正等の有無)，聴診(呼吸音)，PO₂モニター，呼気CO₂モニター，経皮的CO₂モニター，胸部CT，24時間pHモニター，喉頭ファイバー等が行われている．

(2) 嚥下障害

誤嚥は健常児・者でもみられることであるが，咳反射があり誤嚥から気管支や肺を防御する機序が働いている．重症児では咳き込みのない誤嚥(silent aspiration)がみられる．頻回の誤嚥により気管支肺炎を反復し，肺の慢性病変への移行を防ぐため，経口摂取を中止して経管栄養

## 表10 重症心身障害に対するリハビリテーション

1. 生命を守る機能を育てる
    呼吸，循環
    摂食，消化，吸収，排泄
    睡眠覚醒リズム
2. 生活リズムを育てる
    生命を守る機能のリズム
    行動，精神活動のリズム
3. 感覚，運動機能を育てる
4. 対人関係，社会性を育てる
5. 言語，コミュニケーション機能を育てる
6. 自己実現のための学習，高次神経機能を育てる
7. 自己のアイデンティティの確立
    自己決定する力
    役割をもって生きる
    仲間とともに生きる
8. 家族への援助

(船橋, 2008, p314)[12]

## 表11 誤嚥の症状およびその許容範囲

〈食事中に誤嚥があるときの症状〉
- 咳き込み・むせ(誤嚥していてもむせないこともある)
- 顔色不良・酸素飽和度の低下
- 筋緊張亢進
- 食事中の喘鳴(食塊の咽頭滞留や喉頭侵入がある)
- 食後の喘鳴(誤嚥による気管支の攣縮)

〈誤嚥が許容範囲を超えているという可能性〉
- 気管支肺炎の反復(上気道感染徴候を伴わない)
- 発熱の反復
- CRPの慢性陽性化〜悪化
- 経口摂取時(後)の強い喘息様状態
- 肺CT検査での慢性病変
- VF(ビデオX線透視造影嚥下検査)での所見
    ・少ない摂取量でも誤嚥する
    ・中等量以上での誤嚥でもむせない
    ・条件を変えても誤嚥がある

(石井・他, 2012, p144)[26]

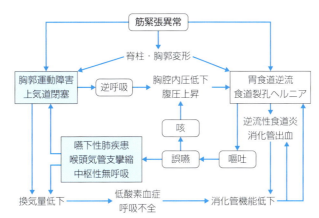

図5 上気道狭窄呼吸と胃食道逆流

(船橋, 2008, p318)[12]

を導入せざるを得ないことも生じる．誤嚥が許容範囲を超えている可能性を示唆する基準として表11[26]のような条件が指摘されている．嚥下障害では摂食嚥下時の姿勢，食形態を含めて評価する．

**誤嚥可能性検出票**[26]は誤嚥の可能性を検出することを目的とした判別尺度である．測定値から誤嚥なし，軽度誤嚥，重度誤嚥の3段階に分類し，食事中の姿勢，摂食物の形状の工夫への手掛かりを示唆している．信頼性，妥当性の検証はされている．また，**嚥下造影検査**(Video-fluoroscopic Examination of Swallowing；VF)(p120参照)評価記載票も付加されている[26]．

### (3) 胃食道逆流症

重症児の多くが胃食道逆流症を伴う．そして，呼吸障害と影響し合い，摂食嚥下障害や栄養障害を悪化させる要因となる(図5)[12]．評価手段としては，視診，$SpO_2$モニター，胸部CT，24時間pHモニター，喉頭ファイバー，VF等がある．

(北原 佶)

■ 表 12 脳性麻痺の評価一覧

| 障害 | | 評価方法 | 評価項目・目的 |
|---|---|---|---|
| 機能障害 | 拘縮・変形 | 関節可動域検査 | 変形・拘縮の程度, 手術時期 |
| | | 変形・拘縮評価法（JASPER） | |
| | 側弯・股関節脱臼 | X線 | 重症度, 手術適応・時期 |
| | 筋力低下 | MMT | 随意的最大筋力（特に ROM 範囲内での筋力の均一性の有無） |
| | | 自発運動 | MMT 検査に協力できない乳幼児などでの評価 |
| | 反射・反応 | ミラーニのチャート | 粗大運動発達レベルと反射・反応との関係 |
| | 粗大運動機能 | GMFM | 粗大運動能力 |
| | | SMTCP（JASPER） | 粗大運動能力, 親の介助スキル |
| | 上肢運動機能 | MAT | 上肢運動機能 |
| | 視知覚機能 | フロスティッグ視知覚発達検査, TVPS | 視知覚機能 |
| | 運動企画・構成機能 | フロスティッグ視知覚発達検査, VMI, コース立方体 | 運動企画・構成機能 |
| | 呼吸障害 | $pO_2$ モニター | 血中酸素飽和度 |
| | | 呼気・経皮的 $CO_2$ モニター | 血中炭酸ガス濃度 |
| | 嚥下障害 | 喉頭ファイバー, VF | 誤嚥の有無 |
| | | 誤嚥可能性検出票（JASPER） | 誤嚥なし, 軽度誤嚥, 重度誤嚥の判別 |
| | 運動発達 | MAT | 運動発達年齢レベル |
| | 知的機能 | 田中ビネー知能検査 | 知的発達年齢 |
| | | WPPSI, WISC-Ⅲ・Ⅳ | 言語性, 動作性知能別の評価 |
| | | K-ABC | 継次処理, 同時処理能力別の評価 |
| 活動制限 | 移動能力 | GMFCS | 粗大運動能力の重症度分類, 移動能力の予後予測 |
| | 歩行障害 | 3D 動作解析, 表面筋電図, 床反力検査 | 歩容の分析, 下肢手術適応 |
| | | 酸素消費量, 負荷に対する心拍数 | 歩行の耐久性の推移 |
| | ADL | WeeFIM | 日常生活動作と介護程度 |
| | | PEDI | 日常生活動作 |
| | | 基本的 ADL 評価法（JASPER） | わが国の生活環境下での ADL 評価 |
| | | COPM | 目標の達成度と本人・親の満足度 |
| | 上肢操作能力 | MACS | 日常生活に対する上肢操作レベル |
| | 言語発達 | 絵画語彙発達検査, ITPA | 言語発達 |
| | 全体的な発達 | 遠城寺式, 新版 K 式, 各種発達検査 | 乳幼児の各領域の全体的な発達レベル, 最も発達している領域の判定 |
| 参加制約 | ソーシャルスキル | S-M 社会生活能力検査 | 領域別社会生活年齢の評価 |
| | | 社会生活力評価（JASPER） | 社会生活力の評価 |
| | | 重症心身障害児(者)に対する適応行動評価 | 生活支援計画表 |

## 文献

1) 北原 佶：脳性麻痺．標準リハビリテーション医学（上田敏編），第3版，医学書院，2012，pp356-365.
2) 北原 佶：脳性麻痺．小児のリハビリテーション（千野直一・安藤徳彦編），リハビリテーションMOOK 8，金原出版，2004，pp1-11.
3) 北原 佶・他：発達障害．入門リハビリテーション医学（中村隆一監），第3版，医歯薬出版，2007，pp488-524.
4) 北原 佶：発達機能評価．臨床リハ別冊，リハビリテーションにおける評価 Ver.2（米本恭三・他編），医歯薬出版，2000，pp45-56.
5) Koeda T et al：Constructional dyspraxia in preterm diplegia：isolation from visual and visual perceptual impairments. Acta Paediatr 86：1068-1073, 1997.
6) 荏原美千代・他：低出生体重児における視知覚の発達特製―Frostig 視知覚発達検査と Wechsler 系知能検査の結果から．リハ医学 42：447-456, 2005.
7) Bax M et al：Proposed definition and classification of cerebral palsy. Develop Med Child Neurol 47：571-576, 2005.
8) 北原 佶：リハビリテーション医学における疫学―脳性麻痺．総合リハ 32：19-28, 2004.
9) Gormley ME：Treatment of neuromuscular and musculoskeletal problems in cerebral palsy. Pediatr Rehabil 4：5-16, 2001.
10) Bleck EE：Orthopaedic Management in Cerebral Palsy. 2nd ed, Clinics in Developmental Medicine. No173/174, Mac Keith Press, London, 2007, p121.
11) Bax MCO, MacKeith R：The paediatric role in the care of the child with cerebral palsy. In：Orthopaedic Aspects of Cerebral Palsy, Samilson RL ed, Clinics in Developmental Medicine No.52/53, William Heinemann Medical Books LTD, London, 1975, pp26-34.
12) 船橋満壽子：重症心身障害 B．療育の特徴と留意点．子どものリハビリテーション医学（陣内一保・安藤徳彦監），第2版，医学書院，2008，pp314-320.
13) 近藤和泉，細川賀乃子：脳性麻痺―診断・評価 子どものリハビリテーション医学（陣内一保，安藤徳彦監），第2版，医学書院，2008，pp136-149.
14) 近藤和泉・他：脳性麻痺簡易運動テスト Simple Motor Test for Cerebral palsy：SMTCP．障害児の包括的評価法マニュアル―JASPER の実践的活用法（全国肢体不自由児施設運営協議会編），メジカルビュー社，2006，pp28-46.
15) Russel D et al：Manual for the Gross Motor Function Measure. McMaster University, Hamilton, 1993, 近藤和泉・福田道隆監訳，粗大運動能力尺度 GMFM，医学書院，2000．
16) 薮中良彦，近藤和泉：粗大運動能力尺度（GMFM）．脳性麻痺リハビリテーションガイドライン（リハビリテーション医学会監），第2版，金原出版，2014，pp59-61.
17) 近藤和泉：脳性麻痺の評価法（まとめ）．脳性麻痺リハビリテーションガイドライン（リハビリテーション医学会監），第2版，金原出版，2014，pp50-56.
18) 瀬下 崇：上肢機能の評価はどのように行えばよいか？脳性麻痺リハビリテーションガイドライン（リハビリテーション医学会監），第2版，金原出版，2014，pp112-120.
19) 薮中良彦，近藤和泉：脳性麻痺児の手指操作能力分類システム（MACS）．脳性麻痺リハビリテーションガイドライン（リハビリテーション医学会監），第2版，金原出版，2014，p64.
20) 問川博之，里宇明元：日常生活動作．子どものリハビリテーション医学（陣内一保，安藤徳彦監），第2版，医学書院，2008，pp78-88.
21) 伊達伸也，高橋義仁：基本的 ADL 評価法．障害児の包括的評価法マニュアル―JASPER の実践的活用法（全国肢体不自由児施設運営協議会編），メジカルビュー社，2006，pp48-87.
22) 横山美佐子，近藤和泉：カナダ作業遂行測定（COPM）．脳性麻痺リハビリテーションガイドライン（リハビリテーション医学会監），第2版，金原出版，2014，p65.
23) 宮本昌恵・佐伯 満：社会生活力・社会性評価．障害児の包括的評価法マニュアル―JASPER の実践的活用法（全国肢体不自由児施設運営協議会編），メジカルビュー社，2006，pp114-133.
24) 横地健治：重症心身障害児（者）に対する適応行動評価．重症心身障害療 3：235-244, 2008.
25) 大島一良：重症心身障害の基本的問題．公衆衛生 35：648-655, 1971.
26) 石井光子，北住映二：摂食嚥下障害 経管栄養．新版医療的ケア研修テキスト（日本小児神経学会社会活動委員会・他編），クリエイツかもがわ，2012，pp138-169.
27) 神田豊子，村山恵子：生命維持機能評価法．障害児の包括的評価法マニュアル―JASPER の実践的活用法（全国肢体不自由児施設運営協議会編），メジカルビュー社，2006，pp2-26.

II章 疾患編

# 13. 二分脊椎

## 疾患像

二分脊椎は，脊椎後方要素の先天性的な形成不全で，囊胞性二分脊椎と潜在性二分脊椎に分類される．前者はさらに，囊胞内に神経組織を含むか否かにより脊髄髄膜瘤と髄膜瘤に分類され，多くは皮膚の欠損を伴う開放性二分脊椎である．後者の代表は脊髄脂肪腫である．わが国における二分脊椎の発生率は，1万出生あたり4～5人とされている．

### 1) 症状

二分脊椎は，先天性の脊髄障害と考えることができ，障害レベルに応じた下肢，体幹の運動，感覚障害と排泄（排尿，排便）障害が主な症状である．運動障害により下肢，体幹の変形や拘縮が生じることがある．これら以外に中枢神経系の異常による症状として，知的障害，認知障害等を示す場合がある．

### 2) 病因・病態

二分脊椎は，胎生期の神経管の閉鎖障害によって生じる．神経管の頭側に生じる閉鎖障害の代表が無脳症であるのに対し，二分脊椎は尾側の神経管閉鎖障害の代表である．神経管閉鎖障害の同胞再発率は2～5%で，これは一般集団の50倍であり，神経管閉鎖障害は多因子遺伝を示す病態と考えられる．二分脊椎患者やその親には，メチレンテトラヒドロ葉酸還元酵素（MTHFR）遺伝子多型が多いと報告されている．また，妊娠前から胎生4週までに葉酸を摂取することにより，50%以上の神経管閉鎖不全を予防できる．

尾側の神経管閉鎖障害，すなわち二分脊椎では，その部位の脊髄・馬尾神経機能が障害される．また，特に脊髄髄膜瘤では頭側の中枢神経にも異常を示すことが多く，水頭症，キアリ奇形II型，脊髄空洞症が多い．

### 3) 診断・検査

囊胞性二分脊椎は出生時に腰背部の囊胞，下肢の運動麻痺や変形から容易に診断可能である．潜在性二分脊椎では，二分脊椎を示す部位の皮膚に，皮膚洞，発毛等の異常を認めることがある．

二分脊椎そのものの画像検査として，単純X線，CT，MRIが行われる．MRI検査では二分脊椎の部位だけではなく頭頸部も撮影し，水頭症やキアリ奇形をチェックする必要がある．

排尿障害に対しては，**超音波検査や尿流動態検査（Urodynamic Study；UDS）**（p 127参照）が行われる．

### 4) 治療・予後・合併症

二分脊椎の診療には，多職種による学際的アプローチが必要である．すなわち小児科，脳神経外科，整形外科，泌尿器科等の診療科の他，リハの医師や関連職種が関与する．

開放性の（脊髄）髄膜瘤では，髄液の漏出やそれに伴う感染を予防するため，生後48時間以内に閉鎖術を行う．合併する水頭症の治療については異なる考え方があるが，早期に脳室腹腔シャントを留置することが多い．キアリ奇形や脊髄空洞症の治療は，神経機能に及ぼす影響や画像所見の変化を見て判断される．潜在性二分脊椎で神経徴候を伴わない場合は，治療を行わない．神経徴候を伴う場合には，神経障害の状態や画像検査から手術の適応を判断する．

下肢，体幹の変形や拘縮に対しては，ギプス矯正や装具等の保存的治療と手術治療を必要に

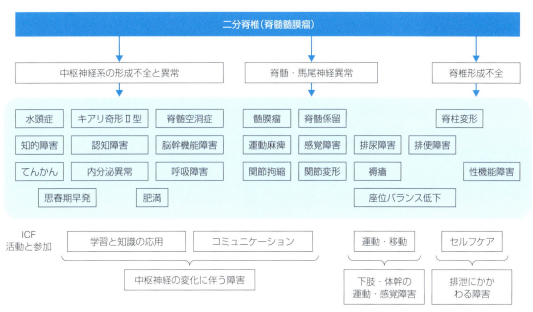

■ 図1　二分脊椎（脊髄髄膜瘤）の障害構造

応じて組み合わせる．リハビリテーション治療を行い，移動機能の向上を目指す．

　排尿障害に対しては，清潔間欠導尿と薬物治療が組み合わされることが多い．膀胱萎縮に対する膀胱拡大術や，膀胱尿管逆流症に対する逆流防止術が行われることもある．排便障害は状態により対応が異なる．便秘では薬物治療や浣腸，洗腸を行い，便失禁ではアナルプラグを用いたり肛門括約筋形成術が行われる．

　二分脊椎の生命予後は，褥瘡による敗血症，不適切な排尿管理による腎不全等を生じなければ良好である．逆にいえば，これらの合併症を予防することは極めて大切である．その他，中枢神経系の異常による合併症として，てんかん，思春期早発，肥満，呼吸障害があり，適切な管理を必要とする．

## 障害構造と評価

　二分脊椎の中でも多彩な症状を示す脊髄髄膜瘤の障害構造を図1に示す．多様な障害が，ICFの活動と参加における「学習と知識の応用」，「コミュニケーション」，「運動・移動」，「セルフケア」の各項目に影響を及ぼす．

### 1）下肢筋力低下
#### (1) Sharrard分類（図2）

　下肢の筋力評価は，**徒手筋力検査（Manual Muscle Test；MMT）**により行う（p32参照）が，乳幼児では細かい評価は困難である．そのため，自動運動の有無を観察し，さらに重力に抗して全可動域を動かせるか否か（MMT 3以上であるか否か）を判断する．Sharrardの神経支配図を用い，MMTで3以上効いている筋の神経根レベルを参考に，Sharrardの第1群〜第6群に分類する．本分類は，移動機能の予後予測，あるいはリハビリテーション治療による移動機能の目標設定に役立つとされる．第1群，第2群では実用的な歩行の獲得は困難とされ，第3群では杖と装具を用いた歩行が期待できる．第4群〜第6群は杖なし歩行を目指すが，必要に応じて装具装着を必要とする．

#### (2) McDonaldらによる評価法（表1）

　McDonaldらは二分脊椎患者において，Sharrard分類の図において中・小殿筋と同等のレベルとされる内側ハムストリングス（半腱様筋，半膜様筋）が，中・小殿筋やさらには前脛骨筋よりも高位の神経支配を受け，腸腰筋や大腿四頭筋の筋力とより関係が深いこと等を見

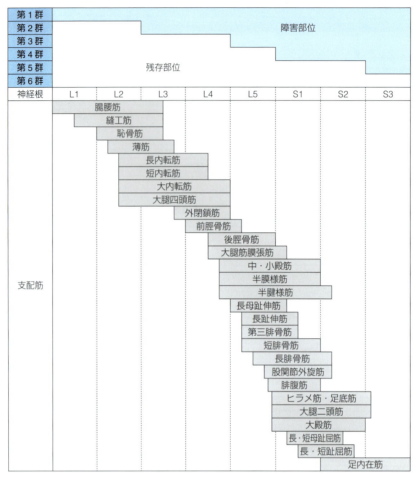

■ 図2　Sharrard分類

（Sharrard, 1964, 文献1を元に作成）

■ 表1　McDonaldらの方法に基づくSharrard分類の改変

| レベル | 筋力 |
|---|---|
| T12 | 下肢の筋活動はない．攣縮を認めることもあるが，随意運動はない． |
| L1 | 弱い（2以上）股関節屈曲 |
| L2 | 強い股関節屈曲と内転（いずれも3以上） |
| L3 | 股関節屈曲・内転は正常．大腿四頭筋は3以上．内側ハムストリングもある程度効いている． |
| L4 | 大腿四頭筋も正常．内側ハムストリングと前脛骨筋は3以上．殿筋と後脛骨筋もある程度効いている． |
| L5 | 外側ハムストリングも効き（3以上），強い膝屈曲．中殿筋2以上，第3腓骨筋4以上，後脛骨筋3以上のいずれか．長母趾伸筋，長趾伸筋は正常． |
| S1 | 下腿三頭筋2以上，中殿筋3以上，大殿筋2以上，のうち2つを満たす．大腿二頭筋，長趾屈筋も強い．長母趾屈筋，短母趾屈筋も効いている． |
| S2 | 下腿三頭筋3以上かつ，中殿筋・大殿筋は4以上．内在筋のみ低下し，鉤爪趾を生じる． |

注）数字はMMTの数値．

（Broughton et al, 1998, 文献2を改変）

■ 表2　Hoffer 分類

> Community ambulator：
> 屋内外のほとんどの活動時に歩行するが，杖か装具，あるいは両者を必要とすることがある．長距離の旅行にのみ車椅子を用いる．
>
> Household ambulator：
> 屋内のみで杖・装具等を用いて歩行する．必要であるとしてもわずかな介助で椅子やベッドに座ったり，そこから立ち上がることができる．自宅や学校内の活動の一部と屋外のすべての活動に車椅子を使用する．
>
> Non-functional ambulator：
> 自宅，学校，病院でのリハビリテーション場面のみで歩行する．それ以外での移動には車椅子を用いる．
>
> Non-ambulator：
> 車椅子のみを用いるが，そこからベッドへの移乗はできる．

(Hoffer, 1973 より)[3]

いだし，新たな知見に基づいて神経髄節レベルの評価法を改変した．

### 2）発達

発達全体を評価するには，**デンバー発達判定法**（p 67 参照）等小児に一般的な評価法が利用される．精神発達も同様に，**WISC（Wechsler Intelligence Scale for Children）**，**田中ビネー知能検査**（p 68 参照）等が用いられる．

### 3）排泄機能の評価

泌尿器科的，小児外科的な各種検査が行われる．詳細な排尿機能の評価には尿流動態検査を行うが，侵襲的な検査であり，乳幼児では適応を考慮する必要がある．

### 4）移動能力の評価

**Hoffer 分類**（表 2）

二分脊椎患者の移動能力は，**Hoffer 分類**により，community ambulator，household ambulator，non-functional ambulator，non-ambulator に分類する．前述の Sharrard 分類と Hoffer 分類には一定の相関関係がある．わが国では，community ambulator を杖使用の有無により分けることがある．

### 5）ADL の評価

**PEDI（Pediatric Evaluation of Disability Inventory）**（p 292 参照），**WeeFIM（Functional Independence Measure for Children）**（p 292 参照）等小児の一般的な評価法が用いられる．

PEDI は 6 カ月〜7.5 歳の子どもについて，セルフケア，移動，社会的機能の 3 つの下位項目における機能的な活動を，特定のことができる能力（capacity）と遂行状態（performance）の両面で評価するものである．対象者の能力が，障害のない 7.5 歳以下の子どものレベルより低下していると考えられる場合には，年長の子どもに対しても用いることができる．

WeeFIM は，成人の基本的 ADL，社会的認知，コミュニケーション機能を評価する **FIM（Functional Independence Measure）**（p 154 参照）をもとに，6 カ月〜7 歳程度の対象者の能力低下を評価する尺度である．13 の運動項目，5 つの認知項目から構成され，各項目が介護度に応じて 7 段階で評価される．

### 6）社会生活能力の評価

二分脊椎に特化して社会生活能力を評価する方法はないが，一部の研究で **S-M 社会生活能力検査**（p 70, 293 参照）が用いられている．

〈芳賀信彦〉

■ 表3 二分脊椎の評価一覧

| | 障害 | 評価方法 | 評価項目と目的 |
|---|---|---|---|
| 機能障害 | 運動発達遅延 | デンバー発達判定法 | 発達遅延の有無と程度の把握 |
| | 下肢筋力低下 | 徒手筋力テスト，Sharrard分類，McDonaldらによる評価法 | 重症度の評価，移動機能の予後判定，治療方針の判定 |
| | 下肢の変形・拘縮 | 画像検査，関節可動域検査 | 治療適応や治療法の判定，治療効果の判定 |
| | 脊柱変形 | 画像検査 | 変形の重症度評価，治療方針と効果の判定 |
| | 感覚障害 | 感覚検査 | 感覚機能の把握 |
| | 精神発達遅延 | WISC，田中ビネー知能検査等 | 精神機能の把握 |
| | 褥瘡 | 体表観察，装具の適合性チェック | 管理方法の判定 |
| | 排泄機能障害 | 尿流動態検査等 | 排泄機能の評価，管理方法の判定 |
| | 性機能障害 | 問診等 | 性機能の評価，薬物治療等の効果判定 |
| 活動制限 | 移動能力の障害 | Hoffer分類 | 移動機能の評価，装具や手術等の効果判定 |
| | 歩行の異常 | 臨床歩行観察，歩行分析 | 歩容の評価，装具や手術の適応判断や効果判定 |
| | ADL障害 | PEDI，WeeFIM等 | 日常生活能力の評価 |
| 参加制約 | 社会生活能力の低下 | S-M社会生活能力検査等 | 社会生活能力の評価 |

文献

1) Sharrard WJW：Posterior iliopsoas transplantation in the treatment of paralytic dislocation of the hip. *J Bone Joint Surg Br* **46**：426-444, 1964.
2) Broughton NS, Menelaus MB (eds)：Menelaus' Orthopaedic Management of Spina Bifida Cystica. 3rd ed, W B Saunders, London, 1998.
3) Hoffer MM et al：Functional ambulation in patients with myelomeningocele. *J Bone Joint Surg* **55**-A：137-148, 1973.

## Ⅱ章　疾患編

# 14. 脊椎・脊髄疾患

　脊椎，脊髄由来の障害は，体幹の支持機構としての脊椎由来のものと，脊髄・神経根由来のものに大別される．脊椎由来の病態は構築学的な異常そのものが原因となる場合と疼痛が原因となる場合がある．神経障害は脊髄症と神経根症に大別できる．しかし，これらすべてが必ずしも明確に分かれるわけではない．

## 疾患像

### 1）症状

#### (1) 脊柱変形
　脊柱の構築学的変化としては発育期にみられる側弯症や高齢者の脊柱後弯等がある．

#### ①発育期
　発育期にみられる脊柱変形で問題となる症例では身長の伸びに従って弯曲が増悪する．機能障害をきたすことは少ないが，腰椎部での弯曲が強いと腰痛が問題となる．側弯による変形は冠状断面での弯曲異常だけではなく，回旋変形，矢状断面での変形を伴い，美容上の問題から社会的不利を発生させ得る．さらに，体幹バランス不良は美容上の問題のみならず，退行変性の加速因子となる．また，肺胞の数の増加は8歳までに終了するといわれており，この時期までに脊柱変形が進行し強い胸郭変形をきたしたり，神経線維腫症や脊椎奇形等が原因で変形が高度である場合には，呼吸機能等の内部障害が問題となることがある．

#### ②成人・高齢者
　高齢者では，変性側弯症，骨粗鬆症を背景とする脊柱後弯，パーキンソン病等に続発する首下がり病等が問題となる．これらでは，重心が前方に偏位しバランスが不良となり，水平視も困難となる．さらに，活動性，摂食量の低下等により生命予後にも影響を及ぼす．骨盤後傾は変形性股関節症の増悪因子である．汎発性特発性骨増殖症（diffuse idiopathic skeletal hyperostosis；DISH），強直性脊椎炎（ankylosing spondylitis；AS）等では，脊柱不撓性，不良姿勢が問題となるとともに，ASでは股関節等の大関節の拘縮，強直を合併することがある．さらに胸郭の動きが低下し，多発外傷や脊髄損傷時に呼吸器合併症をきたしやすい．

#### (2) 脊椎由来の疼痛
　軸性疼痛ともよばれ，症状の発生，増悪は姿勢，運動との関連性が濃い．頸椎椎間板，椎間関節が障害されると頸部痛のみならず，肩甲間部の疼痛をきたすといわれている．

#### (3) 脊髄・神経根症状
　麻痺と疼痛が症状の中心である．脊髄麻痺は長索路症状と髄節症状に大別される．

#### ①長索路症状
　長索路症状は白質が障害された際に起こり，巧緻運動障害，痙性歩行が主要な症状となる．筋力低下は比較的症状が進まないと顕著にはならない．感覚障害は遠位優位で末梢神経障害に類似している．腱反射は亢進し，重症になると膀胱直腸障害や痙縮が問題となる．

#### ②髄節症状
　髄節症状は，その髄節の支配領域の弛緩性麻痺を呈する．筋力低下が前面に出やすく，腱反射は低下するが，髄節に一致した感覚障害は必ずしもみられない．神経根症状は髄節症状に類似するが，疼痛が前面に出ることが多い．
　脊髄円錐部では，髄節症状として核下型の膀胱直腸障害がみられる一方，圧迫高位を通過す

る馬尾機能が温存（root escape）される場合がある．脊髄円錐の位置に個人差が大きいこともあり，脊髄円錐部の神経症状の把握には注意を要する．

## 2）病因・病態
### (1) 脊柱変形
#### ①発育期
発育期の脊柱変形は原因不明である特発性側弯症（adolescent idiopathic scoliosis；AIS）が最も多い．思春期の女児に多く，弯曲は一般的には胸椎で右凸となる．アーノルドキアリ奇形に続発する脊髄空洞症が側弯の原因となっている場合，明らかな神経症状はないが，弯曲パターンがAISと異なっていたり，腹壁反射が消失していることが発見のきっかけとなる．脊椎奇形では，脊椎の長軸成長を担う終板が左右，前方後方でアンバランスであった場合に発育期に急速に増悪し，ときに後弯を伴うこともある．神経線維腫症では，骨のdystrophicな変化，神経線維腫等により，AISに比べて柔軟性の乏しい，強い弯曲を呈することが多い．また，マルファン症候群等の間葉系疾患によるもの，神経麻痺によるものもある．

#### ②成人・高齢者
高齢者の後弯症では，骨粗鬆症による多発圧迫骨折，多椎間の椎間板変性や背筋の弱化が原因となるが，複数の病態が絡み合って後弯が増強する．また，パーキンソン病による首下がりも近年注目されている．

脊椎不安定性が問題となるASとDISHともに病因は不明であるが，いずれも遺伝的素因の関与が考えられる．特に，前者ではHLA-B27との関連性が高いとされているが，日本人では陽性者そのものが少ない．

### (2) 脊椎由来の疼痛
椎間板の辺縁部，椎間関節，周辺靱帯等に分布する侵害受容器に対する刺激が疼痛の原因と考えられるが，疼痛源を明らかにするには候補部位を局所麻酔薬でブロックする必要がある．脊椎由来の侵害受容性疼痛と考えられる疼痛にも神経障害性疼痛の要素があることが近年の研究で示唆されている．

### (3) 脊髄・神経根症状
神経内科的疾患を除いた脊髄症の原因は，退行性変化による骨棘形成，椎間板ヘルニアや脊柱靱帯骨化症による圧迫性因子に動的因子が加わって発症する場合が多い．

#### ①頸椎症
いわゆる頸椎症性脊髄症では，多くは発育性脊柱管狭窄状態に骨棘形成，椎体の後方すべり，黄色靱帯の肥厚等が加わる．頸椎伸展時により麻痺症状が悪化する場合が多いが，尾側終板に後方骨棘を持つ上位椎体が後方にすべり，尾側椎の棘突起基部の椎弓との間に脊髄が挟み込まれるいわゆる pincer mechanism，または肥厚し柔軟性を失った黄色靱帯が前方にたくれ込むことによる．

#### ②脊柱靱帯骨化
後縦靱帯骨化症（ossification of posterior longitudinal ligament；OPLL）は，連続型，分節型，混合型，その他型に大別されるが，OPLLにおいても脊髄症の発症には動的因子の関与が大きい．連続型では脊柱管の前後径の50％以上を骨化が占めても脊髄症を発症していない場合が少なくない．これに対して，混合型，分節型では，連続型に比べて骨化巣の占拠率が低いにもかかわらず，可動性が残存している高位が罹患部位となっている．OPLLは頸椎以外にも胸椎でみられる．胸椎にOPLLがある場合，頸椎のOPLL以外に，胸椎の黄色靱帯骨化（ossification of ligamentum flavum；OLF）を合併する等，全身の骨化傾向が強い．OLFは可動性の大きい胸腰椎以降部で問題となることが多い一方，頸椎ではほとんど認められない．

#### ③骨粗鬆症性椎体骨折，環軸椎亜脱臼
近年では骨粗鬆症性椎体骨折による遅発性麻痺が増加している．椎体骨折による後弯が麻痺の直接の原因となっている場合もあるが，多くは発育性脊柱管狭窄や加齢性変化による椎間関節の肥厚，後弯によって脊髄が脊柱管前壁に押し付けられるといった脊柱管狭窄状態に，椎体骨折が偽関節となって生じた異常可動性が加わ

って発症する．一方，生物学的製剤が広く使われるようになり，関節リウマチによる環軸椎亜脱臼による脊髄症は減少傾向にあるといわれている．

④脊椎・脊髄腫瘍

脊椎腫瘍は疼痛，麻痺の大きな原因であるが脊椎原発腫瘍は稀で，肺がん，乳がん，前立腺がん，腎がん等を原発とする転移がほとんどである．脊髄腫瘍は硬膜内髄外腫瘍がほとんどである．感染性脊椎炎は一般細菌，結核菌ともに担がん患者等での背部痛の原因として忘れてはならない．

## 3) 診断・検査

### (1) 身体所見

身体所見では，全体としての姿勢，脊柱の可動性とともに，可動時の疼痛の有無，場所の確認をする．姿勢の評価には頭と骨盤の位置関係，肩線，肩甲骨，脇線の対称性を確認する．また，側弯症でよくみられる椎体の回旋は，前屈位での肋骨隆起，腰部隆起として把握できる．

### (2) 神経所見

神経所見は，筋萎縮等を視診で確認し，**徒手筋力検査**，**知覚検査**，**腱反射**等で長索路症状，髄節症状を評価する．また，**Jacksonテスト**，**Spurlingテスト**は，頸椎で神経根に負荷をかけて症状を惹起させ，神経根症の有無を診断し，放散する部位から罹患神経根を推測する手技である．**10秒テストやFES（Finger Escape Sign）**は，myelopathy handとよばれる頸髄由来の上肢症状の診断に用いられるとともに，症状の推移を追うのにも役立つ[1]．

### (3) 画像診断

画像診断の基本は，**単純X線**では二方向撮影が基本である．必要に応じ，動態撮影を加えることにより，椎間板，椎間関節の変性，各椎間の安定性，脊柱全体のバランス等を評価する．また，構築学的変化を評価するには全脊柱を立位で撮影することが役立つ．

**MRI**ではT1強調画像で，椎間板等の軟部組織や神経組織の形態変化を観察する．これに対して，T2等の水成分を強調した画像，特にSTIRでは脊髄麻痺の罹患高位，疼痛等の原因部位に迫ることが可能となっている[2]．ただ，脊椎由来の疼痛についてはこれらでも診断確定には至らず，疼痛源を特定するためには椎間板ブロック等が必要となる．

## 4) 治療・予後・合併症

### (1) 脊柱変形

①発育期

脊柱側弯症では変形の改善と将来の腰痛の予防が主な目的となる．治療法は骨成熟度と弯曲の程度，進行状況によって選択される．

装具療法の効果は限定的であるが，手術は侵襲が高いこと，可動性を消失させることを考えると，考慮に値する．ほぼ終日の装着が必要であること，大がかりな装具であること等から，装用の継続性に問題があり，思春期の女児の心理面に対する配慮も不可欠である．また，脊椎奇形による先天性側弯症では装具療法は奏功しない．

弯曲が胸椎では50度，腰椎では40度を超えると手術を考慮する．後方矯正固定術が一般的であり，現在のところ，手術による弯曲矯正率は特発性側弯症では70％程度である．

②成人・高齢者

高齢者の後弯症に対しては理学療法，装具療法を行うが，有効性ははっきりしない．しかし，手術の侵襲性を考えると，十分な保存療法が行われるべきである．また，骨粗鬆症を伴う場合が多く，PTH（副甲状腺ホルモン；parathyroid hormone）をはじめとした強力な骨粗鬆症治療が必要である．手術は後弯を矯正するために骨切り等を併用した後方固定術が行われることが多い．矯正はC7椎体から鉛直に下ろしたplumb lineが仙骨甲角の近傍を通ることを目標として行われるが[3]，この目標が達成されないと固定椎間の隣接椎体の骨折をはじめとして術後成績悪化につながりやすい．

### (2) 脊椎由来の疼痛

いわゆる軸性疼痛に対しては，理学療法と薬物療法とが基本である．理学療法では脊柱の可動性を維持，回復し，体幹の筋力を強化すると

ともに，肩甲帯部や股関節等の隣接部位の可動性を大きくし，脊柱に対する負担の軽減を図る．薬物療法は急性期にはアセトアミノフェン，NSAIDs（非ステロイド性抗炎症薬；non-steroidal anti-inflammatory drugs）が使用されるが，遷延する場合には弱オピオイドの使用も考慮する．

### (3) 脊髄・神経根症状

脊髄症状に対して有効な保存療法は確立していない．軽度の圧迫性頸髄症に対しての間欠牽引は，症状増悪の危険性があり，持続牽引は短期的には効果があるとされるが，長期的な予後は不明である．

疼痛が主訴である神経根症状に対しては，急性期にはアセトアミノフェン，NSAIDs が使用されるが，遷延する場合にはプレガバリン，弱オピオイドの使用も考慮する．遷延する頸部神経根障害に対する手術としては，前方除圧固定術や後方からの椎間孔拡大術（foraminotomy）が選択されることが多い．

麻痺に対しての保存療法の効果ははっきりせず，ADL上の支障があれば手術が基本である．頸椎では椎弓形成術が一般的であるが，単椎間の頸椎椎間板ヘルニア，占拠率の高いOPLLに対しては，前方除圧固定術も選択肢となる．

胸椎のOLFには後方からの除圧術が選択される．胸椎OPLLに対する手術選択はさまざまである．胸椎には後弯があり，圧迫が前方からあることから，後弯の頂椎付近での後方除圧術は脊髄除圧の効果を期待しがたい．除圧術に後弯を矯正する目的での固定術の併用，全周除圧術，前方除圧固定術等が考慮される．

## 障害構造と評価

### 1) 脊柱の構築学的変化

発育期であっても90度を超えるような高度の脊柱変形で心肺機能障害の発生が疑われる場合には，**肺活量測定や6分間歩行試験（6-minutes Walk Test；6MWT）**（p 37, 377 参照）を用いる．また，主弯曲に対する十分な代償ができない場合には，バランス不良による問題が発生し，特に高齢者では転倒の危険性が高まる．単一の課題による評価法として，**TUG（Timed Up and Go Test）**（p 146, 184, 348, 429 参照），**FRT（Functional Reach Test）**（p 147 参照），片脚立位時間や複数の課題による評価法として，**BBS（Berg Balance Scale）**（p 148 参照）等や重心動揺計を用いたバランス能力の評価が必要となる．

発育期脊柱変形患者の多くは機能障害を持たないが，美容上の問題や腰背部痛が問題となる．これに対しては，側弯症学会による**自記式質問票（SRS-22）**[4]や，腰痛に特化したJOABPEQ[5]（p 316 参照），**腰痛特異的QOL尺度（Roland-Morris Disability Questionnaire；RDQ）**[6]，ODI（Oswestry Disability Index）[7]を用いて評価する．

脊柱不撓性の評価には**指床間距離（Finger Floor Distance；FFD）**が簡便であるが，筋，腱の要素が入る．そのためASの場合には，後腸骨棘の高さで垂直に測定した10 cmの間隔が前屈で伸延した距離を計測する**Schober試験**が用いられる．また，肋椎関節の癒合状態の評価には第四肋間の高さで，最大吸気時の胸囲と最大呼気時の胸囲との差を計測する．

### 2) 疼痛

疼痛の強度は一般的に用いられている**VAS（Visual Analogue Scale；視覚的アナログスケール）**（p 135 参照），**NRS（Numerical Rating Scale；数値的評価スケール）**，Face Scale（p 136 参照）を用いるが，自記的評価として頸部痛に対しては**JOACMEQ（日本整形外科学会頸部脊髄症評価質問表）**[8]が開発されている．神経因性疼痛（neuropathic pain）が疑われる際には**PainDETECT**等の特異的な指標を用いる[9]．

### 3) 麻痺

上肢機能障害は筋力低下と巧緻性低下が主であり，前者は**徒手筋力検査**，握力計等で評価する．いわゆるmyelopathy handによる巧緻性の評価には，**FES（Finger Escape Sign）**や**10秒テスト**（p 20 参照）を用いる[1]．能力障害は，**DASH（Disability of the Arm, Shoulder and**

■ 表　脊椎・脊髄障害の評価一覧

| | 障害 | 評価方法 | 評価項目と目的 |
|---|---|---|---|
| 機能障害 | 脊柱変形 | 肺活量，6分間歩行試験，FRT，重心動揺計，片脚立位時間，JOABPEQ，RDQ，ODI | 矯正手術の適応判定．装具療法・手術療法の効果判定 |
| | 脊柱不撓性 | 可動域検査，指床間距離，前屈測定検査（Schober試験），最大吸気時の胸囲と最大呼気時の胸囲との差，肺活量 | 病勢の進行判定．運動療法・薬物療法の効果判定 |
| | 疼痛 | VAS，NRS，Face pain scale，JOACMEQ，SF-36® | 薬物療法，運動療法の効果判定 |
| | 上肢機能障害 | 握力，徒手筋力テスト，FES，10秒テスト | 手術療法，装具療法，薬物療法の効果判定．手術，侵襲的治療の適応判定 |
| | 下肢機能障害 | 徒手筋力テスト，Romberg sign，片脚立位時間，10秒足踏みテスト，重心動揺計 | 手術療法，装具療法，薬物療法の効果判定．手術，侵襲的治療の適応判定 |
| | 巧緻運動障害 | DASH，STEF | 上肢日常生活能力の評価 |
| | 排尿障害 | 残尿量測定，尿流動態検査 | 病勢の進行判定．運動療法・薬物療法の効果判定．排尿法の決定 |
| | 痙縮 | MAS | 薬物療法の効果判定．侵襲的治療の適応，効果判定 |
| 活動制限 | 歩行障害 | 30 m歩行テスト | 歩行補助具 |
| | ADL障害 | 旧JOA score（17-2点法），Nurick scale，AIS，Barthel Index，FIM，SCIM-Ⅲ | 日常生活能力の評価 |
| 参加制約 | 体幹変形 | 日本側弯症学会SRS-22質問票 | 治療結果に対する自己評価 |
| | 運転能力 | ドライブシュミレーター | 運転の可否 |
| | 在宅生活困難 | 家屋評価 | 家屋の改造 |

Hand）Outcome Questionnaireや**簡易上肢機能検査（Simple Test for Evaluating Hand Function；STEF）**（p 185参照）が包括的な評価法として知られている．

脊髄症による下肢機能障害には筋力，巧緻性の低下に後索障害が加わる．巧緻性は**10秒足踏みテスト**[10]で，後索機能は**Romberg sign，片脚立位時間**（p 147参照）等で簡便に評価できるが，**重心動揺計**を用いて開眼，閉眼の差を調べるのも有用である．脊髄症の歩行能力の評価には**30 m歩行テスト**[11]が用いられる．

麻痺が重度になると，痙縮，神経因性膀胱が問題となる．痙縮の評価には**Modified Ashworth Scale（MAS）**（p 20参照）が一般的に用いられるが，評価の再現性の問題が指摘されている．神経因性膀胱は簡便には**残尿量の評価**（p 127参照）が用いられるが，高圧排尿が危惧される場合等には**尿流動態検査**（p 127参照）が望ましく，**国際禁制学会分類による評価**[12]が用いられる．

包括的な評価としては，日本整形外科学会による**頸髄症治療判定基準〔旧JOA score（17-2点法）〕**[13]は，神経症状と上下肢の機能障害が含まれている．このため，純然たる能力評価法とはいえないが，**ASIA Impairment Scale（AIS）**[14]（p 210参照）のC，D程度の麻痺重症度を簡便に表現するには有用である．欧米で使用されている**Nurick Scale**は歩行機能の大まかな分類である．

日常生活機能の評価には一般的な**Barthel Index**（p 156参照），**FIM（Functional Independence Measure）**（p 154参照）が用いられるが，**SCIM-Ⅲ（Spinal Cord Independence Measure-versionⅢ）**[15]（p 211参照）は脊髄損傷に特化して開発されており，一般的な脊髄障害にも使用し得る．

## おわりに

脊椎・脊髄疾患による障害は多種多様である．疾患特異的な評価法も少なくなく，それぞれの病態を十分考慮にいれたうえでの評価が必要である．

（加藤真介）

## 文献

1) Ono K et al : Cervical myelopathy secondary to multiple spondylotic protrusions. A clinicopathologic study. *Spine* 2 : 1977.
2) Sairyo K et al : Painful lumbar spondylolysis among pediatric sports players : a pilot MRI study. *Arch Orthop Trauma Surg* 131(11) : 1485-1489, 2011.
3) Roussouly P et al : The vertical projection of the sum of the ground reactive forces of a standing patient is not the same as the C7 plumb line : a radiographic study of the sagittal alignment of 153 asymptomatic volunteers. *Spine*(Phila Pa 1976) 31(11) : E320-325, 2006.
4) 飯田尚裕・他：SRS-22を用いたアンケート調査 脊柱側彎症術後20年以上経過例と健常者の比較. 脊柱変形 24(1) : 75-79, 2009.
5) Fukui M et al : JOA Back Pain Evaluation Questionnaire (JOABPEQ)/JOA Cervical Myelopathy Evaluation Questionnaire (JOACMEQ). The report on the development of revised versions. April 16, 2007. The Subcommittee of the Clinical Outcome Committee of the Japanese Orthopaedic Association on Low Back Pain and Cervical Myelopathy Evaluation. *J Orthop Sci* 14(3) : 348-365, 2009.
6) 福原俊一・他：RDQ日本語版の開発とバリデーション. RDQ日本語版マニュアル 腰痛特異的QOL尺度(福原俊一編著), 医療文化社, 2004, pp7-41.
7) Fujiwara A et al : Association of the Japanese Orthopaedic Association score with the Oswestry Disability Index, Roland-Morris Disability Questionnaire, and short-form 36. *Spine*(Phila Pa 1976) 28(14) : 1601-1607, 2003.
8) Fukui M et al : An outcome measure for patients with cervical myelopathy : Japanese Orthopaedic Association Cervical Myelopathy Evaluation Questionnaire (JOACMEQ) : Part 1. *J Orthop Sci* 12(3) : 227-240, 2007.
9) 住谷昌彦・他：痛みの量的評価と質的評価. 脊椎脊髄 24(5) : 354-360, 2011.
10) 湯川泰紹：圧迫性頸髄症の新しい定量的評価方法「10秒足踏みテスト」. 整形外科 62(5) : 483-485, 2011.
11) Singh A, Crockard HA : Quantitative assessment of cervical spondylotic myelopathy by a simple walking test. *Lancet* 354(9176) : 370-373, 1999.
12) 6th report on the standardization of terminology of the lower urinary tract function. Neurophysiological study methods, electromyography, studies of neural conduction, reflex latency, evoked potentials and sensory testing. Committee of Standardization of the International Continence Society, New York, May 1985. *J Urol*(Paris) 93(5) : 289-293, 1987.
13) 平林洌：日本整形外科学会頸髄症治療判定基準. 日整会誌 68(5) : 490-503, 1994.
14) Kirshblum SC et al : International standards for neurological classification of spinal cord injury (revised 2011). *J Spinal Cord Med* 34(6) : 535-546, 2011.
15) 加藤真介：脊髄損傷の評価法の現状. *Bone Joint Nerve* 1 : 487-494, 2011.

II章 疾患編

# 15. 腰痛症・腰椎椎間板ヘルニア・腰部脊柱管狭窄症

## 疾患像

### 1) 症状, 病因, 病態

#### (1) 腰痛症とは

腰痛症とは病気の名前ではなく, 腰部を中心とした痛み, 張り感等の不快感といった症状の総称であり, 下肢痛, しびれ等の症状を伴う場合も含む. 誰もが経験し得る痛みであり, 医療機関を受診する愁訴として最も多い.

腰痛の原因は脊椎由来, 神経由来, 内臓由来, 血管由来, 心因性の5つに大別される(表1).

原因の明らかな腰痛の代表としては, 腫瘍(原発性・転移性脊椎腫瘍), 感染(化膿性脊椎炎, 脊椎カリエス等), 外傷(脊椎椎体骨折等)の3つが特に重要である. 腰椎椎間板ヘルニア, 腰部脊柱管狭窄症等の神経症状を伴う腰椎疾患もこれに含まれる. 腰椎疾患は多岐にわたるが, 中でも特に代表的な腰椎椎間板ヘルニアと腰部脊柱管狭窄症について後述する.

一方, 原因の明らかではない腰痛を非特異的腰痛と総称する. 非特異的腰痛は腰痛の全体の85%を占めるといわれる.

近年, 腰痛の発症と遷延に心理・社会的要因が関与していると考えられるようになってきた. 従来の「脊椎の障害」から「生物・心理・社会的疼痛症候群」へ, また画像を中心とした「形態学的異常」から目に見えない機能障害も取り入れた「器質・機能障害」へととらえ方が変わってきた[1].

#### (2) 腰椎椎間板ヘルニア

腰椎椎間板ヘルニアは椎間板の退行変性により腰痛, 下肢痛を起こす疾患である.

髄核を取り囲んでいる線維輪の後方部分が断裂し, 変性した髄核が断裂部から後方に逸脱することにより神経根, 馬尾が圧迫されて発症する病態と考えられている. 男女比は2~3:1で男性に多く, 好発年齢は20~40歳代, 好発高位はL4-5, L5-S椎間である.

日本整形外科学会診療ガイドライン委員会から刊行された**腰椎椎間板ヘルニア診療ガイドラインの診断基準(案)**を表2に示す.

#### (3) 腰部脊柱管狭窄症

腰部脊柱管狭窄症とは, 下肢の痛みやしびれがあり, 間欠跛行を呈し, 前屈で症状が改善す

■ 表1 腰痛の原因別分類

| 1. 脊椎由来 |
|---|
| 腰椎椎間板ヘルニア |
| 腰部脊柱管狭窄症 |
| 分離性脊椎すべり症 |
| 変性脊椎すべり症 |
| 代謝性疾患(骨粗鬆症, 骨軟化症等) |
| 脊椎腫瘍(原発性または転移性腫瘍等) |
| 脊椎感染症(化膿性脊椎炎, 脊椎カリエス等) |
| 脊椎外傷(椎体骨折等) |
| 筋筋膜性腰痛 |
| 腰椎椎間板症 |
| 脊柱靱帯骨化症 |
| 脊柱変形等 |
| 2. 神経由来 |
| 脊髄腫瘍, 馬尾腫瘍等 |
| 3. 内臓由来 |
| 腎尿路系疾患(腎結石, 尿路結石, 腎盂腎炎等) |
| 婦人科系疾患(子宮内膜症等), 妊娠 |
| その他(腹腔内病変, 後腹膜病変等) |
| 4. 血管由来 |
| 腹部大動脈瘤, 解離性大動脈瘤等 |
| 5. 心因性 |
| うつ病, ヒステリー等 |
| 6. その他 |

(日本整形外科学会・他, 2012)[3]

■ 表2　腰椎椎間板ヘルニアの診断基準（案）

1. 腰・下肢痛を有する（主に片側，ないし片側優位）
2. 安静時にも症状を有する
3. SLRテストは70°以下陽性（ただし高齢者では絶対条件ではない）
4. MRIなど画像所見で椎間板の突出がみられ，脊柱管狭窄所見を合併していない
5. 症状と画像所見とが一致する

（日本整形外科学会・他，2011）[4]

■ 表3　腰部脊柱管狭窄症の診断基準（案）

以下の4項目をすべて満たすこと．
1. 殿部から下肢の疼痛やしびれを有する
2. 殿部から下肢の疼痛やしびれは立位や歩行の持続によって出現あるいは増悪し，前屈や座位保持で軽快する
3. 歩行で増悪する腰痛は単独であれば除外する
4. MRIなどの画像で脊柱管や椎間孔の変性狭窄状態が確認され，臨床所見を説明できる

（日本整形外科学会・他，2011）[5]

■ 表4　神経性間欠跛行の分類

| 神経障害形式 | 自覚症状 | 他覚所見 |
|---|---|---|
| 馬尾型 | 下肢・殿部・会陰部の異常感覚 | 多根性障害 |
| 神経根型 | 下肢・殿部の疼痛 | 単根性障害 |
| 混合型 | 馬尾＋神経根 | 多根性障害 |

るといった特徴的な臨床症状を示す疾患概念である．その原因となるのは加齢に伴う脊椎の変性変化である．椎間板，黄色靱帯，椎間関節等の変性，肥厚により，脊柱管や椎間孔が狭小化することで神経根や馬尾が慢性的な機械的圧迫を受け，症状発現につながる．社会の高齢化に伴い，本症の患者は増加しつつある．

　日本整形外科学会診療ガイドライン委員会から刊行された**腰部脊柱管狭窄症診療ガイドラインの診断基準（案）**を表3に示す．

　本症に特徴的な神経性間欠跛行は神経根型，馬尾型，混合型の3群に分類される（表4）．神経根型は下肢，殿部の疼痛を訴え，単根性の障害だが，馬尾型は両殿部，会陰部の異常知覚を訴え，多根性の障害である．混合型はその両者の合併である．体幹を前屈したり，しゃがみ込んだりすることにより症状が消失するという特徴があり，血管性間欠跛行と鑑別するうえで重要である．

### 2）診断
#### （1）問診

　まず行うべきは患者の話をよく傾聴することである．患者との信頼関係を構築するうえで重要であり，その後の治療成績にも大きな影響を及ぼす．

　痛みの部位，下肢痛を伴うかどうか，安静時痛があるか，動作に伴う痛みかどうかを尋ねる．いわゆる腰痛症であれば腰部に限局することが多いが，腰椎椎間板ヘルニア，腰部脊柱管狭窄症では馬尾，神経根障害に伴う下肢痛を伴うことが多い．安静時の腰痛からは脊椎椎体骨折，化膿性脊椎炎，腫瘍性病変等が疑われ，動作に関係ない痛みの場合は内臓疾患の可能性がある．

　痛みの誘因があるかどうか，職業，スポーツやその関連についても尋ねる．高齢者に転倒の既往があれば脊椎椎体骨折が疑われる．若年者のスポーツ歴からは腰椎分離症の可能性が疑われる．

#### （2）視診・触診

　背筋の筋緊張，側弯，後弯変形の有無，棘突起上の階段現象の有無，棘突起上の圧痛，叩打痛を調べる．脊椎椎体骨折の急性期には胸腰椎移行部の棘突起上叩打痛が出現することが多い．殿部および下肢筋萎縮の有無を調べる．慢性的な神経障害や廃用により筋萎縮がみられることがある．

　間欠跛行を訴える患者には足背，後脛骨動脈の拍動が触れるかどうかを調べる．血管性の間欠跛行もあり得るからである．

#### （3）体幹可動性

　立位前後屈，側屈，回旋を観察する．椎間板性の腰痛では前屈動作で椎間板内圧が上昇することで疼痛が増悪する．腰椎分離症では後屈，回旋動作にて疼痛が増悪する．

#### （4）疼痛誘発テスト
①下肢伸展挙上テスト（図1）

　**下肢伸展挙上テスト（Straight Leg Raising**

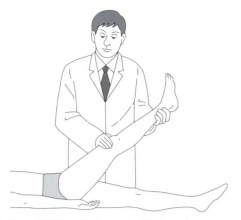

■ 図1　下肢伸展挙上テスト（SLR test）

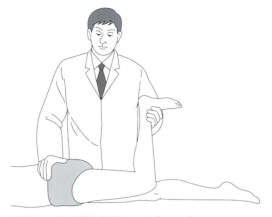

■ 図2　大腿神経伸展テスト（FNST）

test；SLR test）は患者を診察台の上に仰臥位とし，一側の下肢を伸展したまま挙上する手技である．挙上角度が70度以下で坐骨神経に沿った放散痛が誘発されれば陽性である．L4, L5, S1神経根症状としてとらえる．一側に出現することが多いが，両側に出現することもある．一般に下位（L4-5, L5-S）腰椎椎間板ヘルニアで陽性となることが多いが，高齢者の腰椎椎間板ヘルニアでは陰性になることがしばしばである．

若年者の腰椎椎間板ヘルニアでは，腰部から下肢にかけてが1本の棒のように持ち上がってしまうことがあり，Hüftlendenstrecksteifeとよばれる．筋緊張が高まっているためとされる．

②大腿神経伸展テスト（図2）

**大腿神経伸展テスト**（Femoral Nerve Stretching Test；FNST）は患者を診察台の上に腹臥位とし，一側の下肢の膝関節を90度屈曲位とし，股関節を伸展させる手技である．大腿神経に沿った放散痛が誘発されれば陽性である．L2, L3, L4神経根症状としてとらえる．

③Kemp徴候（図3）

**Kemp徴候**は立位にて患側に体幹を後側屈させる手技である．患側の下肢に放散痛が誘発された場合に陽性とする．腰椎外側陥凹または椎間孔部での神経根障害で陽性となることが多い．

(5) 神経学的検査

①深部腱反射

膝蓋腱反射，アキレス腱反射をみる．膝蓋腱反射の反射弓はL4，アキレス腱反射の反射弓

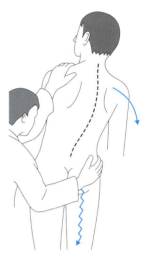

■ 図3　Kemp徴候

はS1である．障害高位では深部腱反射は減弱する．深部腱反射が亢進し，バビンスキー徴候陽性の場合は錐体路障害の可能性を考える．

②徒手筋力検査

下肢筋力を**徒手筋力検査**（Manual Muscle Test；MMT）（p32参照）を用いて評価する．神経障害がある場合，その神経の支配筋に筋力低下，筋萎縮がみられることがある．

③感覚検査

触覚，痛覚（p46参照）を調べる．障害高位の特定に**Keeganの表在知覚支配図**を参考にする．

腰椎疾患において特に障害を受けやすいL4, L5, S1神経根障害の診断に必要な深部腱反射，筋力，感覚検査を図4に示す．

| 支配神経根 | L4 | L5 | S1 |
|---|---|---|---|
| 主な責任椎間高位 | L3-L4 | L4-L5 | L5-S1 |
| 深部反射 | 膝蓋腱反射 | — | アキレス腱反射 |
| 感覚領域 | | | |
| 支配筋 | 大腿四頭筋 | 前脛骨筋<br>長母趾伸筋<br>長趾伸筋 | 下腿三頭筋<br>長母趾屈筋<br>長趾屈筋 |

■ 図4　脊髄神経の支配領域

(松野・他, 2014)[2]

### 3) 画像検査

画像検査はあくまでも補助検査であり，診察により必要な画像検査を絞り込む必要がある．画像検査を行った場合は必ず，その所見が問診，診察所見と一致するかどうかを判断する．画像所見が必ずしも症状につながるとは限らないからである．

#### (1) X線

最も基本的で頻用される検査である．骨，軟部組織の形態，配列異常，不安定性について評価する．

腰椎X線では正面と側面の2方向を基本とする．不安定性を評価する場合は側面前後屈，正面左右側屈を追加し，分離症の評価のためには斜位を追加する．股関節疾患が疑われる場合は骨盤正面を追加する．脊椎椎体骨折が疑われる場合は胸腰椎移行部を含める．骨粗鬆症性脊椎椎体骨折では既存骨折（陳旧性の既に治癒した骨折）か新規骨折かを判断することが難しい場合がある．その場合は側面像を荷重時（立位または坐位）と非荷重時とで撮影し，椎体の形態を比較する．非荷重時と比較して，荷重時に椎体の楔状化が進行していれば新規骨折と診断可能である（表5）．

■ 表5　腰椎X線の撮影法

基本は正面と側面の2方向である．

- 不安定性の評価：側面前後屈，正面左右側屈を追加．
- 分離症の評価：斜位を追加．
- 股関節疾患が疑われる場合：骨盤正面を追加．
- 脊椎椎体骨折が疑われる場合：胸腰椎移行部を含める
- 骨粗鬆症性脊椎椎体骨折において既存骨折か新規骨折かを判断することが難しい場合：側面像を荷重時と非荷重時で撮影し，椎体の形態を比較する．

#### (2) MRI

X線検査では評価困難な椎間板，硬膜管，馬尾，神経根，後縦靱帯，黄色靱帯，筋肉等の組織評価が可能である．神経症状を有する症例では必須の検査である．T1強調像とT2強調像を撮影するのが基本であり，腫瘍，炎症性疾患では必要によりガドリニウム造影を追加することがある．

#### (3) CT

骨性病変および骨化，石灰化を伴う軟部組織病変の評価に用いられる．最近ではMPR（Multi Planar Reconstruction）により任意断面での詳細な評価が可能となった．外傷，腫瘍性疾患，および変性疾患，中でも後縦靱帯骨化症や黄色靱帯骨化症等の靱帯骨化症の評価に有用である．

#### (4) 脊髄造影

クモ膜下腔に水溶性造影剤を注入することにより硬膜管や神経根の描出を行う検査である．手術が考慮される腰椎椎間板ヘルニア，腰部脊柱管狭窄症等の評価として用いられる．

通常のMRIは静的な評価であるのに対して，脊髄造影検査では硬膜管，神経根の動的な評価が可能である．造影剤注入後に前後屈，左右側屈を行ったり，臥位と立位で比較したりする．

また脊髄造影後CTにて，病変と硬膜管，神経根との位置関係を詳細に評価可能である．侵襲的な検査であり，造影剤のアレルギーの問題もあり，適応は慎重に判断すべきである．

#### (5) その他の検査

**椎間板造影**，**神経根造影**等の検査があるが，いずれも侵襲的な検査であり，造影剤アレルギ

ーの問題もあり，適応は慎重に判断する．**骨シンチグラフィー**では骨腫瘍，骨髄炎，疲労骨折，脆弱性骨折等の診断に用いる．**PET（Positron Emission Tomography）**は骨転移を含む全身の悪性腫瘍のスクリーニングに有用である．

### 4）治療

腰痛の原因により治療方法は異なる．脊椎椎体骨折であれば，基本的には保存的加療であり，急性期は安静，コルセットの使用を要する．脊椎の転移性骨腫瘍であれば，その原発の種類，予後等にもよるが，放射線治療，化学療法，場合により手術治療が行われる．化膿性脊椎炎においては抗菌薬投与による保存的加療が基本であるが，場合により手術治療が選択される．

いわゆる非特異的腰痛においては急性期の不必要な安静は避ける．慢性期の腰痛，腰痛の予防に運動療法が適応となる．薬物療法として非ステロイド性消炎鎮痛剤，筋弛緩薬等が用いられる．精神医学的疾患の関与を伴う慢性腰痛症に対しては整形外科と心療医療科とのリエゾン・カンファレンスが行われることがある．

腰椎椎間板ヘルニア，腰部脊柱管狭窄症においては薬物療法，神経ブロック等の保存的加療が治療の基本であるが，保存的加療に抵抗性な症例においては手術治療が選択される．最近では内視鏡等を用いた低侵襲手術が選択されることもある．進行性の麻痺がある症例では早期手術が必要な場合がある．会陰部症状，排尿，排便障害を伴う馬尾症候群は手術の絶対的適応であり，48時間以内の手術が必要とされ，場合によっては緊急手術が必要となる．

## 障害構造と評価（表6）

### 1）機能障害

痛みの程度については**VAS（Visual Analogue Scale，視覚的アナログスケール）**（p 135参照）を用いる．10 cmの直線を引き，全く痛みのない状態を0，考えられる最も痛みの強い状態を10とし，患者に現在の痛みの程度を直線上に表現させる．

前述のように深部腱反射，徒手筋力テスト，感覚検査を用いた神経学的評価を行い，神経学的障害の有無について評価する．

腰椎の関節可動域測定を行う．屈曲，伸展，左右回旋，左右側屈について計測する．腰椎疾患においては可動域が低下することが多い．**立位前屈時の指尖部と床の間の距離測定（Finger Floor Distance；FFD）**は簡便な指標としてしばしば用いられる．

排尿機能障害の評価はまず問診により頻尿，排尿遅延，残尿感，失禁の有無について聴取する．高齢者においては排尿障害があってもそのことをうまく表現できない可能性があり，注意を要する．残尿がある場合は**排尿後の残尿測定**（p 127参照）を行う．残尿が多い場合，尿閉の場合は間欠導尿を要する．馬尾障害を伴う腰椎椎間板ヘルニア，腰部脊柱管狭窄症において排尿障害をきたす場合がある．高齢男性では前立腺肥大症による排尿障害を伴う場合もある．症状が顕著な場合は泌尿器科医にコンサルトする．

### 2）活動制限

更衣，寝返り，立ち上がり，洗顔動作等のADL動作について尋ねる．**歩行負荷テスト**（p 35参照）により歩容の観察と歩行距離，スピードを調べる．疼痛による逃避性歩行により体幹の前屈または側屈がみられることがある．下肢痛がある場合は患肢をかばうように接地し，立脚相の短縮がみられる．足関節背屈筋力低下により下垂足となっている場合には鶏歩（steppage gait）を呈する．腰部脊柱管狭窄症においては安静時の神経学的評価で異常がみられなくても歩行負荷テストにより間欠跛行が明らかになることがある．痙性歩行がみられる場合は脊髄障害の可能性を考える．

活動制限の評価法としては**Barthel Index（BI）**（p 156参照）や**FIM（Functional Independence Measure）**（p 154参照）等のADL評価法が用いられる．

### 3）参加制約

家庭生活での問題点，就労上の問題点の評価が必要となる．家庭生活においては家屋環境評価を行う．具体的には洗面台，炊事台の形状，

■表6 腰痛症，腰椎椎間板ヘルニア，腰部脊柱管狭窄症の評価一覧

| | 障害 | 評価方法 | 評価項目・評価目的 |
|---|---|---|---|
| 機能障害 | 腰痛，下肢痛，下肢しびれ | VAS | 疼痛の強度と推移 |
| | 感覚障害 | 触覚，痛覚検査 | 神経障害高位と程度の判定 |
| | 筋力低下 | MMT | 神経障害高位と程度の判定 |
| | 体幹運動障害 | 体幹可動域測定 | 体幹可動範囲の把握，疼痛誘発 |
| | 膀胱機能障害 | 残尿測定 | 神経因性膀胱の有無 |
| 活動制限 | 歩行障害 | 歩容の観察 | 疼痛または麻痺の影響の把握 |
| | | 歩行距離，スピード | 間欠跛行の有無，程度 |
| | ADL障害 | BI, FIM | ADL全般の評価 |
| 参加制約 | 腰痛に不利な生活環境 | 生活環境評価 | 家屋改造，生活指導 |
| | 就労不能 | 職場環境評価 | 職場環境の改善，復職促進 |

高さ，階段の勾配，手すりの有無，あるいは椅子，寝具等の家具についても評価し，環境整備を兼ねた生活指導へと結びつける．

職業との関連においては就労に関する詳細な情報を取る．作業の内容，作業場の環境，作業状況，労災認定の有無等である．長期休業中の患者については，復職への阻害因子として心理的，社会的要因が関与している場合がある．医療従事者からの助言による不安の除去や，職場の協力下に労働環境を再評価し，場合によっては労働環境を改善することが必要となる．

### 4）その他の評価法

腰痛性疾患に特異的で患者立脚型で多面的評価が可能な **JOABPEQ（日本整形外科学会腰痛評価質問票**，Japanese Orthopaedic Association Back Pain Evaluation Questionnaire）が評価に有用である．疼痛関連障害，腰椎機能障害，歩行機能障害，社会生活障害，心理的障害の5つの因子から成り，因子ごとに重症度を100点満点で表し，値が大きいほど良好である．5つの因子は独立しているので因子ごとに別々に評価する．基本的には順序尺度をもとにしたものであり，ノンパラメトリック的表現，解析を行う必要がある．加えて腰痛の程度，殿部（おしり）・下肢痛の程度，殿部（おしり）・下肢のしびれの程度のVASを評価する（表7）．その他に包括的QOL尺度である **SF-36®**（MOS Short-From 36-Item Health Survey）（p 170参照），腰痛特異的QOL尺度である **RDQ**（Roland-Morris Disability Questionnaire），**ODI**（Oswestry Disability Index）等がある．

患者の精神医学的問題の有無をスクリーニングする目的で **BS-POP**（Brief Scale for Psychiatric Problems in Orthopaedic Patients，**整形外科患者に対する精神医学的問題評価のための簡易質問票**）が用いられる．この質問票は医師に対する質問8項目と患者に対する質問10項目から成る．医師用は最低8点〜最高24点である．一方，患者用は最低10点〜最高30点である．医師用のみで10点以上，または医師用で11点以上かつ患者用で15点以上の症例では精神医学的問題を有する可能性が高いとされる（表8）．

〔橋本光宏，吉永勝訓〕

## ■ 表7 　JOABPEQ（日本整形外科学会腰痛評価質問票）

最近1週間ぐらいを思い出して，設問ごとに，あなたの状態にもっとも近いものの番号に○をつけてください．日や時間によって状態が変わる場合は，もっとも悪かったときのものをお答えください．

問1-1　腰痛を和らげるために，何回も姿勢を変える
　　　　1）はい　　　　2）いいえ

問1-2　腰痛のため，いつもより横になって休むことが多い
　　　　1）はい　　　　2）いいえ

問1-3　ほとんどいつも腰が痛い
　　　　1）はい　　　　2）いいえ

問1-4　腰痛のため，あまりよく眠れない
　　　　（痛みのために睡眠薬を飲んでいる場合は「はい」を選択してください）
　　　　1）はい　　　　2）いいえ

問2-1　腰痛のため，何かをするときに介助を頼むことがある
　　　　1）はい　　　　2）いいえ

問2-2　腰痛のため，腰を曲げたりひざまづいたりしないようにしている
　　　　1）はい　　　　2）いいえ

問2-3　腰痛のため，椅子からなかなか立ち上がれない
　　　　1）はい　　　　2）いいえ

問2-4　腰痛のため，寝返りがうちにくい
　　　　1）はい　　　　2）いいえ

問2-5　腰痛のため，靴下やストッキングをはく時苦労する
　　　　1）はい　　　　2）いいえ

問2-6　あなたは，からだのぐあいが悪いことから，からだを前に曲げる・ひざまずく・かがむ動作をむずかしいと感じますか．どれかひとつでもむずかしく感じる場合は「感じる」としてください
　　　　1）とてもむずかしいと感じる
　　　　2）少しむずかしいと感じる
　　　　3）まったくむずかしいとは感じない

問3-1　腰痛のため，短い距離しか歩かないようにしている
　　　　1）はい　　　　2）いいえ

問3-2　腰痛のため，1日の大半を，座って過ごす
　　　　1）はい　　　　2）いいえ

問3-3　腰痛のため，いつもよりゆっくり階段を上る
　　　　1）はい　　　　2）いいえ

問3-4　あなたは，からだのぐあいが悪いことから，階段で上の階へ上ることをむずかしいと感じますか
　　　　1）とてもむずかしいと感じる
　　　　2）少しむずかしいと感じる
　　　　3）まったくむずかしいとは感じない

問3-5　あなたは，からだのぐあいが悪いことから，15分以上つづけて歩くことをむずかしいと感じますか
　　　　1）とてもむずかしいと感じる
　　　　2）少しむずかしいと感じる
　　　　3）まったくむずかしいとは感じない

問4-1　腰痛のため，ふだんしている家の仕事を全くしていない
　　　　1）はい　　　　2）いいえ

問4-2　あなたは，からだのぐあいが悪いことから，仕事や普段の活動が思ったほどできなかったことがありましたか
　　　　1）いつもできなかった
　　　　2）ほとんどいつもできなかった
　　　　3）ときどきできないことがあった
　　　　4）ほとんどいつもできた
　　　　5）いつもできた

問4-3　痛みのために，いつもの仕事はどのくらい妨げられましたか
　　　　1）非常に妨げられた
　　　　2）かなり妨げられた
　　　　3）少し妨げられた
　　　　4）あまり妨げられなかった
　　　　5）まったく妨げられなかった

問5-1　腰痛のため，いつもより人に対していらいらしたり腹が立ったりする
　　　　1）はい　　　　2）いいえ

問5-2　あなたの現在の健康状態をお答えください
　　　　1）よくない　　2）あまりよくない　3）よい
　　　　4）とてもよい　5）最高によい

問5-3　あなたは落ち込んでゆううつな気分を感じましたか
　　　　1）いつも感じた　　2）ほとんどいつも感じた
　　　　3）ときどき感じた　4）ほとんど感じなかった
　　　　5）まったく感じなかった

問5-4　あなたは疲れ果てた感じでしたか
　　　　1）いつも疲れ果てた感じだった
　　　　2）ほとんどいつも疲れ果てた感じだった
　　　　3）ときどき疲れ果てた感じだった
　　　　4）ほとんど疲れを感じなかった
　　　　5）まったく疲れを感じなかった

問5-5　あなたは楽しい気分でしたか
　　　　1）まったく楽しくなかった
　　　　2）ほとんど楽しくなかった
　　　　3）ときどき楽しい気分だった
　　　　4）ほとんどいつも楽しい気分だった
　　　　5）いつも楽しい気分だった

問5-6　あなたは，自分は人並みに健康であると思いますか
　　　　1）「人並みに健康である」とはまったく思わない
　　　　2）「人並みに健康である」とはあまり思わない
　　　　3）かろうじて「人並みに健康である」と思う
　　　　4）ほぼ「人並みに健康である」と思う
　　　　5）「人並みに健康である」と思う

問5-7　あなたは，自分の健康が悪くなるような気がしますか
　　　　1）悪くなるような気が大いにする
　　　　2）悪くなるような気が少しする
　　　　3）悪くなるような気がするときもしないときもある
　　　　4）悪くなるような気はあまりしない
　　　　5）悪くなるような気はまったくしない

「痛み（しびれ）が全くない状態」を0，「想像できるもっとも激しい痛み（しびれ）」を10と考えて，最近1週間で最も症状のひどい時の痛み（しびれ）の程度が，0から10の間のいくつぐらいで表せるかを下の線の上に記してください．

腰痛の程度　　　　　　　　0　　　　　　　　10

殿部（おしり）・　　　　　0　　　　　　　　10
下肢痛の程度

殿部（おしり）・　　　　　0　　　　　　　　10
下肢のしびれの程度

痛みがまったくない気持ちのよい状態　　　想像できるもっとも激しい痛み（しびれ）

（日本整形外科学会・他，2012）[6]

■ 表8　BS-POP（整形外科患者に対する精神医学的問題評価のための簡易質問票）

a) 医師用：治療者に対する質問票

| 質問項目 | 回答と点数 | | |
|---|---|---|---|
| 1. 痛みのとぎれることがない | 1　そんなことはない | 2　時々とぎれる | 3　ほとんどいつも痛む |
| 2. 患者の示し方に特徴がある | 1　そんなことはない | 2　患部をさする | 3　指示がないのに衣服を脱ぎ始めて患部を見せる |
| 3. 患肢全体が痛む（しびれる） | 1　そんなことはない | 2　ときどき | 3　ほとんどいつも |
| 4. 検査や治療をすすめられたとき，不機嫌，易怒的，または理屈っぽくなる | 1　そんなことはない | 2　少し拒否的 | 3　おおいに拒否的 |
| 5. 知覚検査で刺激すると過剰に反応する | 1　そんなことはない | 2　少し過剰 | 3　おおいに過剰 |
| 6. 病状や手術について繰り返し質問する | 1　そんなことはない | 2　ときどき | 3　ほとんどいつも |
| 7. 治療スタッフに対して，人を見て態度を変える | 1　そんなことはない | 2　少し | 3　著しい |
| 8. ちょっとした症状に，これさえなければとこだわる | 1　そんなことはない | 2　少しこだわる | 3　おおいにこだわる |

得点：回答番号の合計（最低8点から最高24点）．

b) 患者用：患者に対する質問票

| 質問項目 | 回答と点数 | | |
|---|---|---|---|
| 1. 泣きたくなったり，泣いたりすることがありますか | 1　いいえ | 2　ときどき | 3　ほとんどいつも |
| 2. いつもみじめで気持ちが浮かないですか | 1　いいえ | 2　ときどき | 3　ほとんどいつも |
| 3. いつも緊張して，イライラしていますか | 1　いいえ | 2　ときどき | 3　ほとんどいつも |
| 4. ちょっとしたことが癪（しゃく）にさわって腹が立ちますか | 1　いいえ | 2　ときどき | 3　ほとんどいつも |
| 5. 食欲は普通ですか | 3　いいえ | 2　ときどきなくなる | 1　ふつう |
| 6. 1日の中では，朝方がいちばん気分がよいですか | 3　いいえ | 2　ときどき | 1　ほとんどいつも |
| 7. 何となく疲れますか | 1　いいえ | 2　ときどき | 3　ほとんどいつも |
| 8. いつもとかわりなく仕事ができますか | 3　いいえ | 2　ときどきやれなくなる | 1　やれる |
| 9. 睡眠に満足できますか | 3　いいえ | 2　ときどき満足できない | 1　満足できる |
| 10. 痛み以外の理由で寝つきが悪いですか | 1　いいえ | 2　ときどき寝つきが悪い | 3　ほとんどいつも |

得点：回答番号の合計（最低10点から最高30点）．

（佐藤・他，2000）[7]

### 文献

1) 菊地臣一：腰痛，第2版，医学書院，2014.
2) 松野丈夫，中村利孝：標準整形外科学，第12版，医学書院，2014.
3) 日本整形外科学会，日本腰痛学会監修：腰痛診療ガイドライン2012，南江堂，2012.
4) 日本整形外科学会，日本脊椎脊髄病学会監修：腰椎椎間板ヘルニア診療ガイドライン，改訂第2版，南江堂，2011.
5) 日本整形外科学会，日本脊椎脊髄病学会監修：腰部脊柱管狭窄症診療ガイドライン2011，南江堂，2011.
6) 日本整形外科学会，日本脊椎脊髄病学会診断評価等基準委員会：JOABPEQ，JOACMEQマニュアル，南江堂，2012.
7) 佐藤勝彦・他：脊椎・脊髄疾患に対するリエゾン精神医学的アプローチ（第2報）―整形外科患者に対する精神医学的問題評価のための簡易質問票（BS-POP）の作成．臨整外 35：843-852, 2000.

# Ⅱ章 疾患編

# 16. 肩および肩甲帯疾患

　肩関節は，3つの解剖学的関節（肩甲上腕関節・肩鎖関節・胸鎖関節）と2つの機能的関節（肩甲胸郭関節・肩峰下関節）の5つの関節から構成される．その運動は複雑で，単独で働くことは少なく，さまざまな筋の協調性によって上肢に大きな可動性を提供する[1]．肩の痛みは，更衣動作等の上肢動作の制限だけでなく睡眠障害等ももたらし生活の質を低下させる．本項では臨床でみることの多い3つの疾患（肩関節周囲炎・腱板損傷・脳卒中後の肩の痛み）について述べる．

## 疾患像

### 1) 肩関節周囲炎・五十肩・癒着性関節包炎（凍結肩，frozen shoulder）

　肩関節周囲炎は，明らかな外傷や誘因がなく肩関節の痛みと拘縮が生じる疾患の総称である．50代に好発し自然治癒するとされている[2]．

#### (1) 症状

　疼痛と拘縮が主である．疼痛性痙縮期（炎症期）には炎症性疼痛や夜間痛を呈し，疼痛部位は炎症部位に限局している[2,3]．また炎症期には痛みによる関節可動域制限をきたし，移行期・拘縮期になると筋スパズムや肩周囲筋群の短縮や関節包の癒着を生じる[3]．回復期では可動域制限が徐々に改善し，運動時痛も消失する[2]．

#### (2) 病因・病態

　肩関節の安定化機構の破綻が病因と考えられるがまだ解明されていない．加齢による腱板の退行性変化，血流障害による関節包や肩峰下滑液包に炎症性変化が生じると考えられている[3]．糖尿病合併の場合には難治性の拘縮を示すことがあり，血糖コントロール改善により可動域の改善がみられることがある．

#### (3) 診断・検査

　X線検査では，年齢相応の骨棘形成や骨硬化像，囊胞形成，骨萎縮像がときに観察されるが，特徴的な所見は認めない．関節造影にて肩甲下滑液包（subscapularis bursa；SSB）の閉塞像，腋窩陥凹の減少，関節包解剖頸付着の不整像，腱板疎部（rotator interval；RI）の平坦化，上腕二頭筋長頭腱鞘の欠損像を伴い，関節包の狭小化が認められる[3]．

#### (4) 治療・予後

##### ①治療

　薬物療法（非ステロイド性抗炎症薬 NSAIDs の内服や外用，ヒアルロン酸やステロイドの関節内注入），リハ等の保存療法が一般的である[2]．保存療法により改善が得られない場合は関節鏡視下全周性関節包切離術や直視下癒着剥離術等の授動術が施行される[2,3]．また，関節包の拡大，洗浄，鎮痛を目的に，関節包を破らない範囲で関節内に生理食塩水や局所麻酔剤の注入・吸引を繰り返すパンピング療法も行われる[3]．疼痛が激しい時期には三角巾や肩装具による安静を図る．回復期の運動療法としては，物理療法で疼痛を軽減した後に関節可動域訓練を行う．

##### ②予後

　治療の有無に関係なく2年ほどで回復し予後良好であるという報告がある一方で，長期の経過観察にて疼痛や拘縮が残存したという報告もある[3]．症状が持続する場合は，腱板断裂等の合併も考慮する．

### 2) 腱板損傷

　腱板（棘上筋，棘下筋，小円筋，肩甲下筋）損

傷には外傷により発生する外傷性断裂と加齢による変性断裂とがある[4]．腱板損傷により上腕骨頭の求心性が保てなくなると上肢挙上が困難となり，腱板断裂も拡大する．保存療法に抵抗性のものには手術療法が選択される．

### (1) 症状
上肢挙上困難，運動時痛，夜間痛(明け方の中途覚醒)，筋力低下．

### (2) 病因・病態
スポーツや転倒を原因とする外傷や加齢による変性[4]．

### (3) 診断・検査
疼痛誘発テストであるNEER TestやHAWKINS Testのimpigement signを確認する．また，**水平屈曲テスト(Horizontal Adduction Test)** で烏口突起とのimpigement signを評価し，**棘上筋テスト(Empty Can Test)** や**棘下筋テスト(Infraspinatus Muscle Test)**，**肩甲下筋テスト(Lift Off Test)**，小円筋テストで筋力低下のspecial testを行う．ただし，頸椎や腕神経叢由来の神経障害でも筋力低下は生じるため鑑別は重要である．

#### 画像検査
X線検査では腱板は描出されず，上腕骨大結節の骨硬化像が描出される[4]．腱板断裂が拡大してくると，上腕骨頭は上方化し，肩峰骨頭間距離(acromiohumeral interval；AHI)の狭小化が認められる．MRIは軟部組織の描出に優れているため，腱板断裂の診断に有用である[5]．

### (4) 治療・予後・合併症

#### ①治療

**a. 保存療法**

消炎鎮痛薬の内服や外用薬，肩峰下滑液包へのヒアルロン酸やステロイド剤の注射およびリハを行う[4]．腱板断裂は進行性の病態であり，漫然と保存療法を継続せずに，保存療法か，もしくは手術療法かを十分に検討する．

**b. 手術療法**

小断裂〜中断裂であれば，関節鏡視下で腱断端を剥離し上腕骨大結節にsuture-anchorを用いての腱板縫合術．腱板縫合不能な症例では大腿筋膜等を用いた再建術や腱移植術等が選択される[4]．

#### ②予後
手術成績としては手術方法にもよるが，疼痛がなく，筋力も強く，日常生活に問題のない良好なものが88%，使い過ぎると痛みが出現し，筋力がやや弱く，日常生活には軽度の障害があるものが10%，日常生活にも障害があるものが1%という報告がある[6]．

#### ③合併症
手術後に修復した腱板の再断裂を認めることがある．

## 3) 脳卒中後の肩の痛み

脳卒中後にはしばしば肩の痛みが生じる．運動時痛だけでなく安静時痛がみられ，ときに灼熱感を伴う[7]．肩手症候群として手の腫張や疼痛が伴うこともあるが，症状が肩関節に限局する場合もある．

### (1) 症状
運動時痛，安静時痛．

### (2) 病因・病態
原因は片麻痺による肩関節(下方)亜脱臼や痙縮，半側空間無視やケアでの誤用[8,14,15]等である．また，加齢の要素や，臨床的に腱板損傷や肩峰下滑液包炎，上腕二頭筋腱炎，癒着性肩関節包炎，腕神経叢障害，複合局所疼痛症候群(complex regional pain syndrome；CRPS)等が含まれ，症状によりこれらの要因が混在している．脳卒中急性期の弛緩性麻痺の際に不注意な関節可動域訓練や，麻痺側上肢への点滴，体の下への敷きこみ，起居・移乗介助での上肢牽引等がきっかけとなり，車椅子移動や平行棒内歩行等，肩関節への牽引負荷が加わる上肢下垂位となった際に症状が顕性化することが多い．

### (3) 診断・検査
脳卒中片麻痺の程度，痙縮や肩甲骨・胸郭・上腕骨のアライメント，肩甲上腕リズムを評価する．また亜脱臼の診断として，Sulcus SignやX線検査が有用である．

■ 表1 肩関節疾患治療成績判定基準

## 日本整形外科学会肩関節疾患治療成績判定基準（JOA score）

| 番　号： | 患者名： | ♂・♀ | 才 |
| --- | --- | --- | --- |
| 記載日：　　年　　月　　日 | 疾患名： | | |
| 左右別： | 術　名： | | |
| 手術日：　　年　　月　　日 | 署　名： | | |

**Ⅰ．疼　　　痛（30点）**

- なし ································································· 30
- スポーツ，重労働時の僅かな痛み ··············· 25
- 作業時の軽い痛み ········································· 20
- 日常生活時の軽い痛み ·································· 15
- 中程度の耐えられる痛み（鎮痛剤使用，時々夜間痛）··· 10
- 強度な痛み（夜間痛頻回）····························· 5
- 痛みのために全く活動できない ····················· 0

**Ⅱ．機　　　能（20点）**

総　合　機　能（10点）

外転筋力の強さ（5点）
- 正常 ················· 5
- ※90度外転位にて測定　優 ················· 4
- 同肢位のとれないときは　良 ················· 3
- 可能な外転位にて測定　可 ················· 2
- （可能外転位角度）　不可 ··············· 1
- ゼロ ··············· 0

耐　久　力（5点）
- ※1kgの鉄アレイを　10秒以上 ············ 5
- 水平保持できる時間　3秒以上 ············· 3
- 肘伸展位・回内位にて　2秒以下 ············· 1
- 測定（成人2kg）　不　可 ············· 0

日常生活動作群（患側の動作）（10点）

- 結髪動作 ··········································· (1, 0.5, 0)
- 結帯動作 ··········································· (1, 0.5, 0)
- 口に手が届く ····································· (1, 0.5, 0)
- 患側を下に寝る ·································· (1, 0.5, 0)
- 上着のサイドポケットのものを取る ···· (1, 0.5, 0)
- 反対側の腋窩に手が届く ···················· (1, 0.5, 0)
- 引戸の開閉ができる ··························· (1, 0.5, 0)
- 頭上の棚の物に手が届く ···················· (1, 0.5, 0)
- 用便の始末ができる ··························· (1, 0.5, 0)
- 上着を着る ········································· (1, 0.5, 0)
- 他に不能の動作あれば各1点減点する

1.　　　　　2.　　　　　3.

**Ⅲ．可動域（自動運動）（30点）　坐位にて施行**

a．挙　上（15点）
- 150度以上 ············· 15
- 120度以上 ············· 12
- 90度以上 ··············· 9
- 60度以上 ··············· 6
- 30度以上 ··············· 3
- 0度 ······················· 0

b．外　旋（9点）
- 60度以上 ··············· 9
- 30度以上 ··············· 6
- 0度以上 ················· 3
- −20度以上 ············· 1
- −20度以下 ············· 0

c．内　旋（6点）
- Th12以上 ············· 6
- L5以上 ·················· 4
- 臀　部 ·················· 2
- それ以下 ··············· 0

**Ⅳ．X線所見評価（5点）**

- 正　　常 ································································· 5
- 中程度の変化または亜脱臼 ······································ 3
- 高度の変化または脱臼 ············································· 1

**Ⅴ．関節安定性（15点）**

- 正　　常 ··································································· 15
- 軽度のinstabilityまたは脱臼不安感 ······················ 10
- 重度のinstabilityまたは亜脱臼の既往，状態 ·········· 5
- 脱臼の既往または状態 ············································· 0

備考：肘関節，手に障害がある場合は，可動域，痛みについて記載する．

総合評価：　　　計（　　　）点
疼痛（　　）　機能（　　）　可動域（　　）
X線所見（　　）　関節安定性（　　）

治療後評価
　医　師　　＋，　0，　−
　患　者　　＋，　0，　−

（日本肩関節学会）

## （4）治療・予後

### ①治療

リハでは運動時痛への対応として，筋の過緊張を抑制し，肩甲上腕リズムの回復を促すことを目的に，上肢スリングや肩装具，テーピング，機能的電気刺激等を用いる[7,9]．また麻痺上肢の愛護的取り扱いが，脳卒中後の肩の痛みを予防する効果がある[15,16]．Brunnstrom Stage（BRS）のⅠ～Ⅱ（弛緩性麻痺）の際には，上肢の重さで肩関節に下方牽引がかかるのを防ぐため，スリングや三角巾を適宜用いる．しかし漫然とした使用では肩関節内転内旋拘縮を生じやすく

■ 表2 日本肩関節学会肩のスポーツ能力の評価法

日本肩関節学会肩のスポーツ能力の評価法（JSS Shoulder Sports Score）

| 登録番号： | | 患者名： | | 性別：男 女 |
|---|---|---|---|---|
| 生年月日： 年 月 日 歳 | | | 記載日： 年 月 日 | |
| 競技種目： | | | 競技レベル： | |
| 疾患名： 右 左 | | 利き手：右 左 | 治療法： | |
| 手術日： 年 月 日 | | 治 療：前 後 | 記載者： | |

| I 選手としての能力 　（50点） | |
|---|---|
| 　障害前(自己ベスト)と同じ | 50 |
| 　障害前(自己ベスト)と同じだが、100％とはいえない | 40 |
| 　障害前(自己ベスト)の75％程度である | 30 |
| 　障害前(自己ベスト)の50％以上 | 20 |
| 　障害前(自己ベスト)の50％未満 | 10 |
| 　スポーツ活動ができない | 0 |
| 　＊数回の障害を持つ人は自己ベストで尋ね、1回の障害歴の人には障害前で尋ねる | |

| II 疼痛 　（30点） | |
|---|---|
| 　痛みがない | 30 |
| 　スポーツ時には痛まないが、スポーツ後にときどき痛みがある | 25 |
| 　スポーツ時には痛まないが、スポーツ後に常に痛みがある | 20 |
| 　スポーツ時にときどき痛みがある | 15 |
| 　スポーツは可能だが、常に痛みがある | 10 |
| 　痛みのためスポーツを続けることができない | 0 |
| 　＊疼痛の生じるphase： wind-up phase, cocking phase, accelerating phase, follow-through phase | |

| III 筋力 　（10点）　（肩関節の外転筋力または外旋筋力のどちらか低下している方で評価する） | |
|---|---|
| 　評価筋：外転筋　外旋筋 | |
| 　徒手筋力テスト　5 | 10 |
| 　徒手筋力テスト　4（＋） | 5 |
| 　徒手筋力テスト　4 | 3 |
| 　徒手筋力テスト　3 以下 | 0 |

| IV 可動域 （10点） 座位で計測 （実測値：患側／健側 角度） | | | | | |
|---|---|---|---|---|---|
| （健側と比較して最も障害を受けている運動のいずれか一つで評価する） | | | | | |
| 挙上（患側／健側　　／　　） | | 下垂位外旋（患側／健側　／　） | | 内旋（患側／健側　／　） | |
| 160°以上 | 10 | 60°以上 | 10 | Th8以上 | 10 |
| 140°以上 | 8 | 50°以上 | 8 | Th12以上 | 8 |
| 120°以上 | 6 | 40°以上 | 6 | L3以上 | 6 |
| 90°以上 | 4 | 30°以上 | 4 | L5以上 | 4 |
| 60°以上 | 2 | 20°以上 | 2 | 仙骨部 | 2 |
| 59°以下 | 0 | 19°以下 | 0 | 臀部以下 | 0 |

| V 総合評価 | | | | |
|---|---|---|---|---|
| I 選手としての能力 | II 疼痛 | III 筋力 | IV 可動域 | 計 |
| （　　） | （　　） | （　　） | （　　） | （　　） |

| VI 医師・患者の評価 | | | |
|---|---|---|---|
| 医師の評価 | 満足 | やや満足 | 不満 |
| 患者の評価 | 満足 | やや満足 | 不満 |

（日本肩関節学会）

なるため，外旋可動域訓練を併用しつつ，活動性が上がる際には外す．ガバペンチンやカルバマゼピンは神経性疼痛に効果があり，遷延するCRPSでも効果がある場合がある[9]．

②予後

脳卒中片麻痺患者における肩の痛みの発生率は55％で，発症から2週までに28％，4カ月までに87％の患者が痛みを経験している．その後6カ月時点では20％に痛みが残存していたという報告がある[8]．痛みの残存した慢性期の片麻痺患者は，それが原因でQOLが著しく低下するという報告もあるため，早期からの介

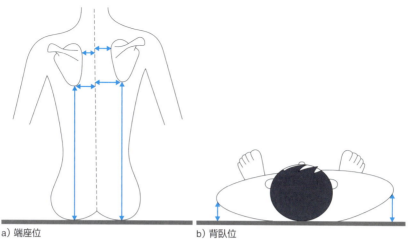

■ 図1　アライメント評価
a：肩甲棘と胸椎棘突起との距離，肩甲骨下角と胸椎棘突起との距離，座面から肩甲骨下角までの距離．
b：ベッドと肩峰外側端との距離．

（星・他, 2012）[11]

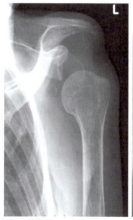

a) X線画像　　b) 視診
■ 図2　Sulcus Sign

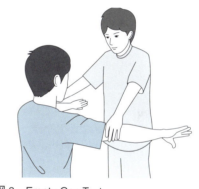

■ 図3　Empty Can Test
肩関節を90度挙上位，内旋位とし徒手抵抗をかける．
（石井・他, 2015を元に作成）[10]

入が必要である．

## 障害構造と評価

### 1) 肩関節疾患治療成績判定基準

　**肩関節疾患治療成績判定基準**（Japanese Orthopaedic Association score：JOA score）（表1）は肩関節疾患のスタンダードな評価として広く使用されている．疼痛性疾患の評価に特に優れているが，不安定性疾患やスポーツ疾患の評価には不十分である場合がある．そのため，**上肢障害評価表**（The Disabilities of the Arm, Shoulder and Hand：DASH）や**日本肩関節学会肩のスポーツ能力の評価法**（JSS Shoulder Sports Score）（表2）で仕事やスポーツ能力を評価する．

### 2) 疼痛の評価

　疼痛の原因を探るために，自動運動または他動運動により疼痛を誘発させ，疼痛発生の肢位や部位を判断する．評価法として**Visual Analog Scale**（VAS）（p135参照），**Numerical Rating Scale**（NRS）（p136参照）等の主観的方法を用いることが多い．

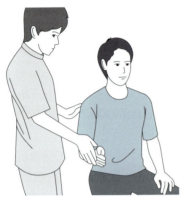

■ 図4　Infraspinatus Muscle Test
上肢下垂位，肘関節90度屈曲位で棘下筋を触診しながら外旋させる．

（石井・他，2015を元に作成）[10]

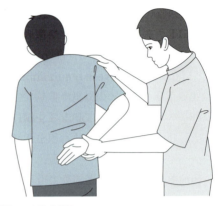

■ 図5　Lift Off Test
肩関節内旋位で手背を腰にあて，手を背中から離すようにさせる．

（乾・他，2013，文献12を元に作成）[12]

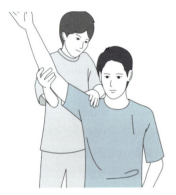

■ 図6　NEER Test
肩甲骨を固定し，肩関節を屈曲させていく．

（石井・他，2015を元に作成）[10]

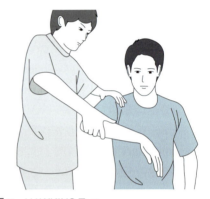

■ 図7　HAWKINS Test
肘関節90度屈曲位で肩関節を90度挙上し，内旋させていく．

（石井・他，2015を元に作成）[10]

■ 表3　肩関節周囲炎の評価一覧

| 障害 | | 評価方法 | 評価項目と目的 |
|---|---|---|---|
| 機能障害 | 疼痛 | VAS，NRS | 薬物療法や運動療法の効果判定 |
| | | JOA score | Ⅰ．疼痛 |
| | 疼痛：有痛弧症候（painful arc sign） | 有痛弧症候（painful arc sign） | 肩峰下滑液包炎の有無 |
| | 関節可動域制限 | 関節可動域検査 | 自動・他動可動域：動作制限の分析 |
| | | JOA score | Ⅲ．可動域 |
| 活動制限 | ADL障害 | JOA score | Ⅱ．機能 |
| | | DASH | 機能障害の程度 |
| | | Shoulder 36 | 機能障害の程度 |
| 参加制約 | 就労制約，スポーツ参加の制約 | DASH | スポーツ，仕事等専門的な活動障害の程度 |
| | | JSS Shoulder Sports Score | スポーツ活動への障害の程度 |

■ 表4 腱板損傷の評価一覧

| 障害 | | 評価方法 | 評価項目と目的 |
|---|---|---|---|
| 機能障害 | 疼痛 | VAS，NRS | 薬物療法や運動療法の効果判定 |
| | | JOA score | Ⅰ．疼痛 |
| | | NEER Test | Impingement Sign の有無 |
| | | HAWKINS Test | Impingement Sign の有無 |
| | 疼痛：有痛弧症候（painful arc sign） | 有痛弧症候（painful arc sign） | 肩峰下滑液包炎の有無 |
| | 関節可動域制限 | 関節可動域検査 | 自動・他動可動域：動作制限の分析 |
| | 関節の緩み | Sulcus Sign | 肩関節亜脱臼の評価 |
| | 筋力低下 | MMT | 筋力評価 |
| | | Empty Can Test | 棘上筋の筋力低下 |
| | | Infraspinatus Muscle Test | 棘下筋の筋力低下 |
| | | Lift Off Test | 肩甲下筋の筋力低下 |
| 活動制限 | ADL障害 | JOA score | Ⅱ．機能 |
| | | DASH | 機能障害の程度 |
| | | Shoulder 36 | 機能障害の程度 |
| 参加制約 | 就労制約，スポーツ参加の制約 | DASH | スポーツ，仕事等専門的な活動障害の程度 |
| | | JSS Shoulder Sports Score | スポーツ活動への障害の程度 |

■ 表5 脳卒中後の肩の痛みの評価一覧

| 障害 | | 評価方法 | 評価項目と目的 |
|---|---|---|---|
| 機能障害 | 麻痺 | Brunnstrom Stage | 片麻痺の程度 |
| | | Motricity Index | 片麻痺の筋力による評価 |
| | 疼痛 | VAS，NRS | 薬物療法や運動療法の効果判定 |
| | | 触診 | 疼痛部位の確認 |
| | 疼痛：有痛弧症候（painful arc sign） | 有痛弧症候（painful arc sign） | 肩峰下滑液包炎の有無 |
| | 筋緊張 | Modified Ashworth Scale | 痙縮の評価 |
| | 関節の緩み | Sulcus Sign | 肩関節亜脱臼の評価 |
| | 関節可動域制限 | 関節可動域検査 | 自動・他動可動域：動作制限の分析 |
| | 筋力低下 | MMT | 筋力評価 |
| 活動制限 | アライメント | 触診・視診 | 静的・動的な運動パターンの評価 |
| | ADL障害 | JOA score | Ⅱ．機能 |
| | | DASH | 機能障害の程度 |
| | | Shoulder 36 | 機能障害の程度 |
| 参加制約 | 就労制約，スポーツ参加の制約 | DASH | スポーツ，仕事等専門的な活動障害の程度 |
| | | JSS Shoulder Sports Score | スポーツ活動への障害の程度 |

## 3）アライメントの評価（図1）

静的アライメントでは端座位にて肩甲骨と上腕骨のアライメントを確認する．左右の肩甲棘と胸椎棘突起との距離，肩甲骨下角と胸椎棘突起との距離，座面から肩甲骨下角までの距離を計測する[11]．肩甲骨の前傾に対しては背臥位でベッドと肩峰外側端との距離を計測する[11]．

## 4）可動性の評価

関節可動域測定を行うとともに，肩の動きに伴う肩甲骨や体幹の動きを確認する．左右の肩甲骨の位置の評価や肩関節後方関節包の硬さも評価する．また不安定性の評価としてSulcus

Sign（図2）がある

### 5）筋力の評価

腱板損傷が生じると筋力低下が起こるため特異性のある評価を行う．

#### (1) Empty Can Test（図3）

棘上筋に対する検査．肩関節90度挙上位，内旋位で徒手抵抗をかける[10]．

#### (2) Infraspinatus Muscle Test（図4）

棘下筋に対する検査．上肢下垂位，肘関節90度屈曲位で棘下筋を触診しながら外旋させる[10]．

#### (3) Lift Off Test（図5）

肩甲下筋に対する検査．肩関節内旋位で手背を腰にあて，手を背中から離すようにさせる[12]．

### 6）Impingement Sign

肩関節の Impingement Sign は腱板損傷の主要な症状のひとつである．

#### (1) NEER Test（図6）

肩甲骨を固定し，腕を前方挙上させ疼痛の有無を確認する．大結節と肩峰の衝突検査である[12]．

#### (2) HAWKINS Test（図7）

肘関節90度屈曲位で肩関節を90度挙上し，肩関節を内旋していき，疼痛の有無を確認する．大結節と烏口肩峰靭帯の衝突検査である[12]．

（大串 幹）

---

文献

1) Neumann DA 著, 嶋田智明, 有馬慶美監訳：カラー版 筋骨格系のキネシオロジー, 原著第2版, 医歯薬出版, 2012, pp137-193.
2) 畑 幸彦・他：肩関節周囲疾患の病態と整形外科的治療. 理学療法 30(6)：619-627, 2013.
3) 西川仁史：肩関節周囲炎の機能解剖学的病態把握と理学療法. 理学療法 30(6)：650-663, 2013.
4) 当真 孝：肩腱板損傷の診断と整形外科的治療. 理学療法 32(3)：196-203, 2015.
5) 山鹿眞紀夫, 西坂慎也：リハビリテーションからみた肩関節トラブルとその評価. 臨床リハ 23(10)：940-949, 2014.
6) 乾 浩明, 信原克哉：新版 肩診療マニュアル, 第1版, 医歯薬出版, 2013, pp86-104.
7) 鈴木三央・他：脳卒中後遺症者の肩の痛みに対する作業療法. 作療ジャーナル 47(1)：30-36, 2013.
8) 野間知一・他：脳卒中片麻痺患者の肩の痛み. 作療ジャーナル 48(7)：583-588, 2014.
9) 越智文雄：脳卒中片麻痺における肩の痛み—その予防とリハビリテーション. 臨床リハ 23(10)：950-957, 2014.
10) 石井康太・他：肩腱板損傷の理学療法評価. 理学療法 32(3)：222-229, 2015.
11) 星 昌博, 高橋みなみ：脳卒中片麻痺患者の上肢機能改善の評価の考え方と評価指標. 理学療法 29(12)：1341-1349, 2012.
12) 乾 浩明, 信原克哉：新版 肩診療マニュアル, 第1版, 医歯薬出版, 2013, pp35-54.
13) 大串 幹：頸肩腕症候群のリハビリテーション—診療のポイントとコツ. MB Med Reha 55：49-58, 2005.
14) 大串 幹・他：肩手症候群を伴った脳卒中片麻痺患者のリハビリテーション. 臨床リハ 8：334-337, 1999.
15) 大串 幹・他：肩の痛み. Journal of Clinical Rehabilitation 別冊 脳卒中リハビリテーション外来診療（浅山 滉・他編）, 医歯薬出版, 1997, pp100-103.
16) 大串 幹, 山鹿眞紀夫：脳卒中の肩・肘装具の実際. MB Med Reha 97：31-37, 2008.

# 17. 股関節疾患

股関節疾患は，膝，腰の疾患に比べると少ないが，鑑別診断が困難であったり，腰の疾患として加療され病期が進行して受診する症例もある[1]．また，動作（投球等の上肢動作，蹴ったり走ったり等の下肢動作）の要でもあり，スポーツを含めた日常生活活動に及ぼす影響は大きい．股関節疾患の予防，治療にあたっては，解剖，病因や動作を理解することで疾患の病態を考慮し，診療に役立てることが重要である[2]．変形性股関節症，大腿骨頭壊死症，関節リウマチ，大腿骨近位部骨折，大腿骨寛骨臼インピンジメント（femoroacetabular impingement；FAI），発育性股関節形成不全（先天性股関節脱臼，臼蓋形成不全），ペルテス病，大腿骨頭すべり症，感染症や腫瘍等がある．本項では股関節症を中心に解説する．

## 疾患像

変形性股関節症は，関節軟骨の加齢による退行変性や過負荷に起因し，関節軟骨の変性・摩耗，骨軟骨の増殖性変化や滑膜炎を生じ関節の変形をきたす慢性疾患である．

わが国では，変形性股関節症の約95％が二次性股関節症である．そのほとんどが発育性股関節形成不全（先天性股関節脱臼や寛骨臼形成不全）に起因して発症し，青壮年期以降の女性に多い．高齢者に発生する急速破壊型股関節症や最近注目を浴びた寛骨臼と大腿骨のインピンジメントにより生じるFAI等もあり，注意を要する[3]．

### 1) 症状[2]

長時間歩行後や運動後の大腿部のだるさや運動開始時痛が初期の症状である．次いで股関節痛，大腿部痛，殿部痛，跛行，可動域制限や筋力低下等が出現する．股関節から殿部にかけての疼痛を訴えた場合，ほとんどの症例で加齢による腰椎変性を合併しているため腰椎疾患として加療されやすい．

### 2) 病因（図1）

病因，病態として大きく関節の不安定性とインピンジメントがある．二次性股関節症の場合，わが国では寛骨臼形成不全に起因する二次性関節症が多い．寛骨臼形成不全に伴う不安定性と寛骨臼の骨頭被覆不足により応力が関節面に集中することで異常な負荷が加わり，関節唇損傷や亜脱臼性股関節症へと進行する．一方，インピンジメントによる関節唇損傷や骨軟骨損傷が生じる場合がある．

したがって，関節の不安定性またはインピンジメントのいずれか，または両者の改善を目的とした治療が必要になる．

### 3) 病態（図1）

関節軟骨の加齢による退行変性や過負荷に起因し，関節軟骨の変性・摩耗，骨軟骨の増殖性変化や滑膜炎を生じ関節の変形をきたす．特に，寛骨臼形成不全の程度が高度の場合，早期に亜

---

※用語に関し，用語の標準化と統一ならびに国際的に用いられている用語との整合性に重点を置き，本項では改定されつつある用語を記載する．「 」は，以前汎用されていた用語である．
・寛骨臼（acetabulum）：「臼蓋」
・寛骨臼形成不全［症］（acetabular dysplasia）：「臼蓋形成不全」
・大腿骨寛骨臼インピンジメント（femoroacetabular impingement）
・発育性股関節形成不全（developmental dysplasia of the hip）：「先天性股関節脱臼・臼蓋形成不全」

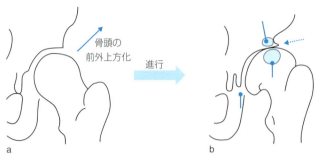
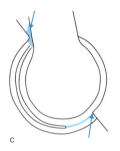

〈骨頭の亜脱臼〉
a, b) 寛骨臼形成不全に伴う不安定性と関節面への応力集中.
　a) 初期：→ 骨硬化像.
　b) 進行期・末期：⇢ 骨棘，→ 骨嚢胞.

〈インピンジメント〉
c, d) インピンジメントの型と病態.
　c) Pincer 型.
　d) Cam 型.
　c は過剰被覆により，d はオフセットの異常により，関節唇を含む寛骨臼縁，骨頭頸部接合部や骨軟骨に損傷をきたす．

■ 図1　変形性股関節症の進行

脱臼性股関節症へと進行する．

### 4）診断（検査）

診断は，一般に単純 X 線股関節正面像の所見（寛骨臼の被覆状態，関節裂隙狭小，骨硬化，骨棘，骨嚢胞等）にて行われている．股関節の被覆状態は，その骨盤（両股関節）正面像から得られる指標値を用いて評価されている（図2）．

次に病期の進行状態の評価には，日本整形外科学会の変形性股関節症の評価基準である **X 線像の病期分類** が用いられ，治療方針決定に有用である（表1，図3）[4]．

手術療法の決定には，寛骨臼の前方，側方被覆や適合性を評価し，適切な手術時期を逸しないようにする．詳細な評価に X 線像では，false profile〔偽側面像（前方被覆状態）〕や頸部側位像が有用である[5]．また，患者説明やより

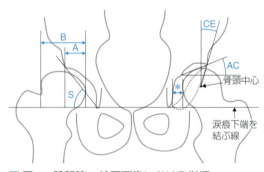

■ 図2　股関節 X 線正面像における指標
CE：CE 角．正常：25 度以上．
S：Sharp 角．正常：42 度以下．
AC：AC 角．正常：5 度以下．
AHI（Acefabular head index）＝A/B×100；正常：81％以上．
＊Tear drop distance.

## II章 疾患編

■ 表1　日本整形外科学会の変形性股関節症の評価基準(X線像の評価)

| 項目<br>判定 | 関節裂隙 | 骨構造の変化 | 臼蓋および骨頭の変化 |
|---|---|---|---|
| 4 | ほぼ正常 | ほとんどなし | ほぼ正常 |
| 3<br>前 | ほとんど狭小化なし | 骨梁配列の変化がありうる | 先天性，後天性の変化あり |
| 2<br>初期 | 軽度，中等度狭小化 | 臼蓋の骨硬化 | 軽度の骨棘形成 |
| 1<br>進行期 | 高度の狭小化<br>部分的軟骨下<br>骨質の接触 | 臼蓋の骨硬化<br>臼蓋や骨頭の骨嚢包 | 骨棘形成あり<br>臼底の増殖性変化 |
| 0<br>末期 | 荷重部<br>関節裂隙の広範な消失 | 広範な骨硬化<br>巨大な骨嚢包 | 著明な骨棘形成や臼底の2重像<br>臼蓋の破壊 |

(上野，1971)[4]

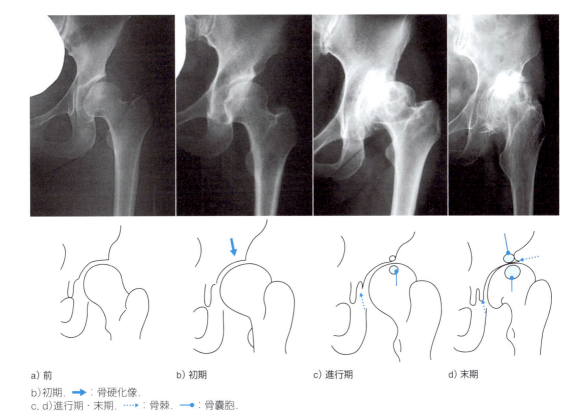

a) 前　　　　b) 初期　　　　c) 進行期　　　　d) 末期

b) 初期．➡：骨硬化像．
c, d) 進行期・末期．┈▶：骨棘．━●：骨嚢胞．

■ 図3　変形性股関節症の病期分類

詳細な病態の把握には，**三次元CT像やMRI**も有用である．

### 5) 治療方針

　治療選択には年齢と病期を重視し，性別や社会背景を考慮する．治療は保存療法と手術療法に大別され，後者には関節温存手術と人工股関節置換術がある．

#### (1) 保存療法

　股関節症の予防，治療として負荷のコントロール(体重，杖使用，長距離歩行の制限)，運動療法(筋力訓練，ストレッチング，関節可動域訓練)や温熱療法を行う．疼痛に応じ，消炎鎮

痛薬を処方する．脚長補正や股関節安定化のため，補装具を処方する．

### (2) 手術療法

関節温存手術として，若年の前・初期股関節症には寛骨臼骨切り術を，高齢の末期股関節症には人工関節置換術を選択し，青壮年の進行期・末期股関節症に対しても関節温存手術（大腿骨外反骨切り術，寛骨臼形成術）を考慮し，適応できない場合は，筋解離術，人工関節置換術，固定術や鏡視下手術を選択する．

## 障害構造と評価 [6,7]

疾患の臨床評価は，統一した基準で評価する必要がある．これまでの医療評価は医療従事者側の観点から客観的に評価するものが多かった．股関節に関しては，国際的に最も普及している **Harris Hip Score** や **Merle d'Aubigné and Postel Score** があり，わが国では**日本整形外科学会股関節機能判定基準〔JOA（Japanese Orthopaedic Association）Hip Score〕**が用いられている．

しかし，臨床所見と患者の治療に対する満足度に乖離が生じることがあり，患者のQOL等を評価する患者立脚型の評価法が注目されている．その代表として，健康関連QOL尺度があり，全身健康状態を評価する包括的尺度と疾患別の評価法である疾患特異的尺度に分類される．股関節症の評価として，包括的尺度では**SF-36®（Medical Outocomes Study Short-Form 36-Item Health Survey）**が，疾患特異的尺度では**WOMAC（Western Ontario and McMaster Universities Osteoarthritis Index）**が最も頻用されている．しかし，これらの尺度は日本人等アジアの生活様式に特異的な動作が評価の対象になっていなかった．そこで，日本人の日常生活動作を含めた患者立脚型の股関節疾患特異的尺度である**日本整形外科学会股関節疾患評価質問票（Japanese Orthopaedic Association Hip-Disease Evaluation Questionnaire；JHEQ）**が開発された．また，**国際生活機能分類（International Classification of Functioning, Disability and Health；ICF）**（p5参照）での身体機能のみならず，社会参加や活動をも視野に入れた評価も必要である（表2）．

■ 表2 リハビリテーション処方に必要な評価項目

1. 心身機能・構造
   ・意識障害．
   ・運動障害．
   ・その他：腫脹，筋力低下，筋スパズム．
   ・基本動作：寝返り，座位，立ち上がり，立位．
2. 活動：ADL等．
3. 参加：職業等．

### 1) 健康関連QOL尺度

#### (1) SF-36®, WOMAC

SF-36®（p170参照）とWOMACは頻用度および信頼性が高く，包括的尺度ではSF-36が，疾患特異的尺度ではWOMACが最も優れているとする質の高いエビデンスがある．ただし，SF-36®には日本語版が存在するが，WOMACには現在日本語版は存在しない．また，両評価法ともわが国における股関節症の健康関連QOL評価法として妥当性や信頼性があるかはほとんど検証されておらず，今後の検証が望まれると報告されている．

#### (2) 日本整形外科学会股関節疾患評価質問票（JHEQ）

**JHEQ**は不満足度を表す**VAS（Visual Analogue Scale，視覚的アナログスケール）**（p135参照）とスコア（点数）で評価する．JHEQの質問は，股関節の状態，痛み，動作，メンタル因子の20の質問から構成される．股関節の状態をVASで評価し，痛み，動作，メンタルの項目はそれぞれ28点，計84点満点で評価される．JHEQは日本整形外科学会ホームページで公開されており，そちらを参照されたい（http://hip-society.jp/jheq.html）．

①状態VAS

股関節の状態を100mmのVASで評価し，右にいくほど悪い状態を表す．

②痛み

股関節の痛みに関しては，VASで評価し，その後，点数化する項目と6つの質問から構成

| 股関節 JOA スコア | | （100 点満点） |

### I　疼痛

| 評価 | 右 | 左 |
|---|---|---|
| 股関節に対する愁訴が全くない | 40 | 40 |
| 不安定愁訴（違和感，疲労感）があるが，痛みはない | 35 | 35 |
| 歩行時痛みはない（ただし歩行開始時あるいは長距離歩行後疼痛を伴うことがある） | 30 | 30 |
| 自発痛はない．歩行時疼痛はあるが，短時間の休息で消退する | 20 | 20 |
| 自発痛はときどきある．歩行時疼痛があるが，休息により軽快する | 10 | 10 |
| 持続的に自発痛または夜間痛がある | 0 | 0 |

### II　可動域

| 評価 | 右 | 左 |
|---|---|---|
| 屈曲<br>・関節角度を 10 度刻みとし，10 度毎に 1 点．ただし 120 度以上はすべて 12 点とする<br>（屈曲拘縮のある場合にはこれを引き，可動域で評価する） | （　度）<br>（　点） | （　度）<br>（　点） |
| 外転<br>・関節角度を 10 度刻みとし，10 度毎に 2 点．ただし 30 度以上はすべて 8 点とする | （　度）<br>（　点） | （　度）<br>（　点） |

### III　歩行能力

| 評価 | 右 | 左 |
|---|---|---|
| 長距離歩行，速歩が可能．歩容は正常 | 20 | 20 |
| 長距離歩行，速歩が可能であるが，跛行を伴うことがある | 18 | 18 |
| 杖なしで，約 30 分または 2 km 歩行可能である．跛行がある．日常の屋外活動にはほとんど支障がない | 15 | 15 |
| 杖なしで，10〜15 分程度，あるいは約 500 m 歩行可能であるが，それ以上の場合 1 本杖が必要である．跛行がある． | 10 | 10 |
| 屋内活動はできるが，屋外活動は困難である．屋外では 2 本杖を必要とする | 5 | 5 |
| ほとんど歩行不能 | 0 | 0 |

### IV　日常生活動作

| 評価 | 容易 | 困難 | 不可 |
|---|---|---|---|
| 腰掛け | 4 | 2 | 0 |
| 立ち仕事（家事を含む）<br>（持続時間約 30 分．休憩を要する場合は困難とする．5 分くらいしかできない場合は不可とする） | 4 | 2 | 0 |
| しゃがみこみ・立ち上がり（支持が必要な場合は困難とする） | 4 | 2 | 0 |
| 階段の昇り降り（手すりを要する場合は困難とする） | 4 | 2 | 0 |
| 車，バスなどの乗り降り | 4 | 2 | 0 |

■ 図 4　日本整形外科学会股関節機能判定基準（JOA Hip Score）

(井村・他，1995)[8]

される．
③動作
　7 つの質問があり，わが国を含めたアジアの日常生活動作を含め評価できる．
④メンタル
　SF-36® の社会生活機能や心の健康，全体的健康感等精神的健康度と類似している．

## 2) 関節症の評価

### (1) 臨床評価基準

①一般的評価
　関節形態の評価として画像評価があり，わが国では寛骨臼形成不全が多いため，股関節の被

■ 表3 股関節疾患の評価一覧

| | 障害 | 評価方法 | 評価項目と評価目的 |
|---|---|---|---|
| 機能障害 | 疼痛 | VAS<br>JOA Hip Score<br>Harris Hip Score | 疼痛の評価 |
| | 可動域制限 | 可動域測定<br>JOA Hip Score<br>Harris Hip Score | 可動域改善評価 |
| | 変形 | X線検査<br>CT検査<br>Harris Hip Score | 治療法検討 |
| | 不安定性 | X線検査 | |
| 活動制限 | 歩行障害<br>移動障害 | 10m歩行時間<br>10m障害物歩行<br>TUG<br>6MWT<br>立ち上がりテスト<br>片脚立ち時間<br>JOA Hip Score<br>Harris Hip Score | 移動能力の低下 |
| | ADL障害 | JOA Hip Score<br>Harris Hip Score<br>JHEQ<br>SF-36®, SF-8™<br>WOMAC<br>LISOH | 日常生活障害度の評価 |
| 参加制約 | 行事等日常生活<br>での参加困難<br>スポーツ参加困難 | JOA Hip Score<br>Harris Hip Score<br>JHEQ<br>X線像の病期分類(日整会) | 日常行事への参加評価<br>スポーツ復帰の評価 |

LISOH：Lequesne Index of Severity for Osteoarthritis of the Hip.

覆状態，適合性や病期の評価が重要である(図1〜3)．FAIにおける画像評価も必要である．

疼痛ならびに可動域や筋力等の**関節機能評価**も行う．

②**日本整形外科学会股関節機能判定基準(JOA Hip Score)**（図4）

現行の**JOA Hip Score**は，1995年に改正されたもので，疼痛(40点)，可動域(20点)，歩行能力(20点)，日常生活動作(20点)の4項目から構成されており，Charnleyによって提案された片側罹患，両側罹患，多関節罹患等のカテゴリー分類が採用されている[8]．

③**Harris Hip Score**

**Harris Hip Score**は国際的に最も普及している評価法であり，疼痛(44点)，機能(47点)，変形(4点)，可動域(5点)から構成されている．疼痛は6段階に分かれており，機能は跛行，歩行支持，歩行距離等の歩行能力(33点)と，階段昇降，靴・靴下履き，座位，公共の乗り物利用等の日常生活動作(14点)から成っている．

JOA Hip Scoreにはない項目として変形があり，4通りの変形パターンがすべてない場合が4点とされている．また，可動域は満点が5点と，JOA Hip Scoreに比べ全体に占めるウエイトが小さい．

## おわりに

リハ医療において，疾患のマネジメント，評価は重要である．評価の絶対条件として適切な評価であることが必須である．自己評価(患者

立脚型評価）と他者評価（医療側からの評価）を組み合わせて評価することが重要であり，地域の生活状態や時代に応じた評価となるよう見直しや改良が必要と考える．

（帖佐悦男）

### 文献

1) 帖佐悦男・他：骨盤傾斜と股関節症．Hip-spine syndrome Secondary hipspine syndrome における骨盤・脊椎アライメント．*Hip Joint* **31**：235-238, 2005.
2) 帖佐悦男：股関節の痛みについて 診察手順とポイント．股関節の痛み（菊地臣一編），第1版，南江堂，2011, pp 60-70.
3) 帖佐悦男：特集 FAI（femoroacetabular impingement）診断と治療の up to date．関節外科 **30**(12)：1307-1320, 2011.
4) 上野良三：X 線像からの評価．日整会誌 **10**：22-29, 1971.
5) Chosa E et al：Evaluation of acetabular coverage of the femoral head with anteroposterior and false profile radiographs of hip joint. *J Orthop Sci* **2**：378-390, 1997.
6) 日本整形外科学会診療ガイドライン委員会変形性股関節症ガイドライン策定委員会編：変形性股関節症診療ガイドライン，南江堂，2008.
7) 日本股関節学会：JHEQ（日本整形外科学会股関節疾患評価質問票）：http://hip-society.jp/jheq.html
8) 井村慎一・他：日本整形外科学会股関節機能判定基準．日整会誌 **69**：860-867, 1995.

II章　疾患編

# 18. 膝関節疾患

　膝関節の重要な機能は荷重の伝達で，関節軟骨を介して伝達される．効率よく荷重を伝達するために半月板が介在する．関節軟骨，半月板が障害されると荷重伝達機能が低下し障害を生じる．高齢になり関節軟骨が摩耗してきた病気が変形性膝関節症である．膝関節は関節リウマチの好発関節でもあり，変形性膝関節症と関節リウマチの鑑別診断が必要である．

　膝関節の要である前十字靱帯はスポーツ外傷で損傷することが多い．前十字靱帯損傷後にスポーツ復帰するには保存治療だけでは難しく手術的再建術が必要である．

## 疾患像

　半月板損傷のわが国での特徴は円板状半月板損傷が多いことである．主に小児期に発症し，明らかな外傷がないことが多い．前十字靱帯は10～20歳代のスポーツ選手やスポーツ愛好家が受傷することが多く，バスケットボール等での女子の受傷が多い．受傷機転はknee in-toe out，つまり膝を外反，外旋して受傷することが多いとされており，予防プログラムはジャンプ着地動作での膝外反を注意する指導を中心に行われている．高齢者では前述したように変形性膝関節症が多く，やはり女性が多い．変形性膝関節症との鑑別診断が必要な関節リウマチも女性が多い．

### 1）症状

　膝関節の症状としては疼痛，クリック，可動域制限，不安定性，腫脹，変形等があり，その結果筋力が低下してくる．

#### （1）疼痛

　疾患により疼痛の部位に特徴がある．内側半月板損傷は内側関節裂隙の断裂部位付近に，外側半月板損傷は外側関節裂隙の断裂部位付近に疼痛を生じる．一次性変形性膝関節症は内側型がほとんどなので，膝内側に痛みがある．また稀ではあるが，高齢者で膝内側に痛みがあるときに変形性膝関節症と考えX線検査を行ってみると，大腿骨内顆骨壊死のこともある．その他，膝蓋骨の内側ではタナ障害，膝蓋骨の上極や下極ではジャンパー膝，脛骨内側顆部では鵞足炎や疲労骨折，膝外側では腸脛靱帯炎等で痛みを生じる．

#### （2）クリック

　クリックとは膝関節の屈伸に伴い，検者の手に感じ取られる引っかかり感である．半月板の断裂部で生じる．関節内にできた遊離体でも生じ，遊離体を生じる病態は，離断性骨軟骨炎による離断骨軟骨片，膝蓋骨脱臼時の骨軟骨骨折による骨軟骨片，オステオコンドロマトーシスの滑膜の化生によりできた遊離体等がある．

#### （3）可動域制限

　伸展が完全にできない場合が屈曲拘縮であり，屈曲が完全にできない場合が伸展拘縮である．体の柔らかい患者では受傷前の最大伸展時には過伸展している場合もあるので，健側との比較が必要である．

　関節内に関節の動きを障害する断裂半月板，遊離体，関節内腫瘍（例えばガングリオン等）があると可動域制限を生じる．変形性関節症や関節リウマチで関節軟骨が障害，摩耗，表面不整になっていたり，外傷によって関節面が不整になっていたりすると，滑らかな動きができなくなり，伸展，屈曲とも制限される．

### (4) 不安定性

膝関節の安定性は靱帯によって保たれている．中央に前十字靱帯と後十字靱帯が交差するように存在し，内側に内側側副靱帯，後外側に外側側副靱帯がある．前十字靱帯損傷後の不安定性はスポーツ動作中に膝崩れを生じ，スポーツ復帰が困難となる．一方，後十字靱帯損傷では膝崩れを生じることが少ない．しかし，外側側副靱帯を含む後外側支持機構の損傷を合併すると，膝崩れ等の症状が出てくる．

### (5) 腫脹

関節炎で腫脹する．関節内に液が溜まって腫れる場合と関節周囲が腫れる場合がある．骨折や靱帯損傷，半月板の剝離であれば貯留関節液は血性であり，変形性膝関節症であれば黄色透明であり，関節リウマチや感染であれば混濁している．

### (6) 変形

主に内反変形（O脚）と外反変形（X脚）である．内反膝は，小児期であればBlount病やくる病，その他の骨系統疾患を考える．高齢者であれば変形性膝関節症がほとんどである．外反膝は，小児で高度であればやはり骨系統疾患も考え，高齢者であれば関節リウマチでみられることがある．

### (7) 筋力低下

二次性の廃用によることが多い．患側の大腿四頭筋が健側に比して萎縮していれば，何らかの原因疾患があると推察し診察する．

## 2) 病因・病態

### (1) 半月板損傷

大腿脛骨関節の周辺部の間隙を補塡するように存在する線維軟骨であるが，わが国では外側半月板が生まれつき大きく，間隙だけでなく脛骨関節面全面を覆う円板状半月板が多い．常に大腿骨と脛骨に挟まれ荷重を受けるため，外傷なく断裂する．断裂するとクリックを生じ，断裂片が前方に集まると伸展が制限される．

前十字靱帯損傷例では，前十字靱帯の前方制動力が消失するので，半月板後節に大腿骨からのストレスが集中し，後節にまず縦断裂ができる．続いて，大腿骨と脛骨間の不安定性で次第に断裂が拡大進行し，後方付着部から前方付着部までの大きな縦断裂（バケツ柄断裂）となり，何らかの機会に大きな断裂片が顆間部に移動しロッキングを生じる．

前十字靱帯損傷を伴わない断裂では，内側半月板後節の変性断裂がよくみられ，断裂形態としては水平断裂が多い．

### (2) 前十字靱帯損傷

前十字靱帯の膝関節の大腿骨付着部は中央の顆間部後方にあり，脛骨付着部は顆間部前方にあり，大腿骨に対して脛骨が前方に偏位するのを制動している．

スポーツ時のコンタクト損傷だけでなく，非コンタクト損傷もある．非コンタクト損傷の典型的受傷肢位は前述したknee in-toe outである．スポーツ動作時に踏み込んだり，ジャンプ着地したりしたときに，前十字靱帯の制動がないと膝関節の安定性が保てず膝崩れを起こしてしまう．スポーツ時の膝崩れはスポーツ復帰の障害となり，無理に参加して膝崩れを繰り返すと，半月板，関節軟骨の損傷が進行し膝関節が荒廃してくる．

### (3) 変形性関節症

関節軟骨の摩耗と骨の増殖性変化が病態である．膝関節は一次性の変形性関節症が多い．内反膝等の体質的な原因以外に，肥満や職業的負荷や環境も影響する．メカニカルな因子だけでなく，軟骨組織に損傷が生じるとバイオロジカルな機序が働き進行が促進される．

### (4) 関節リウマチ

免疫系の異常による関節炎が病態であり，関節全般の滑膜炎が生じ滑膜が増殖し，軟骨や骨を侵食する．軟骨自体も炎症により菲薄化してくる．全身疾患であるので，膝関節に限らず多関節炎となる．

## 3) 診断・検査

### (1) 半月板損傷

クリックや可動域制限があれば半月板損傷を疑う．関節裂隙の圧痛があれば損傷部位の判断の参考となる．

**McMurray徒手検査**はクリックを誘発する

検査である．内反を加えながら下腿を内外旋し疼痛とクリックが誘発されると，内側半月板損傷が疑われる．外反を加えながら同様の誘発手技で疼痛とクリックが誘発されれば，外側半月板損傷が疑われる．屈曲位で誘発されれば後節に，伸展位で誘発されれば前節よりの断裂が考えられる．MRI が進歩しているので MRI でほぼ診断ができる．半月板は線維軟骨で低輝度に描出されるが，損傷部は高輝度に描出され，内部の不整像を 1 度，線状像を 2 度，線状像が表面まで達した場合を 3 度とする **Mink の分類**[1] が用いられる．

### (2) 前十字靱帯損傷

膝外傷後に X 線で骨折がなく，しかし膝関節血腫がある場合は前十字靱帯が損傷されていることが多い．スポーツ外傷に限っては，膝関節血腫があれば 70〜80％ 前十字靱帯が損傷していると考えて診察する．また，スポーツ等で膝崩れを繰り返す場合は陳旧性の前十字靱帯損傷を考える．

徒手検査は，前十字靱帯が下腿の前方制動を担っているので，**前方引き出しテスト**で下腿が前方に引き出されてこないかを調べる．外傷直後は腫脹，疼痛のため膝周囲の筋肉に力が入り前方引き出しが確認できないことが多く，軽度屈曲位で前方引き出しを行う **Lachman テスト**[2] のほうが異常を見つけやすい．

**pivot shift テスト**[3] は主訴の膝崩れ症状を誘発する徒手検査である．膝に外反力を加えながら下腿に内旋強制を加え，伸展位から膝を屈曲させていくと 30 度付近で膝崩れ様の膝動揺を誘発できる．

画像検査では MRI でほぼ診断が可能である．

### (3) 変形性関節症

大半が内側型で，内反膝変形があり，歩行時に疼痛を生じ，内側に疼痛があり，悪化例では荷重時に膝が外方に変位する thrust 現象がみられる．X 線検査での関節裂隙の狭小，関節面の骨硬化，骨棘形成が特徴的な所見である．大腿脛骨関節の関節裂隙狭小は，非荷重位では靱帯等のゆるみでかえって開大し狭小が検出できない場合があり，必ず荷重位で撮影する．最近の MRI の進歩で関節軟骨の菲薄化が描出可能になり，さらに菲薄化する前の軟骨がまだ残存している時期に軟骨基質自体の変化を T2mapping や T1ρ 等の方法で描出できるようになってきている．1986 年の Altman らの報告[4] では膝痛があり，X 線検査で骨棘がある場合，① 50 歳以上，②こわばりが 30 分以下，③膝診察時の crepitus，のどれか 1 つでもあれば変形性膝関節症の診断率は感度 91％，特異度 86％ と報告されている．

### (4) 関節リウマチ

リウマチの診断は 1987 年より，**American College of Rheumatology（ACR）による診断基準**が使われてきた．次の 7 項目のうち 4 項目を満たしていれば診断されてきた．6 週間以上続く①朝の 1 時間以上続くこわばり，② 3 カ所以上の関節炎，③手領域の関節炎，④対称性の関節炎等の症状，⑤リウマチ結節の存在，⑥血液検査でリウマチ因子陽性，⑦ X 線検査でのリウマチ変化．

しかし，メトトレキセートや生物学的製剤等を早期に使用すると寛解導入も可能となった今，6 週間診断ができないのは支障を生じる．2010 年に ACR と European League Against Rheumatism（EULAR）が，早期診断可能な関節リウマチ分類基準（2010 年版）を発表した[5]（p 357 参照）．罹患関節数，血清学的検査，急性期反応物質，罹病期間に関する点数制で，10 点中 6 点以上が関節リウマチと診断される．

## 4）治療・予後・合併症

### (1) 半月板損傷

手術治療では損傷部の切除術か縫合術を行う．従来，半月板は軟骨組織で血行がないため縫合しても癒合しないと考えられ切除術が主流であった．しかし，半月板は荷重伝達の重要なショックアブソーバーであり，関節包付着部 1/3〜1/4 は血行があることが示されて以来，次第に縫合術が行われるようになってきた．現在は，関節包付着部 1/3〜1/4 より内側部でも縫合が試みられることもある．円板状半月板断

裂例は本来の半月板の形態に近づくよう断裂部を形成的に切除したり，断裂形態によっては円板状半月板も稀に縫合が試みられたりする．

術後，特に切除術後は二次性変形性膝関節症となる．縫合例は再断裂例もあり，再度，切除術を行うことがある．円板状半月板は骨端線閉鎖前では離断性骨軟骨炎を併発する場合がある．

### (2) 前十字靱帯損傷

スポーツに復帰する場合や日常生活でも膝崩れを起こして障害がある場合は手術的に治療される．単純な縫合術は1〜2年で80％ほどの症例がゆるんでしまうので，膝蓋靱帯や半腱様筋腱を用いて初回手術から新たに前十字靱帯を再建する手術が行われる．さらに，前十字靱帯の前内側束と後外側束の二束構造を二本の再建靱帯を作製して再現したり，部分損傷で損傷束のみ再建したりする等改良されている．

術後成績も前方動揺性の健患差2mm以内の安定性が得られるようになっている．しかし，再建靱帯が強度的に成熟するのに時間がかかり，スポーツ復帰まで9カ月前後かかるのは治療の進歩した今日でも変わらない．この間にリハを行っても筋力，スポーツレベルの低下がある程度は生じ，また社会的理由により同レベルのスポーツ復帰を達成できていない症例もあり，課題として残っている．

前十字靱帯を損傷すると，将来的には変形性膝関節症をきたす可能性がある．変形性膝関節症の原因のひとつである損傷半月板は極力，縫合温存されるようになってきた．

### (3) 変形性関節症

保存的には非ステロイド消炎鎮痛剤（NSAIDs），大腿四頭筋力増強，外側楔状足底板使用，ヒアルロン酸関節内注射等が一般に行われる．明らかに関節軟骨が摩耗し残存していない症例では保存療法の効果は限界がある．保存療法のみでは障害のある症例では手術的に治療される．

高位脛骨骨切り術と人工関節置換術が行われる．高位脛骨骨切り術は内反膝で内側に集中する荷重を外反膝に矯正することにより外側に分散させ，疼痛を軽減する．年齢的適応は60歳以下が高位脛骨骨切り術，65歳以上が人工関節置換術と考えられる．

高位脛骨骨切り術は術後内反が再発してきたり，外側の軟骨も摩耗し疼痛が再発してきたりして，効果および有効期間に限界があると思われ，将来的に人工関節置換術を行うことも考えておく必要がある．

人工関節置換術は，10年生存率95％以上と成績は向上しているが，可能性としてコンポーネントのゆるみや軟骨の代わりの高密度ポリエチレンの摩耗や破損が生じ得る．感染を起こすと抜去を余儀なくされることがある．

### (4) 関節リウマチ

比較的早期に寛解導入も目指してメトトレキセートや生物学的製剤が使用される．炎症により摩耗，消失した関節軟骨が回復する可能性は極めて低く，進行例では人工関節置換術が選択される．人工関節の予後，合併症は前項とほぼ同じである．

## 障害の構造と評価

### 1) 疼痛の評価

10cmの直線の左端が痛みなし，右端が最も痛いとして現在の痛みがどの位置に来るか示させるVAS（Visual Analog Scale；視覚的アナログスケール）や，6段階の痛みの表情のどれに当たるか選ばせるFRS（Face Rating Scale）（p136参照）や，「0」が痛みなしで「10」が最も痛いとして，11段階のどれにあたるか選ばせるNRS（Numerical Rating Scale；数値的評価スケール）等が用いられる．

### 2) 不安定性

不安定性の評価は主に徒手検査で行われ，前方引き出しテスト，Lachmanテスト，**後方引き出しテスト，外反動揺性テスト，内反動揺性テスト**，pivot shiftテスト等がある．徒手検査なので検者の主観で「−」，「±」，「＋」，「2＋」と段階評価される．

前方引き出しテストとLachmanテストは計測機器KT2000®でmm単位の数量的評価されてきたが，現在は入手，メインテナンスが困難

■ 表1　Kellgren Laurence の評価

| Grade 0 | 正常. |
| --- | --- |
| Grade 1 | わずかな骨棘. |
| Grade 2 | 小さな骨棘，関節裂隙狭小化ほとんどなし. |
| Grade 3 | 中等度の骨棘，関節裂隙狭小化あり，骨硬化，変形あり. |
| Grade 4 | 高等度の骨棘，関節裂隙狭小化著明，骨硬化高度，変形著明. |

(Kellgren et al, 1957)[7]

■ 表2　Larsen の評価

| Grade 0 | 正常. |
| --- | --- |
| Grade 1 | 関節周囲組織の腫脹か関節付近の骨萎縮，わずかな関節裂隙狭小化のいずれかがある. |
| Grade 2 | 小関節では小さなびらんがあり，大きな関節では関節裂隙の狭小化がある. |
| Grade 3 | びらんと関節裂隙の狭小化がある. |
| Grade 4 | 本来の関節面が部分的に残存する. |
| Grade 5 | 本来の関節面が消失する. |

(Larsen et al, 1987)[8]

となり，KNEELAX3® 等のほぼ同様の機器を用いて評価する．

### 3）関節可動域

膝を伸展し，下腿骨軸が大腿骨軸の延長線と一致したところを0度として，そこからの最大伸展角度と最大屈曲角度で可動域を評価する．前十字靱帯再建術後の伸展制限を詳しく評価するために，腹臥位で両下腿遠位をベッドから外に出して，踵の高さが健側に比して患側が高いかで伸展制限を評価するとより詳細に判定でき，踵の高さの差を heel height difference（HHD）[6]と表す．

### 4）筋力

膝関節に障害があると，意識的にも無意識的にも患側に負担をかけないよう健側で負担するので大腿部に筋萎縮が生じ筋力も低下する．

大腿四頭筋萎縮の評価として大腿周径を計測するが，膝蓋上嚢に関節液が貯留しても影響を受けない部位として膝蓋骨上極から10 cmで計測し患健差で評価する．筋力の測定はBiodex®等の機器（p33参照）を用い等速性運動でのピークトルクを計測する．角速度60度/秒，180度/秒等がよく用いられる．単位はポンドフィートを用いる場合とニュートンメーターを用いる場合があり，どちらの単位を用いるかで結果が変わってくるので，他施設との比較では単位を把握しておく必要がある．

### 5）変形

X線による変形性膝関節症の評価として，**Kellgren Laurence**[7]**の評価**（表1）が国際的にもよく用いられる．

X線による関節リウマチの関節破壊の評価には，表2の **Larsen の評価**[8]が用いられる．

アライメントの内反膝，外反膝の定量的評価は下肢全長立位正面X線の大腿骨軸と下腿骨軸の成す外側角（femoro-tibial angle；FTA）で評価する．正常は174～176度であり，これより大きいほど内反変形があり，小さいほど外反変形がある．

大腿骨，下腿骨に弯曲が強く骨軸を決定し難い場合，大腿骨頭と足関節が含まれるようにX線撮影し，大腿骨頭中心と足関節中央を結ぶMikulicz 線を用いる．Mikulicz 線が膝関節の中央より内側を通るときは内反膝，外側を通るときは外反膝で，中央からの偏位距離で評価する．

CT，MRI は人工関節置換手術等に際して関節破壊を三次元的に評価できる．三次元 CT ではさらに視覚的に三次元評価が理解しやすい．

### 6）歩行移動機能

リハで一般的に用いられている **10 m 歩行時間や6分間歩行試験（6-minutes Walk Test；6MWT）**（p37, 377参照），**TUG（Timed Up and Go Test）**（p146, 184, 348, 429参照）等で評価できる．

### 7）ADL 機能

日本整形外科学会が1988年に変形性膝関節症（OA）（表3），関節リウマチ（RA）（表4），半月板損傷（表5）の **治療成績判定基準（JOA Knee Score）** を開発している．2001年に日本整形外科学会，日本運動器科学会，日本臨床整形外科学会が **疾患特異的・患者立脚型変形性膝関節症患者機能評価尺度（Japanese Knee Osteoarthritis Measure；JKOM）**（http://www.jsmr.org/news.html）を開発している（図1）．

■ 表3　OA膝治療成績判定基準（抜粋）

| | | 右 | 左 |
|---|---|---|---|
| 疼痛・歩行能力 | 1km以上歩行可，通常疼痛ないが，動作時たまに疼痛あってもよい | 30 | 30 |
| | 1km以上歩行可，疼痛あり | 25 | 25 |
| | 500m以上，1km未満の歩行可，疼痛あり | 20 | 20 |
| | 100m以上，500m未満の歩行可，疼痛あり | 15 | 15 |
| | 室内歩行または100m未満の歩行可，疼痛あり | 10 | 10 |
| | 歩行不能 | 5 | 5 |
| | 起立不能 | 0 | 0 |
| 疼痛・階段昇降能力 | 昇降自由・疼痛なし | 25 | 25 |
| | 昇降自由・疼痛あり，手すりを使い・疼痛なし | 20 | 20 |
| | 手すりを使い・疼痛あり，一歩一歩・疼痛なし | 15 | 15 |
| | 一歩一歩・疼痛あり，手すりを使い一歩一歩・疼痛なし | 10 | 10 |
| | 手すりを使い一歩一歩・疼痛あり | 5 | 5 |
| | 出来ない | 0 | 0 |
| 強直・屈曲角度および高度拘縮 | 正座可能な可動域 | 35 | 35 |
| | 横座り・胡座可能な可動域 | 30 | 30 |
| | 110°以上屈曲可能 | 25 | 25 |
| | 75° 〃 | 20 | 20 |
| | 35° 〃 | 10 | 10 |
| | 35°未満の屈曲，または強直・拘縮高度 | 0 | 0 |
| 腫脹 | 水腫・腫脹なし | 10 | 10 |
| | 時に穿刺必要 | 5 | 5 |
| | 頻回に穿刺必要 | 0 | 0 |
| | 総計 | | |

（腰野富久・他：OA膝治療成績判定基準．日整会誌 62：901, 1988 より抜粋）

■ 表4　RA膝治療成績判定基準（抜粋）

| | 摘要 | 右 | 左 |
|---|---|---|---|
| 疼痛 | 全くなし | 40 | 40 |
| | 動作時時々痛みあり | 30 | 30 |
| | 動作時常に痛みあり | 20 | 20 |
| | 疼痛のため動作できない | 10 | 10 |
| | 常に強い疼痛がある | 0 | 0 |
| 可動域 | 正座可能 | 12 | 12 |
| | 横座り・胡座可 | 9 | 9 |
| | 110°以上屈曲可 | | |
| | 75°以上屈曲可 | 6 | 6 |
| | 35°以上屈曲可 | 3 | 3 |
| | 強直・高度拘縮 | 0 | 0 |
| 大腿四頭筋力 | 5 | 20 | 20 |
| | 4・3 | 10 | 10 |
| | 2以下 | 0 | 0 |
| 平地歩行能力（杖・装具を用いない） | 不自由なし | 20 | 20 |
| | やや困難 | 10 | 10 |
| | 困難〜不可 | 0 | 0 |
| 階段昇降 | 不自由なし | 8 | 8 |
| | 手摺を使い普通 | 6 | 6 |
| | 一歩一歩 | 4 | 4 |
| | 手摺を使い一歩一歩 | 2 | 2 |
| | できない | 0 | 0 |
| | 計 | | |

（腰野富久・他：RA膝治療成績判定基準．日整会誌 62：903, 1988 より抜粋）

1986年にWestern Ontario大学とMcMaster大学で開発された**WOMAC**（**Western Ontario and McMaster Universities OA Index**）（http://www.womac.org/womac/index.htm）は股関節と膝関節の変形性関節症の疾患特異的QOL評価方法として普及している（p328参照）．使用にあたってはライセンス登録が必要である．

Roosら[9]により1998年に開発報告された**The Knee injury and Osteoarthritis Outcome Score**（**KOOS**）（http://www.koos.nu/index.html）は変形性膝関節症，靱帯損傷，半月板損傷等多くの病態に使用可能であり，ライセンス登録の必要もなく，日本語版**膝外傷と変形性関節症評価点数**（**J-KOOS**）[10]も提供されている（図2）．包括的QOL評価法としては**SF-36**®（**Medical Outcomes Study Short-Form 36-Item Health Survey**）（http://www.sf-36.jp/），その簡略版である**SF-8**™等がある（p170参照）．やはりライセンス登録が必要である．

### 8）スポーツ機能

スポーツ機能の評価には**Lysholm Knee Scoring Scale**[11]がよく用いられていたが，**IKDC**[12]が開発されてからは**IKDC評価**も用いられるようになった．

スポーツレベルの評価には**Tegner Activity Score**[13]が用いられる．

（小林龍生）

■ 表5 半月損傷治療成績判定基準(抜粋)

| | | 右側 評価点数 | 左側 評価点数 |
|---|---|---|---|
| 長距離歩行後疼痛<br>(500 m 以上) | なし | 20 | 20 |
| | 軽度 | 15 | 15 |
| | 中等度 | 10 | 10 |
| | 激痛(又は長距離歩行不能) | 0 | 0 |
| 階段昇降時疼痛及び動作 | Ⅰ:疼痛なく不自由なし(注1) | 20 | 20 |
| | Ⅱ:疼痛はあるが,昇降に不自由なし,又は疼痛はないが不自由 | 15 | 15 |
| | Ⅲ:やや疼痛があり,昇降不自由 | 5 | 5 |
| | Ⅳ:かなり疼痛があり,昇降不自由 | 0 | 0 |
| 膝伸展強制時疼痛(注2) | なし | 20 | 20 |
| | 軽度 | 10 | 10 |
| | 中等度 | 5 | 5 |
| | 激痛 | 0 | 0 |
| 患肢着地(注3) | 可 | 5 | 5 |
| | 困難又は不可 | 0 | 0 |
| McMurray test | 軋轢音なし,疼痛なし | 15 | 15 |
| | 軋轢音のみあり | 10 | 10 |
| | 疼痛のみあり | 5 | 5 |
| | 共にあり | 0 | 0 |
| 大腿周径(膝蓋骨上 10 cm) | 健肢と同じ | 15 | 15 |
| | 健肢より 1 cm 以上,3 cm 未満細い | 5 | 5 |
| | 健肢より 3 cm 以上細い | 0 | 0 |
| 関節裂隙圧痛 | なし | 5 | 5 |
| | あり | 0 | 0 |
| | 点数 | | |

(注1) 「不自由」とは,昇降時手すりを使用するか,一歩一歩か,又は手すりを使って一歩一歩昇降する場合をいう.

(注2) 「伸展強制時疼痛」とは

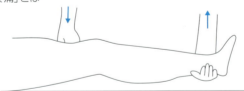

被検者は膝を最大伸展位にして仰臥位で横たわり,図の如く検者の片手で足部を支持し,もう一方の手で膝蓋上部又は脛骨上端に徐々に圧迫力を加え伸展を強制する.
膝(前面)に疼痛を訴える場合を陽性とする.

(注3) 「患肢着地」とは,被検者にその場跳びをさせ,何ら疼痛,問題なく患肢で着地できる場合を可,何らかの疼痛,困難を感じる場合を困難または不可とする.

(腰野富久・他:半月損傷治療成績判定基準.日整会誌 62:904,1988 より抜粋)

〈お膝の状態についての質問表〉

Ⅰ 膝の痛みの程度
　次の線は痛みの程度をおたずねするものです．左の端を「痛み無し」，右の端をこれまでに経験した「最も激しい痛み」としたときに，この数日間のあなたの痛みの程度はどのあたりでしょうか．
　線の上でこのあたりと思われるところに×印をつけてください．

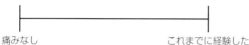

痛みなし　　　　　　　　　　これまでに経験した
　　　　　　　　　　　　　　最も激しい痛み

Ⅱ 膝の痛みやこわばり
　この数日間のあなたの膝の状態についてお聞きします．

1. この数日間，朝，起きて動き出すとき膝がこわばりますか．
2. この数日間，朝，起きて動き出すとき膝が痛みますか．
3. この数日間，夜間，睡眠中に膝が痛くて目がさめることがありますか．
4. この数日間，平らなところを歩くとき膝が痛みますか．
5. この数日間，階段を昇るときに膝が痛みますか．
6. この数日間，階段を降るときに膝が痛みますか．
7. この数日間，しゃがみこみや立ち上がりのとき膝が痛みますか．
8. この数日間，ずっと立っているとき膝が痛みますか．

Ⅲ 日常生活の状態
　この数日間のあなたの日常生活の状態についてお聞きします．

9. この数日間，階段の昇り降りはどの程度困難ですか．
10. この数日間，しゃがみこみや立ち上がりはどの程度困難ですか．
11. この数日間，洋式トイレからの立ち上がりはどの程度困難ですか．

12. この数日間，ズボン，スカート，パンツなどの着替えはどの程度困難ですか．
13. この数日間，靴下をはいたり脱いだりすることはどの程度困難ですか．
14. この数日間，平らなところを休まずにどれくらい歩けますか．
15. この数日間，杖を使っていますか．
16. この数日間，日用品などの買い物はどの程度困難ですか．
17. この数日間，簡単な家事（食卓の後かたづけや部屋の整理など）はどの程度困難ですか．
18. この数日間，負担のかかる家事（掃除機の使用，布団の上げ下ろしなど）はどの程度困難ですか．

Ⅳ ふだんの活動など
　この1か月，あなたのふだんしていることや外出などについてお聞きします．

19. この1カ月，催し物やデパート等へ行きましたか．
20. この1カ月，膝の痛みのため，ふだんしていること（おけいこごと，お友達とのつきあいなど）が困難でしたか．
21. この1カ月，膝の痛みのため，ふだんしていること（おけいこごと，お友達とのつきあいなど）を制限しましたか．
22. この1カ月，膝の痛みのため，近所への外出をあきらめたことがありますか．
23. この1カ月，膝の痛みのため，遠くへの外出をあきらめたことがありますか．

Ⅴ 健康状態について
　この1カ月のあなたの健康状態についてお聞きします．

24. この1カ月，ご自分の健康状態は人並みに良いと思いますか．
25. この1カ月，お膝の状態はあなたの健康状態に悪く影響していると思いますか．

　ご記入もれがないか，もう一度ご確認下さい．

〈JKOM採点表〉

Ⅰ「痛みの程度」は，直線上の左端から×印までの距離をミリメートル単位で計測して下さい．
直線の長さは印刷により10 cmに一致しないことがあります．その場合には，左端から右端までの距離を計測して補正して下さい．

Ⅱ，Ⅲ，Ⅳ，Ⅴ 設問1から25までの各質問項目について，最も軽症の選択肢を0，最も重症の選択肢4とし，中間の選択肢には症状の重症度に応じてそれぞれ1, 2, 3の数値をあてはめます．
　選択肢に該当する数値の総点を計算して下さい

※筆者注：Ⅱ～Ⅴのそれぞれの質問に5択の中から選んで答える．
　選択肢は省略した．

■ 図1　疾患特異的・患者立脚型変形性膝関節症患者機能評価尺度（JKOM）（抜粋）
〔日本整形外科学会・他：日本版変形性膝関節症患者機能評価表（JKOM）（www.jsmr.org/documents/QA_JKOM02.pdf）より抜粋〕

説明：この調査では，あなたの膝の状態についてお尋ねします．この情報は，あなたが膝の状態をどのように感じるか，そしてどの程度日常生活をおこなえるかについて，経過を見るのに役立ちます．

症状：
これらの質問では，ここ1週間の膝の症状についてお答えください．
- S1. 膝に腫れ（はれ）がありますか？
- S2. 膝を動かしたとき，軋み（きしみ）を感じたり，ひっかかる音が聞こえたり，その他の雑音が聞こえたりしますか？
- S3. 動いている最中に膝が引っかかったり，動かなくなったりしますか？
- S4. 膝を完全に伸ばすことができますか？
- S5. 膝を完全に曲げることができますか？

こわばり：
以下の質問はここ1週間のあなたの膝のこわばりについての質問です．こわばりとは膝を動かしたときに制限を感じたり，ゆっくりとしか動かせない状態です．
- S6. 朝起きたときにどの程度の膝のこわばりがありますか？
- S7. 午後や夕方，座ったり，横になったり，休んだ後にどの程度の膝のこわばりがありますか？

痛み：
- P1. 膝の痛みの頻度はどのくらいですか？

ここ一週間に，以下の動作をした時にどの程度の膝の痛みがありましたか？
- P2. 膝をひねったり回したりするとき
- P3. 膝を完全に伸ばすとき
- P4. 膝を完全に曲げるとき
- P5. 平らな場所を歩くとき
- P6. 階段を上り下りするとき
- P7. 夜，寝ているとき
- P8. 座っているときや，横になっているとき
- P9. まっすぐ立っているとき

機能
日常生活：
以下の質問では，あなたの身体機能についてお尋ねします．これは，あなたの動作や身の回りのことを行う能力のことを指します．以下のそれぞれの活動について，ここ1週間，あなたの膝が原因で感じた困難の程度をお答えください．
- A1. 階段を下りる時
- A2. 階段を上る時
- A3. 座った状態から立ち上がる時
- A4. 立っている時
- A5. 身をかがめて，床に落ちたものを拾う時
- A6. 平らな場所を歩く時
- A7. 車の乗り降り
- A8. 買い物に行く時
- A9. 靴下やストッキングをはく時
- A10. ベッドから起き上がる時
- A11. 靴下やストッキングを脱ぐ時
- A12. ベッドに横たわっている時（寝返りをうつなど）
- A13. 浴槽に入る/浴槽から出る時
- A14. イスに座っている時
- A15. 洋式トイレを使う時
- A16. 大変な家事を行う時（重い箱を動かす，床を拭くなど）
- A17. 簡単な家事を行う時（料理，ちりやほこりを払うなど）

機能
スポーツおよびレクリエーション活動：以下の質問では，より高いレベルでの活動を行った際のあなたの身体機能についてお尋ねします．以下のそれぞれの活動について，ここ1週間，あなたの膝が原因で感じた困難の程度をお答えください．
- SP1. しゃがむ時
- SP2. 走る時
- SP3. ジャンプする時
- SP4. 悪い方の膝をひねったり，回したりする時
- SP5. ひざまずく時

生活の質
- Q1. どのくらいの頻度で自分の膝の問題を自覚しますか？
- Q2. 膝によくない行動を避けるために，生活様式を変えましたか？
- Q3. 膝に自信を持てないことで，どの程度困っていますか？
- Q4. 全体的に，どのくらい膝について困難を感じますか？

※筆者注：それぞれの質問に5択の中から選んで答える．選択肢は省略した．

■図2　膝外傷と変形性関節症評価点数（J-KOOS）（抜粋）

(Nakamura et al, 2011)[10]

■ 表6　膝関節疾患の評価一覧

| 障害 | | 評価方法 | 評価項目と評価目的 |
|---|---|---|---|
| 機能障害 | 疼痛 | VAS | 疼痛の評価 |
| | 不安定性 | KT-2000® 等 | 治療法検討 |
| | 可動域制限 | 可動域計測 | 可動域改善評価 |
| | 筋力低下 | Biodex® | 筋力改善評価 |
| | 変形 | X線検査, CT検査 | 治療法検討 |
| 活動制限 | 歩行障害 | 10m歩行時間<br>6MWT<br>TUG | 移動能力の評価 |
| | ADL障害 | J-KOOS<br>JKOM<br>WOMAC<br>SF-36®<br>SF-8™ | 日常生活障害度の評価 |
| 参加制約 | スポーツ参加困難 | Lysholm<br>Tegnar<br>IKDC | スポーツ復帰の評価 |

#### 文献

1) Mink JH et al：Tears of the anterior cruciate ligament and menisci of the knee MR imaging evaluation. *Radiology* **167**：769-744, 1988.
2) Torg JS et al：Clinical diagnosis of anterior cruciate ligament instability in the athlete. *Am J Sport Med* **4**：84-93, 1976.
3) Galway HR, MacIntosh DL：The lateral pivot shift：a symptom and sign of anterior cruciate ligament insufficiency. *Clin Orthop* **147**：45-50, 1980.
4) Altman R et al：Development of criteria for the classification and reporting of osteoarthritis. *Arthritis Rheum* **29**：1039-1049, 1986.
5) Aletaha D et al：2010 Rheumatoid arthritis classification criteria：an American college of rheumatology/ European league against rheumatism collaborative initiative. *Arthritis Rheum* **62**：2569-2581, 2010.
6) Schlegel TF et al：Reliability of heel-height measurement for documenting knee extension deficit. *Am J Sport Med* **30**：479-482, 2002.
7) Kellgren JH, Lawrence JS：Radiological assessment of osteo-arthrosis. *Ann rheum Dis* **16**：494-502, 1957.
8) Larsen A, Thoen J：Hand Radiography of 200 patients with Rheumatoid arthritis repeated after an interval of one year. *Scand J Rhen matol* **16**：395-401, 1987.
9) Roos EM et al：Knee Injury and Osteoarthritis Outcome Score (KOOS)-development of a self-administered outcome measure. *J Orthop Sports Phys Ther* **28**(2)：88-96, 1998.
10) Nakamura N et al：Cross-cultural adaptation and validation of the Japanese knee injury and osteoarthritis outcome score (KOOS). *J Orthop Sci* **16**：516-523, 2011.
11) Lysholm J, Gillquist J：Evaluation of knee ligament surgery results with special emphasis on use of a scoring scale. *Am J Sport Med* **10**：150-154, 1982.
12) Hefti F, Muller W：Current state of evaluation of knee ligament lesions. The new IKDC knee evaluation form. *Orthopade* **22**：351-362, 1993.
13) Tegner Y, Lysholm J：Rating system in the evaluation of knee ligament injuries. *Clin Orthop Relat Res* **198**：43-49, 1985.

Ⅱ章　疾患編

# 19. 骨粗鬆症・骨折

骨粗鬆症は「骨強度の低下によって，骨折のリスクが高くなる骨の障害」と定義される疾患である[1]．骨粗鬆症による骨折は転倒のような軽微な外力でも発生し，椎体，大腿骨近位部，橈骨遠位端，上腕骨近位端に頻発する．特に椎体，大腿骨近位部骨折では，骨折後に日常生活動作が制限され，生活の質（quality of life；QOL）が著しく低下する．

骨強度の維持と転倒予防対策は骨粗鬆症によって起こる骨折の予防に重要であり，さらに骨折後の機能低下を防ぐためのリハが骨粗鬆症患者のQOL維持，改善のために必要である．本項では骨粗鬆症の病態，病因等について解説するとともに，本疾患に必要なリハ評価について概説する．

## 疾患像

臨床症状を有していなくても骨脆弱化が認められれば骨粗鬆症と診断される．これは骨粗鬆症が骨折を発生する以前に診断されるべきであるという考えに基づくものであり，例えば高血圧症では無症状であっても脳卒中を発症する以前に，その予防を目的に治療が開始されるのと同じである．わが国における骨粗鬆症患者数は，腰椎もしくは大腿骨近位部のどちらかで診断された場合，1,280万人と推定されている[2]．一方，骨粗鬆症が原因で生じる代表的な脆弱性骨折である大腿骨近位部骨折は，70歳以降加齢とともに急激に発生率が上昇する．2012年では年間患者数19万人と推計され，さらに今後，高齢者人口の増加に伴って2040年には32万人に達することが予測されている（図1）[3]．

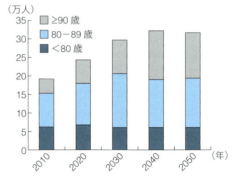

■ 図1　大腿骨近位部骨折患者の推定患者数
大腿骨近位部骨折患者は2040年には30万人を超すことが予測されている．　　（Hagino, 2012）[3]

### 1）症状

骨粗鬆症は自覚症状に乏しい疾患である．しかし，椎体骨折を伴う骨粗鬆症では，①背部の疼痛，②脊柱の変形，③身長低下が徐々に進行するため，自覚的にも他覚的にも気づきやすい．よって，医療面接ではこれらの点を観察，問診することで潜在的な骨粗鬆症患者の発見につながる場合がある．

### 2）病因

骨粗鬆症の原因は，①加齢や閉経後のエストロゲンの減少によって起こる原発性骨粗鬆症と，②骨代謝に異常をもたらす疾患や薬剤，栄養障害等が原因となる続発性骨粗鬆症，さらに③低骨量を示すその他の疾患に分類できる（図2）．

近年，生活習慣病も骨代謝に影響を及ぼし，骨折リスクを高めることが明らかになっている．糖尿病や慢性腎臓病等の疾患では骨密度の低下以上に骨折リスクが高まっていることが知られており，その骨強度低下には骨質の劣化の関与が原発性骨粗鬆症と比較してより大きいと考えられている[4]．

```
┌─────────────────────────────────────────────────┐
│              低骨量を呈する疾患                  │
└─────────────────────────────────────────────────┘
    │                    │                    │
┌─────────┐      ┌─────────────┐      ┌─────────────┐
│原発性骨粗鬆症│      │続発性骨粗鬆症│      │その他の疾患 │
└─────────┘      └─────────────┘      └─────────────┘
```

**原発性骨粗鬆症**
・閉経後骨粗鬆症
・男性骨粗鬆症
・特発性骨粗鬆症
（妊娠後骨粗鬆症等）

**続発性骨粗鬆症**

【内分泌性】
副甲状腺機能亢進症
甲状腺機能亢進症
性腺機能不全
クッシング症候群

【栄養性】
吸収不良性症候群，胃切除後
神経性食欲不振症
ビタミンAまたはD過剰
ビタミンC欠乏症

【薬物性】
ステロイド薬
性ホルモン低下療法治療薬
SSRI（選択的セロトニン再取り込み阻害薬）
ワルファリン，メトトレキサート，ヘパリン等

【不動性】
全身性（安静臥床，対麻痺，廃用症候群，宇宙旅行）
局所性（骨折等）

【先天性】
骨形成不全症
マルファン症候群

【その他】
関節リウマチ
糖尿病
慢性腎不全
肝疾患
アルコール依存症

**その他の疾患**
・各種の骨軟化症
・悪性腫瘍の骨転移
・多発性骨髄腫
・脊椎血管腫
・脊椎カリエス
・化膿性脊椎炎
・その他

■ 図2　低骨量を呈する疾患の分類
（骨粗鬆症の予防と治療ガイドライン作成委員会，2011，文献4を改変）

## 3）病態

骨粗鬆症の発症にはさまざまな要因が関与する．それらの中でも閉経後のエストロゲン欠乏や不動に伴う骨吸収亢進がその主たる要因となって，骨密度の低下と骨構造の劣化が惹起され，その結果骨強度が低下する．さらに，生活習慣病等で生じる酸化ストレスや，ビタミンD，Kの不足が骨質を劣化させる可能性が示されている（図3）．

## 4）診断

原発性骨粗鬆症は続発性骨粗鬆症または低骨量をきたす骨粗鬆症以外の疾患を認めず，なおかつ骨評価の結果が表1の基準を満たす場合に診断される．骨粗鬆症の診断ではYAM（**young adult mean**）（腰椎では20～44歳，大腿骨近位部では20～29歳の平均値を使用）が用いられ，YAMの70％以下で骨粗鬆症と診断される．

なお，既存骨折があること自体がさらなる骨折のリスク要因であることから，椎体または大腿骨近位部骨折があれば骨密度と関係なく骨粗鬆症と診断し，その他の骨折がある場合は骨密度がYAMの80％未満の例を骨粗鬆症とする．

## 5）予後

### (1) 骨粗鬆症患者の生命予後

大腿骨近位部の骨密度を測定し，その後12年間追跡可能であった271例を対象にして生命予後を調査した結果，年齢，BMI，血圧等の死亡に関連する交絡因子で調整しても低骨密度は有意に死亡原因であった[5]．さらに，年齢，喫

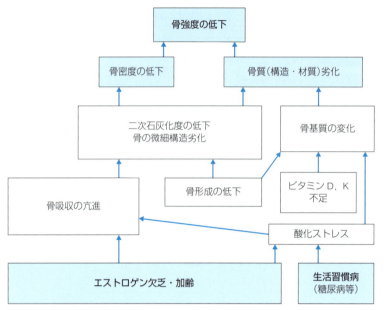

■ 図3　骨強度低下の病態

■ 表1　原発性骨粗鬆症の診断基準

| |
|---|
| Ⅰ．脆弱性骨折注1 あり<br>　1．椎体骨折注2 または大腿骨近位部骨折あり<br>　2．その他の脆弱性骨折注3 があり，骨密度注4 が YAM の 80%未満 |
| Ⅱ．脆弱性骨折なし<br>　骨密度注4 が YAM の 70%以下または－2.5 SD 以下 |

注1）軽微な外力によって発生した非外傷性骨折．軽微な外力とは，立った姿勢からの転倒か，それ以下の外力をさす．
注2）形態椎体骨折のうち，3分の2は無症候性であることに留意するとともに，鑑別診断の観点からも脊椎X線像を確認することが望ましい．
注3）その他の脆弱性骨折：軽微な外力によって発生した非外傷性骨折で，骨折部位は肋骨，骨盤（恥骨，坐骨，仙骨を含む），上腕骨近位部，橈骨遠位端，下腿骨．
注4）骨密度は原則として腰椎または大腿骨近位部骨密度とする．また，複数部位で測定した場合にはより低い%値または SD 値を採用することとする．腰椎においては L1～L4 または L2～L4 を基準値とする．ただし，高齢者において，脊椎変形などのために腰椎骨密度の測定が困難な場合には大腿骨近位部骨密度とする．大腿骨近位部骨密度には頸部または total hip（total proximal femur）を用いる．これらの測定が困難な場合は橈骨，第二中手骨の骨密度とするが，この場合は%のみ使用する．

〔日本骨代謝学会，日本骨粗鬆症学会合同原発性骨粗鬆症診断基準改訂検討委員会：原発性骨粗鬆症の診断基準（2012 年度改訂版）〕

煙，高血圧，心臓病等の死亡交絡因子で調整しても，低骨密度かつ脊柱変形のある高齢者では死亡率が高く[6]，低骨量と椎体骨折は将来の寝たきりや不動化の独立した危険因子であることも報告されている[7]．

**(2) 脆弱性骨折患者の生命予後・QOL**

少なくとも1つの椎体骨折が発生した女性では，椎体骨折のない女性に比べて，死亡率が32%上昇したことが明らかとなっている[8]．一方，大腿骨近位部骨折患者では受傷後3カ月～半年の死亡率が高く，受傷1年後の生存率は約80～90%と報告されている[9,10]．橈骨遠位端骨折では生命予後に関しては98%が1年後に生存しており，一般住民と差がない[11]．これは本骨折が活動性の高い前期高齢者に好発し，受傷以前には比較的高い身体機能を有する症例が多い

ことがその理由である．

ラロキシフェン治療の臨床試験の骨粗鬆症患者を対象に，既存骨折数とQOLとの関係を検討した調査では，既存椎体骨折数は年齢とは独立して有意なQOL悪化をもたらした[12,13]．3.8年間の骨折発生の有無とQOL低下を追跡調査した研究では，追跡期間中の新規椎体骨折例のうち，既存骨折を有する例では対照群と比較して有意なQOL低下が観察されたが，既存骨折を有しない骨折例では対照群との間に差がなかった[14]．椎体骨折患者，大腿骨近位部骨折患者，橈骨遠位端骨折患者のそれぞれにおける骨折後のQOL（EQ-5D使用）の推移では，骨折1年後に橈骨遠位端骨折患者，椎体骨折患者ではQOL値が回復したものの，大腿骨近位部骨折患者では骨折前値に到達しなかった[15]．32例の大腿骨近位部骨折患者のQOLの変化の検討では，身体機能は受傷以前と比較して受傷3カ月後に51％程度の低下を認めたとの報告もある[16]．その一方で，橈骨遠位端骨折患者275例の治療経過を受傷後1年間にわたって観察した調査では，身体機能は6カ月後にはプラトーとなり，握力も80％以上に回復していた[17]．

以上より，骨折後のQOLの低下は橈骨遠位端骨折では少なく，大腿骨近位部骨折，椎体圧迫骨折において大きいことが明らかである．

### 6）合併症

骨粗鬆症の最大の合併症は骨折である．骨折を発端としてさまざまな身体機能に合併症が起こる（図4）．

#### (1) 椎体骨折の合併症

椎体骨折後の脊柱後弯変形によって呼吸器障害が起きる．また，脊柱後弯にて胸郭の可動域制限が生じることで，肺の拡張能力や心臓への血液還流が低下し，心肺機能が低下する．これによる息切れや頻脈等の症状が起きることもある．さらに，脊柱変形は腹部臓器への圧迫を引き起こし，逆流性食道炎，食欲不振等の消化器症状を呈することもある．

#### (2) 大腿骨近位部骨折の合併症

大腿骨近位部骨折では，術後に肺炎，深部静

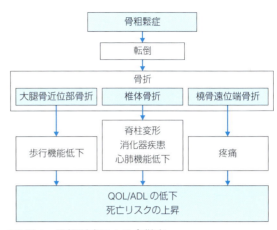

■ 図4 骨粗鬆症による合併症
骨折を起因とした合併症により，QOL低下や死亡率の上昇が起こる．骨折原因のほとんどが転倒によって起こることから，骨粗鬆症治療において転倒予防は重要である．

脈血栓や感染等の合併症が起こる可能性がある．さらに歩行機能は著しく低下し，骨折前に独歩であった症例の約半数で歩行補助具が必要となる[18,19]．

#### (3) 橈骨遠位端骨折の合併症

橈骨遠位端骨折では，神経障害，遷延治癒および偽関節等の合併症が起こる可能性があるもののその頻度は低い．

## 障害構造と評価

骨粗鬆症は無症候性に進行していることもあるため，自己評価を含む簡便なスクリーニング法や身体計測は潜在的な骨粗鬆症患者をみつけることに役立つ．さらに骨折患者の80％以上は転倒によって起こっていることから[20,21]，骨折予防には転倒リスクの評価が重要である．転倒は身体機能の低下のみならず，薬剤，生活環境等の外的要因によっても発生することから，多方面からの転倒リスク分析が必要である（図5）．

### 1）骨粗鬆症のスクリーニング
#### (1) FOSTA

FOSTA（Female Osteoporosis Self-assessment Tool for Asia）は，閉経後女性の骨粗鬆症自己評価ツールである．「FOSTA＝［体重（kg）－年齢（歳）］×0.2」で算出できる数値であり，「－4未満」である場合に骨粗鬆症が疑われる．

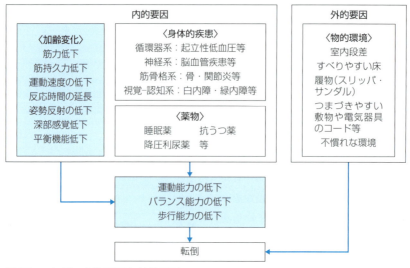

■ 図5 転倒の内的要因と外的要因
転倒は多数の因子が複雑に絡み合った結果，引き起こされる．患者における転倒の内的，外的要因の評価を十分に行っていく必要がある．

FOSTAはアジア人女性における骨密度低下危険因子の調査より開発され，大腿骨頸部のbone mineral density (BMD) のT-scoreを説明変数とした回帰式をもとに作成されている[22]．さらにこの調査において，FOSTAを用いて骨密度低下が高リスクと判断された女性の61％が実際に骨粗鬆症であったことから，FOSTAは簡便にアジア人女性の骨粗鬆症リスクを把握できるツールであると考えられる（感度91％，特異度45％）．

日本人女性1,127人を対象にFOSTAを用いて骨粗鬆症スクリーニングを行った調査では，対象者の25％がFOSTA −4未満の骨粗鬆症高リスク群であり，そのうちの45％は実際に骨粗鬆症であった[23]．

このように，FOSTAはアジア人のデータから分析され，日本人女性での検証も行われているため日本人においてどのような患者でもスクリーニングとして使用できる．有用なスクリーニングといえる．

FOSTA −4未満に加え，低体重，身長の短縮等の身体所見がある場合，精密検査への移行を勧める必要がある．

(2) FRAX®

FRAX®（Fracture Risk Assessment Tool）は

■ 表2 FRAX® による骨折危険因子

- 年齢
- 性別
- 体重
- 身長
- 骨折歴
- 両親の大腿骨近位部骨折歴
- 現在の喫煙の有無
- 現在のステロイド服用，あるいは過去に3カ月以上の服用の有無
- 関節リウマチの有無
- 1型糖尿病，甲状腺機能亢進症，45歳未満の早期閉経等骨粗鬆症を招く疾患の有無
- ビール換算で毎日コップ3杯以上のアルコール飲酒
- 大腿骨頸部の骨密度

WHOが開発した骨折リスク評価ツールである．FRAX®はインターネットで使用でき，いくつかの骨折危険因子についての質問に対して解答することで，10年間の骨折発生リスク（％）を算出することができる（表2）．FRAX®による骨折リスクは，大腿骨近位部骨折と主な骨粗鬆症性骨折（椎体骨折および大腿骨近位部骨折，橈骨遠位端骨折，上腕骨近位端骨折の3つの四肢骨折）がそれぞれ算出される．

FRAX®は世界26カ国，29人種におけるモデルが作成されている．FRAX®日本版は，現在の日本人の身体各部位での骨折発生率と年齢

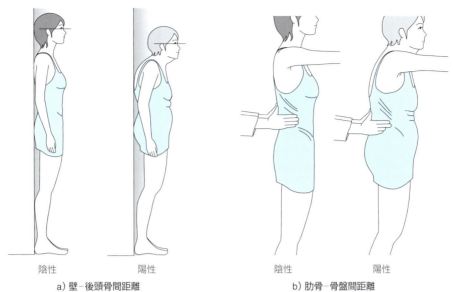

■図6 簡便な椎体骨折のスクリーニング法
〔(Green et al, 2004)[24]を(骨粗鬆症の予防と治療ガイドライン作成委員会, 2011)[4]が改変したものを参考に作成〕

別平均寿命で調整され作成されている.

わが国では薬物治療開始基準[4]にFRAX®が用いられ，75歳未満で脆弱性骨折がなく，YAM値70%以上，80%未満の骨減少者における薬物治療の開始基準としてFRAX®値15%が採用されている．FRAX®は日常診療時のみでなく，一般住民の骨粗鬆症検診に適しており，無症状の高齢者に対して潜在的な骨折リスク者をスクリーニングできる．

### 2) 姿勢評価 (図6)

骨粗鬆症患者における身体の変化で重要な指標となるのが身長短縮や姿勢の変化である．後弯姿勢や2cm以上の身長短縮等の理学的所見があれば，積極的に骨評価を行うべきである．以下に代表的な姿勢スクリーニング法を示す．

#### (1) 壁-後頭骨間距離

患者を壁に踵，殿部，背中をつけて直立させたとき，壁と後頭骨間が0cm以上であると骨折リスクが高いことが明らかとなっている[24]．この検査では，後頭部が壁につかない場合に陽性と判断でき，胸椎レベルでの椎体骨折が疑われる．

#### (2) 肋骨-骨盤間距離

肋骨-骨盤間距離では患者に立位をとらせ，後方から肋骨と骨盤の間に手を入れたときに，2横指以上が陰性，2横指未満が陽性となり，腰椎椎体骨折存在のスクリーニングとなる[24]．

### 3) 骨量の評価

#### (1) 二重エネルギーX線吸収測定法 (図7)

二重エネルギーX線吸収測定法(Dual-energy X-ray absorptiometry; DXA)は，最も広く用いられている測定方法であり，2つの異なるエネルギーピークを有するX線を人体に照射し，その透過前後の減衰率を求めることで骨量を求める．DXAは骨量測定のゴールドスタンダードとなっている．測定装置には全身骨用のもの(腰椎と大腿骨近位部が主な測定対象)の他，前腕骨用，踵骨用の機器がある．わが国では全身骨用の測定装置よりも，前腕骨専用の測定機が普及している．

#### (2) 定量的超音波法

定量的超音波法(Quantitative Ultrasound; QUS)は，超音波の伝わる速度がその物質の密度に，減衰率が構造に依存する性質を利用して，超音波を用いて骨密度の指標を算出する．踵骨

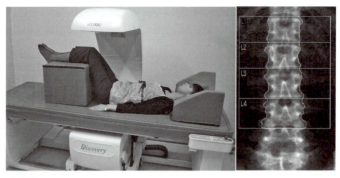

a) 腰椎

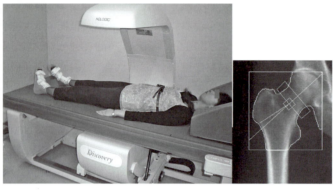

b) 大腿骨近位部

■図7 二重エネルギーX線吸収測定法(DXA)による腰椎，大腿骨近位部骨密度測定

を測定部位としたものが最も多く使用されている．X線を用いないため，病院外でも使用が可能で，骨粗鬆症検診に広く用いられている．

**(3) X線フィルム濃度測定法**

X線フィルム濃度測定法(Radiographic Absorptiometry；RA)は，手部をアルミニウム階段(またはアルミスロープ)と同時撮影し，第2中手骨中央部を測定対象として行われる．本法の最大の利点はX線フィルムの解析を検査会社に外注することが可能なため，X線撮影装置さえあれば，特別の骨密度測定装置を必要としないことである．

### 4) 転倒リスク評価

骨粗鬆症の最大の治療目標は骨折の予防である．骨折は骨強度と外力の関係において，外力が骨強度を超した場合に発生する．その外力のほとんどは"転倒"であり，特に転倒は歩行中に起きることが多いため，歩行能力や動的バランスを評価することが重要である．

**(1) TUG**

TUG(Timed Up and Go Test)(p146, 184, 429参照)は，椅子に座った姿勢から立ち上がり，3m先で折り返して再び椅子に座るまでの時間を計る検査であり，運動器不安定症の診断基準にも収載されている．運動器疾患を既に有する場合，TUG 11秒以上がその該当となる．

骨折後患者の再転倒リスクについてもTUGが有用であったとする報告がある．Kristensenら[25]は大腿骨近位部骨折後の患者に対して病院退院時にTUGを計測した後，半年間，その後の転倒発生を調査した．その結果，退院時のTUGが24秒以上であると転倒リスクが上昇することを報告した．一方，椎体骨折患者においてMorrisら[26]は5mでの変法TUGを行い，TUGが他の危険因子より本骨折後患者のその後1年間の転倒発生をよく予測したことを報告している．

### (2) 開眼片脚起立時間

**開眼片脚起立時間**（p147参照）も転倒リスク評価に有益である．運動器不安定症の診断基準にも収載されており，15秒未満がカットオフ値となっている．片脚立脚時間が低値なほど外傷を伴う転倒を起こしやすいことから，転倒による骨折リスクを評価するうえで重要な指標となる[27]．

### (3) 3軸加速度センサーを用いた歩行分析

骨粗鬆症患者の易転倒性の評価に重心動揺計が用いられてきたが，近年では転倒リスク評価に**3軸加速度センサーを用いた歩行分析**の報告が多くある．加速度センサーを人体に設置し歩行させ，そのときの歩行加速度波形を分析することで動作時の動揺性や規則性等が客観的に計測でき，転倒リスクの指標となる[28]．

国内外において，その妥当性や信頼性を報告する論文も多い[28,29]．3軸加速度センサーによる歩行分析は一般高齢者のみでなく骨折後患者を対象とした前向き調査[30]でもTUGよりも転倒発生をよく判別していることから，骨折，転倒リスク評価として有用な方法のひとつであるといえる．

## 5) QOL（患者立脚型尺度）
### (1) 日本骨代謝学会QOL質問表（JOQOL）

骨粗鬆症患者の治療に関する評価や指標には，痛み，骨密度，骨折率等が用いられてきたが，近年，患者の立場に立って主観的な内容を問う患者立脚型評価が重要視されるようになってきた．**日本骨代謝学会QOL質問表（JOQOL）**は，痛み，日常生活活動（身の回りのこと，家事，移動），娯楽・社会的活動，総合的健康度，姿勢・体形，転倒・心理的要素の6領域に総括を加えた40問で構成され，それぞれ0～4点の5段階で点数化し，評価点は160点満点である．点数が高いほどQOLは高くなる．

この質問紙の特徴として，畳での生活や和式トイレ等わが国に特有な生活様式に関する質問も含まれていること，海外の他の質問紙との整合性が図られている点である．

また，JOQOLは回答に20分程度を要する．比較的若い患者に使用するときは十分回答可能であるが，骨粗鬆症研究では高齢女性を対象として選択することが多く，80歳以上では回答に時間を要す場合もある．このような場合にはできるだけ平易で質問数が少ない尺度の選択が望ましい．さらに文字を大きくして読みやすくする等の工夫も必要である．高齢にて自己記入が困難な場合は，検査者が聞き取りを行う必要がある．

### (2) その他のQOL評価法

骨粗鬆症のQOL評価にこれまで用いられている包括的尺度には，**SF-36®**（Medical Outcomes Study Short-Form 36-Item Health Survey）（p170参照），**Euro QOL（EQ-5D）**（p172参照），**Nottingham Health Profile（NHP）**等がある．

一方，骨粗鬆症に特異的な尺度として，**ヨーロッパ骨粗鬆症財団QOL質問票**（Questionnaire for Quality of Life by European Foundation for Osteoporosis；QUALEFFO），Silvermanによって作成された**Osteoporosis Assessment Questionnaire（OPAQ）**，Cookらの**Osteoporosis Quality of Life Questionnaire（OQLQ）**等がある．

これらの尺度は日本人のライフスタイルが考慮されていないため，使用の際はその点に留意する必要がある．

## おわりに

加齢に伴い骨粗鬆症患者数，さらに大腿骨近位部骨折者数が増加することは要介護者の増加に直結する社会的問題である．骨粗鬆症は無症候性に進行することが多いため，いくつかのスクリーニング法を用いて潜在的な骨粗鬆症患者を抽出し，骨量評価を行っていくことが重要である．さらに1度骨折を起こした患者は，骨密度に関係なく次の骨折を起こしやすいため，骨折治療とともに，その後の転倒リスクの評価が極めて重要となる．骨粗鬆症患者および骨折後患者が骨粗鬆症の治療を開始，継続していくためには，医師のみならず，リハ職種，栄養士等多職種が専門性を生かした骨折・転倒リスク評価を行い，効果的な介入を行っていくことが本疾患患者のQOL維持のために重要である．

（松本浩実，萩野　浩）

■ 表3 骨粗鬆症・骨折の評価一覧

| 障害 | | 評価方法 | 評価項目・目的 |
|---|---|---|---|
| 機能障害 | 骨粗鬆症 | FOSTA | 低骨量スクリーニング |
| | | DXA | 骨密度測定 |
| | | QUS | |
| | | RA | |
| | | FRAX® | 骨折リスク |
| | 脊柱変形 | 壁－後頭骨間距離 | 椎体骨折の存在 |
| | | 肋骨－骨盤間距離 | |
| 活動制限 | 歩行能力 | TUG | 転倒リスク評価 |
| | バランス機能 | 開眼片脚起立時間 | |
| | 易転倒性 | 重心動揺計，3軸加速度センサー | |
| QOL | 生活の困難さ | JOQOL | QOL評価 |
| | | Qualeffo | |
| | | OQLQ | |

文献

1) NIH Consensus Development Panel on Osteoporosis Prevention Diagnosis, and Therapy : Osteoporosis prevention, diagnosis, and therapy. *JAMA* **285** : 785-795, 2001.
2) Yoshimura N et al : Prevalence of knee osteoarthritis, lumbar spondylosis, and osteoporosis in Japanese men and women : the research on osteoarthritis/osteoporosis against disability study. *J Bone Miner Metab* **27** : 620-628, 2009.
3) Hagino H : Fragility fracture prevention : review from a Japanese perspective. *Yonago Acta Med* **55** : 21-28, 2012.
4) 骨粗鬆症の予防と治療ガイドライン作成委員会：骨粗鬆症の予防と治療ガイドライン2011年版．ライフサイエンス出版，2011．
5) Suzuki T, Yoshida H : Low bone mineral density at femoral neck is a predictor of increased mortality in elderly Japanese women. *Osteoporos Int* **21** : 71-79, 2010.
6) Ensrud KE et al : Prevalent vertebral deformities predict mortality and hospitalization in older women with low bone mass. Fracture Intervention Trial Research Group. *J Am Geriatr Soc* **48** : 241-249, 2000.
7) Shiraki M et al : Effects of bone mineral density of the lumbar spine and prevalent vertebral fractures on the risk of immobility. *Osteoporos Int* **21** : 1545-1551, 2010.
8) Kado DM et al : Incident vertebral fractures and mortality in older women : a prospective study. *Osteoporos Int* **14** : 589-594, 2003.
9) Muraki S et al : Factors associated with mortality following hip fracture in Japan. *J Bone Miner Metab* **24** : 100-104, 2006.
10) Tsuboi M et al : Mortality and mobility after hip fracture in Japan : a ten-year follow-up. *J Bone Joint Surg Br* **89** : 461-466, 2007.
11) Cooper C et al : Population-based study of survival after osteoporotic fractures. *Am J Epidemiol* **137** : 1001-1005, 1993.
12) Oleksik A et al : Health-related quality of life in postmenopausal women with low BMD with or without prevalent vertebral fractures. *J Bone Miner Res* **15** : 1384-1392, 2000.
13) Silverman SL et al : The relationship of health-related quality of life to prevalent and incident vertebral fractures in postmenopausal women with osteoporosis : results from the Multiple Outcomes of Raloxifene Evaluation Study. *Arthritis Rheum* **44** : 2611-2619, 2001.
14) Oleksik AM et al : Impact of incident vertebral fractures on health related quality of life (HRQOL) in postmenopausal women with prevalent vertebral fractures. *Osteoporos Int* **16** : 861-870, 2005.
15) Hagino H et al : Sequential change in quality of life for patients with incident clinical fractures : a prospective study. *Osteoporos Int* **20** : 695-702, 2009.
16) Randell AG et al : Deterioration in quality of life following hip fracture : a prospective study. *Osteoporos Int* **11** : 460-466, 2000.
17) MacDermid JC et al : Distal radius fracture : a prospective outcome study of 275 patients. *J Hand Ther* **14** : 154-169, 2001.
18) Koot VC et al : Functional results after treatment of hip fracture : a multicentre, prospective study in 215 patients. *Eur J Surg* **166** : 480-485, 2000.
19) Michel JP et al : Prognosis of functional recovery 1 year after hip fracture : typical patient profiles through cluster analysis. *J Gerontol A Biol Sci Med Sci* **55** : M508-515, 2000.
20) Cummings SR, Nevitt MC : Non-skeletal determinants of fractures : the potential importance of the mechanics of falls. Study of Osteoporotic Fractures Research Group. *Osteoporos Int* **4** Suppl 1 : 67-70, 1994.
21) Sakuma M et al : Incidence and outcome of osteoporotic fractures in 2004 in Sado City, Niigata Prefecture, Japan. *J Bone Miner Metab* **26** : 373-378, 2008.
22) Koh LK et al : A simple tool to identify asian women at increased risk of osteoporosis. *Osteoporos Int* **12** : 699-705, 2001.
23) Fujiwara S et al : Performance of osteoporosis risk indices in a Japanese population. *Current Therapeutic Research* **62**(8) : 586-594, 2001.
24) Green AD et al : Does this woman have osteoporosis? *Jama* **292** : 2890-2900, 2004.

25) Kristensen MT et al : Timed "up & go" test as a predictor of falls within 6 months after hip fracture surgery. *Phys Ther* **87** : 24-30, 2007.
26) Morris R et al : A comparison of different balance tests in the prediction of falls in older women with vertebral fractures : a cohort study. *Age Ageing* **36** : 78-83, 2007.
27) Vellas BJ et al : One-leg balance is an important predictor of injurious falls in older persons. *J Am Geriatr Soc* **45** : 735-738, 1997.
28) Bautmans I et al : Reliability and clinical correlates of 3D-accelerometry based gait analysis outcomes according to age and fall-risk. *Gait Posture* **33** : 366-372, 2011.
29) Henriksen M et al : Test-retest reliability of trunk accelerometric gait analysis. *Gait Posture* **19** : 288-297, 2004.
30) Matsumoto H et al : Accelerometry-based gait analysis predicts falls among patients with a recent fracture who are ambulatory : a 1-year prospective study. *Int J Rehabil Res* **38** : 131-136, 2015.

# Ⅱ章　疾患編

# 20. 切断

　切断は諸種の原因によって四肢の一部を欠損することであり，深刻な運動機能の障害をもたらすものである．四肢麻痺者等の他の運動機能障害者との違いは，彼らには自らの身体の一部の欠損はなく，その補填のための代替療法としての義肢を必要としないことである．一方，切断者は欠損した四肢に対して機能を代償するための義肢が必須である．その結果，切断者の機能予後は切断レベルといった自らの身体的要因のみならず，処方される義肢の要因（製作者の技量等）にも左右される．近年，特に下肢切断においてその切断原因が大きく様変わりした．末梢循環障害が主要な切断原因となり，今日ではリハ治療の対象者の大多数が高齢者である．近い将来，超高齢化を迎える日本社会において彼らに対してどのようなリハ治療戦略をとっていくのかが重要な課題である．そのためにも，切断者個々のより的確な評価に基づくゴール設定が求められる．本項では，下肢切断を中心に解説する．

## 疾患像

　下肢欠損に起因する運動機能障害であり，その切断レベルが大きく機能予後に影響する．さらに，欠損した下肢を補填するための義足が介在するために，単なるリハ手法のみならず，その適合や性能等も切断者の機能予後を左右するといった，他にはない特殊な状況が存在する．

### 1) 症状

　立位，歩行を主とした移動に関する運動機能障害である．立位，歩行が自立しなければ，日常生活場面のあらゆる動作に支障をきたす．たとえ歩行が自立したとしても，不整地や足場の悪い，高い所，地面の確認がしづらい夜道等での歩行は大きなリスクを伴う．高齢者の場合，立位，歩行が自立したとしても，多くの場合杖や歩行器等の歩行補助具を必要とするため，上肢の使用が制限されることによる日常生活上の不便が生じる．

### 2) 病因・病態

　近年，外傷や腫瘍による下肢切断は著しく減少し，末梢循環障害に起因した下肢切断が著しく増加している．現在，わが国における下肢切断原因として末梢循環障害が全切断原因の60％以上を占めており，しかも切断時年齢は60歳以上が大半である．切断者の高齢化に伴う筋力低下や関節症等といった生理機能の衰えに加え，糖尿病や動脈硬化に起因するさまざまな併存疾患への対応も同時に必要となる．

### 3) 検査

　機能予後を推測するために行うべき検査について記す．義足を装着する前の評価が重要である．関節可動域（大腿切断では股関節の屈曲拘縮の有無，下腿切断では膝関節の屈曲拘縮の有無等）や筋力（廃用性症候群やサルコペニアのチェック），体力，非切断側の片脚立位バランス，さらにはベッド上での起居動作（自身で起き上がれるかどうか），車椅子を使用した移乗や移動能力（自身で可能かどうか），上肢機能，等について問題ないかどうか確認する．

### 4) 治療

　基礎疾患や併存疾患の治療とコントロールがまず何よりも最優先されるべきである．運動機能の改善（歩行の再獲得等）のためには，義足歩行訓練といったリハが必須である．義足はただ単に装着すれば歩けるといったものではなく，

■ 表1 末梢循環障害における下腿切断と大腿切断の義足歩行獲得率の比較

|  | 成功率(%) |
|---|---|
| 大腿切断 | 9.0〜20.0 |
| 下腿切断 | 34.0〜47.2 |

■ 表2 末梢循環障害における下腿切断と大腿切断の生存率の比較

| 生存率 | 大腿切断(%) | 下腿切断(%) |
|---|---|---|
| 1年 | 50.6 | 74.5 |
| 2年 | 55.0 | 65.0〜75.0 |
| 5年 | 25.5 | 37.8 |

専門施設にて一定期間入院のうえで適切なリハを行うことが必要である．特に切断レベルが高位になるほど(膝上切断：大腿切断や股関節離断)，一般病院でのリハの対応は困難であると考えるべきである．必要に応じて専門施設への紹介を考慮する．また，諸事情によって義足歩行の断念を余儀なくされた場合は，車椅子を主体とした移動や日常生活動作の獲得を目指すべきである．

### 5) 予後

機能予後と生命予後について理解することが肝要である．若年や壮年層の場合，特段の事情がない限り，その機能予後は一般的には切断レベルに大きく左右されることなく，大多数が義足での自立歩行を獲得できるものと考えてよい．しかし，末梢循環障害に起因した高齢切断者においては，全く様相が異なる．切断レベルが膝より近位か遠位かで，その機能予後は大きく異なることを理解する．膝が温存された場合の義足歩行獲得率は，そうでない場合と比べて格段に高い．大腿切断者と下腿切断者の機能予後について表1に示す．

また，末梢循環障害に起因した高齢切断者においては，その生命予後についても切断レベルによって大きく異なる．膝が温存された場合の生存率は，そうでない場合と比べて格段に高い．大腿切断者と下腿切断者の生命予後について表2に示す．

### 6) 合併症

機能予後に大きく影響する合併疾患は次のとおりである．大腿切断では股関節の屈曲拘縮，下腿切断では膝関節の屈曲拘縮，重度の閉塞性肺疾患や心疾患，脳血管障害，認知症やうつ状態，上肢機能障害，視力障害，末期の腎機能障害等である．

## 障害構造と評価

### 1) 切断者の評価

機能予後予測因子として，年齢(高齢ほどworse)，切断レベル(高位ほどworse)，併存疾患数(多いほどworse)，非切断下肢での片脚起立能力(少なくとも片手支持で立位保持できること)，体力(50%$VO_2$max，約5METs以上の運動能力を有していること)が重要であることを理解したうえで，切断者の身体機能を評価する．前述の疾患像[6]合併症の項と重複するが，特に高位切断者の評価においては，Steinbergら[1]が指摘している義足歩行訓練の禁忌事項としての認知症，重度の神経内科疾患，うっ血性心不全や重度の閉塞性肺疾患，切断側股関節の著しい拘縮を慎重にチェックし，リハ適応の判断を適正に行う．

### 2) 歩行(移動)の評価

歩行(移動)に関しては，**TUG(Timed Up and Go Test)**(p146, 184, 348, 429参照)や**Timed Walk Test**が一般的評価法である．切断者特異な評価法としてLCI(Locomotor Capabilities Index, 4-level ordinal scale)やLCI 5(New version with a 5-level ordinal scale)，AMP-Pro(Amputee Mobility Predictor with Prosthesis)がある．近年，TUGやTimed Walk Testが切断者の移動能力の評価法として有用であるとの報告がみられるようになった．LCIは切断者の移動能力の評価法として有用とされてきたが，従来から天井効果が欠点とされていた．しかし，近年新しいバージョンとしてLCI 5が考案された．これは従来の最高点数である3点を歩行補助具あり(3点)と歩行補助具なし(4点)に細分したことによって，これまでの欠点であった天井効果を50%減らすことに成功した．

■表3 下肢切断の評価一覧

| | 障害 | 評価方法 | 評価項目と目的 |
|---|---|---|---|
| 機能障害 | 下肢切断 | 身体機能検査，問診 | 機能予後予測 |
| 活動制限 | 歩行(移動)障害 | TUG，Timed Walk Test(一般的)<br>LCI，LCI5，AMPPro(特異的) | 歩行(移動)能力の判定 |
| | ADL障害 | FIM，Barthel Index(一般的)<br>AAS，PPA(特異的) | 日常生活能力の評価 |
| 参加制約 | 社会参加・就労困難 | | |
| QOL | QOL低下 | SF-36®，SIP(一般的)<br>PEQ，OPOT(特異的) | QOLの評価 |

AMPProは元来歩行能力を予測するための手段であったが，**6分間歩行試験(6-minutes Walk Test；6MWT)**(p37, 377参照)と強い相関性を見いだしたことから歩行(移動)能力の評価法としても有用であることが明らかとなった．

### 3) ADLの評価

ADL(生活機能)に関しては，**FIM(Functional Independence Measure)**(p154参照)や**Barthel Index**(p156参照)が一般的である．切断者特異な評価法として，**AAS(Amputee Activity Score)**やHoughton Scale，**PPA(Prosthetic Profile of the Amputee)**がある．FIMやBarthel Indexといった一般的な機能評価法は切断者の機能評価には適当ではないと考えられている．また，切断者特異とされているAASやHoughton Scale，PPAは評価法としては有用と考えられているが，その評価に時間がかかったり，また解釈が困難であったりと，臨床現場での適用には依然多くの問題を残している．

### 4) QOLの評価

QOLに関しては，**SF-36®(Medical Outcomes Study Short-Form 36-Item Health Survey)**(p170参照)や**SIP(Sickness Impact Profile)**(p172参照)がよく知られている．切断者特異な評価法として**PEQ(Prosthesis Evaluation Questionaire)**や**OPOT(Orthotics and Prosthetics National Outcomes Tool)**がある．SF-36®やSIPは一般的なQOL評価法としてよく知られているが，有用性や信頼性という観点から切断者に適用できるといった報告はみられない．切断者特異とされているPEQやOPOTは有用な評価法であるが，その評価に時間がかかり臨床現場での使用には適していない．

### おわりに

下肢切断自体は下肢欠損による純粋な運動機能障害であるが，近年では高齢切断者の増加により，その障害像は複雑化した．単なる歩行といった移動能力の評価のみならず，併存疾患や基礎疾患，認知機能，ADL動作，さらにはQOLといったいろいろな側面からの評価の必要が迫られる．下肢切断者の移動能力の評価はTUGやTimed Walk Testが適していることは近年の調査報告によって明らかになった．さらに，これらにLCI 5を付加することで地域での移動能力を評価することができる．しかし，ADLやQOLの評価は，これまでリハ領域において一般的に適用されてきたものは下肢切断者には必ずしも有用でないことが判明している．

〈陳　隆明〉

文献

1) Steinberg FU et al：Prosthetic rehabilitation of geriatric amputee patients：a follow-up study. *Arch Phys Med Rehabil* **66**：742-745, 1985.
2) 陳 隆明：高齢下肢切断者のProsthetic Rehabilitation Outcomeに影響する因子. リハ医学 **40**：13-17, 2003.
3) Condie E et al：Lower limb prosthetic outcome measures：a review of the literature 1995-2005. *J Prosthet Orthot* **6**：13-45, 2006.
4) 陳 隆明, 澤村誠志：切断者の現況. 義肢装具のチェックポイント, 第7版（日本リハビリテーション医学会, 日本整形外科学会監修）, 医学書院, 2007, pp42-44.
5) 陳 隆明：重症虚血肢患者の外科治療におけるDecision making. *J Jpn Soc Limb Salvage Podiatr Med* **1**：63-66, 2009.
6) Hamamura S et al：Factors affecting prosthetic rehabilitation outcomes in amputees aged more than 60 years. *J Int Med Res* **37**：1921-1927, 2009.
7) 陳 隆明：切断のリハビリテーション. リハビリテーション医学白書2013年版（日本リハビリテーション医学会監修, リハビリテーション医学白書委員会編）, 医歯薬出版, 2013, pp194-201.
8) 陳 隆明：下肢壊疽の最新治療 下肢切断 総論・疫学. 臨整外 **49**：3-9, 2014.

## Ⅱ章 疾患編

# 21. 関節リウマチ・膠原病

## 疾患像

### 1) 病因・病態

関節リウマチ(rheumatoid arthritis：RA)は，慢性の多発性関節炎を主症状とする全身性炎症性疾患である．疾患の本態は自己免疫性の関節炎であり，何らかの外的要因によって発症するのではないかと考えられているが，いまだに直接的な原因は不明である．

組織化学的なメカニズムについては，炎症細胞アポトーシスに伴うペプチジルアルギニンデアミナーゼ(PAD)，シトルリン化蛋白の放出，抗シトルリン化蛋白抗体(ACPA)の産生→免疫複合体の形成による炎症細胞の活性化→炎症性サイトカインの放出という一連の反応をvan VenrooijとPruijnがRAサイクルとして図式化している[1]．

### 2) 症状

RAの特徴的な症状は関節拘縮と関節変形である．病初期は滑膜炎により，関節の腫脹，疼痛，運動時痛を生じる．関節腫脹は軟部組織の少ない手の近位指節間(PIP)関節，中手指節(MCP)関節，手関節，肘関節，中足趾節(MTP)関節にみられ，特に手のPIP関節の紡錘状腫脹が特徴的である．長時間同一姿勢を取った後の関節運動の困難は他の関節炎でも認められるが，RAでは特に朝のこわばり(morning stiffness)の時間が長い．関節拘縮は関節軟骨の変性，関節包の肥厚に伴って生じ，疼痛が関節運動を抑制することにより助長される．また，関節炎が近接する筋，腱に波及することにより，あるいは筋自体の炎症により，筋力低下，筋萎縮が生じ，不動に伴う筋力低下が加わる．変形は関節構造の破壊とともに，滑膜炎が周囲の軟部組織に波及し，靱帯，腱等の構造物の支持性が低下することによって生じる．関節変形に伴う絞扼性末梢神経障害や環軸椎亜脱臼による頸髄圧迫が生じると神経症状を呈する．

特徴的な関節症状としては，手部では，MCP関節の尺側偏位，PIP関節屈曲，遠位指節間(DIP)関節が伸展するボタン穴変形(boutonniere deformity)，PIP関節過伸展，DIP関節が屈曲するスワンネック変形(swan neck deformity)，母指指節間(IP)関節が過伸展するZ変形等がある．指のIP関節変形が著しく，軟骨下骨の破壊を伴い，関節構造が破壊された状態をムチランス関節炎(arthritis mutilans)とよび，短くなった手指とオペラグラスのように皮膚が引き延ばされる症状が特徴的である．手関節炎の波及あるいは手関節の強直は手根管の内圧上昇をきたし手根管症候群を生じる．

足部では，第2～4趾PIP関節屈曲，DIP関節が屈曲する鉤爪趾(clow toe)，PIP関節屈曲，DIP関節が伸展する槌趾変形(hammer toe)がある．

RAは全身性の炎症性疾患であり，関節外症状として，皮膚(リウマチ結節)，血液(正球性正色素性貧血)，フェルティ症候群(好中球減少，脾腫，大リンパ球)，肝(トランスアミナーゼの上昇)，呼吸器(間質性肺炎，胸膜炎)，循環器(心膜炎，血管炎)，眼(シェーグレン症候群，強膜炎)，神経(絞扼性末梢神経障害，頸髄症)，筋(筋萎縮，筋炎)，腎(膜性糸球体腎症，アミロイドーシス)等がある[2]．

### 3) 診断・検査

RAの関節破壊は徐々に進行するのではなく，

■ 表1　ACR/EULAR による 2010 年の関節リウマチ分類基準

〈適用対象集団〉
1）1 カ所以上の関節に明確な臨床的関節炎（腫脹）がみられる．
2）滑膜炎をより妥当に説明する他の疾患がみられない．

〈RA の分類基準〉
（A〜D のスコアを加算する．RA 確定例への分類にはスコア 6/10 以上が必要）．

| | スコア |
|---|---|
| **A．罹患関節** | |
| 大関節 1 カ所 | 0 |
| 大関節 2〜10 カ所 | 1 |
| 小関節 1〜3 カ所（大関節の罹患の有無を問わない） | 2 |
| 小関節 4〜10 カ所（大関節の罹患の有無を問わない） | 3 |
| 11 カ所以上（1 カ所以上の小関節を含む） | 5 |
| **B．血清学的検査**（分類には 1 回以上の検査結果が必要） | |
| RF 陰性かつ ACPA 陰性 | 0 |
| RF 低値陽性または ACPA 低値陽性 | 2 |
| RF 高値陽性または ACPA 高値陽性 | 3 |
| **C．急性期反応物質**（分類には 1 回以上の検査結果が必要） | |
| CRP 正常かつ ESR 正常 | 0 |
| CRP 異常または ESR 異常 | 1 |
| **D．症状の持続期間** | |
| 6 週未満 | 0 |
| 6 週以上 | 1 |

大関節：肩・肘・股・膝・足関節．
小関節：中手指節・近位指節間・第 2〜5 中足趾節・母指指節間・手関節．
RF：リウマトイド因子．
ACPA：抗シトルリン化蛋白抗体．
CRP：C 反応性蛋白．
ESR：赤血球沈降速度．

(Aletaha et al, 2010)[3]

発症後 2 年以内に急激に進行することが明らかになり，この時期に適切な治療を行うことが疾患の寛解あるいは治癒につながるという，「治療機会の窓（window of opportunity）」の概念が定着した．そのため，早期診断のさまざまな試みがなされ，2010 年にアメリカリウマチ学会（American College of Rheumatology；ACR）とヨーロッパリウマチ学会（European League Against Rheumatism；EULAR）は**関節リウマチ分類基準 2010 年版**を共同指針として発表した[3]（表1）．

ACPA は滑膜組織で高度に検出され，RA における感度は 70〜80％，特異度は 90％以上と早期診断マーカーとしての有用性が高い．その他の臨床検査では赤血球沈降速度（赤沈）の亢進，C 反応性蛋白（CRP）値が炎症の程度と相関するが，増殖する滑膜組織が特異的に分泌するマトリックスメタロプロテアーゼ-3（MMP-3）は関節破壊をより正確に反映するだけでなく，病初期から滑膜組織に発現しているため早期診断に重要である．

画像診断としては従来単純 X 線検査にて **Steinbrocker らの病期分類**[4]（表2）や **Larsen の grade 分類**[5]（表3）を用いて進行度を評価していたが，近年，**関節 MRI**，**関節エコー**等の検査が用いられるようになった．

関節 MRI は滑膜炎，骨びらん，骨髄浮腫を早期にとらえ，RA の早期診断に有用である．

■ 表2 関節リウマチの病期分類

| Stage Ⅰ<br>初期 | *1. X線写真上に骨破壊像はない．<br>2. X線写真上の所見として骨粗鬆症はあってもよい． |
|---|---|
| Stage Ⅱ<br>中期 | *1. X線学的に軽度の軟骨下骨の破壊を伴う，あるいは伴わない骨粗鬆症がある．軽度の軟骨破壊はあってもよい．<br>*2. 関節運動は制限されていてもよいが，関節変形はない．<br>3. 関節周囲の筋萎縮がある．<br>4. 結節および腱鞘炎のような関節外軟部組織の病変はあってもよい． |
| Stage Ⅲ<br>高度進行期 | *1. 骨粗鬆症に加え，X線写真上の所見として軟骨および骨の破壊がある．<br>*2. 亜脱臼，尺側変位，あるいは過伸展のような関節変形がある．線維性または骨性強直を伴わない．<br>3. 強度の筋萎縮がある．<br>4. 結節および腱鞘炎のような関節外軟部組織の病変はあってもよい． |
| Stage Ⅳ<br>末期 | *1. 線維性あるいは骨性強直がある．<br>2. それ以外はStage Ⅲの基準を満たす． |

*：その病期，あるいは進行度に患者を分類するために必ずなければならない項目．

(Steinbrocker et al, 1949)[4]

■ 表3 Larsenのgrade分類

| grade 0：関節面異常なし．<br>grade 1：直径1mm以下の骨びらんまたは関節裂隙狭小化．<br>grade 2：複数の小骨びらん（直径1mm以下）．<br>grade 3：骨びらん顕著．<br>grade 4：激しい骨びらん（通常関節裂隙の消失を伴う）．<br>grade 5：大きな変形（元の関節面は完全に消失）． |
|---|

(Larsen, 1995)[5]

関節エコーは簡便に実施でき，患者への侵襲がなく，複数の関節を一度に検査でき，腱炎，腱鞘炎，腱断裂等軟部組織の評価も可能という利点がある．また，炎症に伴う病的な血管新生による血流シグナルもとらえることができ，早期診断と治療効果判定に有用である．

### 4）治療・予後・合併症

疾患修飾性抗リウマチ薬（disease modifying anti-rheumatic drugs；DMARDs）は，免疫抑制効果，免疫調整効果によりRAの進行を遅らせる作用を有する薬剤であるが，免疫抑制薬メトトレキサート（methotrexate；MTX）がRAに対して短期的にも長期的にも最もエビデンスの明確な薬剤であることが確認され，RA治療の第一選択薬（anchor drug）と位置付けられるとともに，発病早期からの積極的な治療が標準的になった．さらに，2000年になって慢性関節炎の本態であるサイトカインに直接作用する生物学的製剤がRA治療に導入されることになった．

生物学的製剤とは生体内で産生される物質を人工的に合成して開発された薬剤の総称で，RA治療薬としては，炎症性サイトカインを選択的に抑制することを目的に，TNF阻害薬，IL-6阻害薬，T細胞選択的共刺激調剤等が開発され，わが国ではTNF阻害薬のインフリキシマブ，エタネルセプト，アダリムマブ，ゴリムマブ，セルトリズマブペゴル，IL-6シグナル伝達阻害薬のトシリズマブ，T細胞選択的共刺激調剤のアバタセプトの7剤が，2015年6月現在，使用可能である．

従来のRA治療の目標は疾患活動性のコントロールにあったが，生物学的製剤の登場により，臨床的寛解（炎症による症状，徴候がなく臨床検査値が正常化），機能的寛解（日常生活に問題がない），構造的寛解（画像検査で関節破壊の所見がない）という明確な目標達成に向けた治療（Treat to Target；T2T）が推奨されるようになった．

臨床的寛解の指標には，圧痛関節数，腫脹関節数，炎症反応（赤沈値，血清CRP値），医師による全般的評価，患者による全般的評価から算出される **DAS 28**（Disease Activity Score，2.6未満を寛解）[6-8]（表4，図1），**SDAI**（**Simplified Disease Activity Index**，3.3未満を寛解），**CDAI**（**Clinical Disease Activity Index**，2.8未満を寛解）（表5）[9]が用いられ，T2Tの具体的な数値目標が定められた．

図2にT2Tに基づく関節リウマチ治療のアルゴリズムを示す[10]．

■ 表4　DAS 28

〈DAS28 の計算式〉

$$DAS28 = 0.56 \times \sqrt{TJC} + 0.28 \times \sqrt{SJC} + 0.70 \times \ln ESR + 0.014 \times GH$$

$$DAS28-CRP = 0.56 \times \sqrt{TJC} + 0.28 \times \sqrt{SJC} + 0.36 \times \ln(CRP+1) + 0.014 \times GH + 0.96$$

TJC：圧痛関節数
SJC：腫脹関節数
　　　評価関節は（肩・肘・手・MCP×5・PIP×5・膝）×2（左右）の 28 関節
ESR：赤沈値　単位は mm/ 時　In は自然対数
CRP：血清 CRP 値　単位は mg/L
GH：自覚的全般的健康状態　100mm の VAS

(van der Heidje et al, 1990)[6] (Prevoo et al, 1995)[7]

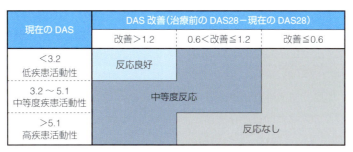

■ 図1　DAS28 を用いた EULAR 改善基準

(van Gestel et al, 1996)[8]

■ 表5　ACR/EULAR 2011 寛解基準

a) SDAI
圧痛関節数＋腫脹関節数＋血清 CRP 値＋患者による全般的評価(VAS)×0.1＋医師による全般的評価(VAS)×0.1

| | |
|---|---|
| 〜3.3 | ：寛解 |
| 3.3〜11 | ：低疾患活動性 |
| 11〜26 | ：中疾患活動性 |
| 26〜 | ：高疾患活動性 |

b) CDAI
圧痛関節数＋腫脹関節数＋患者による全般的評価(VAS)×0.1＋医師による全般的評価(VAS)×0.1

| | |
|---|---|
| 〜2.8 | ：寛解 |
| 2.8〜10 | ：低疾患活動性 |
| 10〜22 | ：中疾患活動性 |
| 22 以上 | ：高疾患活動性 |

(Felson et al, 2011)[9]

## 5) 膠原病

　膠原病は Klemperer らによって 1942 年に提唱された病理組織学的概念である．全身に広く分布する結合組織という１つの組織系に一時的病変を持つ疾患群に着目して導入された病名で，当時コラーゲンは，結合組織中の特異的な線維素源蛋白というよりは，結合組織の同義語として用いられていた．1950 年膠原病としてリウマチ熱，関節リウマチ，全身性エリテマトーデス，強皮症，多発性筋炎 / 皮膚筋炎，結節性多発動脈炎（結節性動脈周囲炎）の６疾患が挙げられ，これらは現在，古典的膠原病ともいわれている．しかしながら，膠原病は単一の疾患を示す臨床的診断名でもなければ病因を意味する用語でもなく，結合組織に広範な変化（炎症性）を持つ急性または慢性疾患であって，細胞外成分（膠原線維と基質）におけるフィブリノイド変性と血管炎という共通の病変がみられる疾患群の総称である．現在では，シェーグレン症候群，混合性結合組織病（mixed connective tissue disease；MCTD），ウェゲナー肉芽腫症，高安動脈炎，側頭動脈炎，好酸球性筋膜炎，成人スティル病，強直性脊椎炎，乾癬性関節炎，ベーチェット病，サルコイドーシス等が膠原病関連疾患とされている．

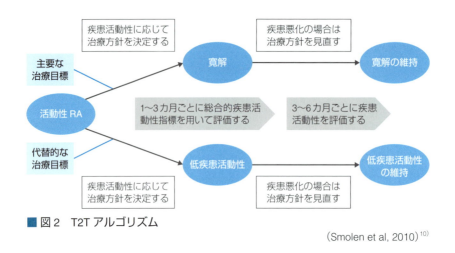

■ 図2　T2T アルゴリズム

(Smolen et al, 2010)[10]

## 障害構造と評価

### 1) RA の ICF プロフィール

RA は病期，障害関節，関節外症状や治療効果等により，生活機能の変化と障害の程度は極めて多様である．関節変形のない，発病初期，40歳代，女性の ICF プロフィールを1例として示す(表6)．

### 2) ACR Core Set

**ACR Core Set**(表7)は ACR が 1993，1995年に提唱した RA の活動性評価である[12]．圧痛関節数，腫脹関節痛，患者による疼痛評価，患者による疾患活動性の全般評価，医師による疾患活動性の全般評価，患者による日常生活活動の障害度評価，赤沈値または血清 CRP 値の7項目からなる．治療の効果判定に ACR 20 は疾患活動性が 20% 改善したことを示す．

### 3) HAQ

**HAQ**(Stanford Health Assessment Quesionnaire；スタンフォード健康評価質問紙)[13] (図3)は日常生活活動，生活関連動作の20項目の質問に4段階(何の困難もない，いくらか困難である，かなり困難である，できない)で評価する質問紙形式の評価表である．

HAQ を8項目に簡略化した **MHAQ**(modified HAQ)[14] は簡便であり，日常診療で使用されることが多い[14]．

### 4) AIMS2

**AIMS2**(Arthritis Impact Measurement Scales Version 2.0)(図4)は QOL の評価法である[15]が，身体機能面，疼痛の評価，日常生活の項目も含まれるので，RA 患者の生活機能を多面的に評価するのに有用である．

質問項目が60項目と多く，質問によって選択肢が異なり，採点が複雑等，日常診療で使用するにはマイナス面も多いが，日本語版の信頼性，妥当性も確認されている[16,17]．

### 5) 他の膠原病の評価表

他の膠原病については，全身性エリテマトーデス，強直性脊椎炎で RA の DAS 28 と同様の

■ 表6　ICF プロフィール(例)

| 機能障害 | | 評価点 |
|---|---|---|
| b2802 | 身体の複数部位の痛み(肩関節・手関節・手指関節・膝関節) | 3 |
| b4552 | 易疲労性 | 3 |
| b7120 | 全身の関節の可動性(肩関節・手関節・膝関節拘縮) | 2 |
| b7304 | 四肢の筋力低下 | 1 |
| 活動と参加 | | 評価点 |
| d430 | 物を持ち上げることと運ぶこと | 2 |
| d460 | さまざまな場所での移動 | 3 |
| d470 | 交通機関や手段の利用 | 3 |
| d510 | 自分の身体を洗うこと | 1 |
| d540 | 更衣 | 1 |
| d630 | 調理 | 3 |
| d640 | 調理以外の家事 | 3 |
| d7600 | 家族関係－子どもとの関係 | 3 |
| d9101 | コミュニティライフ－公式の団体 | 3 |

関節変形のない発病初期，40歳代，女性．

## 表7 ACR Core Set

〈疾患活動性の指標〉
1. 圧痛関節数
2. 腫脹関節数
3. 患者による疼痛評価
4. 患者による疾患活動性の全般的評価
5. 医師による疾患活動性の全般的評価
6. 患者による身体機能評価
7. 急性期炎症反応（赤沈値，血清CRP値）

| | |
|---|---|
| 圧痛関節数 | 28関節以上の評価に基づく圧痛関節数．関節診察における圧迫，他動運動による多面的評価に基づく圧痛関節の数．さまざまな圧痛様態を，圧痛あり・なしの二者択一に集約させる． |
| 腫脹関節数 | 28関節以上の評価に基づく腫脹関節の数．関節は腫脹ありかなしかに評価される． |
| 患者による疼痛評価 | 通常10 cmのVAS，あるいはLikert Scaleを用いた，現在の痛みの強さの評価． |
| 患者による疾患活動性の全般的評価 | 現在の関節炎の状態に関する患者自身の全般的評価．AIMSの「関節炎があなたの生活全般に影響していることを考慮したうえで，どの程度調子よく過ごしているか，当てはまるところに×印を付けてください」のような質問を用いる．10 cmのVASで評価する．Likert Scaleを用いてもよい． |
| 医師による疾患活動性の全般的評価 | 現在の関節炎の活動性に関する医師の評価を10 cmのVAS，またはLikert Scaleを用いて評価する． |
| 患者による身体機能評価 | 信頼性・妥当性が確立し，関節リウマチの薬効評価に感受性が高いと証明された自己記述式の評価表を用いる．AIMS, HAQ, Quality of Well Being, MHIQ, MACTAR等がある． |
| 赤沈値 | Westergren法による1時間値（単位はmm）． |
| 血清CRP値 | 定量法による（単位はmg/dL）． |

AIMS：Arthritis Impact Measurement Scales. HAQ：Health Assessment Questionnaire. MACTAR：McMaster Toronto Arthritis Patient Preference Disability Questionnaire. MHIQ：McMaster Health Index Questionnaire.

93年初版の圧痛関節評価は68関節で，その内訳は顎関節×2，胸鎖関節×2，肩鎖関節×2，肩関節×2，肘関節×2，手関節×2，MCP関節×10，母指のIP関節×2，指のPIP/DIP関節×8，股関節×2，膝関節×2，足関節×2，足根関節×2，MTP関節×10，母趾のIP関節×2，足趾のPIP/DIP関節×8．
93年初版の腫脹関節評価は66関節で，圧痛関節評価の68関節から股関節を除いたもの．

(Felson et al, 1995)[12]

## 表8 ACR Global Functional Status

| Class I | 通常の日常生活活動が完全に行える（セルフケア，社会的活動，余暇活動を含む） |
|---|---|
| Class II | 通常のセルフケア，社会的活動は可能だが，余暇活動は制限されている． |
| Class III | 通常のセルフケアは可能だが，社会的活動，余暇活動は制限されている． |
| Class IV | 通常のセルフケア，社会的活動，および余暇活動がすべて制限されている． |

(Hochberg et al, 1992)[11]

| 各項目の日常生活動作について，この一週間のあなたの状態を平均して右の4つから1つを選んで✓印をつけて下さい． | 何の困難もない（0点） | いくらか困難である（1点） | かなり困難である（2点） | できない（3点） |
|---|---|---|---|---|
| 1．更衣，および身支度 | | | | |
| 　a．靴ひもを結び，ボタンかけも含め自分で着がえができますか？ | □ | □ | □ | □ |
| 　b．自分で洗髪できますか？ | □ | □ | □ | □ |
| 2．起き上がり | | | | |
| 　c．ひじ掛けのない椅子からまっすぐに立ち上がれますか？ | □ | □ | □ | □ |
| 　d．ベッドに寝る，起き上がるができますか？ | □ | □ | □ | □ |
| 3．食事 | | | | |
| 　e．調理した肉を切ることができますか？ | □ | □ | □ | □ |
| 　f．中身の入ったコーヒーカップ，グラスを口元に運べますか？ | □ | □ | □ | □ |
| 　g．新しい牛乳パックの口を開けられますか？ | □ | □ | □ | □ |
| 4．歩行 | | | | |
| 　h．戸外で平らな路面を歩けますか？ | □ | □ | □ | □ |
| 　i．階段を5段登れますか？ | □ | □ | □ | □ |
| 5．衛生 | | | | |
| 　j．身体全体を洗い，タオルで拭けますか？ | □ | □ | □ | □ |
| 　k．浴槽につかることができますか？ | □ | □ | □ | □ |
| 　l．トイレの便座に座り，立ち上がることができますか？ | □ | □ | □ | □ |
| 6．リーチ動作 | | | | |
| 　m．頭の高さにある2–3 kgの物に手を伸ばし下ろすことができますか？ | □ | □ | □ | □ |
| 　n．腰を曲げ床にある衣服を拾い上げることができますか？ | □ | □ | □ | □ |
| 7．握り動作 | | | | |
| 　o．車のドアを開けられますか？ | □ | □ | □ | □ |
| 　p．既に使用している広口ビンの蓋を開けられますか？ | □ | □ | □ | □ |
| 　q．蛇口の開け閉めができますか？ | □ | □ | □ | □ |
| 8．その他の活動 | | | | |
| 　r．用事や買い物で出かけることができますか？ | □ | □ | □ | □ |
| 　s．車の乗り降りができますか？ | □ | □ | □ | □ |
| 　t．掃除機をかけたり，庭の手入れをしたりの家事ができますか？ | □ | □ | □ | □ |

1～8の各カテゴリーの中の最高点をその点数とし，最高点総和/回答したカテゴリー数を求める．
MHAQはa, d, f, h, j, n, q, sの8項目．

■ 図3　HAQ

（Fries et al, 1980）[13]（Pincus et al, 1983）[14]

## 21. 関節リウマチ・膠原病

| AIMS2 指標(Scale) | Q | 質問：この1カ月間を振り返って、次の質問に答えてください。 |
|---|---|---|
| S1 移動能 | Q1 | バスや電車など公共の乗り物を利用するか、車を運転するなどして、ひとりで外出できた。 |
| | Q2 | 一日のうち少なくとも数時間以上、ひとりで近所の用足しができた。 |
| | Q3 | ひとりで近所の用足しができた。 |
| | Q4 | 屋外に出る時、誰かに手助けしてもらわなければならなかった。 |
| | Q5 | 一日中、ベッドか椅子から離れられなかった。 |
| S2 歩行能 | Q6 | 走ったり、重い物を持ち上げたり、スポーツなどの激しい運動をするのが困難だった。 |
| | Q7 | 街を400〜500m歩いたり、2〜3階の階段を上ったりするのが困難だった。 |
| | Q8 | 背中を曲げて伸ばししたり、屈み込んだりするのが困難だった。 |
| | Q9 | 街を40〜50m歩いたり、階段を1階昇降するのが困難だった。 |
| | Q10 | 誰かに支えてもらうか、杖、松葉、歩行器などを使わなければ歩けなかった。 |
| S3 手指機能 | Q11 | ペン や鉛筆を使ってらくに書くことができた。 |
| | Q12 | シャツやブラウスのボタンをらくにかけはずしたりすることができた。 |
| | Q13 | 錠の鍵をらくに開け閉めすることができた。 |
| | Q14 | 紐やひもをらくに結び目を作ることができた。 |
| | Q15 | ジャムや他の食品の入った新しい広口ビンの蓋をらくに開けることができた。 |
| S4 上肢機能 | Q16 | ナプキンでらくに口に食事を運ぶことができた。 |
| | Q17 | セーターや丸首シャツなど、頭から被って着る衣服を、らくに着ることができた。 |
| | Q18 | 髪を梳かすのを、ブラシをかけることなどを、らくにできた。 |
| | Q19 | 手で背中の痒いところを、らくに掻くことができた。 |
| | Q20 | 頭より高い棚にあるものを、らくに取ることができた。 |
| S5 身の回り | Q21 | 入浴やシャワーをするのに、手助けが必要だった。 |
| | Q22 | 服や着物を着るのに、手助けが必要だった。 |
| | Q23 | トイレで用足するのに、手助けが必要だった。 |
| | Q24 | ベッド（寝床）に入ったり出たりするのに、手助けが必要だった。 |
| S6 家事 | Q25 | もしスーパーマーケットに行けたとすれば、ひとりで買い物ができた。 |
| | Q26 | もし台所設備が揃っていれば、ひとりで自分の食事を作ることができた。 |
| | Q27 | もし家事用具が揃っていれば、ひとりで家事を行うことができた。 |
| | Q28 | もし洗濯設備が揃っていれば、自分の洗濯物は、ひとりで洗濯できた。 |
| S7 社交 | Q29 | 友人や親戚の人たちと時間を共にした。 |
| | Q30 | 友人や親戚の人たちが、あなたの自宅を訪ねてくれた。 |
| | Q31 | 友人や親戚の人たちの家庭を訪問した。 |
| | Q32 | 親しい友人や親せきの人たちと、電話で話をした。 |
| | Q33 | クラブや同好会、寄合いなど、付合いの会合に出席した。 |
| S8 支援 | Q34 | あなたが助けを必要とする時、力になってくれる家族や友人が、ほとんど他のことが原因だと感じていた。 |
| | Q35 | あなたの家族は、あなたの個人的な依頼に対して応えてくれると感じていた。 |
| | Q36 | あなたの家族や友人は、あなたに愛情を貸してくれると感じていた。 |
| | Q37 | あなたの家族や友人は、あなたの病気をよく理解してくれていると感じていた。 |

| AIMS2 指標(Scale) | Q | 質問：この1カ月間を振り返って、次の質問に答えてください。 |
|---|---|---|
| S9 痛み | Q38 | あなたが日頃感じているリウマチの痛みはどの程度ですか？ |
| | Q39 | リウマチによる激痛は何日くらいありましたか？ |
| | Q40 | 同時に2関節、またはそれ以上の数の関節が痛かった日は何日くらいありましたか？ |
| | Q41 | 起床後、朝のこわばりが1時間以上続いた日は何日くらいありましたか？ |
| | Q42 | 痛みのため眠れなかった日は何日くらいありましたか？ |
| S10 仕事 | Q43 | あなたの主な お仕事は？ |
| | Q44 | 病気のため仕事（勤務、家事、学校）を休まなければならなかった日は何日くらいありましたか？ |
| | Q45 | 病気のため仕事（勤務、家事、学校）の時間を短縮しなければならなかった日は何日くらいありましたか？ |
| | Q46 | 病気のため仕事（勤務、家事、学校）が思うように捗らず、さちんとできないと感じる日は何日くらいありましたか？ |
| | Q47 | 病気のため仕事（勤務、家事、学校）がいつものようにうまくできず、やり方を変えなければならなかった日は何日くらいありましたか？ |
| S11 精神的緊張 | Q48 | 病気のため何回くらい、気が滅入って、精神的緊張状態に陥りましたか？ |
| | Q49 | 病気のため何回くらい、神経質になったり、神経過敏になって困ったことがありましたか？ |
| | Q50 | 何回くらい、らくに、精神的緊張感から解放されて、のびのびとした気持ちになれましたか？ |
| | Q51 | 何回くらい、リラックスすることができましたか？ |
| S12 気分 | Q52 | 何回くらい、静かで落ち着いた、平和な気持ちになれましたか？ |
| | Q53 | 病気のため何回くらい、沈滞した、憂鬱な気分になりましたか？ |
| | Q54 | 病気のため何回くらい、物事を楽しくやる気分になりましたか？ |
| | Q55 | 病気のため何回くらい、[自分がたまらないようにならない]と感じることがありましたか？ |
| | Q56 | 病気のため何回くらい、[自分がたんだん]、人の迷惑にならないこと)と気持ちが沈み、ふさぎ込むことがありましたか？ |
| | Q57 | 病気のため何回くらい、[何一つ楽しいことがない]と感じることがありましたか？ |
| S13 健康満足度 | Q58 | あなたはS1〜S12の各項目における、あなたの健康状態に、どの程度満足していますか？ |
| S14 疾患関連度 | Q59 | あなたはS1〜S12の各項目における、あなた自身の健康状態に、リウマチがどの程度関連していると考えますか？ |
| S15 改善優先度 | Q60 | あなたはS1〜S12の各項目における、あなた自身の健康状態（障害中、最も良くなって欲しい項目）を3つ挙げて下さい。 |

〈回答形式〉
Q1〜20/29〜33/39〜42/44〜47：(1)毎日　(2)ほとんど毎日　(3)何日か　(4)たまに　(5)1日もない
Q21〜25/34〜37/48〜57：(1)いつも　(2)たびたび　(3)時々　(4)ほとんどない　(5)全くない
Q38：(1)激烈　(2)ひどい　(3)軽い　(4)非常に軽い　(5)全くない
Q43：(1)有給の仕事　(2)家事　(3)学生　(4)失業者　(5)身体障害者　(6)定年退職者
Q58：(1)非常に　(2)満足でも不満足でもない　(3)満足　(4)やや不満　(5)全く不満足
Q59：(0)障害なし　(1)全く他のことが原因だ　(2)ほとんど他のことが原因だ　(3)リウマチと他の原因が半々だ　(4)大部分はリウマチが原因だ　(5)全部リウマチが原因だ

5段階の回答のうち、最高HRQOL(Health Related Quality of Life)に相当する回答に0点、1段下降するごとに2.5、5.0、7.5、が配点され、最低HRQOL相当回答に対して10点の配点となる。

■ 図4 AIMS2 改訂日本語版

(佐藤・他, 1995)[16] (Sato et al, 2000)[17]

■ 表9 関節リウマチの評価一覧

| | 評価方法 |
|---|---|
| 心身機能<br>（健康状態を含む） | DAS 28（表4）<br>SDAI（表5）<br>CDAI（表5）<br>ACR Core Set（表7） |
| 身体構造 | Steinbrocker らの病期分類（表2）<br>Larsen Grade（表3） |
| 活動・参加 | ACR Global Functional Status（表8）<br>HAQ（図3）<br>AIMS2（図4） |

疾患活動性の評価があるが，疾患特異的な心身機能，活動，参加の評価法は少ない．ここでは，**若年性特発性関節炎の活動・参加評価（Children Health Assessment Questionnaire；CHAQ），強直性脊椎炎の心身機能評価（Bath Ankylosing Spondylitis Metrology Index；BASMI），活動・参加の評価（Bath Ankylosing Spondylitis Functional Index；BASFI）**を紹介する．

### (1) CHAQ

CHAQは，更衣・身支度，起き上がり・立ち上がり，食事，歩行，衛生，リーチ動作，握り動作，買い物・家事・遊び等の活動の8つの領域の30の質問について，4段階で評価する質問紙型の評価表である[18]．保護者に質問する形をとっているが，本人が回答しても同様の信頼性が確認されている．年齢によってできない項目は該当せずの欄にチェックすることになっており，どの年齢の小児にも適用できる．

何の困難もなくできれば0点，できなければ3点を配点し，1つの領域で最も高い得点をその領域の得点とし，回答した全領域の合計点を領域の数で除したもの（0～3）をCHAQの評点とする．

### (2) BASMI

BASMI[19]は体幹の最大側屈，立位時の頭部の位置，腰椎の屈曲可動性，股関節外転，頸部回旋の5種類の簡単な姿勢，動作を利用して脊椎の可動性を数値化して評価する．

### (3) BASFI

BASFI[20]は脊椎可動性低下で影響の大きい活動，参加を10項目選択し自覚的な困難度を数値化したもので，疾患活動性の評価，薬物療法の効果判定に用いられる．

〔水落和也〕

### 文献

1) van Venrooij WJ, Pruijn GJM：An important step towards completing the rheumatoid arthritis cycle. *Arthritis Res Ther* **10**：117-118, 2008.
2) 水落和也：関節リウマチ．標準リハビリテーション医学，（伊藤利之・他編）第3版，2012，医学書院，pp441-452.
3) Aletaha D et al：2010 rheumatoid arthritis classification criteria：an American College of Rheumatology/European League Against Rheumatism collaborative initiative. *Arthritis Rheum* **62**：2569-2581, 2010.
4) Steinbrocker O et al：Therapeutic criteria in rheumatoid arthritis. *JAMA* **140**：659-662, 1949.
5) Larsen A：How to apply Larsen score in evaluating radiographs of rheumatoid arthritis in long-term studies. *J Rheumatol* **22**：1974-1975, 1995.
6) van der Heidje DM et al：Judging disease activity in clinical practice in rheumatoid arthritis：First step in the development of a disease activity score. *Ann Rheum Dis* **49**：916-920, 1990.
7) Prevoo ML et al：Modified disease activity scores that include twenty-eight-joint counts. Development and validation in a prospective longitudinal study of patients with rheumatoid arthritis. *Arthritis Rheum* **38**：44-48, 1995.
8) van Gestel AM et al：Development and validation of the European League Against Rheumatism response criteria for rheumatoid arthritis. Comparison with the preliminary American College of Rheumatology and the World Health Organization/International League Against Rheumatism Criteria. *Arthritis Rheum* **39**：34-40, 1996.
9) Felson DT et al：American College of Rheumatology/Eulopean League Against Rheumatism Provisional definition of remission in rheumatoid arthritis for clinical trials. *Ann Rheum Dis* **70**：404-413, 2011.
10) Smolen JS et al：Treating rheumatoid arthritis to target：recommendations of an international task force. *Ann Rheum Dis* **69**：631-637, 2010.
11) Hochberg MC et al：The American College of rheumatology 1991 revised criteria for the classification of global functional status in rheumatoid arthritis. *Arthritis Reum* **35**：498-502, 1992.
12) Felson DT et al：American College of Rheumatology preliminary definition of improvement in rheumatoid arthritis. *Arthritis Rheum* **38**：727-735, 1995.
13) Fries JF et al：Measurement of patient outcome in arthritis. *Arthritis Rheum* **23**：137-145, 1980.
14) Pincus T et al：Assessment of patient satisfaction in activities of daily living using a modified Stanford health assessment questionnaire. *Arthritis Rheum* **26**：1346-1353, 1983.
15) Meenan RF et al：AIMS2. The content and properties of a revised and expanded Arthritis Impact Measurement Scales Health Status Questionnaire. *Arthritis Rheum* **35**：1-10, 1992.
16) 佐藤 元・他：AIMS 2日本語版の作成と慢性関節リウマチ患者における信頼性及び妥当性の検討．リウマチ **35**：566-574, 1995.

17) Sato H et al : Validity and reliability of a revised Japanese version of the Arthritis Impact Measurement Scale version 2 (AIMS2). *Mod Rheumatol* **10** : 247-255, 2000.
18) Singh G et al : Measurement of health status in children with juvenile rheumatoid arthritis. *Arth Rheum* **37** : 1761-1769, 1994.
19) Jenkinson TR et al : Defining spinal mobility in ankylosing spondylitis (AS). The Bath AS Metrology Index. *J Rheumatol* **21** : 1694-1698, 1994.
20) Calin A et al : A new approach to defining functional ability in ankyrosing spondylitis : The development of the Bath Ankylosing Spondylitis Functional Index. *J Rheumatol* **21** : 2281-2285, 1994.

# II章 疾患編

# 22. 呼吸器疾患

慢性進行性に経過する呼吸器疾患には，COPD（chronic obstructive pulmonary disease，慢性閉塞性肺疾患）をはじめ，間質性肺炎，肺結核後遺症，気管支拡張症，び漫性汎細気管支炎，胸郭変形症等の疾患がある．

COPDでは呼吸リハのエビデンスの集積が進み，2007年改訂の**ACCP/AACVPRガイドライン**においても，エビデンスレベルA（強い），奨励レベル1（高い）と呼吸リハの効果が高く評価されている．本項では，COPDを中心に概説するが，COPD以外の呼吸器疾患においても，呼吸リハは，エビデンスレベルはB（中等度）ながら，奨励レベルが1（高い）と評価されており，その有効性が強く期待されている[1]．

## 疾患像

COPDとは，これまで肺気腫や慢性気管支炎と称されていた，気流閉塞（閉塞性換気障害）を主体とする疾患概念の総称であり，気道がタバコ煙等の有害物質に持続的に曝露されて生じる肺の慢性炎症性疾患で，通称"タバコ病"とよばれる．NICE studyでは，日本人の40歳以上の有病率は8.6％で，罹患者は530万人と推定されているが，COPDの診断が明確なのはそのうちの9.4％にすぎなかった[2]．世界規模で増加しており，WHOの調査では，2020年には世界の死亡原因の第3位，身体的苦痛をもたらす慢性疾患の第5位になると予想されている[3]．

### 1）症状

初期にはほとんど症状がないが，進行すると，慢性の咳，痰と，軽微な労作に不釣り合いな体動時の呼吸困難をきたす．他覚的には浅く早い呼吸，呼気延長や口すぼめ呼吸等の努力性呼吸，さらには，肺過膨張による胸郭の拡張（樽状胸郭，barrel chest）やHoover徴候等が出現する．右心不全を併発すると頸静脈の怒張や下腿浮腫を合併する．

### 2）病因・病態

COPDではごく軽微な労作でも病的な呼吸困難を生じる．有害物質を持続吸入すると肺に慢性的な炎症が派生し，末梢気道と肺胞を中心に肺が破壊されていく．肺は虚脱して死腔を形成し，構築変化を起こして呼気時に気流が閉塞される（図1）[4]．

労作時には誰でも呼吸が浅く頻回になり呼気時間も短くなるが，気流制限がある場合は短時間では呼出しきれず，呼吸するごとに「吐ききれなかった空気」が肺内に蓄積していく．こうして体動時・労作時に呼吸終末肺気量（end expiratory lung volume；EELV）が増大していく現象を「動的肺過膨張（dynamic hyperinflation）」とよび，これが体動時に呼吸困難をもたらす主たる原因となっている．死腔は肺組織の破壊が進むにつれて膨大し残気量が増大するため，肺の全体容量は膨大するが，有効な呼吸にかかわる肺容量は縮小していく（図2）[5]．

加えて，異常な換気パターンを伴う呼吸仕事量の増加は呼吸筋疲労をもたらす．不均等換気により肺内死腔率が増大して換気効率が低下し，肺血管床の破壊による低酸素血症が進行すると，これらの因子が相互作用により換気が病的に亢進する．また，肺内低酸素血症から右心系の後負荷が増大して肺高血圧症をきたし，進行すると右心不全，肺性心になる．

一方，骨格筋の機能低下も重要である．COPD

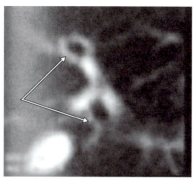
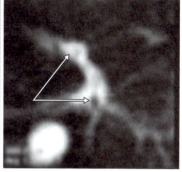

a) 吸気時　　　　　　　　　　b) 呼気時

■図1　末梢気管支の虚脱により生じるCOPD呼気時の気流閉塞，肺HRCT像

(Kurosawa et al, 2004)[4]

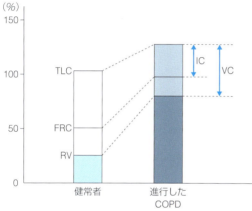

TLC：全肺気量，FRC：機能的残気量，RV：残気量，VC：肺活量，IC：最大吸気量．

■図2　健常者とCOPD患者の肺気量分画の違い
進行したCOPDでは，RV，TLCが増大し，VC，ICが減少する．
(日本呼吸器学会COPDガイドライン第4版作成委員会，2013)[5]

では労作時呼吸困難から活動性が低下し，廃用に伴うデコンディショニング状態（身体機能の失調，低下）に陥りやすく，容易に筋肉の量と質が低下する．それが筋力・筋持久力の低下や易疲労性を引き起こし，さらに活動性を低下させて呼吸困難を増幅させ，「dyspnea spiral」とよばれる悪循環を形成する．

またCOPDでは，筋肉内の毛細血管密度ならびにミトコンドリア密度や酸化系酵素も減少するため，筋肉内の好気的代謝能力が低下する．その結果，代謝は解糖系に傾き，より低い強度の運動においても筋肉内に乳酸を蓄積して乳酸アシドーシスに傾きやすくなる．これを代償するためにさらに多くの換気が必要となり換気を亢進させるため，呼吸困難が増幅してdyspnea spiralを進行させる．

### 3）診断

COPDの診断には，**スパイロメトリー**で気流閉塞（閉塞性換気障害）の存在を検出する必要がある．気管支拡張薬投与後の一秒率（FEV1/FVC）が70％未満のものをCOPDと診断し，気流閉塞の程度を一秒量（%FEV1）により4期に病期分類する．Ⅰ期：軽度の気流閉塞（%FEV1≧80％），Ⅱ期：中等度の気流閉塞（50％≦%FEV1＜80％），Ⅲ期：高度の気流閉塞（30％≦%FEV1＜50％），Ⅳ期：極めて高度の気流閉塞（%FEV1＜30％）．

COPDの重症度の判定や予後予測，治療法の決定は，労作時呼吸困難等の症状や運動耐容能，併存症の有無，増悪頻度等から総合的に判断する．

### 4）治療

COPDの治療の基本は，禁煙と薬物療法，包括的呼吸リハである．薬物療法の中心は気管支拡張薬で，長時間作用性抗コリン薬，β2刺激薬，キサンチン製剤を，治療反応性や重症度に応じて段階的に使用する．ステロイドは症状を安定させ急性増悪を予防する．薬剤の投与経路は吸入が推奨される．急性増悪時にはステロイドの増量や抗菌薬の使用，心不全合併例には

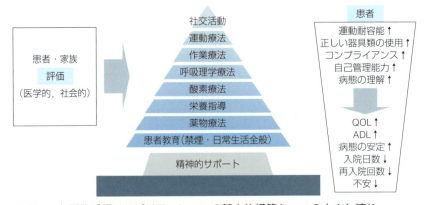

■ 図3　包括的呼吸リハビリテーションの基本的構築と3つの大きな流れ
（木田，1998，文献7を日本呼吸器協会COPDガイドライン第4版作成委員会，2013，文献5が一部改変したものを引用）

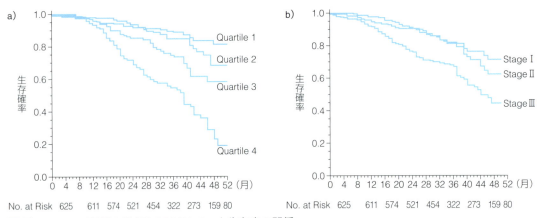

■ 図4　COPD患者におけるBODE indexと生存率の関係

(Celli et al, 2004)[8]

利尿剤が処方される．

　呼吸リハは薬物療法の上乗せ効果が認められる非薬物療法の最初に行うべき有効な治療法である．十分な運動を行うことにより，血中乳酸濃度が有意に低下しそれに伴い換気需要が減少すること，かつ両者が有意に相関することが，1991年に立証された[6]．以来，運動療法は，dyspnea spiralを断ち切る唯一の手段として呼吸リハの中核に位置づけられている．

　運動療法に加えて，禁煙指導や生活指導，教育，栄養指導，呼吸理学療法，ADL指導，酸素療法，社会生活の支援，カウンセリング等の包括的呼吸リハの形を取ることにより，さらに優れた効果が得られる．包括的呼吸リハの基本的構築と流れを図3に示す[7]．

## 5）予後

　COPDの生命予後は必ずしも気流閉塞の重症度に一致しない．COPD患者の生命予後を予測する指標として，「**BODE index**」が重要である（図4）[8]．BODEとは，B（Body-mass index：体格指数），O（airflow Obstruction：肺機能における気流閉塞の程度，一秒量），D（Dyspnea：呼吸困難，息切れ指数），E（Exercise capacity：運動耐容能，6分間歩行距離）の頭文字で，それぞれを点数化して合計し，最軽症0点，最重症10点で表記したものである．

　それぞれが独立した重要な因子であるが，中でもEで表現される日常生活の身体活動性や戸外活動量は，最も重要な生命予後因子である．身体活動量が低いものほどCOPDの増悪を繰

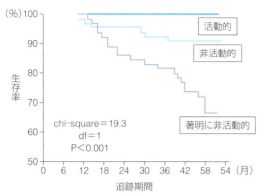

■ 図5　COPD患者の身体活動量別生命予後曲線
(Benjamin et al, 2011)[9]

り返し，予後が悪くなっていく（図5）[9]．

### 6) 合併症

COPDは高感度CRP，TNF-α，IL-6の上昇を伴う全身の慢性炎症性疾患である．炎症は禁煙後も長期間持続し，肺合併症や全身併存症の誘引となる．肺合併症とは肺高血圧症，喘息，肺炎，気胸，肺癌，気腫合併肺繊維症等であり，全身併存症には体重減少，筋力低下等の骨格筋機能障害，骨粗鬆症，心・血管疾患，消化器疾患等がある．身体機能の失調や呼吸困難が強くなると，社会的孤立を促して不安や抑うつが助長される．このことも重要な合併症として常に注意を留め置く必要がある．

## 障害構造と評価

COPDの呼吸リハを開始する前に，流れに沿って病態評価と障害評価を行う．まず患者の全身像を把握するために必要な評価を行い，そのうえで運動処方を目的とした評価を実施する．望ましい評価の流れを図6に示す[10]．

COPDを疑った場合には，自覚症状を評価し，フィジカルアセスメントを行い，スパイロメトリーで気流閉塞を診断して病期を分類する．次に患者の病態を，SpO₂や胸部レントゲン写真，心電図，胸部CT等で評価し，肺合併症や全身併存症の有無，栄養状態やADL，QOL等の評価も加えて，患者の全体像を把握する．

そのうえでフィールド歩行試験を行い，可能な患者には医師監視によるリスク管理下で，漸

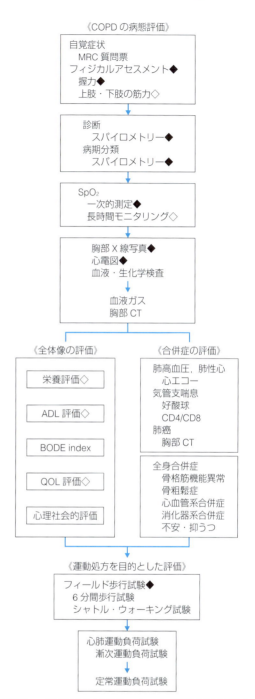

■ 図6　呼吸リハビリテーション運動療法評価の流れ

［◆は，（日本呼吸ケアリハビリテーション学会呼吸リハビリテーション委員会ワーキンググループ編：呼吸リハビリテーションマニュアル―運動療法，第2版，照林社，2012）における必須の評価項目，◇は行うことが望ましい項目］
（宮﨑，2013，文献10を改変）

■ 表1　息切れを評価する MRC 質問票

| グレード分類 | あてはまるものにチェックしてください（1つだけ） |
|---|---|
| 0 | 激しい運動をした時だけ息切れがある |
| 1 | 平坦な道を早足で歩く，あるいは緩やかな上り坂を歩く時に息切れがある |
| 2 | 息切れがあるので，同年代の人より平坦な道を歩くのが遅い，あるいは平坦な道を自分のペースで歩いている時，息切れのために立ち止まることがある |
| 3 | 平坦な道を約100m，あるいは数分歩くと息切れのために立ち止まる |
| 4 | 息切れがひどく家から出られない，あるいは衣服の着替えをする時にも息切れがある |

（日本呼吸器学会 COPD ガイドライン第4版作成委員会，2013）[5]

■ 表2　Borg CR-10 スケール

| 0 | 感じない | nothing at all |
|---|---|---|
| 0.5 | 非常に弱い | very, very slight |
| 1 | やや弱い | very slight |
| 2 | 弱い | slight (light) |
| 3 | | |
| 4 | 多少強い | some what severe |
| 5 | 強い | severe (heavy) |
| 6 | | |
| 7 | とても強い | very severe |
| 8 | | |
| 9 | | |
| 10 | 非常に強い | very, very severe |

（Borg, 1970）[11]

次運動負荷試験を実施し，定常運動負荷試験を行って，その結果をもとに運動処方を行う．運動処方はF（frequency：頻度），I（intensity：強度），T（time：持続時間），T（type：種類）の原則に従う．

### 1) 息切れの評価（安静時，労作時）

息切れは主観的であるため，客観的な評価法を用いて評価する．**MRC（Medical Research Council）質問票**（表1）[5]や **Borg CR-10（Category-ratio 10）スケール**（表2）[11]が使われる．**Hugh-Jonesの分類**[12]は，活動能力の制約が基準となりさまざまな影響を受けやすいとされ，現在ではほとんど使用されていない．

### 2) 経皮的動脈血酸素飽和度（$SpO_2$）の評価

全身状態を良好に保ち生命予後を維持するには，日常生活やリハ訓練のいかなる場面においても，$SpO_2$ を90％以上に保持する必要があり，$SpO_2$ モニタリングは，極めて重要な指標である．スポットで評価する方法と，24時間や就寝中等，長時間のモニタリングを行って評価する方法がある．

### 3) 栄養状態の評価

栄養状態は極めて重要で，気流閉塞とは独立した生命予後規定因子である．気道閉塞により気道抵抗が増大し換気効率低下が進むと，安静時から呼吸筋のエネルギー消費量が増大して相対的なエネルギー不足が進行する．その結果，エネルギー供給の必要から筋蛋白分解が進み，アミノ酸インバランスを基礎とした栄養障害が悪化し，筋肉量の減少が促進されるため，換気障害が増悪するとともに全身状態が損なわれる．

身体計測検査では，**BMI（Body Mass Index）**，**%IBW（Ideal Body Wait）** が簡便な指標になる．最近では体重よりも，**LBM（Lean Body Mass，除脂肪体重）** の減少のほうが予後を正確に反映することがわかってきた．生化学検査では，血清アルブミンやレチノール結合淡白，アミノ酸インバランスの指標として分枝鎖アミノ酸／芳香族アミノ酸比がある．

### 4) ADL の評価

呼吸障害を反映する評価法に，千住らの **NRADL（Nagasaki University Respiratory Activities of Daily Living Questionnaire）**，後藤らの **p-ADL（Pulmonary Emphysema-ADL）** がある．

### 5) QOL の評価

**SGRQ（St. Georg's Respiratory Questionaire）**[13]や，簡便な **CAT（COPD Assessment Test）**[14]，**VAS-8（Visual Analogue Scale-8）** がある．

### 6) 重症度の評価，生命予後の評価

BODE index がある．COPD の予後（p368）を参照．

■ 表3　呼吸器疾患の評価一覧

| | 障害(疾患) | 評価方法 | 評価目的と評価項目 |
|---|---|---|---|
| 機能障害 | 換気障害 | スパイロメトリー | 診断，気流閉塞の病期分類 |
| | | | 1秒量，1秒率 |
| | | 呼気の延長(努力性呼吸) | 口すぼめ呼吸，呼吸補助筋の使用 |
| | | 早く浅い呼吸 | 呼吸数，上胸式呼吸 |
| | 息切れ | MRC質問票，Borg CR-10スケール | 主観の客観的評価，安静時，運動時 |
| | 低酸素血症 | 経皮的動脈血酸素飽和度($SpO_2$) | 臓器損傷の予防，一時的測定，長時間モニタリング，安静時，運動時 |
| | 筋力低下 | 握力，MMT，ストレングスエルゴメータ | 骨格筋量と骨格筋機能 |
| | 有酸素呼吸能力 | AT，乳酸値，血液ガス | 代謝異常の是正，息切れの改善 |
| | 栄養障害 | BMI，%IBW，LBM | 栄養状態，全身状態 |
| | 心機能障害 | 心エコー，EF，hANP | 肺高血圧症，肺性心，右心不全の合併 |
| | 運動耐容能低下(持久力低下) | フィールド歩行試験(6MWT, SWT) | 歩行距離，$SpO_2$，Borg CR-10スケール，脈拍・それぞれの回復時間 |
| | | 心肺運動負荷試験(漸次運動負荷試験，定常運動負荷試験) | 運動強度，持続時間，$SpO_2$，Borg CR-10スケール，脈拍・血圧回復時間，ECGモニター |
| 活動制限 | 日常生活動作の低下 | NRADL，p-ADL | 呼吸障害者に適した評価，動作に要する時間 |
| 参加制約 | 生活範囲，活動範囲の制限と縮小 | 行動範囲，対人関係 | 社会的孤立 |
| | 生命予後の短縮 | BODE Index | 肺の気流閉塞，栄養状態，息切れ，日常活動性 |
| 心理的側面 | 不安やうつ | SDS，BDI | 心理支持 |
| QOL | QOLの低下 | SGRQ，CAT，VAS-8 | 健康関連QOL，身体面と心理面 |

## 7) フィールド歩行試験

**6分間歩行試験(6-minutes Walk Test；6MWT)**[15)] (p37, 377参照)と**シャトル・ウォーキング試験(Shuttle Walking Test；SWT)** (p37参照)[16)] がある．

6MWTは，6分間に可能な限り歩行させ，歩行距離(**6分間歩行距離，6-minutes Walk Distance；6MWD**)，最大呼吸困難(Borg CR-10スケール)，$SpO_2$，心拍数ならびにそれぞれの回復時間を測定する．途中息切れのために立ち止まることや，壁にもたれて休むことも可能．日常生活の機能障害の重症度を評価するのに適した評価法で，6分間歩行距離は，QOLや罹患率，死亡率と相関する[17)]．

シャトル・ウォーキング試験は，10mコースの両端から50cmのところに置かれたコーンの間を歩く．電子音に合わせて歩く早さが決定され，1分ごとに早くなる．ペースについていけなくなったり，呼吸困難等の症状が出現すれば中止する．歩行距離，最大呼吸困難(Borg CR-10スケール)，$SpO_2$，心拍数，血圧，呼吸数を測定する．6MWTよりも$\dot{V}O_2$peakとの相関性が高く，肺機能を反映した運動能力の測定に適している．

## 8) 心肺運動負荷試験

トレッドミルやエルゴメータを用いた症候限界性の運動負荷試験である．**漸次運動負荷試験**は，最大の運動強度(intensity)を測定する検査法で，1分ごとに負荷量(watt表示)を増加していく．最も心負荷の大きい試験で，常に虚血性心疾患や不整脈の潜在を念頭に置き，実施時には医師の監視下で心電図モニターを装着して行う等，慎重に対応することが望ましい．

最大の運動強度が決まれば，全身状態や合併

症などを考慮して，その何割（高負荷：60〜80％，低負荷：40〜60％）の強度で実施するかを決定する．

**定常運動負荷試験**は，漸次運動負荷試験で決定した最大強度の幾割かの運動強度を用いて，何分継続して行うのが適切か，持続時間（time）を決定する検査法である．

いずれの負荷試験も最大呼吸困難（Borg CR-10 スケール），最大下肢疲労（Borg CR-10 スケール），$SpO_2$，心拍数，血圧，呼吸数，心電図異常の有無ならびにその回復時間を評価して総合的に判断し，安全で有効な運動処方を行うことが大切である．

（宮﨑博子）

## 文献

1) Ries AL et al：Pulmonary rehabilitation：Joint ACCP/AACVPR(The American College of Chest Physicians/The American Association of Cardiovascular and Pulmonary Rehabilitation) evidence-based clinical practice guidelines. *Chest* 131：4S-42S. 2007.
2) Fukuchi Y et al：COPD in Japan：the NICE (Nippon COPD epidemiology) study. *Respirology* 9：458-465, 2004.
3) Murray CJ, Lopez AD：Evidence-based health policy-lesson from the Global Burden of Disease Study. *Science* 274：740-743, 1996.
4) Kurosawa H, Kohzuki M：Visualization of airflow limitation in emphysematous lung. *New Eng J Med* 350：1036, 2004.
5) 日本呼吸器学会 COPD ガイドライン第4版作成委員会（編）：COPD（慢性閉塞性肺疾患）診断と治療のためのガイドライン，第4版，メディカルレビュー社，2013.
6) Casaburi R et al：Reductions in exercise lactic acidosis and ventilation as a result of exercise training in patients with obstructive disease. *Am Rev Respir Dis* 143：9-18, 1991.
7) 木田厚瑞：包括的呼吸リハビリテーション―チーム医療のためのマニュアル，メディカルレビュー社：1998.
8) Celli BR et al：The body-mass index, airflow obstruction, dyspnea and exercise capacity index in chronic obstructive pulmonary disease. *N Engl J Med* 350：1005-1012, 2004.
9) Benjamin W et al：Physical activity is the strongest predictor of all-cause mortality in patients with COPD：A prospective cohort study. *Chest* 140：331-342, 2011.
10) 宮﨑博子：慢性閉塞性肺疾患(COPD). *MB Med Reha* 163：289-293, 2013.
11) Borg G：Perceived exertion as an indicator of somatic stress. *Scand J Rehabil Med* 2：92-98, 1970.
12) Hugh-Jones P, Lambert AV：A simple standard exercise test and its use for measuring exertion dyspnea. *Brit Med J* 1：65-71, 1951.
13) Barr JT et al：American translation, modification, and validation of the St. George's Respiratory Questionnaire. *Clin Ther* 22：1121-1145, 2000.
14) Jones PW et al：Development and first validation of the COPD Assessment Test. *Eur Respir J* 34：648-654, 2009.
15) Enright PL, Sherril DL：Reference equations for the six-minute walk in healthy adults. *Am J Respir Clin Care Med* 158(5Pt1)：1384-1387, 1998.
16) Noonan V, Dean E：Submaximal exercise testing：clinical application and interpretation. *Phys Ther* 80(8)：782-807, 2000.
17) ATS Statement. Guidelines for the 6-minute walk test. *Am J Respir Crit Care Med* 166：111-117, 2002.

# Ⅱ章　疾患編

# 23. 心疾患

## A. 虚血性心疾患

### 疾患像

#### 1）病因・病態

　虚血性心疾患とは，心筋に血液（酸素）を供給している冠（状）動脈の血流（冠血流）量が何らかの原因で減少し，その結果相対的または絶対的に酸素供給が低下し，心筋の酸素需要を充足できないために起こる病態である．主として冠動脈の器質的または機能的な病変に起因し，可逆的あるいは不可逆的な心筋障害が発生する．

　冠動脈の器質的病変としては粥状硬化，いわゆる動脈硬化が最も多く，その病変によって冠動脈に狭窄あるいは閉塞が生じる．虚血性心疾患には，虚血時間が短く器質的心筋障害を残さずに回復する狭心症と，虚血時間が長く心筋壊死を起こして不可逆的な障害を残す心筋梗塞がある．また，新規に発症した狭心症や狭心発作が増悪するものを不安定狭心症とよび，急性心筋梗塞に移行しやすいので注意が必要である．近年，不安定狭心症と急性心筋梗塞を合わせて，急性冠症候群（acute coronary syndrome；ACS）とよばれている．

　狭心症の分類として，身体的労作や精神的緊張によって心筋酸素消費量が増加したときに狭心発作が起こる労作狭心症，睡眠中や安静時に狭心発作が起こる安静狭心症，さらにその両者の出現様式を示す労作兼安静狭心症がある．安静狭心症は，冠動脈の血管攣縮から起こることが多いため，冠攣縮性狭心症または異型狭心症ともよばれている．労作狭心症の発作の誘因として，早歩きや階段を上ったとき，重い物を持ったとき等の身体的負荷，あるいは激怒等の精神的興奮が挙げられ，一定以上の負荷で発作が誘発され，負荷を取り除くことにより胸痛が軽減する．この痛みは，左肩や左腕，頸部や下顎部に放散することがある（放散痛）．安静狭心症における血管攣縮は，もともと冠動脈の硬化性病変が存在する部位に起こりやすく，早朝や夜間，自律神経活動の不均衡，寒冷刺激，喫煙等の誘因が加わって生じる．しかし胸痛の伝達経路に障害があると，心筋虚血が生じても痛みがなく無症候性となる．この病態として，高齢者や糖尿病患者に多い無痛性心筋梗塞や，可逆的な心筋虚血が生じても狭心痛を自覚しない無症候性心筋虚血が知られている．狭心痛と疾患の重症度とは関係がないので，痛みがないからといって軽症と考えてはならない．

#### 2）診断・検査

　狭心症は，発作の誘因とその出現時間，疼痛の性状と持続時間，発作を緩解するための方法，ニトログリセリンの効果等の情報から診断される．そして，発作時の12誘導心電図における虚血性変化の出現が重要な診断根拠となる．

　一方，急性心筋梗塞は冠血流の途絶により心筋壊死を引き起こす病態なので，診断は症状，心電図検査，心エコー検査，心筋逸脱酵素の上昇等で総合的に診断する．臨床症状では，30分以上持続し冷汗を伴う胸痛が特徴的であり，嘔吐を伴うこともある．

#### 3）運動負荷試験

　**運動負荷試験**（p35参照）は心疾患，とりわけ虚血性心疾患の診断，治療効果判定，運動耐容能評価に用いられる．最も頻度の高い運動負荷

試験の目的は，虚血性心疾患の診断である．すなわち，運動で誘発される狭心症を検出するために行われる．狭心症は，典型的症状（狭心痛）を訴えるときに記録した心電図が，虚血性変化（主にST低下）を示すときに診断が確定されるが，安静時心電図では全く異常を認めず，日常生活で明らかな狭心痛を認めない例も少なくない．運動時における軽い息切れ等，典型的な狭心症状を呈さない場合もあり，運動負荷試験はこのようなときに，安静時には予測できない虚血性心疾患を検出することができる．

心筋梗塞後や心臓外科手術後の心臓リハにおいても，リハ開始時の運動の安全性や運動処方の作成に運動負荷試験は欠かせない．運動負荷試験によって患者の運動耐容能を評価し，その結果をもとに運動処方（特に運動強度設定）や運動・生活指導を行い，さらに職業復帰を判断する．

心臓リハでは，急性心筋梗塞後または心臓術後のベッドサイドでの離床が順調に経過して，病棟内の廊下歩行が確実に行えるようになった時点で運動負荷試験を実施する．この時点で，運動負荷試験を行う目的は，有酸素トレーニングを開始する際の急性期治療効果判定，安全性確認（運動時の血行動態確認）と運動処方のためである．退院前の負荷試験では，運動耐容能の確認を行い，その結果をもとに退院後の在宅での運動療法や生活指導を行い，職場復帰についての助言を行う．退院後の運動負荷試験は定期的に行い，耐容能の変化と運動時の血行動態を評価し，処方の再確認と運動指導が目的になる．運動負荷試験の禁忌と中止基準については**表1，2**に示す[1]（p38参照）．

**心肺運動負荷試験（Cardiopulmonary Exercise Testing；CPX）**は，通常の運動負荷試験に呼気ガス分析を併用したものである．ガス分析を併用することによって，従来は連続して採血を行わないと知り得なかった運動中のエネルギー代謝を，非侵襲的に推定できるようになった．骨格筋での代謝を間接的に知り得るとともに，どのような病態が呼吸に関連するエネルギー代

■ 表1　運動負荷試験の禁忌

〈絶対禁忌〉
1. 虚血を疑わせる新たな安静時心電図上の明らかな変化，発症2日以内の心筋梗塞または他の急性の心イベント．
2. 不安定狭心症．
3. 自覚症状や血行動態悪化を伴うコントロール不十分な不整脈．
4. 有症候性の重度大動脈弁狭窄．
5. コントロールされていない有症候性の心不全．
6. 急性肺塞栓や肺梗塞．
7. 急性心筋炎や心内膜炎．
8. 解離性大動脈瘤やその疑いのあるもの．
9. 発熱，身体の痛み，リンパ節腫脹を伴う急性感染症．

〈相対禁忌〉
1. 左主幹部病変．
2. 中等度の狭窄性心臓弁膜症．
3. 電解質異常（例：低カリウム血症，低マグネシウム血症）．
4. 重度の高血圧（安静時収縮期血圧＞200 mmHg，拡張期血圧＞110 mmHgのいずれか）．
5. 頻脈性不整脈もしくは徐脈性不整脈．
6. 肥大型心筋症およびその他の閉塞性流出路障害．
7. 運動により悪化する神経筋疾患，筋骨格疾患またはリウマチ疾患．
8. 高度房室ブロック．
9. 心室瘤．
10. コントロールされていない代謝性疾患（例：糖尿病，甲状腺中毒，粘液水腫）．
11. 慢性感染症（例：単核球症，肝炎，AIDS）．
12. 運動実施が不可能な精神的または身体的障害．

相対禁忌は負荷試験による利益が危険性を上回る場合に実施することができる．この場合，特に安静時に症状がなければ，低レベルで終了する運動を注意深く実施することができる．

(American College of Sports Medicine, 2010, 文献1, p54を改変)

謝系に影響を与えているかを分析することができる．特に循環器系分野ではAT（anaerobic threshold, 嫌気性代謝閾値）をもとにした運動強度設定がスタンダードとなっている．

### 4）治療・予後・合併症

急性心筋梗塞の診断が確定すると，冠動脈病変の確認や早期再灌流療法を行うために**冠動脈造影検査**が施行される．狭心症の治療目標は，頻発する発作の緩解と予防によって，心筋梗塞への移行を防ぎ，QOLを向上させ生命予後を

### ■ 表2　運動負荷試験の中止基準

〈絶対的中止基準〉
1. 負荷強度の増加にもかかわらず，収縮期血圧が開始前*より10 mmHg以上低下し，他の心筋虚血徴候を伴う．
2. 中等度から重度の狭心症状．
3. 中枢神経症状の増強（例：失調，めまい，失神）．
4. 末梢循環不全の徴候（チアノーゼ，皮膚蒼白）．
5. 心電図や収縮期血圧モニターの技術的困難．
6. 被検者からの中止要求．
7. 持続性心室頻拍．
8. 異常Q波を伴わない誘導（V1とaVRは除く）での1.0 mm以上のST上昇．

*：開始前血圧とは負荷試験開始直前に負荷中と同じ体位で測定された値である．

〈相対的中止基準〉
1. 負荷強度の増加にもかかわらず，収縮期血圧が開始前より10 mmHg以上低下し，他の心筋虚血徴候を伴わない．
2. ST変化（2 mm以上の水平型または下降型のST低下）またはQRS波の顕著な軸変位．
3. 持続性心室頻拍以外の不整脈（多源性心室性期外収縮，心室性期外収縮の3連発，上室性頻拍，心ブロックまたは徐脈）．
4. 疲労，息切れ，喘鳴，下肢の痙攣または跛行．
5. 心室頻拍と鑑別不能な脚ブロックあるいは心室内変行伝導の出現．
6. 胸痛の増強．
7. 高血圧反応（収縮期血圧250 mmHg以上または拡張期血圧115 mmHg以上）．

（American College of Sports Medicine, 2010，文献1，p119を改変）

改善することにある．発作時にはただちに楽な姿勢で安静を保ち，ニトログリセリン錠の舌下投与あるいはニトログリセリンスプレーの口腔内噴霧を行う．発作は2～3分以内に軽快するが，ニトログリセリンの効果が十分でないときは再度投与を繰り返す．改善が認められない場合は，急性心筋梗塞等の重篤な疾患を念頭に救急対応の準備をする．非発作時の治療として，発作の誘因となるような過重な身体的・精神的負荷は避ける．労作時等の発作の出現が予測できる場合には，事前にニトログリセリン錠舌下投与あるいはニトログリセリンスプレーを口腔内噴霧して発作の予防に努める．心筋梗塞の発症早期の根本的治療は早期再灌流療法である．再灌流療法は，発症から再灌流までの時間が短ければ短いほど心筋の壊死範囲が縮小し，有効性がより高くなり予後も良好となる．PCI（percutaneous coronary intervention，経皮的冠動脈インターベンション）によるカテーテル治療が一般的で，病変部位にステントを挿入するのが通常である．急性心筋梗塞入院後の急性期死亡率は約5％といわれており，死因としては心不全，機械的合併症および致死的不整脈が多い．したがって，心臓リハにおいては，急性期はリスク管理をして早期離床を図ることが必要である．

虚血性心疾患患者は，一次予防のみならず二次予防においても，高血圧，脂質代謝異常，肥満，糖尿病，喫煙等の冠危険因子の管理が重要で，薬物療法に加えて，食事療法，運動療法，禁煙指導といった生活習慣の修正（life style modification）がその根幹を成す．したがって，心臓リハは虚血性心疾患患者にとっては必須である．

## 障害構造と評価

急性心筋梗塞や不安定狭心症の患者は，発症初期の危機を乗り越え，重篤な合併症がなければ，院内において急性期リハを一定期間行い退院する．しかし患者は，退院後の生活に関してさまざまな不安を抱くのが普通である．

退院後の社会復帰や梗塞再発予防（二次予防）のためには運動指導も含めた生活指導が重要である．退院前には虚血性心疾患の病態把握として，残存虚血（冠予備能）の有無，心不全（左室ポンプ機能）の有無と不整脈の程度を評価しておく必要がある．また，冠危険因子の有無に関しても理解しておかねばならない．以上の医学的情報を考慮のうえ，患者の家庭環境，経済状態等を参考に，本人ならびに家族（キーパーソン）に復職指導や生活指導をしていく．

### 評価のポイント

具体的な生活，職場復帰指導に関しては，日常生活の各労作や仕事の運動強度を客観的に把握することが大切である．それにはMETs（metabolic equivalents，**代謝等量**）という概念を知

っておくと便利である．これは，さまざまな身体活動の強度を比較するため，酸素摂取量という運動生理学的な客観的指標を基に単純に数値化したものである．1METは酸素摂取量で3.5 mL/kg/minに相当し，座位姿勢で安静にしているときの平均酸素摂取量である．各種身体活動，労働，スポーツがその何倍の酸素摂取量に相当するのかを簡単に数値化して比較できるようにしたものがMETs表である[2]．

METsは，運動負荷試験から得られた強度を換算して，日常レベルの指標として用いることができる非常に便利な概念であるが，常に誤差がつきまとうことに注意する必要がある．推定される酸素摂取量には10～20％の誤差が生じることがあると報告されている．

退院後の日常生活動作の指導をする場合，10分程度の短時間の労作であれば退院前に行う運動負荷試験の最高レベルの強度まで可能で，30分～1時間続く労作であれば負荷試験のAT（嫌気性代謝閾値）強度最高レベルから1MET下げた強度で許可するのがよいとされている．そして数時間続くような職業的労作の場合，運動負荷試験の最高レベルよりも2METs下げた強度が望ましいとされる．

日常生活の労作の区分として，運動生理学的には，動的運動（dynamic exercise）と静的運動（static exercise）に分けられる．動的運動は，酸素消費量と心拍数がおおよそ相関している．それに比べて静的運動は，酸素消費量や心拍数はさほど上がらないが，血圧の上昇が著しいため，過大な心負荷をかけることがある．日常活動での指導においても基本的には，それぞれの労作でどちらの要素が多いのかを判断して指導することが重要である．

## B．心不全

### 疾患像

#### 1）病因・病態

心不全とは低心機能のために末梢組織に十分な酸素が供給されない病態で，息切れや疲労感を主症状とする臨床的な症候群であり，あらゆる心疾患の終末像である．また，臨床現場で最もよく遭遇する疾患でもある．心不全は，心筋梗塞，心筋症等に代表される心筋の喪失かまたは収縮力の減少により，主に左室の収縮力が減退したものと表される．これにより下記に代表される循環動態が特徴である．

・運動時の心拍出量の減少（重症の場合は安静時においても減少する）．
・左室充満圧の上昇．
・代償的な左室容量負荷．
・肺動脈圧や中心静脈圧の上昇．

このような心臓における循環動態の異常は，二次的に組織，器官の変化を引き起こす．まず，骨格筋の代謝を狂わせ組織生化学的性状を変化させる．血管拡張能に障害を起こし，腎不全を招来し，その結果ナトリウムと水分の体内貯留を引き起こす．この結果としていわゆる臨床的心不全が起こり，患者は疲労感と息切れとともに運動耐容能が低下する．

#### 2）診断・検査

心不全患者で特に高齢者を問診する場合，言語障害，難聴や高次脳機能障害が存在することがあり難しい．自覚症状の閾値が高く症状を訴えないこともあり，また症状が食欲低下や倦怠感，疲労感や軽度意識障害等の非典型的症状のみの場合が多いことは注意すべきである．医療者側が積極的に心不全を疑い検査計画を立てることが，初診患者を見逃さないために重要である．

心電図と胸部X線検査は必須である．しかし，心電図上非特異的変化を呈することもある．血液検査ではBNP，肝腎機能，貧血の他に，栄養状態の評価，電解質異常にも目を向け，さらに**甲状腺機能検査**も実施しておきたい．ジギタリス剤を服用している可能性のある患者に関しては，血中ジギタリス濃度を至急測定し，カリウム濃度のチェックも忘れてはならない．

(1) 心電図

**心電図**（electrocardiogram；ECG）は，臨床

で最も広く普及している有用な検査法のひとつであるが，心筋のもう1つの重要な機能であるポンプ機能を評価できないことに注意すべきである．特に注意を要する心電図所見は，不整脈，心筋虚血（狭心症，心筋梗塞）と心筋肥大（肥大型心筋症，高血圧性心肥大等）である．心不全の場合は心房細動に注意を払う．この場合，正常洞調律と比較して心拍出量が20〜30％低下するといわれており，心拍数が多い場合はさらに心機能悪化を念頭に置かねばならない．心房細動患者が発熱や貧血によって心不全症状の悪化をきたすことはよく臨床で遭遇する．

### (2) 心エコー図検査

**心エコー図検査**は，手軽に行え非侵襲的で何回も測定可能であるため，循環器の診断法として非常に優れている．静的な形態診断（壁厚，心内腔の大きさ，弁の性状）のみならず，心筋や弁の動きがリアルタイムに描出でき，心機能の定量的評価が可能である．また，**カラードップラー法**の開発により，心内血流の状態を観察できるようになり，弁逆流，短絡の有無，圧較差や心内圧の推定までできるようになった．まさに心エコー図検査は聴診器に取って代わるほどの循環器系診断には欠かせない存在となっている．

心エコー所見の特に重要な検討項目は次のとおりである．

①心室（特に左心室）と心房の拡大の有無．
②左室後壁と心室中隔の厚さ．
③左室壁運動．
④心機能（駆出率）．
⑤僧帽弁，大動脈弁の異常と逆流．

心室拡張能の評価には心室拡張早期急速流入（E）と心房収縮流入（A）との比（A/E比）が役立つ．高齢者心不全患者の収縮能は比較的保たれているとの報告があり，拡張能評価は重要である．

### (3) SAS

**SAS**（**Specific Activity Scale**）は，心疾患患者の重症度を日常活動時における自覚症状から評

■ 表3　Borgスケール

| 20 | もうだめ |
|---|---|
| 19 | 非常につらい |
| 18 |  |
| 17 | かなりつらい |
| 16 |  |
| 15 | つらい |
| 14 |  |
| 13 | ややつらい |
| 12 |  |
| 11 | 楽である |
| 10 |  |
| 9 | かなり楽である |
| 8 |  |
| 7 | 非常に楽である |
| 6 | 安静 |

価するものであり，心疾患患者の治療効果判定や予後予測に有効とされている．SASは，身体活動ごとに代謝当量（METs）が明記されており，質問票から身体活動レベルが推定可能であり，**NYHA心機能分類**（後述）に比べて運動耐容能や予後との関連が強いとされている．わが国では，日本語版が開発され，特に心不全患者を対象に利用されている[3,4]．

### (4) 運動負荷試験

心不全患者に関しては，運動耐容能（peak$\dot{V}O_2$，最高酸素摂取量）と生命予後が相関する[5]ことが知られており，心臓移植の基準にpeak$\dot{V}O_2$が用いられていることからも，運動耐容能評価の重要性がわかる[6,7]．負荷試験中には，自覚症状，他覚症状，血圧，心拍数，心電図の観察は必ず行う．自覚症状のモニタリングには，**Borgスケール**がよく利用されている（表3）．

### (5) 6分間歩行試験

**6分間歩行試験**（**6-minutes Walk Test；6MWT**）（p37参照）は亜最大下歩行テストとして考案された．6分間にできるだけ長い距離を歩かせて，そのときの歩行距離を測定する運動負荷試験である．患者はでき得る最大の速度を6分間維持する必要がある．患者に最大限の努力を引き出させ維持するためには，声かけによ

■ 表4　NYHA 心機能分類

| | |
|---|---|
| Ⅰ度: | 心疾患はあるが身体活動に制限はない. 日常的な身体活動では著しい疲労, 動悸, 呼吸困難, あるいは狭心痛を生じない. |
| Ⅱ度: | 軽度の身体活動の制限がある. 安静時には無症状. 日常的な身体活動で疲労, 動悸, 呼吸困難, あるいは狭心痛を生じる. |
| Ⅲ度: | 高度な身体活動の制限がある. 安静時には無症状. 日常的な身体活動以下の労作で疲労, 動悸, 呼吸困難, あるいは狭心痛を生じる. |
| Ⅳ度: | 心疾患のためいかなる身体活動も制限される. 心不全症状や狭心痛が安静時にも存在する. わずかな労作でこれらの症状は増悪する. |
| (付) | Ⅱs度: 身体活動に軽度制限のある場合.<br>Ⅱm度: 身体活動に中等度制限のある場合. |

(The criteria committee of the New York Heart Association, 1994)[9]

■ 表5　Killip 分類: 急性心筋梗塞における心機能障害の重症度分類

| | |
|---|---|
| クラスⅠ: | 心不全の徴候なし. |
| クラスⅡ: | 軽度〜中等度心不全. ラ音聴取領域が全肺野の 50% 未満. |
| クラスⅢ: | 重症心不全. 肺水腫, ラ音聴取領域が全肺野の 50% 以上. |
| クラスⅣ: | 心原性ショック. 血圧 90 mmHg 未満, 尿量減少, チアノーゼ, 冷たく湿った皮膚, 意識障害を伴う. |

(Killip et al, 1967)[10]

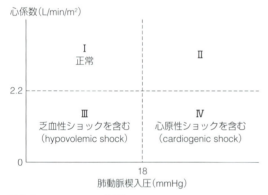

■ 図1　Forrester 分類

(Forrester et al, 1976)[11]

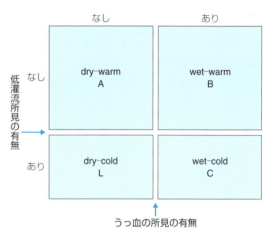

■ 図2　Nohria–Stevenson 分類
〈うっ血所見〉
起座呼吸, 頸静脈圧の上昇, 浮腫, 腹水, 肝頸静脈逆流.
〈低灌流所見〉
小さい脈圧, 四肢冷感, 傾眠傾向, 低 Na 血症, 腎機能悪化.

(Nohria et al, 2003)[12]

る励ましが重要である.

　6MWT の負荷量を規定しているのは歩行速度であり, 歩行速度はあくまでも患者自身の努力に影響される. 酸素摂取量の経時的変化を検討した研究では, 2〜3分以降, 酸素摂取量はプラトーになると報告されている. よって, 酸素摂取量の点からも, 6MWT では定常負荷がかかっていることが示されている. 心不全や慢性呼吸器疾患といった耐容能が低い患者に主として応用されている. 6MWT は**症候限界性漸増運動負荷試験**と比べて, 安全で簡便に実施可能であり, 患者個人の日常生活活動をよく反映することから, 患者の身体活動を促す自己評価や自己管理のツールとして有用性が高いと考えられる[8].

#### (6) 心不全の臨床的分類

　慢性心不全の程度や重症度を示す分類には自覚症状から判断する **NYHA (New York Heart Association) 心機能分類**(表4), 急性心筋梗塞 (acute myocardial infarction; AMI) 時や心不全急性期には他覚所見に基づく **Killip 分類**(表5), 血行動態指標による **Forrester 分類**(図1)がある. Killip 分類および Forrester 分類とも病型の進行に伴い死亡率の増加が示されている. **Nohria–Stevenson 分類**(図2)は末梢循環および肺聴診所見に基づいた心不全患者のリスクプロファイルとして優れている.

### 3) 治療・予後・合併症

　心不全急性期は肺うっ血を呈することが一般的で, これに対して薬物治療で前負荷軽減を図

■ 表6　虚血性心疾患の評価一覧

| 障害 | | 評価方法 | 評価項目・目的 |
|---|---|---|---|
| 機能障害 | 冠予備能 | 運動負荷 | 狭心痛，虚血性変化（心電図） |
| | | 負荷心エコー | 壁運動異常 |
| | | 負荷心筋シンチグラフィー | 心筋 viability |
| | | 冠動脈造影 | 冠動脈狭窄 |
| | | 冠動脈 CT | 冠動脈狭窄 |
| | | ホルター心電図 | 日常活動と虚血性変化 |
| | | 血管内エコー，内視鏡 | 動脈硬化 |
| | ポンプ機能 | 心エコー | 心拍出量，内腔径，駆出率，逆流，壁運動異常，血栓形成 |
| | | 運動負荷 | 運動時間，酸素摂取量 |
| | | 心プールシンチグラフィー | 心拍出量，壁運動異常 |
| | | 冠動脈造影 | 心拍出量，逆流，壁運動異常 |
| | | 心臓 MRI | 心拍出量，壁運動異常 |
| | 不整脈 | 運動負荷 | 不整脈有無 |
| | | ホルター心電図 | 不整脈有無 |
| 活動制限 | 運動耐容能低下 | 運動負荷試験，日常活動 | 自覚症状，Borg スケール，酸素摂取量，AT：anaerobic threshold |
| | ADL 障害 | NYHA 心機能分類，SAS | |

■ 表7　心不全の評価一覧

| 障害 | | 評価方法 | 評価項目・目的 |
|---|---|---|---|
| 機能障害 | 低心機能 | 自覚症状 | 起座呼吸，呼吸困難，息切れ，頻呼吸，喘鳴，動悸，易疲労感，食欲不振，膨満感 |
| | | 聴診 | 肺ラ音，水泡音，ギャロップ，Ⅲ音Ⅳ音聴取 |
| | | 身体所見 | 冷汗，チアノーゼ，四肢冷感，低血圧，乏尿，頸静脈怒張，不穏状態 |
| | | 胸部レントゲン | 肺うっ血所見，心陰影拡大 |
| | | 心エコー | 駆出率，壁運動，下大静脈呼吸性変動，心腔，壁厚，弁逆流，圧格差，拡張能 |
| | 不整脈 | 心電図 | 頻脈，徐脈，波形 |
| | | 運動負荷試験 | 心筋虚血，運動時不整脈，心拍応答 |
| 活動制限 | 運動耐容能低下 | 運動負荷試験 | トレッドミル，自転車エルゴメータ，心肺運動負荷試験 |
| | ADL 能力低下 | NYHA 心機能分類 | 身体活動時の心不全症状 |
| | | SAS | 身体活動における METs 測定 |
| | | 6 分間歩行試験 | 運動耐容能 |

ることはもちろんであるが，低心拍出量のため過度の投与は避けるべきである．拡張不全では心拍出量を保つためには高めの左室拡張期圧を要することが多い．一般的には利尿薬投与から治療を開始し，病態に応じて他の薬剤を投与することが多いが，低ナトリウム血症，BUN 上昇等に注意する．カリウム保持性利尿薬を用いているときは高カリウム血症に注意する．血管拡張薬は前負荷，後負荷いずれの軽減目的でも用いられるが，特に拡張不全では心拍数を増加させる血管拡張薬は避けるべきである．

頻拍型の心房細動では心拍数コントロールにジギタリスが非常に有用であるが，洞調律例での効果については疑問視されている．心室収縮

力が保たれている場合，強心薬はなるべく避けたほうがよいと考えられる．

## 障害構造と評価

心不全は，心臓を中心とする血行動態異常以外の臓器障害，例えば肺，腎臓，骨格筋等にみられるうっ血，体液貯留，筋萎縮等これら全身的な二次的変化の総合を特徴とする．この結果としていわゆる臨床的心不全が起こり，患者は疲労感と息切れとともに運動耐容能が低下する．

心不全の治療は増悪期を脱したら，塩分制限を中心とする水分管理を行う．カロリーは十分量補給することを心がける．近年心不全に有効な薬物が出てきているので，服薬管理も重要である．

## 評価のポイント

心不全患者は，加齢とともに単一疾患のみを保有する患者の割合は減少し，複数の疾患を保有する多疾患有病者の割合が増加してくる．加齢とともに疾患が重なり合い，医学的にも社会的にも対応が困難になる．すなわち，多くの高齢心臓病患者は生活習慣病といわれる高血圧，糖尿病，脂質異常症等を複数持つ他に，腎臓病や脳血管疾患，慢性の膝関節疾患や脊椎症，前立腺肥大や難聴や白内障，不眠症や認知症，齲歯や白癬に至るまで複数の診療科に及ぶさまざまな疾患が重なり合っている．これらの疾患が慢性的に経過して臓器障害を引き起こし，患者のQOLを低下させ生活障害を引き起こす．

〔牧田　茂〕

### 文献

1) American College of Sports Medicine：ACSM's Guidelines for Exercise Testing and Prescription 8th ed, Lippincott Wiliams and Wilkins, 2010.
2) 野原隆司・他：心血管疾患におけるリハビリテーションに関するガイドライン（2012年改訂版），日本循環器学会：http://www.j-circ.or.jp/guideline/pdf/JCS2012_nohara_h.pdf
3) Sasayama S et al：Evaluation of functional capacity of patients with congestive heart failure. In：Yasuda H et al(eds), New Aspects in the Treatment of Failing Heart, Springer-Verlag, 1992, pp113-117.
4) 麻野井英次：心不全の重症度評価─実際的なアプローチとは．内科 91：431-434, 2003.
5) Mancini DM et al：Value of peak exercise oxygen consumption for optimal timing of cardiac transplantation in ambulatory patients with heart failure. Circulation 83：778, 1991.
6) Miller LW et al：Medical management of heart and lung failure and candidate selection report of the consensus conference on candidate selection for heart transplantation-1993. J Heart Lung Transplant 14：562, 1995.
7) Pina IL：Optimal candidates for heart transplantation. Is 14 the magic number? JACC 26：436, 1995.
8) Du HY et al：A review of the six-minutes walk test：Its implication as a self-administered assessment tool. Eur J Cardiovasc Nursing 8：2, 2009.
9) The criteria committee of the New York Heart Association：Nomenclature and criteria for diagnosis of diseases of the heart and great vessels. 9th ed, Little Brown & Co, Boston, 1994, pp253-256.
10) Killip T, Kimball JT：Treatment of myocardial infarction in a coronary care unit：A two year experiment with 250 patients. Am J Cardiol 20：457-464, 1967.
11) Forrester JS et al：Medical therapy of acute myocardial infarction by application of hemodynamic subsets (second of two parts). N Engl J Med 295：1404-1413, 1976.
12) Nohria A et al：Clinical assessment identifies hemodynamic profiles that predict outcomes in patients admitted with heart failure. J Am Coll Cardiol 41：1797-1804, 2003.

Ⅱ章 疾患編

# 24. 糖尿病・メタボリックシンドローム

## A. 糖尿病

### 疾患像

糖尿病は，インスリン作用の不足により生じる慢性の高血糖を主徴とする代謝疾患群である[1]．成因論的には，1型糖尿病と2型糖尿病に分類される．1型糖尿病については他の成書に譲りたい．2型糖尿病は，インスリンの絶対的欠乏はないものの，その作用が相対的に不足し，慢性の高血糖状態を呈するものである．本項では2型糖尿病について述べる．

食生活の欧米化や車社会による運動不足等から，糖尿病罹患者は年々増加しているといわれている．厚生労働省発表の国民健康栄養・健康調査結果によると，「糖尿病が強く疑われるもの」の割合は男性18.1％，女性10.5％である．この10年間でみると，男女とも有意な増減はみられない．年齢階級別にみると，年齢が高い層でその割合が高い[2]．後述するように，コントロール不良例では三大合併症をはじめとする種々の合併症を惹起し，健康寿命を短縮し，予後に悪影響を及ぼす．したがって，血糖のみならず，血圧，脂質，体重の良好なコントロールを保つことが極めて肝要である．

### 1) 症状

健常者では，血糖値は空腹時で110 mg/dL未満，75gOGTT負荷2時間値も140 mg/dL未満である．

未治療例では，インスリン作用不足の結果，高血糖をきたし，これによる症状が発現する．しかし，血糖値が徐々に上がってくる例も多数あり，初期には無症状のことがほとんどで，健診で指摘される例も珍しくない．

300 mg/dLや400 mg/dL等著しい高血糖に至ると，口渇，多飲，多尿，体重減少，易疲労感等が出現する．さらに進むと合併症が疑われる症状(視力低下，足のしびれ感，歩行時下肢痛，発汗異常，便秘，下痢，足の潰瘍・壊疽等)が出現する[1]．

### 2) 病因と病態

インスリン作用とは，膵臓のランゲルハンス島β細胞から分泌されたインスリンによって体の組織(特に肝臓，骨格筋，脂肪組織)でブドウ糖を中心とした代謝調節がなされることである．インスリン作用の不足の原因としては，インスリンの分泌不足や，末梢組織でのインスリン感受性の低下(インスリン抵抗性)等が挙げられる．また，この両者が組み合わされることによっても生じる．

このインスリン作用不足により，高血糖を代表とする種々の代謝異常が引き起こされる．糖代謝のみならず，脂質・蛋白代謝のうえでも代謝異常が惹起される．この代表的な糖代謝障害である慢性の高血糖状態をはじめとする全身での代謝障害が長期間続くことにより，合併症である最小血管症，大血管症が引き起こされるのである．その成因の詳細については成書に譲るが，糖毒性等に加え高血圧症，脂質異常症も関与しているとされている．

### 3) 診断

日本糖尿病学会が2012年に発表した糖尿病の判定基準を図1[1]に示す．

次に，診断の進め方であるが，まず初回検査で，①空腹時血糖値≧126 mg/dL以上，②75g

| | 血糖測定時間 | | | 判定区分 |
|---|---|---|---|---|
| | 空腹時 | | 負荷後2時間 | |
| 血糖値（静脈血漿値） | 126 mg/dL 以上 | ◀または▶ | 200 mg/dL 以上 | 糖尿病型 |
| | 糖尿病型にも正常型にも属さないもの | | | 境界型 |
| | 110 mg/dL 未満 | および | 140 mg/dL 未満 | 正常型[注2] |

注1) 血糖値は，とくに記載のない場合には静脈血漿値を示す．
注2) 正常型であっても1時間値が 180 mg/dL 以上の場合は 180 mg/dL 未満のものに比べて糖尿病に悪化する危険が高いので，境界型に準じた取り扱い（経過観察など）が必要である．また，空腹時血糖値が 100〜109 mg/dL は正常域ではあるが，「正常高値」とする．この集団は糖尿病への移行や OGTT 時の耐糖能障害の程度からみて多様な集団であるため，OGTT を行うことが勧められる．

■ 図1　空腹時血糖値[注1]および 75 gOGTT による判定区分と判定基準
〔（日本糖尿病学会糖尿病診断基準に関する調査検討委員会：糖尿病の分類と診断基準に関する委員会報告．糖尿病 55：492, 2012）を日本糖尿病学会，2018，文献 1, p21 が一部改変したものを転載〕

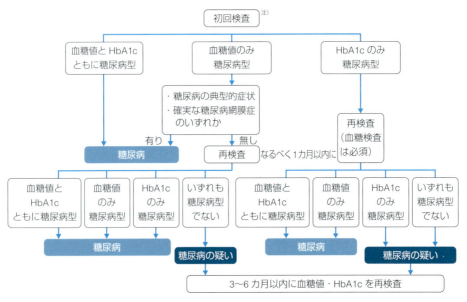

注) 糖尿病が疑われる場合は，血糖値と同時に HbA1c を測定する．同日に血糖値と HbA1c が糖尿病型を示した場合には，初回検査だけで糖尿病と診断する．

■ 図2　糖尿病の臨床診断のフローチャート
〔（日本糖尿病学会糖尿病診断基準に関する調査検討委員会：糖尿病の分類と診断基準に関する委員会報告．糖尿病 55：494, 2012）を日本糖尿病学会，2018，文献 1, p23 が一部改変したものを転載〕

OGTT の2時間値≧200 mg/dL，③随時血糖値≧200 mg/dL，④ HbA1c が 6.5% 以上（①〜④を糖尿病型という）のうち，いずれかを満たし，さらに別の日に行った検査で①〜④のいずれかを示せば，糖尿病と診断してよい（図2）[1]．ただし，初回検査と再検査の少なくとも一方で，必ず血糖値の基準を満たしていることが必要で，HbA1c のみの反復検査でによる診断は不可である．また，血糖値と HbA1c を同時測定し，ともに糖尿病型であることが確認されれば，初回検査のみで糖尿病と診断できる．境界型は 75gOGTT で，糖尿病型にも正常型にも属さない血糖値を示す群である．WHO 分類での IGT（impaired glucose tolerance，耐糖能異常）と IFG（impaired fasting glucose，空腹時血糖異常）がこの群に相当する（図3）[1]．

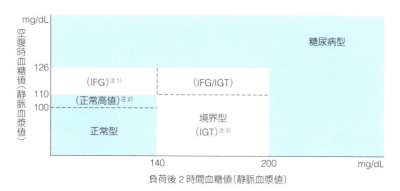

注 1) IFG は空腹時血糖値 110〜125 mg/dL で, 2 時間値を測定した場合には 140 mg/dL 未満の群を示す (WHO). ただし ADA では空腹時血糖値 100〜125 mg/dL として, 空腹時血糖値のみで判定している.
注 2) 空腹時血糖値 100〜109 mg/dL は正常域ではあるが,「正常高値」とする. この集団は糖尿病への移行や OGTT 時の耐糖能障害の程度からみて多様な集団であるため, OGTT を行うことが勧められる.
注 3) IGT は WHO の糖尿病診断基準に取り入れられた分類で, 空腹時血糖値 126 mg/dL 未満, 75 gOGTT2 時間値 140〜199 mg/dL の群を示す.

■ 図 3　空腹時血糖値および 75 g OGTT による判定区分

(日本糖尿病学会, p25, 2018)[1]

### 4) 治療

糖尿病治療の最大の目標はいうまでもなく, 合併症の予防ならびに進展の抑制である. それによって, 健常者と変わらない生活を送ることができ, 寿命を全うできると期待されるからである. この観点から,「血糖コントロール指標と評価」の優(6.2％未満；NGSP 値)および良(6.2〜6.9％未満；NGSP 値)を目指すべきである, とされてきた[3]. しかしながら, 2013 年の第 56 回日本糖尿病学会年次学術集会で「熊本宣言 2013」が採択され, その中で「HbA1c は 7％未満に保ちましょう：Keep your A1c below 7％」とされた[4]. また, 個々の症例の年齢, 合併症, 社会的環境等の状況に応じ, 適切な治療計画を立案すべきである. 合併症が重篤な場合やコントロール不良期間が長期にわたっている症例(特に高齢者)等では, 急激な血糖値の低下により, 網膜症や神経障害等の合併症が悪化する場合があるので, 慎重に血糖を下げていくことが望ましい. 高齢(65 歳以上)の糖尿病患者では, 高齢になって発症した者と青壮年発症の糖尿病で高齢になった者に分けて考えるべきであり, 患者の年齢, 罹病期間, 臓器障害, 低血糖の危険性, サポート体制等を考慮して, 血糖コントロールの目標を決定する(図 4)[1].

コントロール指標としては, 空腹時血糖値, 随時血糖値(特に食後 2 時間値)と HbA1c が頻用されている. HbA1c は過去 1〜2 カ月間の平均血糖値を反映する指標であり, 血糖コントロール状況の最も重要な指標といえる. 生活指導や薬物療法によってもコントロール不可の状態が 3 カ月以上続く場合は, 専門医に紹介するか専門医の助言を受ける.

糖尿病治療の柱は, 食事, 運動, 薬物療法である. 詳細は成書を参考にされたい.

### 5) 予後と合併症

前述のように血糖コントロール, 血圧, 脂質代謝のすべてが良好にコントロールされ, 適切な体重が維持されている場合は, 健常者と変わらない生活を送ることができる. しかしながら, 合併症が進展, 増悪すると健康寿命はおろか, 生命予後に悪影響を及ぼすことになる. 具体的には, 細小血管合併症と大血管症である. 細小血管合併症には, 腎症, 網膜症, 神経障害がある.

コントロール不良例では, 腎症では腎不全から透析導入に至る. この糖尿病性腎症は透析導入疾患第 1 位であり, 年間約 16,000 人が新規透析導入となっている. 網膜症では, 中途失明

| | | カテゴリーⅠ | カテゴリーⅡ | カテゴリーⅢ |
|---|---|---|---|---|
| 患者の特徴・健康状態 注1) | | ①認知機能正常 かつ ②ADL自立 | ①軽度認知障害～軽度認知症 または ②手段的ADL低下,基本的ADL自立 | ①中等度以上の認知症 または ②基本的ADL低下, または ③多くの併存疾患や機能障害 |
| 重症低血糖が危惧される薬剤(インスリン製剤,SU薬,グリニド薬など)の使用 | なし 注2) | 7.0% 未満 | 7.0% 未満 | 8.0% 未満 |
| | あり 注3) | 65歳以上75歳未満 7.5%未満 (下限6.5%) / 75歳以上 8.0%未満 (下限7.0%) | 8.0% 未満 (下限7.0%) | 8.5% 未満 (下限7.5%) |

治療目標は，年齢，罹病期間，低血糖の危険性，サポート体制などに加え，高齢者では認知機能や基本的ADL，手段的ADL，併存疾患なども考慮して個別に設定する．ただし，加齢に伴って重症低血糖の危険性が高くなることに十分注意する．

注1) 認知機能や基本的ADL（着衣，移動，入浴，トイレの使用など），手段的ADL（IADL：買い物，食事の準備，服薬管理，金銭管理など）の評価に関しては，日本老年医学会のホームページ（http://www.jpn-geriat-soc.or.jp/）を参照する．エンドオブライフの状態では，著しい高血糖を防止し，それに伴う脱水や急性合併症を予防する治療を優先する．

注2) 高齢者糖尿病においても，合併症予防のための目標は7.0%未満である．ただし，適切な食事療法や運動療法だけで達成可能な場合，または薬物療法の副作用なく達成可能な場合の目標を6.0%未満，治療の強化が難しい場合の目標を8.0%未満とする．下限を設けない．カテゴリーⅢに該当する状態で，多剤併用による有害作用が懸念される場合や，重篤な併存疾患を有し，社会的サポートが乏しい場合などには，8.5%未満を目標とすることも許容される．

注3) 糖尿病罹病期間も考慮し，合併症発症・進展阻止が優先させる場合には，重症低血糖を予防する対策を講じつつ，個々の高齢者ごとに個別の目標や下限を設定してもよい．65歳未満からこれらの薬剤を用いて治療中であり，かつ血糖コントロール状態が図の目標や下限を下回る場合には，基本的に現状を維持するが，重症低血糖に十分注意する．グリニド薬は，種類・使用量・血糖値等を勘案し，重症低血糖が危惧されない薬剤に分類される場合もある．

【重要な注意事項】糖尿病治療薬の使用にあたっては，日本老年医学会編「高齢者の安全な薬物療法ガイドライン」を参照すること．薬剤使用時には多剤併用を避け，副作用の出現に十分に注意する．

■ 図4　高齢者糖尿病の血糖コントロール目標（HbA1c値）
（日本老年医学会・日本糖尿病学会編・著：高齢者糖尿病診療ガイドライン2017，p.46，南江堂，2017）

原因の第1位となっている．神経障害では，便秘等の胃腸障害の他，四肢の感覚障害，それと関連する下腿切断もある．大血管症では，心筋梗塞や脳梗塞，閉塞性動脈硬化症等を発症する（図5）[5]．

## 障害構造と評価

### 1) 腎症の評価

早期腎症の診断は微量アルブミン尿の出現によって行う．そのため，少なくとも年に1回は尿中アルブミン（随時尿）を行うべきである．腎機能評価に用いられるGFR（glomerular filtration rate，糸球体濾過量）は，血清クレアチニン値あるいはシスタチンCから算出される推算糸球体濾過値（estimated GFR；eGFR）（p398参照）を指標にすることもある．表1[1]に，病期分類とCKD重症度分類との関係を示す．

### 2) 網膜症の評価

まず診断確定時に眼科を受診させ，糖尿病性網膜症の有無を評価すべきである．以降は少な

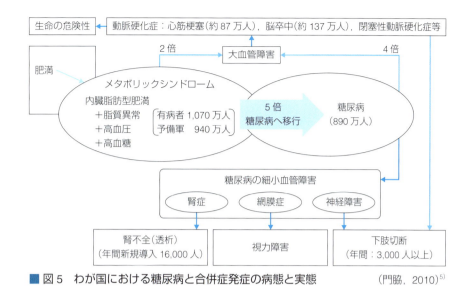

■ 図5　わが国における糖尿病と合併症発症の病態と実態　　　　　　（門脇，2010）[5]

■ 表1　糖尿病腎症病期分類とCKD重症度分類との関係

| アルブミン尿区分 | | | A1 | A2 | A3 |
|---|---|---|---|---|---|
| 尿アルブミン定量 | | | 正常アルブミン尿 | 微量アルブミン尿 | 顕性アルブミン尿 |
| 尿アルブミン/Cr比（mg/gCr） | | | 30未満 | 30〜299 | 300以上 |
| 尿タンパク/Cr比（g/gCr） | | | | | (0.50以上) |
| GFR区分（mL/分/1.73m$^2$） | G1 | ≧90 | 第1期<br>（腎症前期） | 第2期<br>（早期腎症期） | 第3期<br>（顕性腎症期） |
| | G2 | 60〜89 | | | |
| | G3a | 45〜59 | | | |
| | G3b | 30〜44 | | | |
| | G4 | 15〜29 | 第4期<br>（腎不全期） | | |
| | G5 | <15 | | | |
| （透析療法中） | | | 第5期<br>（透析療法期） | | |

〔（糖尿病性腎症合同委員会：糖尿病性腎症病期分類2014の策定（糖尿病性腎症病期分類改訂）について．糖尿病 **57**：529-534，2012）を日本糖尿病学会，2018，文献1，p87が一部改変したものを転載〕

くとも年1回の定期受診が望ましく，リスクの高い例ではより短い期間での眼科の受診が勧められる．

### 3）糖尿病性神経障害の診断

診断に際しては，神経症状の聴取を行うとともに，痛覚（爪楊枝，竹串），振動覚（C128音叉），圧痛覚（モノフィラメント）等の感覚検査や**アキレス腱反射検査**を実施し，総合的に評価する．足の乾燥，亀裂，胼胝，潰瘍等の所見は神経障害の存在を示唆しているので参考になる．自律神経機能の評価に**心拍変動測定**（p254参照）は簡便で有用である．**神経伝導検査**はこの診断を確実にするために必須であり，無症候性神経障害の診断に有用である．表2[6]に分類を示す．

## B. メタボリックシンドローム

### 疾患像

メタボリックシンドロームとは，「インスリン抵抗性・動脈硬化惹起性リポ蛋白異常・血圧高値を個人に合併する心血管病易発症状態」と定義づけられている[7]．すなわち，糖尿病やその予備群，脂質代謝異常，高血圧症等複数の疾病が重なり，動脈硬化が著しく進行し，その結果心筋梗塞や脳卒中等の心血管疾患が乗数効果

■表2　糖尿病神経障害の分類と主な症状

| 分類 | 症状 |
|---|---|
| 多発神経障害 | |
| 　感覚運動神経障害 | しびれ感，錯感覚，冷感，自発痛，アロディニア，感覚鈍麻 |
| 　自律神経障害 | 瞳孔機能異常，発汗異常，起立性低血圧，胃不全麻痺，便通異常（便秘，下痢），胆嚢無力症，膀胱障害，勃起障害，無自覚低血糖など |
| 　急性有痛性神経障害 | （治療後神経障害など） |
| 単神経障害 | |
| 　脳神経障害 | 外眼筋麻痺（動眼・滑車・外転神経麻痺），顔面神経麻痺など |
| 　体幹・四肢の神経障害 | 手根管症候群，尺骨神経麻痺，腓骨神経麻痺，体幹部の単神経障害など |
| 糖尿病筋萎縮（腰仙部根神経叢神経障害） | 典型例は片側～両側性殿部・大腿部筋萎縮，筋力低下を呈し疼痛を伴う |

(日本糖尿病学会，2016)[6]

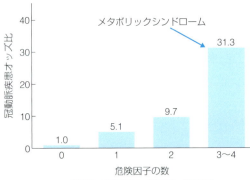

労働省による全国12万人の労働者の10年間の検診データを基に冠動脈疾患発症のオッズ比を計算したもの．肥満，高脂血症，高血圧，糖尿病の危険因子を3つ以上もつと，危険因子を持たない人に比べてオッズ比が30倍以上になる．

■図5　危険因子の数と冠動脈疾患の発症

(前田・他，2005)[9]

的に増加する状態である(図5)[8,9]．この疾患概念が注目され出したのは1980年代後半で，「シンドロームX」や「死の四重奏」等とよばれたりした．1999年になってWHOがこのような病態をメタボリックシンドロームとよぶことを提案した．

わが国においては，2012年の厚生労働省発表の国民健康・栄養調査結果，ならびに2017年の同結果によると，20歳以上においてメタボリックシンドロームが疑われる割合は，男性は24.7％と27.8％，女性は9.4％と12.9％，予備軍は男性が23.6％と23.6％，女性が7.7％と7.5％と，少なくとも減少傾向は認められないといえるだろう．また，40～74歳でみると遅くとも2012年も現在も男性の2人に1人，女性の5人に1人がメタボリックシンドロームが強く疑われるものまたは予備軍であるということになる[10,11]．

### 1）症状

糖尿病や高血圧症，脂質異常症等が組み合わさった状態であり，したがってメタボリックシンドロームに特徴的な症状はない．繰り返しになるが，動脈硬化が著しく進行していくのがその特徴である．

### 2）病因・病態

その基盤にあるのは，第1に内臓脂肪の過剰な蓄積である．脂肪組織は，以前は単にエネルギーの貯蔵等といった意味でとらえられていたが，近年脂肪細胞は，種々のホルモンやサイトカインすなわちアディポサイトカイン(adipo＝脂肪の)を分泌することが明らかとなってきた．内臓脂肪が過剰に蓄積されると，肥大化した脂肪細胞が機能異常を呈し，易血栓性，易炎症性サイトカインの分泌が亢進し，一方で抗炎症性サイトカインの分泌が減弱する．結果，インスリン抵抗性の亢進，高血圧，耐糖能異常，脂質

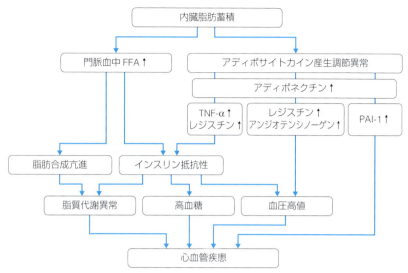

FFA：遊離脂肪酸，PAI-1：プラスミノーゲンアクチベーターインヒビター1，TNF：腫瘍壊死因子

■ 図6　メタボリックシンドロームの病態

(日本肥満学会，2016)[12]

■ 表3　メタボリックシンドロームの診断基準

| 内臓脂肪(腹腔内脂肪)蓄積 | |
|---|---|
| ウエスト周囲径 | 男性≧85 cm<br>女性≧90 cm |
| (内臓脂肪面積　男女とも≧100 cm² に相当) | |
| 上記に加え以下のうち2項目以上 | |
| 高トリグリセライド血症<br>かつ／または<br>低 HDL コレステロール血症 | ≧150 mg/dL<br><br><40 mg/dL<br>男女とも |
| 収縮期血圧<br>かつ／または<br>拡張期血圧 | ≧130 mmHg<br><br>≧85 mmHg |
| 空腹時高血糖 | ≧110 mg/dL |

※ CTスキャンなどで内臓脂肪量測定を行うことが望ましい．

※ウエスト径は立位，軽呼気時，臍レベルで測定する．脂肪蓄積が著明で臍が下方に偏位している場合は肋骨下縁と前上腸骨棘の中点の高さで測定する．

※メタボリックシンドロームと診断された場合，糖負荷試験が薦められるが診断には必須ではない．

※高 TG 血症，低 HDL-C 血症，高血症，糖尿病に対する薬剤治療をうけている場合は，それぞれの項目に含める．

※糖尿病，高コレステロール血症の存在はメタボリックシンドロームの診断から除外されない．

(メタボリックシンドローム診断基準検討委員会，2005)[7]

代謝異常等を惹起，進行させ，全身の動脈硬化に結びつくとされている(図6)[12].

### 3）診断

2005年にメタボリックシンドローム診断基準検討委員会がその診断基準を発表した(表3)[7]．わが国の立場は前述のように，内臓脂肪の蓄積がその源流にあるとの立場を示しているのが特徴といえよう．

### 4）治療

基盤は内臓脂肪の蓄積にあると前述したが，ではなぜこのような状態に至るのか．ひと言でいえば，日常生活での運動量の減少，食生活における過剰なカロリー摂取，動物性脂質摂取量の増加，塩分の過剰な摂取等，いわゆる生活習慣と関連しているところが大きいだろう．逆にいえば，こういった生活習慣を改めることこそが極めて肝要なのである．

治療の進め方としては，図7のように，現体重の5〜10％減を目安に目標を設定する[12]．このくらいの減量で種々の代謝学的改善がもたらされることが報告されているのである[13]．加えて，いったん得られた減量がリバウンドしないよう定期的な指導，確認が重要である．なぜ

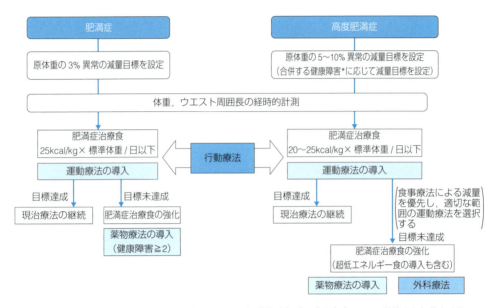

標準体重はもっとも疾病の少ない BMI22 を基準として，標準体重(Kg)＝身長(m)²×22 で計算された値とする．
3〜6ヵ月を目安に各治療成果を評価．

■ 図7　肥満症治療指針

（日本肥満学会，2016，文献 12 を一部改変）

■ 表4　メタボリックシンドロームの評価一覧

| 障害 | | 評価方法 | 評価項目と評価目的 |
|---|---|---|---|
| 機能障害 | 循環器障害 | 血圧測定<br>心電図，胸部 X 線，心エコー，冠動脈造影<br>血流測定，下肢超音波検査等 | 高血圧の診断<br>冠動脈疾患，不整脈，心不全の有無<br>閉塞性動脈硬化症，深部静脈血栓症 |
| | 神経障害 | 頭部 CT/MRI 等<br>理学所見 | 梗塞部位や範囲<br>麻痺や感覚障害等 |
| | 呼吸障害 | アプノモニター，ポリソムノグラフィー | 閉塞型睡眠時無呼吸症候群の診断 |
| | 腎機能障害 | 検尿，尿中微量アルブミン<br>血液生化学検査（クレアチニン，尿素窒素，尿酸値，カリウム，蛋白等）<br>腎機能検査<br>腎生検 | 腎症の診断<br>腎症の重症度判定<br><br>腎症の重症度判定<br>腎症の確定診断 |
| | 肝機能障害 | 血液生化学検査<br>超音波検査，CT scan，MRI 等 | 肝障害の重症度判定<br>非アルコール性脂肪肝炎(NASH)の診断 |
| 活動制限 | 運動耐容能 | 6分間歩行試験 | 全身耐久性，筋力の評価 |
| | ADL 障害 | Barthel Index, FIM | 日常生活能力の評価 |
| 参加制約 | 在宅生活困難 | 家屋評価 | 家屋の改造 |
| | 職業復帰困難 | 職業評価 | 職場内での配置転換等 |
| QOL | 生活の質的障害 | SF-36® 等 | 身体的健康，心の健康，日常役割機能<br>日常役割機能(精神)，身体の痛み，<br>全体的健康観，活力，社会生活機能 |

なら，内臓脂肪は代謝サイクルが早いので分解されやすく，また蓄積されやすいという特徴を持つからである．まさに生活習慣病といわれるゆえんである[14]．

### 5) 予後

メタボリックシンドロームの予後は，ひとえに心血管疾患を発症するか否かにかかってくる．心筋梗塞や脳梗塞，閉塞性動脈硬化症等種々の心血管疾患を予防することができれば，あるいは生活習慣を改善し，糖代謝異常や高血圧症，脂質異常症を十分コントロールし，肥満症を是正すれば心血管疾患発症のリスクを低減することができるだろう．

## 障害構造と評価

予後の項でも述べたが，どこの血管に動脈硬化（閉塞）をきたしたかで，障害構造が変化する．例えば，脳梗塞であれば，運動機能障害としての片麻痺，失調等があり，表4には挙げなかったが高次脳機能障害を合併すれば，失語症や失行等があり，また構音障害や嚥下障害もある．

このように動脈硬化の部位や程度を把握することが重要であるが，動脈硬化を診断するうえで，種々の臓器において特徴的な検査や指標を挙げる（表4）．

血液生化学検査においては，脂質代謝を示す，LDL-c，HDL-c，TGや糖代謝の指標である空腹時血糖値や随時血糖値，HbA1cが重要である．これらを該当する疾患のガイドラインに沿ってコントロールすることが必要である．頭部CTや頭部MRIでは発症の予測はもちろんできないが，MR-angioやIMTを評価することで，脳動脈瘤の有無や狭窄部位，程度を把握でき，脳外科的な手術で脳血管疾患の予防につながることもある．閉塞性動脈硬化症については，下肢造影CTやMRI，あるいは超音波検査等で可視的に評価できる．より簡便な足関節上腕血圧比（ankle-brachial pressure index；ABI）を用いることもある．

これらの動脈硬化性疾患により，リハビリテーション後でも種々の能力低下が後遺した場合は，介護保険や身体障害者手帳を用いての社会資源を利用し，積極的に社会参加を図ることとなる．

（原田 卓）

---

文献

1) 日本糖尿病学会編・著：糖尿病治療ガイド2018-2019，文光堂，2018，pp21，23，25，87．
2) 厚生労働省：https://www.mhlw.go.jp/content/10904750/000351576.pdf
3) 日本糖尿病学会編・著：糖尿病治療ガイド2012-2013，文光堂，2012．
4) 日本糖尿病学会：http://www.jds.or.jp/modules/important/index.php?page=article&storyid=4
5) 門脇 孝：概論 糖尿病大血管症・進展抑制のための糖尿病治療戦略，日臨68(5)：788-795，2010．
6) 日本糖尿病学会編・著：糖尿病診療ガイドライン2016，南江堂，2016，p223．
7) メタボリックシンドローム診断基準検討委員会：メタボリックシンドロームの定義と診断基準．日内学会誌94：188-203，2005．
8) Nakamura T et al：Magnitude of sustained multiple risk factors for ischemic heart disease in Japanese employees：a case-control study. Circ J 65(1)：11-17, 2001.
9) 前田和久，下村伊一郎：肥満症・メタボリックシンドロームの病態-Overview．肥満症・メタボリックシンドローム―最新診療コンセンサス（松澤佑次編），医歯薬出版，2005，p6．
10) 厚生労働省：http://www.mhlw.go.jp/houdou/2006/05/h0508-1a.html
11) 厚生労働省：https://www.mhlw.go.jp/content/000451755.pdf
12) 日本肥満学会：肥満症診療ガイドライン2016，ライフサイエンス出版，東京，2016．
13) Knowler WC et al：Reduction in the incidence of type 2 diabetes with lifestyle intervention or metformin. N Engl J Med 346：393-403, 2002.
14) Li Y et al：Visceral fat；higher responsiveness of fat mass and gene expression to calorie restriction than subcutaneous fat. Exp Biol Med 228：1118-1123, 2003.
15) Park S et al：Year-long physical activity and metabolic syndrome in older Japanese adults：cross-sectional data from the Nakanojo Study. J Gerontol A Biol Sci Med Sci 63(10)：1119-23, 2008.
16) 日本老年医学会・日本糖尿病学会編・著：高齢者糖尿病診療ガイドライン2017，南江堂，p46．

# II章　疾患編

# 25. 末梢循環障害

## 疾患像

　末梢循環障害とは，四肢末梢の動脈，または静脈が何らかの原因で血流不良となり，組織虚血をもたらす状態である．原因によってその診断，治療は異なり，アテローム硬化性動脈疾患から血管炎〔閉塞性血栓血管炎（thromboangiitis obliterans；TAO），Burger病〕までその病態はさまざまである．しかし，過食と運動不足，ライフスタイルの欧米化，そして高齢化社会の進行もあって，動脈硬化のひとつの表現型である末梢動脈疾患の有病率は年々増加している．日本循環器学会の末梢閉塞性動脈疾患の治療ガイドライン[1]によれば，無症候性も含め末梢動脈疾患の有病率は80万人前後とされている．最近の観察研究により，末梢動脈疾患（peripheral arterial disease；PAD）の患者は他の部位の動脈硬化疾患を合併しやすく（約40〜50％），予後は心筋梗塞や脳卒中よりも不良で[2]，かつ跛行症状のない無症候性PADの予後もコントロールと比較すると不良であることが明らかとなった（図1）[3]．

### 1) 症状

　PAD, TAOは一番多い下肢の症状として，冷感，しびれ，間欠性跛行を認め，進行すると安静時疼痛も出現し，歩行困難になる．潰瘍をきたし感染をきたすと切断を余儀なくされることもある．糖尿病を有する患者が多く，末梢神経障害から無症候性に進行する場合も多く，受診する際には既に潰瘍，壊死を伴う重症虚肢となっている場合も少なくない．また，神経障害を有さない症例でも，ADLが低いために跛行を自覚しない場合や，脊柱管狭窄症，椎間板ヘルニア等の合併で気づきづらい場合もある．
　深部静脈血栓症（Deep vein thrombosis；DVT）では，患側下腿〜大腿の浮腫と疼痛を認める．膝窩静脈より中枢の静脈血栓では肺血栓塞栓症をきたす可能性が高く，肺梗塞に陥ることもある．

### 2) 病因

#### ① 末梢動脈疾患（PAD）

　糖尿病，高血圧症，脂質異常症等の生活習慣病，喫煙，運動不足．

#### ② 閉塞性血栓血管炎（TAO），Burger病

　原因不明，喫煙との因果関係があるといわれている．

#### ③ 深部静脈血栓症（DVT）

　脱水，安静（術後の安静，寝たきり等），がん等血栓傾向にある病態，先天性凝固異常．

### 3) 病態

　PADは全身性動脈硬化症が足に現れたものである．動脈硬化の危険因子を複数有する人がPADになりやすい．軽症な内膜肥厚であっても，微小な動脈に生じれば血行障害をきたしやすくなり，膝窩動脈より末梢の動脈での進行が早い．
　DVTは静脈の圧排による血流低下，先天性凝固異常やがん等血栓を起こしやすい病態下で血栓形成を引き起こす．

### 4) 診断・検査

#### (1) ABI (Ankle-Brachial Index)

　上腕動脈と足関節の収縮期血圧を測定し，これらの比より算出する．通常，下肢のほうが血圧は高値であるため，正常値は1.0以上となる．安静時に0.9以下であるとPADと診断され，有意病変の存在が疑われる．
　ABIは簡便であり，信頼性の高い検査法と

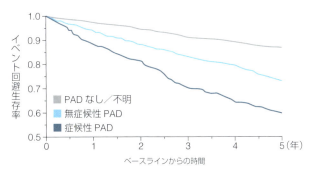

■ 図1 症候性，無症候性 PAD のイベント回避生存率
(Dehm et al, 2009, 文献 3 を改変)

して多くの施設で導入されているが，高度石灰化を伴う病変では足関節の血圧が正確に測定できず，偽上昇を示すことがある．また，鎖骨下動脈狭窄のように上肢で血流障害がみられる患者も偽正常値となる可能性があるため，疑わしい場合は他検査を併用する必要がある．

### (2) SPP (Skin Perfusion Pressure)

レーザードプラーを用いて皮膚の微小循環を評価する方法である．糖尿病等や透析を有する患者で高度石灰化病変を伴うために，ABI で正確な評価ができない患者に有用である．

SPP が 40 mmHg 以下で PAD の存在を疑い，30 mmHg 以下で重症下肢虚血の疑い，40 mmHg 以上あれば創傷治癒が得られるとされており，50 mmHg 以上あれば血流は保たれているとされる．

### (3) TBI (Toe-Brachial-Index)

ABI，SPP に比べると一般的ではないが，石灰化が強い患者の場合，足趾動脈まで石灰化が及んでいるのは稀なため，足趾に足趾用のマンシェットで血圧を測定し脈波を測定する．TBI 0.6 未満で病変の存在を疑う．

### (4) 血管超音波検査

末梢動脈エコーにて測定する．血管の断層像で血管壁の状態（プラーク性状，石灰化）や血管病変の程度（長さ，狭窄率）を測定する．カラードプラーを用いて流速を測定し判断する．

DVT の場合，エコーにて血栓病変の有無を確認し，カラードプラーにて血流があるかないか（閉塞しているのか部分開通しているのか）を確認する．

### (5) 造影 CT (Computed Tomography)

PAD の局所診断に 3DCT 画像は極めて有用である．しかし石灰化の強い血管では，狭窄度の正確な判断が困難となるため，このような症例では他の画像診断を併用して診断精度を上げることが勧められる．また，造影剤を使用するため，保存期慢性腎臓病の患者では施行できない．DVT では，下肢静脈内血栓の部位を同定し，肺血栓塞栓症の有無を同時に診断できるので有用である．

### (6) MRA (Magnetic Resonance Angiography)

PAD で石灰化が強く，腎機能が悪い患者に対し，血管造影を施行する前に，病変を把握するために非造影 MRA は有用である．ガドリニウム造影でより鮮明な画像を得ることができるが，腎機能障害例には禁忌である．

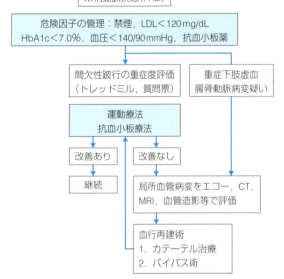

■ 図2　末梢動脈疾患の治療指針
PADの治療指針として，FontaineⅠ，Ⅱの軽症末梢動脈疾患では歩行運動療法と抗血小板薬（TASCⅡはシロスタゾールを推奨）の投与を行い3〜6カ月間観察期間を設け，症状の改善がなければ血行再建療法を勧める．腸骨動脈病変は，血行再建術の長期成績もよい．FontaineⅢ，Ⅳの重症虚血肢では最初から血行再建術を勧め，術後に運動療法を指導する．

### (7) 血管造影

治療を前提に大腿動脈，もしくは上腕動脈からシースを挿入し，造影剤にて血管造影を行う．確実に狭窄部位を診断することができ，血管内治療につなぐことができる．

### 5) 治療

#### (1) 内科的治療

まず圧倒的に患者数が多いPADから述べる（図2）．

##### ① 末梢動脈疾患（PAD）

あくまでも下肢の虚血性疾患であるが，全身の動脈硬化疾患と考え治療すべきである．PADと診断したら，心血管疾患，脳血管疾患の合併がないかを十分に検索する必要があり，合併していた場合はその治療も同時進行する．

臨床の場でもよく使用されている**Fontaine分類**では，臨床現場で頻用されるため以下のように分けて考えると理解しやすい（表1）．

**a. Fontaine Ⅰ度**

無症候性のことが多く，その場合には疾病教育もしっかりと行い基本的にはシロスタゾール等の薬物治療が基本となる．疾病教育＋生活習慣指導（動脈硬化危険因子の除外）＋内服加療にて，Ⅱ度以上に進展させないことを目標とする．

**b. Fontaine Ⅱ度**

Ⅱ度では間欠性跛行が出現する．Ⅰ度の治療と同じく生活習慣指導＋内服加療はもちろん行うが，それに加え運動療法が有効である．間欠性跛行のため，一定間隔歩行すると下肢虚血により疼痛が出現するが，疼痛が出現するまで負荷を与えることが有効な運動療法とされている．適切な運動療法によって歩行距離は数カ月間で2〜3倍に延長する可能性がある．また，間欠性跛行が高度で運動療法の併用が困難な患者の場合や，薬物療法＋運動療法が奏功しないような重度の患者は血行再建術が考慮される．

**c. Fontaine Ⅲ〜Ⅳ度**

安静時にも下肢疼痛が出現し，潰瘍や壊疽も認められる重症虚血肢（critical limb ischemia；CLI）の患者である．この場合，Ⅰ〜Ⅱ度の治療のように生活習慣指導＋内服加療に加えて，早期の局所診断を行い血行再建術を優先させる．下肢疼痛に関しては鎮痛薬等によるペインコントロールや，プロスタグランジン製剤等の点滴による局所治療，対処療法がメインとなる．潰瘍から感染を発症した場合には，歩いて荷重を患部にかけると感染が拡大するので歩行を禁止するか，フェルト等で除圧する．菌血症から敗血症となった場合は内科的加療の限界であり，救命のため下肢切断を余儀なくされる．

CLIに対し，血管増殖因子や骨髄細胞を用いた血管新生療法はある程度有効な症例もあるが，無効な症例も多く，確立された一般的な治療とまでは至っていない．LDL（low density lipoprotein）吸着療法は，PAD治療としてわが国で保険償還され，運動療法までのブリッジ治療という位置づけで有効な治療法である．ブラジキニンの活性化による血管拡張，血液レオロジーの改善，フィブリノーゲンやCRP（C-reactive protein）等の炎症惹起物質の除去，血管内皮増殖因子（vascular endothelial growth

■表1　PADの症状によるFontaine分類とRutherford分類

| | Fontaine分類 | Rutherford分類 | 治療法 |
|---|---|---|---|
| I | 無症候 | | 動脈硬化リスク管理(禁煙・他),運動療法,フットケア |
| IIa | 軽度の跛行(300m以上) | I 軽度跛行 | 上記を含め運動療法,抗血小板薬 |
| IIb | 中等度から高度の跛行(300m以下) | II 中等度跛行<br>III 高度跛行 | 上記を含め血行再建術 |
| III | 安静時疼痛 | IV 安静時疼痛 | 血行再建術,その後運動療法 |
| IV | 潰瘍,壊疽 | V 組織小欠損<br>VI 組織大欠損 | 血行再建術,創部処置,感染がなければ除圧しながら運動療法 |

factor；VEGF)等血管新生分子の活性化等の作用機序により主に微小循環を改善する．太い血管を血行再建術で，最小血管をLDL吸着療法でというハイブリッド治療の成功例も散見される．特に透析患者にとって通常透析と方法に差異がないため，LDL吸着療法は透析施設で普及し始めている．現時点では，LDL吸着療法の有効例と無効例をあらかじめ推測することが難しいので，今後の改良，研究が必要な分野であると考えられる．

### ②閉塞性血栓血管炎(TAO)

禁煙が必須である．内服加療がメインだが，血行再建術も有効である．骨髄細胞を用いた血管新生療法も有効であることが報告されている．

### ③深部静脈血栓(DVT)

膝窩静脈より中枢に血栓が存在する場合は，肺塞栓症を回避するため下大静脈フィルター留置を行い，抗凝固療法を施行(ヘパリン点滴，ワーファリン内服)．特に血栓傾向が背景にある場合はフィルターを恒久的に留置するが，そうでない場合は2週間を目途に血栓が消失したことを確認し，テンポラリーフィルターを抜去する．

抗凝固療法は恒久的に，下大静脈フィルターを留置した場合は永久的に行い，抜去した場合は約半年間行い，血栓が再発していないことを確認して終了とする．

## (2) 外科的治療
### ①血管内治療

CLIまたは腸骨動脈領域の病変が血行再建術の適応である．血行再建術は血管内治療(カテーテル治療)と外科的バイパス術に大別され，その適応の詳細は日本循環器学会によるガイドライン[1]を参考にしていただきたい．両者ともに不成功または適応外の場合は薬物療法＋運動療法がメインとなる．改善せず感染に至る例では切断を余儀なくされることもある．

しかし，CLIまで進行しなくても，最近の実臨床では間欠性跛行を認めた時点で画像診断を行い，血管内治療を行うケースが多い．早期発見，早期治療である程度回復は早く，予後はよい．また，前述のとおり動脈硬化は全身血管に起きていると考えることが重要であり，冠動脈疾患の合併を疑う症例(約40％)ではその診断と治療が優先される．また，狭心症で受診し，PADが診断されるケースも少なくない(約20％)．

### ②外科的バイパス術

人工血管や自家静脈(大伏在静脈)が使用される．また，血管内治療と併せて行われる場合もあり，その狭窄度，病変部位から決定する．

### ③下肢切断

潰瘍から感染を引き起こし，菌血症，もしくは敗血症を引き起こした場合，救命のために下肢切断を余儀なくされる．またこのような事態を避けるために切断術が行われる．

血管内治療やバイパス術で血流が確保されれば潰瘍の治癒を期待できるが，血流の確保ができなかった場合で難治性の潰瘍を有し，感染の危険性がある場合は切断の選択となる．

■ 表2　末梢循環障害の評価一覧

| | 障害 | 評価方法 | 評価項目と目的 |
|---|---|---|---|
| 機能障害 | 間欠性跛行 | トレッドミル（ガードナープロトコール）での最大歩行時間と跛行出現時間，回復時間，6分間歩行距離，ABI，SPP | 機能評価，薬物療法，運動療法，血行再建術の適応決定やその効果判定 |
| | しびれ，疼痛 | 症状，疼痛スケール，VAS，血管造影所見 | 薬物療法，運動療法，血行再建術の適応決定やその効果判定 |
| | 潰瘍・壊疽 | 足部の体表観察，靴の適合チェック，SPP，血管造影所見 | 血行再建術，切断の適応決定やその効果判定 |
| | 切断 | SPP，血管造影所見 | 虚血肢の重症度，切断部位の決定，義肢 |
| | 精神機能低下 | 改訂長谷川式簡易知能評価スケール | 認知症レベルの把握把握 |
| | 関節拘縮 | 関節可動域検査 | 廃用の把握 |
| 活動制限 | 歩行障害 | 歩行分析 | 歩容，歩行補助具，義足歩行評価 |
| | ADL障害 | Barthel Index，FIM | 日常生活能力の評価 |
| 参加制約 | 離職 | | 復職，または可能な仕事の検討 |
| | 在宅生活困難 | 家屋評価 | 家屋の改造 |

## 6）予後・合併症

　PAD患者の死因の60％は心筋梗塞症や総血管疾患である．間欠性跛行を有するPAD患者は，下肢に関しては5年で27％が症状の進行を認め，そのうち4％が下肢切断に移行し，20％が心血管，脳血管イベント（心筋梗塞，脳梗塞等）を発症しその27％は死亡したとの報告がある．また，下肢切断された患者の5年生存率は約20％ともいわれている．

　TAOに関しては基本的に禁煙，治療を継続していれば予後は比較的良好である．

　DVTに関しては血栓の再発がなければ予後は良好であるが，血栓形成傾向が背景にある場合，血栓の再発による肺血栓塞栓症や，抗凝固療法による出血の合併症が懸念される．

## 障害と評価

　障害構造と評価の一覧を示す（表2）．機能障害の間欠性跛行，しびれ，疼痛に関しては末梢循環障害（血流障害）によるもので，糖尿病による末梢神経障害，筋，骨格系の機能障害を除外する．除外の仕方に関しては評価方法で示したようにABI，SPP，血管造影所見も参考にする．

　また，精神機能低下，関節拘縮は，今までADLの保たれていた方が末梢循環障害が原因でADLが低下したことにより発症した二次的機能障害を指す．

　離職の「評価項目と目的」に示した「復職」は可能であれば目的とするところだが，職の内容によって完全に復職ができない場合，患者のADLから可能な職を検討していくことも考慮する．

（石川まゆ子，安　隆則）

### 文献

1) 日本循環器学会・他：循環器病の診断と治療に関するガイドライン（2005-2008年度合同研究班報告）末梢閉塞性動脈疾患の治療ガイドライン：http://www.j-circ.or.jp/guideline/pdf/JCS2010_shigematsu_h.pdf
2) Alberts MJ et al：Three-year follow-up and event rates in the international REduction of Atherothrombosis for Continued Health Registry. Eur Heart J **30**：2318-2326, 2009.
3) Dehm C et al：Mortality and vascular morbidity in older adults with asymptomatic versus symptomatic peripheral artery disease. Ciculation **120**：2053-2061, 2009.

# Ⅱ章　疾患編

# 26. 肝疾患・腎疾患

　肝臓機能障害と腎臓機能障害はそれぞれ，2010年と1972年に身体障害者福祉法で身体障害に認定された内部障害である．肝臓機能障害の身体障害認定者は1万人程度いると推定されており，腎臓機能障害である維持透析患者は2016年の時点で33万人となっている．肝臓機能障害と腎臓機能障害に対しては，それぞれ「肝臓リハ」や「腎臓リハ」が新たな内部障害リハとして提唱されている．本項では，肝疾患と腎疾患の評価について解説する．

## A．肝疾患の評価

### 疾患像

　慢性肝炎は，臨床的には肝機能異常やウイルス感染が6カ月以上持続している病態を指す．肝臓機能障害の主な原因疾患としては，ウイルス性肝炎，自己免疫性肝炎，原発性胆汁性肝硬変，代謝性肝疾患，薬剤性肝障害，アルコール性肝障害である．

#### 1) 症状

　代償期の肝硬変では，無症状あるいは非特異的な脱力感，掻痒感，筋肉痛，体重減少等の症状が多い．病期が進行し，非代償期に入ると合併症により多彩な症状を呈する．すなわち，食思不振，悪心，嘔吐，黄疸，腹水による腹部膨満感，浮腫，胸水，下腿点状出血を認める．肝性脳症を合併すると，羽ばたき振戦を認め，意識障害，昏睡状態になることもある．門脈圧亢進症に伴い，食道静脈瘤，腹部血管の怒張（メデューサの頭）や痔核を認める．

#### 2) 病因・病態

　わが国の慢性肝炎や肝硬変の病因の多くは肝炎ウイルスによるものであり，中でもC型肝炎ウィルス（hepatitis C virus；HCV）によるものが最も多く，次いでB型肝炎ウィルス（hepatitis B virus；HBV）によるものが多い．非アルコール性脂肪性肝疾患（non-alcoholic fatty liver disease；NAFLD）は，単純脂肪肝から脂肪肝炎（non-alcoholic steatohepatitis；NASH），肝硬変を含む一連の代謝性肝障害である．メタボリックシンドロームの表現型のひとつであり，多くの先進国で肥満人口の増加に伴い慢性肝臓病として主要な地位を占めるようになってきている．

#### 3) 診断・検査

　血液検査は，初期には異常を認めないことも多いが，進行すると血清アルブミン濃度の低下，総ビリルビン濃度の上昇，プロトロンビン時間の延長，コリンエステラーゼの低下，アンモニア濃度の上昇を認める．それぞれ肝臓でのアルブミン産生能の低下，ビリルビン抱合・排泄能の低下，凝固因子産生能の低下，コリンエステラーゼ産生能の低下，アンモニア代謝能の低下を反映する．その他，脾腫による白血球数の減少，ビタミン欠乏と脾腫による貧血，脾機能亢進とトロンボプラスチン合成能低下による血小板数の減少も認める．特に，血小板数の減少の程度は肝線維化の程度と相関するとされている．

#### 4) 治療

　B型肝炎では，35歳未満ではインターフェロン（interferon；IFN）治療が，35歳以上では核酸アナログ治療が第一選択となる．核酸アナログは投与継続が原則である．C型肝炎では，IFN治療が第一選択となり，高ウイルス量症例では

■ 表1 肝臓機能障害重症度分類（Child-Pugh分類）

|  | 1点 | 2点 | 3点 |
|---|---|---|---|
| 肝性脳症 | なし | 軽度（Ⅰ・Ⅱ） | 昏睡（Ⅲ以上） |
| 腹水 | なし | 軽度 | 中程度以上 |
| 血清アルブミン値 | 3.5 g/dL 超 | 2.8～3.5 g/dL | 2.8 g/dL 未満 |
| プロトロンビン時間 | 70%超 | 40～70% | 40%未満 |
| 血清総ビリルビン値 | 2.0 mg/dL 未満 | 2.0～3.0 mg/dL | 3.0 mg/dL 超 |

(Child et al, 1964)[1] (Pugh, 1973)[2]

リバベリン併用療法を行う．NAFLD，NASHの治療のうえでは，インスリン抵抗性を改善させ，血中インスリン濃度を低下させることが重要である．食事や運動等の生活習慣の改善が治療の基本であり，薬物療法は両者によっても十分な効果が得られない場合に考慮される．

### 5) 予後

慢性肝炎が長期間持続すると，肝硬変への進展，肝がんを発症するリスクが高くなる．HBVキャリアの多くは，自然経過においてHBe抗原陰性化，HBe抗体陽性化し，肝炎が鎮静化するが，約20%では肝炎が持続し，肝硬変まで進展すると年率3～5%で肝がんを発症する．

C型肝炎では，HCVの初感染後，60～70%で持続感染化し慢性肝炎となり，約25年の経過で肝硬変へ進展する．肝硬変まで進展すると年率7～8%で肝がんを発症する．

### 6) 合併症

肝硬変の合併症として，肝肺症候群，肝腎症候群，cirrhotic cardiomyopathy が挙げられる．肝肺症候群は，肝疾患，低酸素血症（動脈酸素分圧 $PaO_2 < 70$ mmHg）あるいは肺胞気-動脈血酸素分圧較差（$A-aDO_2 > 20$ mmHg），肺内血管の拡張を三徴とし，著しく予後不良な症候群である．その原因は，肺内の動脈-静脈シャントによる肺血管異常によるものである．症状としては，チアノーゼ，ばち指，息切れ等を示し，進行すると常に酸素吸入が必要となる．

肝腎症候群は，高度の肝硬変や劇症肝炎に伴って発症する急性腎前性腎不全で，肝硬変の患者の生命予後を左右する重篤かつ急激に進行する病態である．

cirrhotic cardiomyopathy は収縮性・拡張性機能障害，電気生理学的異常を有し，肝硬変由来の心不全を引き起こす．

## 障害構造と評価

肝臓機能障害の重症度分類としては，**Child-Pugh分類**（表1）が国際的にも認知されている[1,2]．肝性脳症（表2），腹水，血清アルブミン値，プロトロンビン時間，血清総ビリルビン値の総点数でグレードの分類ができる．肝臓機能障害の認定の際にはこれに加えて，原発性肝がん，食道静脈瘤，特発性細菌性腹膜炎の既往や全身倦怠感，易疲労，食欲不振，皮下出血，有痛性筋痙攣等の日常生活活動の制限と関連のある臨床症状や安静の必要性，日常生活における行動制限等の日常生活活動でも障害の程度を評価し，1～4級の4段階の障害等級を認定する（表3）．

## B. 腎疾患の評価

### 疾患像

慢性腎臓病（chronic kidney disease；CKD）とは糸球体濾過量（glomerular filtration rate；GFR）で表される腎機能の低下があるか，もしくは腎臓の障害を示唆する所見が慢性的（3カ月以上）に持続するものすべてを包含している[3]．複雑多岐にわたるさまざまな腎疾患を慢性に経過する腎臓病という大きな概念でくくり，CKDにかかわるすべての関係者が情報を共有し，また，共通の治療目標を持って療養が可能になることを目的としている．

■ 表2　肝性脳症の昏睡度分類（犬山シンポジウムによる）

| 昏睡度 | 精神状態 | 参考事項 |
|---|---|---|
| I | ・睡眠-覚醒リズムの逆転<br>・多幸気分，ときに抑うつ状態<br>・だらしなく，気にもとめない態度 | ・Retrospectiveにしか判定できない場合が多い |
| II | ・指南力（時，場所）障害，物を取り違える（confusion）<br>・異常行動（例：お金をまく，化粧品をゴミ箱に捨てる等）<br>・ときに傾眠状態（普通の呼びかけで開眼し，会話できる）<br>・無礼な行動があったりするが，医師の指示に従う態度をみせる | ・興奮状態がない<br>・尿，便失禁がない<br>・羽ばたき振戦あり |
| III | ・しばしば興奮状態または譫妄状態を伴い，反抗的態度をみせる<br>・嗜眠状態（ほとんど眠っている）<br>・外的刺激で開眼し得るが，医師の指示に従わない，または従えない（簡単な命令に応じ得る） | ・羽ばたき振戦あり（患者の協力が得られる場合）<br>・指南力は高度に障害 |
| IV | ・昏睡（完全な意識の消失）<br>・痛み刺激に反応する | ・刺激に対して，払いのける動作，顔をしかめる等がみられる |
| V | ・深昏睡<br>・痛み刺激にもまったく反応しない | |

■ 表3　肝臓機能障害程度等級表

| 級別 | 肝臓機能障害 |
|---|---|
| 1級 | 肝臓の機能の障害により日常生活活動がほとんど不可能なもの |
| 2級 | 肝臓の機能の障害により日常生活活動が極度に制限されるもの |
| 3級 | 肝臓の機能の障害により日常生活活動が著しく制限されるもの（社会での日常生活活動が著しく制限されるものを除く） |
| 4級 | 肝臓の機能の障害により社会での日常生活活動が著しく制限されるもの |

合併することが多いが，腎不全に進行するにつれ，浮腫や尿毒症に伴う多彩な症状を示す．

### 2）病因・病態

一次性腎疾患としては，最も多い疾患は慢性糸球体腎炎による腎障害である．若年成人ではIgA腎症が末期腎不全に至る慢性糸球体腎炎として最も多い．中年以降では膜性腎症の頻度が増加する．遺伝性疾患で末期腎不全に至る疾患は，多発性嚢胞腎が最も多い．二次性腎疾患で最も多く，かつ透析導入原疾患の第1位は糖尿病性腎症である．また，高齢者では高血圧を原因とする腎硬化症患者が増加している．

### 3）診断・検査

CKDの診断においては，腎障害マーカーの中で検尿異常，特に蛋白尿の存在が最も重要である．試験紙法による尿蛋白の検査や尿蛋白濃度と尿中クレアチニン（Cr）濃度を定量し，尿蛋白をg/g Crで評価する．糖尿病性腎症の早期ではアルブミン尿で評価する．日常診療ではGFRは血清Crと年齢，性別より日本人の**GFR推算式**を用いて推算GFR（estimated GFR；eGFR）として評価する．

日常臨床では，CKDは0.15 g/gCr以上の蛋白尿とGFR<60 mL/分/1.73 m$^2$のいずれか，または両方が3カ月以上持続することにより診断される[3]．

### 4）治療

腎不全の進行を抑制するためには，CKDの原因に対する治療，生活習慣の改善，食事指導，糖尿病・高血圧治療の他，脂質異常症，貧血，

### 1）症状

多くは自覚症状や身体徴候に異常がみられない．中等度（1 g/日）以上の蛋白尿では，尿が泡立つ等患者自身が気がついていることがある．血尿は「赤い尿」だけでなく，「コーラ色」あるいは「黒い尿」のことがある．皮膚所見としては，浮腫の他，全身疾患に伴う症候である四肢の紫斑や顔面の紅斑等を認めることもある．また，ネフローゼ症候群では，全身倦怠感，易疲労感等の不定愁訴，食欲不振，腹部膨満感，下痢等の消化器症状，息切れや呼吸困難等の呼吸器症状を認める．腎疾患では初期段階から高血圧が

骨・ミネラル代謝異常，高尿酸血症，尿毒素に対する治療等の集学的治療が必須である．

末期腎不全では血液透析，腹膜透析あるいは腎移植といった腎代替療法を必要とする．

### 5）予後

CKDは増え続けている末期腎不全の予備軍である．またCKDは心血管系疾患（cardiovascular disease；CVD）の危険因子である．透析導入される患者数よりもCVDにより死亡する患者のほうが多い．GFRが低下すればするほど，相対リスクは高くなる．蛋白尿はCVDの独立した危険因子であり，蛋白尿の増加にしたがってCVDのリスクは高くなる．糖尿病や高血圧を原因とするCKD患者では，腎炎を原疾患とするCKD患者よりもCVD発症のリスクが高い．また，CVD患者の予後はCKDのステージが進むほど悪くなる．

### 6）合併症

腎からのエリスロポエチン産生低下，尿毒症性物質による造血障害，赤血球寿命低下等多因子によって腎性貧血をきたす．腎機能低下により腎臓からの酸排泄量が低下すると，血液中の重炭酸イオンが消費され，重炭酸イオン減少による代謝性アシドーシスとなる．ミネラル代謝調節異常はCKDの進行に伴って必発し，CKD-mineral and bone disorder（CKD-MBD，慢性腎臓病に伴う骨ミネラル代謝異常）と総称されている．CKD-MBDの最も頻度の高い病態は，二次性副甲状腺機能亢進症である．腎臓におけるビタミンDの活性化が障害され，副甲状腺ホルモン分泌が亢進し，骨代謝回転が高まる．骨の変化だけではなく，血管石灰化等全身の広範な異常を生じる．CKDはCVDの危険因子であり，心筋梗塞，心不全，脳卒中の発症および死亡率が高くなる．また，CKDステージが高くなるに従って，冠動脈の狭窄病変が高度になる．

## 障害構造と評価

### 1）腎機能の評価[3]

#### (1) eGFR

GFRの測定のゴールドスタンダードはイヌリンクリアランスであるが，イヌリンクリアランス（Cin）やクレアチニンクリアランス（Ccr）測定が困難な場合には前述の**eGFR**が用いられる．18歳以上では，血清Cr値に基づくGFR推算式を用いてGFRを推定する．四肢欠損，筋肉疾患，長期臥床等筋肉量の減少している症例では高く推算される．より正確な腎機能評価を要する場合には，CinやCcr測定を行うことが望ましい．

#### (2) シスタチンC

**シスタチンC**は新たなGFRマーカーとして保険適用となっており，3カ月に1回の測定が可能である．18歳以上では血清シスタチンCに基づくGFR推算式によりGFRが推定できる．血清シスタチンC値は筋肉量や食事，運動の影響を受けにくいため，血清Cr値によるGFR推算式では評価が困難な場合に有用である．

#### (3) クレアチニンクリアランス（Ccr）

**Ccr**は手技的に簡便であるため，最もよく使用されているGFR検査法である．24時間内因性Ccrから腎機能を測定できる．蓄尿が完全に行われたかは1日のCrの尿排泄量で評価する．Crは糸球体濾過だけでなく，尿細管でも分泌されるため，CcrはeGFRより高い値をとることが多い．

#### (4) イヌリンクリアランス（Cin）

腎移植ドナー等正確な腎機能評価が必要な場合に実施する．標準法と簡易法がある．

### 2）腎障害マーカー[3]

#### (1) 検尿異常

腎障害マーカーの中では検尿異常，特に蛋白尿の存在が最も重要である．腎糸球体あるいは尿細管の異常を示唆する重要な所見であり，蛋白尿が腎障害の一般的かつ客観的指標と考えられている．特に臨床症状の乏しい早期の慢性糸球体腎炎等では，検尿だけが発見の手段となる．

■ 表4　CKDの重症度分類

| 原疾患 | 蛋白尿区分 | | A1 | A2 | A3 |
|---|---|---|---|---|---|
| 糖尿病 | 尿アルブミン定量 (mg/日) 尿アルブミン/Cr比 (mg/gCr) | | 正常 | 微量アルブミン尿 | 顕性アルブミン尿 |
| | | | 30 未満 | 30〜299 | 300 以上 |
| 高血圧 腎炎 多発性嚢胞腎 移植腎 不明 その他 | 尿蛋白定量 (g/日) 尿蛋白/Cr比 (g/gCr) | | 正常 | 軽度蛋白尿 | 高度蛋白尿 |
| | | | 0.15 未満 | 0.15〜0.49 | 0.50 以上 |
| GFR区分 (mL/分/1.73 m$^2$) | G1 | 正常または高値 | ≧ 90 | | |
| | G2 | 正常または軽度低下 | 60〜89 | | |
| | G3a | 軽度〜中等度低下 | 45〜59 | | |
| | G3b | 中等度〜高度低下 | 30〜44 | | |
| | G4 | 高度低下 | 15〜29 | | |
| | G5 | 末期腎不全(ESKD) | < 15 | | |

重症度は原疾患・GFR区分・蛋白尿区分を合わせたステージにより評価する．CKDの重症度は死亡，末期腎不全，心血管死亡発症のリスクを■のステージを基準に，■，■，■の順にステージが上昇するほどリスクは上昇する．

(日本腎臓学会，2012)[3]

### (2) NAG (N-acetyl-β-D-glucosaminidase)

近位尿細管に存在するリソソーム内に存在する蛋白であり，尿中NAGの上昇は主に近位尿細管の障害の可能性を示す．また，糸球体疾患でも近位尿細管が二次的に障害されるため尿中NAGは上昇するが，高度腎障害では近位尿細管細胞が減少し，尿中NAGは減少する．

### (3) L-FABP (Liver type-fatty acid binding protein)

近年承認された近位尿細管細胞障害を伴う腎疾患の診断の補助を目的とした尿バイオマーカーである．尿中L-FABPを測定することにより，腎障害が新たに発症する危険や既存の腎疾患の悪化をモニターできる．

## 3) CKDの重症度分類[3]

CKDの重症度は原因(Cause：C)，腎機能(GFR：G)，蛋白尿(アルブミン尿：A)による **CGA分類**で評価する(表4)．腎機能区分をGFRによって定める．G3はGFR 45〜59 mL/分/1.73 m$^2$のG3aと30〜44 mL/分/1.73 m$^2$のG3bに区分する．慢性透析を受けている場合にはD(Dialysis：D)をつける．尿アルブミン区分は正常アルブミン尿(30 mg/gCr未満)，微量アルブミン尿(30〜299 mg/gCr)，顕性アルブミン尿(300 mg/gCr以上)に分けられている．尿蛋白は正常(0.15 g/gCr未満)，軽度蛋白尿(0.15〜0.49 g/gCr)，高度蛋白尿(0.50 g/gCr以上)に区分される．

わが国の身体障害者福祉法では，腎臓機能障害者は1級，3級，4級に認定される(表5)．腎臓機能障害の等級の目安は，血清Cr濃度が，4級で3.0 mg/dL〜5.0 mg/dL未満，3級は5.0 mg/dL〜8.0 mg/dL未満，1級は8.0 mg/dL以上となっている．4級と3級は表5の基準または，表6に示した臨床症状の2つ以上があるものをいう．eGFRが記載されていれば，血清Cr濃度の異常に替えて，eGFRが10以上20 mL/分/1.73 m$^2$未満のときは4級相当の異常，10 mL/分/1.73 m$^2$未満のときは3級相当の異常と取り扱うことも可能である．

## 4) 合併症の評価

### (1) 腎性貧血

正球性正色素性貧血が起こる．腎性貧血以外

■ 表5 腎臓機能障害程度等級表

| 級別 | 腎臓機能障害 |
|---|---|
| 1級 | 腎臓の機能の障害により自己の身辺の日常生活活動が極度に制限されるもの |
| 2級 | |
| 3級 | 腎臓の機能の障害により家庭内での日常生活活動が著しく制限されるもの |
| 4級 | 腎臓の機能の障害により社会での日常生活活動が著しく制限されるもの |

■ 表6 腎臓機能障害に伴う臨床症状

1. 腎不全に基づく末梢神経症
2. 腎不全に基づく消化器症状
3. 水分電解質異常
4. 腎不全に基づく精神異常
5. X線写真所見における骨異栄養症
6. 腎性貧血
7. 代謝性アシドーシス
8. 重篤な高血圧症
9. 腎疾患に直接関連するその他の症状

■ 表7 肝疾患・腎疾患の評価一覧

| | 障害(疾患) | 評価方法 | 評価項目と目的 |
|---|---|---|---|
| 機能障害 | 肝臓機能 | 血液検査(血清アルブミン, 総ビリルビン, プロトロンビン時間, コリンエステラーゼ, アンモニア濃度) | 肝臓のアルブミン産生能, ビリルビン抱合・排泄能, 凝固因子産生能, コリンエステラーゼ産生能, アンモニア代謝能の評価および脾機能亢進の評価 |
| | 腹水 | 腹部超音波 | 腹水の評価, 原発性肝がんの有無 |
| | 門脈圧亢進 | 血小板数, 上部消化管内視鏡 | 肝硬変に伴う脾機能亢進の評価, 食道静脈瘤の有無 |
| | 腎臓機能 | 試験紙法による検尿, クレアチニン・シスタチン・イヌリンによる糸球体濾過量検査(推算式およびクリアランス法), 尿中NAG, 尿中L-FABP | 腎臓の糸球体障害, 尿細管間質障害の評価 |
| | 腎性貧血 | 末梢血液検査, 血清鉄, 鉄飽和率, フェリチン, エリスロポエチン | 貧血の評価・鑑別 |
| | 骨・ミネラル代謝異常 | 血清リン, カルシウム, 副甲状腺ホルモン, アルカリフォスフォターゼ, X線写真, 骨密度測定 | 慢性腎不全の骨折リスクを評価 |
| | 心血管疾患 | 負荷心電図, 心超音波, 心筋シンチグラフィ, 心臓カテーテル検査 | 心血管疾患合併の評価 |
| | 上肢機能低下 | 簡易上肢機能検査, 握力計 | 上肢機能評価, 廃用の把握 |
| | 関節拘縮 | 関節可動域検査 | 廃用の把握 |
| | 精神機能評価 | HDS-R, MMSE | 認知症レベルの把握 |
| | 肝性脳症 | 昏睡度分類(犬山シンポジウムによる) | 肝不全の評価 |
| 活動制限 | 運動耐容能 | 心肺運動負荷試験 | 心肺機能評価, 廃用の把握 |
| | 歩行障害 | 6分間歩行距離, 臨床歩行観察, 歩行分析 | 歩行能力評価, 歩容, 歩行補助具 |
| | ADL障害 | Barthel Index, FIM | 日常生活能力の評価 |
| 参加制約 | 在宅生活困難 | 家屋評価 | 家屋の改造 |
| | 職業復帰評価 | 職業評価 | 復帰可能な職業の選択, 透析方法・時間帯の選択 |
| QOL | 包括的尺度 | SF-36® | 身体機能, 日常役割機能(身体), 体の痛み, 全体的健康感, 活力, 社会生活機能, 日常生活機能(精神), 心の健康 |
| | 肝疾患特異的尺度 | CLDQ | 疲労感, 感情機能, 心配, 腹部症状, 活動性, 全身症状 |
| | 腎疾患特異的尺度 | KDQOL-SF™ | 症状, 腎疾患の日常生活への影響, 腎疾患による負担, 勤労状況, 認知機能, 人とのつきあい, 性機能, 睡眠 |

に，消化管出血による貧血あるいは食欲不振による鉄欠乏性貧血も鑑別する必要がある．**末梢血液検査**を行い，貧血があれば，血清鉄，鉄飽和率（TSAT）およびフェリチンの評価も行う．

### (2) 骨・ミネラル代謝

CKD 重症度分類のステージ G3a から，血清リン，カルシウム，副甲状腺ホルモン，アルカリフォスフォターゼの定期的評価を行う．CKD 患者の骨粗鬆症は，骨量だけではなく骨質の変化を伴っており，骨密度測定の結果の解釈は腎機能正常者とは異なる．

**骨密度検査**の実施は，ステージ G1～G2 の患者および検査値異常を有さないステージ G3 の患者では，非 CKD 患者と同様に適応を考慮し，骨折リスクを評価する．

### (3) 心血管疾患

CKD 患者においては，CVD 合併の有無を確認する．CKD ステージ G3b～G5 では，虚血性心疾患の有無を負荷心電図（p 376 参照）によりチェックする．

負荷心電図に異常が認められれば，循環器専門医と連携して心超音波，心筋シンチグラフィあるいは心臓カテーテル検査等により診断，治療する．

〔伊藤　修〕

#### 文献

1) Child CG, Turcotte JG. Surgery and portal hypertension. In : The Liver and Portal Hypertension, Child CG (ed), Saunders, Philadelphia, 1964, pp50-64.
2) Pugh RNH et al : Transection of the oesophagus for bleeding oesophageal varices. *Br J Surg* **60** : 646-649, 1973.
3) 日本腎臓学会編：CKD 診療ガイド 2012, 東京医学社 2012, pp1-130.

# Ⅱ章 疾患編

# 27. がん

## 疾患像

### 1）病因

悪性腫瘍（以下，がん）は遺伝子の構造あるいは機能発現の異常が引き起こす疾病である．正常な細胞では必要なだけ細胞分裂，増殖すると，その増殖が停止されるが，がんに罹患すると，生体の細胞がコントロールを失って無制限に増殖し，臓器の正常組織を置き換えたり，圧迫したりして機能不全をきたし，全身に転移することにより多数の臓器を機能不全に陥れる等して，多臓器不全や身体の衰弱で死に至る．

遺伝子の異常を引き起こす発がんの原因として，アスベストやタバコの煙等に含まれるさまざまな発がん物質の摂取，ウイルス感染，慢性炎症の持続，生活様式（食生活等），遺伝等の要因があり，それらが複合して関与する[1]．

### 2）病態

がん細胞の増殖形態，進展様式にはいくつかのパターンがあり，原発巣や病期によって異なる性質を示す．早期がんでは自覚症状もなく，治療の侵襲も小さく，治療成績も良好であるが，がんの臨床病期が進むにつれて，がん細胞の数と巻き込まれた臓器の数が増え，治療成績が低下する．

#### （1）局所での増大・浸潤

がん細胞が増殖し細胞数を増やすと，原発病巣が増大し正常組織を侵食していく．がん細胞間の接着度が高いと一塊になって増大していく．腎，肝，肺等の実質臓器では，腫瘍の輪郭が球形の腫瘍となることが多い．管腔臓器（腸管，尿管，胆管，気道等）では，内腔へ突出する腫瘍として成長するので，出血と通過障害が問題となる．腸管では腸閉塞（イレウス），尿路では水腎症，気道では呼吸困難の原因となる．骨の場合には疼痛の原因になることが多く，病的骨折の危険が高くなる．

他方，細胞間の接着が弱く，少数の細胞が正常組織へバラバラに進展していくタイプがある．実質臓器では腫瘍の輪郭が不明確で，管腔臓器では内腔突出の程度はさまざまであり，周囲臓器への進展も早い．手術により切除範囲を決定することが困難で手術成績も不良である．スキルスタイプの進展様式はその極端な例である[1]．

#### （2）遠隔臓器への転移

原発病巣から，微少血管，リンパ管の壁を抜けて管腔に入ると，血行性，リンパ行性に全身に広がり，遠隔臓器転移を形成する．血管であれば静脈環流に入り，心臓を経由して肺，骨等に進展することが多い．疾患により，血行性，リンパ行性に進展しやすいタイプがある．

#### （3）腔内播種

胸腔や腹腔では，がん細胞が増大，浸潤し各臓器を包む漿膜や皮膜を貫通すると，その外にある腔内へばらまかれるように進展する．腹腔内では胃がんや卵巣がん等による腹膜播種，胸腔内では肺がん等による胸膜播種となり，腹水や胸水の貯留により苦痛が生じる．治療としては抗がん剤の全身的あるいは腔内投与が行われる．

#### （4）多臓器不全・悪液質

がんが進行すると多臓器不全を生じ，例えば，肺がんや肺転移により呼吸機能が低下し低酸素血症となったり，肝臓がんや肝転移による肝性脳症や脳腫瘍，脳転移による意識障害の結果，呼吸循環動態が不安定になることで死に至る．

他方では，食欲が低下し体重が減少し，身体の衰弱により死に至る．この状態を悪液質（カヘキシア，cachexia）という．悪液質は，生命予後やQOLに多大な影響を与え，がん死因の約20%を占めるといわれている[2]．がん細胞から産生される炎症性サイトカインとよばれるホルモン類似物質が食欲の低下，倦怠感の増強，発熱等の自覚症状を引き起こす．また，直接的，間接的な影響により，高カルシウム血症，高窒素血症，低ナトリウム血症，高カリウム血症等が引き起こされ，意識障害をきたしたり，心機能，腎機能に影響を与えたりして，最終的には死に至る．

### 3）診断・検査

がんは造血器由来のもの（白血病，悪性リンパ腫，骨髄腫等），上皮細胞でできるがん腫（肺がん，胃がん，大腸がん，乳がん，子宮がん等）および非上皮性細胞から成る肉腫（骨肉腫，軟骨肉腫等）に分類される．がん腫と肉腫を合わせて固形がんという．

診断方法は原発巣によりさまざまである．血液検査（腫瘍マーカー等），画像検査（超音波エコー，X線検査，CT，MRI，PET，PET-CT等），内視鏡検査，病理検査（細胞診，組織診）等の複数の検査を組み合わせて診断を行う．

### 4）予後・治療・合併症

#### (1) 予後

1981年以来，がんは日本人の死亡原因の第1位であり，年間死亡者数の約3分の1に達する．一方，人口の高齢化と診断技術の向上により，わが国におけるがんの罹患者数は年々増加している．2010年の厚生労働省の報告では，生涯でがんに罹患する確率は，男性で60%，女性で45%と，ほぼ2人に1人であった[4]．一方，早期診断や治療法の進歩によって死亡率は低下しつつあり，2003〜2005年にがんと診断された人の5年相対生存率は男性55.4%，女性62.9%であり，少なくとも半数以上が長期生存可能である[4]．

#### (2) 治療と副作用

##### ①手術

大多数の固形がんでは早期に発見された場合には，手術による根治が十分に期待できるため，手術療法が第一選択となる．近年，根治性を損なうことなく侵襲，機能障害を軽減するための工夫が進められている．その代表は，消化管のがんに対する内視鏡治療や体腔鏡下手術である．また，化学療法や放射線療法を併用した集学的治療を行うことで，切除範囲を小さくしたり，臓器機能を温存したりする工夫も行われている．

##### ②化学療法

化学療法は，がん細胞を直接的または間接的に破壊，減少させ，臓器や全身への負荷（悪液質）を軽減することにより効果が現れる．治療効果はがんの種類により，治癒，延命，症状改善，効果が期待できない，に分けられる．

抗がん剤を用いた薬物療法の他，乳がんや前立腺がんに対する内分泌療法，腎がんや一部の白血病に対するインターフェロン（IFN）療法，一部の白血病に対する分化誘導療法，悪性リンパ腫や乳がんに対するモノクローナル抗体療法，肺がんや白血病に対する分子標的療法も化学療法に含まれる．

化学療法による重篤な副作用としては，腎機能障害，心機能障害，間質性肺炎がある．高頻度に生じる副作用には，悪心・嘔吐，骨髄抑制（白血球減少，血小板減少，貧血），末梢神経障害（四肢末梢のしびれ），筋肉痛・関節痛がある．

##### ③放射線療法

放射線療法は組織を切除せずに治療し得るということで，患者数は年々増加傾向にある．最近では，高線量率小線源遠隔照射，多分割照射，重粒子線治療，陽子線治療，および温熱療法と放射線療法の併用が注目されている[5]．放射線治療の効果は治癒と症状緩和に分けられる．

放射線の正常組織に対する影響には発生時期によって，照射期間中もしくは照射直後に発生する急性反応と，通常半年以降に出現する晩期反応がある．

急性反応には，全身反応と局所反応がある．

全身反応である放射線宿酔は照射後早期にみられる二日酔い様の消化器症状である．全脳や腹部の広い範囲を照射した場合に起きやすい．局所反応には，血管の透過性の亢進による脳や気道等の浮腫，皮膚炎，口腔咽頭粘膜の障害，消化管障害，喉頭浮腫等がある．

晩期反応には，神経系（脳壊死，脊髄障害，末梢神経障害），皮下硬結，リンパ浮腫，骨（大腿骨頭壊死，肋骨骨折），口腔・唾液腺（口腔内乾燥症，開口障害），咽頭・喉頭の障害（嚥下障害，嗄声）等がある．

### 5）合併症

#### (1) 精神障害

がん患者では何らかの精神心理的問題を抱えていることが多い．Derogatisらによる215名のがん患者を対象とした面接調査によると，頻度の高いものとして，適応障害32％，うつ病6％，せん妄4％が挙げられている[6]．

#### (2) 骨髄抑制

化学療法中や放射線治療中は骨髄抑制を生じる可能性がある．白血球が減少すると易感染性が問題となる．特に好中球が500/μL以下の場合は感染のリスクが高く，感染予防の対策が必要となる．ヘモグロビン量が10 g/dL未満に減少している場合には，運動時の貧血症状（心拍数・呼吸数増加，動悸，息切れ，めまい，耳鳴り，倦怠感，頭痛等）に留意する必要がある．血小板に関しては出血のリスクに注意する必要がある．20,000/μL未満では担当科医師からの許可のもと，必要最低限の注意深い運動にとどめる[7]．

#### (3) 骨転移

骨転移は脊椎，骨盤や大腿骨，上腕骨近位部に好発し，初発症状として罹患部位の疼痛を生じる．初期に病変を発見し対処しないと，四肢長幹骨や骨盤の病的骨折による歩行障害や上肢の機能障害を生じたり，脊椎不安定性の進行に伴う脊椎の病的骨折や脊柱管管腔への腫瘍の進展による脊髄圧迫症状（対麻痺や四肢麻痺，膀胱直腸障害等）が生じ，患者のQOLは著しく低下してしまう．

## 障害構造と評価

### 1）障害構造

がん患者ではがんの進行もしくはその治療の過程で，認知障害，嚥下障害，発声障害，運動麻痺，筋力低下，拘縮，しびれや神経因性疼痛，四肢長管骨や脊椎の病的骨折，上肢や下肢の浮腫等さまざまな機能障害が生じ，それらの障害によって，移乗動作，歩行や日常生活動作（activities of daily living；ADL）に制限を生じ，QOLの低下をきたしてしまう．がん患者に生じる障害は，原発巣，治療目的別に，がん自体による障害と治療過程において起こり得る障害とに大別される（表1）[8]．

がんのリハを実施するためには，身体機能の状態，全身倦怠感，心理的問題やADLを的確に評価し，機能予後の予測やリハの効果判定をしていく必要がある．QOL評価も療養生活の質を評価するうえでは重要である．

### 2）機能障害

#### (1) Performance Status

Performance Status（PS）は，がん患者の身体機能の状態やセルフケア能力である．PSの評価はがんのリハの効果の評価のみならず，生存期間の予測因子としても重要である．しかし，病的骨折や運動麻痺等の機能障害のために活動性が制限されている場合には，たとえ全身状態が良好であっても低いグレードになってしまい，必ずしも全身状態を示すことにはならないことに注意が必要である．

① ECOG PS（ECOG Performance Status）
（表2）

主に化学療法等積極的治療期における全身状態の評価のために，わが国のがん医療の現場で一般的に用いられている[9]．評定尺度は5段階で，がん患者の全身状態を簡便に採点できる．再テスト法による信頼性の検証[10,11]や予測的妥当性の検証も実施されている[12]．

**Eastern Cooperative Oncology Group（ECOG）Performance Status**はパブリックドメイン（公有）であるため，知的財産権は発生し

■ 表1　リハビリテーションの対象となる障害の種類

1. がんそのものによる障害
    1) がんの直接的影響
        骨転移
        脳腫瘍（脳転移）にともなう片麻痺，失語症等
        脊髄・脊椎腫瘍（脊髄・脊椎転移）に伴う四肢麻痺，対麻痺等
        腫瘍の直接浸潤による神経障害（腕神経叢麻痺，腰仙部神経叢麻痺，神経根症）
        疼痛
    2) がんの間接的影響（遠隔効果）
        がん性末梢神経炎（運動性・感覚性多発性末梢神経炎）
        悪性腫瘍随伴症候群（小脳性運動失調，筋炎に伴う筋力低下等）
2. おもに治療の過程において起こり得る障害
    1) 全身性の機能低下，廃用症候群
        化学・放射線療法，造血幹細胞移植後
    2) 手術
        骨・軟部腫瘍術後（患肢温存術後，四肢切断術後）
        乳がん術後の肩関節拘縮
        乳がん・子宮がん手術（腋窩・骨盤内リンパ節郭清）後のリンパ浮腫
        頭頸部がん術後の摂食嚥下障害，構音障害，発声障害
        頸部リンパ節郭清後の副神経麻痺（僧帽筋の筋力低下・萎縮，翼状肩甲）
        開胸・開腹術後（食道がん等）の呼吸器合併症
    3) 化学療法
        四肢末梢神経障害（感覚障害による上肢巧緻性・バランス障害，腓骨神経麻痺等）
    4) 放射線療法
        横断性脊髄炎，腕神経叢麻痺，嚥下障害，開口障害等

(辻，2011)[8]

■ 表2　ECOG PS 日本語版

| Score | 定義 |
| --- | --- |
| 0 | 全く問題なく活動できる．<br>発病前と同じ日常生活が制限なく行える． |
| 1 | 肉体的に激しい活動は制限されるが，歩行可能で，軽作業や座っての作業は行うことができる．<br>例：軽い家事，事務作業 |
| 2 | 歩行可能で自分の身の回りのことはすべて可能だが作業はできない．<br>日中の50％以上はベッド外で過ごす． |
| 3 | 限られた自分の身の回りのことしかできない．<br>日中の50％以上をベッドか椅子で過ごす． |
| 4 | 全く動けない．<br>自分の身の回りのことは全くできない．<br>完全にベッドか椅子で過ごす． |

(Oken et al, 1982，文献9を一部改変)

ない．複製する場合にはOkenらによる論文[9]の引用が義務づけられている．

②Karnofsky Performance Scale (KPS) (表3)

1948年に初めて報告された評価法であるが，現在でもECOG PSと並んで世界的に広く用いられている[13]．

評定尺度は11段階で，ECOG PSよりも詳細な評価が可能である．再テスト法による信頼性の検証[10,14,15]や構成概念妥当性の検証がなされている[14,15]．

③Palliative Performance Scale (PPS) (表4)

KPSの問題点を考慮し，現状の医療状況と矛盾しないようにKPSを修正したものである[16]．小項目として，移動，活動性，セルフケア，食物摂取，意識状態をそれぞれ評価し，KPSと同様に11段階で採点する．

④Cancer Functional Assessment Set (cFAS) (表5)

がん患者の機能障害に焦点を当て，関節可動域，筋力，感覚機能，バランス，最大動作能力，

■ 表3　KPS

| %    | 症状 | 介助の要，不要 |
|------|------|----------------|
| 100% | 正常，臨床症状なし | 正常な活動可能，特別のケアを要していない |
| 90%  | 軽い臨床症状があるが正常の活動可能 | |
| 80%  | かなりの臨床症状があるが努力して正常の活動可能 | |
| 70%  | 自分自身の世話はできるが正常の活動・労働は不可能 | 労働不可能，家庭での療養可能，日常の行動の大部分に病状に応じて介助が必要 |
| 60%  | 自分に必要なことはできるがときどき介助が必要 | |
| 50%  | 病状を考慮した看護および定期的な医療行為が必要 | |
| 40%  | 動けず，適切な医療および看護が必要 | 自分自身のことをすることが不可能，入院治療が必要，疾患が急速に進行していく時期 |
| 30%  | 全く動けず入院が必要だが死は差し迫っていない | |
| 20%  | 非常に重症，入院が必要で精力的な治療が必要 | |
| 10%  | 死期が切迫している | |
| 0%   | 死 | |

(Karnofsky et al, 1948，文献 13 を一部改変)

■ 表4　PPS

| %   | 移動 | 活動性 | セルフケア | 食物摂取 | 意識状態 |
|-----|------|--------|------------|----------|----------|
| 100 | 正常 | 正常病状，変化なし | 自立 | 正常 | 正常 |
| 90  | 正常 | 正常，いくらか病状変化あり | 自立 | 正常 | 正常 |
| 80  | 正常 | 正常(努力が必要)，いくらか病状変化あり | 自立 | 正常/低下 | 正常 |
| 70  | 低下 | 通常の仕事困難，いくらか病状変化あり | 自立 | 正常/低下 | 正常 |
| 60  | 低下 | 趣味や家事困難，かなり病状進行あり | たまに介助が必要 | 正常/低下 | 正常/混乱 |
| 50  | 大部分車椅子 | どんな作業も困難，広範に病状進行 | かなり介助が必要 | 正常/低下 | 正常/混乱 |
| 40  | 大部分ベッド | どんな作業も困難，広範に病状進行 | 大部分介助 | 正常/低下 | 正常/混乱/傾眠 |
| 30  | すべてベッド | どんな作業も困難，広範に病状進行 | すべて介助 | 低下 | 正常/混乱/傾眠 |
| 20  | すべてベッド | どんな作業も困難，広範に病状進行 | すべて介助 | ごく少量 | 正常/混乱/傾眠 |
| 10  | すべてベッド | どんな作業も困難，広範に病状進行 | すべて介助 | 口腔ケアのみ | 傾眠/昏睡 |
| 0   | 死 | — | — | — | — |

(Anderson et al, 1996，文献 16 を一部改変)

活動性の各領域を4段階もしくは6段階で評価する．がん患者の身体機能の障害の程度を包括的に評価可能であり，リハプログラムの作成やリハ効果の判定に役立つ．信頼性，妥当性，反応性の検証がなされている[17]．

**(2) 全身倦怠感**

がんに伴う倦怠感は「がんやがん治療に伴う永続的，主観的な疲れであり，肉体的，精神的，感情的な側面をもっている感覚で，エネルギーが少なくなっている状態」と定義される[18]．がん治療中や治療後の多くの患者に出現する症状であり，原疾患の進行により身体機能が低下すると自覚的な倦怠感は増強する．

日本語では，「がんに関連した疲労感」「疲労感」等と訳されることもあるが，緩和ケア等の場面では，「倦怠感」と表現していることが多い．また，患者向けには，「からだの辛さ，気持ちの辛さ」といった表現も，ほぼ同等の概念として用いられている[19]．

簡易的な評価法には no fatigue 〜 worst fatigue を11段階で示す **NRS**(**Numerical Rating Scale**)(p136 参照)[20]や，0〜100 の自覚的スケールである **Symptom Assessment Scale**(**SAS**)[21] がある．

倦怠感が身体面，感情面，認知面にどのような影響を与えるか多角的に評価する評価法として日本語版が作成され，その信頼性，妥当性が証明されているものは，BFI(Brief Fatigue In-

■ 表5 cFAS

| | | | | | | | |
|---|---|---|---|---|---|---|---|
| 最大動作能力 | 起き上がり | 機能的自立度<br>0：全介助～最大介助<br>1：中等介助<br>2：軽介助<br>3：見守り<br>4：補装具を要する<br>5：自立 | 0 1 2 3 4 5 | 関節可動域 | 肩関節 | 他動的外転 | 右 0 1 2 3<br>左 0 1 2 3 |
| | 立ち上がり | | 0 1 2 3 4 5 | | 足関節 | 他動的背屈 | 右 0 1 2 3<br>左 0 1 2 3 |
| | 移乗 | | 0 1 2 3 4 5 | バランス | 立位 | 開眼片脚立位 | 右 0 1 2 3 4 5<br>左 0 1 2 3 4 5 |
| | 50 m 歩行 | | 0 1 2 3 4 5 | | 立位 | 閉眼閉脚立位 | 0 1 2 3 |
| | 階段昇降 | | 0 1 2 3 4 5 | 感覚 | 上肢 | 0：重度<br>1：中等度の障害<br>2：軽度の障害<br>3：正常 | 0 1 2 3 |
| 筋力 | 上肢 | 握力 | 右 0 1 2 3 4 5<br>左 0 1 2 3 4 5 | | 下肢 | | 0 1 2 3 |
| | 体幹 | 座位からの起き上がり | 0 1 2 3 | 活動性 | 主な活動範囲 | 0：ベッド上<br>1：自室内<br>2：病棟内・屋内<br>3：院内・屋外 | 0 1 2 3 |
| | 下肢 | 股関節屈曲(MMT) | 右 0 1 2 3 4 5<br>左 0 1 2 3 4 5 | | | | |
| | | 膝関節伸展(MMT) | 右 0 1 2 3 4 5<br>左 0 1 2 3 4 5 | | | | |
| | | 足関節背屈(MMT) | 右 0 1 2 3 4 5<br>左 0 1 2 3 4 5 | | | | |

合計：102点

(Miyata et al, 2014，文献17を一部改変)

ventory)[22]およびCFS(Cancer Fatigue Scale)[23]である．

① BFI(Brief Fatigue Inventory)

**BFI**[22]はアメリカのMD Anderson Cancer Centerで開発された倦怠感を評価するための自己記入式の質問票であり，9項目の質問から構成されている．全項目の平均スコア(0～10)を用いて倦怠感の程度の指標とする．また，スコアの一部(最も疲れていたとき)を用いてMild(1～3)，Moderate(4～6)，Severe(7～10)に層別化する．

BFI日本語版[24]を使用できる(図1)．使用にあたって許諾は必要ないが，研究発表をする場合にはOkuyamaらの論文[24]を出典として引用することが必要である．

② CFS(Cancer Fatigue Scale)

**CFS**[23]はがん患者の倦怠感を評価する簡便な自己記入式の質問票であり，15項目の質問から構成される．各質問に「1(いいえ)」～「5(とても)」の5段階で評価する．身体的倦怠感，精神的倦怠感，認知的倦怠感という3つの下位尺度から構成されており，高得点ほど強い倦怠感を表す．最高得点は，身体的倦怠感28点，精神的倦怠感16点，認知的倦怠感16点，総合的倦怠感60点である．

CFS日本語版[25]を使用できる(図2)．使用にあたって許諾は必要ないが，研究発表をする場合には，Okuyamaらの論文[25]を出典として引用し，論文および学会抄録を開発元(国立がん研究センター東病院臨床開発センター精神腫瘍学開発部)に郵送することが必要である．

(3) 心理的問題

がん患者の抑うつや不安等の精神心理面の評価には，**つらさと支障の寒暖計(DIT：Distress and Impact Thermometer)**[26]，HADS(Hospital Anxiety and Depression Scale)[27]，POMS(Profile of Mood States)[28] (p202参照)が用いられる．いずれの評価法も，日本版での信頼性，妥当性が検証されている．

3) 活動制限

ADLに関しては，がんに特化した尺度はなく，世界的に広く用いられている標準的なADL評価尺度であるBarthel Index[29]やFIM(Functional Independence Measure，**機能的自立度評価法**)[30]が用いられる．

(1) Barthel Index(BI) (p156参照)

緩和医療の領域では，Yoshiokaら[31]がホスピス入院中の終末期患者のうち，ADLに障害のあった239名に対して，Barthel Indexの移乗，移動項目で評価し，リハ開始時のスコアが

簡易倦怠感調査票

登録番号 _____　　　　　　　　　　　　　　　　病院番号 _____

日付： ___/___/___　　　　　　　　　　　　　　　時刻： _____

氏名： _____ _____
　　　　　　姓　　　　　　　　　名

だれでも一生のうちには，とても疲れたり，とてもだるかったりすることがあります．
この1週間に，普通と異なる疲れやだるさを感じましたか？

　　　　　　　　　　　　　　　　　　　　　　　　はい ☐　　いいえ ☐

1. あなたが今感じているだるさ（倦怠感，疲労感）を
　　もっともよく表す数字1つに○をして下さい．

| 0 | 1 | 2 | 3 | 4 | 5 | 6 | 7 | 8 | 9 | 10 |
|---|---|---|---|---|---|---|---|---|---|---|
| だるさなし | | | | | | | | | | これ以上考えられないほどのだるさ |

2. この24時間にあなたが感じた通常のだるさ（倦怠感，疲労感）を
　　もっともよく表す数字1つに○をして下さい．

| 0 | 1 | 2 | 3 | 4 | 5 | 6 | 7 | 8 | 9 | 10 |
|---|---|---|---|---|---|---|---|---|---|---|
| だるさなし | | | | | | | | | | これ以上考えられないほどのだるさ |

3. この24時間にあなたが感じたもっとも強いだるさ（倦怠感，疲労感）を
　　もっともよく表す数字1つに○をして下さい．

| 0 | 1 | 2 | 3 | 4 | 5 | 6 | 7 | 8 | 9 | 10 |
|---|---|---|---|---|---|---|---|---|---|---|
| だるさなし | | | | | | | | | | これ以上考えられないほどのだるさ |

4. この24時間のうちで，だるさがあなたの生活にどれほど支障になったかを
　　もっともよく表す数字1つに○をして下さい．

　A．日常生活の全般的活動

| 0 | 1 | 2 | 3 | 4 | 5 | 6 | 7 | 8 | 9 | 10 |
|---|---|---|---|---|---|---|---|---|---|---|
| 支障なし | | | | | | | | | | 完全に支障になった |

　B．気持ち，情緒

| 0 | 1 | 2 | 3 | 4 | 5 | 6 | 7 | 8 | 9 | 10 |
|---|---|---|---|---|---|---|---|---|---|---|
| 支障なし | | | | | | | | | | 完全に支障になった |

　C．歩行能力

| 0 | 1 | 2 | 3 | 4 | 5 | 6 | 7 | 8 | 9 | 10 |
|---|---|---|---|---|---|---|---|---|---|---|
| 支障なし | | | | | | | | | | 完全に支障になった |

　D．通常の仕事（家庭外での仕事や毎日の生活における雑事を含む）

| 0 | 1 | 2 | 3 | 4 | 5 | 6 | 7 | 8 | 9 | 10 |
|---|---|---|---|---|---|---|---|---|---|---|
| 支障なし | | | | | | | | | | 完全に支障になった |

　E．対人関係

| 0 | 1 | 2 | 3 | 4 | 5 | 6 | 7 | 8 | 9 | 10 |
|---|---|---|---|---|---|---|---|---|---|---|
| 支障なし | | | | | | | | | | 完全に支障になった |

　F．生活を楽しむこと

| 0 | 1 | 2 | 3 | 4 | 5 | 6 | 7 | 8 | 9 | 10 |
|---|---|---|---|---|---|---|---|---|---|---|
| 支障なし | | | | | | | | | | 完全に支障になった |

©UT. M.D. ANDERSON CANCER CENTER
1997

■ 図1　BFI 日本語版

(Okuyama et al, 2003)[24]

```
ID                                          CFS
氏名          様       記入日  年  月  日  時

     この質問票ではだるさについておたずねします．各々の質問について，
     現在のあなたの状態に最も当てはまる番号に，ひとつだけ○をつけて下さい．
        あまり深く考えずに，第一印象でお答え下さい．

   いま現在……              いいえ  すこし  まあまあ  かなり  とても
 1  疲れやすいですか？          1    2    3    4    5
 2  横になっていたいと感じますか？  1    2    3    4    5
 3  ぐったりと感じますか？         1    2    3    4    5
 4  不注意になったと感じますか？    1    2    3    4    5
 5  活気はありますか？           1    2    3    4    5
 6  身体がだるいと感じますか？     1    2    3    4    5
 7  言い間違いが増えたように感じますか？ 1 2  3    4    5
 8  物事に興味をもてますか？      1    2    3    4    5
 9  うんざりと感じますか？         1    2    3    4    5
10  忘れやすくなったと感じますか？   1    2    3    4    5
11  物事に集中することはできますか？ 1    2    3    4    5
12  おっくうに感じますか？         1    2    3    4    5
13  考える早さは落ちたと感じますか？ 1    2    3    4    5
14  がんばろうと思うことができますか？ 1   2    3    4    5
15  身の置き所のないようなだるさを感じますか？ 1 2 3  4    5

              国立がんセンター
```

■ 図2 CFS 日本語版  (Okuyama et al, 2000)[25]

12.4 点，ADL 訓練を行い到達した最高スコアが 19.9 点であったことを報告している．

### (2) FIM(Functional Independence Measure)
（p 157 参照）

がん患者のリハの効果に関する研究では，入院時と退院時の FIM の比較で，運動項目は全患者について改善を認め[32,33]，認知項目についても，頭蓋内腫瘍と終末期の症状緩和目的以外の患者では改善を認めたことが報告されている[33]．

### 4) QOL

がん患者の QOL 評価には，がんに限定されず慢性疾患全般に広く使用されている **SF-36**®（**Medical Outcomes Study Short-Form 36-Item Health Survey**）[34]（p 138, 170 参照）や，がんに特異的な尺度である **Functional Assessment of Cancer Therapy（FACT）**[35]，**European Organization for Research and Treatment of Cancer Quality of Life Questionnaire（EORTC QLQ）**[36]，等が用いられる．

がんに特異的な尺度は，身体面，機能面，心理面，社会面といった QOL の領域（これらの領域群を健康関連 QOL とよぶ）を含み，これにがん種，治療法，症状別にモジュールや下位

尺度を追加した形式を取ることが多い[19].

### (1) Functional Assessment of Cancer Therapy (FACT)

包括的尺度であるFACT-G (Version 4)は身体面(7項目), 社会・家族面(7項目), 心理面(6項目), 機能面(7項目)の計27項目から構成される. さらに, がん種ごとに追加尺度部分が加わる[35].

例えば, 乳がんであれば息切れ, 腕の腫れや痛み, ストレス, 体重変化等の9項目から構成される追加尺度がFACT-Bとして用いられている. 包括的尺度(FACT-G), 追加尺度部分(FACT-B)ともに, 信頼性と妥当性が検証されている[37].

日本語版も開発されている[38]. 使用にあたっては開発元への登録が必要である.

### (2) EORTC QLQ (European Organization for Research and Treatment of Cancer Quality of Life Questionnaire)

包括的尺度であるEORTC QLQ-C30 (Version 3.0)は, 機能スケールとして身体(5項目), 役割(2項目), 認知(2項目), 情緒(4項目), 社会(2項目), 全般的QOL(2項目), 症状スケールとして, 嘔気嘔吐(2項目), 倦怠感(3項目), 呼吸困難(1項目), 痛み(2項目), 睡眠障害(1項目), 食欲不振(1項目), 便秘(1項目), 下痢(1項目), 経済(1項目)の計30項目から構成される. さらに, がん種ごとに追加尺度部分が加わる[36].

例えば, 乳がんであれば脱毛, 体のほてり, 性生活, 腕・肩・胸の痛み等の症状に関して23項目から構成される追加尺度がEORTC QLQ-BR23として用いられている. 包括的尺度(EORTC QLQ-C30)および追加尺度部分(EORTC QLQ-BR23)ともに, 信頼性と妥当性が検証されている[39].

日本語版も開発されている[38]. 使用にあたっては開発元への登録が必要である.

(辻 哲也)

■表6 がんリハビリテーションの評価一覧

| | 障害 | 評価尺度 |
| --- | --- | --- |
| 機能障害 | Performance status (PS) | ECOG PS |
| | | KPS |
| | | PPS |
| | | cFAS |
| | 全身倦怠感 | NRS |
| | | SAS |
| | | BFI |
| | | CFS |
| | 心理的問題 | DIT |
| | | HADS |
| | | POMS |
| 活動制限 | ADL | BI |
| | | FIM |
| QOL | QOL | SF-36® |
| | | FACT |
| | | EORTC QLQ |

### 文献

1) 辻 哲也:がんの基礎的理解. がんのリハビリテーションマニュアル(辻 哲也編), 医学書院, 2011, pp12-22.
2) Tisdale MJ : Biology of cachexia, J Natl Cancer Inst 89 : 1763-1773, 1997.
3) 丸山道生:癌悪液質の病態と管理. 癌と臨床栄養(丸山道生編), 日本医事新報社, 2010, pp20-26.
4) 厚生労働省:がん対策情報:http://www.mhlw.go.jp/stf/seisakunitsuite/bunya/kenkou_iryou/kenkou/gan/index.html(2014年11月2日閲覧)
5) 西村哲夫:癌の基礎的理解, 癌治療の理解, 放射線療法. 癌(がん)のリハビリテーション(辻 哲也・他編), 金原出版, 2006, pp27-33.
6) Derogatis LR et al : The prevalence of psychiatric disorders among cancer patients. JAMA 249 : 751, 1983.
7) Stampas A et al : Cancer rehabilitation, Stubblefield MD, O'Dell MW (eds), Demos Medical Pub, USA, 2009, pp401-402.
8) 辻 哲也:がんのリハビリテーションの概要 がんのリハビリテーション総論. がんのリハビリテーションマニュアル(辻 哲也編), 医学書院, 2011, pp23-37.
9) Oken MM et al : Toxicity and response criteria of the Eastern Cooperative Oncology Group. Am J Clin Oncol 5 : 649-655, 1982.
10) Conill C et al : Performance status assessment in cancer patients. Cancer 65 : 1864-1866, 1990.
11) Sørensen JB et al : Performance status assessment in cancer patients. An inter-observer variability study. Br J Cancer 67 : 773-775, 1993.
12) Buccheri G et al : Karnofsky and ECOG performance status scoring in lung cancer : a prospective, longitudinal study of 536 patients from a single institution. Eur J Cancer 32A : 1135-1141, 1996.
13) Karnofsky DA et al : The use of nitrogen mustard in the palliative treatment of carcinoma. Cancer 1, 634-656, 1948.

14) Yates JW et al：Evaluation of patients with advanced cancer using the Karnofsky performance status. *Cancer* **45**：2220-2224, 1980.

15) Schag CC et al：Karnofsky performance status revisited：reliability, validity, and guidelines. *J Clin Oncol* **2**：187-93, 1984.

16) Anderson F et al：Palliative performance scale（PPS）：a new tool. *J Palliat Care* **12**：5-11, 1996.

17) Miyata C et al：Cancer Functional Assessment Set（cFAS）：a new tool for functional evaluation in cancer. *Am J Phys Med Rehabil* **93**：656-664, 2014.

18) NCCN Clinical Practice Guidelines in Oncology（NCCN Guidelines®）, Cancer-Related Fatigue Version1. 2014：https://s3.amazonaws.com/pfizerpro.com/fixtures/oncology/docs/NCCNFatigueGuidelines.pdf（2014年11月3日閲覧）

19) 日本リハビリテーション医学会がんのリハビリテーション策定委員会編著：がんのリハビリテーションガイドライン, 金原出版, 2013.

20) Butt Z et al：Use of a single-item screening tool to detect clinically significant fatigue, pain, distress, and anorexia in ambulatory cancer practice. *J Pain Symptom Manage* **35**：20-30, 2008.

21) Sutherland HJ et al：The development of a method for determining oncology patients' emotional distress using linear analogue scales. *Cancer Nursing* **11**：303-308, 1988.

22) Mendoza TR et al：The rapid assessment of fatigue severity in cancer patients：use of the Brief Fatigue Inventory. *Cancer* **85**；1186-1196, 1999.

23) Portenoy RK, Miaskowski C：Assessment and management of cancer-related fatigue. In：Principles and Practice of Supportive Oncology, Berger A et al（eds）, Lippincott-Raven, 1998, pp109-118.

24) Okuyama T et al：Validation study of the Japanese version of the Brief Fatigue Inventory. *J Pain Symptom Manage* **25**：106-117, 2003.

25) Okuyama T et al：Development and validation of the Cancer Fatigue Scale：a brief, three-dimensional, self-rating scale for assessment of fatigue in cancer patients. *J Pain Symptom Manage* **19**：5-14, 2000.

26) Akizuki N et al：Impact Thermometer for use in combination with the Distress Thermometer as a brief screening tool for adjustment disorders and/or major depression in cancer patients. *J Pain Symptom Manage* **29**：91-99, 2005.

27) Kugaya A et al：Screening for psychological distress in Japanese cancer patients. *Jpn J Clin Oncol* **28**：333-338, 1998.

28) 横山和仁・他：POMS（感情プロフィール検査）日本語版の作成と信頼性および妥当性の検討. 日公衛誌 **37**：913-918, 1990.

29) Mahoney FI, Barthel DW：Functional evaluation：the Barthel Index. *Md State Med J* **14**：61-65, 1965.

30) 千野直一監訳：FIM 医学的リハビリテーションのための統一データセット利用の手引き, 原書第3版, 慶應義塾大学リハビリテーション医学教室, 1997.

31) Yoshioka H：Rehabilitation for the terminal cancer patient. *Am J Phys Med Rehabil* **73**：199-206, 1994.

32) Marciniak CM et al：Functional outcome following rehabilitation of the cancer patient. *Arch Phys Med Rehabil* **77**：54-57, 1996.

33) Cole RP et al：Functional recovery in cancer rehabilitation. *Arch Phys Med Rehabil* **81**：623-627, 2000.

34) Ware JE, Sherbourne CD：The MOS 36-item Short Form Health Survey（SF-36）：conceptual framework and item selection. *Med Care* **30**：473-483, 1992.

35) Cella DF et al：The Functional Assessment of Cancer Therapy Scale；Development and validation of the general measure. *J Clin Oncol* **11**：570-579, 1993.

36) Aaronson NK et al：European Organization for Research and Treatment of Cancer QLQ-C30；A quality-of-life instrument of use in international clinical trials in oncology. *J Natl Cancer Inst* **85**：365-376, 1993.

37) Brady MJ et al：Reliability and validity of the Functional Assessment of Cancer Therapy-Breast quality-of-life instrument. *J Clin Oncol* **15**：974-986, 1997.

38) 下妻晃二郎, 江口成美：がん患者用QOL尺度の開発と臨床応用（Ⅰ）. 日医総研ワーキングペーパー **56**：2001.

39) Sprangers MA et al：The European Organization for Research and Treatment of Cancer breast cancer-specific quality-of-life questionnaire module：first results from a three-country field study. *J Clin Oncol* **14**：2756-2768, 1996.

# 28. 熱傷

熱傷（burn injury）とは，熱エネルギーによる生体組織の損傷である．軽症で限られた範囲の熱傷は家庭で処置が済まされることも多いが，熱傷の範囲や深度が大きい場合は直接的な局所の皮膚の損傷にとどまらず，全身の炎症反応を起こし，ショック状態となることが避けられず，重篤な状態を呈する．イギリスの報告では熱傷全体の年間発生件数のうち，約5%（約13,000人/年）が入院治療の対象であり，約0.4%（約1,000人/年）が重傷患者でその約半数は12歳以下の小児である[1]．

熱傷の治療は，全身管理，局所管理，リハの3つから構成される．熱傷治療の目標は，形態的（解剖学的），機能的，精神・心理的に可能な限り受傷前の状態まで回復させることにある[2]．広範囲重症熱傷では急性期から複数の臓器の障害を起こし，障害が長期に及ぶため，治療開始直後から全身と局所の管理，リハと精神的，社会的な側面を包括した診療が必要である[3,4]．

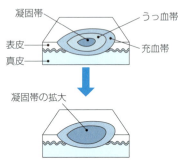

■図1　熱傷の局所の病態生理，Three zone of a burn（Jackson）
　　　　（Hettiaratchy et al, 2004，文献1を改変）

## 疾患像

### 1）症状

熱傷の病態は局所の変化と全身反応の結果である．熱による皮膚の損傷程度は熱源の温度と接触時間に依存する．熱源温度が70℃では1秒，45℃では6時間で局所の皮膚に不可逆な変化が生じる[3]．

#### (1) 局所変化

熱傷の局所変化として，Jacksonの提唱した"Three zone of a burn"を図1に示す．局所では熱により壊死となった凝固帯（zone of coagulation），その周囲に血流低下をきたした領域であるうっ血帯（zone of stasis），さらにその周囲に反応性に血流が増加した領域である充血帯（zone of hyperemia）が存在する．

凝固帯では焼痂（eschar）が存在し，焼痂の除去と感染の制御が必要である．うっ血帯は静止帯ともよばれ，この部位の障害が24～48時間以上続くと壊死に陥るので，適切な感染，乾燥，循環障害の改善と二次的なスプリントや包帯による圧迫等にも注意する必要がある[1,3]．最も辺縁の充血帯の領域の細胞の障害は軽微で，数日以内に回復する．

#### (2) 全身反応

熱傷面積が全身の30%以上に及ぶ広範囲熱傷では全身反応が生じる[1,3]．急性期における循環血漿量の変動に伴う浮腫，感染症対策はリハの立場からも重要である．

①体液バランスの変化

熱傷では血管透過性の亢進のため浮腫が生じる．熱傷面積が20～30%に及ぶと，非熱傷部でもケミカルメディエーターの作用により血管透過性の亢進が起こり，血漿成分の漏出が起こる[3]．血漿成分の血管外漏出は受傷部位では受

傷直後から起こり，非熱傷部では12～24時間かけて起こる．重度熱傷では受傷後48～72時間を経ると体液バランスが再び変化する．

浮腫として組織間に漏出したアルブミン，ナトリウム，水分が血管内に戻りrefillingという現象が起こる[3]．このため，循環血漿量が増大し，尿量の増加，心拡大，心拍出量の増加が起こる．また，循環血漿量減少から容易に腎不全を起こす．溶血により生じた血色素尿も腎不全の原因となる[4]．全身浮腫の急性期の浮腫，サードスペースの増加，循環血漿量の減少とrefilling期に応じた呼吸管理と循環管理が呼吸理学療法も含めて必要になる．

②代謝，内分泌系，易感染性

基礎代謝率は正常時の約3倍になり[1]，蛋白異化亢進状態となり，筋肉量が減少する[4]．イレウスを併発していることも多く，適切な栄養管理が重要である．

熱傷による全身反応はサイトカインや炎症性メディエーターが関与するとされ，全身性炎症反応症候群(systemic inflammatory response syndrome；SIRS)等の重篤な状態を起こす．受傷後1週間を経ると熱傷創のみならず，肺，尿路感染症を高頻度で併発するため，感染性SIRS，敗血症を呈する場合がある[3]．医療者の標準予防策(standard precaution)の励行も必要である．

③その他

広範囲熱傷では，上部消化管潰瘍(Curling潰瘍)やびらんを認める場合がある[3,4]．急性期手術に伴う開放部位の増加や不感蒸泄の増加に伴う低体温を認める．

### 2) 原因

熱傷の原因は，火炎熱傷(flame burn)，高温液体熱傷(scald burn)，高温固体熱傷(contact burn)，化学物質による熱傷(chemical burn)，電撃による熱傷(electrical injury)等に区分される[1-5]．表1に熱傷の原因と原因からみた特徴をまとめた．

### 3) 検査・診断(熱傷の重症度の判定)

熱傷の重症度は主に皮膚損傷を受けた深さとその面積によって判定される．熱傷の範囲と深度から重症度の評価を行い，それに応じた初期治療が行われる．

#### (1) 熱傷深度

臨床所見による深度判定法は，広く臨床的に用いられている[6]．図2に皮膚の正常解剖と熱傷深度の概略を示した[6,7]．

①Ⅰ度熱傷(first-degree burn, epidermal burn)

表皮熱傷であり，受傷部皮膚の発赤のみで瘢痕を残さず治癒する．表皮には血管構造がないため，血管系からの著しい体液の漏出は起こらず，水疱形成も認めない．皮膚本来の保護機能も維持され，感染の原因にもならない．

②Ⅱ度熱傷(second-degree burn)

**a. 浅達性Ⅱ度熱傷(superficial dermal burn；SDB)**

水疱が形成されるもので，水疱底の真皮が赤色を呈している．通常1～2週間で上皮化し治癒する．一般に肥厚性瘢痕を残さない．

**b. 深達性Ⅱ度熱傷(deep dermal burn；DDB)**

水疱が形成されるもので，水疱底の真皮が白色で貧血状を呈している．およそ3～4週間を要して上皮化し治癒する．肥厚性瘢痕(hypertrophic scar)ならびに瘢痕ケロイド(keloid scarring)を残す可能性が大きい．

③Ⅲ度熱傷(third-degree burn, deep burn)

皮膚全層の壊死であり，全層熱傷(full-thickness burn)である．外観は白色皮革様，または褐色皮革様であり，焼痂が存在する．完全に皮膚が炭化した熱傷も含む．Ⅲ度熱傷部位からの上皮化は望めず，受傷部位の辺縁のみから上皮化するので，治癒に1～3カ月以上を要し，植皮術を施行しなければ肥厚性瘢痕，瘢痕拘縮をきたす．

#### (2) 熱傷面積

熱傷面積の評価は，Ⅱ度，Ⅲ度熱傷についてそれぞれ面積を算定し，体表面積(total body surface area；TBSA)に熱傷皮膚(burn surface area；BSA)が占める割合をパーセントで示す．熱傷面積の推定方法として，**9の法則**，

■ 表1 熱傷の原因と頻度，特徴

| | 原因 | 頻度<br>(東京都熱傷ユニットにおける頻度)[5] | 特徴 |
|---|---|---|---|
| Accidental injury | 火炎によるもの<br>(flame burn) | 43.8% | 着衣着火，火災等．成人の熱傷の原因の約50%を占める．<br>15～64歳の熱傷の主たる原因であり，3割程度は業務中の受傷である．<br>気道熱傷や他の外傷を伴うことがある．<br>Ⅱ～Ⅲ度熱傷が多い．<br>死亡率が他の原因より高い(熱傷による死亡全体の25.2%を占める). |
| | 高温液体によるもの<br>(scald burn) | 30.2% | 風呂，熱湯，飲食物等．<br>小児では70%を占める[1]．<br>高齢者にも多い傾向がある．<br>Ⅱ度熱傷が多い． |
| | 高温固体によるもの<br>(contact burn) | 2.3% | 業務中の受傷の他，意識消失等の原因(てんかん，アルコール，薬物，高齢者等)による場合がある．<br>Ⅱ～Ⅲ度熱傷が多い． |
| | 化学物質によるもの<br>(chemical burn) | 1.7% | 業務中の受傷が多い．<br>化学物質に応じた処置を要する．<br>酸よりアルカリのほうが深達度は深い． |
| | 電撃によるもの<br>(electrical injury) | 3.0% | 電気作業中等．<br>意識障害や心電図異常がある場合は心電図をモニターする必要がある． |
| | その他<br>爆発，放射線等 | | |
| Non-accidental injury | 虐待<br>(abuse) | | 小児の熱傷の3～10%を占める可能性がある(特に3歳以下の場合)[1]. |
| | その他 | | |

5の法則および Lund & Browder の公式が用いられる(図3)[6-8]．**手掌法**は手掌の大きさに該当する熱傷面積を体表面積の約1%として概算する．

TBSAの30%以上の熱傷を広範囲熱傷ということが多い．中等症ないし重症熱傷とは，Ⅱ度熱傷が体表面積の15%以上，Ⅲ度熱傷が2%以上ある場合や，気道熱傷，顔面・手足・会陰部の熱傷がある場合は，顔面・手・足のⅢ度熱傷の存在，気道熱傷の合併，軟部組織の損傷や骨折の合併，電撃熱傷とされている[6]．

中等症～重症例では全身管理を必要とし，局所治療においても植皮が必要となることが多い[6]．

### (3) 熱傷重症度の判定 (表2)
#### ①熱傷指数 (Burn Index；BI)
熱傷の重症度を示す指標の1つで，「BI＝1/2×Ⅱ度熱傷面積(%)＋Ⅲ度熱傷面積(%)」で示される．BIが10～15以上を重症としている[6]．
#### ②熱傷予後指数 (Prognostic Burn Index；PBI)
「PBI＝年齢(歳)＋BI」で示される．80以下の場合は重篤な合併症がなければ救命可能，100以上は予後不良の重症で，死亡率が60%以上になる[7]．120を超える場合は救命困難である[3]．
#### ③ Artzの基準
Artzの基準では，中等度熱傷は一般病院での入院加療を要するものとされており，Ⅱ度熱傷が15～30% TBSAのもの，Ⅲ度熱傷が10%

a) 正常皮膚   b) 熱傷深度

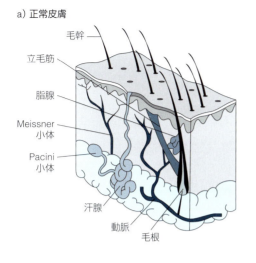

| | Ⅰ度 | Ⅱ度 | | Ⅲ度 |
|---|---|---|---|---|
| | | 浅達性 | 深達性 | |
| | superficial | superficial dermal | deep dermal | full thickness |
| 所見 | 紅斑 | 水疱形成 | 水疱形成 | 壊死, 白色レザー様 |
| 症状 | 疼痛 熱感 | 疼痛 熱感 | 疼痛 知覚鈍麻 | 無痛性 |
| 治癒過程 | 数日で治癒 瘢痕なし | 1〜2週間で治癒 瘢痕なし | 3〜4週間で治癒 肥厚性瘢痕あり | 自然治癒なし 瘢痕拘縮あり |

■図2 皮膚正常解剖と熱傷深度

(Hettiaratchy et al, 2004, 文献1, Esselman et al, 2007, 文献7を改変)

a) 9の法則

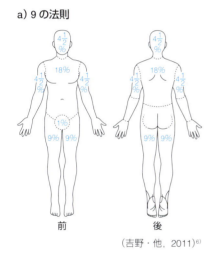

(吉野・他, 2011)[6]

b) 5の法則

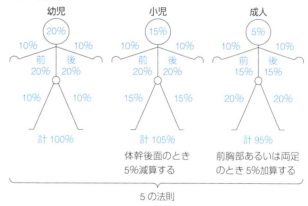

(吉野・他, 2011)[6]

c) Lund and Browder の公式

年齢による広さの換算

| | 0歳 | 1歳 | 5歳 | 10歳 | 15歳 | 成人 |
|---|---|---|---|---|---|---|
| a. 頭部の1/2 | 9 1/2 | 8 1/2 | 6 1/2 | 5 1/2 | 4 1/2 | 3 1/2 |
| b. 大腿部の1/2 | 2 3/4 | 3 1/4 | 4 | 4 1/4 | 4 1/2 | 4 3/4 |
| c. 下腿部の1/2 | 2 1/2 | 2 1/2 | 2 3/4 | 3 | 3 1/4 | 2 1/2 |

(Esselman et al, 2007)[7]

■図3 熱傷範囲の評価

■ 表2　熱傷重症度の判定

〈熱傷指数〉

BI＝1/2×Ⅱ度熱傷面積(%)＋Ⅲ度熱傷面積(%)
BIが10〜15以上を重症としている．

〈熱傷予後指数〉

PBI＝年齢(歳)＋BI
80以下の場合は重篤な合併症がなければ救命可能，100以上は予後不良の重症で死亡率が60%以上とされ，120を超える場合は救命困難である．

〈Artzの基準〉

a．重症熱傷
　　Ⅱ度：30% TBSA 以上．
　　Ⅲ度：10% TBSA 以上．
　　顔面，手，足のⅢ度熱傷．
　　気道熱傷の合併．
　　軟部組織の損傷や骨折の合併．
　　電撃熱傷．
b．中等度熱傷(一般病院で入院加療を要するもの)
　　Ⅱ度：15〜30% TBSA のもの．
　　Ⅲ度：10% TBSA 以下のもの(顔，手，足を除く)．
c．軽症熱傷(外来で治療可能なもの)
　　Ⅱ度：15% TBSA 以下のもの．
　　Ⅱ度：2% TBSA 以下のもの．

〈Burn Center Referral Criteria(American Burn Association)〉

①体表面積の10%を超えるⅡ度熱傷．
②顔面，手，足，外陰部，会陰部，主要な関節部の熱傷．
③Ⅲ度熱傷．
④電撃，落雷による熱傷．
⑤化学熱傷．
⑥気道熱傷．
⑦既往歴(熱傷治療遷延と生命予後に影響を与え得る既往歴の存在)．
⑧骨折等他の外傷の合併(外傷が重篤な場合は外傷センターでの治療を優先する)．
⑨小児の熱傷，特に一般病院での受け入れが困難な場合．
⑩精神的，社会的な介入やリハビリテーションを特に必要とする場合．

TBSA 以下のもの(顔，手，足を除く)とされている[6]．

Artz の基準では，重症熱傷は，Ⅱ度：30% TBSA 以上，Ⅲ度：10% TBSA 以上，顔面・手・足のⅢ度熱傷の存在，気道熱傷の合併，軟部組織の損傷や骨折の合併，電撃熱傷である[6]．

④ Burn Center Referral Criteria

American Burn Association による熱傷センターへの搬送および転送の基準である[9]．10% TBSA を超えるⅡ度熱傷，顔面・手・足・外陰部・会陰部・主要な関節部の熱傷，Ⅲ度熱傷，電撃，落雷，化学熱傷，気道熱傷，一般病院で対応できない小児の熱傷等である．

(4) 気道熱傷

気道熱傷(inhalation injury)とは，火災や爆発による煙，高圧水蒸気，有毒ガス等を吸引し，咽頭，喉頭や気管，気管支の粘膜損傷あるいは肺胞の損傷をいう[3]．気道熱傷を認める場合，挿管が必要になることが多く，Artz の基準でも重症熱傷に分類されている[6-8]．病歴からは，閉所での受傷，熱い蒸気または液体の吸引等で受傷した場合，身体所見からは，口または痰の中のスス，鼻毛先端の焦げ，顔面の熱傷等を認める場合は気道熱傷の存在を疑う．気道熱傷に

■ 表3　気道熱傷患者の評価

〈Ⅰ．一次評価（Primary survey）：生命にかかわる病態の把握〉

| A：Airway：気道確保． |
|---|
| B：Breathing and ventilation：呼吸と換気． |
| C：Circulation with hemorrhage control：循環と止血． |
| D：Disability：意識障害*，神経系の障害． |
| E：Exposure/environmental control：全身の評価・体温． |

\*：熱傷患者は通常では受傷直後は意識清明である．
　意識障害がある場合は，他の外傷の合併，CO中毒，低酸素，薬剤の影響（アルコール等），基礎疾患の有無等を考慮する．

〈Ⅱ．気道熱傷の評価〉**

〈分類〉
1. 上気道型：声門より口側の熱傷（injury above the glottis）．
2. 気管・気管支・末梢型：声門より末梢の熱傷（injury below the glottis）．
3. CO（一酸化炭素）中毒（CO poisoning）．

〈評価方法〉
1. 病歴
　室内や車内での受傷，熱い蒸気または液体の吸引等で受傷．
2. 診察所見
　口または痰の中のスス，鼻毛先端の焦げ，顔面の熱傷，嗄声，ラ音聴取等．
3. 検査所見
　気管支鏡所見：粘膜のススの付着，発赤，腫脹，易出血性．

\*\*：熱傷患者の二次評価は，熱傷範囲と深度（図2，3）と気道熱傷の評価である．

参考：動脈血液ガス中CO-Hb値と症状，徴候

| CO-Hb値（％） | 症状，徴候 |
|---|---|
| 0〜5 | 無症状 |
| 6〜10 | 視力障害 |
| 11〜20 | 頭痛，ふらつき |
| 21〜30 | 嘔気 |
| 31〜40 | めまい，嘔吐，失神 |
| 41〜50 | 頻呼吸，頻脈 |
| 51〜 | 昏睡，心停止 |

よる呼吸障害の早期診断には，**胸部単純X線検査**を経時的に行うこと，**気管支鏡検査**，**血中CO-Hb濃度の測定**も有用である[3,4,6]．表3に気道熱傷患者の初期評価をまとめた．

顔面・頸部熱傷や気道熱傷に伴って気道の浮腫が生じると，経過に伴って気管挿管が困難になることがあるので，気道熱傷が疑われる場合に予防的に挿管を行うことがある[6]．

### 4）治療

熱傷の範囲と深度から重症度の評価を行い，それに応じた初期治療が行われる．重症，広範囲熱傷の急性期治療では，救命救急センターや熱傷センターでの救命の観点からの全身管理が優先される．同時に，局所の皮膚の損傷に伴う体液漏出や感染症予防が重要である．重症広範囲熱傷では入院期間が長期に及び，複数回の局所の手術が必要になることが多い．熱傷の治療に必要な，初期輸液法，感染症治療，疼痛の治療，栄養管理および植皮術の詳細については成書を参照いただきたい．

### (1) 手術療法

熱傷の手術療法は主にⅢ度熱傷が対象になり，減張切開（escharotomy），壊死組織に対するデブリドマン（debridement，外科的壊死組

■表4　移植術後の評価—安静・不動を要する期間

| 方法 | 創の状態，熱傷深度 | 不動を要する期間 |
|---|---|---|
| Biological dressing | 採皮部，Ⅰ〜Ⅱ度熱傷 | ＜24時間 |
| Cultured epitherial autograft | Ⅰ〜Ⅱ度熱傷 | 24〜48時間 |
| 分層植皮術（Split thickness skin graft） | Ⅱ〜Ⅲ度熱傷 | 3〜5日間 |
| 全層植皮術（Full thickness skin graft） | Ⅱ〜Ⅲ度熱傷 | 7〜10日間 |

減張切開とデブリドメントについては不動の時間的制約はない．

織切除術)や再建術である植皮術(skin graft)が行われる．

一般にデブリドマンを受傷後48時間以内に行うものを超早期手術，受傷後5〜7日以内を早期切除術，それ以降を晩期切除術という．植皮術はデブリドマンと同時になされるのが一般的である[3]．広範囲熱傷では植皮術は数回に分けて行われることが多い．

### (2) リハビリテーション

熱傷のリハは受傷して入院した直後から可及的速やかに開始される必要がある．熱傷のリハの目的は，皮膚の創傷治癒を阻害しないように注意しながら，可動域と筋力の維持を図り，関節拘縮，瘢痕による影響，変形と運動機能障害を最小限にし，精神的，心理的，社会的に最良の帰結を得ることである[7,10-12]．疼痛，浮腫，治療上の固定等の要因により容易に熱傷急性期から可動域の制限が生じるので，良肢位保持と関節拘縮予防を行う．

熱傷急性期には挿管，人工呼吸器管理になることも多く，ショック期，ショック離脱期(refilling stage)における循環血液量と輸液量の変化に応じた呼吸理学療法が重要である．

その後も，瘢痕形成，瘢痕拘縮や廃用による筋力低下，関節拘縮が起こる．植皮や局所の手術が複数回行われることも多いので，病状と治療に応じたリハが行われる．浮腫に対しては患肢の挙上を行う．植皮術後では採皮部は＜24時間程度の，移植部位は生着に要するまでの7〜10日間程度の安静，不動(immobilisation)を要する[10,12,13]（表4）．

顔面，気道熱傷では呼吸，摂食の機能障害が，手の熱傷では把持障害が生じ，ADLが著しく阻害される．瘢痕やケロイド形成，容貌の変化，復学，復職等も含めた心理的，精神的なアプローチも重要である．

### 5) 予後・合併症

#### (1) 予後

年齢，熱傷範囲の大きさ，気道熱傷の有無が予後不良にかかわる要因である．広範囲熱傷では乳幼児と70歳以上では死亡率が高い[7]．東京都熱傷救急連絡協議会のデータでは都内の14の熱傷ユニットに年間約330例が入院し，1983〜2010年まで27年間の熱傷ユニット累計入院患者8,929例における死亡率は約14％であった[5]．

#### (2) 合併症

①呼吸器，循環器の合併症

広範囲熱傷では熱傷急性期の合併症として，気道熱傷，ショック期，ショック離脱期には気管挿管，人工呼吸器管理を余儀なくされることが多く，無気肺，肺水腫，肺感染症が挙げられる．急性呼吸窮迫症候群(acute respiratory distress syndrome；ARDS)，急性肺傷害(acute lung injury；ALI)を併発し得る[3]．循環器合併症として，急性期の循環血漿量の変化と心拍出量の低下に伴う心不全が挙げられる[3,4]．

②創感染

深達性Ⅱ度熱傷，Ⅲ度熱傷では，壊死組織や焼痂が1週間程度残存すると局所の細菌感染を併発する[3,4]．創感染は敗血症の原因となり得る．

③瘢痕，瘢痕拘縮，瘢痕ケロイド

深達性Ⅱ度熱傷以上の熱傷では皮膚の再生により正常組織に回復することはなく，瘢痕を形成する．ほとんどの瘢痕は正常組織と比較すると膠原線維の過形成を伴う肥厚性瘢痕である[14]．

■ 表5 瘢痕の評価―POSASによる

評価者と患者がそれぞれ6項目について，1～10の10段階で評価する．
1は正常皮膚，10は想像し得る最悪の瘢痕である．

The observer scores：評価者
1. 色調 vascularization
2. 色素沈着 pigmentation
3. 隆起 thickness
4. 表面の不整 surface roughness
5. 柔軟性 pliability
6. 熱傷の創との関連 surface area

The patient scores：患者
1. 痛み pain
2. かゆみ pruritus
3. 色調 color
4. 隆起 thickness
5. 表面の不整 relief
6. 柔軟性 pliability

(van der Wal et al, 2012)[16]

肥厚性瘢痕は受傷後3カ月以上を経て現れ，2mm以上の厚さを持つ[7]．当初は，赤色（"angry"red）で，受傷後4～6カ月がピークである．その後，6カ月～1，2年を経て瘢痕が成熟すると萎縮し，退色して隆起度も低下していくが，正常高には戻らない[14]．

肥厚性瘢痕は萎縮を伴うため皮膚の進展性が制限され瘢痕拘縮をきたし，顔面（眼瞼，口）や胸郭の運動，頸部，四肢の関節運動が制限される[10-15]．瘢痕ケロイドは創面を超えて拡大していくものをいう[12]．

肥厚性瘢痕の評価には，**瘢痕評価スケール**や**Patient and Observer Scar Assessment Scale**[16]（**POSAS**）（表5）等がある．治療には，スプリント，圧迫療法（pressure therapy），Z形成術や遊離植皮等がある[13]．

④異所性骨化

熱傷では1～2%に異所性骨化（heterotopic ossification；HO）の報告がある[7]．異所性骨化の好発部位は肘であり，肘関節の可動域制限を認める．熱傷による異所性骨化の危険因子は，20% TBSA以上の広範囲熱傷で，通常，肘関節または上肢を含むものとされる[7]．

⑤末梢神経障害

熱傷患者の約11%に単神経炎（mononeuropathy）または多発神経炎（polyneuropathy）を認めた報告があり，診断に至らないものも含めると30%程度に末梢神経障害を認めるとされている[7]．末梢神経障害の原因として，熱傷による直接の障害[7]，圧迫[7]，重症疾患多発ニューロパチー（critical illness polyneuropathy）等が挙げられる．単神経炎の危険因子には，電撃による熱傷，アルコール多飲者，長期間のICUでの治療が挙げられている[7]．特に，腓骨神経，尺骨神経，腕神経叢の障害については，姿位やスプリント等による圧迫，浮腫に対する患肢の挙上やポジショニングも含めて，注意する必要がある[7]．

⑥その他

CO中毒による意識障害（表3），Curling潰瘍，廃用症候群，不動に伴う褥瘡形成等が挙げられる．その他，気道熱傷を認めない場合でも，頸部，胸部の熱傷のために生じた浮腫による呼吸運動制限や気管の圧迫により呼吸障害が生じて，胸郭部の減張切開が必要になることがある．同様に，腹部全周性熱傷がなくても，広範囲熱傷では全身浮腫の部分症として腹腔内の浮腫により腹腔内圧が上昇し，腹部コンパートメント症候群（abdominal compartment syndrome；ACS）を呈し，腹壁の減張切開が必要になることがある[3]．

## 障害構造と評価

表6に受傷部位別にみた機能障害[7,11,13,14]をまとめた．

### 1）可動域制限の評価，ポジショニング

熱傷患者では創部に疼痛を伴うため，四肢を屈曲，内転に保持し創部に緊張がかからないような姿勢を取る傾向がある[13]．このため，屈曲，内転位で関節拘縮をきたし，動作，歩行の障害が生じる可能性がある．早期より受傷部位が持続伸長されるような良肢位保持（ポジショニング，positioning）（図4）を行う必要がある[7,10-14]．頸部は下顎挙上，過伸展とし，肘関節，膝関節は伸展，足関節は背屈位とする．関節可動域（ROM）訓練は自動訓練と他動訓練を使い分け，

■ 表6　受傷部位別にみた熱傷の障害

| 受傷部位 | 障害（Impairment） |
|---|---|
| 顔面 | 顔貌の変化（眼瞼，鼻，口，耳）<br>　閉眼困難，眼瞼外反，兎眼，耳介変形．<br>　表情の喪失．<br>　流涎，口唇を閉じることができない．<br>　下口唇の外反．<br>　小口症：開口困難． |
| 頸部 | ROMの制限<br>　上記に伴う視野の制限．<br>　上記に伴う挿管困難． |
| 体幹 | 変形，可動性の制限<br>　円背，側弯．<br>　胸郭の可動性の制限（呼吸機能低下）．<br>　乳房の損傷．<br>　会陰部の損傷． |
| 腋窩 | 瘢痕拘縮によるROMの制限<br>　上肢のROMの制限，肩甲骨前方突出の障害．<br>末梢神経障害<br>　腕神経叢障害等． |
| 手・指 | 変形・拘縮・ROMの制限<br>　中手関節伸展位の変形（metacarpo phalangeal extension）．<br>　手関節伸展位の変形．<br>　ボタン穴変形（Boutonniere deformity：PIP flexion with DIP hyperextension）．<br>　スワンネック変形（Swan neck deformity：DIP hyperflexion with PIP hyperextension）．<br>　Interdigital web contracture.<br>　鷲手（Claw or intrinsic plus）．<br>　母指の拘縮（内転，対立屈曲伸展，thumb in palm）． |
| 上肢・下肢 | 拘縮，ROMの制限<br>　肩関節，肘部（伸展制限），股関節（屈曲拘縮），膝関節（屈曲拘縮），膝窩（瘢痕拘縮）．<br>末梢神経障害<br>　尺骨神経，腓骨神経等． |
| 足関節・足指 | 変形<br>　中足骨関節過伸展．<br>　内反尖足（Equinovarus）．<br>　凹側（Cavus）．<br>　舟底足（Rocker-bottom foot）． |

（Esselman et al, 2007，文献7を改変）

意識がある場合，安静や不動に支障のない部位については自動訓練を指導する[7,10-14,17,18]．

### 2) 受傷部位からみた障害の評価

受傷部位に生じ得る局所の障害，変形については表6にまとめた．

#### (1) 顔面，頸部

顔面は容貌にかかわり，また，眼，鼻，口，耳等重要な器官が存在する．眼瞼外反，兎眼，耳介変形，小口症等が起こる．顔面（表情筋）のストレッチ・持続伸長，瘢痕形成を予防するフェイスマスクの作成による顔面の圧迫，小口症の予防のための開口装具を用いた訓練の検討が必要になる[14]．

頸部の皮膚は薄く，瘢痕拘縮をきたしやすい．頸部は屈曲，伸展，回旋，側屈を行う関節部であり，可動域に制限があるとADLに支障をきたしやすい．頸部の瘢痕拘縮予防に頸部カラーを用いて頸部を伸展位にすることがある[14]．

#### (2) 手

手，特に手背部の熱傷は，皮膚が薄いこと，伸筋腱を中心とした解剖学的構造から容易に変形，拘縮をきたす．基本的には図4に示したよ

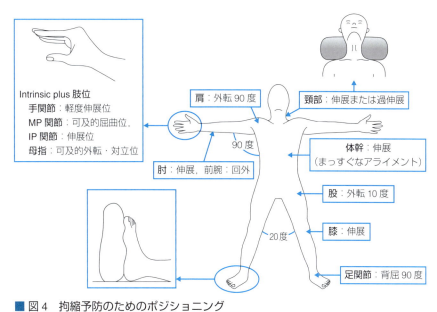

■ 図4　拘縮予防のためのポジショニング
（Esselman et al, 2007，文献7，Procter, 2010，文献11を改変）

うに intrinsic plus でのポジショニングを行う[11,14]．ただし，深達性熱傷で腱が露出している場合は腱の断裂を防ぐため腱を弛緩させた位置に固定し保護する必要がある[14]．

スプリントは急性期に良肢位保持の目的で作成される場合と回復期に矯正の目的で種々の動的，静的スプリントが作成される場合がある[18]．

### (3) 下肢

下肢では，股関節屈曲，膝関節屈曲，尖足位の状態で拘縮をきたした際に，起立，歩行機能が大きく損なわれるので注意する．

### (4) 体幹

側弯，円背（後弯）は体幹，骨盤，肩甲部の非対称性の熱傷で生じ，異常姿勢の原因となり，特に成長期の小児では問題となる．予防的，積極的なポジショニングと訓練が必要になる[17]．

### (5) 切断

高電圧の電撃熱傷，重度の火炎熱傷により下肢の壊死，感染症を併発して救命を目的にする場合等に下肢切断が検討される[17]．多くの場合，熱傷による下肢切断者は救命され，義足による歩行を獲得し，職業に復帰することが可能であるが，病前と同一の職種に復帰するのは困難である[17]．

### 3) 心理，精神的側面

重症熱傷からの burns survivor にとって，家族，コミュニティー，学校，職場に復帰することは，退院後に直面する大きな問題である[17]．病前と比較して，それぞれの受傷部位に応じた障害の残存していることのみならず，心理的な負担は大きく，また，熱傷後の皮膚は熱，外傷等で障害を受けやすい．受傷部位に感覚障害がある場合は保護のために手袋等の使用が必要になる．社会復帰については，カウンセリング，心理的支援，社会資源の利用等について患者自身と医療にかかわる多職種の協働によって心理社会的問題への対応を必要とする[10]．

## おわりに

熱傷急性期の病態と局所管理，全身管理とリハの概略を，受傷から refilling 期，創閉鎖期，回復期に分けて経時的に表7にまとめた[3,7,10-18]．

表8に熱傷の障害構造と評価を示した[7,10-17]．

（原 元彦，栢森良二）

■ 表7　熱傷の病態と治療の経時的経過とリハビリテーション

| 病期 | 受傷から refilling 期<br>（48時間以内） | refilling 期<br>（受傷後48〜72時間） | refilling 期から創閉鎖期<br>（受傷後1カ月程度） | 回復期 |
|---|---|---|---|---|
| 循環器系<br>呼吸器系 | 血管透過性亢進<br>循環血漿量低下<br>ARDS，SIRS，換気障害（胸部広範囲Ⅲ度熱傷），気道熱傷 | refilling<br>肺うっ血 | 肺炎，敗血症，多臓器不全等の合併症，術後合併症等 | 安定期 |
| 受傷部位 | 体液漏出，浮腫 | 体液漏出，浮腫 | 植皮術 | 植皮術（時期を分けて施行されることが多い） |
| 治療<br>全身管理<br>局所管理<br>リハビリテーション | 全身管理：<br>蘇生，救急処置．重症度評価（熱傷深度，面積，気道熱傷）．初期輸液療法，呼吸管理（挿管，人工呼吸，PEEP 等），感染症予防等．<br><br>局所管理：<br>熱傷創管理（冷却，洗浄，感染予防）．創の被覆（Ⅱ度熱傷）．減張切開，デブリドマン（超早期手術，Ⅲ度熱傷）．<br><br>リハビリテーション：<br>拘縮予防のためのポジショニング，呼吸理学療法，浮腫軽減のための患肢挙上等． | 全身管理：<br>輸液療法，呼吸管理，感染症予防の継続．<br><br>局所管理：<br>熱傷創管理．減張切開，デブリドマン（早期手術，Ⅲ度熱傷）．<br><br>リハビリテーション：<br>拘縮予防のためのポジショニング，呼吸理学療法，浮腫軽減のための患肢挙上等．感染症予防への配慮（標準予防策の遵守）． | 全身管理：<br>輸液療法，呼吸管理，感染症予防の継続，疼痛，栄養の管理．<br><br>局所管理：<br>熱傷創管理．減張切開，デブリドマン（晩期手術，Ⅲ度熱傷）．<br><br>リハビリテーション：<br>ポジショニング，（スプリント，固定も含む），呼吸理学療法．ROM 訓練：意識障害がなければ自動 ROM 訓練（Bulky dressing の状態でも可能，不動の部位を除く）．<br><br>植皮術後の安静：<br>採皮部は24〜48時間安静，植皮部は生着後開始．<br>筋力維持：（非患肢等）． | 全身管理：<br>疼痛，栄養の管理，感染予防．<br>局所管理：<br>植皮術後の状態．<br><br>リハビリテーション：<br>床上での ADL 訓練（整容，食事等），可能なら離床促進，立位歩行訓練を開始．長期臥床に伴う廃用の予防．拘縮予防のための動的・静的スプリント作成．<br><br>肥厚性瘢痕，瘢痕拘縮：圧迫療法，持続伸長，開口器，装具等．切断：義肢の作成，下肢切断の場合は義足作成，装着，歩行訓練．<br><br>心理面，精神面への配慮，心理的支持等．容貌変化に対する配慮，コスメティック・セラピー等．<br><br>ADL が自立，歩行可能となったら耐用性・持久力の向上（自転車エルゴメーター等）．<br><br>復職，復学，社会復帰． |

■ 表8 熱傷の障害構造と評価一覧

| 障害の階層 | 障害 | 評価方法・評価項目 | 評価の目的 |
|---|---|---|---|
| 機能障害 | 皮膚の喪失による機能障害 | 熱傷範囲と深度の診察所見 | 熱傷範囲，熱傷深度，重症度の判定（表2，図2，3） |
| | | 血算，CRP，細菌学的検査等 | 局所と全身の感染症予防 |
| | | 血清蛋白，アルブミン等 | 栄養状態の評価と改善 |
| | | X線（胸腹部），CT等 | 肺水腫，肺炎，浮腫，心不全等の評価，予防 |
| | 可動域（ROM）制限 | ROM計測 | ROMの評価とROM制限・拘縮の予防（図4） |
| | 筋力低下 | MMT等 | 筋力維持，廃用予防 |
| | 呼吸機能障害 | ①気道熱傷<br>　問診，診察所見，気管支鏡，Hb-CO濃度，血液ガス，胸部X線等<br>②胸郭の可動域制限<br>　呼吸機能検査等 | 呼吸機能評価（表3），呼吸理学療法の計画・実施 |
| | 開口障害（摂食障害等） | 嚥下機能検査等 | 瘢痕，瘢痕拘縮の予防（持続伸長，圧迫療法等） |
| | 上肢機能障害 | 把持機能，リーチ機能，上肢機能評価（STEF，DASH等） | ROM制限，拘縮，変形予防 |
| | 下肢機能障害 | 支持機能，バランス等 | ROM制限，拘縮，変形予防 |
| | 排泄 | 会陰部，肛門周囲の熱傷 | 留置カテーテル，排便による創の汚染等：感染予防 |
| | 疼痛 | Visual Analogue Scale（VAS）等 | 疼痛緩和 |
| | 掻痒 | 診察所見，VAS等 | 対症療法 |
| | 切断 | （必要に応じて） | （義肢作成，断端，ソケットの検討，歩行訓練を含む） |
| | 瘢痕形成 | Digital photo，瘢痕スコア，POSAS（表5）等 | 肥厚性瘢痕，ケロイド，瘢痕拘縮の評価，治療計画作成 |
| | 異所性骨化 | X線（特に肘部），Bone scan等 | 異所性骨化の評価 |
| | 末梢神経障害 | 神経学的所見（感覚障害の有無等），電気診断 | 末梢神経障害の評価，四肢の機能障害の予防 |
| | 心理上および精神科な問題 | カウンセリング，コンサルテーション，リエゾン精神医学 | 心理上および精神科的な問題の評価，治療計画の作成 |
| 活動制限 | 歩行障害 | 歩行時間・距離：6分間歩行試験，SWT等 | 歩行障害の評価 |
| | ADL障害 | FIM等 | ADLの評価，アウトカムの評価等 |
| 参加制約 | 就業・就学（復職・復学）外観，容貌，美容上の問題 | カウンセリング，専門職多職種協働 | 就業・就学（復職・復学）：参加（ICF）の評価，参加の制約の改善，向上．アウトカムの評価等<br>メイクアップ・セラピー等 |
| QOL | QOL | QOLの評価：SF-36®等 | |

文献

1) Hettiaratchy S, Dziewulski P：ABC of burns, Pathophysiology and types of burn. *BMJ* 328：1427-1429, 2004.
2) Hettiaratchy S, Dziewulski P：ABC of burns, Introduction. *BMJ*：328：1366-1368, 2004.
3) 佐々木淳一：熱傷, 標準救急医学(有賀 徹・他編, 日本救急医学会監修), 第5版, 医学書院, 2014, pp425-436.
4) 池田弘人：熱傷のリハビリテーション, 急性期治療. *MED REHA* 69：1-8, 2006.
5) 樋口良平：熱傷の統計, 熱傷治療マニュアル(田中 裕編), 第2版, 中外医学社, 2013, pp1-7.
6) 吉野雄一郎・他：創傷・熱傷ガイドライン委員会報告6 熱傷診療ガイドライン. 日皮会誌 121(14)：3279-3306, 2011.
7) Esselman PC, Moore ML：59. Issues in burn rehabilitation. In：Physical medicine and rehabilitation, 3rd ed, Braddom RL(eds), Saunders, 2007, pp1359-1413.
8) 後藤英昭：熱傷の全身管理. 今日の救急治療指針(杉本 壽・他編), 第2版, 医学書院, 2012, pp648-655.
9) American Burn Association：http://www.ameriburn.org/BurnCenterReferralCriteria.pdf
10) 辻 哲也：熱傷. 現代リハビリテーション医学(千野直一編), 第4版, 金原出版, 2009, pp505-512.
11) Procter F：Rehabilitation of the burn patient. *Indian J Plast Surg* 43(Suppl)：S101-S113, 2010.
12) Edger D, Brereton M：ABC of burns, Rehabilitation after burn injury. *BMJ* 329：343-345, 2004.
13) 横井 剛：全身性熱傷. 今日のリハビリテーション指針(伊藤利之・他編), 医学書院, 2013, pp341-344.
14) 横井 剛：局所性熱傷. 今日のリハビリテーション指針(伊藤利之・他編), 医学書院, 2013, pp344-345.
15) 小川 豊：熱傷後瘢痕の予防と術後後療法. 形成外科ADVANCEシリーズⅡ-10 熱傷の治療最近の進歩(百束比古編). 克誠堂出版, 2003, pp269-276.
16) van der Wal MBA et al：Rasch analysis of the Patient and Observer Scar Assessment Scale(POSAS)in burn scars. *Qual Life Res* 21：13-23, 2012.
17) Spires MC et al：Rehabilitation methods for the burn injured individual. *Phys Med Rehabil Clin N Am* 18：925-948, 2007.
18) 石倉直敬：熱傷患者のリハビリテーション, 拘縮予防と福祉療法. 形成外科ADVANCEシリーズⅡ-10 熱傷の治療最近の進歩(百束比古編). 克誠堂出版, 2003, pp277-278.

# 29. サルコペニア

## 疾患像

サルコペニアは，狭義では加齢による筋肉量減少，広義ではすべての原因による筋肉量減少，筋力低下および身体機能低下を意味する．以前は加齢による筋肉量減少のみをサルコペニアとしていた．しかし，2010年以降のサルコペニアのコンセンサス論文では，筋肉量減少のみでなく，筋力低下もしくは身体機能低下を認める場合にサルコペニアと診断している．

### 1）症状

サルコペニアは，フレイル（虚弱）の原因のひとつである．フレイルとは，高齢期に生理的予備能が低下することでストレスに対する脆弱性が亢進し，生活機能障害，要介護状態，死亡等の転帰に陥りやすい状態である．フレイルで認めることの多い体重減少，易疲労性，歩行速度低下，筋力低下，活動性低下，易転倒性を，サルコペニアでも認めやすい．

地域在宅高齢者の10〜30％にサルコペニアを認める[1]．一方，リハを行っている高齢者では40〜46％，老人ホームに入所している高齢者では20〜80％にサルコペニアを認める[1]．

### 2）病因・病態

サルコペニアの原因が加齢のみの場合を原発性サルコペニア，その他の原因（活動，栄養，疾患）の場合を二次性サルコペニアと分類する[2]（表1）．ただし，原発性と二次性に厳密に区別することは困難である．成人低栄養の原因である飢餓，侵襲，悪液質は，すべて二次性サルコペニアの原因である．そのため，低栄養では二次性サルコペニアを認めることが多い．

原発性サルコペニアには，栄養，身体活動，

■ 表1　サルコペニアの原因

| 原発性サルコペニア |
|---|
| 　加齢の影響のみで，活動・栄養・疾患の影響はない． |
| 二次性サルコペニア |
| 　活動によるサルコペニア：廃用性筋萎縮，無重力． |
| 　栄養によるサルコペニア：飢餓，エネルギー摂取量不足． |
| 　疾患によるサルコペニア |
| 　　侵襲：急性疾患，炎症（手術，外傷，熱傷，急性感染症等）． |
| 　　悪液質：慢性疾患，炎症（がん，慢性心不全，慢性腎不全，慢性呼吸不全，慢性肝不全，膠原病，慢性感染症等）． |
| 　　原疾患：筋萎縮性側索硬化症，多発性筋炎，甲状腺機能亢進症等． |

ホルモン，炎症等多くの要因が関与していると考えられている．加齢とともにテストステロン，エストロゲン，成長ホルモンといった同化促進ホルモンの血中濃度が低下し，炎症性サイトカインであるインターロイキン6（interleukin-6）や腫瘍壊死因子α（tumor necrosis factor-α）の産生が増加する．

### 3）診断・検査

ヨーロッパのサルコペニアワーキンググループ（European Working Group on Sarcopenia in Older People；EWGSOP）では，筋肉量減少（例：若年の2標準偏差以下）を認め，筋力低下（例：握力：男性30kg未満，女性20kg未満）もしくは身体機能低下（例：歩行速度0.8m/s未満）を認めた場合にサルコペニアと診断する[1]．サルコペニアの重症度分類は，筋肉量減少のみの場合を前サルコペニア，筋肉量減少，筋力低下，身体機能低下をすべて認める場合を重症サルコペニアとしている．

アジアのサルコペニアワーキンググループ

(Asian Working Group for Sarcopenia；AWGS)では，筋力低下（握力：男性 26 kg 未満，女性 18 kg 未満）もしくは身体機能低下（歩行速度 0.8 m/s 未満）を認め，筋肉量減少も認めた場合にサルコペニアと診断する[3]．筋肉量の前に筋力と身体機能を評価して，両方とも正常であればサルコペニアではないと診断する．

検査機器を用いた筋肉量評価が難しい場合，下腿周囲長が男性 34 cm 未満，女性 33 cm 未満を筋肉量減少の目安とする[4]．

### 4) 治療

サルコペニアに対してはその原因に合わせた介入が必要であり，リハ栄養の考え方が有用である[1]．

#### (1) 加齢

加齢が原因の場合，レジスタンストレーニングが最も効果的である．蛋白質や分岐鎖アミノ酸（branched-chain amino acids；BCAA）の摂取も有用である．

#### (2) 活動

活動が原因の場合，不要な安静や禁食を避けて早期離床，早期経口摂取を行い，四肢体幹や嚥下にかかわる筋肉量を低下させないことが最も重要である．

#### (3) 栄養

栄養が原因の場合，栄養改善を目標とした栄養管理を行う．「1 日エネルギー必要量＝1 日エネルギー消費量＋エネルギー蓄積量（200～750 kcal 程度）」とする．レジスタンストレーニングや持久力増強訓練は禁忌であるが，関節可動域訓練，ADL 訓練，座位・立位・歩行訓練等は行う．

#### (4) 疾患

疾患が原因の場合，原疾患の治療が最も重要であるが，適切な栄養療法と運動療法も重要である．侵襲の異化期では，内因性エネルギーを考慮して 15～30 kcal/kg/day を目安とする．一方，同化期では，「1 日エネルギー必要量＝1 日エネルギー消費量＋エネルギー蓄積量」とする．C 反応性蛋白（C-reactive protein；CRP）が 3 mg/dL を下回った場合に同化期と考える目安がある．異化期では，早期離床と機能維持目標の機能訓練を行う．同化期では，レジスタンストレーニングも含め積極的な機能訓練を行う．

前悪液質と悪液質では，高蛋白質食（1.5 g/kg/day）や n-3 脂肪酸（エイコサペンタエン酸，2～3 g/日）の投与が有効という報告もある．運動（有酸素運動，レジスタンストレーニング）には抗炎症作用があり，食欲と栄養状態の改善目的で実施する．不応性悪液質（終末期）では，緩和医療の一環として，QOL を低下させないリハ栄養管理を行う．

### 5) 予後

EWGSOP では，「サルコペニアは進行性，全身性に認める筋肉量減少と筋力低下であり，身体機能障害，QOL 低下，死のリスクを伴う」と定義している[2]．つまりサルコペニアの場合，身体機能障害悪化，QOL 低下，死亡率増加を認めやすい．

### 6) 合併症

サルコペニアでは，骨粗鬆症，糖尿病，高血圧症を合併しやすい．サルコペニアによる易転倒性と骨粗鬆症の結果，大腿骨近位部等の骨折を合併しやすい．

またサルコペニアに肥満を合併したサルコペニア肥満を認めることがある．肥満は生活習慣病，変形性関節症，認知症等のリスク因子であるため，サルコペニア肥満ではこれらを合併しやすい．

## 障害構造と評価

### 1) 筋肉量の評価

#### (1) 身体計測

上腕周囲長（arm muscle circumference；AC），上腕三頭筋皮下脂肪厚（triceps skinfolds；TSF），下腿周囲長（calf circumference；CC）を評価する（図 1～3）．

AC と TSF から筋肉量の指標である上腕筋囲（midupper arm muscle circumference；AMC）と上腕筋面積（midupper arm muscle area；AMA）を計算できる．これらが全身の筋肉量の目安となる．

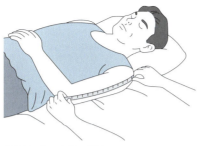

利き腕でない上腕で計測.

■ 図1　上腕周囲長の計測

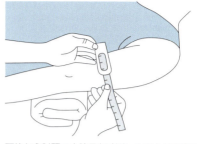

肩峰から肘頭で上腕長を計測しその中点で測定.

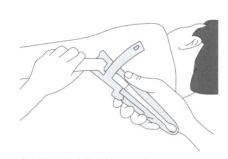

利き腕でない上腕の中央で測定.

■ 図2　上腕三頭筋皮下脂肪厚の計測

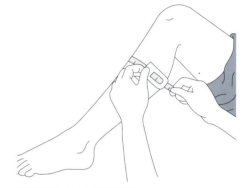

下腿の最も太いところで計測.

■ 図3　下腿周囲長の計測

$$AMC(cm) = AC(cm) - TSF(cm) \times 3.14$$
$$AMA(cm^2) = (AC - TSF \times 3.14) \times (AC - TSF \times 3.14) \div (4 \times 3.14)$$

### (2) DEXA, BIA

　二重エネルギーX線吸収測定法(Dual-energy X-ray Absorptiometry；DEXA)や**生体インピーダンス法**(Bioelectrical Impedance Analysis；BIA)で四肢骨格筋量を評価した場合，「四肢骨格筋量(kg)÷身長(m)÷身長(m)」で計算した数値で筋肉量減少の有無を判断する．AWGSの筋肉量減少のカットオフ値は，DEXAで男性7.0，女性5.4，BIAで男性7.0，女性5.7である．

### (3) CT, MRI

　**CT**もしくは**MRI**による筋肉量評価がゴールドスタンダードとされている．

　第3腰椎もしくは第4腰椎のスライスで筋肉量(全筋肉量もしくは大腰筋のみの筋肉量)を評価する．第3腰椎レベルの骨格筋指数(骨格筋量÷身長÷身長)が男性で52.4 cm$^2$/m$^2$以下，女性で38.5 cm$^2$/m$^2$以下の場合にサルコペニアと診断すると，死亡率と最も関連する[5]．

### 2) 筋力の評価

　握力計による評価が最も簡便に定量化できるため，サルコペニアの評価に使用されることが多い．しかし，歩行能力により影響するのは下肢筋力であるため，筋力測定器があれば膝の屈伸筋力も評価することが望ましい．

### 3) 低栄養の評価

　**SGA**(Subjective Global Assessment；**主観的包括的栄養評価**)[6](p122参照)は，病歴と身体検査の結果から，栄養状態良好，中等度栄養不良，高度栄養不良を主観的に判定する(表2)．

　**MNA®-SF**(Mini Nutritional Assessment Short Form；**簡易栄養状態評価法**)[7-10]は，6項目で14点満点となり，12〜14点なら栄養状態良好，8〜11点なら低栄養の恐れあり，0〜7点以下なら低栄養と判定する(表3)．体重および体重減少が不明でも点数をつけることができるのが特徴である．

■ 表2　SGAの評価項目

病歴
　①年齢，性別
　②身長，体重，体重変化（過去6カ月間と過去2週間）
　③食物摂取量の変化（期間，食形態）
　④消化器症状（2週間以上の持続：悪心，嘔吐，下痢，食欲不振）
　⑤ADL（期間，日常生活可能，歩行可能，寝たきり）
　⑥疾患と栄養必要量との関係（代謝ストレス：なし，軽度，中等度，高度）
身体検査
　①皮下脂肪の減少（上腕三頭筋，胸部）
　②筋肉の損失（大腿四頭筋，三角筋）
　③浮腫（くるぶし，仙骨部）
　④腹水

（Makhija et al, 2008）[6]

■ 表3　MNA®-SFの評価項目

①過去3カ月間の食事量減少
②過去3カ月間の体重減少
③自力歩行
④過去3カ月間の精神的ストレスと急性疾患
⑤神経・精神的問題（認知症，うつ状態）
⑥BMI（BMIが測定できない場合は下腿周囲長）

（Vellas et al, 2006）[7]（Rubenstein et al, 2001）[8]
（Guigoz, 2006）[9]（MNA® Mini Nutritional Assessment）[10]

■ 表5　活動係数とストレス係数の例

活動係数
　寝たきり（意識障害，JCS2〜3桁）：1.0
　寝たきり（覚醒，JCS1桁）：1.1
　ベッド上安静：1.2
　ベッド外活動：1.3
　軽労働：1.5
　中〜重労働：1.7〜2.0
　機能訓練室でのリハ：1.3〜2.0
ストレス係数
　術後3日間：手術の侵襲度によって1.1〜1.8
　骨折：1.1〜1.3
　褥瘡：1.1〜1.6
　感染症：1.1〜1.5
　臓器不全：1臓器につき0.2追加（上限2.0）
　熱傷：深達度と面積によって1.2〜2.0

■ 表4　悪液質の診断基準

以下の2つは必要条件である．
・悪液質の原因疾患の存在
・12カ月で5%以上の体重減少（もしくはBMI20未満）
そのうえで，以下の5つのうち3つ以上に該当する場合に診断する．
　①筋力低下
　②疲労
　③食思不振
　④除脂肪指数（筋肉量）の低下
　⑤検査値異常（CRP>0.5 mg/dL，Hb<12.0 g/dL，Alb<3.2 g/dL）

（Evans et al, 2008）[11]

## 4）悪液質の評価

サルコペニアや低栄養の場合，原因検索として悪液質の有無を評価することが必要である．悪液質の診断基準を表4に示す[11]．

## 5）肥満の評価

BMIで評価する．BMI 25以上であれば肥満と判定する．一方，BMI 18.5未満であれば低体重であり，筋肉量減少の目安でもある．

## 6）栄養管理

### （1）エネルギーバランス

1日エネルギー摂取量は，経口摂取，経管栄養，静脈栄養の摂取量を合計する．一方，1日エネルギー消費量は，「基礎エネルギー消費量×活動係数×ストレス係数」で計算する．

基礎エネルギー消費量は，**Harris-Benedictの式**[12]で推計されることが多い．

〈Harris-Benedictの式〉

男性：$66.47 + 13.75W + 5.0H - 6.76A$

女性：$655.1 + 9.56W + 1.85H - 4.68A$

W：体重（kg），H：身長（cm），A：年齢（歳）．

現体重が不明の場合には標準体重で計算する．活動係数とストレス係数の例を表5に示す．1日エネルギー摂取量から1日エネルギー消費量を引くことで，エネルギーバランスを計算できる．

### （2）C反応性蛋白（CRP）

CRPの数値で侵襲，悪液質の有無と程度を判断できる．CRPが5 mg/dL以上の場合，代謝が亢進して骨格筋の分解が亢進する異化期と考える．一方，CRPが3 mg/dL以下の場合，骨格筋や脂肪を合成できる同化期と判断する．CRPが0.5 mg/dL以上の場合，悪液質の診断基準に含まれる検査値異常に該当する．

## 7）活動量の評価

歩数計や活動量計を用いて活動量を評価する

■ 表6　サルコペニアの評価一覧

|  | 障害（疾患） | 評価方法 | 評価項目と目的 |
|---|---|---|---|
| 機能障害 | 筋肉量減少 | 身体計測，BIA，DEXA，CT，MRI | サルコペニアの診断，重症度，効果判定 |
|  | 筋力低下 | 握力，膝の屈伸筋力 | サルコペニアの診断，重症度，効果判定 |
|  | 低栄養 | SGA，MNA®-SF | サルコペニアの原因評価 |
|  | 悪液質 | 体重減少，BMI，易疲労性，食思不振，CRP，ヘモグロビン，アルブミン | サルコペニアと低栄養の原因評価 |
|  | 肥満 | BMI | サルコペニア肥満の診断 |
|  | 栄養管理 | エネルギーバランス（摂取量－消費量），CRP | サルコペニアの原因評価 |
|  | 活動量低下 | 歩数計，活動量計 | サルコペニアの原因評価 |
| 活動制限 | 歩行障害 | 通常歩行速度，6分間歩行試験，TUG，SPPB | サルコペニアの診断，重症度，効果判定 |
|  | ADL障害 | Barthel Index，FIM | 日常生活活動の評価 |
|  | IADL障害 | 老研式活動能力指標 | 手段的日常生活活動の評価 |
| 参加制約 | 在宅生活困難 | 家屋評価 | 住宅改修 |
| QOL | QOL低下 | SF-36®，EQ-5D | QOLの評価 |

ことで，活動によるサルコペニアの有無を判断する．

### 8）歩行能力の評価

#### (1) 通常歩行速度

例えば10 mの歩行時間を計測することで，歩行速度を計算できる．EWGSOPとAWGSでは，0.8 m/s以下をカットオフ値としている．

#### (2) 6分間歩行試験（6-minutes Walk Test；6MWT）(p 37, 377参照)

片道20～30 m程度の直線コースを自分のペースでできるだけ速く6分間歩いて，その歩行距離を測定する．

Society of Sarcopenia, Cachexia and Wasting Disordersでは，移動能力の低下したサルコペニアという概念を提唱し，6分間歩行距離のカットオフ値を400 mとしている[13]．

#### (3) TUG (Timed Up and Go Test) (p 146, 184, 348参照)

椅子に深く座り，背筋を伸ばした状態で肘かけがある椅子では肘かけに手を置いた状態（肘かけがない椅子では手を膝の上に置いた状態）からスタートし，なるべく速く歩き，3 m先の目印で折り返し，終了時間はスタート前の姿勢に戻った時点とする．運動器不安定症のカットオフ値は11秒である．

#### (4) SPPB (Short Physical Performance Battery)

バランステスト，歩行速度，椅子立ち上がりテストの3つの総合評価指標で，それぞれ0～4点で評価して合計得点を算出する．EWGSOPではSPPBのカットオフ値は8点以下であり，0～6点を低機能，7～9点を中間機能，10～12点を高機能としている．

### 9）ADLの評価

ADLに制限を認める場合には，**Barthel Index**（p 156, 190参照）や**FIM**（p 154, 190参照）で評価する．

### 10）IADLの評価

IADL評価法として，**老研式活動能力指標**（p 160参照）がある．

### 11）在宅生活の評価

サルコペニアで易転倒性を認める場合には，転倒予防を目的として家屋評価と住宅改修を行うことがある．

### 12）QOLの評価

サルコペニアの疾患特異的QOL評価法は，現時点では存在しないが，サルコペニアとQOLの関連が示唆されている．先行研究では，**SF-36®**（Medical Outcomes Study Short-Form 36-Item Health Survey）（p 170参照）と**EQ-5D**（EuroQol 5 Dimension）を用いていることが多い[14]．

〔若林秀隆〕

文献

1) Wakabayashi H, Sakuma K : Rehabilitation nutrition for sarcopenia with disability : a combination of both rehabilitation and nutrition care management. *J Cachexia Sarcopenia Muscle* **5** : 269-277, 2014.
2) Cruz-Jentoft AJ et al : Sarcopenia : European consensus on definition and diagnosis : Report of the European Working Group on Sarcopenia in Older People. *Age Ageing* **39** : 412-423, 2010.
3) Chen LK et al : Sarcopenia in Asia : consensus report of the asian working group for sarcopenia. *J Am Med Dir Assoc* **15** : 95-101, 2014.
4) Kawakami R et al : Calf circumference as a surrogate marker of muscle mass for diagnosing sarcopenia in Japanese men and women. *Geriatr Gerontol Int* 2015. doi : 10.1111/ggi.12377.
5) Prado CM et al : Prevalence and clinical implications of sarcopenic obesity in patients with solid tumours of the respiratory and gastrointestinal tracts : a population-based study. *Lancet Oncol* **9** : 629-635, 2008.
6) Makhija S, Baker J : The Subjective global assessment : a review of its use in clinical practice. *Nutr Clin Pract* **23** : 405-409, 2008.
7) Vellas B et al : Overview of the MNA®-Its History and Challenges. *J Nutr Health Aging* **10** : 456-465, 2006.
8) Rubenstein LZ et al : Screening for Undernutrition in Geriatric Practice : Developing the Short-Form Mini Nutritional Assessment (MNA-SF). *J Geront* **56**A : M366-377, 2001.
9) Guigoz Y : The Mini-Nutritional Assessment (MNA®) Review of the Literature-What does it tell us? *J Nutr Health Aging* **10** : 466-487, 2006.
10) MNA® Mini Nutritional Assessment. Available from : http://www.mna-elderly.com/forms/mini/mna_mini_japanese.pdf
11) Evans WJ et al : Cachexia : a new definition. *Clin Nutr* **27** : 793-799, 2008.
12) Harris JA, Benedict FG : A biometric study of human basal metabolism. *Proc Natl Acad Sci USA* **4** : 370-373, 1918.
13) Fielding RA et al : Sarcopenia : an undiagnosed condition in older adults. Current consensus definition : prevalence, etiology, and consequences. International working group on sarcopenia. *J Am Med Dir Assoc* **12** : 249-256, 2011.
14) 若林秀隆：サルコペニアと栄養療法―高齢者の栄養状態とQOL. 静脈経腸栄養 **29** : 837-842, 2014.

# 付録
# 診断書記入のポイント

付録　診断書記入のポイント

# 身体障害者診断書・意見書

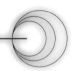

❶ **障害名**：病名ではなく上肢，下肢，体幹，関節を明記する．部位は左右を間違いなく記す．

❷ **原因**，❸ **発症日**：必ず書く必要がある．

❹ **経過**：できれば手術日，治療歴，検査所見（CT，MRI等）も書くほうがよい．

❺ **総合所見**：厚生労働省の案文も参考にして機能障害と能力障害を簡潔に述べる．

❻ **合併障害**：総合判定の際に参考とする「他の障害」のことで，言語，平衡，嚥下，その他の身体障害が該当する．

❼ **参考意見**：等級判断の根拠・所見を審査の参考になるように記載する．患者・家族には，必ずしも医師が書く等級になるとは限らないことを伝えるのが望ましい．

　2つ以上の障害が合併した場合には，それぞれの障害等級の指数を合計して総合認定等級が決められる．ただし四肢のそれぞれの最高指数は越えない仕組みになっている．上肢2級，下肢3級が限度である．なお等級は下限が6級であるが，RA等を想定して7級（指数0.5点）を採用して等級指数を計算するようにする（表1，2）．

## 申請の手順

　身体障害者診断書・意見書を書くには，身体障害者福祉法第15条指定医として指定されなければならない．指定医の役割としては，身体に障害のある者が，身体障害者手帳の交付申請に要する診断書・意見書を作成するとともに，その者の障害が法別表に掲げる障害に該当するか否かについて意見を付さなければならない．

　指定を受けようとする医師は，次の書類を診断書を作成する医療機関の所在地を管轄する区市町村を経由して知事に申請する．

　①指定申請書
　②同意書

付録　診断書記入のポイント

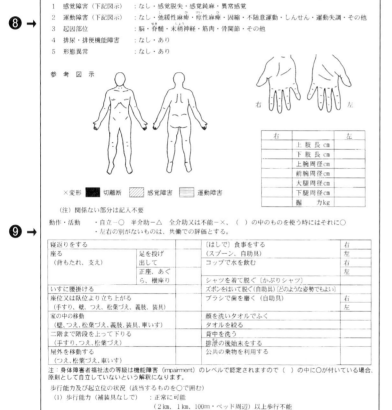

❽ 肢体不自由の状況および所見：感覚障害は触覚，痛覚を問わず脱失・鈍麻・異常に分類する．ここでは，上肢機能の障害があるときは握力を必ず記載する．また，切断や筋力低下のとき四肢長と周囲径を健側とともに書く．

❾ 動作・活動：活動では「しているADL」を書く．（ ）の中に○を付けた場合，後欄には○△×は付けない．

③経歴書
④医師免許証の写し

　第15条指定医の指定は，医療機関の所在地別に，都道府県知事(指定都市長，中核市長を含む)が地方社会福祉審議会の意見を聴いたうえで行われる(例えば神奈川県内では，神奈川県知事，横浜市長，川崎市長，横須賀市長，相模原市長がそれぞれの社会福祉審議会の意見を聞いたうえで指定が行われる)．

　社会福祉審議会指定医師審査部会(以下，指定医師審査部会)を開催し，その意見を聴いたうえで，指定が行われている．

　指定医師審査部会では，次のことについて審査される．

❿ **関節可動域と筋力テスト**：関節障害以外では簡略化してもよいが筋力は○，△，×の3段階で記入する．

関節可動域は，左片麻痺のときなどは関節障害でないので，／で省略してもよい．ただし歩行障害の原因になっている場合は明記する．

⓫ **備考**：審査で参考になると思われる高次脳機能障害や，関連する事項を記載する．

①医籍登録日
②担当しようとする障害分野
③当該医師の職歴
④当該医師の主たる研究歴と業績
⑤その他必要と認められる事項

通常，指定医は，主として標榜する診療科名について，医師免許を取得した後，大学病院またはそれに準ずる病院（医師法第16条の2第1項の規定による臨床研修を行う病院等）の当該診療科で，5年以上臨床経験を有する者とされている．

## 脳原性運動機能障害用

当障害区分によって程度等級を判定するのは，

## 付録 診断書記入のポイント

■ 表1 障害程度等級表

| 級別 | 上肢 (全体, 各関節) | 上肢 (欠損) | 上肢 (手指) | 指数 |
|---|---|---|---|---|
| 1級 | 1 両上肢の機能を全廃したもの | 2 両上肢を手関節以上で欠くもの | | 18 |
| 2級 | 1 両上肢の機能の著しい障害<br>4 1上肢の機能を全廃したもの | 2 両上肢のすべての指を欠くもの<br>3 1上肢を上腕の2分の1以上で欠くもの | | 11 |
| 3級 | 3 1上肢の機能の著しい障害 | 1 両上肢のおや指及びひとさし指を欠くもの<br>4 1上肢のすべての指を欠くもの | 2 両上肢のおや指及びひとさし指の機能を全廃したもの<br>5 1上肢のすべての指の機能を全廃したもの | 7 |
| 4級 | 3 1上肢の肩関節, 肘関節又は手関節のうち, いずれか1関節の機能を全廃したもの | 1 両上肢のおや指を欠くもの<br>4 1上肢のおや指及びひとさし指を欠くもの<br>6 おや指又はひとさし指を含めて1上肢の3指を欠くもの | 2 両上肢のおや指の機能を全廃したもの<br>5 1上肢のおや指及びひとさし指の機能を全廃したもの<br>7 おや指又はひとさし指を含めて1上肢の3指の機能を全廃したもの<br>8 おや指又はひとさし指を含めて1上肢の4指の機能の著しい障害 | 4 |
| 5級 | 2 1上肢の肩関節, 肘関節又は手関節のうち, いずれか1関節の機能の著しい障害 | 3 1上肢のおや指を欠くもの | 1 両上肢のおや指の機能の著しい障害<br>4 1上肢のおや指の機能を全廃したもの<br>5 1上肢のおや指及びひとさし指の機能の著しい障害<br>6 おや指又はひとさし指を含めて1上肢の3指の機能の著しい障害 | 2 |
| 6級 | | 2 ひとさし指を含めて1上肢の2指を欠くもの | 1 1上肢のおや指の機能の著しい障害<br>3 ひとさし指を含めて1上肢の2指の機能を全廃したもの | 1 |
| 7級 | 1 1上肢の機能の軽度の障害<br>2 1上肢の肩関節, 肘関節又は手関節のうち, いずれか1関節の機能の軽度の障害 | 5 1上肢のなか指, くすり指及び小指を欠くもの | 3 1上肢の手指の機能の軽度の障害<br>4 ひとさし指を含めて1上肢の2指の機能の著しい障害<br>6 1上肢のなか指, くすり指及び小指の機能を全廃したもの | 0.5 |

(次頁につづく)

乳幼児期以前に発現した非進行性脳病変によってもたらされた姿勢および運動の異常についてであり, 具体的な例は脳性麻痺である. 判定方法は動作を主体としたものであるので, 乳幼児期の判定に用いることが不適当な場合には, 上肢不自由, 下肢不自由, 体幹不自由の方法によるものとする. なお, 乳幼児期に発現した障害によって, 脳原性運動機能障害と類似の症状を呈する者で, 上肢不自由, 下肢不自由, 体幹不自由によることが著しく不利な場合には, この方法によることができる.

## 肢体不自由用

肢体不自由の障害等級を表1~3に示す.

■ 表1（つづき）

| 級別 | 下　　肢 (全体，各関節，足指) | 下　　肢 (欠損，短縮) | 体　　幹 | 指数 |
|---|---|---|---|---|
| 1級 | 1　両下肢の機能を全廃したもの | 2　両下肢を大腿の2分の1以上で欠くもの | 体幹の機能障害により坐っていることができないもの | 18 |
| 2級 | 1　両下肢の機能の著しい障害 | 2　両下肢を下腿の2分の1以上で欠くもの | 1　体幹の機能障害により坐位又は起立位を保つことが困難なもの<br>2　体幹の機能障害により立ち上がることが困難なもの | 11 |
| 3級 | 3　1下肢の機能を全廃したもの | 1　両下肢をショパール関節以上で欠くもの<br>2　1下肢を大腿の2分の1以上で欠くもの | 体幹の機能障害により歩行が困難なもの | 7 |
| 4級 | 2　両下肢のすべての指の機能を全廃したもの<br>4　1下肢の機能の著しい障害<br>5　1下肢の股関節又は膝関節の機能を全廃したもの | 1　両下肢のすべての指を欠くもの<br>3　1下肢を下腿の2分の1以上で欠くもの<br>6　1下肢が健側に比して10センチメートル以上又は健側の長さの10分の1以上短いもの | | 4 |
| 5級 | 1　下肢の股関節又は膝関節の機能の著しい障害<br>2　1下肢の足関節の機能を全廃したもの | 3　1下肢が健側に比して5センチメートル以上又は健側の長さの15分の1以上短いもの | 体幹の機能の著しい障害 | 2 |
| 6級 | 2　1下肢の足関節の機能の著しい障害 | 1　1下肢をリスフラン関節以上で欠くもの | | 1 |
| 7級 | 1　両下肢のすべての指の機能の著しい障害<br>2　1下肢の機能の軽度の障害<br>3　1下肢の股関節，膝関節又は足関節のうち，いずれか1関節の機能の軽度の障害<br>5　1下肢のすべての指の機能を全廃したもの | 4　1下肢のすべての指を欠くもの<br>6　1下肢が健側に比して3センチメートル以上又は健側の長さの20分の1以上短いもの | | 0.5 |

（次頁につづく）

その他にも，リハ科の医師は，音声言語障害，咀嚼障害，呼吸器機能障害，心臓機能障害で指定医になることができる（主として標榜する科がリハ科でも東京都では認められている）．つまり，医師の指定は担当科目ごとに行うものとされ，各担当科目の診断を担当する医師は，その診療科名を主として標榜し，かつ，各担当科目の医療に関する臨床経験を有する医師とされる．

（正門由久）

## ■表1（つづき）

| 級別 | 乳幼児期以前の非進行性の脳病変による運動機能障害<br>（脳原性運動機能障害） | | 指数 |
|---|---|---|---|
| | 上 肢 機 能 | 移 動 機 能 | |
| 1級 | 不随意運動・失調等により上肢を使用する日常生活動作がほとんど不可能なもの | 不随意運動・失調等により歩行が不可能なもの | 18 |
| 2級 | 不随意運動・失調等により上肢を使用する日常生活動作が極度に制限されるもの | 不随意運動・失調等により歩行が極度に制限されるもの | 11 |
| 3級 | 不随意運動・失調等により上肢を使用する日常生活動作が著しく制限されるもの | 不随意運動・失調等により歩行が家庭内での日常生活活動に制限されるもの | 7 |
| 4級 | 不随意運動・失調等による上肢の機能障害により社会での日常生活活動が著しく制限されるもの | 不随意運動・失調等により社会での日常生活活動が著しく制限されるもの | 4 |
| 5級 | 不随意運動・失調等による上肢の機能障害により社会での日常生活活動に支障のあるもの | 不随意運動・失調等により社会における日常生活活動に支障のあるもの | 2 |
| 6級 | 不随意運動・失調等により上肢の機能の劣るもの | 不随意運動・失調等により移動機能の劣るもの | 1 |
| 7級 | 上肢に不随意運動・失調等を有するもの | 下肢に不随意運動・失調等を有するもの | 0.5 |

## ■表2　障害等級の認定方法

| 合計指数 | 認定等級 |
|---|---|
| 18以上 | 1 級 |
| 11〜17 | 2 級 |
| 7〜10 | 3 級 |
| 4〜6 | 4 級 |
| 2〜3 | 5 級 |
| 1 | 6 級 |

2つ以上の障害が重複する場合の障害等級は，重複する障害の合計指数に応じて認定する．

## ■表3　合計指数の算定方法

| 障害等級 | 指　　数 |
|---|---|
| 1 級 | 18 |
| 2 級 | 11 |
| 3 級 | 7 |
| 4 級 | 4 |
| 5 級 | 2 |
| 6 級 | 1 |
| 7 級 | 0.5 |

合計指数はこの等級別指数表により，各々の障害の該当する等級の指数を合計したものとする．

## 事例1　心機能

第2号様式（第3条関係）

**総括表　身体障害者診断書・意見書（心臓機能障害18歳以上用）**

氏名　○○○○　　平成3年7月25日生　男・女

住所

① 障害名（部位を明記）
　　心臓機能障害

② 原因となった疾病・外傷名　拡張型心筋症　　外傷・疾病　先天性・その他（　）

③ 疾病・外傷発生年月日　24年　月　日

④ 参考となる経過・現症（画像診断及び検査所見を含む。）
平成24年8月末から息切れが出現、症状増悪し、同年○月に○○病院に心不全の診断にて入院。精査で心拡大と低心機能、心筋生検の結果より上記診断となる。平成25年4月、CRTD植込み施行。現在入院継続し、心臓リハビリも施行しているがNYHA Ⅱ～Ⅲで推移している。
障害固定又は障害確定（推定）25年4月23日

⑤ 総合所見（再認定の項目も記入）
CRTDが植え込まれた拡張型心筋症・重症心不全症例で、心臓機能の障害により自己の身辺の日常生活活動が極度に制限されている。

[将来再認定　要（軽度化・重度化）・不要]
[再認定の時期　1年後・3年後・5年後]

⑥ その他参考となる合併症状

上記のとおり診断する。併せて以下の意見を付す。
　25年5月　日
　病院又は診療所の名称　　　電話（　）
　所　在　地
　診療担当科名　　　科　医師氏名　　　印

身体障害者福祉法第15条第3項の意見

| 障害の程度は、身体障害者福祉法別表に掲げる障害に | 障害程度等級についての参考意見 |
|---|---|
| ・該当する。<br>・該当しない。 | 1級相当 |

注　障害区分や等級決定のため、東京都心身障害者福祉センターから改めて問い合わせする場合があります。

---

第7号様式（第3条関係）

心臓の機能障害の状況及び所見（18歳以上用）

（該当するものを○で囲むこと。）

1　臨床所見
　ア　動悸　　（有）・無　　　キ　浮腫　　（有・無）
　イ　息切れ　（有）・無　　　ク　心拍数　72
　ウ　呼吸困難（有）・無　　　ケ　脈拍数　72
　エ　胸痛　　（有・無）　　　コ　血圧　（最大106 最小64）
　オ　血痰　　（有・無）　　　サ　心音
　カ　チアノーゼ（有・無）　　シ　その他の臨床所見
　ス　重い不整脈発作のある場合は、その発作時の臨床症状、頻度、持続時間等

2　胸部エックス線所見　（25年4月30日）

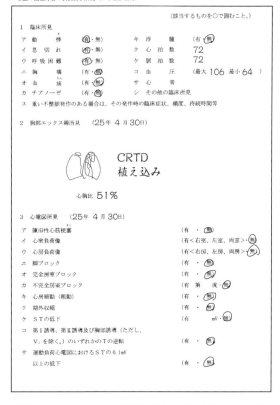

CRTD植え込み

心胸比　51%

3　心電図所見　（25年4月30日）
　ア　陳旧性心筋梗塞　　　　　　　（有・無）
　イ　心室負荷像　　　　　　　　　（有<右室、左室、両室>・無）
　ウ　心房負荷像　　　　　　　　　（有<右房、左房、両房>・無）
　エ　脚ブロック　　　　　　　　　（有・無）
　オ　完全房室ブロック　　　　　　（有・無）
　カ　不完全房室ブロック　　　　　（有　第　度・無）
　キ　心房細動（粗動）　　　　　　（有・無）
　ク　期外収縮　　　　　　　　　　（有・無）
　ケ　STの低下　　　　　　　　　　（有　　mV・無）
　コ　第Ⅰ誘導、第Ⅱ誘導及び胸部誘導（ただし、V₁を除く。）のいずれかのTの逆転　（有・無）
　サ　運動負荷心電図におけるSTの0.1mV以上の低下　（有・無）

4　その他の心電図所見
　　ペースメーカー調律

5　不整脈発作のある者は発作中の心電図所見（発作年月日記載）

6　活動能力の程度
　ア　家庭内での普通の日常生活活動若しくは社会での極めて温和な日常生活活動については支障なく、それ以上の活動でも著しく制限されることがないもの又はこれらの活動では心不全症状若しくは狭心症状が起こらないもの
　イ　家庭内での普通の日常生活活動又は社会での極めて温和な日常生活活動には支障がないが、それ以上の活動は著しく制限されるもの又は頻回に頻脈発作を繰り返し、日常生活若しくは社会生活に妨げとなるもの
　ウ　家庭内での普通の日常生活活動又は社会での極めて温和な日常生活活動には支障がないが、それ以上の活動では心不全症状又は狭心症状が起こるもの
　エ　家庭内での極めて温和な日常生活活動には支障がないが、それ以上の活動では心不全症状若しくは狭心症状が起こるもの又は頻回に頻脈発作を起こし、救急医療を繰り返し必要としているもの
　(オ)　安静時若しくは自己身辺の日常生活活動でも心不全症状若しくは狭心症状が起こるもの又は繰り返してアダムス・ストークス発作が起こるもの
　（注）活動能力の程度と等級の関係は次のとおりに作られているものである。
　　　　ア・・・・非該当
　　　　イ、ウ・・・・4級相当
　　　　エ・・・・3級相当
　　　　オ・・・・1級相当

7　ペースメーカ　　　　　　　　　（有　25年4月23日・無）
　　人工弁移植、弁置換　　　　　　（有　年　月　日・無）
　　体内植え込み型除細動器　　　　（有　年　月　日・無）

8　ペースメーカの適応度　　　　　（クラスⅠ・クラスⅡ・クラスⅢ）
　　体内植え込み型除細動器の適応度（クラスⅠ・クラスⅡ・クラスⅢ）

9　身体活動能力（運動強度）　　　（　2　メッツ）

10　その他の手術の状況
　　ア　手術の種類　（　　　　　　　　　　　　　　　）
　　イ　手術年月日　（　年　月　日　実施済・予定）

## 付録 診断書記入のポイント

### 事例2 呼吸器

**第2号様式（第3条関係）**

**身体障害者診断書・意見書（呼吸器機能障害用）**

総括表

- 氏名 ○○○○　昭和9年　月　日生　男・女
- 住所
- ① 障害名（部位を明記）：呼吸器機能障害
- ② 原因となった疾病・外傷名：間質性肺炎　外傷・疾病・先天性・その他（　）
- ③ 疾病・外傷発生年月日：平成19年　月　日
- ④ 参考となる経過・現症（画像診断及び検査所見を含む。）

平成19年、CTで間質性肺炎を指摘され、精査でSjogren症候群に伴う間質性肺炎と診断された。徐々に労作時呼吸困難が増悪し、平成24年6月 HOT 導入。肺CTでも両側肺野のスリガラス影、網状影が進行し、容量減少も伴っている。

障害固定又は障害確定（推定）　年　月　日

- ⑤ 総合所見（再認定の項目も記入）

呼吸器の機能の障害により、社会での日常生活活動が著しく制限されている。

[将来再認定　要（軽度化・重度化）・不要]
[再認定の時期　1年後・3年後・5年後]

- ⑥ その他参考となる合併症状：Sjogren症候群

上記のとおり診断する。併せて以下の意見を付す。
25年　5月　日
病院又は診療所の名称
所在地　　電話（　）
診療担当科名　　科　医師氏名　㊞

**身体障害者福祉法第15条第3項の意見**

| 障害の程度は、身体障害者福祉法別表に掲げる障害に： | 障害程度等級についての参考意見 |
|---|---|
| ・該当する。<br>・該当しない。 | 4級相当 |

注　障害区分や等級決定のため、東京都心身障害者福祉センターから改めて問い合せする場合があります。

---

② 酸素吸入中での実測値　　・　Torr
　（室内気での推定値　　　・　Torr）
　（吸入気の酸素濃度：　%、酸素投与の方法　　　）
イ　CO₂分圧：　44・7 Torr
ウ　pH　：　7.379
エ　採血より分析までに要した時間　　5　分
オ　耳朶血を用いた場合：〔　　　　　　　　〕

（注）動脈血の採血及び分析は、安静恒常状態に次に掲げる条件下で行うこと。
・採血時の体位は背臥位であること。
・採血時の吸入ガスは室内気呼吸中のものであること。
なお、O₂分圧については、本人の状況により酸素吸入中の数値しか得られない場合、室内気での推定値、吸入気の酸素濃度及び酸素投与の方法を記入すること。
・採血後、分析を5分～10分以内に速やかに行うこと。

6　その他の臨床所見

酸素1LT使用下での6分間歩行距離は183m、SpO₂の低下は97→89%であった。

---

**第10号様式（第3条関係）**

**呼吸器の機能障害の状況及び所見**

（該当するものを○で囲むこと。）

1　身体計測
　身長 148 cm　体重 48 kg

2　活動能力の程度
　ア　階段を人並みの速さで上れないが、ゆっくりなら上れる。
　イ　階段をゆっくりでも上れないが、途中休みながらなら上れる。
　ウ　人並みの速さで歩くと息苦しくなるが、ゆっくりなら歩ける。
　(エ)　ゆっくりでも少し歩くと息切れがする。
　オ　息苦しくて身のまわりのこともできない。

3　胸部エックス線写真所見（25年　5月20日）
　ア　胸膜癒着　　（無）・軽度・中等度・高度
　イ　気腫化　　　（無）・軽度・中等度・高度
　ウ　線維化　　　　無・軽度・中等度・（高度）
　エ　不透明肺　　　無・（軽度）・中等度・高度
　オ　胸郭変形　　（無）・軽度・中等度・高度
　カ　心・縦隔の変形　（無）・軽度・中等度・高度

網状、影

4　換気機能（25年　4月8日）
　ア　予測肺活量　　2150 ml
　イ　1秒量　　　　 910 ml
　ウ　指数　　44%　（= イ／ア ×100）

（注1）ア・ウについては次のノモグラムを使用すること。
（注2）80歳以上あるいは肺気量測定法の実施に障害のある者は指数の測定を省略できること。

5　動脈血ガス（25年　5月20日）
　ア　O₂分圧：
　① 室内気での実測値　65・0 Torr

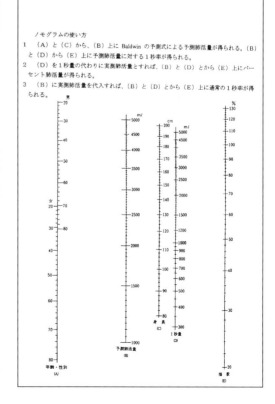

ノモグラムの使い方

1　(A)と(C)から、(B)上にBaldwinの予測式による予測肺活量が得られる。(B)と(D)から(E)上に予測肺活量に対する1秒率が得られる。
2　(B)を1秒量の代わりに実測肺活量とすれば、(B)と(D)とから(E)上にパーセント肺活量が得られる。
3　(B)に実測肺活量を代入すれば、(B)と(D)とから(E)上に通常の1秒率が得られる。

## 事例3 脳卒中

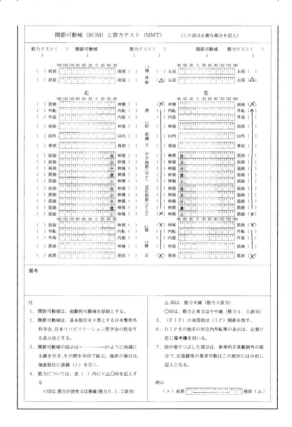

## 付録 診断書記入のポイント

### 事例4 脳性麻痺

**第2号様式の4（第3条関係）**

**総括表　身体障害者診断書・意見書（脳原性運動機能障害用）**

| | |
|---|---|
| 氏名 | ○○○○　平成22年10月25日生　（男）・女 |
| 住所 | ○○○県○○○市○○○○番地○ |

① 障害名（部位を明記）
　　両上肢・移動体幹機能障害

② 原因となった疾病・外傷名　脳性まひ　　外傷・疾病・（先天性）・その他（　　）

③ 疾病・外傷発生年月日　平成22年10月25日

④ 参考となる経過・現症（画像診断及び検査所見を含む。）
　　早期出産、低体重児
　　　　　　　　　　　　障害固定又は障害確定（推定）　平成26年12月5日

⑤ 総合所見（再認定の欄も記入）
　　・四肢まひ、緊張が高いが何とか独歩可
　　・上肢は緊張高く、巧緻性が低下している
　　[将来再認定　要・（軽度化）・重度化・不要]
　　[再認定の時期　1年後・（3年後）・5年後]

⑥ その他参考となる合併症状　左半側空間失認、神経因性膀胱

上記のとおり診断する。併せて以下の意見を付す。
　平成26年12月5日
　病院又は診療所の名称　　　　　電話（　　）
　所在地
　診療担当科名　　科　医師氏名　○○○○　印

身体障害者福祉法第15条第3項の意見

| 障害の程度は、身体障害者福祉法別表に掲げる障害に | 障害程度等級についての参考意見 |
|---|---|
| ・（該当する。）<br>・該当しない。 | 3級相当　内訳　等級<br>両上肢　4級<br>右上肢　　級<br>左上肢　　級<br>移動機能　4級 |

注　障害区分や等級決定のため、東京都心身障害者福祉センターから改めて問い合せする場合があります。

---

**第6号様式（第3条関係）**
**脳原性運動機能障害用**

（該当するものを○で囲むこと。）

1 上肢機能障害
　ア　両上肢機能障害
　　（ひも結びテスト結果）
　　　1度目の1分間　10　本
　　　2度目の1分間　 8　本
　　　3度目の1分間　11　本
　　　4度目の1分間　 8　本
　　　5度目の1分間　10　本
　　　　　　　計　　48　本
　イ　一上肢機能障害　（右・左）
　　（5動作の能力テスト結果）
　　a　封筒をはさみで切る時に固定する。　　　　（・可能・（不可能））
　　b　財布からコインを出す。　　　　　　　　　（可能・不可能）
　　c　傘をさす。　　　　　　　　　　　　　　　（（可能）・不可能）
　　d　健側の爪を切る。　　　　　　　　　　　　（（可能）・不可能）
　　e　健側のそで口のボタンを留める。　　　　　（・可能・（不可能））

2 移動機能障害
　（下肢・体幹評価結果）
　a　つたい歩きをする。　　　　　　　　　　　（（可能）・不可能）
　b　支持なしで立位を保持し、その後
　　　10m歩行する。　　　　　　　　　　　　（（可能）・不可能）
　c　いすから立ち上り、10m歩行し
　　　再びいすに座る。　　　　　　　　　　　　（（可能）・不可能）
　　　　　　　　　　　　　　　　　　　　　　　40　秒
　d　50cm幅の範囲内を直線歩行する。　　　　（・可能・（不可能））
　e　足を開き、しゃがみこんで再び立
　　　ち上る。　　　　　　　　　　　　　　　　（・可能・（不可能））

（注）　この様式は、脳性麻痺の場合及び乳幼児期に発現した障害によって脳性麻痺と類似の症状を呈する者で肢体不自由一般の測定方法を用いることが著しく不利な場合に適用する。

---

（備考）　上肢機能テストの具体的方法

ア　ひも結びテスト
　　事務用とじひも（概ね43cm規格のもの）を使用する。
　① とじひもを、被験者前方の机上に図のごとく置き並べる。
　② 被験者は手前のひもから順にひもの両端をつまんで、軽くひと結びする。
（注）・上肢を体や机に押し付けて固定してはいけない。
　　　・手を机上に浮かして、結ぶこと。
　③ 結び目の位置は問わない。
　④ ひもが落ちたり、位置から外れたときには検査担当者が戻す。
　⑤ ひもは検査担当者が随時補充する。
　⑥ 連続して5分間行っても、休み時間を置いて5回行ってもよい。

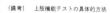
各3cm
10cm

イ　5動作の能力テスト
　a　封筒をはさみで切るときに固定する。
　　　患手で封筒をテーブル上に固定し、健手ではさみを用い封筒を切る。患手を健手で持って封筒の上に載せてもよい。封筒の切る部分をテーブルの端から出してもよい。はさみはどのようなものを用いてもよい。
　b　財布からコインを出す。
　　　財布を患手で持ち、空中に支え（テーブル面上ではなく）、健手でコインを出す。ジッパーを開けて、閉めることを含む。
　c　傘をさす。
　　　開いている傘を空中で支え、10秒間以上まっすぐ支えている。立位でなく座位のままでよい。肩にかついではいけない。
　d　健側の爪を切る。
　　　大きめの爪切り（約10cm）で特別の細工のないものを患手で持って行う。
　e　健側のそで口のボタンを留める。
　　　のりのきいていないワイシャツを健肢にそでだけ通し、患手でそで口のボタンをかける。女性の被験者の場合も男性用ワイシャツを用いる。

付録　診断書記入のポイント

# 精神障害者保健福祉手帳用診断書

❶ 病名およびICDコード：高次脳機能障害と診断された場合は国際疾病分類ICD-10の「F0：症状性を含む器質性精神障害」に該当する．病名については「器質性精神障害」あるいは「高次脳機能障害」と記載し，ICDコードを記入する．高次脳機能障害の場合に用いるICDコードは通常はF04，F06，F07のいずれかであり，主たる症状からおおむね以下のようにコードを決める．

・記憶障害が主な場合「F04：器質性健忘症候群，アルコールその他の精神作用物質によらないもの」

・注意障害，遂行機能障害が主な場合「F06：脳の損傷及び機能不全ならびに身体疾患によるその他の精神障害」

・社会的行動障害が主な場合「F07：脳の疾患，損傷及び機能不全による人格及び行動の障害」

❷ 初診年月日：高次脳機能障害に関係する診断を受けた日を記入する．前医がある場合は診断書記載医療機関の初診日とは異なる．

❸ 発病から現在までの病歴及び治療の内容等：高次脳機能障害に関するこれまでの病歴を詳しく記載する．発症の原因となった疾患名とそ

精神障害者保健福祉手帳用診断書は，基本的には精神保健指定医または精神科を標榜する医師が作成するが，高次脳機能障害については診療科が多岐に分かれているため，小児科，脳神経外科，神経内科，リハ科等を専門とする医師が主治医で，高次脳機能障害の診断または治療に従事している場合には記載することができる．

最近ではリハ科の医師でも高次脳機能障害を持つ患者に関して，本診断書を記載する機会が増えてきている．

精神障害者保健福祉手帳の記載日は初診日（手帳交付を求める精神疾患について初めて医師の診療を受けた日）から6カ月を経過している必要がある．また身体障害者手帳と異なり，

442

付録　診断書記入のポイント

# 精神障害者保健福祉手帳用診断書

❹ ❺❻❼ (診断書フォーム画像内容)

- ❺ → 注意、遂行機能、記憶の障害など、高次脳機能障害を認める。
  検査所見（検査名、検査結果や検査時期を記入してください。）
  WAIS-Ⅲ（H.26.1.20 実施）VIQ 63、PIQ 78、IQ 67
- ❻ → （生活能力の状態に関する各項目に丸印）
- ❼ → 日常生活において、家族の見守りが必要で、声かけや修正が必要な状態。現在就労は困難である。
  身体機能、高次脳機能の改善を待って就労移行支援を行う予定。
  平成27年 1月 28日

❹ **現在の症状，状態像等**：該当する項目に丸印をつける．高次脳機能障害の場合には「(10)知能・記憶・学習及び注意の障害」の中で該当する症状に丸印をつける．該当しない項目はそのままにしておく．

❺ **❹の病状，状態像等の具体的程度，症状，検査所見等**：患者の高次脳機能障害の状態を記載し，検査所見（実施した神経心理学的検査の主なもの）を記載する．実施した時期も記入する．

❻ **生活能力の状態**：「(2)日常生活能力の判定」にあたっては，保護的環境でない場合を想定して記載する．例えば患者がアパートで独り暮らしをすると仮定した場合を想定して，その場合の生活能力について，ア～クの各項目の該当部分に丸印をつける．
「(3)日常生活能力の程度」については，ア～オのどれか1つに丸印をつける．この場合(2)で丸印をつけた全体の程度と矛盾のない記号を選ぶ．

❼ **備考**：精神障害の程度の総合判定に参考になると思われることがあれば記載する．

筆者注：記載内容は全国ほぼ一律であるが，書式は各自治体により異なる．

有効期限が2年と定められており，2年ごとに主治医により手帳を更新する必要がある．手帳の等級は一級から三級まであり（表），おおむね障害年金の等級に相当している．等級を含む手帳の判定は各地の精神保健福祉センターが行うので，診断書には等級は記載しない．

（吉永勝訓）

### 表　精神障害者保健福祉手帳における障害等級

| 障害等級 | 精神障害の状態 |
| --- | --- |
| 一級 | 日常生活の用を弁ずることを不能ならしめる程度のもの |
| 二級 | 日常生活が著しい制限を受けるか，又は日常生活に著しい制限を加えることを必要とする程度のもの |
| 三級 | 日常生活若しくは社会生活が制限を受けるか，又は日常生活若しくは社会生活に制限を加えることを必要とする程度のもの |

# 付録 診断書記入のポイント

## 介護保険における主治医意見書

❶ **診断名**：第2号被保険者についてはその特定疾病名を「1」に記入する．第1号被保険者でも，日常生活の障害の原因になっている疾病をまず「1」に記載する．他科を受診している場合は，その疾患も記載の対象である．急性期病院の医師が記載した意見書でよくみられる誤りは，自分が診療している疾患のみを診断名に記載することである．麻痺や筋力低下により日常生活に支障をきたしている場合は，その原因となっている疾病を記載する．

❷ **症状としての安定性**：急性期病院に入院中で積極的な医学的管理を必要としている場合は「不安定」を選択し，現在の全身状態から急激な変化が見込まれない場合は「安定」を選択する．

❸ **生活機能低下の直接の原因となっている傷病または特定疾病の経過及び投薬内容を含む治療内容**：過去に書かれた主治医意見書は審査会には提出されないので，発症からの経過を簡潔にまとめるとよい．第2号被保険者の場合は，診断の根拠を記載しなくてはならない．投薬内容は書ききれない場合も多く，保険者から特に記載を求められていなければ，必ずしも書かなくともよいが，ワルファリン，ジギタリス製剤，抗がん剤，麻薬，向精神薬は記載したほうが審査に役立つ．書ききれない場合は，特記すべき事項に記載する．

❹ **特別な医療**：肺炎の合併等による一時的な抗生剤の投与等は，ここでいう「点滴」に含まれない．急性症状に対する対応は記載しない．

❺ **日常生活の自立度等について**：審査会において，最も重視される項目である．かならず表1, 2を確認して，適切な項にチェックを入れる．認定調査と大きく違っていると，それだけで意見書が委員から信用されなくなるので注意が必要である．

❻ **認知症の中核症状**：外来診察だけでは，判断しにくい項目もあるので，家族等からの聞き取りも参考にして記載して構わない．入院患者では，看護師からの情報も参考にする．

❼ **認知症の周辺症状**：外来患者では，この項目の判定のため必ず家族等から情報を得る努力をしたい．入院中の患者では薬剤の影響で目立たなくなっているこ

付録　診断書記入のポイント

介護保険における主治医意見書

❾ **身体の状態**：身長・体重は概算でいいので，なるべく記入する．介護の現場では利用者の体重は重要である．四肢欠損，麻痺，筋力の低下等の項目は「凡例」に従って部位を記入する．また，一肢の浮腫が極めて強く，実際には動かせない場合等は，この欄を利用し，そのまま記載する．筋力の低下と麻痺は区別しにくいこともあるが，主として神経系の疾患によるものを麻痺とし，その他の原因によるものを筋力の低下とする．

❿ **移動，栄養・食生活**：これらのチェック事項は，審査会ではそれほど重視されるものではない．当てはまるものにチェックを入れる．

⓫ **現在あるかまたは今後発生の可能性の高い状態とその対処方針**：可能性の高いものにチェックをして「当院で対応します」との記載で十分である．実際に，急性期病院での対応が難しい場合は，対応可能な病院・診療所を確保し，あらかじめその病院・診療所の了解をとっておくと，容態が変化した場合に迅速な対応が可能となる．

● 記載例

尿失禁：排尿誘導，おむつ使用，カテーテル留置等．

転倒・骨折：段差の解消，手すり，ベッド柵等の環境整備．

褥瘡：エアマット使用，提示体位交換，栄養管理等．

嚥下性肺炎：喀痰吸引，とろみ食，口腔ケア等．

腸閉塞：排便管理，栄養指導，水分管理等．

易感染性：毎日体温測定，保清実施等．

心肺機能の低下：服薬指導，体重管理，モニターの使用等．

痛み：鎮痛剤，鎮静剤投与等．

脱水：水分管理，必要に応じた点滴療法等．

ともあるので，注意が必要である．

❽ **その他の精神・神経症状**：審査会委員は必ずしも医師でないので，マニュアルにとらわれず，わかりやすい表現で書く．もし書ききれなければ，「有」にチェックを入れ，括弧内は「下記5に記入」として，「5. 特記すべき事項」に具体的な状態を記入したほうがわかりやすい．「専門医」の定義は特にないので，自分が専門医と思えば「専門医受診の有無」は「有」で構わない．併診や対診を求めたことがある場合は，やはり「有」にチェックをし，「当院神経内科医」や「精神科開業医」等と記載する(固有の名称や氏名は記載しない)．

445

■表1 障害高齢者の日常生活自立度(寝たきり度)判定基準

| 生活自立 | ランクJ | 何らかの障害等を有するが,日常生活はほぼ自立しており独力で外出する.<br>(1) 交通機関等を利用して外出する.<br>(2) 隣近所へなら外出する. |
|---|---|---|
| 準寝たきり | ランクA | 屋内での生活はおおむね自立しているが,介助なしには外出しない.<br>(1) 介助により外出し,日中はほとんどベッドから離れて生活する.<br>(2) 外出の頻度が少なく,日中も寝たきりの生活をしている. |
| 寝たきり | ランクB | 屋内での生活は何らかの介助を要し,日中もベッド上での生活が主体であるが座位を保つ.<br>(1) 車椅子に移乗し,食事,排泄はベッドから離れて行う.<br>(2) 介助により車椅子に移乗する. |
| 寝たきり | ランクC | 1日中ベッド上で過ごし,排泄,食事,着替において介助を要する.<br>(1) 自力で寝返りをうつ.<br>(2) 自力では寝返りもうたない. |

(平成3年11月18日 老健第102-2号 厚生労働大臣官房老人保健福祉部長通知)

❷ **サービス利用による生活機能の維持・改善の見通し**:予後の予測は難しく,確実に改善が見込まれない場合以外は,「期待できない」にチェックを入れないほうがよい.

❸ **医学的管理の必要性**:どうしても必要と主治医が考えるサービスにはアンダーラインを引いておく.入院管理が必要となる場合は,「その他」にチェックを入れ,その旨を記載する.なお,訪問介護(ヘルパー)はここには含まれない.

❹ **サービス提供時における医学的観点からの留意事項**:実際に訪問入浴等が開始される場合には,別途,指示書が必要なので,簡単な記載で十分である.

❺ **感染症の有無**:介護で伝染する可能性のあるものだけ記せばよいが,肝炎ウイルス等は必要と考える.実際に施設等に入所が決まると,施設側は肝炎ウイルスの感染の有無を記載した診断書を要求してくる.疥癬等も記載が必要である.

❻ **特記すべき事項**:この欄を空白にした意見書は好ましくない.チェックだけでは伝えられないが,主治医として強調したいことをここに書くと,審査にあたって参考となる.環境,経済,家族のサポート等の背景因子についても記載する.改訂長谷川式簡易知能評価スケール(HDS-R)と身体障害者手帳の等級等はぜひとも記載する.また,パーキンソン病や,その他の神経疾患で日差変動が大きい場合には,認定調査が患者の状態のよい日に当たった場合を考え,悪い状態を詳細に記入するのが望ましい.

●記載例
・食事介助を要する→1回あたりの経口摂取量が少なく誤嚥も繰り返すため,目を離せず,毎回1時間半の介助を要する.
・糖尿病でインスリン治療中→神経障害で末梢の感覚が鈍くなり,自力でのインスリン注射は困難.
・夜間頻尿あり→最近,神経因性膀胱の進行が著しく,頻回の排尿が本人の生活には苦痛となっている.
・定期的点滴処置をするので,週3回の訪問リハは必要.
・リハが必要なので療養型病床が適当,嚥下性肺炎を起こしやすいので,食事介助に補助が必要.

この欄だけの例文をまとめた書籍が,長瀬らにより出版[5]されている.

(鈴木文歌)

## ■ 表2 認知症高齢者の日常生活自立度判定基準

| ランク | 判断基準 | 見られる症状・行動の例 | 判断にあたっての留意事項及び提供されるサービスの例 |
|---|---|---|---|
| I | 何らかの認知症を有するが，日常生活は家庭内及び社会的にほぼ自立している． | | 在宅生活が基本であり，一人暮らしも可能である．相談，指導等を実施することにより，症状の改善や進行の阻止を図る． |
| II | 日常生活に支障を来たすような症状・行動や意思疎通の困難さが多少見られても，誰かが注意していれば自立できる． | | 在宅生活が基本であるが，一人暮らしは困難な場合もあるので，訪問指導を実施したり，日中の在宅サービスを利用することにより，在宅生活の支援と症状の改善及び進行の阻止を図る． |
| IIa | 家庭外で上記IIの状態がみられる． | たびたび道に迷うとか，買物や事務，金銭管理等それまでできたことにミスが目立つ等 | |
| IIb | 家庭内でも上記IIの状態がみられる． | 服薬管理ができない，電話での応対や訪問者との対応等1人で留守番ができない等 | |
| III | 日常生活に支障を来たすような症状・行動や意思疎通の困難さが見られ，介護を必要とする． | | 日常生活に支障を来たすような行動や意思疎通の困難さがランクIIより重度となり，介護が必要となる状態である．「ときどき」とはどのくらいの頻度を指すかについては，症状・行動の種類等により異なるので一概には決められないが，一時も目を離せない状態ではない． |
| IIIa | 日中を中心として上記IIIの状態が見られる． | 着替え，食事，排便，排尿が上手にできない，時間がかかる．やたらに物を口に入れる，物を拾い集める，徘徊，失禁，大声・奇声をあげる，火の不始末，不潔行為，性的異常行為等 | 在宅生活が基本であるが，一人暮らしは困難であるので，訪問指導や，夜間の利用も含めた在宅サービスを利用しこれらのサービスを組み合わせることによる在宅での対応を図る． |
| IIIb | 夜間を中心として上記IIIの状態が見られる． | ランクIIIaに同じ | |
| IV | 日常生活に支障を来たすような症状・行動や意思疎通の困難さが頻繁に見られ，常に介護を必要とする． | ランクIIIに同じ | 常に目を離すことができない状態である．症状・行動はランクIIIと同じであるが，頻度の違いにより区分される．家族の介護力等の在宅基盤の強弱により在宅サービスを利用しながら在宅生活を続けるか，または特別養護老人ホーム・老人保健施設等の施設サービスを利用するかを選択する．施設サービスを選択する場合には，施設の特徴を踏まえた選択を行う． |
| M | 著しい精神症状や問題行動あるいは重篤な身体疾患が見られ，専門医療を必要とする． | せん妄，妄想，興奮，自傷・他害等の精神症状や精神症状に起因する問題行動が継続する状態等 | ランクI～IVと判定されていた高齢者が，精神病院や認知症専門病棟を有する老人保健施設等での治療が必要となったり，重篤な身体疾患が見られ老人病院等での治療が必要となった状態である．専門医療機関を受診するよう勧める必要がある． |

（平成5年10月26日　老健第135号　厚生省老人保健福祉局長通知／改正　平成18年4月3日　老発0403003号）

## 文献

1) 黒澤太平・他：介護認定審査委員から見た主治医意見書の正しい書き方．昭和医会誌 64(3)：268-276, 2004.
2) 厚生労働省老健局老人保健課：要介護認定における「主治医意見書記入の手引き」平成21年度版．
3) 浅山滉：介護保険における主治医意見書．リハビリテーションにおける評価 Ver.2（米本恭三・他編），医歯薬出版，1996, pp372-374.
4) 北村大：研修医が知っておきたい介護保険の知識と主治医意見書を書く際の注意．レジデントノート 114(18)：3470-3476, 2013.
5) 寺西強・他：「特記すべき事項」100の文章例．介護認定審査に役立つ主治医意見書100の実例と書き方のポイント（長瀬眞一，寺西強監），金芳堂，2003, pp51-151.

付録　診断書記入のポイント

# 労働者災害補償保険診断書

❶ **治ゆ年月日**：傷病が治っていなくてもその症状が固定した場合，またはこれ以上の治療効果が見込めないと医師が判断した日．

❷ **障害の状態の詳細**：診断書の記載内容に基づいて，等級判定が行われるために，労災にかかわるケガや病気に関して，障害の状態を正確に詳しく記載する．推定される等級は記載しない．神経系の障害や胸腹部臓器の障害等のときには，介護を要する場合はその程度（常時介護が必要，随時介護が必要，等）や，可能な労務の程度（終身労務に服することができない，軽易な労務以外の労務に服することができない，等）を記載しておくと，等級判定の参考になる．

❸ **関節運動範囲**：障害の関係する部位について，自動運動での関節可動域を記載する．

労働者が仕事中または通勤中に，ケガをしたり病気になったり，あるいは死亡したりしたときのさまざまな補償を労働者災害補償保険（労災保険）という．労災保険は労働者を雇用する会社・組織が加入しなくてはならない．労災保険にはさまざまな補償給付がある．

業務災害（または通勤災害）後には，まず療養給付により治療を受け，賃金を受けない日が4日以上になったときは休業補償給付を受ける．時間が経過し，その傷病が「治癒」（傷病が治っていなくてもその症状が固定した場合，またはこれ以上の治療効果が見込めないと医師が判断した場合を含む）した場合には，障害認定を受けて障害補償給付に移行する．

社会保険における障害年金の場合には，遅くても初診日から1年6カ月が経過したときに障害認定されるのに対し，労災保険では「治癒」しなければ，障害給付を請求することができな

い．労災補償保険診断書は，対象となる傷病が「治癒」し障害補償給付（通勤災害では障害給付という）を支給請求する際に提出する書類の裏面に診断書の書式が載っている．この診断書の内容により，労災保険の障害等級（1〜14級）が認定され，その等級により給付額が変わるので，記載内容は必要な記載を正しく行うことが重要であり，必要に応じてX線写真等を添付する．

なお，症状固定後も再発や後遺症に伴う新たな病気の発症を防ぐため，診察や保健指導，検査等を行い，円滑な社会生活を営むために，「アフターケア制度」が設けられている．この対象となるケガや病気として，脊髄損傷，尿路系障害，慢性肝炎等20種類が定められている．申請期間，有効期間等は疾病によって異なる．申請が認められると「アフターケア健康管理手帳」が交付され，指定医療機関において要領で定められた範囲内での診療を無料で受けることができる．

（吉永勝訓）

付録　診断書記入のポイント

# 障害年金診断書

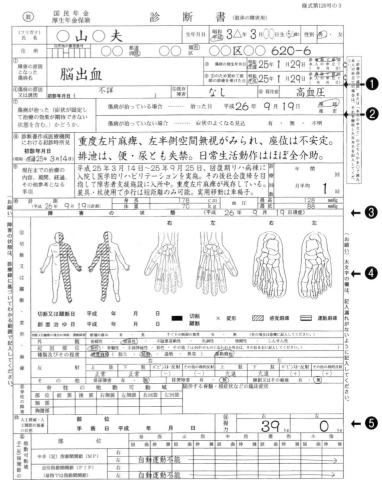

❶ **初めて医師の診療を受けた日**：この欄には，この診断書を作成するための診断日ではなく，本人が障害の原因となった傷病について，初めて医師の診療を受けた日を記入する．前医がある場合にはこの診断書を記載する医療機関の初診日とは異なる．紹介状の内容等も含めてその日が明らかな場合には，「診療録で確認」に丸印をつけてその年月日を記載する．前医があり診療録で確認できない場合には「本人の申立て」に丸印をつけて，それを聴取した年月日を記載する．

❷ **傷病が治ったかどうか**：脳卒中，脊髄損傷等の場合には，「傷病が治っている場合」（症状が固定し治療の効果が期待できない状態を含む）の欄に，治った日（症状固定と判断した日）を記載する．進行性の疾患等で，今後の障害の重度化が見込まれる場合には「傷病が治っていない場合」の欄に記載する．

❸ **障害の状態（⑪〜㉓）**：本人の障害の程度および状態に無関係な欄には記載する必要がなく，空欄には斜線を引く．なお現症の日付は重要であり必ず記載する．この日付は，役所から障害が固定した日から3カ月以内の日付を求められる場合がある．

　わが国の公的年金制度は「国民皆年金」であり，基本的に日本国内に住む20〜60歳のすべての人が保険料を納めることにより，共通に加入する国民年金と，それに上積みする形で会社員や公務員等（被用者）が加入する厚生年金があり，いわゆる「2階建て」構造になっている．なお，平成27年10月1日から，公務員等を対象にしたそれまでの共済年金が厚生年金に一元化されている．障害年金については，障害の原因になった傷病の初診日における加入制度に従って，国民年金からは障害基礎年金が，厚生年金からは障害厚生年金が支給される．これらの年金を受給するためには年齢（疾患の初診日において65歳未満），障害の程度や年金の加入期間等の要件を満たす必要がある．

　障害等級認定区分は眼，聴覚，肢体等の他，

付録　診断書記入のポイント

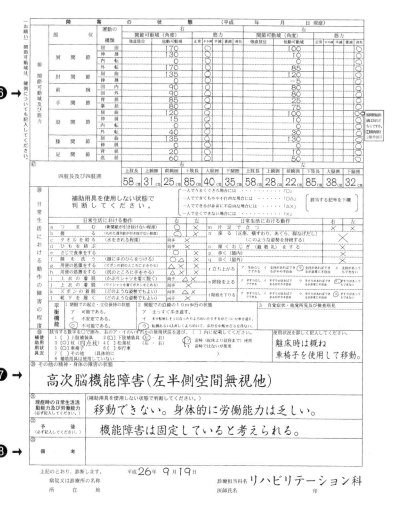

❹ 切断又は離断・変形・麻痺：切断・離断による場合には1年6カ月の経過を待つ必要はなく，原則として切断または離断した日（旧法および障害手当金では，創面が治癒した日）が障害認定日となるので，年月日を必ず記載する．

❺ 人工骨頭・人工関節の装着の状態：人工骨頭または人工関節を挿入置換した場合には，その手術日が障害認定日となるので，部位と年月日を必ず記載する．

❻ 関節可動域及び筋力：関節可動域は「日本整形外科学会及び日本リハビリテーション医学会で定めた方法」で測定する．筋力は正常〜著減はおおむねMMTの5〜2，消失はMMT1または0に該当する．片麻痺のような片側の障害の場合には，関節可動域については，健側についても記入が求められている．健側の筋力も記載しておいたほうがよい．

❼ その他の精神・身体の障害の状態：脳血管障害等により言語障害や高次脳機能障害がある場合には，必ずその状態を記載しておく．

❽ 備考：❼に書ききれなかった事項や請求者の状態について特記すべきことがあれば記入する．

障害年金診断書

悪性新生物，各種内部障害も含めて現在は19区分に分かれており，診断書も異なる．診断書の書式は平成24年度から新しいものが使われている．診断書の記載については身体障害者手帳のような認定医制度ではなく，すべての医師が記載可能である．

障害認定の時期については，基本的に「初めて医師の診療を受けたときから1年6カ月を経過したとき（その間に治った場合は治ったとき）に障害の状態にあるか，または65歳に達するまでの間に障害の状態になったとき」と定められている．ただし，特殊な場合には別の規定があり，例えば切断または離断による肢体の障害は原則として切断した日，人工透析を行っている場合は透析を初めて受けた日から起算して3カ月を経過した日，となっている．

（吉永勝訓）

# 付録　診断書記入のポイント

## 自動車損害賠償責任保険後遺障害診断書

❶ **症状固定日**：障害者手帳や障害年金の書類と異なり，症状固定日には期日の目安が定められていない．したがって，医師が後遺症状がこれ以上はよくならないと判断した段階で症状固定日を決定する．一般的には，保険会社から担当の医師が医療照会を受け，医師がそのときの状況で症状固定していると判断した場合に，患者の同意を得て症状固定とすることが多い．なお，症状固定日以降は保険会社からの治療費の支払いはなくなり，それ以降は被害者が自分で費用を出すことになる一方で，症状固定とすることで後遺症の申請書を提出できる．

❷ **既存障害**：もともと脊椎疾患がある場合等，自動車事故により既存の症状が悪化した場合には，既存障害の程度が問題になることがある．今回の事故による既存障害に対する影響の有無については，判断がつけばコメントしておく．

❸ **他覚所見**：自覚症状を裏付ける他覚所見については，X-P，CT，MRI，脳波，筋電図等を用いてできるだけ具体的に記載する．神経障害の場合には神経学的診察所見も記載する．特に，自動車事故で生じやす

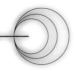

　自動車損害賠償責任保険（自賠責保険）は交通事故の被害者を救済するための保険であり，すべての自動車（原動機付き自転車を含む）に加入することが義務付けられている．

　自賠責保険で補償されるのは人身事故の場合であり，相手への損害賠償に対して保険金が支払われる．したがって，運転者自身のケガや自損事故の場合には支払われない．一方，自動車保険（任意保険）では運転者・搭乗者や車両に対しても補償があり，自賠責とは大きく異なる．自賠責保険で支払われる保険金限度額は死亡で3,000万円，ケガで120万円であり，後遺症については後遺障害の程度に応じた等級によって，4,000万円（常時介護が必要な場合）〜75万円が

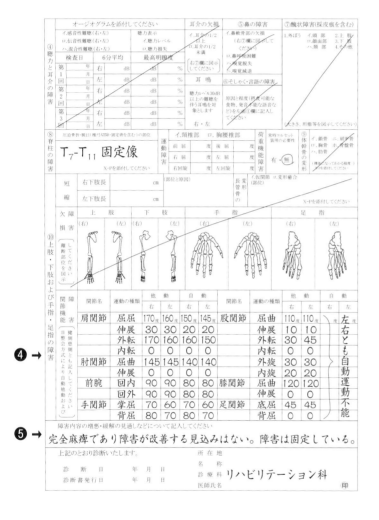

い頸椎(頸髄)症状については，自覚症状を裏付ける他覚所見に乏しい場合に，後の等級判定でしばしば問題となる．なお，脊髄損傷の場合には，脊髄症状判定用用紙にも記載を求められる．

❹ **関節機能障害**：身体障害者手帳や障害年金の書類と異なり，関節名と運動の種類が用紙に記載されていない．したがって，後遺障害の説明に必要な関節および運動について左右とも記載する．患者の状態によっては全部の欄に記入の必要はない．筋力の記載欄がない代わりに自動運動の関節可動域の記載が求められており，麻痺等で自動運動ができない場合にはその旨を記入しておいたほうがよい．

❺ **障害内容の増悪・緩解の見通し**：障害固定と判断した場合には，その旨を明確に記載する．

支払われ，またこの等級は慰謝料にも影響する．事故後遺障害に対する損害賠償においては，医師が記載した本診断書が保険会社経由で自動車保険料率算定会に送られ，そこでは書類と調査に基づいて障害程度に応じた保険料の算定率が決定され，保険会社から保険料が被害者に支払われる．したがって本診断書の内容は賠償金額に大きく影響するので，記載は慎重かつ責任を自覚したうえで正確に行う必要がある．

診断書の書式は歯科を除いて原則同じ書式が使用される．1枚の用紙に障害部位を漏らさずに盛り込んで記載する．複数の障害がある場合，1枚の診断書を異なる診療科で分担することもある．

（吉永勝訓）

# 索　引

## あ

| | |
|---|---|
| アキレス腱反射検査 | 385 |
| アセチルコリンエステラーゼ阻害薬 | 215 |
| アテトーゼ | 284 |
| アテローム血栓性脳梗塞 | 177 |
| アパシー | 231 |
| アパシースケール | 112 |
| アヒル歩行 | 21 |
| アメンチア | 16 |
| アラートネス | 79 |
| アルツハイマー病（AD） | 213 |
| アロディニア | 133 |
| 悪液質（カヘキシア） | 402, 403, 428 |
| ──の診断基準 | 428 |
| 悪性腫瘍 | 402 |
| 握力計 | 33 |
| 朝のこわばり | 356 |
| 圧覚 | 46 |
| 安静時振戦 | 227 |

## い

| | |
|---|---|
| イヌリンクリアランス（Cin） | 398 |
| インスリン作用 | 381 |
| インピンジメント | 325, 326 |
| インペアメント | 6 |
| 医学モデル | 6 |
| 位置覚障害 | 47 |
| 胃食道逆流症 | 295 |
| 異型狭心症 | 373 |
| 異所性骨化 | 209, 419 |
| 異常感覚 | 45 |
| 異常歩行 | 22 |
| 移動運動能力の予測 | 289 |
| 意識混濁 | 11 |
| 意識障害 | 11, 176 |
| 意識変容 | 11 |
| 意味記憶 | 92 |
| 意味性認知症（SD） | 217, 220 |
| 維持期 | 176 |
| 遺伝子診断 | 270 |
| 遺伝性脊髄小脳変性症 | 234 |
| 育児環境 | 288 |
| 痛みの評価尺度・日本語版（SF-MPQ-2） | 137 |
| 一次障害 | 288 |
| 一次性進行型多発性硬化症 | 239 |
| 一定負荷シャトル・ウォーキング試験（ESWT） | 38 |
| 溢流性尿失禁 | 126 |
| 咽頭期 | 116 |

## う

| | |
|---|---|
| ウートフ徴候 | 236 |
| ウエクスラー記憶検査改訂版（WMS-R） | 95, 188, 223, 225 |
| ウエクスラー成人知能検査（WAIS-Ⅲ） | 223 |
| ウロダイナミクス | 207 |
| うつ | 109, 231 |
| うつ病 | 109, 404 |
| 運動覚 | 46 |
| 運動企画・構成系機能 | 291 |
| 運動姿勢感覚 | 50 |
| 運動失調 | 45 |
| 運動失調症下肢体幹機能ステージ分類 | 20 |
| 運動準備電位 | 19 |
| 運動障害 | 176, 249 |
| 運動障害性（麻痺性）構音障害の検査法 | 78 |
| 運動神経伝導検査 | 276 |
| 運動年齢検査表 | 290 |
| 運動発達 | 63 |
| ──の原則 | 62 |
| ──の偏向 | 288 |
| 運動負荷試験 | 35, 38, 373, 377 |
| ──の禁忌 | 38 |
| 運動負荷試験陽性基準 | 38 |
| 運動負荷中止基準 | 38 |

## え

| | |
|---|---|
| エネルギーバランス | 428 |
| エピソード記憶 | 92, 214 |
| エルゴメータ | 37 |
| 壊死組織 | 142 |
| 栄養学的評価 | 121 |
| 炎症性サイトカイン | 403 |
| 遠隔臓器転移 | 402 |
| 遠城寺式・乳幼児分析的発達検査法 | 67, 289 |
| 鉛管様固縮 | 21, 227 |
| 嚥下障害 | 294 |
| 嚥下前後X線撮影 | 119 |
| 嚥下造影検査（VF） | 119, 120, 295 |
| 嚥下内視鏡検査（VE） | 119, 274 |

## お

| | |
|---|---|
| オルゴール時計現象 | 220 |
| お座り | 63 |
| 黄色期 | 142 |
| 嘔吐 | 176 |
| 大島の分類 | 293 |
| 親子関係 | 288 |
| 音楽の受容能力 | 108 |
| 温覚 | 46 |
| 温度覚障害 | 47 |

## か

| | |
|---|---|
| カナダ作業遂行測定（COPM） | 292 |
| カラードップラー法 | 377 |
| カルノフスキー・パフォーマンス・スタートゥス（KPS） | 2 |
| がん | 402 |
| がん腫 | 403 |
| 下肢筋力低下 | 299 |
| 下肢静脈エコー | 208 |
| 下肢伸展挙上テスト（SLR test） | 310, 311 |
| 下肢切断 | 393 |
| 下垂手 | 281 |
| 下垂足 | 282 |
| 下腿周囲長 | 427 |
| 下腿切断者 | 353 |
| 下頭頂小葉 | 85 |
| 下部尿路機能障害 | 124 |
| 化学療法 | 403 |
| 可動域制限 | 332 |
| 仮性球麻痺 | 242 |
| 仮名ひろいテスト | 188 |
| 仮面様顔貌 | 227 |
| 過活動膀胱 | 124 |
| 過活動膀胱症状質問票 | 124 |
| 過敏性腸症候群 | 129 |
| 課題の転換 | 98 |
| 介護保険における主治医意見書 | 444 |
| 改訂長谷川式簡易知能評価スケール（HDS-R） | 59, 60, 89, 92, 188, 223 |
| 改訂水飲みテスト | 117 |
| 改訂ALS機能評価 | 243 |
| 改訂El Escorial基準 | 242 |
| 改訂McDonald診断基準2010年版 | 239 |
| 改訂PGCモラール・スケール | 167, 168 |
| 絵画語い発達検査 | 70 |
| 開眼片脚起立時間 | 349 |
| 外肛門括約筋筋電図 | 130 |
| 外受容感覚 | 45 |
| 外傷性頸部症候群 | 196 |
| 外傷性脳損傷の分類 | 196 |
| 外傷性脳内血腫 | 196, 199 |
| 外側角（FTA） | 336 |
| 外反動揺性テスト | 335 |
| 顔に布をかけるテスト | 64 |
| 踵-すね試験 | 238 |
| 鉤爪趾 | 356 |
| 核下型膀胱 | 254 |

| | | |
|---|---:|---|
| 覚醒 | 79 | |
| 片脚立位時間 | 307 | |
| 片麻痺 | 177, 285 | |
| 肩関節疾患治療成績判定基準（JOA score） | 321 | |
| 肩関節周囲炎 | 317 | |
| 活動 | 6, 18, 162 | |
| ——の制限 | 6 | |
| 活動係数 | 428 | |
| 括約筋筋電図検査 | 128 | |
| 壁-後頭骨間距離 | 347 | |
| 干渉波 | 253 | |
| 肝炎ウイルス | 395 | |
| 肝硬変 | 395 | |
| 肝腎症候群 | 396 | |
| 肝性脳症 | 395, 396, 397 | |
| 肝線維化 | 395 | |
| 肝臓機能障害 | 395 | |
| 肝臓機能障害重症度分類 | 396 | |
| 肝臓機能障害程度等級表 | 397 | |
| 肝肺症候群 | 396 | |
| 冠動脈造影検査 | 374 | |
| 冠予備能 | 375 | |
| 間隔計測データ | 4 | |
| 間隔尺度 | 4 | |
| 間欠(性)跛行 | 309, 390 | |
| 感覚 | 45 | |
| 感覚過敏 | 46 | |
| 感覚検査 | 311 | |
| 感覚消去 | 50 | |
| 感覚障害 | 45, 177, 249 | |
| 感覚神経活動電位（SNAP） | 252, 276 | |
| 感覚神経伝導検査 | 276 | |
| 感覚神経伝導速度 | 279 | |
| 感覚性失音楽 | 106 | |
| 感覚鈍麻 | 45, 46 | |
| 感覚変移 | 46 | |
| 関節リウマチ | 332, 333, 334, 356 | |
| ——の病期分類 | 358 | |
| 関節リウマチ分類基準 | 357 | |
| 関節位置覚 | 46 | |
| 関節可動域表示ならびに測定法 | 24 | |
| 関節可動域（ROM） | 24 | |
| 関節拘縮 | 288, 356 | |
| 関節変形 | 356 | |
| 関節裂隙 | 334 | |
| 環境依存症候群 | 219 | |
| 環境因子 | 5, 6, 8 | |
| 環境調整 | 10 | |
| 環軸椎亜脱臼 | 304 | |
| 簡易栄養状態評価（MNA） | 142 | |
| 簡易栄養状態評価（MNA-SF） | 122, 427 | |
| 簡易上肢機能検査（STEF） | 19, 185, 307 | |
| 簡易版マクギル疼痛質問票（日本語版）（SF-MPQ） | 136 | |
| 観念運動性失行 | 103 | |
| 観念性失行 | 103, 104 | |
| 眼球浮き運動 | 13 | |
| 考え不精 | 219 | |

**き**

| | | |
|---|---:|---|
| キアリ奇形Ⅱ型 | 298 | |
| ギヨン管症候群 | 280 | |
| ギラン・バレー症候群（GBS） | 249, 254 | |
| 気管支鏡検査 | 417 | |
| 気管切開後の侵襲的陽圧換気療法 | 243 | |
| 気道熱傷 | 416 | |
| 気分プロフィール検査（POMS） | 202 | |
| 気分変調症 | 112 | |
| 気流閉塞（閉塞性換気障害） | 367 | |
| 記憶 | 58 | |
| 記憶障害 | 198 | |
| 起居動作 | 145 | |
| 基本的ADL評価法（JASPER・ADL Ver.3.2） | 292 | |
| 基本動作 | 145 | |
| 機会均等化 | 9 | |
| 機能性尿失禁 | 126 | |
| 機能別障害度（FS） | 240 | |
| 機能予後 | 352, 353 | |
| 偽陰性 | 3 | |
| 偽陽性 | 3 | |
| 客観的QOL | 167 | |
| 旧JOA score | 307 | |
| 臼蓋形成不全 | 325 | |
| 吸着療法 | 392 | |
| 急性冠症候群 | 373 | |
| 急性硬膜下血腫 | 196, 199 | |
| 急性硬膜外血腫 | 196, 200 | |
| 急性心筋梗塞 | 375 | |
| 急性疼痛 | 133 | |
| 急性反応 | 403 | |
| 球海綿体反射 | 126, 207 | |
| 虚血性心疾患 | 373 | |
| 強直性脊椎炎 | 364 | |
| 局所での増大・浸潤 | 402 | |
| 局所脳損傷 | 196 | |
| 棘下筋テスト | 318 | |
| 棘上筋テスト | 318 | |
| 筋ジストロフィー | 269 | |
| ——の病型 | 270 | |
| 筋ジストロフィー機能障害度の厚生省分類（新分類） | 270 | |
| 筋萎縮 | 249 | |
| 筋萎縮性側索硬化症（ALS） | 242 | |
| 筋緊張異常 | 287 | |
| 筋肉量 | 426 | |
| 筋力 | 427 | |

**く**

| | | |
|---|---:|---|
| クリック | 332 | |
| クリニカルパス | 176 | |
| クレアチニンクリアランス（Ccr） | 398 | |
| 空間性注意 | 84 | |
| 空腹時血糖値 | 381 | |
| 空腹時血糖値および75gOGTTによる判定区分と判定基準 | 382 | |
| 腔内播種 | 402 | |
| 首下がり | 21 | |
| 群指数 | 55 | |

**け**

| | | |
|---|---:|---|
| 外科的バイパス術 | 393 | |
| 形成不全 | 325 | |
| 計測 | 3 | |
| 蛍光リンパ管造影 | 144 | |
| 経静脈的免疫グロブリン療法 | 258, 260 | |
| 経直腸的超音波尿流動態検査 | 128 | |
| 経皮または呼気終末炭酸ガス分圧 | 272 | |
| 経皮的冠動脈インターベンション（PCI） | 375 | |
| 経皮的動脈血酸素飽和度（SpO$_2$） | 370 | |
| 痙縮 | 20, 177, 209 | |
| 痙性歩行 | 22 | |
| 痙直型 | 284 | |
| 傾眠 | 15 | |
| 慶應版ウィスコンシンカード分類検査 | 100 | |
| 頸髄症治療判定基準 | 307 | |
| 頸椎症 | 304 | |
| 頸定 | 63 | |
| 頸部聴診 | 118 | |
| 血圧・脈拍 | 12 | |
| 血管性認知症（VD） | 213, 221 | |
| 血管造影 | 392 | |
| 血管超音波検査 | 391 | |
| 血管内治療 | 393 | |
| 血漿浄化法 | 258 | |
| 血漿浄化療法 | 260 | |
| 血清クレアチンキナーゼ | 269 | |
| 血清脳性ナトリウム利尿ペプチド | 273 | |
| 血栓溶解療法 | 176 | |
| 血中CO-Hb濃度の測定 | 417 | |
| 血糖値 | 381 | |
| 見当識 | 57 | |
| 肩甲下筋テスト | 318 | |
| 健康関連QOL（HRQOL） | 170 | |
| 検尿異常 | 398 | |
| 嫌気性代謝閾値（AT） | 36, 374 | |
| 腱反射 | 249, 305 | |
| 腱板損傷 | 317 | |
| 幻肢痛 | 133 | |
| 幻視 | 216 | |

| | | |
|---|---|---|
| 言語 | 59 | |
| 言語障害 | 225 | |
| 言語性 IQ | 55 | |
| 言語野 | 71 | |
| 言語理解 | 55 | |
| 原発性サルコペニア | 425 | |
| 原発性骨粗鬆症 | 342 | |

## こ

| | |
|---|---|
| コアセット | 8 |
| コミュニケーション | 293 |
| コミュニケーション障害 | 177 |
| こどものための機能的自立度評価法（WeeFIM） | 292, 301 |
| 子どもの能力低下評価法（PEDI） | 292, 301 |
| 小刻み歩行 | 227 |
| 古典的失語症分類 | 71 |
| 股関節 | 325 |
| 呼吸 | 12 |
| 呼吸器 | 439 |
| 呼吸器合併症 | 207 |
| 呼吸障害 | 294 |
| 固形がん | 403 |
| 固縮 | 21, 227 |
| 孤発性脊髄小脳変性症 | 233 |
| 五十肩 | 317 |
| 誤嚥可能性検出票 | 295 |
| 誤嚥性肺炎 | 243 |
| 誤認妄想 | 216 |
| 語句評価スケール（VRS） | 136 |
| 口腔期 | 116 |
| 口腔準備期 | 116 |
| 口舌顔面失行 | 103, 104 |
| 巧緻運動障害 | 19 |
| 交感神経性皮膚反応（SSR） | 253 |
| 交感神経節後線維 | 253 |
| 交叉性片側性感覚障害 | 47 |
| 交代性片麻痺 | 13 |
| 行動抑制 | 98 |
| 抗ガングリオシド抗体 | 257 |
| 抗がん剤 | 403 |
| 肛門周囲部知覚検査 | 127 |
| 肛門反射 | 127 |
| 拘縮 | 177 |
| 後縦靱帯骨化症 | 304 |
| 後方引き出しテスト | 335 |
| 高カルシウム血症 | 403 |
| 高位脛骨骨切り術 | 335 |
| 高次脳機能障害 | 177, 198 |
| 構音障害 | 77 |
| 構成 | 59 |
| 構成失行（構成障害） | 104 |
| 膠原病 | 359 |
| 国際疾病分類（ICD） | 4 |
| ——第10改訂版（ICD-10） | 213 |
| 国際障害分類（ICIDH） | 5, 8, 179 |

| | |
|---|---|
| 国際生活機能分類（ICF） | 5, 8, 18, 154, 179, 222 |
| 黒色期 | 142 |
| 腰曲がり | 21 |
| 骨シンチグラフィー | 209 |
| 骨棘形成 | 334 |
| 骨髄抑制 | 404 |
| 骨折 | 342 |
| 骨粗鬆症 | 304, 342 |
| 骨粗鬆症性椎体骨折 | 304 |
| 骨転移 | 404 |
| 骨密度検査 | 401 |
| 言葉の発達 | 66 |
| 昏睡 | 15 |
| 昏眠 | 15 |
| 昏迷 | 15 |
| 昏迷状態 | 112 |
| 昏蒙 | 15 |

## さ

| | |
|---|---|
| サイトメガロウイルス | 255 |
| サルコペニア | 425 |
| サルコペニア肥満 | 426 |
| 左室ポンプ機能 | 375 |
| 作動記憶 | 55 |
| ——の操作 | 98 |
| 再発寛解型多発性硬化症 | 239 |
| 細小血管合併症 | 383 |
| 最高酸素摂取量（maximum $\dot{V}O_2$；peak$\dot{V}O_2$） | 36 |
| 最大強制吸気量（MIC） | 272 |
| 錯乱状態 | 16 |
| 三叉神経痛 | 133 |
| 参加 | 6, 18, 162 |
| 参加（の）制約 | 6, 162 |
| 参加活動 | 10 |
| 散瞳 | 12 |
| 酸素飽和度 | 272 |
| 残尿測定 | 127, 207, 313 |

## し

| | |
|---|---|
| シスタチンC | 398 |
| シャトル・ウォーキング試験（SWT） | 37, 371 |
| ジストロフィン遺伝子 | 269 |
| 四肢麻痺 | 285 |
| 弛緩性歩行 | 21 |
| 糸球体濾過率（GFR） | 384, 396 |
| 肢節運動失行 | 103 |
| 肢体不自由 | 435 |
| 姿勢 | 21 |
| 姿勢反射障害 | 227 |
| 視覚性失認 | 106 |
| 視覚・聴覚障害 | 289 |
| 視覚的アナログスケール（VAS） | 135, 172, 306, 313, 321, 328, 335 |
| 視神経脊髄型 MS（OSMS） | 235 |

| | |
|---|---|
| 視知覚系機能 | 291 |
| 視野検査 | 86 |
| 視野障害 | 84, 177 |
| 嗜眠 | 15 |
| 自己固有感覚（固有感覚） | 45 |
| 自己身体の認知 | 85 |
| 自己認識 | 198 |
| 自殺念慮 | 111 |
| 自動可動域（active ROM） | 24 |
| 自動車損害賠償責任保険 | 452 |
| 自発性の低下 | 198 |
| 自発痛 | 133 |
| 自立生活 | 287 |
| 自律神経機能検査 | 253 |
| 自律神経障害 | 250 |
| 持続性注意 | 79 |
| 持続性抑うつ障害 | 112 |
| 時間領域解析 | 254 |
| 時刻表的生活 | 220 |
| 識別感覚 | 46 |
| 識別感覚障害 | 49 |
| 軸索型 | 254 |
| 軸索変性 | 250, 251, 276 |
| 軸性疼痛 | 303 |
| 失外套症候群 | 16 |
| 失語 | 177 |
| 失語症 | 52, 71 |
| 失語症語彙検査（TLPA） | 76 |
| 失語症構文検査（STA） | 76 |
| 失行 | 103 |
| 失調 | 20, 177 |
| 失調型 | 284 |
| 失調性呼吸（biot 呼吸） | 12 |
| 失調歩行 | 22 |
| 失認 | 106 |
| 失認性失読 | 106 |
| 疾患修飾性抗リウマチ薬 | 358 |
| 疾患特異的・患者立脚型変形性膝関節症患者機能評価尺度（JKOM） | 336 |
| 質的評点システム | 6 |
| 実行 | 7 |
| 尺骨神経 | 280 |
| 社会生活能力 | 293 |
| 社会生活力（青少年版）評価表 Ver.4.1（JASPER） | 293 |
| 社会性の検査 | 70 |
| 社会性の発達 | 66 |
| 若年性特発性関節炎 | 364 |
| 手根管症候群 | 278 |
| 手指操作能力分類システム（MACS） | 290 |
| 手術 | 403 |
| 手掌法 | 414 |
| 手段的 ADL（IADL） | 154, 160, 191 |

# 索　引

| 主観的包括的栄養評価（SGA） | 122, 142, 427 |
| 主観的 QOL | 167 |
| 周囲径測定 | 143 |
| 周波数領域解析法 | 254 |
| 修正ストループ課題 | 100 |
| 重症児 | 293 |
| 重症心身障害 | 293 |
| 重心動揺検査 | 229 |
| 重度失語症検査 | 76 |
| 縮瞳 | 12 |
| 純粋語聾 | 106 |
| 順序計測データ | 4 |
| 順序尺度 | 3 |
| 処理速度 | 55 |
| 除脂肪体重（LBM） | 370 |
| 除脳姿勢（肢位） | 13 |
| 除皮質姿勢（肢位） | 13 |
| 消化管通過時間測定 | 131 |
| 焦点性注意 | 79 |
| 障害の構造 | 9 |
| 障害調整年数（DALY） | 4 |
| 障害程度等級表 | 435 |
| 障害年金 | 450 |
| 上行性投射系（上行性網様体賦活系） | 11 |
| 上肢運動機能障害度分類（9段階法） | 270 |
| 上肢障害評価表（DASH） | 321 |
| 上腕三頭筋皮下脂肪厚 | 427 |
| 上腕周囲長 | 427 |
| 状態不安 | 115 |
| 情緒の発達 | 66 |
| 常同行動 | 220 |
| 食道期 | 116 |
| 食道内圧検査 | 122 |
| 植物症 | 16 |
| 褥瘡 | 139, 208 |
| 触覚 | 46 |
| 触覚障害 | 47 |
| 触覚性失認 | 106 |
| 心エコー（図）検査 | 273, 377 |
| 心因性疼痛 | 134 |
| 心機能 | 438 |
| 心血管疾患（CVD） | 385, 398 |
| 心原性脳梗塞 | 178 |
| 心身機能・身体構造 | 18 |
| 心電図 | 376 |
| 心肺運動負荷試験（CPX） | 39, 374 |
| 心拍変動解析 | 254 |
| 心拍変動測定 | 385 |
| 心不全 | 376 |
| 心理評価 | 66 |
| 身体パラフレニア | 84, 90 |
| 身体機能 | 6 |
| 身体構造 | 6 |

| 身体障害者診断書 | 432 |
| 侵害受容感覚 | 45 |
| 侵害受容性疼痛 | 133 |
| 神経因性膀胱 | 207, 250 |
| 神経管閉鎖障害 | 298 |
| 神経根造影 | 312 |
| 神経所見 | 305 |
| 神経障害性疼痛 | 133 |
| 神経性間欠跛行 | 310 |
| 神経伝導検査 | 252, 255, 276, 385 |
| 神経免疫学的検査 | 253 |
| 針筋電図 | 253, 260, 276 |
| 振戦 | 227 |
| 振動覚 | 46 |
| 振動覚障害 | 47 |
| 進行性非流暢性失語（PA） | 217, 220 |
| 深昏睡 | 15 |
| 深部感覚 | 46 |
| 深部・固有感覚 | 46 |
| 深部静脈血栓症（DVT） | 208, 390, 393 |
| 新版 K 式発達検査法 | 67, 289 |
| 人工関節置換術 | 335 |
| 人工呼吸療法 | 243 |
| 腎機能検査 | 127 |
| 腎硬化症 | 397 |
| 腎性貧血 | 398, 400 |
| 腎臓機能障害 | 395 |

## す

| ストレス係数 | 428 |
| スパイロメトリー | 367 |
| スワンネック変形 | 356 |
| 水頭症 | 298 |
| 水平屈曲テスト | 318 |
| 推算糸球体濾過値（eGFR） | 384, 398 |
| 遂行機能 | 98 |
| 遂行機能障害 | 198 |
| 遂行機能障害症候群の行動評価（BADS） | 101 |
| 随意運動 | 18 |
| 髄液検査 | 260 |
| 髄腔注入 | 287 |
| 髄節症状 | 303 |
| 髄膜瘤 | 298 |
| 数値的評価スケール（NRS） | 136, 335, 406 |

## せ

| セルフケア | 8 |
| せん妄 | 16, 112, 404 |
| 世界疾病負担（GBD） | 4 |
| 生活関連動作（APDL） | 154 |
| 生活機能 | 6 |
| 生活機能回復 | 10 |
| 生活習慣 | 387 |
| ──の修正 | 375 |
| 生活習慣病 | 389 |

| 生活満足度尺度 A（LSIA） | 168 |
| 生活満足度尺度 K（LSIK） | 168 |
| 生物学的製剤 | 358 |
| 生命予後 | 353 |
| 正中神経 | 278 |
| 成長 | 62 |
| 聖隷式質問紙法 | 116 |
| 精神疾患の診断・統計マニュアル第4版テキスト改訂版（DSM-Ⅳ-TR） | 213 |
| 精神障害 | 404 |
| 精神障害者保健福祉手帳 | 442 |
| 静的運動 | 376 |
| 赤色期 | 142 |
| 咳テスト | 119 |
| 咳のピークフロー（CPF） | 272 |
| 脊髄空洞症 | 298 |
| 脊髄脂肪腫 | 298 |
| 脊髄小脳変性症（SCD） | 233 |
| 脊髄障害自立度評価法（SCIM） | 211 |
| 脊髄髄膜瘤 | 298 |
| 脊髄造影 | 312 |
| 脊髄損傷 | 206 |
| 脊髄損傷の神経学的分類のための国際基準 | 209 |
| 脊髄半側障害症候群 | 47 |
| 脊柱変形 | 272, 303 |
| 脊椎・脊髄腫瘍 | 305 |
| 切断 | 352 |
| 切迫性尿失禁 | 125 |
| 摂食嚥下障害 | 116, 177 |
| 摂食・嚥下障害臨床的重症度分類（DSS） | 120 |
| 摂食・嚥下能力のグレード | 120 |
| 舌圧検査 | 122 |
| 先行感染 | 255, 258 |
| 先行期 | 116 |
| 先天性股関節脱臼 | 325 |
| 線維自発電位 | 253, 278 |
| 線分二等分試験 | 87, 188 |
| 線分抹消試験 | 86 |
| 遷延性植物状態 | 16 |
| 潜在性二分脊椎 | 298 |
| 選択性注意 | 79 |
| 選択的セロトニン再取り込み阻害薬（SSRI） | 111 |
| 全検査 IQ | 55 |
| 全身倦怠感 | 406 |
| 全般性注意 | 79 |
| 全般性注意障害 | 80 |
| 前十字靱帯 | 332 |
| ──損傷 | 333, 334, 335 |
| 前頭前野 | 79 |
| 前頭側頭型認知症（FTD） | 217, 219, 242 |
| 前頭側頭葉変性症 | 217 |

| | | | | |
|---|---|---|---|---|
| 前頭-皮質下回路 | 98 | 建物環境 | 10 | |
| 前頭葉 | 98 | 単ニューロパチー | 249 | デュシェンヌ型筋ジストロフィー |
| 前頭葉機能 | 200 | 単語のモーラ分解・音韻抽出検査 | | （DMD） 269 |
| ——の評価 | 229 | | 76 | デンバー発達判定法（DENVER Ⅱ） |
| 前頭葉機能検査（FAB） | 243 | 単純X線 | 305 | 67, 69, 289, 301 |
| 前頭葉側頭葉変性症（FTLD） | 217 | 蛋白細胞解離 | 253 | てんかん 289 |
| ——の分類 | 218 | **ち** | | 手続き記憶 92 |
| 前方引き出しテスト | 334, 335 | チェーンストークス呼吸（交代性無呼吸） | 12 | 低栄養 427 |
| 漸次運動負荷試験 | 371 | 知覚検査 | 305 | 低酸素性虚血性脳症 286 |
| 漸増負荷シャトル・ウォーキング試験（ISWT） | 37 | 知覚統合 | 55 | 低出生体重児 286 |
| **そ** | | 知的障害 | 289 | 定常運動負荷試験 371 |
| 粗大運動 | 64 | 知的発達 | 65 | 定量的超音波法 347 |
| 粗大運動能力尺度（GMFM） | 290 | 知能 | 52 | 適応障害 404 |
| 粗大運動能力分類システム（GMFCS） | 289 | 知能検査 | 52 | 伝導ブロック 251, 276 |
| 相貌失認 | 106 | 知能指数 | 52, 53 | 伝導遅延 251 |
| 装具 | 287 | 着衣失行 | 103, 104 | 電気診断 276, 279 |
| 造影CT | 391 | 中心性頸髄損傷 | 206 | **と** | |
| 続発性骨粗鬆症 | 342 | 中枢神経変性疾患 | 227 | トークン・テスト 76 |
| **た** | | 中枢性過呼吸 | 12 | トリートメント 2 |
| 他動可動域（passive ROM） | 24 | 中枢性疼痛 | 177 | トレッドミル 36 |
| 田中ビネー知能検査 | 57, 301 | 中殿筋歩行 | 21 | 徒手筋力検査（MMT） 32, 305, 311 |
| 田中ビネー知能検査V | 68 | 肘部尺骨神経障害 | 279 | 凍結肩 317 |
| 多系統萎縮症 | 234 | 注意 | 59 | 疼痛 45, 323, 332 |
| 多相性運動単位電位 | 253 | ——の変換 | 79 | 等運動性筋力測定機器 33 |
| 多臓器不全 | 402 | 注意による認知機能の制御機能 | 79 | 等尺性運動 36 |
| 多段階負荷 | 36 | 注意障害 | 198 | 等張性運動 36 |
| 多発ニューロパチー | 249, 250 | 宙吊り型感覚障害 | 48 | 登攀性起立 269 |
| 多発圧迫骨折 | 304 | 長索路症状 | 303 | 橈骨遠位端骨折 345 |
| 多発性硬化症（MS） | 235 | 重複障害児 | 285 | 橈骨神経 281 |
| 多発性単ニューロパチー | 249 | 超音波検査 | 120, 144, 298 | 橈骨神経麻痺 281 |
| 多発性囊胞腎 | 397 | 超昏睡 | 15 | 糖尿病 381 |
| 妥当性 | 3 | 超重症児 | 294 | 糖尿病腎症病期分類 385 |
| 代謝性アシドーシス | 41, 398 | ——の判定基準 | 294 | 糖尿病性腎症 397 |
| 代謝等量（METs） | 375 | 聴覚性失認 | 106 | 同名半盲 84 |
| 体圧測定 | 139 | 直線的漸増負荷試験 | 36 | 動作性IQ 55 |
| 体幹可動性 | 310 | 直腸肛門超音波造影 | 131 | 動の運動 376 |
| 体性感覚 | 45 | 直腸肛門内圧測定 | 131 | 動の触覚 46 |
| 体性感覚系 | 45 | 直腸瘤 | 131 | 動の肺過膨張 366 |
| 耐糖能異常 | 382 | 陳述記憶 | 92 | 動揺性歩行 269 |
| 帯状疱疹後神経痛 | 133 | **つ** | | 瞳孔不同 12 |
| 滞続言語 | 220 | つかまり立ち | 63 | 特性不安 115 |
| 大血管症 | 383 | つらさと支障の寒暖計（DIT） | 407 | 特発性側弯症 304 |
| 大腿骨寛骨臼インピンジメント | 325 | 対麻痺 | 285 | 閉じ込め症候群 16 |
| 大腿骨近位部骨折 | 325, 345 | 椎間板造影 | 312 | 取りつくろい 214 |
| 大腿骨頭壊死症 | 325 | 椎体骨折 | 345 | **な** | |
| 大腿神経伸展テスト（FNST） | 311 | 通過症候群 | 16 | 内反動揺性テスト 335 |
| 大腿切断者 | 353 | 通常型MS（CMS） | 236 | **に** | |
| 大殿筋歩行 | 21 | 痛覚 | 46 | ニューロパチー 249 |
| 立ち上がり | 145 | 痛覚障害 | 47 | 二次障害 288 |
| 立ち去り行動 | 219 | 槌趾変形 | 356 | 二次性サルコペニア 425 |
| 脱髄 | 250, 251, 276 | **て** | | 二次性進行型多発性硬化症 239 |
| 脱髄型 | 254 | ディサースリア | 71, 76 | 二次性副甲状腺機能亢進症 398 |
| 脱抑制 | 219 | ディスアビリティ（障害） | 6 | 二重エネルギーX線吸収測定法 347 |
| | | ディスクレパンシー分析 | 55 | 二点識別感覚 46, 50 |
| | | | | 二分脊椎 298 |

## 索引

日本肩関節学会肩のスポーツ能力の評価法　321
日本骨代謝学会QOL質問表（JOQOL）　349
日本神経治療学会・日本神経免疫学会合同治療ガイドライン　255
日本整形外科学会股関節機能判定基準（JOA Hip Score）　330
日本整形外科学会股関節疾患評価質問票（JHEQ）　328
日本版ミラー幼児発達検査　289
日本版Alzheimer's Disease Assessment Scale（ADAS-Jcog）　59
日常観察による注意評価スケール　80
日常生活動作　292
日内変動　111
肉芽組織　142
肉腫　403
乳酸性アシドーシス　41
尿検・尿細菌培養検査　127
尿失禁　125
尿中アルブミン（随時尿）　384
尿道内圧測定　128
尿流動態検査　124, 127, 254, 298, 307
認知機能の変動　215
認知症　177, 213
　　――の行動・心理症状（BPSD）　214

### ね
寝返り　63, 145
熱傷　412
熱傷指数（BI）　414
熱傷深度　413
熱傷面積　413
熱傷予後指数（PBI）　414
熱痛覚過敏　133

### の
能力　7
脳幹病変　12
脳幹網様体　11
脳機能障害症候群　285
脳原生運動機能障害　434
脳梗塞　177
　　――の分類　177
脳挫傷　196, 199
脳性麻痺（CP）　284, 441
脳性麻痺簡易運動テスト（SMTCP）　290
脳脊髄液検査　253
脳卒中　176, 440
脳卒中病床　176
囊胞性二分脊椎　298

### は
ハノイの塔課題　100
ハンドヘルドダイナモメーター　33
バクロフェン　287
バランス　146
パーキンソン症候　216
パーキンソン病　227
パーキンソン病歩行　22
吐気　176
這い這い　63
歯車様固縮　21, 227
場合わせ反応　214
肺炎マイコプラズマ　255
肺活量　272
　　――測定　306
背外側　98
　　――システム　98
背外側前頭前野　82
排泄性尿路造影　207
排尿困難　125
排尿時尿道造影　127
排尿障害　124, 177
排尿日誌　126
排便障害　124, 128
排便動態造影　131
排便日誌　130
廃用症候群　34, 288
白色期　142
発達　62
発達レベル　289
鼻-指試験　238
反射　20, 64, 65
　　――の発達　65
反応抑制機能　198
反復唾液嚥下テスト　117
半月板損傷　332, 333, 334
半昏睡　15
半側空間無視　84
半側身体失認　84, 90
瘢痕評価スケール　419
晩期反応　404

### ひ
ヒアルロン酸関節内注射　335
ビネー・シモン式知能検査法　52
ピンチメーター　33
び漫性軸索損傷（DAI）　197, 200
び漫性脳損傷　197
比例計測データ　4
比例尺度　4
皮質性小脳萎縮症　234
皮膚定位感覚　50
皮膚読字感覚　46, 50
非骨傷性頸髄損傷　206
非侵襲的陽圧換気療法　243, 270
肥満症　389
被影響性の亢進　219
腓骨神経麻痺　282
膝外傷と変形性関節症評価点数（J-KOOS）　340
膝崩れ　333
表在感覚　46
表情尺度スケール（FRS）　136
評価　2
標準ディサースリア検査（AMSD）　77
標準意欲評価法（CAS）　112
標準高次視覚検査（VPTA）　107
標準高次動作性検査　104, 188
標準失語症検査（SLTA）　72, 188
標準注意検査法（CAT）　82
病因論　4
病識の低下　198
病識の問題　85
病態失認　90
病態無関心　90
病的反射　20
描画試験　88

### ふ
フィットネス　34
フィルター機能　198
フードテスト　118
フェーススケール（FS）　136
フレイル　425
フロスティッグ視知覚発達検査　291
ブレーデンスケール　139
プロファイル分析　56
不安　113
不安定狭心症　375
不安定性　325, 333
不随意運動　19
不随意運動型　284
不鮮明　15
副腎皮質ステロイド薬　260
腹圧性尿失禁　125
複合感覚　46
複合筋活動電位（CMAP）　252, 276
複合性局所疼痛症候群（CRPS）　133
分配性注意　79, 80

### へ
ベック抑うつ質問表　188
併存疾患　178
閉塞性血栓血管炎（TAO）　390, 393
片脚立位時間　147
片側感覚障害　47
変形性関節症　333, 334, 335
変形性股関節症　325
変形性膝関節症　332
便失禁　128
便秘　128

### ほ
ボタン穴変形　356
ボツリヌス毒　287
ポケット　142
ポジショニング　419

| | | |
|---|---|---|
| 歩行 | 21, 63, 145 | |
| 歩行障害 | 177 | |
| 歩行負荷テスト | 313 | |
| 歩行分析 | 290, 349 | |
| 母指探し試験 | 51 | |
| 母趾探し試験 | 51 | |
| 方向性注意 | 79 | |
| 包括的呼吸リハ | 367 | |
| 放射線宿酔 | 404 | |
| 放射線療法 | 403 | |
| 膀胱造影 | 207 | |
| ——および静脈性腎盂造影検査 | 127 | |
| 膀胱内圧測定(検査) | 127, 207 | |
| 膀胱 KUB | 127 | |
| 星印抹消試験 | 86 | |

## ま

| | |
|---|---|
| マクギル疼痛質問票(MPQ) | 136 |
| マスター 2 階段試験 | 37 |
| 街並失認 | 106 |
| 末梢循環障害 | 352, 390 |
| 末梢神経障害 | 48, 419 |
| 末梢動脈疾患(PAD) | 390 |
| 慢性炎症性脱髄性多発根ニューロパチー(CIDP) | 258 |
| 慢性肝炎 | 395 |
| 慢性糸球体腎炎 | 397 |
| 慢性腎臓病(CKD) | 396 |
| 慢性疼痛 | 133 |
| 慢性閉塞性肺疾患(COPD) | 366 |

## み

| | |
|---|---|
| ミラーニ(Milani)のチャート | 290 |
| 三宅式記銘力検査 | 93, 188 |
| 右中大脳動脈閉塞 | 80 |
| 水飲みテスト(窪田らの方法) | 117 |

## む

| | |
|---|---|
| ムチランス関節炎 | 356 |
| 矛盾性運動 | 227 |
| 無価値感 | 109 |
| 無視症候群 | 90 |
| 無動 | 227 |
| 無動性無言症(無動無言症) | 16 |
| 夢幻状態 | 16 |

## め

| | |
|---|---|
| メタボリックシンドロームの診断基準 | 387 |
| メトトレキサート | 358 |
| めまい | 176 |
| 目と手の協調運動 | 290 |
| 名義計測データ | 3 |
| 名義尺度 | 3 |

## も

| | |
|---|---|
| モアレ法 | 21 |
| もうろう状態 | 16 |
| 文字抹消課題(試験) | 82, 86 |
| 模写試験 | 86 |
| 模倣行動 | 219 |

## や

| | |
|---|---|
| やる気スコア | 112, 113 |

## ゆ

| | |
|---|---|
| 癒着性関節包炎 | 317 |
| 有酸素トレーニング | 374 |
| 指追い試験 | 237 |

## よ

| | |
|---|---|
| 陽性鋭波 | 253, 278 |
| 腰椎椎間板ヘルニア | 309 |
| 腰椎椎間板ヘルニア診療ガイドラインの診断基準 | 309, 310 |
| 腰痛症 | 309 |
| 腰痛特異的 QOL 尺度 | 306 |
| 腰部脊柱管狭窄症 | 309 |
| 腰部脊柱管狭窄症診療ガイドラインの診断基準 | 310 |

## ら

| | |
|---|---|
| ラクナ梗塞 | 178 |

## り

| | |
|---|---|
| リバーミード行動記憶検査(RBMT) | 96, 188, 223 |
| リンパ管シンチグラフィ | 144 |
| リンパ浮腫 | 142 |
| ——の臨床分類 | 143 |
| 利用行動 | 219 |
| 立位前屈時の指尖部と床の間の距離測定(FFD) | 313 |
| 立体覚認知障害 | 106 |
| 立体感覚 | 46, 50 |
| 流暢性検査 | 100 |
| 両眼共同偏倚 | 12 |
| 両側内下方位 | 13 |
| 両側性感覚障害 | 48 |
| 両側大脳半球病変 | 12 |
| 両麻痺 | 285 |
| 良肢位保持(ポジショニング) | 419 |

## れ

| | |
|---|---|
| レーブン色彩マトリックス検査(RCPM) | 57, 188 |
| レビー小体型認知症 | 215 |
| 冷覚 | 46 |

## ろ

| | |
|---|---|
| 老研式活動能力指標 | 160, 191 |
| 労働者災害補償保険 | 448 |
| 肋骨 - 骨盤間距離 | 347 |

## わ

| | |
|---|---|
| ワーキングメモリー | 82, 198 |
| わが道を行く行動 | 219 |
| 鷲手変形 | 280 |

## 数字

| | |
|---|---|
| 5 の法則 | 414 |
| 6 分間歩行距離(6MWD) | 371 |
| 6 分間歩行試験(6MWT) | 37, 306, 336, 354, 371, 377, 429 |
| 9 の法則 | 413 |
| 10 m 歩行 | 146 |
| 10 m 歩行時間 | 336 |
| 10 秒テスト | 20, 305, 306 |
| 10 秒足踏みテスト | 307 |

## 記号類

| | |
|---|---|
| %IBW | 370 |

# 欧文索引

## A
| | |
|---|---|
| AAS | 354 |
| ABI | 390 |
| ACCP/AACVPR ガイドライン | 366 |
| ACR Core Set | 360 |
| ACR/EULAR 2011 寛解基準 | 359 |
| Action Research Arm Test | 185 |
| Activities of daily living(ADL) | 2, 154 |
| AD | 213 |
| Adaptive Behavior Scale(ABS) | 155 |
| ADAS-Jcog | 59, 223, 225 |
| Addenbrooke's Cognitive Examination(ACE-R) | 59 |
| adding life to years | 35 |
| adding life to years and years to life | 35 |
| adding years to life | 35 |
| ADL 障害 | 177 |
| Agitated Behavior Scale(ABS) | 203 |
| AIDP | 254 |
| AIMS2 | 138, 360 |
| ALS | 242 |
| ALSFRS-R | 244 |
| AMAN | 254 |
| American College of Rheumatology(ACR) | 357 |
| ――による診断基準 | 334 |
| AMPPro | 353 |
| AMSAN | 254 |
| AMSD | 77 |
| anosognosia for hemiplegia | 90 |
| APDL | 154 |
| Apraxia Screen of TULIA(AST) | 105 |
| Artz の基準 | 414 |
| ASIA Impairment Scale | 207, 210, 307 |
| asomatognosia | 90 |
| assessment | 2 |
| Assessment of Limb Apraxia | 105 |
| AT | 36, 374 |
| Awaji 基準 | 242 |

## B
| | |
|---|---|
| BADS | 99, 101, 188 |
| Barthel Index(BI) | 138, 156, 190, 211, 313, 354, 407 |
| BASFI | 364 |
| BASMI | 364 |
| BBS | 148, 184, 229, 306 |
| BDI-Ⅱ | 231 |
| Beck Depression Inventory(BDI) | 110, 137, 231 |
| ――の日本語版 | 231 |
| Benton 視覚記銘検査 | 93, 188 |
| BESTest | 151 |
| BFI | 407 |
| BI(Burn Index) | 414 |
| Biodex | 336 |
| Birmingham Object Recognition Battery(BORB) | 107 |
| Bisiach らのスコア | 90 |
| BIT 行動検査 | 88 |
| BIT 行動性無視検査日本版(BIT)通常検査 | 86, 88, 188 |
| BMI | 370 |
| BODE index | 368 |
| bone mineral density(BMD) | 346 |
| Borg スケール | 377 |
| Borg CR-10 スケール | 370 |
| Box and Block Test(BBT) | 185, 188 |
| BPSD | 214 |
| Braak の仮説 | 228 |
| Brunnstrom Stage | 179, 183, 184 |
| BS-POP | 316 |
| Burger 病 | 390 |

## C
| | |
|---|---|
| C 反応性蛋白(CRP) | 428 |
| CADL | 76 |
| Campylobacter jejuni | 255 |
| Cancer Functional Assessment Set(cFAS) | 405 |
| CAS | 112 |
| CAT(Clinical Assessment for Atention) | 82 |
| CAT(COPD Assessment Test) | 370 |
| Catherine Bergego Scale | 89 |
| Cattell-Horn-Carroll(CHC)理論 | 52 |
| CDAI | 358 |
| CFS | 407 |
| CGA 分類 | 399 |
| CHAQ | 364 |
| Charlson Comorbidity Index | 178 |
| CHART | 162, 194, 212 |
| ――日本語版 | 164 |
| Child-Pugh 分類 | 396 |
| CIDP | 258 |
| CIQ | 162, 164, 204 |
| cirrhotic cardiomyopathy | 396 |
| CKD | 396 |
| ――の重症度分類 | 399 |
| CKD-mineral and bone disorder | 398 |
| CMAP | 252, 276 |
| CMS | 236 |
| Comorbidity Index | 178 |
| Continuous Performance Test(CPT) | 82 |
| COPD | 366 |
| COPM | 292 |
| CP | 284, 441 |
| CPF | 272 |
| CPX | 39, 374 |
| crouching gait | 288 |
| CRP | 428 |
| CRPS | 133 |
| CT | 178 |
| CVD | 398 |

## D
| | |
|---|---|
| D.D.2000 老研版 失語症鑑別診断検査 | 73 |
| DAI | 197, 200 |
| DALY | 4 |
| Daniels らによる筋力の 6 段階評価(Daniels らによる方法) | 32 |
| DAS28 | 358, 359 |
| DASH | 307, 321 |
| DENVERⅡ | 67, 69, 289, 301 |
| DESIGN | 139 |
| DESIGN-R | 141, 208 |
| DEX | 99 |
| Disability Rating Scale(DRS) | 205 |
| DIT | 407 |
| DLB International Workshop | 215 |
| ――の臨床診断基準 | 216 |
| DLB の臨床診断基準改訂版 | 216 |
| DMD | 269 |
| DN-CAS 認知評価システム | 70 |
| DSM-Ⅳ-TR | 213 |
| DSS | 120 |
| DXA | 347 |
| dying-back neuropathy | 251 |
| dyspnea spiral | 367 |

## E
| | |
|---|---|
| ECOG PS | 404 |
| EDSS | 240 |
| eGFR | 384, 398 |
| EGOS スコア | 258 |
| Empty Can Test | 321, 323 |
| EORTC QLQ | 410 |
| Epstein-Barr ウイルス | 255 |
| ESWT | 38 |
| European Federation of Neurological Societies/Peripheral Nerve Society(EFNS/PNS)の基準 | 260 |
| European League Against Rheumatism(EULAR) | 334, 357 |
| EuroQoL(EQ-5D) | 172, 173, 349 |
| evaluation | 2 |
| external cue | 228 |
| eye-hand coordination | 290 |

## F
| | |
|---|---|
| FAB | 230, 243 |
| ――日本語版 | 247 |
| FAC | 146 |
| Face Scale(FS) | 136 |

| | |
|---|---|
| FAM | 204 |
| fast pain | 132 |
| FES | 305, 306 |
| FFD | 306, 313 |
| FILS | 121 |
| FIM | 138, 154, 190, 204, 211, 302, 313, 354, 409 |
| FIM 効率 | 158 |
| FIM 利得 | 158 |
| FIM effectiveness | 158 |
| FNST | 311 |
| FOIS | 121 |
| Fontaine 分類 | 392, 393 |
| Forrester 分類 | 378 |
| FOSTA | 345 |
| FRAX | 346 |
| Frenchay Activities Index(FAI) | 157, 160, 191, 204 |
| ——自己評価表 | 159, 191 |
| frozen shoulder | 317 |
| FRS | 136, 335 |
| FTA | 336 |
| FTD | 217, 219, 242 |
| Fugl-Meyer Assessment | 179, 183 |
| Functional Ability Scale(FAS) | 186 |
| Functional Assessment of Cancer Therapy(FACT) | 410 |
| Functional Reach Test(FRT) | 147, 229, 306 |
| functional system(FS) | 240 |

**G**

| | |
|---|---|
| GBD | 4 |
| GBS | 249, 254 |
| Geriatric Depression Scale(GDS) | 110, 189, 231 |
| GFR | 384, 396 |
| ——推算式 | 397 |
| Glasgow Coma Scale(GCS) | 11, 13, 199 |
| GMFCS | 289 |
| GMFM | 290 |

**H**

| | |
|---|---|
| HAQ | 138, 360 |
| Harris Hip Score | 328, 330 |
| HAWKINS Test | 322, 324 |
| HbA1c | 382 |
| HDS-R | 59, 60, 89, 92, 188, 223 |
| heel height difference(HHD) | 336 |
| Ho らの基準 | 255 |
| Hoehn & Yahr の重症度分類 | 229 |
| Hoffer 分類 | 301 |
| Hospital Anxiety and Depression Scale(HADS) | 137, 407 |
| Houghton Scale | 354 |
| Hughes の機能グレード尺度 | 255 |
| Hugh-Jones の分類 | 370 |

**I**

| | |
|---|---|
| IADL | 154, 160, 191 |
| ICARS | 20, 235 |
| ICD | 4 |
| ICD-10 | 213 |
| ICF | 5, 8, 18, 154, 179, 222, 299 |
| ICF コアセット | 8 |
| ICF チェックリスト | 7 |
| ICF チェックリスト—臨床家向け様式 | 8 |
| ICIDH | 5, 8, 179 |
| IKDC | 337 |
| IMMPACT II | 135 |
| Impingement Sign | 324 |
| INCAT Disability Scale | 250, 251 |
| Infraspinatus Muscle Test | 321, 323 |
| Instrumental ADL | 191 |
| IOM モデル | 9 |
| IQ | 53 |
| ISWT | 37 |
| ITPA 言語学習能力診断検査 | 70 |

**J**

| | |
|---|---|
| Jackson テスト | 305 |
| Japan Coma Scale(JCS) | 11, 14 |
| J-EXIT 25 | 101 |
| JHEQ | 328 |
| JKOM | 336 |
| J-KOOS | 340 |
| JOA Hip Score | 330 |
| JOA Knee Score | 336 |
| JOABPEQ | 306, 316 |
| JOA score | 321 |
| JOQOL | 349 |
| JSS | 179 |

**K**

| | |
|---|---|
| K-ABC II | 68 |
| Karnofsky Performance Scale(KPS) | 2, 405 |
| Katz Index of ADL | 156 |
| Keegan の表在知覚支配図 | 311 |
| Kellgren Laurence の評価 | 336 |
| Kemp 徴候 | 311 |
| Kenny Self-Care Evaluation | 156 |
| Killip 分類 | 378 |
| knee in-toe out | 332 |
| Kohs 立方体組み合わせテスト | 57, 68, 188, 291 |
| KOOS | 337 |
| Kurtzke 総合障害度スケール(EDSS) | 240 |
| Kussmaul 呼吸 | 12 |

**L**

| | |
|---|---|
| L-ドーパ製剤 | 228 |
| Lachman テスト | 334, 335 |
| Larsen の grade 分類 | 357, 358 |
| Larsen の評価 | 336 |
| Lawton の評価法 | 160 |
| LBM | 370 |
| LCI | 353 |
| LCI 5 | 353 |
| LDL | 392 |
| Lesion Overlapping 法 | 56 |
| L-FABP | 399 |
| Lift Off Test | 321, 323 |
| LSIA | 168 |
| LSIK | 168 |
| Lund & Browder の公式 | 414 |
| Lysholm Knee Scoring Scale | 337 |

**M**

| | |
|---|---|
| MACS | 290 |
| Manifest Anxiety Scale(MAS) | 114, 231 |
| MASA | 119 |
| maximum $\dot{V}O_2$ | 36 |
| McDonald らによる評価法 | 299 |
| McDonald 診断基準 | 236 |
| McMurray 徒手検査 | 334 |
| MDQoL-60 | 275 |
| MDS-UPDRS | 229 |
| ——の評価項目 | 230 |
| Medical Research Council(MRC) | 184 |
| ——の筋力評価法 | 250 |
| Merle d'Aubigné and Postel Score | 328 |
| MET(s) | 36, 375 |
| metabolic equivalent | 36 |
| MHAQ | 138 |
| MIC | 272 |
| Mini-BESTest | 151 |
| Mini-Mental State Examination (MMSE) | 57, 89, 92, 188 |
| ——日本語版 | 223 |
| MMPI | 114 |
| MMT | 32, 305, 311 |
| MNA | 142 |
| MNA-SF | 122, 427 |
| modified Rankin Scale(mRS) | 191, 250 |
| Modified Ashworth Scale(MAS) | 20, 189, 209, 307 |
| Modified Norris Scale 球症状尺度 | 246 |
| Modified Norris Scale 四肢症状尺度 | 246 |
| mononeuropathy | 249 |
| mononeuropathy multiplex | 249 |
| Montebello Rehabilitation Factor Score | 158 |
| Motor Activity Log Test(MAL) | 188 |
| Motor Age Test(MAT) | 290 |

# 索　引

| | | |
|---|---|---|
| Motoricity Index 179, 184 | PCI 375 | SF-12 170 |
| MPQ 136 | PDAS 138 | SF-36 138, 170, 171, 212, 231, 316, 328, 337, 354, 409 |
| MPR 312 | PDCA 3 | |
| MRA 391 | PDQ-39 231 | SF-36v2 170 |
| MRC 質問票 370 | peak V̇O₂ 36 | SF-8 170 |
| MRI 178 | PEDI 292, 301 | SF-MPQ 136 |
| MS 235 | PEQ 354 | SF-MPQ-2 137 |
| multiple mononeuropathies 249 | Performance Status(PS) 404 | SGA 122, 142, 427 |
| mycoplasma pneumoniae 255 | PET 313 | SGRQ 370 |
| **N** | PGC モラール・スケール 167, 169 | Sharrard 分類 299, 300 |
| NAG 399 | physical fitness 34 | Short Physical Performance Battery(SPPB) 148, 429 |
| NEER Test 322, 324 | pill rolling tremor 227 | |
| NICE study 366 | pivot shift テスト 334 | SIAS 179, 181 |
| NIHSS 179 | polyneuropathy 249 | Sickness Impact Profile(SIP) 172, 354 |
| NINCD 委員会の基準 255 | POMS 202, 407 | |
| NINCDS-ADRDA の診断基準 215 | POPS 162 | silent aspiration 294 |
| NINDS 分類第Ⅲ版 177 | PPA 354 | slow pain 132 |
| NINDS-AIREN 221 | PULSES 156 | SLR test 310, 311 |
| Nine Hole Peg Test(NHPT) 186 | Push Test 229 | SLTA 72, 188 |
| NMDA 受容体拮抗薬 215 | **Q** | S-M 社会生活能力検査 70, 293, 302 |
| Nohria-Stevenson 分類 378 | QCIQ 162 | SMTCP 290 |
| Norris Scale 243 | QOL 167, 349 | SNAP 252, 276 |
| ——日本語版 245 | Quadriplegia Index of Function (QIF) 211 | somatoparaphrenia 90 |
| Nottingham Health Profile(NHP) 349 | | SpO₂ 370 |
| | QUALEFFO 349 | SPP 391 |
| NPUAP 分類 139 | Qualiveen 212 | SPT 119 |
| NRADL 370 | QUS 347 | Spurling テスト 305 |
| NRS 136, 321, 335, 406 | **R** | SRS-22 306 |
| NYHA 心機能分類 377, 378 | RA の ICF プロフィール 360 | SSR 253 |
| **O** | RA 膝治療成績判定基準 337 | SSRI 111 |
| O 脚 333 | Ramp 負荷試験 39 | STA 76 |
| OA 膝治療成績判定基準 337 | RBMT 96, 188, 223 | State-Trait Anxiety Inventory (STAI) 114, 231 |
| ODI 306 | RCPM 57, 188 | |
| on-off 現象 228 | RDQ 138, 306 | STEF 19, 185, 307 |
| OPAQ 349 | Rey 聴覚言語性学習検査 93 | Steinbrocker らの病期分類 357 |
| OPOT 354 | Rey-Osterrieth 複雑図形検査 95 | Stroke Specific QOL(SSQOL) 192 |
| OPQRST 法 134 | ROM 24 | Swinyard の分類 270, 271 |
| OQLQ 349 | Romberg sign 307 | SWT 37, 371 |
| OSMS 235 | Rutherford 分類 393 | Symptom Assessment Scale(SAS) 406 |
| Overall Neuropathy Limitation Scale 250 | **S** | |
| | SALA 失語症検査 74 | **T** |
| **P** | SARA 235 | TAO 390, 393 |
| PA 217, 220 | ——日本語版 237 | TBI 391 |
| Paced Auditory Serial Addition Task(PASAT) 80, 82, 188, 230 | SAS(Specific Activity Scale) 377 | Tegner Activity Score 341 |
| | Satisfaction with Life Scale(SWLS) 212 | Test of Upper Limb Apraxia (TULIA) 105 |
| PAD 390 | | |
| p-ADL 370 | SCA 3／MJD 234 | TIME 142 |
| PainDETECT 306 | SCA 6 234 | Timed Walk Test 353 |
| Palliative Performance Scale(PPS) 405 | SCD 233 | Tinel 徴候 279 |
| | Schober 試験 306 | Tinetti Performance Oriented Mobility Assessment 148 |
| Papez の回路 198 | SCIM 211 | |
| Patient and Observer Scar Assessment Scale(POSAS) 419 | SD 217, 220 | TLPA 76 |
| | SDAI 358 | Trail Making Test(TMT) 80, 81, 100, 188, 230 |
| Patient Competency Rating Scale (PCRS) 203 | SDMT 230 | |
| | SDS 110, 189, 231 | Trendelenburg 徴候 21 |
| PBI 414 | Seddon の分類 277 | Trunk Control Test(TCT) 145, 185 |

463

| | | |
|---|---|---|
| Trunk Impairment Scale 145 | VRS 136 | WMS-R 95, 188, 202, 223, 225 |
| TUG 138, 146, 184, 229, 306, 336, 348, 353, 429 | **W** | Wolf Motor Function test 186 |
| | WAB 失語症検査 73, 188, 225 | WOMAC 328, 337 |
| TVPS 291 | WAIS 53 | WPPSI 知能(診断)検査 57, 68, 291 |
| **U** | WAIS-R 55, 188 | **X** |
| UPDRS 229 | WAIS-Ⅲ 53, 200, 223 | X 脚 333 |
| **V** | ——の言語性検査 89 | X 線フィルム濃度測定法 348 |
| VAS 135, 172, 306, 313, 321, 328, 335 | WCST 188, 229 | X 線像の病期分類 326 |
| VAS-8 370 | wearing off 228 | **Y** |
| VD 213, 221 | WeeFIM 292, 301 | YAM 343 |
| VE 119, 274 | Wernicke-Mann 肢位 22 | **Z** |
| VF 119, 120, 295 | WHO 5 | Z 変形 356 |
| Visual Object and Space Perception Battery (VOSP) 107 | WHODAS 7 | Zancolli 分類 211 |
| | WHODAS Ⅱ 7 | Zung Self-rating Depression Scale (SDS) 110, 189, 231 |
| VMI 291 | WISC 291, 301 | |
| VPTA 107 | WISC-Ⅳ 52, 57, 68 | |

リハビリテーションにおける評価 Ver.3　ISBN978-4-263-21873-0

2016年4月25日　第1版第1刷発行
2023年1月10日　第1版第3刷発行

編　者　上　月　正　博
　　　　正　門　由　久
　　　　吉　永　勝　訓
発行者　白　石　泰　夫
発行所　医歯薬出版株式会社

〒113-8612　東京都文京区本駒込1-7-10
TEL. (03)5395-7629（編集）・7616（販売）
FAX. (03)5395-7609（編集）・8563（販売）
https://www.ishiyaku.co.jp/
郵便振替番号　00190-5-13816

乱丁，落丁の際はお取り替えいたします　　印刷・教文堂／製本・皆川製本所
© Ishiyaku Publishers, Inc., 2016. Printed in Japan

本書の複製権・翻訳権・翻案権・上映権・譲渡権・貸与権・公衆送信権（送信可能化権を含む）・口述権は，医歯薬出版㈱が保有します．

本書を無断で複製する行為（コピー，スキャン，デジタルデータ化など）は，「私的使用のための複製」などの著作権法上の限られた例外を除き禁じられています．また私的使用に該当する場合であっても，請負業者等の第三者に依頼し上記の行為を行うことは違法となります．

JCOPY ＜出版者著作権管理機構　委託出版物＞

本書をコピーやスキャン等により複製される場合は，そのつど事前に出版者著作権管理機構（電話 03-5244-5088，FAX 03-5244-5089，e-mail：info@jcopy.or.jp）の許諾を得てください．